EXTRAITS

DE

PATHOLOGIE INFANTILE

DE

BLACHE ET GUERSANT

PUBLIÉS

Par le docteur R. BLACHE

AVEC UNE PRÉFACE DE

M. LE DOCTEUR ARCHAMBAULT

MÉDECIN DE L'HÔPITAL DES ENFANTS

PARIS

ASSELIN ET Cⁱᵉ, ÉDITEURS

LIBRAIRES DE LA FACULTÉ DE MÉDECINE

PLACE DE L'ÉCOLE-DE-MÉDECINE

1883

EXTRAITS

DE

PATHOLOGIE INFANTILE

TRAVAUX DU Dr R. BLACHE

Considération sur les causes de la mortalité des nouveau-nés et sur les moyens d'y remédier (édition épuisée, 1867).

Recherches sur l'assimilation du phosphate de chaux et sur son emploi en thérapeutique (1868).

Essai sur les maladies du cœur chez les enfants (thèse 1869).

De la diarrhée chez les enfants et de son traitement *(Journal de thérapeutique, 1877).*

Pesées des nouveau-nés (Communication au Congrès international des sciences médicales. Genève, 1877).

De l'emploi du pétrole brut (huile de Gabian) comme usage interne dans les affections des voies respiratoires (*Bulletin de la Société de thérapeutique*, 1878).

De la malformation des dents comme symptôme de la syphilis chez les enfants (*Union médicale*, 1879).

Étude sur les biberons (Rapport de la commission d'examen à la Société française d'hygiène (1879).

Relation d'une Épidémie de Coqueluche qui a régné à l'hôpital des Enfants-Malades (1879).

Développement physique de l'enfant depuis sa naissance jusqu'au sevrage (*Union médicale*, 1880).

De l'allaitement maternel au point de vue des avantages que l'enfant et la mère elle-même peuvent en retirer. Note lue à l'Académie de médecine, dans la séance du 30 novembre 1880.

Réflexions à propos de quelques cas de Méningites guéris chez les enfants. Note lue à la Société de médecine de Paris (1881.)

Les Céphalalgies de croissance (sous presse).

Châteauroux. — Typ. et Stéréotyp. A. MAJESTÉ.

EXTRAITS

DE

PATHOLOGIE INFANTILE

DE

BLACHE ET GUERSANT

PUBLIÉS

Par le docteur R. BLACHE

AVEC UNE PRÉFACE DE

M. LE DOCTEUR ARCHAMBAULT

MÉDECIN DE L'HÔPITAL DES ENFANTS

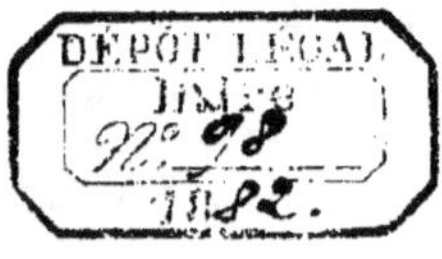

PARIS

ASSELIN ET Cⁱᵉ, ÉDITEURS

LIBRAIRES DE LA FACULTÉ DE MÉDECINE

PLACE DE L'ÉCOLE-DE-MÉDECINE

—

1883

PRÉFACE

Absorbé, presque dès le début de sa carrière médicale, par une clientèle plus nombreuse que n'en eut jamais, à Paris, aucun médecin d'enfants, Blache a été dans l'impossibilité de résumer en un traité spécial les trésors d'observation qu'il avait recueillis dans sa pratique de ville et dans son service de la rue de Sèvres. Il a en revanche écrit, soit seul, soit en collaboration avec Guersant, son beau-père, de nombreux articles sur la médecine infantile dans les dictionnaires, les recueils et les journaux de son temps ; articles que chacun, il y a peu d'années encore, s'empressait d'aller lire, mais que le temps menaçait de faire bientôt oublier. Le docteur René Blache, qui marche si dignement sur les traces de son père et de son grand-père Guersant, a eu l'heureuse idée de réunir dans le beau volume qu'il offre aujourd'hui au public ces publications éparses et presque perdues par le fait même de leur dissémination. C'est une œuvre de piété filiale qui lui fait grand honneur et qui sera fort utile à ses contemporains.

Quant à moi, auquel il a bien voulu penser pour présenter son ouvrage au public médical par quelques mots de préface, je ne puis refuser cette délicate mission. Bien que, pour être accomplie convenablement, la tâche soit certainement au-dessus de mes forces, je ne puis refuser de l'entreprendre ; Blache a été trop véritablement mon maître, dans la plus large acception de ce mot, pour que je puisse refuser de servir sa mémoire et d'être agréable à son fils.

J'apprécierai l'œuvre écrite, mais forcément, dans ce que j'aurai à dire, se glisseront bien des réminiscences de ces conversations intimes du chef de service qui ayant beaucoup vu, beaucoup observé, beaucoup réfléchi, fait part à son élève de sa science, de ses observations, de ce qui lui paraît démontré et de ce qui attend encore une solution qu'il entrevoit et indique ; en un mot se livre jusque dans ses doutes et ses hésitations de la manière la plus complète.

L'ouvrage commence, et ce devait être, par un article de généralités sur la médecine des enfants et l'étude en est faite de main de maître. « L'enfant nouveau-né est si différent de celui qui a dix ou douze ans qu'il n'y a rien de comparable entre eux. » L'énonciation de cette vérité frappante inspire à l'auteur une série de réflexions très justes et très ingénieuses, mais ne l'a pas porté, croyons-nous, à mettre assez en lumière, assez en relief, comme il le faisait dans ses conversations avec nous, la nécessité qu'il y a, au point de vue médical, de séparer les enfants du premier âge de ceux qui appartiennent à la seconde enfance. « Je suis surtout le médecin des tout petits, des bébés, nous disait Blache, parce que ce sont surtout eux qui ont besoin de moi. Ceux plus âgés peuvent être traités, tant bien que mal, par la généralité des médecins, mais il n'y a que celui qui a vu les bébés de près et les a bien étudiés qui puisse intervenir utilement dans leurs petites affaires. C'est délicat, très délicat, de traiter un enfant de la naissance à six mois. Vous verrez cela plus tard. C'est l'écueil de tous les jeunes médecins et de beaucoup parmi les vieux. »

Dans les premiers temps de la vie, pendant cette période assez mal délimitée, d'ailleurs, qui commence à la naissance et se prolonge pendant quelques mois, période que les Anglais désignent par le nom d'*infancy*, la mortalité est supérieure dans de très fortes proportions à celle de toute autre phase de la vie. On devait en conclure, et on n'y a pas manqué, que les maladies y sont plus fréquentes et plus graves qu'à aucun autre âge et surtout que la résistance vitale, la résistance organique y est infiniment plus faible. Ces propositions, la dernière au moins, semblent inattaquables, et il est à craindre que, malgré les perfectionnements qu'on pourra apporter dans l'art très négligé d'élever les tout jeunes enfants, la dîme mortuaire qu'ils payent reste toujours très élevée. Mais, je pense, aussi, que cette dîme mortuaire, telle qu'elle est aujourd'hui, tient pourtant à des causes que l'industrie humaine peut faire disparaître en grande partie, et je ne vois pas que ce soit parce qu'il existe à cet âge une pathologie spéciale très variée, des entités morbides nombreuses et funestes, que la mortalité atteints un chiffre élevé. Il m'apparaît très clairement, au contraire, que la vraie cause de ces nombreux décès consiste en ce que les soins hygiéniques auxquels nous soumettons les petits enfants ne sont point proportionnés, ne sont nullement adaptés aux exigences d'un organisme en voie de formation, et doué d'une vitalité que nous appelons faible, mais qui, ainsi que les organes lui servant de substratum, est seulement d'une délicatesse dont nous ne savons pas tenir assez compte. N'est-il pas juste, en effet, de dire qu'à cet âge les maladies dominantes sont celles dont nous favorisons le développement soit en donnant à l'enfant, au lieu de son aliment naturel, des aliments insuffisants, mauvais, ou impropres ; soit en ne le préservant pas assez contre les causes de refroidissement, etc., en un mot, en négligeant les conditions nécessaires à son développement normal. Ces conditions, les médecins les connaissent, mais n'y attachent pas assez d'importance et ne veillent pas assez vigoureusement à ce qu'elles soient entièrement remplies. Dans le public on n'est guidé que par la routine, la mode du moment.

Ce que l'on décore plus tard du nom de maladie n'est d'abord qu'un trouble fonctionnel qui, entretenu par la persistance qui l'a produit, aboutit à des lésions organiques qui deviennent presque inévitablement mortelles dans un temps plus ou moins long. Le type de ce processus morbide se trouve dans les troubles gastro-intestinaux, qui apparaissent toujours, bien qu'à des degrés variés suivant l'efficacité de la cause chez les enfants mal nourris. On voit, en effet, chez ceux-ci la digestion se troubler de plus en plus, la nutrition se faire incomplètement et devenir à peu près nulle et l'enfant est enlevé, soit par des accidents aigus, soit par les progrès lents de l'inanition.

C'est là, il faut le reconnaître, la grande cause de mortalité dans les premiers temps de la vie ; il y en a d'autres sans doute, mais toutes réunies elles n'ont pas l'importance de celle-ci. Blache la connaissait et ne cessait de la signaler ; tous les médecins la connaissent et l'attention s'est de nouveau tournée vers elle dans ces derniers temps.

C'est ainsi qu'il faut savoir le plus grand gré au professeur Parrot de l'avoir étudiée dans ses origines et ses conséquences mieux que cela n'avait été fait jusqu'à lui. Seulement M. Parrot me paraît dans l'erreur en faisant de l'athrepsie une entité morbide. L'état que résume cette expression heureuse n'est pas plus une maladie spéciale, que celui du naufragé n'en est une, bien que la mort puisse en être la conséquence directe et que, par conséquent, l'individu atteint doive être à juste titre considéré comme malade. Dans l'un et l'autre cas on a sous les yeux les conséquences de l'inanition, conséquences calculables à l'avance, susceptibles d'être produites, si je puis dire, à volonté ; de même qu'elles peuvent être évitées par une hygiène alimentaire convenable, c'est-à-dire par l'allaitement naturel, surtout par l'allaitement maternel.

Dans toutes les espèces animales, les nouveau-nés sont allaités par leur mère, et cette règle n'est enfreinte que pour ce qui concerne le nouveau-né de la femme. Cette soustraction à un devoir aussi impérieux que l'est celui de nourrir son enfant se voit dans toutes les classes de la société. Pour la femme riche, il est d'autant moins explicable qu'elle peut se décharger sur des aides des soins accessoires pour se réserver presque exclusivement celui de donner le sein. Il faut rendre cette justice aux jeunes mères que toutes, ou presque toutes, manifestent le désir très sincère d'allaiter leurs enfants, et que si elles ne le font pas c'est qu'elles en sont surtout détournées par leur entourage. Il se passe, à ce propos, dans es familles de petites scènes intimes dont j'ai souvent été le témoin ; scènes où des sentiments pleins de tendresse et d'intérêts vrais pour la jeune femme, se joignent à d'autres dictés par l'égoïsme, l'intérêt personnel, ou à des motifs d'une futilité choquante quand on considère l'importance du devoir à remplir. Le mari ne consent pas à ce que sa jeune femme nourrisse par affection pour elle, dans la crainte chimérique de voir sa santé s'altérer, parce que c'est le contraire qui a lieu le plus souvent ; mais aussi et bien plus fréquemment pour des motifs moins élevés, moins avouables. La mère de l'accouchée, qui, elle-même, n'a pas allaité ses enfants, supplie sa fille de l'imiter, elle lui représente que sûrement elle ne supporterait pas les fatigues d'une tâche aussi lourde, et surtout elle insiste sur les inconvénients que cette tentative peut avoir pour le nouveau-né. La jeune femme est ébranlée et il ne reste plus qu'à faire intervenir le docteur. Or nous devons le dire sans détour, quittes peut-être à soulever quelques protestations, le médecin, en pareille circonstance, est rarement à la hauteur des circonstances ; il opine du bonnet, consent à tout, et laisse faire au lieu de diriger. De tout ceci il résulte, et en le disant je n'apprends rien à personne, que dans la classe riche des grandes villes surtout, et de Paris en particulier, les mères ne nourrissent pas leurs enfants. On peut même dire qu'il fut un temps où, l'habitude et la mode s'en mêlant, prendre ce soin vulgaire était presque mal porté, et qu'une femme qui le remplissait était bien près de déchoir de son rang de femme du monde, du rang de femme vraiment distinguée, pour se rapprocher de celui de la modeste bourgeoise. Aujourd'hui, il est juste de le reconnaître, il s'est fait contre ces idées une réaction sensible, mais qui a encore besoin d'être fortement accentuée ; et l'allaitement maternel, si les médecins, les accoucheurs surtout veulent y aider, deviendra en honneur. Alors bien des vies de petits enfants seront sauvées. Qu'arrive-t-il, en effet ? C'est que pour satisfaire aux besoins des grandes villes où les femmes seraient, je n'en crois rien, si mal portantes et malsaines, si pauvrement douées que leurs enfants devraient s'adresser pour leur alimentation à des poitrines un peu plus richement organisées, il y a des provinces où les campagnardes ont des enfants moins dans l'espérance de les élever que dans le but de venir nourrices à Paris. Arrivées à Paris, il se conclut un petit marché auquel j'assiste tous les jours, mais, je dois le dire,

toujours avec la même révolte intérieure, si la nécessité n'en est pas
absolument démontrée.

Après avoir examiné la campagnarde, après avoir examiné son enfant qui
doit être présent pour témoigner par sa belle apparence des qualités du
lait maternel et entretenir la sécrétion dans le sein qui va bientôt lui
être enlevé, le médecin déclare que toutes les conditions sont favorables,
sur quoi la famille parisienne s'empare de la nourrice moyennant un gage,
et le pauvre petit campagnard, déshérité de son aliment naturel, de cet aliment par lequel il est devenu si beau, est brouetté à quelque 60 ou 80 lieues
qu'il a déjà parcourues quelquefois la veille, en wagon de troisième, d'où
il passe dans une patache pour regagner le village, ayant à sa disposition un biberon de mauvais lait, qui lui donne la diarrhée, par une
chaleur qui l'étouffe, si c'est en été, et si c'est en hiver, glacé par le froid
qui lui donne un catarrhe bronchique. Aussi, qu'arrive-t-il ? C'est que
très souvent, au bout de peu de temps, le petit campagnard, naguère si
frais, si beau, est mort. N'est-ce pas lamentable ? Eh bien ! cela se
passe tous les jours et on est presque ridicule d'en parler. Les gens les
plus honnêtes du monde, sous tous les rapports, n'y font, pour ainsi
dire, pas attention. Les regrets ne sont pas bien vifs dans la famille du
petit défunt ni dans celle du nourrisson : la plus grande préoccupation est
celle-ci : pourvu que la nourrice n'aille pas perdre son lait ! Eh bien !
je n'hésite pas à le dire, quitte à passer pour un fâcheux, si une convention qui expose à de pareilles conséquences n'est pas exigée par
une impérieuse nécessité, et si on ne prend pas toutes les précautions
voulues pour sauvegarder les jours de l'enfant qu'on prive du sein,
cette convention est un marché coupable, — infâme serait-il un trop gros
mot ? Ma foi, je ne le crois pas. De la nécessité, le médecin seul peut
être juge. Bien que grand partisan de la liberté, je voudrais qu'ici
elle fût restreinte, puisqu'il s'agit des intérêts d'un mineur ; je voudrais que le médecin fût tenu de délivrer un certificat motivé avec lequel
seul la famille serait autorisée à prendre une nourrice mercenaire, et
qu'en aucun cas, la fantaisie, le caprice, des convenances mondaines ne
pussent déterminer un acte aussi sérieux. Quant à ce qui concerne
l'enfant de la nourrice, il faudrait qu'il fût assez âgé pour que son éle-
vage pût se continuer sans inconvénient à l'aide du lait d'un animal.
L'article 8 de la loi de 1874 a eu pour but de régler cette question, et
serait effectivement d'une grande utilité, s'il ne portait en lui-même le
moyen d'éluder la disposition principale qu'il contient, et que voici :
« Toute personne qui veut se placer comme nourrice sur lieu, est tenue
de se munir d'un certificat du maire de sa résidence, indiquant si son
dernier enfant est vivant, et constatant qu'il est âgé de sept mois révo-

lus. » Voilà qui est bien, mais le législateur ajoute (ou s'il n'a pas atteint cet âge, qu'il est allaité par une autre femme, remplissant les conditions qui seront déterminées par les règlements d'administration publique, prescrits par l'article 12 de la présente loi) ; avec ceci la loi croule. Je n'ai pas besoin d'expliquer pourquoi. Dans tous les cas nous voyons autant de nourrices qu'auparavant ayant des enfants de deux et trois mois. Toutes sont sensées donner une nourrice à leur propre enfant, bien que neuf fois sur dix il n'en soit rien.

En ce qui concerne les femmes employées dans le commerce, dans les fabriques, les ateliers, comme domestiques, et les indigentes, il faut amener toutes celles qui ne sont pas dans l'impossibilité absolue de le faire, à nourrir leurs enfants au moins pendant les premiers mois et mettre à la disposition des autres, avec ou sans rétribution, une nourrice qui donne le sein au moins pendant quelques mois, et ne soit pas seulement sensée pratiquer l'allaitement naturel. La loi dont je parlais, il n'y a qu'un instant, et les soins des différentes sociétés protectrices de l'enfance, ont fait beaucoup de bien sous ce rapport. Combien de fois n'ai-je point entendu Blache, qui avait été aux enfants assistés et devant lequel passaient des séries d'enfants minés par la diarrhée, se lamenter sur la manière défectueuse dont les petits enfants sont alimentés !

Aussi insiste-t-il sur l'importance et la prédominance des affections du tube digestif au premier âge, en même temps qu'il indique les moyens d'y parer.

Comme tous ceux qui ont écrit sur les maladies de l'enfance, l'auteur indique l'analogie qui existe entre les affections des enfants et celles des vieillards. J'avoue qu'à part quelques points d'anatomie pathologique analogues aux deux âges, j'ai été surtout frappé des différences, au moins au point de vue de la marche ; celles des enfants tendant vers la guérison tandis que c'est le contraire pour les vieillards. Aussi en observateur exact Blache fait-il remarquer que dans les affections graves, les enfants se relèvent beaucoup plus souvent, et beaucoup plus rapidement que les vieillards. Il y a même telle maladie comme la pneumonie franche qui guérit toujours chez l'enfant tandis qu'elle est le plus habituellement mortelle à l'autre extrémité de la vie, et à moins que l'enfant ne soit au premier mois de la vie, on peut faire une réflexion analogue, bien qu'un peu moins absolue pour la broncho-pneumonie. Ces résultats s'obtiennent quelquefois à l'aide d'un traitement des plus simples et il semble que chez l'enfant il suffit de très peu d'aide pour replacer les organes dans les conditions d'un fonctionnement régulier. Après quoi l'amélioration va se confirmant en s'accentuant avec une rapidité surprenante, tandis que le contraire a lieu chez les vieux. Comment s'en étonner d'ailleurs, l'enfant n'est-il pas, si l'on peut dire, une machine dont tous les organes sont neufs et dont les feux commencent à s'allumer, tandis que chez les vieillards les organes de la machine sont usés et les feux s'éteignent.

Passons sur l'énumération des maladies plus spécialement propres à l'enfance ; tout en insistant sur ce point qu'à proprement parler il n'y a pas, au moins pour le second âge, une pathologie propre à l'enfant, si bien que si les maladies de cet âge exigent des études cliniques comme complément d'éducation médicale, on ne peut pas dire qu'il y ait réellement une médecine de l'enfance. C'est dans l'étude clinique que je signale ici qu'excellait Blache ; on s'en convaincra en lisant ce volume, bien qu'un certain nombre de chapitres aient une allure didactique qui s'éloigne un peu de la bonhomie des entretiens cliniques que cet éminent praticien avait avec ses élèves auprès du lit des malades.

La thérapeutique que faisait Blache et dont on retrouvera des spécimens à propos de chacune des questions traitées par lui était extrêmement sobre, jamais ni violente, ni hasardeuse, et si, à propos des émissions sanguines, il était dominé par la doctrine régnant de son temps, on voit avec quels ménagements et quelle réserve il avait recours à ces moyens, de quel luxe de précautions il s'entourait, et comment il restait plutôt en deçà des limites généralement tracées, témoin qu'il a été d'accidents graves causés par les pertes de sang.

A propos du traitement des maladies des enfants, la tendance générale est plutôt de faire trop que pas assez de thérapeutique, et ce qu'il y a de particulier, c'est qu'on a d'autant plus de tendance à agir qu'on est plus jeune et qu'on a moins réfléchi à la valeur des méditations. C'est chez les enfants que la thérapeutique étiologique, l'hygiène et les petits soins font réellement des merveilles. Aussi, la caractéristique de la supériorité médicale d'un véritable praticien dans ce genre, non pas pour le vulgaire qui aime les drogues, mais pour le médecin, est-elle dans l'emploi très modéré qu'il fait des remèdes. Combien d'enfants n'a-t-on pas empêchés de guérir par une médication trop violente ou continuée trop longtemps. Blache passant en revue les différents ordres de médicaments pose les véritables règles de leur emploi et indique les restrictions qu'il est prudent de faire. Il n'y a pas jusqu'aux vomitifs et aux purgatifs salins qui, suivant lui, ne puissent avoir de l'inconvénient ; et, en vérité cette coutume banale de faire vomir et de purger les enfants à propos de tout, sans utilité et sans indication, est souvent la cause des désordres gastro-intestinaux dont on a ensuite bien de la peine à triompher.

La thérapeutique chez les enfants exige, je dois y insister, une main très légère et, pour être bien conduite, demande qu'on n'insiste pas trop.

Une fois la mise en train faite, si je puis dire ainsi, il faut laisser la tendance à la guérison propre à cet âge faire le reste. Blache et Guersant proscrivaient, ou à peu près, certains agents qui jouissent actuellement d'une grande vogue ; ils seraient bien surpris de l'emploi qu'on fait aujourd'hui de l'alcool et de l'arsenic par exemple, — alcool et arsenic, agents précieux dont personnellement j'abuse peut-être un peu, mais qui bien employés rendent les plus grands services.

Les fièvres éruptives, si fréquentes chez les enfants, sont traitées avec tous les développements que méritait un sujet de cette importance, et la manière de les diriger est tracée de façon à offrir au praticien une ligne de conduite sûre dans tous les cas. Aux formes simples, l'auteur recommande de n'opposer que les soins hygiéniques dans le but très rationnel de laisser à une maladie normale, s'il est permis de s'exprimer ainsi, la possibilité d'évoluer normalement, et d'arriver à la guérison vers laquelle elle tend d'elle-même. Ces conseils, si sages et si simples qu'ils ont l'air d'être superflus, sont pourtant loin de l'être, quand on voit, comme Blache avait été à même de le faire si souvent, une intervention intempestive, trop active, irrationnelle, troubler la marche de la maladie, en changer le caractère, et faire que telle fièvre qui abandonnée à elle-même eût été régulière et simple devient anormale et compliquée. Je ne sais qui a dit qu'il n'y avait qu'un grand médecin qui sût s'abstenir, mais d'où qu'il vienne, ce jugement est parfaitement exact ; de nos jours où la médecine tend à prendre place parmi les sciences proprement dites et à se débarrasser de la polypharmacie, on voit trop souvent encore des médecins instruits administrer des drogues là où ils feraient bien mieux de s'abstenir, observant simplement la marche de la maladie pour saisir le moment d'intervenir s'il se présente réellement. C'est à propos des fièvres éruptives et d'autres maladies encore, la pneumonie franche des enfants par exemple, que la *nimia diligentia* est à redouter.

Si dans une fièvre éruptive la poussée vers la peau attire surtout l'attention, et à ce point même qu'elle en arrive à faire perdre de vue les autres phénomènes morbides, il ne faut pas oublier pourtant qu'elle est loin d'être toute la maladie. Même jugée par ses manifestations extérieures, la rougeole ne consiste pas seulement dans l'éruption cutanée, mais tout aussi bien dans le catarrhe oculo-nasal, le catarrhe bronchique et autres. Au-dessus de tout cela, il faut placer comme cause agissante, comme la maladie elle-même, cette sorte de fermentation intérieure, inconnue encore dans sa nature, malgré toutes les recherches modernes. C'est lorsque ces différents éléments de la maladie se tiennent dans les données modérées et normales de la physiologie pathologique qui les régit que la maladie doit être considérée comme simple. Où elle devient compliquée, grave ou maligne, c'est lorsque l'un d'eux sort de cette normale ou devient prédominant à l'excès, c'est alors que le médecin peut être appelé à jouer un rôle actif, des plus heureux s'il est judicieusement calculé. Ce n'est point le lieu d'entrer dans les détails sur ces questions que l'on trouvera en lisant l'ouvrage. Ce que nous disons de la rougeole peut se dire également, et à plus forte raison de la scarlatine. Cette maladie quelquefois assez bénigne pour qu'il suffise, suivant l'expression de Sydenham, d'une simple garde-malade pour la soigner, outre sa cause agissante, son principe toxique d'où dépend suivant toute probabilité, tantôt sa bénignité extrême, tantôt sa léthalité terrible ; la scarlatine a les trois grandes déterminations que chacun sait, l'une vers la peau, l'autre vers la gorge et une troisième moins constante, mais non moins importante vers les reins. C'est sur ces différents points que doit être portée toute l'attention du médecin, s'il veut juger de la nature simple, bénigne, maligne ou compliquée d'un cas donné de cette redoutable maladie.

C'est ce que l'auteur indique, sans peut-être le mettre tout à fait assez en relief. Je ne peux le suivre dans tous les développements qu'il donne à propos de chaque maladie qu'il traite. Ce n'est point le but d'une préface.

Dans les descriptions qu'il fait et les détails qu'il donne à propos de chacune de ces maladies, le lecteur jugera par lui-même du degré de perfection auquel il a atteint comme je l'ai fait moi-même.

Si l'on veut parcourir la table des sujets contenus dans ce beau volume, on verra qu'il renferme les principales maladies de l'enfance. Chacun des sujets a été traité pour être inséré, comme je le disais, à titre d'article de choix dans les dictionnaires ou les meilleures revues publiées à l'époque où vivaient Blache et Guersant: ce qui explique le soin dont ils ont été l'objet et comment chacun d'eux est une véritable petite monographie. Je ne voudrais pas dire que tout dans ces articles soit à la hauteur des connaissances actuelles, qu'il n'y ait pas des lacunes, ou des propositions tenues alors comme vraies et qui sont aujourd'hui reconnues fausses. Mais même avec ces quelques desiderata l'ouvrage n'en mérite pas moins de figurer dans la bibliothèque de tout médecin qui a souci d'avoir de saines notions sur la médecine infantile.

AVIS DES ÉDITEURS

Les articles de BLACHE et GUERSANT publiés par le docteur René BLACHE sont presque tous extraits du *Dictionnaire de médecine en trente volumes*.

Propriétaires de ce dictionnaire, nous avons tenu, de concert avec le docteur René BLACHE, à ce que rien ne fût changé dans les articles publiés par BLACHE et GUERSANT de 1832 à 1845. La Pathologie infantile est donc reproduite telle qu'elle existait à cette époque et nous sommes persuadés que les médecins feront encore leur profit de ce que ces deux maîtres illustres ont écrit sur un sujet aussi important que les maladies de l'enfance.

EXTRAITS

DE

PATHOLOGIE INFANTILE

DE BLACHE ET GUERSANT

CONSIDÉRATIONS GÉNÉRALES

C'est pendant la période qui s'étend de la naissance à la puberté, que l'organisation physique et morale présente le plus de développement et subit le plus de modifications. L'enfant nouveau-né est si différent de celui qui a atteint dix à douze ans, qu'il n'y a plus rien de comparable entre eux; il n'est pas du tout semblable à lui-même : ce sont deux êtres entièrement distincts sous le rapport de l'organisation physique et du développement des facultés intellectuelles. Quand on rapproche ces deux extrêmes de l'enfance, on est admirablement surpris des changements extraordinaires qui s'opèrent si rapidement dans l'intervalle. On conçoit dès lors facilement quels efforts considérables la nature doit faire pendant l'enfance, et pourquoi l'homme est, durant cette période, beaucoup plus exposé aux maladies qu'à toute autre époque de son existence. En effet, l'enfant est non seulement affligé de maladies qui sont particulières à son âge, mais encore de presque toutes celles qu'on observe dans la durée du reste de la vie. Aussi combien l'enfance n'a-t-elle pas besoin de secours et de soins pour veiller à sa conservation.

Pendant longtemps on a mal observé les affections du premier âge, et au lieu de chercher à vaincre la difficulté que présente leur diagnostic, on a commencé par supposer des causes auxquelles on prétendait devoir toutes les rapporter. La dentition, les vers, l'accroissement, ont été, pendant des siècles, considérés comme les causes principales des maladies de l'enfance, et même aujourd'hui les médecins sont trop enclins à exagérer l'influence fâcheuse de ces conditions diverses : ces causes ne sont le plus souvent que très secondaires, ou simplement occasionnelles. Il est naturel que les enfants, qui sont organisés à la manière des adultes, qui surtout sont soumis aux mêmes influences physiques, et que leur faiblesse même rend encore beaucoup plus impressionnables, soient sujets aux mêmes maladies. Mais leurs affections ont peut-être, sous plusieurs rapports, plus d'analogie avec celles de la vieillesse qu'avec celles de l'âge adulte. Le jeune enfant semble très différent du vieillard sous le point de vue physio-

1

logique ; dans l'un, tous les organes sont flexibles, mobiles, et tendent au développement ; dans l'autre, il y a, au contraire, sécheresse, rigidité, difficulté à se mouvoir, et tous les organes tendent à se rétracter. Chez le premier, il y a un afflux abondant de sensations et de mouvements de relation, tandis que, chez le second, toutes les excitations s'affaiblissent, les rapports de relation diminuent. L'enfant commence et s'essaie à vivre ; le vieillard s'éteint et meurt par degrés. Néanmoins, malgré ces grandes différences, les maladies des extrèmes de la vie présentent plusieurs points remarquables de ressemblance ; la faiblesse, qui est le caractère distinctif de la vieillesse et de l'enfance, quoique dépendante de causes différentes, imprime à beaucoup de leurs maladies des formes communes et une marche analogue. Ainsi la prédominance de l'activité du cerveau chez les enfants, et l'affaiblissement de ce foyer d'excitation chez les vieillards, amènent des résultats à peu près semblables ; les altérations de l'encéphale sont plus fréquentes chez les uns et les autres que dans l'âge adulte, et presque toutes les affections graves, dans l'enfance et la vieillesse, commencent par des symptòmes cérébraux qui bien souvent masquent d'abord les lésions principales. La délicatesse des organes chez les enfants, leur affaiblissement chez les vieillards, impriment à la marche de leurs maladies un caractère commun, tantòt une terminaison prompte et souvent funeste, tantòt, au contraire, une marche longue et chronique ; sous cette dernière forme l'amaigrissement est alors, chez tous deux, porté au dernier degré ; les traits de la face s'altèrent de la même manière, et les enfants ressemblent à de petits vieillards. Mais la différence notable qui existe entre les affections graves des enfants et celles des vieillards, c'est que si les uns et les autres tombent souvent rapidement dans une grande prostration de forces, les premiers se relèvent beaucoup plus souvent et beaucoup plus rapidement que les seconds, parce que les organes de l'enfant, n'étant que médiocrement épuisés, peuvent facilement réagir, au lieu que, chez le vieillard, la sensibilité des organes est tarie, et n'est plus qu'à peine susceptible de réaction.

Si nous passons à l'étude particulière des manifestations morbides, nous trouvons que les maladies de l'appareil de la digestion sont le plus ordinairement celles qui se présentent dès les premiers jours de l'existence. Aux nouveaux-nés appartient presque en propre le muguet, qui devient de moins en moins fréquent à mesure que l'enfant avance en âge ; dans la seconde enfance, les autres espèces de stomatites se montrent plus souvent : telles sont la stomatite avec plaques pseudo-membraneuses plus ou moins étendues, et la grangrène des gencives et des parois des joues, cette affection inconnue aux autres périodes de la vie, et que viennent compliquer presque constamment des pneumonies sub-aiguës. Les phlegmasies, soit de l'estomac seul, soit de l'intestin grêle, soit de ces deux organes réunis, les ramollissements de la membrane muqueuse gastro-intestinale, et surtout les colites aiguës et plus fréquemment chroniques, se rencontrent chez les enfants beaucoup plus souvent que chez les adultes. L'entérite folliculeuse, qu'on avait cru d'abord l'apanage exclusif de ceux-ci, attaque très communément l'enfance ; son maximum de fréquence parait être de onze à quinze ans (*Arch. gén. de méd.*, t. VIII, p. 297, juillet 1840) : puis elle décroit dans une proportion assez régulière jusqu'aux deux premières années, où les cas deviennent à peu près exceptionnels.

Outre ces affections graves, il faut mentionner, comme accidents très ordinaires, les indigestions qui parfois se traduisent par des phénomènes cérébraux si alarmants, et la diarrhée qui accompagne le travail de la dentition, et qui est tantôt purement sympathique, tantôt liée à une entéro-colite concomitante. Les vers intestinaux, qu'on ne retrouve que très rarement chez l'enfant quelque temps après sa naissance, se développent quelquefois dès l'âge d'un an, et se multiplient dans certaines circonstances d'une manière extraordinaire ; mais ils ne produisent pas souvent des accidents graves, quoi qu'on en ait dit. Les vers les plus communs sont les ascarides lombricoïdes et vermiculaires, et le tricocéphale dispar. Les péritonites aiguës sont assez rares chez les enfants ; mais ils sont exposés aux péritonites chroniques tuberculeuses et aux péritonites aiguës par perforation, surtout après la première dentition.

La fréquence du pouls et de la respiration dans l'enfance sont deux faits signalés et connus depuis longtemps ; mais une autre exposition organique très importante ne paraît pas avoir fixé, jusqu'à ce jour, l'attention des physiologistes. Plus l'enfant est voisin de l'époque de la naissance, plus l'épaississement du ventricule gauche est considérable par rapport à celui du ventricule droit, et plus celui-ci, par conséquent, offre d'étendue relativement à l'autre ; de sorte qu'à l'époque de la naissance, le ventricule aortique dont la cavité est alors très petite paraît presque simplement accolé au ventricule veineux qui est beaucoup plus étendu. D'après la comparaison que j'ai faite de l'épaisseur de ces deux cavités du cœur chez les jeunes enfants, j'ai observé qu'à quelques variations près, qui se rencontrent à cet âge, comme à tous les autres, la proportion la plus constante de l'épaisseur du ventricule gauche au droit est ordinairement : : 3 : 1, et quelquefois, même : : 4 : 1, tandis que, chez les adultes qui n'ont pas le cœur malade, la proportion la plus ordinaire est : : 2 : 1. Les oreillettes ne présentent pas les mêmes disproportions. Il en résulte que, chez les enfants très jeunes, le ventricule veineux est proportionnellement beaucoup plus grand et plus faible que chez les adultes, ce qui s'accorde d'ailleurs avec l'étendue relative de leurs systèmes veineux. Toutefois, mes observations n'étant pas parfaitement d'accord avec celles de M. Vernier, devront être de nouveau répétées pour être concluantes.

Les lésions soit du cœur et de ses orifices, soit des vaisseaux artériels et veineux, si communes dans la seconde moitié de l'existence, sont beaucoup moins fréquentes dans le premier âge : parfois, néanmoins, nous avons observé des péricardites, des endocardites, des hypertrophies du cœur, des artérites et des phlébites ; mais ce n'est presque jamais qu'après l'époque de la première dentition.

Les affections de l'appareil respiratoire sont très communes dans l'enfance. Ainsi le coryza pseudomembraneux, l'angine couenneuse, le croup, le spasme de la glotte sont des maladies presque particulières à l'enfance. Il en est de même de la coqueluche, de la bronchite capillaire ; mais la plus fréquente de toutes les affections thoraciques est sans comparaison la pneumonie, qui, chez les enfants comme chez les vieillards, est fréquemment double, et se montre sous la forme lobulaire. C'est aussi à ces deux âges que ces phlegmasies du parenchyme pulmonaire sont latentes : elles commencent souvent par de simples bronchites qui paraissent d'abord très légères ; peu à peu l'inflammation se communique au tissu vésiculaire du poumon, sans se manifester par aucune espèce de douleur, ni même quelquefois par une gêne notable dans la respiration. Cette maladie est d'autant plus insidieuse chez les jeunes enfants, qu'ils ne crachent pas, tandis que l'expectoration, quelquefois sanguinolente peut au moins attirer l'attention chez les vieillards. C'est à cette espèce de pneumonie que succombent la plupart des jeunes enfants. Plus les enfants sont exposés à des causes débilitantes, plus elle se développe d'une manière obscure, et plus elle est funeste. Les trois cinquièmes au moins de ceux qui meurent dans les hôpitaux, depuis la naissance jusqu'à la fin de la première dentition, sont victimes de pneumonies, qui parfois deviennent chroniques. A l'hôpital des Enfants, où cette maladie est véritablement endémique, au moins dans les salles consacrées aux très jeunes enfans, on serait porté à croire qu'elle est peut-être, dans quelques circonstances, contagieuse. J'ai vu plusieurs fois des enfants, sains d'ailleurs, n'offrir que les caractères d'une légère bronchite, rester très peu de jours dans les salles, sortir en apparence guéris, et revenir bientôt après avec tous les symptômes de la maladie au dernier degré.

Les différentes dyspnées qui dépendent de l'asthme ou de l'emphysème pulmonaire sont plus rares dans l'enfance qu'à tout autre âge, et surtout que dans la vieillesse ; l'asthme nerveux ne se rencontre presque jamais chez les très jeunes enfants. Mais il est une forme de dyspnée toute spéciale chez les jeunes sujets rachitiques dont les côtés du thorax sont déprimés ou rentrent en dedans, et chez lesquels chaque mouvement inspiratoire rétrécit la cavité de la poitrine au lieu de l'agrandir.

Les organes des sécrétions et des excrétions, excepté la peau, sont rarement affectés chez les enfants, tandis qu'ils le sont bien plus souvent dans la vieillesse. Cependant les incontinences d'urine et les calculs vésicaux se rencontrent plus fréquemment aux deux extrêmes de la vie que dans l'âge adulte. La maladie de Bright est également assez commune chez les sujets qui approchent de la puberté : nous l'avons observée souvent, principalement chez les scrofuleux.

Les affections chroniques et organiques de l'appareil biliaire ne sont pas très rares dans l'enfance ; mais les calculs biliaires cristallisés ne s'y rencontrent pas. Sous l'influence des fièvres intermittentes, la rate acquiert souvent un volume extraordinaire, et cette hypertrophie est parfois assez considérable pour entraîner une gêne notable dans la circulation abdominale, et une ascite consécutive.

La peau, qui est en même temps un organe important d'absorption, de sécrétion et de relation très étendue, est souvent le siège d'exanthèmes, tels que la variole, la rougeole, la scarlatine, etc., ou d'affections subaiguës ou chroniques, comme les *eczéma*, les *impetigo*, les *lichen*, les *herpès*, les *psoriasis*, etc. Au rang des plus habituelles, il faut placer le *favus*, le *porrigo decalvans* et l'*impetigo* du cuir chevelu. Plusieurs de ces éruptions sont héréditaires ; d'autres sont contagieuses et se communiquent avec d'autant plus de facilité que la peau fine et délicate de l'enfant absorbe plus activement. N'est-ce pas en raison de cette texture, et parce que l'enveloppe cutanée est alors excessivement sensible à l'influence des agents extérieurs, que les proportions entre l'exhalation interne et l'externe sont changées par la moindre cause qui arrête la transpiration ? De là, les liquides sont refoulés à l'intérieur, et l'exhalation des cavités augmente. Il résulte de cette disposition, et sans doute aussi de l'état de faiblesse de l'enfance, que les œdèmes et les hydropisies essentielles et symptomatiques sont à peu près aussi fréquents à cet âge que chez les vieillards, et beaucoup plus que chez les adultes.

De tous les organes des sens, le plus souvent atteint de maladies dans l'enfance est celui de la vue : outre les ophthalmies scrofuleuses et celles que la variole détermine, nous devons signaler la blépharophthalmie purulente qui appartient particulièrement à cet âge. Cette maladie, souvent épidémique à l'hôpital des Enfants, est alors bien évidemment contagieuse, comme je l'ai constaté en inoculant le mucus puriforme avec le bout du petit doigt seulement porté dans l'angle interne des yeux de quatre aveugles-nés. La maladie s'est communiquée à tous les quatre. M. Guillet a rendu compte de cette inoculation dans sa *Bibliothèque ophthalmologique*, année 1819, 1er et 2e fascicule.

Quant aux affections de l'encéphale, elles sont très fréquentes dans l'enfance : la prédominance physique du cerveau, les excitations répétées qui tiennent sans cesse cet organe en action et accélèrent son développement, le travail fluxionnaire de deux dentitions qui appelle le sang vers la tête, prédisposent nécessairement l'enfant aux congestions, aux phlegmasies et aux convulsions. Aussi on trouve en première ligne les méningites, et surtout la méningite tuberculeuse, les ramollissements, les hydrocéphalies, les tubercules du cerveau, etc., maladies infiniment plus communes qu'aux autres périodes de l'existence ; assez souvent on observe les hémorrhagies capillaires, et quelquefois même, mais rarement, les hémorrhagies en masse ; les convulsions se développent fréquemment, soit sympathiquement, sous l'influence de la dentition ou d'un trouble des fonctions digestives, soit consécutivement à une lésion matérielle des méninges ou du cerveau (ramollissement, induration. etc.). Les contractures se manifestent pareillement dans des circonstances assez nombreuses, et parfois elles revêtent une forme particulière, occupant les deux mains et les deux pieds qui sont retractés inférieurement : cet accident, dont la cause matérielle nous échappe presque toujours, coïncide tantôt avec d'autres désordres du côté du système nerveux, tantôt avec des affections d'autres organes, dont la relation avec la contracture n'est point facile à saisir.

Certaines névroses ne sont pas rares chez les jeunes sujets ; ils sont souvent atteints d'épilepsie, d'éclampsie, d'hystérie, et plus spécialement de chorée. Mais, en revanche, ils sont presque entièrement préservés des névralgies qui tourmentent si cruellement les autres âges.

Chez eux, les maladies du système locomoteur sont assez nombreuses ; leurs os sont souvent le siège d'altérations profondes : il faut mentionner, avant toute autre, les rachitisme, qui appartient presque exclusivement aux premières années, mais dont les déformations consécutives peuvent se faire sentir également plus tard sur l'économie. Les caries tuberculeuses (*tumeurs blanches, luxations spontanées, mal de Pott, etc.*) viennent en seconde ligne. Ces deux maladies sont presque le triste privilège du jeune âge.

Les muscles sont moins souvent malades, chez les enfants, que le système osseux et articulaire ; cependant ils sont que'quefois affectés de spasmes chroniques et de rétractions qui déterminent des raccourcissements des membres, et qui en ont souvent imposé à des hommes instruits d'ailleurs, pour des inflammations articulaires avec déplacement des os.

Le développement incomplet ou l'inertie des organes génitaux explique pourquoi la jeune fille est exempte de la plupart des maladies qui affligent la femme : observons néanmoins que la vulvite aiguë ou chronique est loin d'être rare chez les petites filles, et que de plus elles sont exposées à une lésion particulière, la gangrène spontanée de la vulve.

L'appareil ganglionnaire et lymphatique est le siège d'altérations fréquentes dans l'enfance et la vieillesse ; mais, dans le premier âge, les inflammations des ganglions dégénèrent facilement en tubercules ; dans la vieillesse, ils se transforment plutôt en tissus cancéreux. Le squirrhe et la matière encéphaloïde remplacent, pour ainsi dire, chez les vieillards, la dégénérescence tuberculeuse, rare chez eux, et si commune dans l'enfance. En effet, le tubercule est, de tous les produits morbides, celui qui, dans les premiers temps de la vie, a le plus de tendance à envahir les différents organes et à se généraliser dans l'économie. Parfois il se forme dès les commencements de l'existence, et nous rappellerons, pour ne citer que cet exemple, que nous avons trouvé chez un sujet de six semaines le lobe supérieur d'un poumon creusé presque en entier par une vaste caverne tuberculeuse : d'ordinaire, cependant, il se montre plutôt à l'époque de la première ou de la seconde dentition. Tantôt la diathèse tuberculeuse est à son maximum, et presque tous les tissus ou parenchymes, poumons, rate, foie, ovaires, utérus même os, muscles, etc., sont infiltrés de matière tuberculeuse ; tantôt ce produit de formation nouvelle se localise davantage et se manifeste sous les formes les plus variées : c'est ainsi qu'il constitue dans les ganglions des bronches la phtisie bronchique, dans ceux du ventre, la mésentérite tuberculeuse ou carreau, dans les os, ces caries si fréquentes dont la nature n'a été bien connue que dans ces derniers temps. Le tubercule, enfin, donne à la plupart des phlegmasies de l'enfance leur gravité ; il explique une des causes principale des insuccès du médecin dans les grandes villes, alors qu'il traite des entérites, des péritonites, des pneumonies ou des méningites tuberculeuses, et il rend raison de l'effrayante mortalité qui frappe sur les enfants.

Quant aux maladies que j'appellerai *générales*, parce qu'elles semblent atteindre à la fois tous les systèmes d'organes, sans qu'aucun soit plus spécialement affecté qu'un autre, et qu'on ne puisse retrouver après la mort aucune trace d'altérations locales, elles sont extrêmement rares chez les enfants comme dans les autres âges ; cependant, on observe chez eux des étisies, des adynamies et des cachexies sans aucune lésion organique, et c'est encore un nouveau point de contact entre la pathologie des vieillards et celle des enfants. Toutes les fonctions s'accomplissent graduellement chez eux et ils finissent par s'éteindre comme dans un état de décrépitude, quoique l'examen le plus attentif de leurs organes ne semble présenter aucune altération quelconque, et qu'on ne puisse expliquer les causes de ce dépérissement, qui ne peut être souvent évité par aucun moyen.

De l'observation dans les maladies de l'enfance. — Nous venons de parcourir le cadre des affections qui atteignent le plus ordinairement l'enfance, et ces considérations préliminaires étaient fort importantes, puisque la connaissance des maladies de cet âge est en définitive l'élément le plus précieux à consulter lorsqu'il s'agit d'établir le diagnostic. Les difficultés de ce diagnostic sont, comme on le sait, très nombreuses et très grandes : dans les premières années, les enfants ne sauraient traduire leurs souffrances par le langage, ni rendre compte des sensations qu'ils éprouvent : c'est tout au plus si, par l'expression de leur physionomie, par quelques mouvements particuliers, ils guident le médecin dans ses recherches vers la source du mal. Cette obscurité qui enveloppe leurs maladies tient non seulement à leur manque de moyens d'expression, mais encore à ce que ces maladies elles-mêmes se présentent sous des formes plus complexes et plus insidieuses : tantôt, en effet, dans le premier âge, les indispositions les plus légères, une fièvre éphémère, une indigestion, s'annoncent par les phénomènes les plus graves, par une fièvre intense, par des convulsions, du coma ; tantôt, au contraire, les désorganisations les plus profondes s'opèrent d'une manière latente, sans réaction, et pour ainsi dire, quelquefois sans symptômes.

Pour éviter des erreurs dans lesquelles tomberait facilement un observateur inexpérimenté, certaines considérations basées sur la pratique et sur une étude spéciale de la pathologie du premier âge sont absolument nécessaires : nous essayerons d'en tracer quelques-unes, et de démontrer comment on doit ici procéder à l'exploration clinique, et nous indiquerons en même temps certaines données que fournit la séméiologie, et dont l'appréciation peut servir de guide.

Chez le nouveau-né, comme les manœuvres auxquelles le médecin se livre déterminent une agitation quelquefois violente et des cris qui pourraient faire croire à la fièvre ou à des douleurs qui n'existent pas réellement il y a avantage (et M. Valleix a insisté avec raison sur ce point) à explorer d'abord l'enfant pendant le calme du sommeil. Dans ce premier temps, on constatera la coloration de la face, l'expression de la physionomie, le nombre des pulsations de la radiale et celui des inspirations, etc., tandis que d'autres phénomènes pourront être perçus dans un second temps, et malgré l'agitation.

Je suppose maintenant qu'on se trouve en présence du petit malade ; la première chose à faire sera de le mettre nu (avec précaution toutefois) pour juger de son embonpoint ou de sa maigreur, de sa force ou de sa faiblesse relative suivant son âge. Puis on regardera si la tête est bien conformée, si les fontanelles sont réunies, si la boîte osseuse n'est pas trop forte, et si cet excès de volume dépend du rachitisme ou d'un hydrocéphale ; si le cuir chevelu n'est pas le siège de favus ou de croûtes d'impétigo ; s'il n'y a pas de gonflement du conduit auditif ou d'écoulement par l'oreille ; si les glandes du cou ne sont pas gonflées, indurées, s'il n'y a sous la mâchoire ni cicatrice d'abcès scrofuleux, ni ganglions développés, si les bras portent des traces de vaccine, si le thorax, la colonne vertébrale, les membres supérieurs ou inférieurs sont déformés par le rachitisme ou par des caries tuberculeuses, si les ganglions des aisselles ou de l'aine sont volumineux : si le ventre est très gros, s'il y a sur la peau quelque indice, soit de syphilis congétinale, soit d'affection cutanée chronique, soit de fièvre éruptive ; si les parties qui sont sujettes à des frottements répétés présentent quelques gerçures, si celles qui sont baignées par l'urine ou les matières fécales offrent quelque bouton de variole naissante, si enfin un érythème ne commence point aux fesses, érythème fréquent qui n'est souvent que le premier symptôme d'entérite simple ou compliqué de muguet.

Après ce coup d'œil jeté sur l'habitus extérieur, on consultera avec plus d'attention les renseignements fournis par l'attitude et le facies de l'enfant: le plus souvent, néanmoins, l'attitude n'a pour l'observateur rien de caractéristique ; ou bien le petit malade s'agite en tous sens dans son berceau, ou bien il reste dans la position qu'on lui a donnée, alors même que cette posture est gênante ; c'est seulement quand sa raison et ses forces musculaires sont plus grandes qu'il sait prendre les positions les plus favorables : par exemple, il se mettra rapidement à son séant, et il y restera volontiers dans les affections où il y a menace de suffocation, dans la coqueluche, dans la laryngite striduleuse ou dans le croup, etc.

Chez l'enfant, comme chez l'adulte, le facies s'empreint d'un cachet particulier dans certaines maladies : ainsi la face gripée de la péritonite aiguë diffère de cet aspect de petits vieillards qu'offrent les jeunes sujets atteints d'un ramollissement de l'estomac ou épuisés par la diarrhée, et de la figure animée, vultueuse des fièvres éruptives à leur début, et de la physionomie anxieuse qui appartient aux angines avec imminence d'asphyxie. Mais vouloir que chaque affection ait un trait spécial et se dessine par des lignes sur la figure, et surtout accorder à cette séméiotique faciale une confiance exclusive, c'est s'exposer volontairement à commettre de fréquentes méprises. Notons, cependant, parmi les phénomènes qui ont une grande valeur pour le diagnostic, la teinte ictérique chez les nouveau-nés, les brusques alternatives de rougeur et de pâleur qui existent dans la méningite, et principalement les altérations dans les mouvements de la face, les grimaces de la chorée, le trabisme, le mâchonnement, les convulsions des affections cérébrales.

Le médecin passera ensuite à l'examen des différentes fonctions. S'il se rappelle la fréquence des gingivites, des stomatites et des angines, il se gardera, pour l'appareil digestif, d'oublier l'inspection de la bouche. Cette inspection se fait sans peine chez le nouveau-né : sitôt qu'on presse légèrement sur le menton, il crie, et alors l'ouverture de la bouche permet le plus souvent de voir jusqu'au fond de la gorge. Avec un peu d'habitude on triomphe aisément de la résistance que l'enfant plus âgé oppose quelquefois par le resserrement des mâchoires ; tandis qu'un aide pince le nez, on se tient prêt, avec une cuillère, à profiter de la moindre ouverture que nécessite bientôt le besoin de respirer, et alors on introduit la cuillère à plat jusqu'à la base de la langue que l'on déprime avec force, pour apercevoir le voile du palais, les amygdales, et même l'épiglotte ; promenant ensuite l'instrument avec rapidité dans l'intérieur de la bouche, on explore successivement la paroi interne des joues, les gencives, les dents, la muqueuse qui tapisse la partie postérieure des lèvres, et principalement les points qui sont en contact avec les aspérités dentaires.

On ne négligera pas non plus d'introduire le doigt dans la cavité buccale pour juger de son degré de chaleur, de la sécheresse de la membrane muqueuse ou des enduits qui la tapissent, du nombre et de la saillie des dents qu'on devra également compter. Cette introduction du doigt est très utile chez le nouveau-né pour apprécier la vigueur avec laquelle il exerce la succion ; car l'énergie de ses efforts est généralement en raison de ses forces. Il faudra, pour le même motif, s'assurer de la manière dont l'enfant tette, la faiblesse de la succion, et surtout l'abandon presque instantané ou le refus du sein étant d'ordinaire un signe fâcheux, dans le cas de maladie. On devra, encore faire boire devant soi le petit malade pour savoir comment s'opère la déglutition, soit qu'une inflammation de la bouche ou de l'arrière-gorge la rende difficile, soit qu'une gêne de la respiration en interrompe la continuité, et pour être témoin du plus ou moins d'avidité avec laquelle il semble se jeter sur les vases qu'on lui présente : une soif très grande se lie habituellement à des phlegmasies gastro-intestinales ou pulmonaires ou au début d'une éruption aiguë.

On se rappellera, en explorant l'abdomen, que le ventre est naturellement gros chez les enfants, mais que ce volume est surtout augmenté dans les cas de tympanite, de péritonite chronique, et dans ceux d'ascite, hydropisie si fréquente à cet âge. La percussion servira ici au diagnostic différentiel, ou seulement un palper profond au moyen duquel on peut, par exemple, percevoir dans certaines péritonites chroniques le développement extrême des ganglions mésentériques tuberculeux. Quant à la pression sur la paroi abdominale, dans le but de s'assurer s'il existe de la douleur, il est inutile d'insister sur les précautions à prendre pour ne pas confondre les mouvements d'impatience du petit malade avec ceux qui dépendent véritablement de la douleur. On devra palper le ventre pendant qu'on distrait l'enfant d'une façon ou d'une autre et suivre en même temps les changements de sa physionomie. Pour le nouveau-né on pourra, comme le conseille M. Valleix, l'exposer au grand jour en le tenant sur les bras, et exercer la pression pendant qu'il fixe avidement la lumière : on parvient ainsi à presser sur la paroi abdominale jusqu'à toucher la colonne vertébrale, et cela par secousses brusques chez des sujets qui, dans cet état, ne donnent plus aucun signe de sensibilité, tandis qu'auparavant, lorsqu'ils étaient couchés dans leur berceau, le moindre attouchement déterminait des cris furieux ; quand le palper est véritablement douloureux il provoque chaque fois des cris aigus.

L'examen attentif des vomissements et surtout des selles sera d'une importance extrême, puisque les matières contenues dans les couches (lait mal digéré, mucus, pseudomembranes, sang, ascarides, etc.) suffisent quelquefois seules pour établir le diagnostic. On ne négligera pas non plus l'inspection de la région anale pour reconnaître et les excoriations que le contact des matières excrémentielles et le frottement des parties y déterminent si souvent, et la chute du rectum, accident commun des diarrhées. En entr'ouvrant les fesses, il n'est pas rare d'y apercevoir des vers trichurides dont la présence explique des phénomènes morbides dont la cause avait jusqu'alors échappé.

Chez les enfants comme chez les vieillards, le médecin ne perdra jamais de vue la fréquence des affections thoraciques et leur forme latente, insidieuse : aussi les voies respiratoires seront-elles explorées dans toute leur étendue avec le même soin. On regardera dans les fosses nasales pour juger de la couleur de la muqueuse, de sa sécheresse et de la nature des sécrétions, qui parfois est caractéristique, comme dans la diphtérite. Chez le nouveau-né qui est renfermé dans ses langes, et chez lequel il est difficile de constater le nombre et la force des mouvements d'ampliation du thorax, on appréciera quelquefois d'une manière suffisante la dyspnée, d'après le degré de dilatation des ailes du nez : toujours au moins sera-t-il plus aisé de s'assurer ainsi du nombre des inspirations.

La voix, écoutée à distance, aura dans certaines maladies des caractères particuliers : tremblante, sifflante, rauque, dans les laryngites aiguës ou chroniques, elle est plus souvent complètement nulle dans le croup : la même aphonie existera à la période ultime de plusieurs affections, A défaut de la voix articulée, on étudiera le cri chez les nouveau-nés ; c'est un de leurs principaux moyens d'expression : ses variétés et sa valeur séméiologique sont d'une grande importance. Le cri est une sorte de voix inarticulée, produite ordinairement par une expiration plus ou moins forte et sonore. Chez les très jeunes enfants, comme le fait remarquer Billard (*Traité des maladies des enfants nouveau-nés, etc.*, p. 48, 2ᵉ édit.), le cri est quelquefois, en outre, le résultat de l'inspiration. L'air, en se précipitant à travers la glotte pour s'introduire dans les poumons, se trouve comprimé par la contraction en quelque sorte spasmodique des muscles vocaux, et fait entendre un bruit plus court, plus aigu, parfois aussi moins perceptible que le cri qui vient de finir et celui qui va commencer. Souvent le cri seul existe et la reprise est tout à fait nulle, ou bien la reprise domine seule, et le cri est étouffé et ne se fait point entendre.

Le cri, dans ses nombreuses variations de ton, de timbre et d'intensité, présente, chez les enfants nouveau-nés surtout, quelques phénomènes remarquables, et qui ne sont point sans interêt sous le rapport de la séméiologie.

Les cris de l'enfant qui vient de naître (*vagitus*), au lieu d'être pleins, sonores et étendus, sont quelquefois faibles et difficiles ; presque toujours alors on peut affirmer qu'il existe de la gêne dans les fonctions pulmonaires, et que la circulation n'est pas encore parfaitement établie. Plus tard, ils peuvent être provoqués par le sentiment du besoin, par la gêne des vêtements qui entourent les enfants, par une position vicieuse ou trop longtemps prolongée, ou bien enfin par la douleur, sans que leur nature si variée permette d'en déterminer toujours rigoureusement la cause. On peut dire toutefois, avec Billard, que le cri de la douleur est remarquable par sa force, sa fréquence, son opiniâtreté, et par l'expression toute particulière qu'il donne à la physionomie. Chez les enfants un peu plus âgés, il existe quelquefois des cris, ou plutôt des criailleries, qu'on ne saurait attribuer à aucune des causes précédentes ; ce sont des cris d'impatience , de mauvais caractère, si je puis ainsi dire : ils ont lieu lorsqu'on les contrarie, ou que ne devinant point leurs désirs on n'y satisfait pas assez vite. Ce qui distingue ces cris, c'est qu'en général, comme nous l'a souvent fait remarquer M. Guersant, ils ne produisent que peu ou point d'accélération dans le pouls. Quant aux modifications qu'il présente, suivant les organes malades, elles ont été signalées avec une grande sagacité par l'observateur que nous avons nommé plus haut, bien qu'on puisse trouver un peu subtiles quelques-unes des distinctions qu'il a admises. Ainsi que lui, nous avons noté comme un signe des inflammations du poumon, chez les enfants à la mamelle, le cri pénible, imparfait, étouffé ; il nous a paru voilé ou plutôt cassé dans la bronchite, et dans certaines angines laryngées. Dans le croup, la reprise seule se fait entendre, et le cri proprement dit est nul, ou singulièrement altéré : mais la comparaison qu'on a voulu en faire avec le cri d'un jeune coq est tout à fait inexacte, et ne saurait en donner une idée juste. Lorsque l'endurcissement, ou mieux l'œdème du tissu cellulaire des nouveau-nés, est accompagné d'une angine œdémateuse, on en est averti d'une manière presque certaine par l'altération toute particulière du cri : comme dans le cas précédent, la reprise est encore dominante, mais de plus il est aigu, pénible, saccadé : c'est, dit Billard, un chevrottement analogue au bêlement de la chèvre. Enfin, dans les affections cérébrales aiguës (meningites, meningo-encéphalites, etc.), les enfants poussent des cris qui ont un caractère spécial, et que M. Coindet a désignés sous le nom de *cris hydrencéphaliques*, les regardant à tort comme propres à l'accumulation d'eau dans les ventricules. Suivant nous, ces cris n'ont pas, comme le dit M. Bricheteau, beaucoup de rapport avec une sorte de mauvaise humeur ou d'opiniâtreté acariâtre (*Traité théor. et prat. de l'hydrocéphale aiguë*, p. 90) : ils ne sont pas non plus tantôt aigus, tantôt touchants ; mais, le plus ordinairement, l'enfant sort tout à coup de l'assoupissement dans lequel il est plongé, en jetant un gri aigu, perçant, expression d'une vive douleur ; puis il retombe aussitôt dans le sommeil.

Si les cris peuvent avoir quelque avantage chez l'enfant qui vient de naître, en facilitant, comme le dit M. Dewees, le passage du sang à travers les poumons, et en favorisant l'expansion des cellules aérifères en même temps que l'expulsion du mucus bronchique (*Treatise of the physical and med. treatment of children*, p. 113, 2° édit.), d'un autre côté, quand ces cris sont violents et prolongés, le trouble qui en résulte dans les circulations pulmonaire et cérébrale n'est certainement pas sans danger. J'ai vu, dit Billard (*loc. cit.*), plusieurs enfants éprouver une véritable asphyxie momentanée à force de crier. Il n'est pas rare, non plus, de voir survenir alors des hernies abdominales, ou le prolapsus du rectum.

Les caractères de la toux sont, dans les affections laryngées, dans un rapport assez constant avec ceux de la voix : on connaît son timbre sifflant, métallique dans la laryngite striduleuse ; rauque, étouffée, rentrant en dedans, etc., dans le croup.

L'absence des crachats dans la plupart des phlegmasies pulmonaires dont l'enfant est atteint, le défaut de rapport entre la dyspnée et les lésions anatomiques (dyspnée souvent à peine marquée dans les maladies thoraciques aiguës, dans des pneumonies doubles, tandis qu'elle est parfois très forte au début d'affections étrangères aux voies respiratoires, des fièvres éruptives, par exemple), en un mot la variété des phénomènes dont l'ensemble constitue la séméiologie des maladies de poitrine, rendant indispensable la percussion et l'auscultation. La percussion du thorax se fait, chez le nouveauné, de la manière suivante : on le soulève d'une main, et on percute immédiatement de l'autre, pendant qu'il est ainsi suspendu en l'air, et dans l'impossibilité de se soustraire à l'observation. Chez l'enfant plus âgé, on percute comme chez l'adulte, médiatement, soit avec le plessimètre, soit de préférence avec le doigt. Le peu d'épaisseur des parois thoraciques rend, à cet âge, la poitrine extrêmement sonore, circonstance qu'il ne faut pas oublier : celui qui l'ignorerait serait exposé à considérer cette sonorité normale comme morbide, et à la prendre pour un signe d'emphysème, tandis qu'elle doit d'autant moins faire croire à l'existence de cette lésion que l'emphysème pulmonaire se montre rarement dans l'enfance, du moins avec la même forme que chez l'adulte, et constituant à lui seul une maladie. Cette sonorité en excès, qui répond à l'état sain des organes pulmonaires, contraste d'une manière plus frappante avec la matité donnée par les parties altérées. Quant à l'auscultation, elle doit être pratiquée à peu près exclusivement avec l'oreille : l'enfant qu'effrayent les manœuvres de l'observateur, se dérobe aux investigations par des mouvements qui dérangent sans cesse le stéthoscope, tandis qu'il n'est pas impossible de suivre avec l'oreille constamment appliquée sur le thorax les mouvements les plus agités. Les signes physiques révélés par l'auscultation sont et doivent évidemment être les mêmes que chez l'adulte : s'ils offrent quelques variétés, ce n'est guère dans dans leurs caractères proprement dits, mais plutôt dans leur siège à tel ou tel point du thorax, dans leur étendue, etc., différences en rapport avec les formes parfois différentes des affections pulmonaires du premier âge, comme la pneumonie, par exemple, qui est le plus souvent lobulaire et double.

L'exploration du système nerveux est celle qui exigera le plus d'attention et de patience de la part du médecin, en raison de son excessive difficulté. Et, en effet, comment s'assurer des troubles de l'intelligence à un âge où l'intelligence est à peine naissante et n'a point acquis tout son développement ? Comment constater le délire dans les maladies ? Tout au plus pourra-t-on le deviner à l'agitation, aux cris de l'enfant, à la coïncidence d'autres phénomènes, soit cérébraux, soit manisfestés par d'autres organes qui sont liés avec le cerveau par des relations de sympathie. Même difficulté pour juger positivement de l'intégrité des sens : souvent il faudra se servir de moyens particuliers, et, pour ainsi dire, de petites ruses : pour savoir si le malade entend, il faudra faire tout à coup derrière lui un grand bruit qui le forcera de tourner la tête ; pour savoir s'il voit, promener devant ses yeux un objet brillant, une montre, un bijou, un papier coloré, qu'il suivra du regard ; on pourra pareillement, pour apprécier la possibilité des mouvements dans les bras, approcher de lui quelque objet désiré qu'il essaiera de saisir, si son membre obéit à la volonté. Chacun est libre de varier à son gré tous ces moyens d'arriver au but final, le diagnostic, et d'employer, en outre, ceux qui sont mis en usage chez l'adulte pour constater le degré des forces ou de la faiblesse, et les troubles plus profonds de la sensibilité et de la motilité. Mais, nous le répétons, l'attention de l'observateur devra ici redoubler, et être en raison directe des obstacles qui s'opposent à une exploration rapide et sûre.

Les maladies des autres appareils étant beaucoup moins fréquentes que celles des systèmes pour lesquels nous venons d'esquisser quelques règles d'observation, nous nous bornerons aux indications précédentes. Il est superflu d'ajouter que les résultats de cet examen direct des différents organes de l'enfant devront être confirmés par les renseignements des personnes qui veillent le petit malade, renseignements précieux qui nous guideront et nous éclaireront dans notre diagnostic ; et c'est surtout de l'instinct maternel, qui ne laisse rien échapper, que le médecin doit attendre le plus de lumières ; si incessante est la vigilance des mères, que leur concours est presque indispensable ; et, on peut le dire sans exagération, la médecine des jeunes enfants offre tant de difficultés qu'il faudrait presque y renoncer s'il n'y avait point de mères.

Considérations générales sur les moyens thérapeutiques que réclament les maladies des enfants. — Les moyens thérapeutiques sont les mêmes que ceux qui conviennent dans les affections des autres âges, mais cependant avec des modifications qu'exigent la faiblesse et l'irritabilité de la constitution des jeunes sujets. Tous les moyens physiques connus d'obtenir des émissions sanguines peuvent être employés chez eux, excepté la saignée par la lancette, qui ne peut être mise en pratique que très rarement chez les nouveau-nés. On a recours alors aux sangsues et aux ventouses. Les saignées sont une ressource aussi précieuse dans la médecine des enfants que dans celle des autres âges. Leurs maladies inflammatoires frappent souvent avec la rapidité de la foudre, et dans certaines bronchites ou pneumonies, dans la méningite, le croup et quelques inflammations abdominales, il faut souvent recourir avec promptitude aux saignées locales ou générales ; mais il ne faut jamais oublier que les très jeunes enfants, bien que plus excitables que les vieillards, tombent promptement comme eux dans la faiblesse, et que les émissions sanguines trop abondantes les jettent quelquefois dans un état de prostration dont il est ensuite difficile de les tirer. J'ai vu succomber des enfants très jeunes à un état de syncope déterminé par une application de quelques sangsues seulement, et j'en ai vu beaucoup d'autres ne se relever que très difficilement, à l'aide même des excitants cutanés les plus énergiques. Lorsque les saignées trop copieuses n'ont pas des suites aussi funestes, elles offrent néanmoins l'inconvénient de donner lieu à des œdèmes et à des hydropisies, et de prolonger beaucoup la convalescence. L'emploi convenable et bien raisonné des émissions sanguines dans l'enfance est donc un des points les plus importants et les plus délicats de la thérapeutique. A mesure que l'enfant se rapproche de l'âge de la puberté, sa constitution est aussi plus voisine de celle de l'adulte, et alors les saignées peuvent être mises en usage avec plus d'assurance et d'avantages.

Les émollients fournissent à la médecine des enfants les premiers secours, et même les plus utiles dans la plupart de leurs maladies inflammatoires. Les bains simples ou médicamenteux sont surtout recommandables chez eux, à cause de la fréquence des affections cutanées, dans lesquelles ces moyens thérapeutiques ne sauraient être remplacés par aucun autre. Ils sont également utiles pour calmer les excitations cérébrales, soit pendant le travail de de la contition, soit après, soit dans beaucoup de maladies, et parfois même les phlegmasies pulmonaires et la coqueluche, lorsque la peau est brûlante et sèche. On rencontre cependant quelques enfants, mais en petit nombre, qui, comme certains adultes, ne peuvent supporter aucune espèce de bains tièdes ; ils les affaiblissent, les accablent, les jettent dans la tristesse. D'autres, au contraire, sont tellement agités par les bains tièdes, que ce moyen les prive de sommeil. Il faut donc, quand on commence l'usage des bains chez les enfants, observer avec soins les effets qu'ils en éprouvent, et consulter aussi l'idiosyncrasie des parents dont les enfants se rapprochent souvent beaucoup plus qu'on ne pense. Chez ceux qui se trouvent dans le cas des exceptions que nous signalons, et chez lesquels il n'est pas possible d'employer les bains tièdes, il faut se contenter de lotions sur tout le corps avec de l'eau chaude, à la manière anglaise, ou tenter les bains froids dans les circonstances convenables, et quand la température le permet.

Les irritants cutanés, tels que les épispastiques, sont très souvent utiles chez les enfants ; l'action des caustiques et du feu n'est pas à repousser de leur thérapeutique ; et le fer incandescent, dans quelques cas, comme dans la gangrène des parois de la bouche, ou de la vulve, est le meilleur moyen à opposer à ces maladies ; mais il faut ceandant éviter de multiplier sans nécessité les irritants cutanés, même les plus simples, surtout ceux qui dénudent une grande surface du derme, comme les vésicatoires, parce que la peau se gangrène facilement chez les jeunes enfants. C'est à cause de cette tendance aux ulcérations gangréneuses que nous préférons presque toujours aux frictions avec la pommade stibiée celles avec l'huile de croton tiglium, qui, le plus souvent, donne lieu à une éruption seulement vésiculeuse.

Les irritants dirigés sur la membrane muqueuse des organes gastro-intestinaux ne doivent être mis en usage qu'avec précaution. Les enfants, à la vérité, vomissent très facilement, et d'autant plus facilement qu'ils sont plus jeunes ; mais il ne faut pas abuser chez eux des vomitifs et des purgatifs, à cause de la fréquence des phlegmasies de l'intestin grêle et du gros intestin. Il faut, dans les éruptions cutanées, administrer des purgatifs avec ménagement : j'ai vu plus d'une fois leur emploi inconsidéré déterminer dans ces circontances des colites chroniques très graves et même mortelles. A part la circonstance des éruptions cutanées, aiguës ou chroniques, les purgatifs réussissent, en général, très bien chez les enfants, et rendent de grands services, surtout comme dérivatifs dans les affections cérébrales. C'est ce qui explique la réputation étendue du calomel en Angleterre.

Les irritants plus énergiques encore que les purgatifs, comme les sels mercuriels ou arsénicaux, la noix vomique, etc., doivent être proscrits chez les très jeunes enfants, ou au moins ne doivent être mis en usage qu'avec une grande précaution, à cause de l'extrême susceptibilité de la membrane muqueuse digestive et de la réaction de ces irritants sur le système nerveux.

Il est prudent de s'abstenir, en général, des excitants alcooliques chez les jeunes enfants ; certains d'entre eux sont si excitables, que j'ai vu plusieurs fois quelques grammes seulement de sirop d'ipécacuahana, auquel des pharmaciens ajoutent souvent un peu d'alcool pour le conserver, jeter des enfants nouveau-nés dans le sommeil et l'ivresse au lieu de produire le vomissement.

Les narcotiques, et surtout les plus énergiques, ne doivent être mis en usage qu'avec réserve chez les plus petits enfants ; plusieurs de ces médicaments peuvent produire des accidents, même à doses très peu élevées, car le système nerveux, à cet âge, est plus impressionnable encore qu'à tout autre.

On conçoit de quelle importance est le régime alimentaire : aussi, avant de parler de la diète dans les maladies, quelques considérations sont nécessaires sur l'alimentation des enfants dans l'état de santé. Pour les nouveau-nés, la nourriture qui convient le mieux est, sans contredit, le lait de leur mère ou de leur nourrice ; il faut, en général, éviter de leur donner d'autres aliments. Mais il ne faut pas perdre de vue l'influence très différente de divers laits de femmes chez certains enfants. J'en ai vu qui vomissaient le lait de leur mère, et qui digéraient celui d'une nourrice ; tel enfant dépérit au sein d'une belle nourrice dont le lait paraît avoir toutes les qualités physiques requises, et il reprend une santé florissante en tétant une nourrice qui semble sous tous les rapports bien inférieure à l'autre. Si les circonstances s'opposaient à ce que les enfants pussent prendre le sein, il faudrait leur donner seulement du bon lait de vache coupé avec de l'eau sucrée chaude. Beaucoup d'entre eux se trouvent très mal des décoctions d'orge, de gruau ou d'autres substances féculentes qu'on ajoute au lait de vache ; elles rendent la digestion beaucoup plus difficile, et donnent ensuite lieu à des vomissemens ou à des diarrhées très rebelles, qui se terminent quelquefois par des ramollissements de la membrane muqueuse gastro-intestinale promptement mortels.

L'époque à laquelle on doit commencer à donner des aliments aux enfants à la mamelle doit être différente suivant la constitution et le tempérament des enfants qu'il faut étudier dès le premiers temps de la vie. On doit, en général, éviter de donner des aliments aux enfants délicats, avant cinq à six mois, parce que dans les premiers temps de l'existence, leurs organes sont souvent trop faibles pour bien digérer autre chose que le lait. Il faut également se garder de tenir les enfants uniquement au sein, et sans autre nourriture jusqu'à un an. Les enfants élevés seulement avec du lait sont d'ordinaire très gras, très frais, et d'une santé en apparence florissante ; mais ils sont plus lymphatiques que d'autres, et d'une constitution plus faible. Les enfants qui ont peu d'appétit repoussent généralement toute autre espèce de nourriture que le lait, et ne peuvent pas même la supporter ; il ne faut donner à ceux-là que le sein, en leur offrant cependant toujours quelque chose à boire, ne fût-ce que de l'eau sucrée pour leur faire contracter de bonne heure l'habitude de boire, ce qui est souvent très utile lorsqu'ils tombent malades, ou qu'ils sont momentanément privés du sein. Certains enfants très voraces, ou dont les nourrices n'ont pas suffisamment de lait, doivent prendre des aliments dès les premiers mois de leur naissance : mais il est prudent de commencer toujours par quelques cuillerées de substances liquides ; et une fois par jour d'abord. Les premiers aliments qui conviennent, en général, le mieux aux enfants, sont les bouillies faites avec les fécules de pommes de terre ou d'arrow-root, la farine de froment ou mieux encore la mie de pain sèche, et réduite ensuite en colle claire par la cuisson prolongée dans l'eau. On ajoute à ces bouillies bien cuites un peu de lait de vache et du sucre. Chez les enfants faibles, sujets aux coliques avec tympanite, il est souvent bon d'ajouter 5 à 10 centigram. d'anis concassé, qu'on laissera macérer quelques minutes seulement dans la bouillie très chaude, et qu'on jettera ensuite. D'autres enfants ne peuvent supporter que le lait ; d'autres ne digèrent bien que les fécules, le bouillon de bœuf ou de poulet.

L'époque du sevrage ne peut pas être la même pour tous les enfants. Il en est qu'on peut sevrer très jeunes sans inconvénient : ce sont ceux qui mangent bien, et qui mangent de tout sans être incommodés. On en voit même dans cette classe qui ne peuvent téter plusieurs mois sans être incommodés ; j'en ai rencontré qui se sevraient spontanément dès l'âge de quatre à cinq mois, et auxquels le lait de femme ne pouvait plus convenir. Ceux, au contraire, qui ne veulent pas manger, qui sont facilement dévoyés par les plus légers aliments, ne peuvent être sevrés que très tard et par degrés. Le régime de ces enfants exige alors une grande surveillance ; beaucoup tombent malades au moment du sevrage, parce qu'on se hâte trop tôt d'augmenter la quantité des aliments, tandis qu'il est très important de ne rien ajouter à leur alimentation ordinaire ; il suffit seulement de remplacer le lait de la nourrice par quelques tasses de lait coupé. L'oubli de ce précepte donne lieu à des indigestions successives qui jettent souvent l'enfant dans un tel état de faiblesse qu'on est obligé de lui donner une nouvelle nourrice pour lui sauver la vie. J'ai rencontré quelques enfants difficiles à sevrer, auxquels j'ai été obligé de rendre plusieurs fois le sein et de donner successivement jusqu'à sept nourrices. Ces enfants ont pu ensuite être parfaitement bien sevrés à l'âge de deux à trois ans, et ont fini par jouir d'une santé florissante.

Quant au régime alimentaire dans les maladies, il est encore plus nécessaire chez les enfants qu'à tout autre âge. On a vraiment compromis l'autorité du grand oracle de Cos en prétendant, d'après lui, qu'il fallait toujours donner quelques aliments aux enfants dans toutes leurs maladies. Cette règle générale ne saurait être applicable à tous les cas, et doit être souvent modifiée suivant les circonstances. Il serait dangereux, sans doute, de soumettre à une diète absolue et rigoureuse les enfants à la mamelle qui, dans les premiers temps, tettent souvent de deux heures en deux heures. Dans la plupart des cas il suffit, en effet, de diminuer la quantité du lait, et de le remplacer par des boissons légères et moins nourrissantes ; mais quand les organes de la respiration ou de la digestion sont compromis par des inflammations graves, comme dans la pneumonie, le croup, la gastro-entérite, etc., la diète absolue est aussi indispensable chez les jeunes enfants que chez les adultes. Dans les affections qui ont une marche plus lente, mais qui intéressent spécialement le poumon ou le tube digestif, il est aussi quelquefois nécessaire de prolonger la diète absolue, sans laquelle il est presque impossible d'obtenir jamais une guérison complète. On voit des enfants affectés depuis longtemps d'entérite ou de colite, qui dépérissent rapidement pendant tout le temps qu'on les nourrit, et qui guérissent ensuite par l'effet de la diète seulement. La plus légère boisson gommée ou sucrée, une très petite quantité d'hydrogale, suffisent souvent pour entretenir la vie chez les enfants. Ils soutiennent même, en général, la diète, beaucoup mieux et beaucoup plus longtemps qu'on ne pourrait le croire, et peut-être même, comparativement, tout aussi bien que les adultes. Le jeune enfant, en effet, n'est presque exposé à aucune déperdition par la peau, et celle qui a lieu par les poumons est très peu abondante ; son accroissement, dans les premiers temps de la vie, est peu considérable. Il est presque constamment immobile ou endormi dans son berceau ou sur les bras de sa nourrice. Son état se rapproche de celui des animaux dormeurs pendant l'hibernage. Il faut donc se défendre de l'idée populaire que les jeunes enfants doivent toujours prendre des aliments dans toutes les maladies. Ce préjugé a certainement été la cause de la mort de beaucoup de ces petits malades.

A mesure que l'enfant avance en âge, et qu'il se rapproche de la puberté, il se trouve, par sa constitution, dans des conditions très voisines de celles de l'adulte ; il doit être soumis par conséquent, dans les affections aiguës ou chroniques, à peu près au même régime alimentaire que lui, en observant cependant que ce régime ne peut être aussi sévère, parce que l'enfant, à l'approche de la puberté, éprouve des déperditions très considérables, par suite de l'accroissement, plus rapide à cet âge qu'à aucun autre.

Une autre influence hygiénique très puissante pour la thérapeutique des enfants est celle de l'air. Il n'est pas d'âge où l'air pur soit plus nécessaire que dans l'enfance, d'abord parce qu'on absorbe promptement plus d'air à cet âge qu'à aucune autre époque de la vie dans un temps donné, et ensuite parce que des causes particulières dépendantes de la faiblesse même de l'enfance tendent à vicier promptement l'air qu'elle respire ; les excrétions assez abondantes et fétides au milieu desquelles le jeune enfant est souvent plongé altèrent nécessairement l'atmosphère qui l'entoure, et cette influence des émanations stercorales et urinaires est encore plus nuisible dans l'état de maladie où elles acquièrent ordinairement une odeur plus forte. Les enfants, en effet, absorbent avec une grande facilité. Si l'atmosphère dans laquelle ils sont plongés n'est pas très pure, et surtout si elle est chargée des miasmes qui s'échappent continuellement des corps vivants malades, bientôt leur constitution s'altère ; ils dépérissent et contractent alors très facilement toutes les maladies contagieuses auxquelles ils sont si fréquemment exposés. On n'a que trop de preuves de la vérité de cette observation dans ce qui arrive dans les hôpitaux consacrés au jeune âge. Malgré toutes les précautions possibles pour entretenir la salubrité dans ces grandes réunions d'enfants, il y règne presque constamment, et d'une manière endémique et épidémique, des ophthalmies, des blépharophthalmies, des angines couenneuses, des pneumonies, du muguet ; et si la rougeole, la scarlatine, la variole, viennent à se développer sur des individus déjà atteints de quelque affection morbide antécédente, on observe que ces maladies éruptives sont alors très graves et le plus souvent mortelles : c'est aussi sous l'influence de ces causes morbifiques et débilitantes, et au milieu d'une atmosphère impure, que les affections scrofuleuses se manifestent le plus ordinairement, et font de plus rapides progrès. Aussi doit-on mettre en première ligne l'influence de l'air pur de la campagne pour la guérison des maladies chroniques chez l'enfant des grandes cités. Plus il est affaibli par de longues maladies, plus l'état d'épuisement dans lequel il est tombé est considérable, plus l'effet d'une atmosphère plus vivifiante est puissant sur lui. Bien convaincu de cette vérité par l'expérience, j'ai fait transporter à la campagne, au milieu de l'hiver même, des enfants moribonds par suite de dysenterie, de diarrhée, de bronchite, de pneumonies lobulaires, de coqueluche, qui n'ont dû leur salut qu'à ce puissant moyen thérapeutique, et qui, dans mon entière conviction, auraient succombé s'ils étaient restés à Paris.

ROUGEOLE

(MORBILLI, FEBRIS MORBILLOSA ; RUBEOLA, ETC.)

On désigne par ce nom un exanthème caractérisé par de petites taches, rouges, et par une affection simultanée du système muqueux. Cette dénomination lui vient de la couleur même de l'éruption, et suivant Bateman, celui de *morbillus* ou *petite peste* (de *morbo*, qui signifie en italien *peste*), des dangers qui l'accompagnent souvent. Cette dernière étymologie nous paraît préférable à celle qui consiste à traduire *morbillus* par maladie de peu d'importance.

Quelques auteurs, et entre autres Willan *(Miscellaneous works comprising an inquiry into the antiquity of measles*, etc. ; London, 1821), ont soutenu, dans ces derniers temps, que la rougeole n'était point inconnue aux anciens médecins grecs et latins. Mais les preuves que le pathologiste anglais présente à l'appui de son assertion ne nous ont point paru convaincantes. Il ressort des recherches de Gruner *(Variolarum antiquitates ab Arabibus solum repetendæ*, §§ 7-14 17), qu'elle fit son apparition en Europe en même temps que la variole, et qu'elle fut apportée en France lors de l'invasion des Sarrasins ; et on s'accorde assez généralement à regarder ces deux exanthèmes comme originaires d'Afrique. C'est à la médecine arabe que nous en devons la connaissance, et les premières ébauches de leur description ne remontent guère au delà des écrits de Rhazès, qui vivait dans le IXᵉ siècle. Cet auteur est le premier qui, décrivant l'éruption rubéolique d'une manière exacte, la distingue de la variole par un nom particulier.

La rougeole vulgaire *(rubeola vulgaris, morbilli benigni, regularis)* offre dans sa marche trois périodes distinctes.

Première période (stadium contagii, Rosen). — Les phénomènes *précurseurs* qui caractérisent l'invasion de la maladie sont la fièvre, les alternatives de frisson et de chaleur ; le larmoiement, les éternûments, quelquefois une épistaxis, une toux sèche, aiguë, sonore, accompagnée de dyspnée plus ou moins forte ; l'anorexie, la soif, un peu de diarrhée ou de constipation, quelquefois des vomissements ; une céphalalgie légère, de l'assoupissement, et rarement du délire et des convulsions ; de la tristesse, et chez certains enfants, de l'irascibilité. Revenons sur quelques-uns de ces prodromes

La *fièvre* est constante : d'ordinaire peu intense les premiers jours, elle augmente à mesure que l'éruption est plus imminente. D'autres fois, elle est forte dès le début, accompagnée de chaleur et de sécheresse à la peau ;

elle peut se suspendre presque complètement à la veille de l'éruption, pour reparaître ensuite avec une grande intensité, lors de l'apparition des premières taches, ainsi que nous l'avons vu tout récemment encore. Son intensité est, dans quelques cas, liée à l'abondance future des taches rubéoliques. Le *larmoiement* et les *éternûments* sont des phénomènes d'une importance extrême : souvent ils servent à faire prévoir l'éruption, alors qu'il n'existe aucun autre symptôme, ou que le mouvement fébrile pourrait passer inaperçu, en raison de son peu d'intensité. Il y a du picotement et de la rougeur dans les yeux, et un peu de tuméfaction des paupières. La membrane muqueuse des fosses nasales est également congestionnée, et à l'enchifrènement se joint l'écoulement par les narines d'un mucus limpide un peu âcre. La *toux*, sèche, légèrement rauque, laryngée, *férine*, se reproduit par quintes peu prolongées ; ce caractère est tellement remarquable qu'on pourrait presque, en l'entendant et sans voir le malade, annoncer l'apparition prochaine de la rougeole. Heberden, P. et Jos. Frank ont vu la toux ne se manifester qu'après l'éruption.

Heim *(Hufeland journal,* mars 1812) a noté, parmi les phénomènes des six premiers jours de la maladie, une odeur particulière, qu'il compare à celle des plumes d'oie récemment plumées, tandis que Home la comparait à celle de la variole. Le docteur Heyfelder prétend que cette odeur est plus forte le matin que le soir, et dans les cas d'agglomération des malades : nous n'avons jamais rien trouvé de semblable. Un symptôme beaucoup plus évident, et qui très souvent nous a signalé l'imminence de la rougeole, c'est une rougeur spéciale, un piqueté rose de la voûte palatine, du voile du palais et de la luette, qui diffère de celui de la scarlatine. Nous avons bien souvent appelé l'attention des élèves sur ce phénomène, avant de savoir que MM. Heim et Marc d'Espine l'eussent mentionné.

Dans ce stade de la maladie, les urines présentent les mêmes caractères que dans la même période de la scarlatine, c'est-à-dire coloration foncée, acidité forte, densité augmentée ; augmentation de la proportion d'urate acide d'ammoniaque, et souvent sédiments spontanés ou déterminés par l'acide nitrique ; augmentation assez fréquente de l'urée, des chlorures, des sulfates, et accidentellement une proportion minime d'albumine (A. Becquerel, Mém. manuscrit).

Les phénomènes de la première période ne se montrent pas toujours réunis et groupés comme nous venons de le dire : les différences des cas particuliers deviennent saillantes dans les épidémies, et aussi quand la rougeole sporadique attaque plusieurs enfants de la même famille. De plus, quelques anomalies signalent les rougeoles irrégulières, et certains symptômes peuvent prédominer, alors que d'autres sont moins prononcés : c'est ainsi qu'il y a parfois des vomissements bilieux plus abondants, une diarrhée plus intense, une dyspnée plus forte, qui ferait croire à l'existence d'une phlegmasie des organes thoraciques. C'est ainsi que chez d'autres malades, et surtout dans les premières années de l'enfance, des convulsions répétées marquent le début de la rougeole, convulsions dont le pronostic n'a pas d'abord beaucoup de gravité, si un traitement mal dirigé ne vient pas les rendre funestes, et qui cessent d'ordinaire spontanément, quand paraissent les taches rubéoliques. C'est ainsi encore que la rougeole qui se développe dans le cours ou durant la convalescence d'une autre maladie, a des prodromes moins tranchés que la rougeole primitive, soit que la réaction se montre moins forte chez un sujet déjà affaibli, soit que l'affection concomitante atténue ou masque, par ses propres symptômes, les phénomènes précurseurs de l'exanthème.

La durée de ces prodromes est généralement de deux ou trois jours ; quelquefois l'éruption paraît au bout de dix-huit à vingt-quatre heures ; plus souvent elle se montre au bout de trois ou quatre jours ; dans des cas plus rares, nous l'avons vue se montrer au septième seulement, et même au onzième. Chez une jeune fille âgée de neuf ans, qui avait eu des rapports directs avec ses cousines atteintes de rougeole, l'éruption fut annoncée quinze jours à l'avance par les prodromes les plus caractéristiques, et fut d'ailleurs assez bénigne. Leur prolongation peut faire craindre l'existence antérieure d'une affection interne ; mais ce n'est ici qu'une probabilité et non point une certitude.

Deuxième période (stadium eruptionis). — L'éruption est caractérisée par de petites taches d'un rouge assez vif, analogues pour la dimension aux papules de la variole commençante ou de la fièvre typhoïde. Elles ressemblent aussi aux piqûres de puces, avec cette différence qu'elles disparaissent sous la pression du doigt, pour reparaître dès que cette pression cesse. D'abord distinctes et arrondies, elles se réunissent bientôt en formant des groupes irréguliers, des plaques inégalement découpées sur leurs bords, des demi-cercles ou de petits croissants *(racematim coalescunt,* Sydenham) ; commençant d'ordinaire à se montrer sur le menton, au front et sur les joues, les taches gagnent bientôt le cou, la poitrine et le dos, et se répandent ensuite sur l'abdomen et les extrémités.

Les taches de la face sont en général plus saillantes que celles du reste du corps : ce relief n'est d'ailleurs que peu sensible au doigt. Au moment où l'éruption a acquis son plus haut degré de développement, c'est-à-dire vers le deuxième ou troisième jour, les malades se plaignent souvent d'une démangeaison incommode. La rougeur de l'éruption ne reste pas continuellement la même : plus forte en général à la face, où la vascularité est plus grande, et où quelquefois elle s'étend en plaques presque confluentes, elle offre plusieurs nuances diverses dans la même journée, et elle redevient plus vive dans les moments de redoublement fébrile ; parfois même ce retour des rougeurs est si prononcé, qu'on croirait au développement de taches nouvelles.

Les *symptômes généraux* de la première période se retrouvent à peu près semblables dans la seconde : la fluxion oculo-nasale persiste ; la conjonctive et la membrane pituitaire sécrètent un mucus plus épais qui se durcit en croûtes ; cette sécrétion est beaucoup plus abondante chez les enfants cachectiques des hôpitaux que chez ceux de la ville. La dyspnée reste la même, par suite de la bronchite concomitante; la toux devient plus humide, tout en gardant son caractère propre; la voix est encore rauque ou affaiblie, et l'auscultation de la poitrine révèle la présence des râles qui appartiennent au catarrhe. La face continue à être un peu bouffie; la peau est sèche, chaude; le pouls se maintient très élevé; quelquefois même, loin de baisser quand paraît l'éruption, comme nous l'avons vu dans plusieurs cas, il reste accéléré alors même que les taches commencent à pâlir, et en l'absence de toute complication. Le pharynx et le voile du palais offrent les rougeurs du début, et le malade éprouve à la gorge une sensation de sécheresse et d'aspérité. La langue est couverte d'un enduit blanc ou jaunâtre avec piqueté rouge; la soif et l'inappétence persistent quelquefois jusqu'au septième ou neuvième jour; les gencives présentent, surtout au pourtour des alvéoles, ces pellicules blanches, minces, faciles à enlever, fréquentes dans les phlegmasies des membranes muqueuses.

La durée de la seconde période de la rougeole varie de trois à six jours, et lorsque l'éruption est très intense, on la voit quelquefois se prolonger jusqu'aux huitième. Chez un malade observé par M. Réveillé-Paris, l'éruption se montrait encore dans toute sa vigueur dix jours après son apparation (*Gazette médicale*, t. III, p. 360, 1835). Quand les taches commencent à s'étendre, ce qui a lieu du troisième au quatrième jour et dans l'ordre de leur apparition, elles pâlissent, diminuent d'étendue par la disparition de leur légère aréole rose, s'affaissent et prennent une teinte un peu jaunâtre. Cette décroissance est graduelle ; chez quelques malades, dont la rougeole est bégnigne, elle est rapide, et les taches ont disparu dès le second jour, sans qu'on doive s'en inquiéter, ni craindre une rétrocession de l'exanthème, si elle ne coïncide avec aucun désordre fonctionnel grave. Les symptômes généraux suivent en effet simultanément une marche décroissante.

Troisième période (*cris, declinatio vel desquamatio*). — La desquamation, qui a lieu dans ce stade de la rougeole, ne se montre guère avant le septième jour ; d'ordinaire elle est plus tardive ; tantôt manifeste sur toutes les parties où ont existé les taches, tantôt elle est bornée à la face, à la poitrine, ou même aux paupières seulement. Ce n'est point en larges lambeaux, comme on le voit dans la scarlatine, mais en lamelles très petites furfuracées, souvent même à peine visibles, tant elles sont ténues, que s'enlève l'épiderme, et quelquefois il se fendille sans se détacher. Dans certains cas, la desquamation se prolonge jusqu'au quinzième jour, et même au delà. Ajoutons qu'elle est loin d'être constante, et que, contrairement à ce qui arrive pour l'éruption scarlatineuse, elle manque assez fréquemment. Sydenham, J. Frank et d'autres auteurs, ont noté le même fait (J. Frank, *Encycl. des sc. méd.*, p. 142. t. II).

Quoi qu'il en soit, un amendement notable dans les désordres fonctionnels a coïncidé avec la disparition des taches : le pouls est tombé, la peau a perdu de sa chaleur ; des sueurs peuvent s'établir, et il survient quelquefois en même temps une diarrhée légère, qui bien rarement mérite le nom de *critique*. La toux a diminué ou disparu complètement, plus vite que dans les bronchites ordinaires ; quand elle persisté, l'expectoration a parfois, chez les adultes, un aspect particulier. Les crachats, qui étaient d'abord muqueux, clairs et limpides, deviennent épais, arrondis, d'une couleur jau ne verdâtre, parfaitement isolés les uns des autres, et surnagent à une grande quantité de mucus glaireux et transparent ; il sont nummulaires comme les crachats de quelques phtisiques ; puis bientôt l'expectoration redevient ce qu'elle est à la fin de la bronchite.

Variétés, formes, complications. — La rougeole présente des variétés nombreuses, soit dans l'éruption elle-même, soit dans la marche de l'exanthème, soit dans ses symptômes généraux et dans ses complications.

Les modifications dans les taches rubéoliques portent, 1° sur leur *nombre*, l'éruption étant, dans quelques cas, peu abondante, comme discrète, et, dans d'autres, presque confluente ; 2° sur leur *coloration*, qui est tantôt d'un rouge très intense, et tantôt pâle, blafardes quand, par exemple, la rougeole se développe sur un sujet chétif ou épuisé par une maladie antéri eure ; 3° sur leur *siège :* c'est ainsi que l'éruption peut débuter sur une région autre que la face, au dos, aux membres, sur les points où une affection cutanée existait primitivement, sur les cicatrices d'un vésicatoire, des morsures de sangsues ; c'est ainsi qu'elle peut être bornée à une région circonscrite, à la face exclusivement, comme M. Gendon l'a vue dans l'épidémie du collège de Vendôme en 1826, ou bien au cou et aux épaules (*fièvre morbilleuse* de Sydenham, 1674). Il est même question, dans le journal de Rust) *Bulletin des sciences méd.* de Férussac, 1829, t, XXVI p. 236), d'un enfant de trois ans, qui, depuis sa naissance, n'avait sué que de la moitisé du corps, et chez lequel, dans une épidémie, la rougeole se montra seulement sur ce côté ; 4° sur leur *forme ;* quelquefois les taches font plus de relief : elles sont comme papuleuses et très multipliées, d'où le nom de *rougeole boutonneuse ;* l'affaissement de ces papules se fait vers le troisième ou le quatrième jour ; 5° sur leur *nature* intime : dans certains cas fort rares, la rougeole est *hémorrhagique ;* le sang est épanché dans la peau, comme il peut l'être simultanément dans d'autres organes : les taches sont alors d'un rouge vineux ou jaunâtres suivant le degré de résorption de la pétéchie ; elles ne diffèrent de celles du pupura, que par leur forme et leur distribution ; chez quelques enfants . cachectiques, elles sont brunes, noires : c'est la rougeole noire (*rubela nigra*) de Willan.

Lorsque l'exanthème est irrégulier dans sa marche, il est dit *anomal* (*rubeolæ anomalæ*). Nous avons déjà mentionné les irrégularités qui peuvent survenir dans le début de l'éruption ; d'autres fois c'est dans son cours qu'elle est modifiée : elle peut disparaître soudainement avant l'époque ordinaire de la décroissance, soit pour ne plus revenir, soit pour reparaitre un ou deux jours après. Cette disparition subite se distingue de celle qui est encore normale, bien que plus rapide que d'habitude, par un redoublement de la fièvre et par la manifestation de symptômes généraux graves. Ces anomalies dépendent en effet presque toujours de l'imminence ou de l'invasion de quelque complication, ou de la rétrocession de l'exanthème sous l'influence d'une cause accidentelle, un refroidissement, l'administration d'un purgatif, une émission sanguine intempestive, etc. ; elles se rencontrent aussi dans les rougeoles secondaires qui se montrent dans le cours ou vers la fin d'une autre maladie. Ces rougeoles ultimes, fréquentes dans les hôpitaux d'enfants et dans les épidémies, sont en général irrégulières et très courtes ; elles sont mortelles en deux ou trois jours.

Anomales dans leur marche, les rougeoles le sont aussi dans leurs symptômes concomitants : les unes s'accompagnent de délire nocturne et d'agitation violente, qui alternent parfois avec une prostration considérable ; dans d'autres, c'est l'adynamie qui prédomine. Souvent ces symptômes adynamiques sont l'effet des hémorrhagies passives qui ont épuisé le sujet, et, parmi ces hémorrhagies, l'épistaxis est la plus commune, au début surtout de la maladie.

Deux autres variétés doivent trouver place ici : la *rougeole sans catarrhe*, et la *rougeole sans éruption*. La première se présente dans quelques épidémies. L'éruption est la même que dans la rougeole vulgaire; seulement la première période se passe sans catarrhe, ni fièvre, ni ophthalmie. Les individus qui ont été atteints ne sont point préservés d'une rougeole ordinaire, qui peut survenir ensuite au bout d'un temps plus ou moins éloigné.

Doit-on aussi admettre, avec la plupart des auteurs, des *rougeoles sans éruption ?* Nous le pensons, et plusieurs fois nous avons vu, dans des familles où régnait la rougeole, certains individus présenter tous les symptômes de cette maladie, l'éruption exceptée. On pourrait objecter que c'étaient des catarrhes sans rougeole. Mais est-il donc si commun de rencontrer chez le même sujet et chez plusieurs à la fois, comme on en a des exemples, cet ensemble particulier de symptômes assez graves, qu'on voit ensuite disparaître dans un espace de temps à peu près limité, et que nous persistons à considérer comme étant sous l'influence de la cause spécifique de la rougeole ? Quelle différence, d'ailleurs, n'existe-t-il pas entre la toux de la rougeole et le même phénomène quand on l'observe dans une bronchite ordinaire !

Si les *complications* de la rougeole sont parfois accidentelles et sans relation bien évidente avec l'exanthème, d'ordinaire elles ne sont que l'exagération d'un des éléments complexes de cette affection générale. Les unes peuvent venir, à toutes les périodes, s'enter sur la maladie ; les autres, par suite du lien même qui les rattache à l'éruption, sont plus tardives, et se manifestent plus souvent vers l'époque de la décroissance : du moins c'est alors seulement qu'elles méritent vraiment le nom de *complications*. Ainsi, le catarrhe fait d'abord partie essentielle de la rougeole ; si, au lieu de décroître avec elle, il persiste au delà du huitième ou du dixième jour ; s'il est intense, opiniâtre, il *complique* l'exanthème, et ajoute à sa gravité.

Presque toutes les complications sont en effet des maladies des systèmes cutanés externe et interne. Ce sont des coryzas parfois pseudomembraneux ;

des ophthalmies que Heyfelder a vu devenir purulentes, ou qui sont accompagnées d'un gonflement considérable des paupières, comme dans l'épidémie de Wilna en 1814 ; des otites et des inflammations du larynx. Avant que nous eussions établi la distinction entre la laryngite striduleuse et les laryngites pseudomembraneuses, le croup était regardé comme une complication assez commune, et J. Frank lui-même dit l'avoir constaté plusieurs fois dans le stade de l'invasion ; au contraire, il nous a paru assez rare. Nous avons cependant observé à l'hôpital des Enfants une épidémie de rougeole dans laquelle existaient des laryngo-trachéites fort graves A l'ouverture des cadavres, on trouvait la membrane muqueuse du larynx, et surtout celle de la trachécartère, très rouges et quelquefois recouvertes d'une concrétion membraniforme.

Mais de toutes les affections qui se développent dans le cours de la rougeole, aucune n'est aussi fréquente que la phlegmasie des bronches et du poumon ; sur cent soixante-sept enfants de l'hôpital atteints de l'exanthème rubéolique, MM. Rilliet et Barthez ont trouvé vingt-quatre bronchites, dont plusieurs graves, sept pneumonies sans bronchite, et cinquante-huit broncho-pneumonies. Cette proportion est beaucoup moins forte en ville ; la mortalité de ces pneumonies, presque toujours lobulaires et doubles, est aussi bien moins considérable que dans le relevé de ces observateurs, où elle fut d'un sur quatre (*Traité des mal. des enfans*, t. II, p. 712).

La stomatite érythémateuse ou pseudomembraneuse est une complication rare, sauf dans quelques épidémies, ainsi que M. Kapeler l'a vu aux Orphelins, dans l'été de 1826. Il n'en est pas de même de la gangrène de la bouche qui, se manifestant surtout à la fin des fièvres éruptives, semble avoir une préférence pour la rougeole : le travail de mortification se développe du second au quatrième septénaire, que l'exanthème ait été simple ou anomal. Quelquefois c'est une gangrène du poumon, du pharynx et même du larynx, qui termine l'éruption rubéolique (*Nouv. bibl. méd.*, t. IV, p. 63).

La congestion du pharynx se transforme rarement en inflammation, si ce n'est dans certaines épidémies, comme dans celle de 1773, décrite par Duboscq de la Roberdière, où il y eut en même temps gonflement des amygdales et des glandes maxillaires, et si ce n'est dans les cas où il y a coïncidence de scarlatine.

Si MM. Rilliet et Barthez ont rencontré fréquemment avec l'exanthème (chez quarante-six enfants sur cent soixante-sept) des phlegmasies intestinales, c'est que leur observation s'est portée sur des sujets cachectiques, qui, après un long séjour à l'hôpital, finissent par succomber à peu près constamment à une entéro-colite ou à une pneumonie. Nous avons noté ces inflammations de la membrane muqueuse digestive beaucoup moins souvent. Ajoutons néanmoins qu'elles furent fréquentes dans l'épidémie de 1773 pendant laquelle l'exanthème était accompagné de vomissements continuels, et dans plusieurs autres où la diarrhée prédomina (J. Frank, *loc. cit.*, p. 142).

Il est assez commun de voir la rougeole compliquée de quelque fièvre éruptive, dans les établissements où les enfants sont réunis, et où les maladies contagieuses sont, pour ainsi dire, en permanence. Nous avons vu l'éruption rubéolique marcher en même temps que la variole. Nous avons observé ce fait, dont Vogel, Macbride, de Haen, Home, et Gaspard Roux, rapportent des exemples. Le plus souvent, néanmoins, ces deux éruptions ne se développent que successivement. D'autres fois, au contraire, c'est la variole qui suspend la marche de la rougeole. Lorsqu'il y a deux éruptions rubéolique et scarlatineuse, toutes deux ont une marche simultanée, en se modifiant réciproquement ; et, pour les symptômes généraux, ce sont ceux de l'une ou de l'autre qui sont plus prononcés. « Choses singulières, disent MM. Rilliet et Barthez à propos de ces désordres concomitants, il arrive dans la grande majorité des cas que leur intensité est en raison inverse de celle des éruptions : ainsi, lorsque la scarlatine domine, la bronchite est plus grave ; si, au contraire, c'est l'éruption rubéolique qui est plus marquée, l'angine sera plus intense » *(loc. cit.*, p. 733). Montfalcon (*Journ. gén. de méd.*, t. VIII. p. 359) a constaté aussi dans l'épidémie de 1800, à Paris, que, par l'effet de la réunion des deux exanthèmes, les symptômes furent beaucoup plus graves du côté de la tête ou de la poitrine.

L'anasarque, qu'on a regardée comme très fréquente après la rougeole, s'observe quelquefois en effet dans la convalescence, mais beaucoup plus rarement qu'à la suite de la scarlatine. Comme dans celle-ci, d'ailleurs, il n'y a guère albuminurie que chez la moitié des sujets. Quelques autres affections cutanées que l'on rencontre parfois avec la rougeole, telles que la miliaire, le pemphygus, etc., coïncident plutôt avec elle qu'ils ne la compliquent. Nous avons vu plus d'une fois la roséole débuter chez un enfant, et plus tard succéder la rougeole. Dans une famille actuellement soumise à notre observation, deux des quatre enfants qui la composent ont eu la roséole seulement, tandis que les deux autres étaient atteints d'exanthème rubéolique.

Les hémorrhagies sont, à part l'épistaxis, une complication peu commune : elles se font par l'estomac, l'intestin, la vessie et les reins, presque jamais par les poumons, quoiqu'à l'autopsie on trouve quelquefois des foyers apoplectiques et des taches pétéchiales sur les plèvres, ou du sang épanché dans leur cavité.

Enfin des accidents cérébraux compliquent parfois la dernière comme la première période de la rougeole : il peut survenir des convulsions qui semblent essentielles dans certains cas, tandis que dans d'autres on trouve à l'autopsie, pour les expliquer, une congestion notable de la subtance cérébrale ou les lésions de la méningite. Ces convulsions sont bien plus graves que celles qui signalent les prodromes : celles-ci cèdent le plus souvent à l'apparition des taches, celles-là sont mortelles à peu près constamment, chez les très jeunes sujets surtout.

La rougeole est *sporadique* ou *épidémique* ; il n'est presque pas d'année où nous n'ayons l'occasion de l'observer sous cette dernière forme à l'hôpital

des Enfants. Le caractère de l'épidémie est généralement à peu près semblable chez *tous les sujets* : ordinairement peu grave à son début, elle augmente ensuite rapidement d'intensité ; d'autres fois, au contraire, elle reste
constamment bénigne. Dans certains cas rares, c'est vers sa terminaison
qu'elle est le plus meurtrière ; telle a été l'épidémie qui a régné à l'hôpital
des Enfants en 1840, et telle est encore celle que nous observons à Paris
depuis quelques mois (1843).

Il serait aussi fastidieux qu'inutile de mentionner toutes les épidémies
que l'on trouve indiquées dans les auteurs, depuis celle qui, d'après Ozanam
(*loc. cit.*, p. 327), fut décrite la première, l'épidémie de 1580, observée dans
le Brabant par Forestus, jusqu'à celles dont les médecins de nos jours ont
tracé le tableau. Déjà, d'ailleurs, à propos des formes et des complications
de la rougeole, nous en avons cité quelques-unes ; celles qui offrirent quelque trait remarquable, et qui peuvent servir de type aux variétés diverses
de la maladie, méritent seules de nous arrêter : telles furent celle de Londres,
observée en 1671 par Sydenham, celle d'Upsal, en 1752, décrite par Rosen,
et qui furent *bénignes* ; celles de 1674 à Londres, et de 1741 à Plymouth
(Huxham), qui furent *anormales* et *malignes* ; celles de 1763 et de 1768, à
l'hôpital des enfants trouvés de Londres (Watson), et celles de 1799 à la
Salpêtrière (Pinel), qui se montrèrent sous la forme *putride* et *ataxique* ;
celles de Vire, en 1772 et 1773 (Polinière et Lepecq de la Clôture), et celle
de Wilna en 1822-1823 (Jos. Frank), qui furent compliquées de *miliaire ;*
celle de Lyon, en 1804, pendant laquelle le *pemphigus* fut fréquent (Ozanam) ; celles de l'an vii et de 1840 à Paris, remarquables par l'association
de la scarlatine et de la varille. Dans une épidémie observée par Consbruch
(*Hafeland journ.*, B. xiii, st. 3, s. 31), plusieurs enfants furent atteints de
fièvre morbilleuse sans éruption. Dans deux autres, décrites, la première
par M. Campaignac, et qui sévit en 1809 à l'hôpital des Enfants, et la seconde,
par MM. Rilliet et Barthez, en 1840, dans le même établissement (*loc. cit.*
p. 778), les *angines laryngée* et *pharyngée* furent assez communes.

Quelques autres épidémies méritent encore d'être citées ; telles sont celles
qui ont été décrites par Lombard, de Genève (*Gaz. méd.*, 1833, n° 15), et
par Alègre, interne à la Salpêtrière (*Gaz. méd.*, t. i, p. 117). La première
régna à Genève en 1832 ; et d'avril en août, neuf cents à mille individus
furent atteints : la gravité de l'épidémie suivit une marche *inverse* de son
accroissement. Sur cent dix-sept enfants soignés par M. Lombard, vingt et
un succombèrent, treize à des affections thoraciques et six à des affections
cérébrables. Trois malades eurent une récidive, et chez l'un elle fut extrêmement grave. Chez quelques autres enfants, la langue et les parois buc-
cales furent recouvertes d'une couche blanche semblable au muguet ; un
autre qui guérit fut pris d'hémoptysie le second jour de l'éruption ; un
grand nombre évacuèrent des vers pendant la première période ; deux furent
pris d'anasarque consécutive. L'épidémie de la Salpêtrière atteignit quinze enfants des personne attachées au service de l'établissement : chez tous, l'exanthème disparut brusquement, trente-huit et quarante-huit heures après

son apparition : aussitôt la rentrée de l'éruption, se montraient tous les symptômes de la pneumonie ; les saignées furent inutiles ; l'ipécacuanha réussit en rappelant l'exanthème.

Voici quelques remarques intéressantes faites par le docteur Faber pendant une épidémie de rougeole et de coqueluche observée en 1833 dans le bailliage de Schorndorf. La rougeole avait régné dans tout le bailliage pendant les mois de mai, juin et juillet, tandis que le chef-lieu, Schorndorf, alors en proie à la coqueluche, en était resté seul préservé. Elle ne commença à s'y manifester qu'à la mi-août, quand déjà partout ailleurs elle touchait à sa fin. Elle y arriva par une voie évidemment contagieuse. Dans les commencements, les deux maladies coexistèrent ensemble ; mais, à mesure que l'exanthème gagnait du terrain, on vit la coqueluche d'abord diminuer, puis disparaître entièrement. Cependant, comme si ces deux affections eussent la propriété de se neutraliser, la rougeole ne prit pas cette fois toute son extension ordinaire. Cette propriété de la rougeole et de la coqueluche de se contre-balancer l'une l'autre, apparut d'une manière très évidente dans plusieurs cas particuliers. Ainsi, dans certaines familles, il y eut jusqu'à trois ou qnatre individus attaqués de coqueluche, sans qu'ils contractassent la rougeole, tandis que d'autres enfants étaient atteints de la seconde de ces maladies, sans avoir la première. Un fait remarquable est le suivant : cinq enfants, pris depuis quelques semaines de coqueluche à un très haut degré, furent en même temps atteints de rougeole. Non seulement celle-ci fut peu grave, mais encore la coqueluche qui menaçait de traîner en longueur s'amenda et disparut avec la cessation de fièvre exanthématique. Dans cette épidémie, la rougeole attaqua très peu d'enfants au dessous de six mois ; tandis que la coqueluche ne les épargna pas ; mais elle fut bénigne pour la plupart, même pour ceux de l'âge le plus tendre. Une complication qui se montra fréquente consécutivement, fut l'affection vermineuse. Le docteur Faber cite, entre autres faits curieux, l'exemple d'un enfant de deux ans qui, pendant la convalescence de la rougeole, rendit dans l'espace de dix jours deux cent onze vers ascarides de la longueur de quatre à six pouces ; dans une journée il en rendit quatre-vingt-treize, dont soixante-deux dans une seule selle ; il n'avait existé auparavant chez lui aucun signe de l'affection vermineuse, tandis qu'on avait pu observer tous les symptômes fonctionnels d'une inflammation de poitrine (*Gaz. médicale*, t. II, p. 745, 1834, extr. de *Medicinisches Corresp. Blatt.*, t. III, 1834).

Enfin, pour terminer ce qui a rapport aux rougeoles épidémiques, rappelons que, pendant ces trois derniers mois de mars, avril et mai 1843, nous avons observé en ville une épidémie dont un des caractères principaux fut l'anomalie des éruptions. Ajoutons que l'étude comparative de ces rougeoles épidémiques nous les montre très souvent précédées d'affections catarrhales, de coqueluche, de grippe ou d'*iflnuenza*, maladies que les anciens auteurs donnent comme les préludes des *constitutions morbilleuses*.

Diagnostic différentiel. — Le diagnostic de la rougeole n'est pas toujours aussi facile qu'on le pense : on peut la confondre avec un grand nombre de maladies, soit avant, soit pendant l'éruption. Dans quelques circontances, c'est après la disparition des taches, à l'époque de la desquamation, qu'il est utile d'établir d'une manière précise s'il y a eu rougeole.

Avant l'apparition de l'exanthème, durant la période des prodromes, et surtout les deux premiers jours, on peut rester indécis entre l'imminence d'une rougole ou de celle d'une autre fièvre éruptive, la variole, la scarlatine, ou même de la dothinentérie. Pour préserver le praticien de toute erreur, rappelons les symptômes généraux qui annoncent avec le plus de certitude l'exanthème rubéolique : ce sont, outre le mouvement fébrile, le larmoiement, les éternuments, une toux sèche, enrouée, férine, presque incessante, ou revenant par quintes. Ces phénomènes manquant absolument dans les trois pyrexies précédentes, sauf dans la dothinentérie qui, souvent au début, s'accompagne d'une petite toux sèche, mais sans caractère spécial. A ce groupe de symptômes culminants, pour ainsi dire, et à peu près constants opposons ceux qui, dans la variole et la scarlatine, sont aussi plus constants, et qui par leur réunion, ont le plus de valeur séméiologique : à la première appartiennent plus spécialement le frisson, la constipation, les douleurs lombaires, les vomissements ; à la seconde, quelquefois ces mêmes phénomènes, et de plus l'angine et la rougeur du phrynx. Ajoutons que, dans les trois fièvres éruptives, la durée des prodromes est inégale, l'exanthème paraissant, dans la scarlatine, plutôt le second jour ; dans la variole, du deuxième au troisième ; dans la rougeole, le troisième, le quatrième et souvent beaucoup plus tard. La considération des commémoratifs ne doit pas non plus être négligée, et il n'est certainement pas indifférent de savoir si le malade a été vacciné, ou si antérieurement il a été atteint d'un des exanthèmes particuliers à l'enfance. — Dans la fièvre typhoïde, les vomissments sont habituels, chez les enfants principalement : ils sont bilieux et se répètent davantage ; la cépha_ lalgie est plus forte ; l'épistaxis, la diarrhée et les douleurs de ventre plus fréquentes. Néanmoins le diagnostic serait difficile, tout à fait au début, dans la rougeole où les phénomènes catarrhaux sont peu marqués, et où surviennent des épistaxis ; la nature de la toux et le piqueté rouge de de la gorge, peut-être déjà apparent, seront, dans ces cas, les signes les plus importants pour asseoir un jugement définitif.

Lorsque des convulsions compliquent le premier stade de la rougeole, on pourrait croire à l'existence d'une méningite, si, d'une part, la soif, la fluxion oculo-nasale et le catarrhe morbilleux, absents dans la phlegmasie des méninges, et, d'autre part, les vomissements réitérés et la constipation opiniâtre de la méningite, moins fréquents et moins persistants dans la fièvre éruptive, n'établissaient une différence tranchée entre les deux maladies.

La grippe, le coryza, la bronchite simple, qui se manifestent pendant une épidémie de rougeole, ne peuvent guère être distingués du catarrhe morbilleux que par les circonstances antécédentes. Si l'enfant n'a pas eu déjà la rougeole et s'il a été récemment exposé au virus contagieux, il est presque certainement sous l'imminence de l'exanthème. Dans le cas contraire, et surtout si la toux n'est par férine, il s'agit d'une inflammation légitime de la membrane muqueuse des voies aérifères. Faisons remarquer en outre que, dans la bronchite simple, les râles bronchiques se forment plus tôt, et en conséquence sont plus promptement perçus que dans la bronchite morbilleuse.

Dans la *rougeole sans éruption*, l'apparition des taches ne vient pas, au bout de quelques jours, révéler la nature du catarrhe ; mais on s'assure qu'il ne s'agit pas d'une inflammation des bronches ordinaires, par le caractère particulier de la toux, par sa durée limitée et égale à la durée habituelle de l'exanthème rubéolique, et par la nature en quelque sorte spécifique des crachats, lorsqu'il en existe. La question de la réalité des *morbilli sinemor-billis* serait du reste irrévocablement tranchée, s'il était démontré que le catarrhe morbilleux sans éruption est contagieux comme l'éruption elle-même.

Le développement des taches rubéoliques n'ôte pas toujours au diagnostic son incertitude, et la difficulté provient alors ou de ce que l'exanthème n'a pas tous ses caractères bien marqués (taches rouges, peu saillantes, isolées ou réunies en groupes irréguliers, en demi-cercles, à bords déchiquetés, etc.), ou de ce que d'autres éruptions se rapprochent, par une disposition anormale, des petites plaques de la rougeole, enfin de ce que l'existence simultanée de deux éruptions diverses confond et altère les carractères de chacune. Ainsi la rougeole *boutonneuse* pourrait être prise pour une variole commençante, si les commémoratifs ainsi que les symptômes généraux, différents dans deux cas, n'établissaient suffisamment la distinction entre deux fièvres éruptives ; et d'ailleurs la méprise, s'il était possible de la commettre, serait de fort courte durée, les papules de la variole se transformant bientôt en pustules. Ainsi la miliaire, l'urticaire et l'érythème papuleux ont parfois l'apparence de la rougeole à son début ; mais un peu d'attention suffit pour reconnaître les différences profondes qui séparent ces éruptions les unes des autres, différences que met encore plus en relief la considération de leur marche et de leurs symptômes concomitants si dissemblables.

Pointillé très fin, confluent, promptement réuni en larges plaques d'un rouge-écarlate et non saillantes ; développement simultané et très fréquent d'une miliaire ; angine constante, tels sont les caractères distinctifs de la scarlatine. Il n'y a véritablement de difficulté pour le diagnostic que lorsque l'éruption scarlatineuse s'associe à l'exanthème de la rougeole ; alors, en effet, il y a pour ainsi dire fusion des taches et des plaques, et à cette éruption double correspond le double cortège des phénomènes généraux qui sont propres à l'une et à l'autre. Il faut, dans ces cas mixtes, non pas rechercher s'il y a rougeole ou scarlatine, mais savoir reconnaître qu'on a affaire à deux affections réunies, et pour cela il suffit le plus souvent de se rappeler la possibilité de cette association. Dans les cas où il y aurait doute entre la scarlatine et la rougeole, M. Chomel indique avec raison, comme caractère distinctif, cette expectoration de crachats *nummulaires* dont nous avons parlé, et que l'on observe chez tous les rubéoleux qui ont passé le premier âge, et qui savent cracher.

La rougeole avec bronchite est facile à distinguer de la roséole ; mais il n'en est plus de même dans l'exanthème sans catarrahe. Heureusement que le pronostic et le traitement n'offrent pas non plus de différence.

Enfin il peut être utile, dans certaines circonstances, de savoir au juste si un enfant a été récemment atteint d'une rougeole ou d'une scarlatine , ce diagnostic rétrospectif sert à fixer le médecin sur la nature et sur le pronostic de maladies consécutives à l'une ou à l'autre, l'anasarque, par exemple, la tuberculisation aiguë, etc. Cette notion peut aussi être avantageuse lorsque se manifestent de nouveau des phénomènes qui semblent être les prodromes d'une fièvre éruptive, et qu'on est indécis sur leur nature. La peau garde assez longtemps les traces de l'éruption passée, et le médecin pourra encore reconnaître l'exanthème en constatant les caractères de la desquamation qui se fait, dans la rougeole, par petites écailles furfuracées, et par larges lambeaux dans la scarlatine.

Pronostic. — La rougeole n'est point en général une maladie grave : en ville, elle guérit dans l'immense majorité des cas. La guérison est on peut dire presque constante pour les rougeoles simples ; pour celles qui sont compliquées, il n'en est plus de même ; mais il existe toujours une énorme différence entre les malades de la ville et ceux de l'hôpital. Chez les uns, les complications sont plus rares, moins graves, moins répétées ; chez les autres, la fréquence, la gravité, la succession et les récidives de ces complications font de la rougeole une affection mortelle dans plus de la moitié des cas.

Lorsque la maladie se montre chez les femmes enceintes ou les nouvelles accouchées, chez les nouveau-nés ou chez les vieillards, et lorsqu'elle règne épidémiquement, le pronostic est, toutes choses égales d'ailleurs, plus fâcheux. Quant aux rougeoles ultimes, si l'on peut s'exprimer ainsi, qui, pendant les épidémies, se manifestent chez les sujets épuisés par des maladies antérieures, elles ne font que hâter la terminaison fatale.

Parmi les *signes pronostiqués*, les plus favorables sont la régularité de l'exanthème dans son apparition, dans sa marche, dans ses caractères ; le peu d'intensité de la fièvre et de l'inflammation concomitante des membranes muqueuses ; la décroissance simultanée de l'éruption et du mouvement fébrile à l'époque ordinaire. Les signes fâcheux sont : la longue durée des prodromes graves ; l'intensité de la dyspnée, l'agitation, le délire ; l'irrégularité ou la rétrocession de l'exanthème ; la persistance, dans la dernière période, de la toux, d'un mouvement fébrile notable ou d'une petite fièvre revenant tous les soirs.

Pour juger complètement de la rougeole il faut considérer son action immédiate et consécutive sur l'économie ; car, ainsi que l'a dit J. Frank, ses effets sont cent fois pires que la maladie elle-même. Tantôt la rougeole fait naître des affections de divers organes ; tantôt elle accélère ou aggrave des maladies déjà existantes : beaucoup plus rarement elle fait disparaître certains états morbides qui duraient depuis quelque temps.

Nous ne rangerons point, à l'exemple de J. Frank, l'amaurose ou les altérations organiques du cœur et de l'aorte parmi les suites de l'exanthème rubéolique : presque toutes les *maladies consécutives* attaquent les organes déjà compromis pendant le cours de la pyrexie. Ainsi il se développe secon-. dairement, sur la périphérie cutanée, des pustules d'ecthyma, des furoncles, etc. ; ou bien on observe des blépharophthalmies chroniques, des bronchites opiniâtres, des entéro-colites rebelles. A cette période, les otites sont également fréquentes, surtout chez les enfants. Mais de toutes les affections dont la rougeole est la cause première, il n'en est pas de plus commune que la phthisie pulmonaire. Ce fait est incontestable : souvent nous avons vu des enfants qui n'avaient jamais toussé et chez lesquels nous avions constaté, au début de la fièvre éruptive, l'intégrité des organes respiratoires, être pris de rougeole ; puis, après l'éruption, la toux ainsi que la fièvre persistaient, et une tuberculisation aiguë, soupçonnée chaque jour davantage, était révélée par l'autopsie. Chez d'autres, la convalescence n'était pas franche : la toux et l'oppression ne cessaient pas complètement, un petit mouvement fébrile revenait tous les soirs, et, au bout de quelques mois, la phthisie était déjà très avancée.

Lorsque la rougeole se manifeste chez un sujet tuberculeux, elle accélère singulièrement le développement des produits morbides : à tel point que, dans des cas où l'on aurait des doutes sur l'existence des tubercules, regardant presque la rougeole comme une pierre de touche, nous nous prononcerions pour la négative, si l'individu s'était complètement rétabli à la suite de l'exanthème. Les autres affections antérieures à la fièvre éruptive prennent aussi un accroissement notable ou s'aggravent pendant cette maladie, surtout lorsqu'elles occupent un organe dont l'altération constitue un des éléments pathologiques de la pyrexie : une bronchite antécédente, par exemple, peut, sous l'influence de l'exanthème, se transformer plus facilement en pneumonie, de même qu'une pneumonie, bornée auparavant à un seul côté, peut devenir générale.

D'autres fois, au contraire, l'action de la rougeole sur les maladies antérieures est salutaire : il en est ainsi surtout dans les inflammations chroniques de la peau, dans quelques eczéma, dans quelques impétigo rebelles ; l'ancienne éruption peut disparaître à la suite du nouveau travail de congestion rubéolique. Comme M. Rayer, nous en avons observé plusieurs exemples. Nous avons vu pareillement certaines névroses, la chorée, la coqueluche, etc., guérir sous l'influence de l'exanthème, surtout quand elles avaient déjà duré un certain temps : autrement la névrose amendée par la pyrexie reparaissait lors de sa disparition.

Pour connaître les *altérations anatomiques* de la rougeole, il faut les rechercher dans les cas simples : en effet, si la mort arrive, c'est presque toujours par suite des complications, et ce sont alors les lésions qui leur sont propres que l'on rencontre à l'autopsie ; et comme ces complications sont le plus souvent phlegmasiques, elles effacent l'affection primitive. Pour les altérations des solides, les caractères anatomiques de l'inflammation absorbent, pour ainsi dire, ceux de la congestion rubéolique, et il en est de même pour les altérations des liquides : le sang de la phlegmasie où la fibrine est en excès n'est plus le sang de la pyrexie, où la fibrine est au niveau ou au-dessous de son chiffre normal. Dans les cas exceptionnels où la mort a lieu en dehors de toute complication, on ne retrouve sur le cadavre qu'une congestion générale des organes et surtout des membranes muqueuses dont la coloration est d'un rouge un peu noirâtre. Parfois on a constaté sur la muqueuse intestinale un développement des glandes de Peyer et de Brunner, analogue à celui de la scarlatine et de la variole, mais moins marqué. Quant aux rougeoles des viscères, dont parlent quelques auteurs, nous ne les avons aucunement rencontrées, à moins qu'on ne veuille désigner sous ce nom les rougeurs uniformes de la congestion rubéolique.

Dans la rougeole, le sang qui remplit les vaisseaux après la mort est noirâtre et fluide, et les cavités du cœur ne contiennent point de caillots. Les résultats de l'analyse chimique répondent à ces caractères extérieurs ; la fibrine garde sa moyenne normale (3 parties sur 1,000). M. Andral a trouvé, en effet, chez plusieurs adultes atteints de rougeole, le chiffre de deux et demi à trois et demi pour la proportion de fibrine ; la moyenne persiste au début de la maladie, dans la période des prodromes ; mais après l'éruption et surtout dans la forme adynamique de l'exanthème, il y a tendance à la diminution de ce principe. La proportión des globules sanguins est au contraire augmentée : de leur chiffre normal, qui est 127 sur 1,000, M. Andral les a vus s'élever à 137, 140 et 146.

Ces modifications du liquide sanguin s'éloignent tout à fait de celles du sang dans les phlegmasies où il y a augmentation de la fibrine (qui peut dépasser 10), sans accroissement de la proportion des globules : elles se retrouvent dans la classe des maladies appelées pyrexies (rougeole, scarlatine, variole, fièvre typhoïde). La rougeole doit donc garder en nosologie la place que lui avaient assignée les anciens auteurs : elle n'est ni une maladie locale, ni une phlegmasie ; elle est une affection générale, une pyrexie. Quant au siège anatomique de l'exanthème, Vogel l'avait placé à tort dans l'épiderme : des recherches plus récentes ont démontré qu'il occupait spécialement le corps réticulaire de la peau.

Causes. — La rougeole est exclusivement produite par un principe contagieux : sa transmission des individus malades aux individus sains est généralement consacrée comme un point incontestable et sur lequel tous les médecins sont d'accord. En prenant un hôpital pour le champ de ses observations, on peut constater que les malades contractent d'autant plus aisément la fièvre éruptive qu'ils se sont trouvés plus près du foyer d'infection. Il est cependant un certain nombre de personnes qui ne paraissent pas aptes à prendre la rougeole, et qui peuvent impunément s'exposer à la contagion.

C'est ordinairement du deuxième au septième ou huitième jour qu'a lieu la transmission du principe contagieux. Toutefois il est un certain nombre de faits qui prouvent qu'il peut se passer un temps beaucoup plus long entre l'infection ou le contact, et le développement des premiers symptômes.

Parmi ces faits il en est deux fort remarquables, rapportés par Borsieri :
dans l'un, il s'écoula vingt-cinq jours, et dans l'autre plus de quinze, depuis l'exposition à la contagion jusqu'à l'apparition de la rougeole. Ces
deux exemples sont d'ailleurs très curieux sous le rapport des symptômes
qui précédèrent l'exanthème. — Les individus atteints déjà d'une maladie,
pendant qu'ils demeurent dans le foyer de l'infection, sont-ils moins soumis à l'influence du principe contagieux ? et faut-il expliquer par cette sorte
de résistance ces exemples d'enfants qui n'ont été atteints, dans les
salles d'hôpital où la rougeole règne épidémiquement, qu'au bout de quarante, cinquante et même soixante jours ? Il y a, du reste, dans cette question de contagion une difficulté qu'il n'est guère possible de trancher :
c'est de décider quelle est au juste, dans l'intervalle écoulé entre le premier
contact et le développement des prodromes, la part de temps qui doit revenir à l'infection proprement dite, et à l'incubation au sein de l'économie
viciée.

La rougeole peut se développer dans toutes les saisons : plus souvent
néamoins, et surtout quand elle règne sous forme épidémique, elle commence en janvier ou février, augmente jusqu'au printemps et diminue
progressivement jusqu'en été. Elle se montre sous tous les climats. P. Mart.
d'Anghiera dit qu'elle n'existait pas dans le nouveau monde et qu'elle y a
été importée en 1518 (Rayer, *Traité des maladies de peau*, t. I, p. 181).

Elle est beaucoup plus fréquente chez les enfants que chez les adultes,
et chez ceux-ci que chez les vieillards : aucun âge cependant n'en est à l'abri.
Vogel et Rosen disent l'avoir observée chez des nouveau-nés ; nous avons
eu aussi l'occasion de la voir chez un enfant qui l'apporta en naissant,
l'ayant gagnée de sa mère. Vogel et Sydenham ont remarqué que les enfants
à la mamelle en sont moins souvent atteints que ceux qui sont nouvellement sevrés. Ces observations sur l'influence de l'âge sont justes ; mais ajoutons que si la rougeole est plus ou moins fréquente à telle ou telle période
de la vie, il faut, pour elle comme pour la variole et la scarlatine, en chercher la raison beaucoup moins dans l'âge même ou dans d'autres conditions physiologiques que dans l'action du principe contagieux : ainsi, pour
nous borner à ces deux remarques, le nourrisson qui est tenu à la chambre et emprisonné dans ses langes presque toute la journée, n'est-il pas
plus protégé que l'enfant de quatre ou cinq ans contre l'infection ? et l'immunité presque complète du vieillard ne vient-elle pas de ce qu'il a déjà
été atteint dans son enfance d'une affection qui n'attaque en général qu'une
seule fois le même individu ?

La règle, en effet, est que la rougeole ne récidive point ; mais cette règle
est soumise à quelques exceptions. Si Rosen affirme n'avoir pas rencontré
une seule récidive pendant quarante années, Tozzetti, de Haen, etc. (Rayer,
loc. cit., t. I, p. 180), en ont, au contraire, vu des exemples. Genovesi donna
des soins, dans la ville de Santa-Crux, à quarante-six individus atteins de
la rougeole pour la seconde fois (*Avvisi sopra la salute umana* vol VII ; *Let.
al sign. dott. Luig. Targioni*, p. 267-272). Dubosecq de la Roberdière, pendant

l'épidémie de Vire, en 1777, traita pour cette fièvre éruptive des enfants qu'il en avait guéris en 1773. Trois faits analogues se sont présentés à M. Rayer. Nous-mêmes nous avons vu des enfants avoir la rougeole deux fois dans la même année. Chez un petit malade nous avons observé, dans l'espace de six semaines, deux éruptions très régulières de rougeole, séparées par l'apparition d'une varioloïde. Chez un autre, la première éruption fut bénigne ; mais la seconde, qui parut deux mois plus tard, présenta une extrême gravité ; et, plus récemment, une jeune fille de treize ans, soignée déjà dans son enfance, par l'un de nous, deux fois pour une rougeole très bien caractérisée, vient d'en être atteinte une troisième fois : l'éruption dernière, d'une confluence extrême, fut exempte de bronchite, et le coryza ne se manifesta même qu'au déclin de la maladie.

Traitement. — Le traitement de la rougeole bénigne et régulière est des plus simples : si la fièvre n'est pas trop forte, s'il n'y a pas de dyspnée considérable, si l'exanthème est exempt de complication, on peut, suivant presque à la lettre les conseils de Borsieri, tout laisser à la nature, et ne s'occuper que du régime. Dans la première période, on administre des boissons délayantes et adoucissantes, telles que les infusions de graines de in, de fleurs de mauve, de violettes ou de bourrache ; les décoctions de jujubes, de dattes, de raisin de Corinthe, l'eau de gomme, etc., édulcorées avec le sirop de guimauve, de violettes, de capillaire, etc. Ces boissons doivent être prises chaudes en hiver, et au moins tièdes dans la belle saison. On prescrit en même temps le séjour au lit, et l'abstinence absolue de toutes espèces d'aliments. Il faut avoir la précaution de soustraire les yeux à une lumière trop vive : pendant le jour, en fermant les rideaux de la chambre du malade ; pendant la nuit, en l'éclairant seulement par une veilleuse. Il faut, pour la température, éviter les extrêmes : s'il est indispensable de protéger le malade contre toutes les causes de refroidissement, il ne faut pas non plus le trop charger de couvertures, ni l'enfermer dans une atmosphère étouffante ; une chaleur de 20 à 22° centigrades suffit pour l'appartement.

Dans cette première période, quelques symptômes prédominants peuvent commander une médication particulière. Si la congestion oculo-palpébrale est trop vive, s'il y a légère ophthalmie, on calmera la douleur par des lotions douces avec un liquide émollient et tiède souvent répétées. Si le coryza est un peu intense, des fumigations faites avec la vapeur de plantes mucilagineuses pourront diminuer la sécheresse et la tension des narines. La toux fréquente et sèche réclamera la médication ordinaire de la bronchite subaiguë. Il faudra cependant être réservé sur l'emploi des narcotiques. J. Frank préconise surtout la jusquiame (à la dose de 5 centigr. dans une émulsion de 180 grammes pour un enfant de quatre ans), et il fonde cette préférence sur ce que cette substance n'aurait pas, comme les autres narcotiques, l'inconvénient d'empêcher une diarrhée salutaire.

Les vomitifs sont rarement utiles à cette époque de la maladie, et c'est à tort, suivant nous, qu'on les a recommandés dans tous les cas, comme pouvant favoriser l'éruption. Les purgatifs n'ont point été conseillés en pareille circonstance ; mais quand par hasard ils ont été administrés par mégarde, nous n'avons point remarqué qu'ils eussent nui en rien au développement de l'éruption.

Dans la seconde période, et lorsque l'éruption n'est point entravée dans sa marche, il n'est besoin d'aucun autre moyen particulier. Dans le but de soutenir l'éruption, Fréd. Hoffmann recommande l'administration du soufre doré d'antimoine (de 1 à 3 centigr. toutes les demi-heures). Ce moyen nous paraît inutile ; et d'ordinaire il suffira, dans le cas où l'on croirait prévoir l'imminence de la disparition des taches, de tenir le malade chaudement, d'augmenter la température de ses boissons, qui seront légèrement diaphorétiques, et d'appliquer aux extrémités inférieures des cataplasmes de farine de graine de lin arrosés de vinaigre chaud. Si l'éruption venait à disparaître tout à coup, alors qu'il n'existe point d'inflammation vers les organes intérieurs, à laquelle on puisse attribuer cette rétrocession, on se trouverait généralement bien d'un bain tiède, ou mieux d'un bain de vapeur. Quand on peut en accuser la faiblesse du malade, on emploie avec avantage les boissons chaudes aromatiques, l'application de ventouses sèches, de sinapismes aux extrémités, ou même de vésicatoires. On a proposé, dans les mêmes circonstances, un bain chaud avec addition de farine de moutarde. Ce moyen, qui agirait en effet puissamment sur la périphérie cutanée, aurait le grand inconvénient d'augmenter, par le dégagement de vapeurs irritantes, la congestion oculo-nasale et bronchique.

Dans la troisième période, ou bien il survient de la diarrhée et la toux diminue, ou bien le ventre est serré et la toux augmente. Dans le premier cas, si les selles ne sont pas trop fréquentes, on se borne à l'expectation ; dans le second, on insiste sur les boissons mucilagineuses, les loochs, les potions huileuses, les lavements émollients et les pédiluves sinapisés.

Un préjugé répandu généralement, même parmi plusieurs médecins, c'est la nécessité des purgatifs vers la fin des rougeoles ; nécessité fondée d'ailleurs sur l'amélioration qui suit ordinairement la diarrhée, quand elle s'établit spontanément vers cette époque. Sans doute on peut alors, et lorsqu'il n'existe pas toutefois d'inflammation intestinale, permettre un peu de manne ou une faible dose d'huile de ricin, mais il ne faut pas oublier que très fréquemment les convalescences sont de beaucoup prolongées par l'emploi de ces moyens, et à plus forte raison par l'usage de purgatifs plus énergiques. On se trouve mieux, en pareille circonstance, à moins d'indications spéciales, de l'administration de quelques bains tièdes et de frictions douces à la peau.

Le traitement hygiénique de la convalescence sera d'ailleurs celui de toutes les affections aiguës. L'alimentation devra être lentement graduelle, chez les enfants surtout, atteints si souvent d'entéro-colite ; l'exposition à l'air extérieur leur sera permise beaucoup plus tard qu'aux adultes : il est de la prudence de ne pas les laisser sortir avant qu'il se soit écoulé quinze ou vingt jours (et plus même en hiver) depuis la disparition normale de l'éruption, sous peine de voir se manifester une complication pulmonaire ou une anasarque, quoique cette dernière soit assez rare après la rougeole.

Certaines formes de la rougeole exigent une thérapeutique spéciale. Ainsi, dans les *rougeoles anomales* graves, qui s'accompagnent de délire et d'agitation violente, on observe d'assez bons effets des bains tièdes ou même frais. A Java, dit Kœmpfer, les enfants périssent de la rougeole, à moins qu'on ne les lave avec de l'eau froide. En Italie, en Angleterre et en Écosse, cette médication paraît être employée avec avantage, même lorsqu'il existe des imflammations thoraciques. Chez nous, où les dangers de la rougeole tiennent surtout à la coexistence de l'exanthème avec des phlegmasies pulmonaires ou bronchiques, les affussions froides, vantées surtout par Batemam, nous paraîtraient beaucoup plus nuisibles qu'utiles. Nous n'hésiterions pas toutefois à les mettre en usage, s'ils existait une ataxie franche et indépendante de toute affection de poitrine. Le docteur Thaër (de Berlin), qui a beaucoup vanté les lotions froides, a tracé des règles pour leur emploi (*Jour. d'Hufeland ; Revue médicale*, 1832, t. I, p. 127). Il conseille de ne jamais les pratiquer sur la peau couverte de sueur ; et cependant il donne pour précepte que la température de l'eau soit en raison inverse de la chaleur du corps. Ainsi, pour ne citer que les extrêmes, la température de l'eau doit être élevée à 26° Réaumur, quand celle de la peau est à 29° et demi ; et abaissée à 1° et demi, quand le thermomètre, placé sons l'aisselle, marque 35°. Lorsque l'exanthème date de cinq ou six jours, l'eau ne doit jamais avoir moins de 10° de chaleur. Ces lotions durent de trois à quatre minutes : elles sont faites au lit, toutes les trois heures, avec une éponge imbibée d'un liquide composé de trois parties d'eau et d'une de vinaigre.

Dans la rougeole adynamique, avec prostration considérable sans lésion phlegmasique, on a recours aux boissons toniques et aromatiques, aux vésicatoires, aux rubéfiants, et aux lavements de quinquina.

Dans les cas où il existe une ou plusieurs des complications que nous avons indiquées, il faut, sans trop s'embarrasser de la rougeole, se hâter de les combattre par les moyens qu'elles réclament ordinairement. Rappelons seulement les principales. Parmi celles qui demandent une médication énergique, les phlegmasies pulmonaires tiennent le premier rang. Il faut, pour en arrêter les progrès, employer les émissions sanguines, non pas cependant avec autant de rigueur que dans les inflammations franches et légitimes ; car c'est un fait d'observation que les phlegmasies consécutives à la rougeole étant d'une nature spécifique, s'amendent moins sûrement, et cèdent avec moins de facilité à l'influence de la méthode antiphlogistique. On devra, dans ces pneumonies, pratiquer d'abord une ou deux saignées générales, *vel in tenerrimis infantibus*, dit avec raison Borsieri, fort de l'autorité de Sydenham. Toutefois, ces émissions sanguines seront moins abondantes et moins rapidement répétées que dans les inflammations ordinaires ; et même, il sera bon, pour empêcher que l'éruption rubéolique pâlisse ou disparaisse trop promptement, d'appliquer aussitôt après de larges sinapismes sur les extrémités inférieures, ou un vésicatoire sur le côté de la poitrine où la pneumonie est le plus étendue et le plus avancée. On pourra également mettre des sangsues dans les intervalle des côtes, dans les points qui correspondent aux lobules enflammés, en ayant soin de protéger les malades contre le refroidissement, pendant tout le temps de cette application. S'il s'agit d'un enfant assez faible, chez lequel un écoulement de sang trop prolongé pourrait amener des phénomènes d'adynamie, on cautérisera, au bout de deux ou trois heures au plus tard, les petites plaies résultant de la morsure des sangsues.

Lorsqu'une hémorrhagie complique la rougeole, il faut distinguer plusieurs cas, pour la thérapeutique. Le malade est-il pris de ces épistaxis qui parfois se répètent au début ? Peu abondantes, elles seront sans inconvénients ; mais si elles se renouvellent plusieurs fois par jour, si chaque fois la perte de sang est considérable, il faudra pratiquer le tamponnement des fosses nasales plus tôt que dans les épistaxis ordinaires, d'autant plus que les applications froides employées habituellement sur le front ou sur la face pour arrêter le sang, pourraient empêcher le développement de l'exanthème, ou en amener la rétrocession. La méthode expectante suffira la plupart du temps dans les hémorrhagies *actives* des autres organes qui surviennent, assez rarement d'ailleurs, pendant le cours de la rougeole : celles qui sont plus abondantes seront combattues avec avantage par les astringents et par de petites saignées dérivatives. Pour celles qui sont *passives*, qui s'accompagnent de pâleur et de lividité des taches, de pétéchies, avec symptômes d'adynamie, les toniques, et en particulier les préparations de quinquina à l'intérieur, les sinapismes et les vésicatoires appliqués en différents points du corps, sont les remèdes le plus justement recommandés.

Quant aux accidents cérébraux, tels que le délire et les convulsions, il faut pour les traiter rationnellement, distinguer avec soin l'époque de leur apparition : ceux des prodromes demandent une médication prudente et modérée Des émissions sanguines copieuses, des applications froides ou glacées sur la tête, des médicaments perturbateurs employés d'une manière intempestive, en vue d'une méningite qui n'existe point, empêcheraient le développement normal de l'éruption, et par conséquent deviendraient nuisibles. Si, au contraire, des symptômes cérébraux se montrent dans le cours de la rougeole, comme ils constituent alors une des plus graves complications, ils ne sauraient être combattus trop activement. La médication sera antispasmodique (camphre, éther, musc, etc.), si les convulsions paraissent sympathiques. Mais si elles semblent pouvoir se rattacher à une congestion sanguine ou à une méningite, elles seront traitées exactement comme ces affections cérébrales.

Le seul moyen *prophylactique* de la rougeole consiste dans l'isolement des individus. On ne sait pas précisément combien il doit se passer de temps pour que la contagion ne soit plus à craindre : cependant il est à croire que la maladie peut être communiquée tant que la desquamation n'est pas terminée. Cet isolement devra donc durer de ving à vingt-cinq jours au moins.

Comme pour la scarlatine, on a cherché des préservatifs de la rougeole, et Berndt nous a fait connaître les noms de plusieurs médecins allemands qui ont cru avoir trouvé un spécifique : Wildberg, dans un mélange d'oxymel scillitique et de vin antimonié d'Huxham, Mandl dans la belladone, Matthewe dans l'application d'un vésicatoire sur le thorax, au début de l'exanthème. Berndt lui-même a conseillé les fumigations chlorurées. Toutes ce médications sont au moins inutiles : plusieurs sont évidemment nuisibles. Doit-on attacher une vertu plus grande au soufre, que Tourtual a vanté, et qu'il administra une fois avec succès à une jeune fille, parce qu'il crut voir, dans l'épidémie de Munster en 1817, que les enfants galeux, traités par les préparations sulfureuses, étaient exempts de la rougeole ? Nous avons en effet remarqué, avec d'autres observateurs, que la rougole se montre rarement dans les salles des galeux où ceux-ci sont traités presque exclusivement par les bains d'eau sulfureuse ; et la véritable cause de cette immunité n'est pas l'isolement, comme on aurait pu le croire, puisque les salles de scrofuleux et celles des teigneux, aussi éloignées du foyer de la contagion, offrent assez souvent des exemples de rougeole sporadique ou épidémique.

L'inoculation nous paraît, d'après les expériences tentées à diverses époques (Berdnt, *loc. cit.*, §§ 87, 88), avoir une valeur plus positive, comme moyen préservatif. F. Home *(Medical facts and experiments ;* London, 1758) inocula la maladie à plusieurs enfants qui présentèrent le sixième jour, les prodromes de l'exanthème ; il opérait avec du sang tiré des prodromes de l'exanthème ; il opérait avec du sang tiré des plaques rouges les plus saillantes. Monro *(De venis lymphaticis valvulosis ;* Berolini, 1757, p. 58), et Looke *(Gentlem. magaz.*, 1767, p, 163), firent) les expériences semblables avec l'humeur lacrymale et la salive ; Willan avec la sérosité de quelques vésicules accidentelles ; Speranza, dans l'épidémie de Milan en 1822, avec le sang des plus grosses plaques, en procédant comme pour la vaccine de bras à bras. Toutefois, ces essais paraissent n'avoir pas toujours réussi : Dewees rapporte, d'après Chapman, que les expériences de Home furent inutilement renouvelées en 1801, au dispensaire de Philadelphie quoi qu'on eût essayé avec les larmes, le sang, le mucus nasal et bronchique et les lames exfoliées de l'épiderme. Locatelli, cité également par Berdnt, ne semble pas avoir été plus heureux dans ses tentatives. Ces résultats contradictoires proviennent évidemment de quelque vice dans l'expérimentation ; la réalité des faits d'inoculation nous paraît peu contestable : de tous les observateurs qui ont cherché à la démontrer, aucun n'a répété les essais sur autant d'individus et n'est arrivé à des conclusions aussi positives que le docteur hongrois de Katona. Dans une très forte épidémie de rougeole, il inocula l'exanthème à onze cent vingt-deux personnes : il opérait avec une goutte de liquide tirée des plaques ou avec une larme du malade, comme pour l'inoculation de la variole. L'opération n'échoua que sept fois sur cent ; chez tous les autres sujets, elle donna naissance à une rougeole très bénigne, qui ne fut mortelle dans aucun cas, Une aréole rouge se formait autour de la piqûre et disparaissait bientôt ; le septième **jour,** on observait les prodromes de la rougeole ; l'éruption rubéolique le neuvième ou dixième ; la desquamation, le quatorzième ; et la guérison était achevée le dix-septième *(Œsterreischische medicinische Wochenschrift,* 16 juillet 1842). Ces résultats, s'ils sont authentiques (et nous avons droit de le penser d'après les informations que nous avons prises), ont sans contredit une grande valeur : ils doivent au moins encourager à de nouvelles expériences, et celles-ci serait sans aucun inconvénient, si elles étaient pratiquées dans un hôpital d'enfants, où se montrent incessamment des cas de rougeole, et surtout pendant une épidémie, puisqueles sujets qui n'ont pas été atteints de la maladie antérieurement finissent à peu près tous par la contracter, et un grand nombre par y succomber.

SCARLATINE

SCARLATINA, FEBRIS SCARLATINA, ROSOLIA, FIÈVRE ROUGE, RUBEOLA CONFLUENS,
MORBILLI CONFLUENTES, ETC.

On a désigné généralement ainsi une maladie contagieuse, caractérisée par une rougeur répandue d'une manière uniforme sur toute la surface de la peau, ou disséminée en plaques très étendues.

Confondue par plusieurs auteurs avec la rougeole, la scarlatine, comme cette dernière, doit son nom à la teinte particulière de la peau chez les individus qui en sont affectés. Son origine est fort peu connue, et c'est en vain qu'on en cherche des traces évidentes dans les écrits des anciens médecins grecs ou romains signalés par Joseph Franck (t. II, p. 98, *Encycl. des scienc, méd.*). Ingrassias le premier l'a distinguée manifestement de la rougeole. et l'a décrite sous le nom de *rossania* ou *rossalia*; il s'exprime ainsi : « *Nonnulli morbillos et rossaniam eumdem esse morbum existimarunt : nos ipsi nostrismet oculis diversos eorum affectus esse videmus; morbilli enim racematim venire solent* (*De tumoribus præt. natur.*, cap., 194, 1556). Jean Coyttar, médecin de Poitiers, passe en France pour le plus ancien monographe de la scarlatine: il a publié, en effet, en 1578 (*De febribus purpuratis epidemicis quæ anno 1557 vulgatæ sunt*), la relation d'une épidémie où l'on retrouve les caractères de cette affection. Depuis, elle a donné lieu à une infinité de travaux, dont Jos Franck a donné l'indication détaillée (*loc. cit.*, p. 100 et suiv.), et jusque dans ces derniers temps, de nombreuses relations d'épidémie ont été publiées et sont venues éclaircir et compléter l'histoire de la scarlatine,

Symptômes. — On distingue dans la scarlatine trois périodes bien tranchées : la première, dite d'invasion, comprend tous les phénomènes qui se manifestent avant l'éruption; la seconde est caractérisée par l'éruption elle-même; la troisième est nommée *période de desquamation;* on lui rapporte tout ce qui se passe entre la période précédente et le retour à la santé.

Première période. Un malaise général, des frissons passagers, de la lassitude, de l'abattement, de l'anorexie, de la soif, un peu de douleur à la gorge avec gêne de la déglutition, de la chaleur à la peau et de la fréquence dans le pouls : tels sont les prodromes les plus ordinaires de la scarlatine. A ces phénomènes se joignent assez souvent des nausées, des vomissements alimentaires ou bilieux, et de la douleur dans la région lombaire ; quelquefois de la céphalalgie, de l'assoupissement, et, dans d'autres cas, une exaltation notable de la sensibilité, de l'insomnie, du délire, et même des convulsions. La fièvre, qui ne marque presque jamais, qui souvent précède l'angine, et qui, chez quelques malades, existe seule, est habituellement forte dès le début ; le pouls est plein, la peau est sèche et brulante, et en même temps la face est vultueuse et congestionnée. L'angine pharyngée est parfois intense au bout de quelques heures ; les amygdales sont gonflées, et, ainsi que le pharynx, le voile du palais et ses piliers, elles peuvent, dès le premier jour, présenter une teinte rougeâtre ; la langue, couverte d'un enduit blanc ou jaunâtre à sa base, est rouge à la pointe et sur les bords, et ses papilles sont saillantes.

Dans la majorité des cas, les phénomènes précurseurs de l'exanthème durent un seul jour ; d'autres fois ils se prolongent au delà : l'éruption ne paraît que le troisième ou le quatrième jour, tandis qu'au contraire, chez certains individus, il n'y pas de symptômes précurseurs, et elle est presque instantanée.

Deuxième période. — Le plus ordinairement l'éruption commence à se montrer d'abord au col, ensuite à la face et surtout aux joues, dont la coloration est plus intense que les autres parties de la figure : quelquefois c'est au tronc, aux extrémités, aux pieds ou aux mains qu'elle se déclare en premier lieu, pour se répandre ensuite sur tout le reste du corps. Elle consiste en un nombre infini de petits points rouges, qui reposent sur un fond rose, et qui n'offrent pas de saillie visible ou sensible au toucher. Ce pointillé, plus fin, plus rouge, beaucoup plus confluent et disposé plus régulièrement que les taches de la rougeole, se transforme en plaques non saillantes, les unes manifestement plus larges que les autres : peu étendues et isolées à leur origine, celles-ci ne tardent pas à se réunir en s'agrandissant, et finissent par donner aux tégumens une couleur écarlarte uniforme, qui disparaît momentanément sous la pression du doigt. La peau, brûlante, sèche, et parfois rugueuse comme la chair de poule, devient le siège d'un prurit désagréable et d'une tuméfaction notable, à la face, et surtout aux pieds et aux mains, dont la flexion est difficile.

En même temps on observe de la rougeur au pharynx, ainsi que les phénomènes d'angine déjà indiqués : les tonsilles, plus grosses, se couvrent de plaques molles, minces, blanchâtres, pultacées ; leur gonflement forme à l'extérieur une tumeur plus ou moins marquée, et l'engorgement des ganglions sous-maxillaires ajoute encore à la tuméfation. La langue conserve rarement son enduit blanchâtre ; elle s'en dépouille graduellement de la circonférence au centre, et alors elle a une teinte rouge foncé, et elle est tellement lisse qu'on la dirait couverte d'un vernis ; d'autres fois la saillie des papilles la fait ressembler à une fraise.

L'exanthème de la scarlatine coïncide à peu près constamment avec l'apparition de vésicules miliaires très nombreuses, et reconnaissables à leur saillie, qui existent surtout autour du cou, aux aisselles et au plis des bras.

C'est vers le troisième ou quatrième jour que l'éruption a acquis son plus haut degré d'intensité ; elle est toujours beaucoup plus vive au bas-ventre, aux aines et à la partie supérieure et interne des cuisses, au pli des articulations, aux aisselles, au pli des bras ; c'est aussi dans ces régions qu'elle est le plus persistante ; elle est plus rouge dans les moments où le malade crie et s'agite ; elle l'est plus aussi pendant les paroxysmes de la fièvre, et principalement le soir : cette coloration écarlate de la peau a été comparée à celle d'une écrevisse cuite (P. Franck) ou du suc de frambroise (Huxham). Après cinq, six ou huit jours de durée, c'est-à-dire après un temps plus long que pour la rougeole, l'exanthème s'éteint graduellement : il prend une teinte violette, puis rose-pâle ou légèrement cuivrée. Le plus souvent, la membrane muqueuse de la bouche reste rouge ; quelquefois c'est seulement à cette période que la langue, se dépouillant de son enduit blanchâtre, présente les papilles saillantes que nous indiquions tout à l'heure, et sa rougeur caractéristique. L'intumescence des parties diminue simultanément et par degrés.

Les symptômes généraux de la seconde période sont ceux de la première un peu modifiés : la fièvre, qui tombe quelquefois lors de l'apparition de l'exanthème, se maintient d'ordinaire tant qu'il persiste, et suit avec assez de régularité ses diverses phases d'accroissement et de déclin. La chaleur de la peau est très intense, et la température du corps est très élevée, puisqu'elle fait monter le thermomètre à 41° cent. et même à 42° (Nasse, *Journ. d'Huf.*, août 1811). Ne doit-on pas croire à une erreur dans le chiffre de J. Currie, 112 Farenheit (44° et demi cent.), puisque le maximum de la chaleur morbide trouvé par M. Andral, et, dans des expériences plus récentes, par M. H. Roger, est 41° cent. ?

Dans les paroxysmes, ou lorsque l'affection est un peu grave, le facies du malade exprime la souffrance et l'anxiété, les yeux sont animés et brillants : il y a de l'agitation, du délire nocturne, et presque toujours une insomnie qui résiste à tous les moyens employés pour la combattre, et qui parfois est le résultat d'un prurit excessivement incommode. L'angine pharyngée suit son cours, et acquérant souvent plus d'intensité, constitue une complication fâcheuse. La respiration est gênée, bruyante, accélérée, l'air traversant avec peine les voies supérieures devenues plus étroites ; la soif et l'inappétence persistent, et la constipation est quelquefois remplacée par un peu de diarrhée, qu'accompagnent de légères coliques.

Troisième période. — La desquamation commence d'ordinaire du quatrième au neuvième jour ; si la fièvre a été forte et l'éruption abondante, elle débute avant la fin de l'état fébrile, et avant la disparition de l'exanthème, dont la durée totale dépasse le plus souvent un septénaire ; si la fièvre a été peu intense et l'éruption modérée, elle commence pendant la convalescence ; enfin, dans certains cas, l'épiderme ne se détache que deux ou trois semaines après la terminaison de la maladie. Cette desquamation suit habituellement l'ordre dans lequel les rougeurs scarlatineuses se sont montrées : d'abord apparente au col et à la face, elle devient bientôt générale ; rarement elle commence par les membres ou l'abdomen. On voit constamment les vésicules miliaires se sécher les premières.

Quand la maladie a été très légère et très courte, la desquamation est presque imperceptible, et il faut, dans certains cas, l'attention la plus minutieuse pour s'assurer qu'elle existe réellement ; d'autres fois l'épiderme se détache en farine furfuracée ; mais le plus souvent, c'est sous forme de petites écailles qui proviennent de son soulèvement en points arrondis ; ces points, gros, pour la plupart, comme la tête d'un épingle, se crèvent à leur centre, et leurs bords offrent un liseré blanc, sec, assez régulier ; puis, se groupant, ils se touchent, se confondent, et il en résulte des squames plus ou moins larges, également blanches et très sèches. Dans les régions où l'épiderme est le plus épais, aux extrémités supérieures et inférieures, il se détache en lamelles étendues, en lambeaux qui gardent la forme des parties, des mains, de la plante des pieds, des doigts, lambeaux que les enfants s'arrachent eux-mêmes, et qu'on a vu avoir jusqu'à 7 pouces de longueur sur 3 de largeur (Jos. Frank, *loc. cit.*, p. 112). La langue se dépouille aussi de son épithélium, et présente une surface d'un rouge très vif, qu'elle conserve parfois assez longtemps, alors même que la maladie est tout à fait terminée. Cette chute de l'épiderme dure huit à quinze jours, et, dans des cas exceptionnels, trente ou quarante : l'on observe alors plusieurs exfoliations successives. Quelquefois, la desquamation développe dans la peau une excessive sensibilité, et il y a des enfants chez lesquels le moindre contact devient douloureux ; dans d'autres circonstances, elle détermine dans les membres des douleurs comme rhumatismales, qui parfois aussi se manifestent dès la seconde période. Ces douleurs, que M. Récamier a nommées *rhumatoïdes*, sont loin d'être rares, elles peuvent occuper à la fois diverses articulations, mais c'est aux poignets que nous les avons le plus souvent observées. En général, elles disparaissent plus promptement que les rhumatismes ordinaires.

Du cinquième au huitième jour, et plus tôt, si l'affection est très légère, on voit le pouls perdre sa fréquence, la peau sa chaleur, quoiqu'elle reste encore sèche et rude ; et tous les autres désordres dans les fonctions digestives ou respiratoires diminuent par degrés ou cessent complètement. La gorge est aussi beaucoup moins douloureuse ; le voile du palais n'a plus sa coloration scarlatineuse, les amygdales sont presque revenues à leur volume primitif ; les plaques molles qui les recouvraient se résorbent, ou plutôt se détachent. Des évacuations alvines, une sueur abondante, et, beaucoup plus rarement, des hémorrhagies nasales ou des parotides, marquent la terminaison de la scarlatine.

Formes, variétés, complications. — La scarlatine présente des variétés nombreuses, soit dans l'éruption elle-même, soit dans la marche de l'exanthème, soit dans ses symptômes généraux et dans ses complications.

Au lieu d'être générale et répandue uniformément surtout le corps, l'éruption peut être *partielle* et bornée au cou, au tronc, aux genoux, aux aines, au pli des bras, où elle forme des plaques rouges d'une étendue variable.

Si quelquefois la rougeur est excessive, d'autres fois la couleur de la peau est à peine rosée ; tantôt, et c'est la forme la plus ordinaire, la rougeur est partout uniforme ; tantôt une multitude de petits points violacés sont disséminés sur un fond de rose clair : c'est une variété bien distincte de l'éruption qu'on peut appeler *piquetée*. Dans certains cas, les vésicules miliaires dont nous avons parlé sont remarquables par leur abondance ; elles se montrent plus souvent au début que dans la décroissance de l'exanthème, et leur fréquence est beaucoup plus grande que ne l'ont dit MM. Rilliet et Barthez (ils les ont notées une fois seulement sur douze ou quinze) ; elles siègent principalement sur les régions latérales du cou, au devant de la poitrine, et à la partie interne des bras et des cuisses : ces vésicules sont parfois aussi mêlées de sudamina, de papules, et très rarement de véritables pustules. C'est d'après l'existence ou l'absence de ces éruptions secondaires que la scarlatine a reçu les épithètes de *levigata sive plana, miliformis sive papulosa*, et de *pustulosa sive phlyctenosa*.

Dans quelques scarlatines graves, la peau a une teinte livide, violette, dont la couleur a été comparée à celle de la robe d'un évêque. D'autres fois, la scarlatine est *hémorrhagique :* le sang est épanché dans les couches de la peau, et l'on constate en différents points du corps des pétéchies et des ecchymoses. Cet accident paraît s'être montré fréquemment pendant l'épidémie décrite par Withering ; mais il est beaucoup plus rare que dans la rougeole et dans la variole.

Outre ces différences dans sa forme, l'éruption peut encore offrir des irrégularités dans sa *marche*. Ainsi les prodromes sont tantôt beaucoup plus longes que d'habitude, et ont jusqu'à quatre ou cinq jours de durée : c'est ce qui arrive dans les scarlatines graves et compliquées ; tantôt ils sont excessivement courts, et c'est plutôt quand l'affection est bénigne ; tantôt, enfin, ils manquent tout à fait, dans la scarlatine très légère, par exemple, ou dans celle qui survient pendant le cours d'une autre maladie. L'éruption, une fois parue, peut se prolonger une dizaine de jours, quand elle est intense, ou disparaître soudainement, sous l'influence d'un refroidissement extérieur ou d'une affection intercurrente ; cette rétrocession est d'ailleurs beaucoup plus rare que dans la rougeole ; ou bien l'exanthème est sujet à des retours ; parfois il s'efface en entier le jour même de son apparition, pour se développer de nouveau à une époque plus ou moins rapprochée. Ce phénomène a été signalé par les auteurs sous le nom de *reversio*. Quelquefois l'éruption paraît se faire comme par bouffées ou par saccades, sous l'influence d'accès fébriles qui reviennent d'une manière irrégulière, à un ou deux jours d'intervalle.

Existe-t-il des *scarlatines sans éruption* scarlatineuse ? La plupart des auteurs l'ont admis : Fothergil, Huxham, Rumsey, etc., cités par M. Rayer, et plus récemment Dance, observateur aussi exact que consciencieux, M. Trousseau *(Arch. de médecine*, t. XXI, 1829), M. Taupin (thèse, Paris, 1840), et M. Berton *(Lancette française*, t. IV, p. 706, 1842), en ont rapporté des exemples ; nous en avons vu nous-même dans quelques familles composées de plusieurs enfants. Mais le **fait devient plus** évident pendant les épidémies : on voit alors quelques individus présenter les phénomènes précurseurs de la scarlatine, le mouvement fébrile et le mal de gorge ; ces prodromes persister, et la peau, au lieu de se couvrir de plaques rouges, rester sans exanthème, bien qu'elle puisse être le siége d'une vive démangeaison ; puis, la desquamation s'opérer après une période de temps circonscrite dans les limites habituelles. C'est ainsi que nous avons eu l'occasion de voir, il y a quelques années, une personne qui, après avoir soigné un enfant atteint de scarlatine, fut prise, au bout de cinq à six jours, des prodromes de cette affection, et d'une angine assez intense. L'éruption manqua, et pendant la convalescence, il se manifesta une desquamation générale, qui persistait encore quinze jours après, malgré plusieurs bains.

Envisagée sous le point de vue de ses symptômes généraux, la scarlatine présente plusieurs formes *(scarlatina maligna, anginosa* de Bateman). Tantôt les phénomènes ataxiques prédominent, l'agitation, le délire, avec vomissements parfois incessants, rigidité des muscles de la nuque et du cou, etc. ; tantôt, au contraire, il y a de l'assoupissement, de la prostration, des lipothymies, une diarrhée abondante et des selles involontaires ; le facies est profondément altéré, les yeux sont excavés, les lèvres fendillées, saignantes, noirâtres, couvertes, ainsi que les dents et la langue, de croûtes fuligineuses comme dans la fièvre typhoïde grave, et la mort peut survenir du deuxième au quatrième jour ; si la maladie se prolonge, on voit quelquefois des eschares se former au sacrum et au trochanter, ainsi que des ulcérations avec dénudation des os, et le malade succomber, comme dans la dothinentérie, épuisé par la suppuration. Ces phénomènes ataxiques ou adynamiques sont rarement isolés : ils sont presque toujours sous la dépendance de la *scarlatine angineuse.*

En effet, l'angine, qui fait partie essentielle de la scarlatine, de même que le coryza et la bronchite sont un des éléments pour ainsi dire nécessaires de la rougeole, devient souvent, par son intensité et par sa nature, une *complication* fâcheuse. Lors même qu'elle est sans pseudomembranes, sans gangrène, cette phlegmasie a plusieurs caractères spéciaux qui n'appartiennent ni à l'amygdalite ni à la pharyngite ordinaires : antérieure à l'exanthème ou concomitante, quelquefois même postérieure, elle occupe toujours les deux tonsilles, et elle s'accompagne d'une rougeur simultanée de toute la membrane muqueuse de la bouche ; presque jamais elle ne se termine par suppuration. Très fréquemment elle se complique de fausses membranes, qui peuvent s'étendre jusqu'à l'œsophage ou au larynx, et qui parfois recouvrent des érosions et même des ulcérations de la muqueuse. Cette angine couenneuse est commune, surtout dans les épidémies, et c'est dans les mêmes circonstances qu'elle se termine quelquefois par la gangrène ; cette terminaison est sans doute plus rare que ne le croyaient les auteurs du siècle dernier, qui regardaient les plaques pseudomembraneuses comme des eschares ; mais cependant elle est bien réelle, comme nous en sommes maintenant convaincus d'après plusieurs exemple que nous avons observés en 1841, à l'hôpital des Enfants.

Un phénomène à peu près constant, lorsque l'angine scarlatineuse est grave, c'est le gonflement des ganglions sous-maxillaires et du tissu cellulaire environnant, que les anciens historiens des épidémies de scarlatine ont souvent décrit sous le nom de *parotide*. Cet engorgement, qui débute presque avec l'angine, est si considérable, que le col est gros, roide, tendu, et que la bouche du malade peut à peine s'ouvrir. Ces ganglions s'abcèdent fréquemment, et, à l'autopsie, on les trouve rougeâtres ou gris, ramollis et parfois fondus au milieu d'une vaste suppuration diffuse. On conçoit combien cette tension et ce gonflement du cou ajoutent à la gêne de la respiration, déjà si grande par suite de l'augmentation de volume des amygdales et de leur rapprochement. Aussi le malade est-il obligé de se tenir à son séant, ou au moins la tête élevée; et, de temps à autre, il se dresse sur son lit, agité et dans un demi-délire; sa respiration est accélérée, haute irrégulière, et l'air passe avec bruit à travers la gorge et les fosses nasales. La bouche reste continuellement entr'ouverte, et l'haleine est fétide; toute la membrane muqueuse buccale est rouge; les tonsilles et la luette se touchent, gonflées et déformées; l'arrière-gorge est tapissée de pseudomembranes jaunâtres, d'un rouge sale, ou noirâtres (*voy.* ANGINES), dont le malade rejette par intervalles quelques lambeaux. Les lèvres sont fendillées, saignantes, couvertes de croûtes, et des narines également croûteuses s'écoule quelquefois un liquide jaune, ou sanguinolent et fétide

Les autres *complications* qui peuvent survenir pendant le cours de la scarlatine, sont sans rapport nécessaire avec l'exanthème. Ainsi les maladies concomitantes de l'appareil respiratoire sont assez rares; l'altération de la voix qui existe chez les scarlatineux dépend beaucoup plus des lésions de l'arrièregorge que d'une inflammation de la membrane muqueuse du larynx. Toutefois, dans une épidémie qui a régné en 1825 à la maison d'accouchements de Paris, et dont M. Senn a donné la description dans sa thèse, la phlegmasie des voies aériennes existait sans fausses membranes chez toutes les femmes qui succombèrent. Quant au croup qu'Albers de Bremen dit avoir souvent rencontré avec la scarlatine, tandis que M. Bretonneau n'a jamais eu occasion de l'observer, nous l'avons vu dans un très petit nombre de cas, et on n'en trouve que peu d'exemples dans les auteurs (Gueretin, *Archiv. génér. de méd.*, 1843). Les bronchites, les pneumonies, sont également peu communes, et la rareté de ces affections pulmonaires contraste avec leur fréquence dans la rougeole. Les phlegmasies du tube digestif, et surtout l'entéro-colite (à forme typhoïde), se rencontrent un peu plus souvent que celles de l'appareil respiratoire: les vomissements sont plus répétés et plus persistants que dans la rougeole; mais la diarrhée est moins abondante, et moins rebelle aux moyens thérapeutiques, et les lésions cadavériques (rougeur et ramollissement de la membrane muqueuse) sont aussi moins fréquentes et moins marquées.

Des accidents cérébraux, la céphalalgie, le délire, les convulsions ou des contractures, le coma ou la paralysie, peuvent compliquer la scarlatine à toutes ses périodes. La céphalalgie n'est que par exception violente et durable. Le délire et les convulsions surtout sont beaucoup plus rares pendant les prodromes que dans la rougeole : ils se manifestent chez les enfants, principalement au début et pendant le cours de l'exanthème ; à cette époque, la maladie, jusqu'alors bénigne, peut revêtir la forme nerveuse à son plus haut degré, et devenir promptement mortelle par les désordres des fonctions cérébrales. Nous avons vu plusieurs fois, et entre autres chez une petite fille de six ans, un délire avec cris aigus et presque incessants survenir pendant la convalescence, alors que la scarlatine paraissait terminée, et que la fièvre avait disparu ; et ce trouble de l'intelligence dura plusieurs jours sans autre phénomène morbide qu'un vomissement également nerveux. Si des accidents cérébraux se développent dans la période de desquamation, ils sont souvent sous la dépendance de l'hydropisie scarlatineuse ; le coma et la paralysie qu'on observe parfois soudainement pendant ce stade, se rattachent presque toujours à cette complication. Du reste, ces désordres dans les fonctions de l'intelligence et ceux du système locomoteur, qui sont encore plus graves, se traduisent à l'autopsie tantôt par les traces assez évidentes d'une congestion cérébrale ; et d'autres fois on ne trouve aucune lésion qui puisse les expliquer.

Il est encore d'autres affections qui compliquent la scarlatine comme la rougeole : de ce nombre est l'otorrhée, que Heyfelder a vue fréquemment, et qui se montre en effet dans quelques cas, vers la fin de la maladie, sans toutefois avoir de caractère critique. Telles sont aussi les parotides, infiniment plus rares, selon la juste remarque de M. Bretonneau (*Journ. des conn. médico-chir.*, 1833, p. 267), que le gonflement des ganglions lymphatiques, avec lesquels on les confondait autrefois ; les stomatites couenneuses et la gangrenne de la bouche qui sont plus communes dans la rougeole ; les hémorrhagies qui se montrent, à la vérité par exception dans quelques scarlatines graves, à la peau, et, dans le poumon, sous forme de noyaux apoplectiques ; telles sont enfin les douleurs et inflammations articulaires déjà signalées par Sennert (*in declinatione, materia ad articulos extremorum transfertur, ac dolorem et ruborem in arthriticis excitat*), sur lesquelles M. Chomel insiste particulièrement dans ses leçons cliniques, qu'il a notées dans la proportion de trois fois sur huit, et qui nous ont paru moins fréquentes dans l'enfance.

Chez plusieurs malades, nous avons vu la scarlatine précéder, et plus souvent accompagner ou suivre la fièvre typhoïde. Constant a cité des exemples de cette complication (*Gaz. méd.*, 1833, p. 765, et *Lancette*, 1837, p. 71). A l'article ROUGEOLE, nous avons déjà parlé du mélange des deux exanthèmes ou de leur succession, accident qui n'est pas très rare, et alors les deux fièvres éruptives se modifient ou suivent leurs cours sans s'influencer réciproquement. Nous dirons la même chose et de la variole et de la varicelle, dont J. Frank a observé pareillement la coïncidence assez fréquente.

4.

De toutes les complications de la scarlatine, celle qui est, après l'angine, la plus importante par sa gravité, c'est l'*anasarque*. Déjà elle avait fixé l'attention des anciens observateurs : Sennert en donne une notion exacte (*Opera omnia*, t. i, *De febribus*, lib. iv, cap. 12, p. 830 ; Lyon, 1666) ; Calvo, cité par Borsieri, la signale dans l'épidémie de 1717 à Florence ; Stoll, comme Heister (*Comp. med. pract.*, c. 4, p. 82), la décrit et note que l'œdème peut être froid ou chaud. Plenciz, en 1762, et Rosen, en 1741, indiquent l'aspect des urines *plerumque cruentæ aut loturæ carnium similes* (Plenciz, *Tractatus* iii *de scarlatina*). Mais c'est surtout dans le mémoire de Vieusseux, de Genève (*Journ. de Sédillot, recueil périodique de la Société de médecine de Paris*, t. vi, an VII, p. 379), et dans celui de Méglin (*Journ. de Corvisart, Leroux, etc.*, janv. 1811), que l'on trouve l'histoire détaillée de cette affection consécutive souvent plus dangereuse que la scarlatine elle-même. Le travail des praticiens de nos jours, des médecins anglais surtout, et de M. Rayer (*Traité des maladies des reins*, t. ii, p. 428), a porté principalement sur la nature de l'hydropisie, qu'ils ont rattachée plus ou moins exclusivement à la maladie de Bright.

L'anasarque, plus commune dans l'enfance qu'aux autres âges se manisfeste aussi bien quand la scarlatine a été bénigne que lorsqu'elle a été grave ; et une des preuves, c'est que nous avons vu maintes fois dans nos salles d'hôpital, et même en ville, des enfants atteints d'œdème, et chez lesquels l'exanthème avait passé inaperçu : le gonflement de la face était le premier phénomène qui avait frappé leurs parents. La fréquence de cette complication paraît devoir dépendre, dans quelques épidémies, du génie même de la constitution médicale ; mais, dans la grande majorité des cas, elle se développe sous l'influence d'un refroidissement.

Quant à la cause prochaine de l'anasarque, reside-t-elle dans la néphrite albumineuse ? Nous ne le pensons point, quoique nous admettions le rapport qui existe fréquemment entre ces deux affections : ce rapport est démontré par les altérations de la sécrétion urinaire, et par les résultats des nécropsies. Dès l'année 1824, Fisher (*Journ. d'Hufeland*, février 1824), et plus tard, G. Hamilton (*On the epidemic scarlatina. etc. ; Edinb. med. and surg. journ.*, 1833), signalaient, sur le cadavre d'individus morts d'hydropisie scarlatineuse, l'hypérémie du tissu rénal qui appartient à la première période de la maladie de Bright ; nous-mêmes, en 1834, nous notions chez un enfant le gonflement des reins, l'aspect particulier de la substance corticale, semblable à celui du foie gras, et le contraste de cette décoloration avec le rouge vif de la substance tubuleuse (*Gaz. méd.*, 1834, p. 553) ; et, dans des cas où l'affection avait été chronique, nous avons retrouvé plus d'une fois, comme Bright et Christison, les granulations caractéristiques de la néphrite albumineuse. D'autre part, on peut constater pendant la vie les altérations de la sécrétion urinaire propres à la néphrite albumineuse (urines semblables à du petit-lait non clarifié, ou troublé, colorées en brun, et mêlées de sang ; pesanteur spécifique moindre ; proportion notable d'albumine, diminuant parfois avec la diminution de l'œdème, et augmentant dans les récrudescences). Mais, à côté de ces faits, qui prouvent la liaison de l'exanthème et de l'infiltration séreuse, il y en a d'autres qui sont négatifs, et le nombre en est beaucoup plus grand (pour les enfants du moins) que ne l'a dit le docteur Hamilton : dans soixante hydropisies scarlatineuses, il a noté deux fois seulement l'abscence de l'albuminurie, tandis que si nous réunissons nos observations à celles de MM. Ch. Baron (Rayer, *loc. cit.*, p. 610), Becquerel, Rilliet et Barthez, nous trouvons que, dans environ un tiers des cas, l'albumine a manqué dans les urines. Ajoutons que, de l'aveu même de M. Rayer, qui a accumulé le plus de preuves en faveur de l'étroite relation de l'anasarque avec la néphrite albumineuse, cette maladie peut exister sans produire l'hydropsie, et, par inverse, celle-ci peut s'être manifestée sans que l'autopsie révèle aucune lésion des reins. Et d'ailleurs, la constance même du rapport entre les deux phénomènes pathologiques ne donnerait point l'explication du mécanisme de formation des épanchements séreux, puisqu'on ignore, en définitive, comment ceux-ci sont liés à la déperdition de l'albumine. Il résulte de cette exposition des faits (qui était nécessaire, en présence des recherches nouvelles dont la pathologie a été enrichie dan ces derniers remps) qu'il n'est pas possible de décider comment le froid détermine l'anasarque dans la scarlatine ; et que, dans la majorité des cas, il y a coïncidence de néphrite albumineuse, sans qu'on sache si, dans ses effets morbides, le froid agit sur la peau directement, ou s'il produit l'infiltration séreuse par l'intermédiaire de l'affection des reins.

L'anasarque se manifeste quelquefois dès la disparition de l'exanthème, et le plus souvent du dixième au vingtième jour, pendant la desquamation. Méglin cite, d'après Borsieri, un cas où elle ne se montra que le trentième jour ; mais on ne la voit jamais passé la sixième semaine, et quand elle se développe plus tard, six mois, par exemple, après la scarlatine, comme l'a dit M. Darwall (*Cyclopæd. ofpract. med.*, *Dropsy*), elle ne peut plus être regardée comme dépendante de la fièvre éruptive. Tantôt elle débute sans prodromes, avec une acuité excessive ; tantôt elle est annoncée plusieurs jours à l'avance par un état de souffrance ou de malaise, par de la maussaderie chez les enfants, et quelquefois par des vomissements que Fisher rattache au début de la maladie des reins. L'infiltration commence d'ordinaire par la face, par les paupières et les joues, et par le scrotum, qui peut acquérir un volume énorme ; puis elle s'étend aux pieds, aux mains, et elle devient générale. En même temps le pouls est fébrile, la peau chaude et tendue ; l'œdème est ferme, élastique, d'un blanc mat ; il y a de la dysurie, et les urines, qui sont rares, et, dans des cas très graves, complètement supprimées, offrent les caractères énoncés plus haut. Soit simultanément, soit successivement, il se fait dans les organes intérieurs, et surtout dans les grandes cavités des membranes séreuses, le péritoine, les plèvres, le péricarde, des épanchements séreux : l'ascite et l'hydrothorax simple ou double sont les plus fréquents ; la dyspnée qu'ils occasionnent est très grande, et elle s'augmente encore par l'œdème du poumon, qui est presque constant.

Souvent aussi il se développe, à cette époque, des bronchites, des pneumonies et des pleurésies, dont cependant l'allure est moins franchement inflammatoire que les mêmes phlegmasies nées dans d'autres circonstances. Quelquefois l'épanchement se fait dans les ventricules du cerveau, ou, plus rarement, dans la cavité arachnoïdienne : il en résulte des accidents cérébraux remarquables par leur soudaineté, du coma, avec dilatation ou resserrement alternatif des pupilles, et, dans certains cas, une amaurose passagère, une demi-paralysie, ou bien des convulsions rapidement mortelles ; Blackall a vu, chez un malade, un côté du corps frappé de paralysie, tandis que l'autre était agité de mouvements convulsifs. Sur quelques sujets, on retrouve à l'autopsie les traces évidentes de cette hydropisie cérébrale, et sur d'autres, elles manquent entièrement. Les accidents auxquels l'ascite donne lieu ont beaucoup moins de gravité : toutefois, quand elle s'accompagne de diarrhée ou de vomissemens abondants, elle peut pareillement se terminer d'une manière funeste.

La marche de l'anasarque scarlatineuse est aiguë (œdème chaud des anciens) ou chronique (œdème froid) ; l'affection est, dans ce dernier cas, presque apyrétique : la peau du malade est pâle et sans chaleur ; les tissus, distendus par la sérosité, sont flasques et d'un blanc excessivement mat ; presque toutes les fonctions, troublées, se pervertissent graduellement ; les forces se perdent, et la mort arrive ou par épuisement ou par complication d'une maladie aiguë intercurrente.

Vogel l'a dit avec raison, cette hydropisie est une des suites les plus funestes de la scarlatine, surtout dans certaines épidémies. Si la résolution de la sérosité épanchée dans le tissu cellulaire ou dans les cavités séreuses s'opère ordinairement soit d'une manière spontanée, soit à la suite d'évacuations abondantes par la bouche ou l'intestin, la mort peut aussi avoir lieu rapidement en douze, quatorze, trente-six heures, comme nous l'avons vu plus d'une fois, ou, ce qui est plus commun, après un, deux spténaires, ou enfin après un espace de temps plus long, qui dépasse rarement deux à trois mois : tantôt c'est la quantité de la sécrétion morbide et la rapidité avec laquelle elle se forme, qui fait tout le danger de l'hydropisie, comme dans l'œdème pulmonaire, dans l'hydrothorax double, l'hydro-péricarde ; tantôt sa garvité vient de la nature des organes envahis, dans l'hydrocépahle, par exemple, ou dans l'œdème de la glotte : dans cette dernière affection, la mort peut être presque instantanée, comme on le voit dans le fait rapporté par M. Barrier *(Traité des maladies de l'enfance*, t. I, p. 485). Chez quelques sujets, il peut s'opérer de véritables métastases vers le cerveau, et l'épanchement dans les ventricules survient subitement.

Les diverses complications de la scarlatine sont surtout mises en relief dans les *épidémies* qui ont, pour la plupart, un caractère prédominant. Les relations de ces épidémies sont très nombreuses à partir du XVIIᵉ siècle ; elles le sont encore davantage dans le siècle suivant, époque à laquelle la maladie n'épargna aucune région de l'Europe : on en trouvera l'indication assez complète dans la bibliographie si étendue de la scarlatine, don   ᵢ par Joseph Frank. Nous ne signalerons que les plus importantes. Les unes furent remarquables par leur bénignité : telles furent celle de Londres observée par Sydenham de 1661 à 1675 ; celle du Yorkshire, citée Ozanparm, pendant laquelle on ne compta que sept morts sur cent soixante-onze individus (dont cent cinquante-quatre enfants) ; et celle de Copenhague (Meza, 1787), dans laquelle l'exanthème était le plus souvent sans prodomes, partiel et sans amygdalite.

Parmi les scarlatines très graves, il faut ranger toutes celles qui ont été décrites par Fothergill, Huxham, Marteau de Grand-villiers, etc., sous la dénomination *d'angine maligne* et de *maux de gorge gangréneux*, à cause de la prédominance de ces complications. D'autres (et nous en avons déjà cité quelques-unes) se distinguèrent par quelque phénomène particulier observé plus fréquemment chez les malades : celle d'Essex, par une douleur gravative à l'occiput (Bruning, 1770) ; celle d'Entrecastraux, dans le département du Var, par des accès de fièvre rémittente (Fauchier, 1809) ; celle d'Upsal et de Stockholm (1741-42, Rosen), par du hoquet ; celle de Nantes (1807, Ollivier-Mairy), par des coliques et du ténesme ; celle de l'île de Céphalonie (1763, Angelo Zulatto), par une complication d'affection vermineuse chez les enfants ; celle de Dresde (Ammon), par de la strangurie au début, chez les jeunes sujets ; celle de Champagne (1151, Navier), par une toux férine. Enfin plusieurs épidémies furent remarquables par la fréquence de l'anasarque, qui se développait malgré les précautions les plus rigoureuses (1787, Christ. Gottlin, Hoffman ; 1809, Torrencé en Angleterre, etc.) ; et d'autres, par la présence des parotides et des bubons (1672-1689, Morton à Londres), par les engorgements du col (1840, Vose à Liverpool), par l'ulcération des parties génitales (1748-49, à La Haye), par la gangrène de la gorge et de la surface du corps (Culben), par la gangrène des vésicatoires et des piqûres de sangsues (dans la Virginie), par l'extrême gravité de la maladie chez les femmes en couches (1801, Joseph Frank, à l'hôpital général de Vienne), par la rapidité de la mort (1775, Eischel à Copenhague). Un grand nombre de ces épidémies graves qui ont régné en Allemagne se trouvent indiquées dans un mémoire intéressant publié par le Dr Rieken, médecin du roi des Belges (*Mémoire sur l'emploi du carbonate d'ammoniaque dans la scarlatine*, etc. ; Bruxelles, 1843).

Diagnostic différentiel. — La scarlatine, alors qu'elle débute par ses symptômes ordinaires, mouvement fébrile intense, céphalalgie, courbature générale, etc., n'a rien, le premier jour, qui la distingue, ni d'une phlegmasie dont la localisation n'est point encore faite ni d'une autre *fièvre* imminente ; dans les deux cas, ce sont surtout les commémoratifs qui guideront pour le diagnostic, l'âge du malade, la santé antérieure, et l'exposition à la contagion du virus scarlatineux. On se rappellera, en outre, que la variole s'annonce par une douleur lombaire et par des vomissemens plus intenses ; la rougeole, par les phénomènes d'une fluxion oculo-nasale, une toux particulière etc., et que la fièvre typhoïde a généralement, comme ce dernier exanthème, moins d'acuité dans les prodromes. — Si la scarlatine est irrégulière, si elle commencé avec du délire ou des convulsions, rien, sauf les commémoratifs, ne la différencie de la première période de la méningite.

Au bout de quelques heures, ou dès le lendemain, on constate parfois, même avant l'éruption, un peu de rougeur du pharynx et de gêne dans la déglutition : le diagnostic se circonscrit alors : une angine commence ; mais sera-ce une amygdalite simple, ou bien une angine scarlatineuse ou dipthéritique ? — Si le malade est un peu âgé, s'il est sujet aux angines, s'il a eu antérieurement la scarlatine, ou s'il ne s'y est pas exposé récemment, si une seule tonsille est rouge et augmentée de volume, si les ganglions sous-maxillaires ne sont point gonflés, il s'agit d'une angine ordinaire ; toutefois, dans toute amygdalite, il sera prudent de songer à la possibilité de l'invasion de la scarlatine ; si l'on avait affaire à une scarlatine sans exanthème l'erreur serait inévitable, et elle ne se dissiperait qu'à l'époque de la desquamation, — Quant à la diphthérite, M. Bretonneau, qui a tracé avec talent ses caractères différentiels, en la comparant dans ses phases diverses, insiste avec raison sur la précocité des pseudomembranes, et sur l'innocuité apparente des premiers symptômes, opposée à la gravité des phénomènes précurseurs de la fièvre éruptive.

Une fois l'éruption parue, l'exanthème est facilement reconnaissable à la rougeur écarlate uniforme de la peau, ou à un pointillé très fin, confluent. La rougeole diffère, par ses symptômes généraux (catarrhe morbilleux, toux férine. etc.), comme par ses petites taches, rondes d'abord, et dessinées en_ suite en demi-cercles à bords déchiquetés, de même que, plus tard, elle différera par la forme de sa desquamation (voy. Rougeole) ; ajoutons que la scarlatine est toujours plus intense aux aines et au pli des articulations tandis qu'il n'en est point ainsi des taches rubéoliques. La roséole, qui n'est accompagnée ni de coryza, ni de catarrhe, se rapprocherait plutôt par ses prodromes de la scarlatine ; mais indépendamment de la forme moins aiguë de son début, elle manque du symptôme essentiel, l'angine, et ses taches roses, irrégulièrement disséminées, ont plus d'analogie avec celles de la rougeole qu'avec les larges plaques de l'exanthème scarlatineux.

Dans certains cas, la rougeur de la face et la teinte généralement rosée de la peau pendant les paroxysmes fébriles, surtout chez les enfants et chez les jeunes filles, peuvent en imposer pour une scarlatine commençante ; mais c'est là une erreur d'un moment, qui se dissipe au moindre examen un peu attentif et dès les premières questions adressées au malade ; elle ne peut être commise que par des élèves, comme celle qui est relative à la teinte rougeâtre des mains et des bras chez les cuisinières ou les blanchisseuses, et que J. Franck signalait à sa clinique.

Pronostic, durée, terminaisons. — La scarlatine, lorsqu'elle est régulière et sans complications, n'est point, en général, une affection grave : après une durée de quinze jours (et davantage si la desquamation se prolonge), elle se termine, dans la plupart des cas, par la guérison. Ce sont les complications qui font la gravité de la maladie : néanmoins, en l'absence même de toute affection concomitante, il faut, dans la scarlatine

être réservé sur son pronostic, plus encore que dans la rougeole ; plus
souvent, en effet, que dans cette dernière, le plus bénigne change de face
soudainement, et il peut se développer tout d'un coup, et sans qu'il y ait
lésion d'organes appréciable, des symptômes nerveux rapidement mortels. La longueur de la période de prodromes, les vomissements abondants,
le délire, sont des signes fâcheux ; il en est de même de l'irrégularité de
l'éruption, de sa disparition brusque, de son excessive intensité, de sa coloration livide, violette, et de la coïncidence des pétéchies. L'angine, pour
peu qu'elle soit forte, constitue un autre danger (dans l'épidémie rapportée
par Withering, quelques malades périssaient dès le troisième jour ; d'autres
tombaient en langueur, et succombaient au bout d'un mois ou six semaines).
La terminaison par gangrène entraîne promptement la mort.

Le pronostic est encore grave dans le cas de gonflement inflammatoire
des ganglions sous-maxillaires, soit d'une manière immédiate, par l'espèce d'asphyxie à laquelle les enfants très jeunes peuvent alors succomber
si ce gonflement est excessif, soit consécutivement (ce qui est le plus ordinaire), par les infiltrations purulentes qui en sont la conséquence. Enfin,
dans la longue période de desquamation, l'hydropisie, cet accident si redoutable qui se présente souvent même dans les plus légères scarlatines,
laisse de l'inquiétude jusque dans la convalescence la plus franche en
apparence. Que l'exhalation morbide se fasse sous la membrane muqueuse
du larynx ou dans la cavité encéphalique, et la mort pourra enlever en
quelques heures un individu qui paraissait complètement rétabli.

Toutes choses égales d'ailleurs, le pronostic est plus sérieux dans la scarlatine qui atteint le nouveau-né et les enfants au-dessous de deux ans, et
dans celle qui frappe les nouvelles accouchées : chez ces dernières, en
effet, elle a presque toujours une extrême gravité. Mais, comme nous l'avons
vu, c'est surtout le génie épidémique qui imprime à la fièvre éruptive, son
cachet de gravité : c'est lui qui peut transformer un exanthème bénin en
un fléau terrible qui décime les populations.

Le pronostic de la scarlatine intercurrente, de celle qui se développe pendant le cours d'une autre maladie, n'est pas toujours fâcheux : sans doute,
dans la majorité des cas, elle aggrave l'affection primitive, surtout lorsque
cette affection est une des complications habituelles de l'exanthème scarlatineux, une angine, par exemple. Ainsi, chez un enfant de dix-huit mois,
atteint d'une angine laryngo-pharyngée qui paraissait simple, la fièvre
éruptive, venant à se déclarer au bout de quelques jours, changea la nature de la phlegmasie, et cinq jours après on trouvait à l'autopsie, une laryngite œdémateuse et une véritable gangrène des amygdales (observation
de M. Henry Roger, hôpital des Enfants, 1839). Mais, dans d'autres circonstances, l'action de la scarlatine sur les affections antérieures est nulle, et
même, chez certains malades, elle peut, comme celle de la rougeole, être
salutaire. Tantôt en effet, à la manière des collyres irritants dans l'ophthalmie chronique, elle ranime certaines éruptions cutanées ou certaines
phlegmasies languissantes, pour en activer ensuite la résolution ; tantôt, ce

qui est plus commun, elle agit comme dérivatif, principalement sur des névroses, et elle peut supprimer rapidement des chorées ou des coqueluches dont la guérison se faisait attendre depuis des mois. Quant à son influence sur les tubercules, nous ne la croyons pas aussi heureuse qu'on l'a prétendu récemment. A la vérité, elle crée rarement la disposition aux tubercules (bien différente en cela de l'exanthème rubéolique) ; elle ne paraît guère non plus hâter le développement de ces produits accidentels une fois formés ; mais nous ne pensons point (et notre opinion est basée sur les faits) que son génie soit opposé à la tuberculisation : si elle semble attaquer de préférence les enfants forts, elle a cela de commun avec plusieurs autres maladies, avec la fièvre typhoïde, par exemple, et les recherches nécroscopiques ne nous ont jamais démontré qu'elle eût de la tendance à guérir la dégénérescence tuberculeuse.

Anatomie pathologique. — La décomposition putride est plus prompte, dit-on, sur les cadavres des individus qui ont succombé à la scarlatine. Si, plusieurs jours après la mort, on examine la peau enflammée, on voit que l'épiderme se détache plus facilement : il s'enlève également du coccyx et des trochanters plus tôt que des autres régions par suite du décubitus dorsal prolongé. Lorsque la mort est arrivée pendant la période d'éruption, on trouve sur tous les points où elle existait des taches livides ou violacées ; quelquefois, au contraire, toute trace de l'exanthème a disparu : mais, en incisant la peau, on observe une injection plus ou moins prononcée du corps réticulaire. Le gonflement du tissu cellulaire est moins considérable que pendant la vie. D'ordinaire aussi la rougeur de la bouche et du pharynx disparaît après la mort. Quant aux amygdales, elles sont le siège des lésions qui caractérisent l'angine simple, pultacée, pseudo-membraneuse ou gangréneuse. Les organes intérieurs, le cerveau, les poumons, le foie, présentent le plus souvent, ainsi que les membranes séreuses, des traces de congestion ; mais cette injection n'est pas constante, non plus que celle des membranes muqueuses digestive et pulmonaire. Assez souvent les glandes de Brunner sont développées, et les plaques de Peyer saillantes, et même, chez certains malades, rouges et un peu ramollies. Ces altérations sont comme le diminutif de celles qui caractérisent la fièvre typhoïde. M. Chomel a parfaitement indiqué les différences qui existent dans l'éruption intestinale des deux affections. Ce boursouflement des plaques, bien qu'il ne soit ni constant ni très prononcé, n'en est pas moins remarquable par cette circonstance qu'il ne se montre point dans d'autres maladies, si ce n'est dans des cas tout à fait exceptionnels. On trouve encore, mais plus rarement, les ganglions mésentériques un peu rouges, un peu augmentés de volume, et la rate hypertrophiée et ramollie, lésions propres à la dotinenthérie ; du reste, ces caractères pour ainsi dire effacés de la fièvre typhoïde n'ont pas, comme on aurait pu le penser, de relation avec les symptômes observés pendant la vie ; on les voit manquer dans la forme *typhoïde* de la scarlatine, et se montrer parfois dans les autres variétés.

Quand le malade a succombé à l'hydropisie scarlatineuse, on constate

dans les cavités séreuses et dans les organes les altérations qui se rencontrent ordinairement avec l'hydropisie générale née sous l'influence
d'une autre cause, ainsi que les modifications habituelles du liquide exhalé.
Les lésions n'offrent ici rien de spécial, si ce n'est que l'irritation sécrétoire
est accompagnée, plus que dans toute autre hypercrinie, de traces de phlegmasie des membranes séreuses, et que les épanchements semblent em-
prunter la rapidité de leur formation au génie de la scarlatine. Les reins
sont alors fréquemment altérés : chez la plupart des sujets ils présentent les lésions particulières à la première période de la néphrite albumineuse, et, dans des cas plus rares, ceux des périodes subséquentes.

Le sang est loin d'avoir, dans la scarlatine, des caractères physiques
constants : il est épais ou séreux, noirâtre ou clair ; il est fluide ou pris en
caillots de coloration et de densité variables. Il diffère donc, par ces apparences extérieures, du sang dans la rougeole ; et cependant M. Andral a
trouvé dans les deux exanthèmes les mêmes caractères chimiques et microscopiques du liquide sanguin, c'est-à-dire conservation de la moyenne
normale de la fibrine (3 parties sur 1,000), et augmentation de la proportion ordinaire des globules (127 sur 1,000). Chez quatre malades, en effet,
il a constaté que le chiffre de la fibrine était de 3, 3 et demi, et 4 ; et chez
deux autres, celui des globules 136 et 146 (cours de la Faculté, 1841).

Étiologie. — La scarlatine est produite par un principe contagieux in-
connu dans son essence, et dont les effets ne sauraient être contestés, quoiqu'ils aient été révoqués en doute par Dewees, Tourtual, et d'autres ; du
reste, elle est moins fréquente que la rougeole et la variole : nous avons
additionné les cas de fièvres éruptives recueillis en 1838 et 1839 par
MM. H. Roger, Rilliet, Barthez et Barrier (ces observateurs prenaient note
dans les services où ils étaient internes, de *toutes* les maladies indistinctement) et nous avons trouvé un total de 427 exanthèmes, répartis de la manière suivante : variole ou varioloïde, 213, rougeoles, 267, scarlatine. 157.
Le chiffre de cette dernière est, on le voit, de beaucoup inférieur aux deux
autres. Citons d'autres faits : tandis qu'à l'hôpital des Enfants nous observons la rougeole pour ainsi dire tous les jours, il se passe quelquefois un
ou plusieurs mois sans que la scarlatine apparaisse; en 1838, dans les
salles destinées aux filles, trois cas seulement se présentèrent pendant tout
le semestre d'été ; et, dans le trimestre d'avril à juillet 1843, on en constata dans les salles des garçons que deux exemples, et qu'un seul dans la
division des filles. Dans des familles nombreuses, nous avons vu, plus souvent que pour la rougeole, un seul enfant être atteint sans que les autres
prissent la maladie ; Jos. Frank a fait la même observation ; enfin on a calculé que la scarlatine ne sévissait que sur un quart ou sur un tiers de la
population, mais nous ne savons sur quelles bases cette évaluation repose.

D'un autre côté, l'action infectante du virus scarlatineux semble assez
rapide : nous avons vu des enfants être atteints après avoir été deux jours
seulement exposés à la contagion ; des faits semblables existent dans la

science. A l'hôpital, lorsque des cas de scarlatine se sont manifestés, les autres enfants qui doivent prendre la maladie la contractent au bout de peu de jours, et la plupart avant la fin du second septénaire ; de sorte que l'infection serait ici plus prompte que dans la rougeole. L'incubation, qui, d'après Jos. Frank, ne serait que de cinq jours, nous a paru avoir, dans la majorité des cas, de trois à sept jours de durée. — A quelle période la contagion est-elle le plus à craindre, et jusqu'à quelle époque la maladie est-elle susceptible de communication ? c'est ce qu'on ne sait point d'une manière positive ; toutefois, le fait suivant que nous avons observé prouve que la propriété contagieuse de la scarlatine n'est pas toujours éteinte après plus d'un mois : dans une famille composée de quatre enfants, l'un d'eux fut pris de scarlatine, et dès l'instant même isolé des autres ; au bout de trois semaines, dans la convalescence, il prit sept à huit bains, puis il retourna auprès de ses frères, et bientôt après ceux-ci furent atteints à leur tour. Il semblerait aussi que le virus scarlatineux peut conserver sa puissance beaucoup plus longtemps, et être transporté à d'assez grandes distances, si l'on doit ajouter foi à l'observation du docteur Hildenbrand : « Un habit noir que j'avais en visitant une malade attaquée de scarlatine, dit-il, et que je portai de Vienne en Podolie sans l'avoir mis depuis plus d'un an et demi, me communiqua, dès que je fus arrivé, cette maladie contagieuse, que je répandis ensuite dans cette province, où elle était jusqu'alors presque inconnue. » N'est-il pas plus probable que, dans ce cas, la scarlatine s'est développée d'une manière spontanée, comme elle peut naître en effet ? Plusieurs observations, et, entre autres, celle de Thomassen, dans laquelle l'exanthème se manifesta immédiatement après un bain de rivière très froid, démontrent la possibilité de cette origine (Fraenkel, *loc. cit.*, p. 517).

La scarlatine se montre dans toutes les saisons : la comparaison des épidémies prouve néanmoins qu'elle débute plus souvent au printemps ou en été, plus rarement en automne, et presque jamais en hiver. Si Withering a observé qu'elle s'amendait sous l'influence d'un froid rigoureux, Jos. Frank l'a vue continuer à Wilna par un froid de 25° à 30° centigr. Ce dernier, qui a pratiqué la médecine en Russie, en Allemagne et en Italie, nie qu'elle soit plus grave dans les contrées septentrionales.

Les auteurs qui ont prétendu que la maladie était plus fréquente chez les femmes nous semblent avoir tort, comme ceux qui ont avancé qu'elle était plus commune parmi les hommes : les affections contagieuses ne nous paraissent pas, sauf exceptions, avoir de préférences. — Aucune âge n'est à l'abri de la scarlatine : le docteur Potier nous a communiqué l'observation d'un enfant nouveau-né, dont la mère fut, le lendemain de l'accouchement, prise de cet exanthème, avec complication de gangrène de la jambe droite ; l'enfant, isolé immédiatement du sein maternel, n'en contracta pas moins la maladie, qui fut très intense, et qu'il supporta fort bien, tandis que la mère mourait le quinzième jour. Les vieillards sont rarement atteints (nous n'avons pas observé d'exemples de scarlatine au-dessus de cinquante ans) ; les adultes le sont plus fréquemment, et plus encore les enfants, surtout dans les dix premières années.

Il est de règle que la scarlatine n'attaque point deux fois le même individu ; les récidives sont excessivement rares : Willan, sur deux mille malades, n'en observa pas un seul exemple ; mais on en trouve d'authentiques dans les auteurs. Jos. Frank en cite un (*loc. cit.*, p. 127), et M. Rayer, un second qui lui est également personnel, et qu'il constata chez un jeune homme (*Traité des mal. de la peau*, p. 210) ; le docteur Wood paraît en avoir rencontré cinq sur quarante-cinq sujets : ils sont mentionnés dans l'ouvrage de MM. Rilliet et Barthez, qui en rapportent un autre observé par eux-mêmes chez un petit phthisique (*loc. cit.*, p. 583). M. Berton rapporte qu'un jeune homme de vingt-trois ans eut deux fois la scarlatine à quatre ans de distancee : dans la première, l'éruption occupa plus spécialement la moitié inférieure du tronc et des membres abdominaux ; dans la seconde, ce fut la partie supérieure du corps, les bras et les mains (*loc. cit.*) ; le docteur Heyfelder raconte (*Studien im Gebiete der Heilwissenschaft.* 2 Bd., S. 68) avoir eu la scarlatine une première fois à l'âge de cinq ans, et avoir subi à trente-deux ans une deuxième atteinte, pendant laquelle il fut pris d'anasarque ; enfin nous avons nous-même observé quelques exemples de ces récidives, plus rares à la vérité que pour la rougeole et la variole ; bien entendu qu'on ne prendra pas pour une seconde scarlatine ce retour de l'exanthème, qui, après avoir disparu, se ranime parfois au bout de quelques jours, phénomène signalé par les anciens auteurs sous le nom de *reversio*.

Traitement. — Il n'est peut-être point d'affection aiguë pour laquelle on ait proposé et mis en usage des moyens thérapeutiques plus variés et plus opposés que pour la scarlatine, dans les cas surtout où elle a régné d'une manière épidémique. En effet, on ne saurait adopter une méthode uniforme de traitement pour une maladie dont le caractère est loin d'être toujours le même, et qui se trouve en outre si fréquemment et si diversement modifiée dans sa marche et dans ses complications.

Quoi qu'il en soit, dans la première période de la scarlatine simple, on doit se borner à l'emploi des boissons émollientes ou rafraîchissantes, en y joignant de légères frictions à la peau, des pédiluves, quelques lavements s'il est nécessaire, et la diète la plus absolue. S'il existait une réaction générale très vive, et que le sujet fût fortement constitué ou pléthorique, il ne faudrait pas hésiter à pratiquer une saignée générale ; à plus forte raison, si des phénomènes inflammatoires un peu intenses venaient à se montrer vers quelque organe important. On oppose aux convulsions des sangsues derrière les oreilles, des bains tièdes ou des révulsifs modérés sur les extrémités inférieures. Cet accident, au reste, est généralement beaucoup moins grave pendant la première période que lors de la seconde, époque à laquelle se manifestent pour l'ordinaire les symptômes les plus alarmants.

Pendant la seconde période, lorsque l'éruption marche bien, on se contente de veiller à ce que rien ne l'entrave, et l'on parvient ordinairement à les maintenir dans de justes bornes, en insistant sur les mêmes moyens à peu près que ceux conseillés dans la période précédente. On a toutefois de plus à remplir ici une indication relative à l'angine. Si elle est légère, et que rien n'annonce quelle doive prendre une grande intensité, les saignées ne sont pas nécessaires, et l'on se contente d'appliquer au tour du cou des cataplasmes émollients, de faire gargariser les enfants avec une décoction mucilagineuse, ou d'injecter doucement le même liquide au fond de la gorge. Lorsque, au contraire, l'angine est très violente, on doit recourir à l'application de sangsues au cou et au-dessous des angles des mâchoires, aux ventouses scarifiées et même à la saignée générale. La méthode antiphlogistique devrait être employée avec plus d'énergie encore si l'inflammation occupait les voies aériennes, comme on a eu occasion de l'observer dans l'épidémie qui a régné à la Maternité (Senn; *Essai sur la scarlatine puerpérale* ; thèse de Paris, 1825). Dans les cas d'angine couenneuse ou pultacée, que nous avons dit souvent coïncider avec des symptômes généraux très graves, il est en général peu utile d'employer les émissions sanguines, à moins toutefois que des indications particulières ne les réclament, ou que le gonflement des ganglions cervicaux et sous-maxillaires ne soit porté à un autre degré. Mais en pareille circonstance on se trouve bien du traitement topique tel qu'il est indiqué à l'article ANGINE COUENNEUSE, etc. Lorsque l'angine vient à revêtir le caractère gangréneux, on a proposé et mis en usage les vomitifs et les purgatifs quelquefois utiles, en effet, au début, quand aucune lésion phlegmasique de l'estomac et des intestins ne les contre-indique pas. Plus tard on en vient aux toniques administrés à l'intérieur et à l'extérieur. Willan et le docteur Dewees parlent avec éloge d'une décoction de poivre de Cayenne, seule ou mêlée à une décoction de kina, employée alors comme gargarisme La liqueur de Labarraque, plus ou moins étendue, pourrait aussi servir en gargarismes, en injections, et pour imbiber un petit pinceau de charpie avec lequel on irait toucher les parties malades. Les complications de bronchite, de pneumonie, de pleurésie, d'entérite, etc., devront être combattues énergiqnement et comme s'il n'existait point d'éruption cutanée : nous en dirons autant des phlegmasies qui occuperaient les méninges ou le cerveau.

Avant de passer au traitement qui convient dans la troisième période, il ne sera pas inutile de parler de la manière dont les médecins anglais se conduisent ordinairement dans la seconde, toutes les fois que l'angine est assez forte, que la chaleur et la sécheresse de la peau sont opiniâtres, en un mot, qu'il existe des signes d'une violente excitation générale. En pareille circonstance, dit Bateman, l'expérience s'est prononcée en faveur des purgatifs modérés et du régime rafraîchissant employé tant à l'intérieur, qu'à l'extérieur. Le calomel à petite dose, seul ou combiné au jalap ou à la rhubarbe, est le *laxatif* qu'il a adopté de préférence, d'après Hamilton. Jamais il n'a vu d'effets nuisibles résulter de l'admsnistration de ces moyens, sous l'influence desquels, au contraire, la scarlatine parcourt ordinairement ses périodes d'une manière régulière, quelque considérable que soit l'angine.

Bateman *(Synop. of cut. dis.*, 1824, p. 78) conseille les affusions froides
dans tous les cas ; mais à cause des craintes qu'elles inspirent aux malades,
et surtout aux parents, il se contente ordinairement, à moins d'indications
urgentes, d'employer l'eau froide, simple ou vinaigrée, en lotions sur diverses parties du corps, et principalement sur les membres supérieurs, la face
et le tronc. Il recommande, en outre, les boissons et les gargarismes froids
et acidulés. Les purgatifs nous semblent en général contre-indiqués pendant
la période d'éruption ; on pourrait toutefois peut-être y avoir recours dans
les cas de constipation opiniâtre ou d'embarras intestinal sans inflammation.
Quant aux affusions et aux lotions froides, leur emploi, dirigé avec circonspection et discernement, nous paraît, en effet, un des moyens thérapeutiques les plus efficaces.

La scarlatine maligne ou ataxique est quelquefois, comme nous l'avons
dit, sous la dépendance d'un état général, sans lésion appréciable des centres
nerveux. Ce cas est des plus graves ; à moins d'une réaction générale très
vive, il est rarement utile de tirer du sang, et l'on s'en tient ordinairement
aux bains tièdes, sous-tièdes ou presque frais, et aux révulsifs sur les extrémités inférieures. Nous nous sommes servis aussi quelquefois, avec les
avantages les plus marqués, des affusions froides ou des simples lotions
d'eau fraîche : moyen fort efficace encore dans les congestions et inflammations cérébrales. Le plus grand danger accompagne ordinairement la scarlatine qui se présente avec la forme typhoïde adynamique. Quelquefois,
dès le début de l'éruption, il existe une prostration excessive, l'efflorescence
est pâle ou violacée, le pouls est à peine sensible ou bien il conserve
encore un certain degré de développmecnt, et les malades sont tourmentés de
nausées fréquentes ou de vomissements, qui ne paraissent pas tenir à l'inflammation de l'estomac, comme l'a démontré l'ouverture de plusieurs individus qui ont succombé à cette variété de scarlatine. Les saignées, dans ce
cas, ne nous ont jamais paru avantageuses ; dans une circonstance semblable
en particulier, où les vomissements avaient engagé à revenir à l'application
de sangsues à l'épigastre, les symptômes allèrent en augmentant, et, deux
heures après, l'enfant avait cessé d'exister. Les dérivatifs extérieurs et les
toniques à l'intérieur nous semblent en pareil cas les seuls moyens convenables. Lorsque la variole vient compliquer la scarlatine, c'est de la première qu'il faut surtout s'occuper : les bains tièdes et le boissons acidulées
nous ont assez bien réussi dans quelques cas. C'est dans les mêmes circonstances qu'on a vanté à bon droit l'administration du carbonate d'ammoniaque
continuée tant que dure le danger ; on le donne à doses variables, suivant
l'âge du sujet. Le docteur Rieken indique la composition suivante comme
la meilleure : Carbonate d'ammoniaque, huit grammes ; faire dissoudre dans
180 grammes, d'eau distillée ; ajouter sirop de guimauve, 30 grammes, toutes
les deux heures ou toutes les trois heures, suivant l'urgence, une cuillerée
à soupe ou à café *(loc. cit.*, p. 110).

MM. Brathwite et Durr ont donné, dit-on, avec succès et dans toutes les
périodes de la scarlatine, le chlore à la dose de 1 à 2 gros pour 8 onces

d'eau. Nous ne l'avons jamais essayé, mais nous ne doutons pas qu'il **puisse** être employé avantageusement. Si la scarlatine vient à disparaître prématurément, et qu'on puisse l'attribuer au développement d'une inflammation pulmonaire ou autre, le meilleur moyen de la rappeler serait de combattre franchement la phlegmasie interne. On devrait, au contraire, favoriser le retour de l'éruption à l'aide des bains tièdes, des rubéfiants, et surtout de l'urtication, si l'impression d'un air froid l'avait fait disparaître.

Dans la troisième période, si la maladie est simple, on voit bientôt s'établir la convalescence, malgré la rougeur très vive qui persiste à la langue. Les frictions douces à la peau et les bains tièdes, aidés d'un régime simple, constituent les seuls moyens thérapeutiques à mettre en usage ; un léger laxatif convient aussi quelquefois alors. C'est pendant la convalescence qu'il faut surtout se prémunir contre l'impression du froid et de l'humidité. Vieusseux, Méglin, et quelques autres médecins qui ont vu se développer à cette époque des accidents consécutifs très graves, conseillent de ne laisser sortir les malades qu'au bout de six semaines au moins, en hiver. On conçoit, en effet, qu'une telle réclusion, trop sévère pour l'été et les pays tempérés, puisse être utile dans les saisons froides et dans les climats humides. Si, malgré ces précautions, ou parce qu'on ne les a pas prises, l'anasarque vient à se manifester, il faut examiner avec soin s'il n'existe pas d'inflammation interne à laquelle on puisse rattacher cet accident. On doit aussi tenir compte de l'état des forces, car chez un certain nombre d'individus robustes et sanguins, on a vu assez souvent l'infiltration disparaître sous l'influence du régime antiphlogistique et des saignées. On trouve des cas de ce genre dans Van Swieten, Stoll, Frank ; et Méglin en cite plusieurs dans son mémoire sur l'anasarque à la suite de la scarlatine. Plus fréquemment, cependant, c'est par les purgatifs, les diurétiques et les diaphorétiques, qu'on parvient à faire cesser cet accident. Ceux qu'on choisit de préférence sont le calomel, l'huile de ricin, le nitrate de potasse, l'oxymel scillitique, la digitale pourprée, le vin amer et diurétique, les fumigations sèches et les bains de vapeur. Dans les cas d'amaurose subite, on a quelquefois obtenu d'heureux résultats de l'application d'un large vésicatoire à la nuque, en même temps qu'on administrait à l'intérieur des purgatifs. Quant aux autres phénomènes consécutifs, ce sont autant de maladies qu'il faut combattre sans s'embarrasser de l'éruption à laquelle elles succèdent.

Prophylaxie de la scarlatine. — Différents moyens ont été proposés, dans certaines épidémies meurtrières surtout, pour préserver de la scarlatine les individus qui n'en avaient pas encore été atteints. C'est dans ce but que la belladone a été conseillée par le docteur Hahnemann. Vo'ci la solution qu'il administre pour obtenir cet effet : Extrait de belladone, 2 grains, eau, 1 livre ; deux ou trois cuillerées de ce mélange doivent être prises tous les jours. La petite quantité de matière active que reçoit chaque individu ne paraissant pas assez considérable pour produire l'effet désiré, le docteur Berndt conseille de faire dissoudre 10 centigr. d'extrait de belladone dans 30 grammes d'eau de cannelle, et de donner chaque jour, pendant toute la durée de l'épidémie, deux gouttes de cette liqueur, matin et soir, aux enfants d'un an, et aux enfants plus âgés une à deux gouttes de plus qu'ils ont d'années, jusqu'à douze gouttes, maximum de la dose. Dans une épidémie qui dura trois ans, et sur cent quatre-vingt-quinze individus exposés à la contagion, quatorze seulement, dit ce médecin, en furent affectés, et n'offrirent, d'ailleurs, que des symptômes peu graves. Quelle que soit, dit-il, la manière dont la belladone agit en pareil cas, il demeure néanmoins constant qu'elle affecte, comme les miasmes de la scarlatine, surtout et spécifiquement la gorge, ainsi que la peau sur laquelle apparaît une légère efflorescence rosée. Des résultats analogues, et peut-être même plus décisifs, ont été obtenus par MM Muhrbeck, Behr, Benedix, Hufeland, Sœmmering, Méglin, Koreff, etc., et plus récemment par M. le docteur Lemercier, dans une épidémie qui régna à Mayenne et dans les environs. Ces expériences méritent, sans contredit, d'être continuées ; mais il faut avouer qu'elles ne deviendront tout à fait concluantes que du moment où l'on sera parvenu à inoculer la scarlatine ; et Petit-Radel, comme, dans ces derniers temps, M. Miquel d'Amboise (*Lancette française*, t. VIII, 1834), ne nous semblent pas avoir réussi dans leurs essais d'inoculation.

Il est encore un préservatif de la scarlatine, qui paraît avoir été employé avec de grands avantages par plusieurs médecins de Groningue, et en particulier par le professeur Thomassen à Thueissink. Ce préservatif n'est pas autre chose que la combinaison du soufre doré d'antimoine avec le mercure doux. De quelques centaines d'individus qui en firent usage, dit ce médecin dans un mémoire qu'il a publié en 1808 sur la prophylaxie de la scarlatine, aucun n'a contracté la maladie, qui était alors des plus graves et des plus contagieuses. La dose pour les enfants de deux à quatre ans était d'un seizième ou d'un huitième de grain de calomel, uni à autant de soufre doré d'antimoine, et mêlé à peu de sucre ou de magnésie ; on la répétait de une à quatre fois par jour. Quand la maladie s'était déjà déclarée dans une maison, M. Thomassen portait quelquefois la dose du calomel jusqu'à $1/4$ ou $1/2$ grain. Aux individus plus âgés, on donnait une poudre composée de 1 grain de mercure doux et de 8 grains de sous-hydrosulfate sulfuré d'antimoine. Il n'en résultait ordinairement qu'une légère purgation, ou au moins des selles plus régulières. Nous ignorons si cette combinaison a été essayée par d'autres praticiens : mais nous pensons que l'isolement, lorsqu'il est praticable, est, jusqu'ici du moins, le meilleur préservatif de la scarlatine·

VARIOLE

De *vari*, boutons, bourgeons, ou peut-être de *varius*, bigarré, tacheté, à cause de l'espèce de bigarrure que présente la peau des individus affectés de variole.

Cette affection exanthématique, essentiellement contagieuse de sa nature, ne paraît pas avoir été connue des Grecs ni des Romains, et ce n'est qu'à l'aide d'interprétations forcées, ou de citations incomplètes qu'on prétend en retrouver des traces dans les ouvrages qu'ils nous ont laissés (*voy*. les citations de J. Frank, t. II, p. 160, édition de l'*Encyclop. des sciences. med.*, et les recherches de William, *An inquiry*, etc., Londres, 1821). On doit accueillir avec encore plus de doute l'assertion d'un chirurgien du Bengale, Holwell, qui affirme qu'il est fait mention de la variole dans les livres des brahmines remontant à plus de trois mille ans (Rob. Williams, *On morbid poisons*, p. 193). Prosper Alpino (1591) s'appuie, pour la faire naître d'Égypte, sur ce que toutes les maladies contagieuses viennent de ce pays, où l'abaissement des eaux du canal du Caire lui paraît une cause susceptible d'en produire le développement. Rien n'est moins fondé qu'une telle supposition, et l'on s'accorde bien plus généralement à regarder l'Arabie comme le lieu où la variole a pris naissance. Suivant un manuscrit arabe de la bibliothèque de Leyde, elle y aurait paru, pour la première fois, au siège de la Mecque, en 569, à peu près vers l'époque de la naissance de Mahomet. Portée en Égypte en 640, lors de la conquête de ce pays par le calife Omar, elle se répandit ensuite partout où les Sarrasins portèrent leurs armes. C'est ainsi qu'elle parvint en Espagne, en Sicile, à Naples et en France, d'où elle fut transmise dans le reste de l'Europe et en Amérique. Néanmoins le passage suivant, extrait de la chronique de Marius, évêque d'Avranches (*Histor. Francor. sriptor.*, t. II. — *Marii espicopi chronicon*), tendrait à faire croire que la variole s'est manifestée en Europe bien avant l'époque à laquelle on suppose qu'elle y fut introduite: *Hoc anno* (570) *morbus validus, cum profluxio ventris et variolis, Italiam Galliamque valde afflixit.* Il n'est pas facile de savoir au juste si le mot *variolis* s'applique réellement ici à l'affection connue ensuite sous cette dénomination. Quoi qu'il en soit, le premier auteur qui ait mentionné positivement la petite vérole est, d'après M. Rayer (*Malad. de la peau*, t. I, p. 550), Aaron Aharoun, qui l'a désignée (622) sous le nom de *djidri*, *variolæ* par les traducteurs latins, et Rhazès en a donné au ix° siècle une description précise, bien qu'il ait oublié de mentionner son caractère principal, la contagion.

Nosographie de la variole. — La variole est régulière ou irrégulière dans son développement. La variole régulière présente quatre périodes bien distinctes, qu'on a coutume de désigner sous le nom de période d'*incubation* d'*invasion*, d'*éruption*, et de *dessiccation*.

1° *Incubation.* — Il n'existe pas ordinairement de phénomènes généraux dans cette période, dont la durée est variable : comme on ignore le plus souvent le moment précis de l'inoculation purulente du virus variolique, les occasions d'apprécier cette durée d'une manière exacte ne sont pas communes ; mais en jugeant par analogie, d'après ce qui arrive dans l'*inoculation artificielle*, on peut la fixer à environ neuf jours pour la plupart des cas. Toutefois, on a vu l'incubation n'être que de quatre à cinq jours, de même qu'elle s'est prolongée, dans quelques circonstances, jusqu'au quinzième, vingtième ou même vingt-troitième (Williams, *loc. cit.*, p. 214).

2° *Invasion.* — Cette période est marquée par des frissons suivis de chaleur, avec disposition à la sueur ou sécheresse de la peau et grande accélération du pouls, par des lassitudes, des douleurs dans les membres, à l'épigastre, dans le dos et surtout dans les lombes, par des nausées et des vomissements, par de la céphalalgie, de l'assoupissement avec réveils en sursaut ou de de l'insomnie. La face est animée, vultueuse ; dans certains cas il y a du coryza, du larmoiement, de l'éternuement même : dans d'autres, de l'agitation, des mouvements convulsifs, bornés aux lèvres et aux autres muscles de la face ou étendus au reste du corps ; dans d'autres encore, de la dyspnée, une anxiété et une inquiétude inexprimable. Le début de la variole est parfois annoncé par un violent délire ou des convulsions, ou par des vomissements abondants et répétés, et ces symptômes peuvent en imposer pour une méningite ou une phlegmasie de l'estomac. Ces prodromes, après avoir persisté avec une intensité variable pendant deux, trois ou quatre jours, cessent ordinairement au moment où l'éruption vient à paraître ; quelquefois ils se prolongent beaucoup plus longtemps : nous les avons vus durer près de quinze à vingt jours. Dans ce cas même, ne songeant pas à la variole, parce que l'enfant portait des traces évidentes de vaccine, et comme il existait de la fièvre, de l'assoupissement et des vomissements, nous avions cru d'abord à l'imminence d'une inflammation vers le cerveau : nous eûmes recours aux antiphlogistiques. Mais les symptômes persistant, l'idée d'une petite vérole nous vint enfin ; quelques excitants furent employés, et bientôt parut une éruption variolique qui se termina d'une manière favorable.

Parmi les phénomènes précurseurs de la variole, quelques-uns ont fixé l'attention des praticiens. C'est ainsi que Rhazès a regardé la douleur dorsale, Rosen le larmoiement de l'œil gauche, et Sydenham les convulsions, comme des préludes en quelque sorte pathognomoniques de la variole, chez des individus qui n'auraient pas encore été affectés de cet exanthème. Mais ces divers symptômes sont loin de mériter la confiance que leur ont accordée ces auteurs : ils ne sauraient, ni pour le degré de leur fréquence, ni surtout par leur importance sémiotique, être comparés aux vomissements et aux douleurs lombaires. Dans un certain nombre de circonstances, il n'existe aucune espèce de prodromes, et le développement des pustules constitue le premier symptôme de la maladie : c'est ce qu'on observe le plus souvent dans les varioles secondaires.

3° *Éruption.* — Elle commence ordinairement, du deuxième au troisième jour de l'invasion, sous la forme de petites taches ou de petits points rouges, qui bientôt présentent une légère convexité. Ils paraissent d'abord sur le menton, autour des lèvres, puis au front et aux joues, d'où ils s'étendent au col, au tronc et aux extrémités inférieures. Quelquefois les parties génitales sont les premières sur lesquelles se développent les pustules (surtout chez les très jeunes enfants) ; d'autres fois, c'est sur la partie inférieure des reins et sur les fesses qu'on en observe les premières traces. Souvent aussi, quand il existe un vésicatoire ou quelques ulcérations à la peau, c'est à leur pourtour que se présente d'abord l'éruption. Ces petites taches, d'ordinaire très nombreuses à la face et discrètes sur l'abdomen, s'élèvent peu à peu au-dessus du niveau de la peu, et dès le lendemain ou le surlendemain, on aperçoit sur le sommet de chacune d'elles un point transparent qui se transforme en une vésicule superficielle et plate, dans laquelle s'accumule un fluide d'abord séreux et incolore, puis trouble et d'un blanc jaunâtre.

On observe alors simultanément des pustules développées sur les membranes muqueuses de la bouche, du pharynx, des paupières, de l'œil, et même du prépuce ou de la vulve. Ces pustules se présentent sous la forme de petites taches blanchâtres et circulaires. Elles offrent ordinairement une petite dépression au centre, qui cependant n'existe pas toujours ; celles de la conjonctive sont beaucoup moins saillantes que toutes les autres. Pendant trois à quatre jours, les pustules de la peau continuent à se développer, elles s'arrondissent, deviennent dures au toucher, et leur centre offre une *dépression ombilicale* bien plus prononcée que celle des pustules de la vaccine. Comme ces dernières, elles sont environnées d'un cercle rougeâtre assez étendu. Du quatrième au septième jour, les pustules prennent une forme hémisphérique, le pus qu'elles contiennent devient plus consistant, et l'aréole inflammatoire qui les entoure se dessine davantage. En même temps le tissu cellulaire sous-cutané se tuméfie ; le gonflement occupe d'abord la face, où il est surtout très marqué aux paupièrees et aux lèvres. Au huitième jour, l'éruption a ordinairement acquis son summum d'intensité, et l'on voit alors la tuméfaction se manifester aux mains et aux parties génitales.

Les phénomènes fébriles qui ont précédé l'éruption de la variole cessent communément ou diminuent au moins, lorsqu'elle est achevée ; mais ils reparaissent en général du huitième au dixième jour. C'est à cette époque ou un peu avant, qu'on observe la fièvre secondaire appelée *fièvre de suppuration.* D'ordinaire on voit survenir, du septième au huitième jour, une salivation qui dépend de la quantité des pustules développées dans la bouche, et qu'on a prétendu d'autres fois exister sans cette circonstance. Cet appareil de symptômes s'éteint d'ailleurs par degrés au bout de quelques jours. C'est lors de la fièvre secondaire, que se montrent parfois la diarrhée, la toux, le délire et les complications graves de la variole. La température animale suit ces alternatives de l'état fébrile: en général élevée, marquant au thermomètre, dans certains cas où l'exanthème est confluent, 40° ou 41° c., et en moyenne 39°,06 chez les adultes (Andral), 38°,75 chez les enfants (H. Roger, *Arch. gén. de méd.*, 1844, t. vi, p. 139), elle est à son maximum au début, puis elle baisse momentanément, pour remonter ensuite, du cinquième au neuvième jour de l'éruption.

4° *Dessiccation.* — Cette période commence habituellement du dixième au douzième jour. La tuméfaction de la face diminue, et l'on aperçoit, sur un certain nombre des pustules qui recouvrent cette partie, un point noirâtre qui remplace la dépression centrale, et par lequel la dessiccation se fait d'abord : quelquefois au contraire toute la surface de la pustule se dessèche en même temps. D'autres pustules se fendent et laissent suinter une partie de la matière qu'elles contiennent ; cette matière se durcit et forme une croûte jaune, rugueuse, qui brunit avant de se détacher. La chute des croûtes a lieu du quinzième au vingt-cinquième jour, quelquefois plus tôt, d'autres fois plus tardivement.

Les pustules des membres et du tronc offrent absolument la même succession de phénomènes que celles du visage, mais quelques jours plus tard. L'existence antécédente d'une inflammation dans le tissu où les pustules se développent peut quelquefois en accélérer la marche. Ainsi, comme le remarque M. Rayer, lorsque les individus affectés de psoriasis, de lichen ou d'eczéma chroniques, sont atteints de variole, les pustules qui naissent sur les points déjà enflammés ont ordinairement parcouru toutes leurs périodes en huit jours ; elles se rapprochent alors de celles des membranes muqueuses, qui se terminent presque toujours de très bonne heure, et à peu près constamment par résolution : les taches d'un rouge brun qui persistent sur la peau après la chute des croûtes sont dans quelques circonstances le siège d'une desquamation furfuracée.

Caractères anatomiques des pustules varioliques, et examen cadavérique. — Si l'on examine attentivement une pustule variolique bien ombiliquée, au commencement de la période de suppuration, on trouve que la dépression centrale est produite par un petit filament cellulaire dont l'extrémité supérieure répond à l'épiderme, tandis que l'extrémité inférieure adhère à une espèce de disque plus ou moins épais du derme d'où part une fausse membrane qui recouvre toute la face interne de l'épiderme qui constitue la pustule. Vers la fin de la période de suppuration, on ne trouve plus cette petite bride qui s'est rompue par suite de la distension de la pustule. Au-dessous de la fausse membrane existe le derme lui-même plus ou moins rouge ou violacé, et quelquefois même assez profondément érodé ou ulcéré.

Suivant Cotugno, lorsqu'on incise verticalement les pustules varioliques, de manière à les partager en deux segments égaux, on distingue en procédant de hors en dedans : 1° une ligne blanchâtre formée par l'épiderme épaissi ; 2° au-dessous, une couche purulente ; 3° plus inférieurement, une ligne rougeâtre formée par le corps réticulaire enflammé ; 4° au-dessus, le corium non altéré ; 5° enfin, au centre même des pustules, un petit corps blanchâtre dont l'extrémité supérieure filiforme s'implante au milieu de l'ombilic, tandis que l'inférieure est renflée et adhérente au corps réticulaire enflammé. Cette disposition, que Cotugno donne comme constante, offre quelques exceptions ; en effet, M. Rayer dit avoir vu des pustules qui présentaient jusqu'à trois de ces petits corps filamenteux : un central plus court, deux excentriques et plus allongés, tandis que d'autres, quoique également ombiliquées, n'en offraient aucun. Nous avons retrouvé les mêmes variétés que M. Rayer, dans les brides ; mais la fausse membrane sous-épidermique nous a paru centrale. Quant à la nature de ce corps filamenteux, les uns l'ont regardé comme un des conduits excréteurs de la peau, les autres comme un follicule pileux, parce qu'il est renflé à son extrémité profonde, et qu'il est quelquefois traversé par un poil. Enfin on a supposé aussi que ce petit corps n'était qu'une papille du derme, laquelle avait acquis plus de volume par suite de l'inflammation de la peau.

Suivant M. Gendrin, la peau couverte de pustules varioliques se putréfie beaucoup plus promptement que la peau saine. Dès la fin du premier mois de macération, elle est réduite en putrilage à sa surface externe ; et avant la fin du deuxième, toute son épaisseur est dans le même état. Il faut, dit M. Gendrin, avoir injecté avec soin des cadavres d'individus morts de la variole, pour concevoir avec quelle prodigieuse facilité on parvient à colorer toute la peau, tant ses capillaires sont devenus perméables. Les pustules, au contraire, et la portion cutanée qui les entoure immédiatement, et qui est sur le cadavre d'un rouge brunâtre, ne se laissent pas pénétrer par l'injection : il semble que du sang noirâtre soit incorporé dans ce tissu, et que tous ses vaisseaux soient oblitérés ou détruits car sa couleur rougeâtre est uniforme et l'aréole rouge qui entoure les pustules pendant la vie, et qui disparaît presque complètement à la mort, se dessine parfaitement par les injections avec la térébenthine colorée. Quand on injecte avec du mercure, il se forme de petits épanchements de métal autour et dans la cavité des pustules ; mais aucun vaisseau ne paraît pénétré dans cet endroit par le métal.

On rencontre habituellement des pustules sur la membrane muqueuse buccale et pharyngieuse ; mais jamais on ne retrouve de liquide purulent au-dessous de l'épithélium, elles se terminent constamment par résolution. Dans les intervalles de ces pustules, la membrane est ordinairement fort injectée. Presque constamment aussi, dans les varioles très graves, l'intérieur du larynx et parfois même la trachée-artère et les bronches principales, jusqu'aux divisions de troisième ordre, sont parsemés de petites taches blanchâtres ou grisâtres oblongues ou arrondies, isolées ou confluentes : les unes plus pâles et légèrement déprimées au centre, où manque l'épithélium ; les autres n'offrant aucune dépression centrale, et ayant tout à fait l'apparence de vésicules transparentes et surtout lorsqu'on les examine à la loupe. Cette altération pénètre presque toute l'épaisseur de la membrane muqueuse, qui est d'ailleurs plus ou moins rouge dans tous les points où ces sortes de pustules n'existent pas.

Des pustules analogues se voient dans quelques circontances dans l'œsophage : quelques auteurs ont prétendu en avoir trouvé jusque dans l'estomac et dans l'intestin ; ¡mais nous pensons qu'ils ont pris pour des pustules les follicules de Bruner augmentés de nombre et de volume. Cotugno dit en avoir vu de bien caractérisées sur le rectum, dans un prolapsus de cette portion de l'intestin. Ce fait se conçoit facilement : la membrane muqueuse du rectum se rapproche de la peau par sa structure, et par conséquent le développement de pustules est possible sur cette partie inférieure du canal digestif, comme on le constate à la partie supérieure,

Quant aux *varioles internes* qui auraient été vues sur les poumons ou le cerveau, mais qu'ont niées Haller, Cotugno, Frank, etc., une observation exacte a fait justice de leur prétendue existence : encore dans ces derniers temps, le docteur Petzholdt, de Leipsick, qui a publié des recherches intéressantes sur les pustules de la variole (*Arch. gén. de méd.*, t. II, p. 314, 1838), a décrit « dans le péritoine de la rate et du foie, des taches blanches de forme variable, circulaires ou ovales, opaques et semblables à des portions de tissu cellulaire remplies d'une matière blanche ». Ceux qui ont eu occasion d'étudier la péritonite tuberculeuse chez les enfants reconnaîtront dans ces boutons blancs et denses dont parle le docteur Petzholdt, non pas une éruption variolique, mais des plaques de matière tuberculeuse.

Des observateurs ont signalé comme fréquente dans la variole (Tanchou, *Journal complémentaire*, t. xxviii, p. 90, novembre 1825) l'inflammation de la membrane interne des artères, ; il est très ordinaire en effet d'observer de la rougeur dans les grosses artères, et même dans les veines, sur les cadavres des variolés ; mais dans ce cas, comme dans toutes les fièvres graves, cette rougeur, ordinairement livide, n'est qu'un effet cadavérique ; elle est le résultat de l'état particulier des fluides et des solides ; on l'observe plus particulièrement dans les grandes chaleurs, et elle est d'autant plus prononcée qu'il s'est écoulé un plus long intervalle entre l'époque de la nécroscopie et celle de la mort. Toutes les autres lésions pathologiques qu'on observe sur les individus qui ont succombé à la variole sont dues à des complications, et n'appartiennent pas, à proprement dire, à la maladie elle-même. Plusieurs fois il nous est arrivé, à l'ouverture cadavérique, de ne rien rencontrer pour expliquer la mort, que les traces d'une éruption cutanée des plus confluentes.

Ajoutons que le sang trouvé dans les vaisseaux et dans le cœur est, comme dans les autres pyrexies, le plus souvent noirâtre, peu consistant et rarement pris en caillots. Ces caractères correspondent à des altérations analogues que ce sang présente pendant la vie : ainsi, dans les cas ordinaires, le liquide sanguin tiré de la veine n'offre pas à l'analyse d'augmentation de

fibrine ; la couenne, formée seulement dans certaines varioles très confluentes, est très molle, gélatineuse, et quelque épaisseur qu'elle semble
avoir d'abord, on la transforme rapidement en une pellicule assez mince,
en chassant, par la pression, la grande quantité de sérosité qui l'infiltre
(Andral, *Hématologie pathologique*, p. 67). Bien plus, dans les varioles
adynamiques, dans celles surtout dont les pustules se remplissent de sang,
la proportion de fibrine a diminué, et elle est au-dessous de la moyenne
physiologique.

Variole irrégulière. — La variole irrégulière offre un grand nombre de
variétés : les unes sont relatives à l'éruption, et les autres dépendent des
symptômes généraux qui l'accompagnent, et des complications. Relativement à l'éruption, on distingue la variole en *discrète* et en *confluente*, suivant que les pustules sont rares et isolées, ou très nombreuses et rapprochées
les unes des autres, ou même tout à fait confondues. Cette distinction,
admise par tous les auteurs qui ont écrit sur la variole, n'est pas sans importance sous le rapport du pronostic ; il est à remarquer que c'est moins
d'après le nombre des pustules qui existent sur le tronc et les membres,
qu'en raison de celles de la face, qu'on distingue surtout ces deux variétés.

Dans la variole *confluente*, les phénomènes sont ordinairement beaucoup
plus graves que dans la variole discrète : le développement de l'éruption
est quelquefois plus précoce ; les pustules sont aplaties, peu élevées au-
dessus du niveau de la peau, et semblent se confondre toutes par leur rapprochement en une sorte de pellicule commune, agglutinée à la face. Le
gonflement de cette partie survient plus tôt, et il est plus considérable ; il
commence en général à diminuer vers le dixième jour, époque à laquelle
les pustules sont remplies d'un liquide blanchâtre ou brunâtre, quelquefois sanguinolent, qui s'écoule à leur rupture, et se convertit en croûtes
brunes ou noirâtres ; de larges lambeaux d'épiderme soulevés par du pus
se détachent, et tout le corps exhale une odeur d'une fétidité repoussante
et presque cadavérique. Bien plus fréquemment que dans la variole discrète, l'éruption s'étend aux membranes muqueuses, et principalement à
celle du larynx et de la trachée-artère ; l'inflammation qui en résulte est
presque toujours funeste. Elle détermine une toux sèche, aiguë, douloureuse et déchirante dans le trajet des parties affectées ; la voix est enrouée,
éteinte, et souvent on pourrait alors croire à l'existence du croup. Il est
fort rare que la desquamation soit complète avant le vingt-cinquième ou
le trentième jour. Quant aux symptômes généraux, ils offrent toujours
aussi dans cette variété une intensité beaucoup plus grande. La salivation
chez les adultes est si fréquente, que Sydenham prétend que, dans le grand
nombre d'individus variolés qu'il eut occasion de voir, elle manqua chez
un seul ; souvent elle est accompagnée de dysphagie ; il est également fort
rare, chez les enfants au moins, qu'il n'existe pas de la diarrhée et un assoupissement plus ou moins marqué. Ordinairement il survient chaque nuit
un redoublement fébrile très intense, accompagné de délire.

Quelques praticiens désignent sous le nom de *variole cohérente* celle qui tient le milieu entre la variole discrète et la précédente. On'a nommé *variole cristalline* celle dont les pustules sont remplies d'un liquide demi-opaque ou presque transparent ; *verruqueuse* ou *cornée*, celle dans laquelle les pustules se durcissent et se dessèchent sans se rompre ; *pemphigoïde*, celle dont les pustules sont très larges, et ressemblent aux bulles du pemphigus, jusqu'au huitième ou dixième jour, où elles se dépriment et deviennent purulentes. La dessication des pustules s'opère au reste assez peu régulièrement ; dans quelques-unes la matière reste fluide jusqu'à la fin, l'épiderme se ramollit, se crève et laisse échapper le pus sans qu'il y ait pour ainsi dire formation de croûte et excavation à la peau. On a appelé *varioles sanguines* (*variolæ nigræ*, Sydenham) celles dont les pustules contiennent du sang, ou du moins un liquide sanguinolent. Dans quelques circonstances, il n'y a ni desquamation ni croûtes ; les pustules varioliques se vident dans l'espace de trente-six à soixante heures, par suite de la résorption du pus, et laissent à peine de cicatrices : ce phénomène peut se passer sans qu'il survienne aucune espèce d'inconvénient ; mais le plus souvent il coïncide avec des accidents graves.

Quant à ce qui est des affections désignées sous les noms de *variolettes*, *petites véroles bâtardes*, *fausses varioles*, etc., elles sont très nombreuses, et ne nous semblent être que de simples variétés d'un même genre de maladies, c'est-à-dire de la variole discrète et bénigne. Nous en dirons autant de la *varioloïde*, dénomination qu'on assigne d'ordinaire à la variole qui se manifeste chez des sujets préalablement vaccinés, ou qui déjà ont été atteints une première fois de la variole naturelle ou inoculée. C'est à tort, suivant nous, que l'on voudrait faire de cette variété une affection particulière. D'après quelques auteurs, la varioloïde différerait de la variole par l'irrégularité de sa marche, l'inconstance de ses symptômes, le mode d'apparition des pustules qui a lieu par masses successives, occupant d'abord les extrémités, puis le tronc, puis la face ; par l'imperfection de la suppuration, la promptitude de la dessication et l'absence de fièvre secondaire. Aucun de ces caractères n'est constant dans la varioloïde, puisque, dans quelques cas, cette maladie marche avec la plus grande régularité, et que la variole elle-même est sujette à des modifications infinies, suivant les dispositions individuelles. Ne voit-on pas en effet chez quelques malades les phénomènes qui la précèdent être si légers qu'ils sont presque inaperçus, tandis que chez d'autres ils offrent une violence extrême, et tout à fait disproportionnée avec le nombre des pustules. Le nombre des pustules varie d'ailleurs dans la variole la plus régulière suivant les individus, depuis quelques-unes jusqu'à des milliers. Chez telle personne, les pustules ombiliquées sont mêlées à d'autres qui restent conoïdes ou globuleuses ; chez telle autre, elles sont entremêlées de vésicules. La fièvre secondaire, qui survient du huitième au neuvième ou dixième jour, manque quelquefois tout à fait. Ces différences, provenant de l'action d'une même contagion, et qui ont été notées par les observateurs de variole épidémique, ne tiennent-elles pas à ce que la forme de la maladie dépend plutôt du corps qui la reçoit que de celui qui la donne, comme sembleraient le prouver les exemples de variole confluente produite par la contagion d'une variole discrète et bénigne, et *vice versa*.

Il est maintenant hors de doute que la contagion variolique peut atteindre, très rarement il est vrai, les personnes variolées, inoculées ou vaccinées, et déterminer chez elles ou une variole parfaitement régulière, ou une maladie qui ne diffère pas en général de la variole primitive par des traits essenliels et par des différences profondément tranchées et constantes. En effet, si les symptômes précurseurs ont alors, dans l'immense majorité des cas, une intensité moindre, si l'éruption reste assez discrète, si un moins grand nombre de pustules présentent l'omhilic, et, dans leur intérieur, le disque pseudomembraneux ; d'autres fois, au contraire, les prodromes ont tout autant de violence et de gravité que dans la variole la plus franche, l'éruption a la même confluence et des caractères indentiques, de sorte que le diagnostic entre les deux affections devient impossible avant l'époque de la dessication : dans la variole même discrète, la dessication ne commence pas avant le huitième jour, les pustules desséchées ne se détachent que du vingtième au trentième jour, tandis que dans la varioloïde, la dessiccation commence dès le quatrième ou cinquième jour, la fièvre secondaire manque, et les croûtes tombent du douzième au quatorzième jour. En résumé la distinction entre les varioles régulières survenant d'une manière primitive chez des individus non vaccinés, et la varioloïde ou les varioles irrégulières qui se développent dans des conditions inverses, est souvent presque insensible et impossible même dans les premiers jours. Du reste, parmi les individus variolés ou vaccinés qui s'exposent à la contagion, on a cru remarquer que les premiers échappent plutôt que les seconds à l'influence du miasme spécifique ; mais que si tous les deux éprouvent les effets du contagium, les chances de guérison sont peut-être en faveur de ceux qui ont été vaccinés.

Indépendamment de toutes les variétés dépendantes de la forme de l'éruption que nous venons de signaler, on a admis sous le nom de *variolæ sine variolis* une variété particulière de cette maladie, dans laquelle le virus variolique donne lieu à tous les phénomènes généraux de la variole sans aucunes traces d'exanthème : c'est dans les épidémies varioliques et particulièrement à la suite de l'inoculation, qu'on a pu observer cette variété sans éruption.

Varioles compliquées. — La variole peut être compliquée accidentellement avec la rougeole, la scarlatine, et plus souvent avec le purpura hæmorrhagica. L'érysipèle, et surtout les furoncles et les abcès sous-cutanés, ne sont pas rares, principalement dans la dernière période de cette pyrexie. Nous avons vu plusieurs fois les cupules du favus se développer sur des pustules varioliques. Une complication presque toujours de fâcheux augure est l'éruption de bulles de rupia se manifestant au milieu des pustules : on la rencontre fréquemment à l'hôpital des Enfants. Quelquefois les bulles ont un volume considérable ; le plus communément elles occupent les membres, très rarement on les voit sur la face.

Les organes des sens, et l'œil en particulier, offrent assez souvent des complications plus ou moins fâcheuses. Les ophthalmies se présentent en première ligne : mais il est rare que celles qui coïncident avec le développement des pustules sur la conjonctive soient très graves ; le plus souvent elles se terminent d'une manière favorable par résolution. Ces pustules sont en général de courte durée, et ne sont pas ordinairement suivies d'ulcérations. Il n'en est pas de même de ces inflammations oculaires, quand elles surviennent dans la dernière période de la variole, époque à laquelle il n'existe plus de pustules. Le plus communément on voit alors en quelque jours se développer une phlegmasie profonde ; la cornée s'ulcère et se ramollit, et, ou les humeurs s'écoulent, et l'œil se vide complètement, ou parfois l'iris vient faire hernie au dehors en obturant l'ouverture ; d'autres fois, la cornée devient complètement opaque, et dégénère en staphylôme. C'est aussi dans la période de dessiccation qu'on observe assez fréquemment des otites, et même des abcès qui se forment dans le conduit auriculaire entre le tissu fibreux et la membrane interne.

Le coryza et les angines simples ou couenneuses viennent quelquefois singulièrement aggraver la variole ; il en est de même des bronchites, des pleurésies, et bien plus encore des pneumonies, qui se manifestent d'ordinaire dans la seconde ou la troisième période. L'une des complications les plus habituelles de la variole, du moins chez les enfants, est sans contredit l'inflammation de la membrane muqueuse digestive, surtout dans sa dernière moitié. Les méningites et l'encéphalite sont au contraire fort rares ; sur cent douze enfants qui ont succombé à la variole dans le service de l'un de nous à l'hôpital des Enfants, pendant une épidémie, nous n'avons pas eu occasion d'en trouver un seul exemple. Assez souvent, il est vrai, on observe sur les individus qui meurent de varioles confluentes une injection passive des méninges, due sans doute à la gêne qu'éprouve le retour du sang par suite du gonflement du tissu cellulaire de la face et du cou ; mais cette injection, déterminée par une cause purement physique, ne saurait être confondue avec une véritable phlegmasie.

La complication de phénomènes ataxiques s'observe quelquefois. La maladie débute alors assez souvent par des douleurs aiguës vers la tête, un violent lumbago, ou des convulsions qui persistent ou qui cèdent pour faire place à une fièvre intense, accompagnée d'un délire continuel qui emporte les malades du cinquième au neuvième jour. La variole adynamique présente un aspect tout à fait particulier ; les malades sont, dès les premiers instants, plongés dans un abattement excessif ; on remarque une pâleur et une décoloration des membranes muqueuses à leur origine ; les pustules sont petites, aplaties, entourées d'une aréole pâle ; en peu de jours on les voit noircir, se gangrener, et dans leurs intervalles on observe des taches violacées ; des hémorrhagies passives ont lieu par diverses voies, et sont quelquefois si générales que le sang s'exhale et transsude par presque tous les points du corps où il existe des ulcérations, des déchirures, des vésicatoires, etc.

.Dans plusieurs circonstances, on a remarqué que la petite vérole fait cesser d'autres maladies. Rosen, Mead et Robert Williams (*loc. cit.*, p. 211) rapportent des exemples de fièvre intermittente guérie par l'apparition de cet exanthème. M. Andral cite le cas d'une pneumonic fort grave, dont les symptômes se dissipèrent comme par enchantement, en même temps qu'une éruption varioleuse commença à s'effectuer. Ce sont surtout les névroses qui sont ainsi modifiées avantageusement par la variole ; souvent nous avons vu des chorées rebelles s'amender et disparaître avec le progrès de l'exanthème. Quelquefois cependant la névrose récidive dans la convalescence de la pyrexie ; il en fut ainsi d'un hoquet nerveux que nous avons observé chez une jeune fille, et qui durait depuis sept mois environ : toute espèce de médication avait échoué lorsqu'un jour la cessation du phénomène convulsif coïncida avec un mouvement fébrile intense suivi d'une variole confluente. Tant que l'économie fut sous l'influence de cette nouvelle action morbide, le hoquet disparut, pour revenir ensuite à l'époque de la chute des croûtes varioliques.

On parle aussi de quelques individus scrofuleux dont l'état s'est amélioré sensiblement à la suite de la variole ; mais nous avons rarement eu l'occasion de vérifier ce fait à l'hôpital des Enfanst : une circonstance qui nous a au contraire frappés, c'est que les affections scrofuleuses graves et la phthisie pulmonaire reçoivent ordinairement de la variole une impression défavorable ; presque toujours alors leur marche est accélérée, et leur terminaison funeste suit de près.

Étiologie de la variole. — Sous l'influence de certaines conditions atmosphériques ou autres, qu'il est impossible d'apprécier exactement, on voit la variole, tantôt se montrer sporadique et attaquer seulement un petit nombre d'individus, et tantôt se propager épidémiquement et sévir avec une violence qui n'est pas la même dans tous les cas. Sydenham, après avoir étudié plusieurs épidémies varioliques avec le plus grand soin, a noté que lorsqu'elles sont régulières et bénignes, elles commencent vers l'équinoxe du printemps, tandis qu'elles suivent une marche irrégulières et qu'elles sont extrèmement graves quand elles surviennent plus tôt, c'est-à-dire vers le mois de janvier. Dans les épidémies ordinaires la maladie éclate en général au printemps, domine en été, continue en automne, et cesse en partie vers la fin de cette saison, pour disparaître entièrement pendant l'hiver. Mais la variole suit quelquefois une marche absolument inverse ; Jos. Franck l'a vue régner à Wilna avec un froid de 10 à 16° Réaumur (*loc. cit.*, p. 168). Il s'écoule d'habitude plusieurs années entre une première et une seconde épidémie ; d'autres fois, au contraire, elles se succèdent à des époques très rapprochées. Du reste, une foule de circonstances particulières peuvent modifier singulièrement la maladie, soit qu'elle règne épidémiquement, soit qu'elle se montre d'une manière sporadique. Il est d'observation que la variole a communément une intensité plus grande dans les saisons froides : il en est de même relativement au climat.

Aucun âge, aucun sexe, n'en sont exempts ; cependant elle est assez rare dans la vieillesse, se montre quelquefois dans l'âge mûr, affecte assez fréquemment la jeunesse et l'adolescence, et paraît être plus particulière à l'enfance. Le fœtus renfermé dans l'utérus peut même en être atteint Mauriceau, Mead, Smellie, Dimsdale et d'autres auteurs (Jos. Frank, *loc. cit.*, p. 168) en citent des exemples. Cette circonstance s'observe lorsque la mère est affectée de variole, ou même sans qu'elle le soit, Ainsi Mauriceau naquit avec des traces non équivoques de *petite vérole*, quoique sa mère n'en eût pas été atteinte pendant sa grossesse, et M. Husson a rapporté un fait analogue (*Rev. méd.*, t. xi, p. 151). Certains individus ne la contractent jamais ; quelquefois cette heureuse idiosyncrasie n'existe que jusqu'à un certain âge, et on voit survenir la variole chez des vieillards qui bien des fois déjà s'étaient impunément exposés à la contagion. L'un des faits les plus remarquables de ce genre est cité par le docteur Cross : c'est celui d'un homme qui, croyant avoir eu la variole dans son enfance, vécut pendant dix ans comme infirmier dans un établissement destiné à recevoir les personnes inoculées, et qui au bout de ce temps en fut attaqué et succomba. Il est aussi des individus qui sont aptes à ressentir plusieurs fois les effets de cette maladie. Mead (*On small-pox*, cap. 4) avait été témoin de trois éruptions varioleuses, qui s'étaient succédé immédiatement chez la même femme ; Dehaën parle même d'une personne qui, en ayant été affectée six fois, succomba à la septième. Ces exemples ont été souvent révoqués en doute ; mais il nous paraît difficile de ne pas ajouter foi à leur possibilité, quand des faits analogues ont été observés tout récemment encore par un grand nombre de praticiens tant en Amérique qu'en Angleterre et en France.

On ignore l'époque précise à laquelle se développe le principe contagieux de la variole ; mais on suppose, avec quelque vraisemblance, que c'est au moment où le pus commence à se former dans les pustules. Il peut se conserver pendant fort longtemps, et l'on a remarqué, lors de la pratique habituelle de l'inoculation, que les croûtes varioliques, préservées du contact de l'air extérieur, avaient encore toute leur activité au bout de trois ans : un peu plus tard elles commencent à perdre la propriété contagieuse. Les divers modes de contagion de la variole ont été l'objet de recherches assez nombreuses ; mais les auteurs qui ont prétendu qu'elle se propageait presque toujours dans la direction des vents ne sont guère plus dans le vrai que ceux qui ont nié la possibilité de sa transmission par l'air. Toutefois, les limites de la sphère d'action du miasme variolique ne sont pas rigoureusement calculables, et nous ne savons d'après quelles bases Robert Williams les fixe à 30 ou 50 pieds. A l'hôpital des Enfants, nous voyons, pendant les épidémies, le nombre des cas décroître régulièrement dans les salles plus ou moins voisines du foyer d'infection, en raison directe de leur éloignement ; mais il y a là autre chose à considérer que la distance, et la quantité moindre des individus infectés dépend plus encore de la moindre fréquence des rapports entre ces salles éloignées et le foyer de l'épidémie.

Le contact médiat ou immédiat est d'ailleurs le moyen de transmission le plus ordinaire. Rien n'est plus commun que de voir les vêtements qui ont servi à des variolés, communiquer la maladie, même après avoir été exposés à l'air. On rapporte qu'un homme contracta la variole pour avoir couché dans un lit occupé trois mois auparavant par une personne atteinte de cette affection. Des lancettes ayant servi à saigner des varioleux, ont suffi quelquefois pour inoculer la petite vérole. Les croûtes desséchées et réduites en poudre ont produit le même effet, mêlées au tabac et prises avec lui, ajoutées à du lait, enveloppées dans des pruneaux ou des grains de raisin, et portées ensuite dans l'estomac. Enfin, le pus récent sécrété par les pustules, déposé sous l'épiderme, a été pendant longtemps, comme on sait, l'un des moyens les plus employés pour transmettre la maladie. La vaccine elle-même a été souvent l'occasion du développement de varioloïdes, soit parce que le virus vaccin avait été pris sur un enfant récemment atteint de petite vérole (*Arch. gén. de méd.*, t. VI, p. 457 ; 1834), soit parce que l'opération avait été pratiquée pendant le cours d'une épidémie ou sur des sujets séjournant dans un foyer d'infection. C'est un fait observé fréquemment à l'hôpital des varioleux de Londres, et que nous avons constaté maintes fois dans nos salles.

La variole semble être exclusive à l'homme, bien que certains auteurs aient pensé qu'elle pouvait affecter également les animaux. Vainement à plusieurs reprises, on a tenté de l'inoculer à la vache, au cheval et à divers autres quadrupèdes.

Thérapeutique de la variole. — Le traitement de la variole peut être distingué en curatif et en préservatif. Le *traitement curatif* varie à raison de la forme qu'affecte la maladie, et de ses conplications. Dans la *variole simple* et discrète on peut se contenter de prescrire l'usage des boissons adoucissantes ou acidules, des lavements émollients, des pédiluves simples ou légèrement irritants, et une diète assez sévère. Au début de l'éruption, on conseille d'appliquer des cataplasmes de farine de lin seule ou mélangée avec la moutarde, aux extrémités inférieures, pour y attirer en quelque sorte l'éruption. Pendant la période d'éruption, le malade doit être astreint à une abstinence presque complète, mais après l'éruption on peut accorder aux jeunes malades de petits potages si la fièvre est modérée et que l'appétit se soutienne : on permet ensuite quelques aliments solides lors de la dessiccation, époque à laquelle on se trouve bien de faire prendre un ou deux bains tièdes, pour faciliter la chute des croûtes et rendre la peau plus perméable.

Quant à la *variole confluente*, on convient généralement du danger plus grand qui l'accompagne, et par conséquent de l'opportunité d'une médication plus active. Quelques médecins ont proposé, pour diminuer le nombre des pustules et la gravité de la maladie, de pratiquer, dès le début d'une variole qui s'annonce comme devant être confluente, une ou deux saignées copieuses, soit à l'aide de la lancette, soit par des sangsues appliquées à l'épigastre : ce moyen peut en effet être utile dans certains cas particuliers, mais les saignées même abondantes et répétées ne modifient pas la forme confluente. Cotugno conseillait alors l'éthiops minéral (sulfure noir de mercure) ; d'autres ont préconisé le calomel à dose laxative ; plusieurs ont aussi proposé d'administrer les mercuriaux poussés jusqu'à salivation, soit empiriquement soit en se fondant sur les expériences qui démontrent l'action abortive des topiques mercuriels sur les virus variolique et vaccin (Briquet, Arch. de méd., t. vi, p. 24 ; 1839) ; mais, outre que ces médicaments sont fréquemment contre-indiqués dans cette periode, ils sont loin de procurer les avantages qu'on s'en promettait. Quant aux vésicatoires placés aux jambes dès cette époque, nous en avons parfois obtenu quelques bons effets. Pendant le stade d'éruption, il faut insister sur les boissons délayantes et la diète la plus sévère.

Il est important de placer les malades dans une chambre assez vaste et modérément chaude (de 15 à 17° cent.), de les changer souvent de linge, et d'avoir soin de renouveler de temps en temps l'air qu'ils respirent. Tout le monde connaît le fait que Sydenham a rapporté pour prouver le danger d'une trop grande chaleur dans cette maladie. Un jeune homme atteint de variole, chez lequel on avait cherché à provoquer la chaleur par tous les moyens possibles, tomba dans un état d'anéantissement qu'on prit pour la mort : dans cette persuasion, les personnes qui le veillaient l'enveloppèrent d'un linceul, et le placèrent tout nu sur une table. Ce malheureux ne tarda pas à éprouver l'heureuse influence du refroidissement, il se ranima peu à peu, et finit par guérir de sa petite vérole.

Quelques personnes ont proposé de recourir aux bains froids ou aux ablutions fraîches pour diminuer la violence de l'éruption ; ce moyen réussit rarement lorsque la face est énormément tuméfiée et douloureuse ; il est bon de recourir alors à la saignée générale, ou d'apposer un certain nombre de sangsues, soit au cou, soit derrière les oreilles. Lorsqu'il existe une vive agitation, on obtient souvent de très bons effets du bain tiède ; les narcotiques conseillés dans cette circonstance par Sydenham ne conviennent pas ordinairement chez les enfants. C'est chez ces derniers surtout qu'il faut alors employer les soins les plus minutieux ; leur laver les yeux avec des décoctions émollientes, telles que l'eau de laitue ou l'eau végéto-minérale tiède et affaiblie ; déboucher les narines en y introduisant des liquides mucilagineux ; diminuer la chaleur qui existe dans l'intérieur de la bouche, à l'aide de gargarismes, d'injections et de boissons répétées ; s'opposer autant que possible à ce qu'ils se grattent, et si on n'a pu l'empêcher, ou que les pustules soient ulcérées, saupoudrer exactement avec la poudre d'amidon toutes les parties qui sont au vif.

Pendant la période de dessication, on a recours aux bains tièdes simples ou émollients, et plus ou moins répétés. En général, lorsque la fièvre persiste à cette époque, et qu'elle ne cède pas à l'usage de quelques bains, il faut rechercher si elle n'est pas entretenue par une phelgmasie latente des organes thoraciques ou abdominaux, qu'on devra se hâter de combattre.

Ceci nous mène naturellement à parler des *complications* de la variole, qui, lorsqu'elles sont graves, appellent en quelque sorte à elles seules l'emploi des moyens thérapeutiques les plus énergiques. Les laryngites sont combattues quelquefois avec avantage par l'application des sangsues d'abord, les cataplasmes émollients, et ensuite par un vésicatoire au-devant du cou. Les inflammations abdominales et thoraciques réclament les saignées locales et générales ; mais on ne doit pas les pratiquer aussi hardiment que s'il n'existait pas d'éruption cutanée, car il ne faut pas oublier que, chez les enfants et les vieillards surtout, ces émissions sanguines abondantes amènent assez fréquemment un affaissement très rapide, et qu'il n'est pas rare d'observer après elles une adynamie profonde. La dyssenterie revêt souvent alors ce caractère fâcheux, et resiste avec une opiniâtreté désespérante à toute espèce de traitement. Lorsque la variole débute par des convulsions, il suffit ordinairement, pour les faires cesser, de l'application de quelques sangsucs, d'une saignée générale, et parfois même d'un vomitif. Les convulsions qui surviennent après l'éruption ou pendant sa durée peuvent être le résultat d'une phlegmasie cérébrale et cèdent quelquefois à l'usage des antiphlogistiques un peu actifs. Pour celles qui semblent étrangères à cette cause, et qu'on ne peut rapporter à aucune lésion inflammatoire, on leur oppose, dans certains cas, avec succès, les bains tièdes longtemps prolongés, l'oxyde de zinc, les lavements de camphre, de valériane, ou d'assa fœtida, etc. La complication ataxique réclame à peu près les mêmes moyens, et de plus les affusions fraîches ou froides sur la tête. En cas d'adynamie bien évidente, on a recours aux vésicatoires et aux toniques, tele que le quinquina, le vin pur, etc. Quant aux hémorrhagies passives, c'est bien souvent en vain qu'on cherche à s'en rendre maître à l'aide des astringents de toute espèce, même les plus énergiques ; il est important de s'abstenir en pareille circonstance des révusifs à l'extérieur, afin de ne pas ouvrir de nouvelles voies à l'écoulement du sang.

On s'est d'autant plus occupé du *traitement local* de la variole, qu'on espérait par là s'opposer plus efficacement à la difformité des traits du visage. Cotugno, persuadé que l'humidité des parties s'oppose au développement complet des pustules, conseillait de laver fréquemment la face pour accélérer leur marche, et rendre leurs traces moins apparentes. D'autres personnes ont recommandé d'ouvrir les pustules de bonne heure avec la pointe d'une aiguille, afin de donner issue au pus qu'elles renferment ; mais comme il est évident que cette excavation ne tient pas à la présence du pus, mais à l'altération du derme, on conçoit l'inefficacité d'un tel moyen. M. Bretonneau, toujours rempli d'idées ingénieuses, a proposé de cautériser les pustules varioliques le troisième jour au plus tard de leur éruption, dans le double but de les faire avorter et de prévenir les cicatrices qu'elles laissent après elles. Le procédé qu'il emploie consiste à traverser le sommet des pustules, à les épointer avec une aiguille d'or ou d'argent, chargée d'une solution de nitrate d'argent. Il a observé qu'il était souvent plus sûr pour réussir d'enlever la pointe des pustules, et de les toucher ensuite avec un crayon de pierre infernale plus ou moins aigu, ou bien avec un stylet chargé du même corps en poudre. M. Velpeau a répété et

confirmé toutes les expérieuces de M. Bretonneau. Nous avons également
réussi, par ces moyens, à arrêter complèment la marche d'un certain nombre
de pustules isolées, et il est aujourd'hui démontré qu'on peut s'en servir
avec avantage pour prévenir les cicatrices du visage, dans les cas de variole
discrète.

Sous le nom de *méthode ectrotique*, M. Serres a fait une application
beaucoup plus étendue de l'emploi du nitrate d'argent dans le traitement
de la variole. Non seulement, en effet, il l'a proposé pour éviter la difformité des cicatrices, mais il pense que c'est le remède le plus efficace qu'on
puisse mettre en usage pour s'opposer à l'encéphalite, aux otites et à l'ophthalmie, complication si terribles de la maladie qui nous occupe. Le mode de
cautérisation qu'il emploie varie suivant qu'il veut agir sur des pustules
isolées, ou sur des masses de pustules plus ou moins étendues. Dans le
premier cas, il se sert d'un crayon de nitrate d'argent qu'il porte sur les
pustules isolées, mais sans les ouvrir, comme le fait M. Bretonneau. Pour
la cautérisation en masse, il fait usage d'une dissolution aqueuse de nitrate
d'argent, à un, deux ou trois degrés de concentration : le degré le plus faible se
prépare avec 75 centigrammes du sel qu'on fait dissoudre dans 30 grammes d'eau distillée : pour le deuxième degré, la dose du sel pour la
même quantité d'eau est de 150 centigrammes ; elle est d'un peu plus de
2 grammes pour le troisième. On trempe un petit pinceau de charpie dans
la solution, et on enduit, à deux reprises diflérentes, toute la surface que
l'on veut cautériser. Au moment même où la cuisson qui succède à cette
cautérisation superficielle se fait sentir, on arrose la partie d'eau froide, ou
on la recouvre de compresses imbibées de décoctions émollientes : un peu
plus tard, on y fait des embrocations avec l'huile d'olive. Dix à douze
heures après la cautérisation, il est quelquefois nécessaire d'appliquer des
sangsues au cou en assez grand nombre, et d'y revenir même plusieurs fois,
s'il existe de la tuméfaction. Lorsque la cautérisation en masse des pustules
est superficielle, elle s'oppose au développement des pustules, mais elle
n'arrête pas la marche de la maladie ; il existe toujours, au-dessous de la
croûte noire qui s'est formée, un suintement séreux ; et quand celle-ci vient
à tomber, on remarque fréquemment les traces des pustules qui ont cou-
tinué à parcourir leurs periodes. Mais si la solution saline est très concentrée, elle agit comme caustique ; l'épiderme et les pustules sont dessé-
chés et transformés en une simple brûlure au second degré, ordinairement
fort douloureuse ; mais les malades n'en succombent pas moins si la variole
confluente est très grave. Il est plus que douteux que cette cautérisation
des pustules de la face soit capable de prévenir une encéphalite, et d'ailleurs
on sait que l'inflammation du cerveau ou des meninges est excessivement
rare cans la petite vérole, même dans les cas où les accidents cérébraux ont
prédominé. A l'égard des ophthalmies, nous avons observé que, le plus ordinairement, elles ne proviennent pas des pustules de la conjonctive, que
nous n'avons point vues arriver à suppuration : c'est dans une période beau
coup plus avancée de la variole qu'elles se montrent, et si le nitrate d'argent

employé en collyres peut avoir alors des avantages, on voit que ce n'est plus à titre de moyen préventif. La méthode ectrotique trouve donc rarement son application : elle doit être réservée à peu près exclusivement contre les pustules du bord libre des paupières et celles des parties du visage qui, en raison de leur position, échappent à l'action des topiques mercuriels.

L'idée de protéger le visage contre les funestes effets des pustules varioliques n'est pas nouvelle, et l'on trouve dans Jos. Frank (*loc. cit.*, p. 183) l'indication d'une thèse de 1754 qui a pour titre : *De facie a variolarum insultibus præcavenda*. L'emploi de l'emplâtre de Vigo *cum mercurio*, comme abortif de l'éruption de la face, est indiqué positivement dans Zimmermann (*Traité de l'expérience*, t. ii, p. 153). Il y a une dizaine d'années, ce moyen, qui ne méritait pas d'être oublié, a été remis en honneur par l'inventeur de la méthode ectrotique (*Arch. de méd.*, juin 1835) et il a été préconisé par MM. Gabriel, Nonat et surtout par M. Briquet, qui lui a donné une extension plus grande (voy. *Arch de méd.*, t. iii, p. 5; 1838). Les expériences de ces observateurs, que nous avons fréquemment répétées, nous ont démontré l'action puissante des topiques mercuriels sur les éruptions varioleuses. L'application de l'emplâtre de Vigo du Codex est préférable à celle d'une couche d'onguent mercuriel ; faite exactement, elle amène parfois la résolution de l'exanthème variolique et le plus souvent sa conversion en vésicules ; plus tôt l'on y a recours et plus certainement cet effet est produit, effet qui manque si l'on tarde jusqu'au cinquième ou sixième jour de l'éruption ; une application de quatre ou cinq jours est suffisante : plus prolongée, elle pourrait donner lieu à une irritation érysipélateuse ou eczémateuse de la peau ; un accident moins commun est le développement de la roséole mercurielle ou hydragirique.

La confluence de l'éruption à la face augmentant de beaucoup, comme l'avait remarqué Sydenham, la gravité de la variole, c'est une raison de plus d'essayer de faire avorter l'exanthème du visage, et, dans ce but, de le couvrir aussi complètement qu'il est posible d'un masque percé d'ouvertures pour les yeux, les narines et la bouche. Faut-il, à l'exemple de M. Briquet, donner plus d'extension à cette méthode abortive, couvrir de topiques mercuriels de très grandes surfaces et même tout le corps des varioleux ? Nous répondrions par l'affirmative si, dans la petite vérole, l'éruption était le seul élément pathologique ; mais il ne faut pas oublier que l'exanthème, cet élément connu et sans doute très important, n'est qu'une des faces de la maladie, et que si la gravité de l'affection est généralement en rapport avec le nombre des pustules, d'autres fois des varioles très discrètes sont mortelles. Et d'ailleurs, s'il y a avantage à modérer un travail morbide excessif, est-on sûr qu'il en soit de même de sa suppression brusque, alors qu'on interrompt complètement et tout d'un coup une fonction aussi importante que celle du système cutané ? C'est du reste le mercure qui paraît agir dans cette modification de l'éruption variolique. Des onctions avec de l'huile d'olive, des applications de diachylon ou d'autres emplâtres, de feuilles d'or même, etc., secondées par la compression, n'empêchent point les pustules d'arriver à leur entier développement (*voy.* les expériences consignées dans le remarquable travail de M. Briquet, *loc. cit.*, p. 163).

Traitement prophylactique de la variole. — Le temps et l'expérience ont fait justice de tous les moyens médicamenteux mis anciennement en usage pour s'opposer au développement de la variole. Toutefois un moyen de rendre la maladie plus bénigne, proposé par Eichorn (*Handbuch über die Behandlung... der Exantheme*), mérite d'être expérimenté. Ce medecin conseille, lorsqu'on reconnaît la fièvre primaire varioleuse ou dès qu'on aperçoit l'éruption, de faire sur le malade quarante ou cinquante incisions où l'on introduira autant de vaccin puissant qu'il sera possible. Cette méthode, essayée en France (Rayer, *loc. cit.*, t. I, p. 515; Legendre, *Arch. de méd.*, 1844, t. VI, p. 38), n'a pas donné les résultats promis par le docteur allemand, et c'est plutôt la vaccine qui a été modifiée par le virus variolique que la variole par le vaccin. Mais il faut dire que les tentatives n'ayant pas été faites exactement comme le recommande Eichorn, ont besoin d'être encore répétées dans des conditions absolument identiques.

Terminons par quelques mots sur l'*inoculation*. Cette méthode, à l'aide de laquelle on dépouillait en quelque sorte la variole de ses effets les plus funestes, en la communiquant dans des circonstances favorables, a été généralement abandonnée depuis qu'on a trouvé dans la vaccine l'heureux préservatif de cette cruelle maladie. Pratiquée de temps immémorial en Chine, dans l'Inde et dans la Perse, pour modérer la violence de la variole spontanée, l'inoculation fut introduite à Constantinople par Timoni et Pilarino, lors d'une épidémie variolique qui ravage a cette ville en 1673. Importée de là en Angleterre par lady Montagu, l'inoculation ne tarda pas longtemps à se répandre dans le reste de l'Europe. Il est à remarquer toutefois que la France fut encore une des dernières à admettre cette méthode : en 1764, la Faculté de médecine de Paris, consultée par le parlement à ce sujet, rendit un arrêt, à la majorité de cinquante-deux voix contre vingt-six, en faveur de la pratique de l'inoculation dans le royaume.

C'était ordinairement après l'usage de quelques bains tièdes destinés à assouplir la peau, qu'on avait coutume de procéder à cette opération. Elle était pratiquée avec succès à presque tous les âges et dans toutes les saisons, chez des sujets bien portants ; la dentition, l'époque des règles, la grossesse, les maladies épidémiques et les phlegmasies aiguës étaient généralement regardées comme devant la contre-indiquer. Diverses méthodes étaient employées pour communiquer artificiellement la variole : le simple contact de la matière variolique, fraîche ou desséchée, avec la peau recouverte ou privée d'épiderme, ou bien avec les membranes muqueuses, le séton, le vésicatoire, les incisions, et enfin les piqûres. Ce dernier procédé, originairement usité dans le Levant, était aussi depuis longtemps celui dont on se servait en Angleterre et en France. La partie interne des bras était choisie de préférence par les inoculateurs, qui d'ailleurs procédaient absolument comme nous l'avons dit pour la vaccination.

Le lendemain du jour de l'insertion du virus, un léger prurit se faisait sentir dans le lieu où la piqûre avait été faite, et on y distinguait, à l'aide d'une loupe, une petite tache d'un rouge orangé, visible à l'œil nu le troisième jour, et de la largeur alors d'une lentille environ. Le quatrième jour, augmentation de la rougeur sur laquelle existait un peu d'élévation et de picotement. Le cinquième jour, démangeaison plus vive, progrès des symptômes inflammatoires ; on découvrait à la loupe une petite vésicule transparente. Le sixième jour, gêne dans les mouvements du bras, qui était douloureux ; la pustule commençait à blanchir à son centre, qui se déprimait ; un cercle rougeâtre se voyait au pourtour. Le septième jour, la douleur se propageait le long de la partie interne du bras jusqu'à l'aisselle et au cou ; la pustule formait une espèce de phlegmon, quelquefois entouré de pustules très petites, et déjà se déclarait la fièvre d'invasion, marquée le huitième jour par de légers frissons, de la chaleur, une céphalalgie plus ou moins forte, de l'assoupissement, de la tristesse, des nausées, et même des vomissements ; phénomènes qui précédaient ordinairement de vingt-quatre heures une éruption tout à fait semblable à celle de la variole naturelle la plus simple et la plus discrète. Cette maladie offrait néanmoins, dans quelques circonstances, la plupart des variétés que nous avons notées en parlant de la petite vérole primitive. Elle pouvait être aussi, quoique plus rarement, compliquée de certaines affections qui en rendaient le pronostic beaucoup plus grave. Son traitement ne différait d'ailleurs en rien de celui que nous avons précédemment fait connaître.

Nous ne dirons rien ici des préjugés et des arguments que l'inoculation eut à combattre avant d'être adoptée. Ses avantages étaient d'atténuer la violence des phénomènes fébriles, de diminuer le nombre de pustules, d'abréger la durée de la maladie, d'en améliorer le caractère, en un mot, de la rendre comparativement bénigne et sans danger. D'un autre côté, pratiquée presque toujours partiellement, elle avait l'inconvénient d'entretenir en quelque sorte un foyer contagieux, qui parfois se répandait au loin d'une manière épidémique, et donnait lieu, dans quelques cas, chez les inoculés eux-mêmes, aux accidents les plus fâcheux de la variole confluente primitive ou spontanée. C'était à Jenner qu'il était réservé d'offrir au monde un préservatif, sinon plus sûr, au moins exempt de toute espèce d'inconvénients : La Vaccine.

ROSÉOLE

ROSÉOLA, RUBÉOLA ; ÉRUPTION ANOMALE, ROSACE, FIÈVRE ROUGE, EFFLORES-
CENCE ÉRYSIPÉLATEUSE, FAUSSE ROUGEOLE, ROSELLINA, ETC.

La roséole est un exanthème non contagieux, fugitif, caractérisé par des
taches roses, diversement figurées, sans élevures ni papules.

L'éruption est presque constamment précédée, pendant deux, trois jours
et plus, par des phénomènes généraux bien moins tranchés que dans les
autres fièvres éruptives, la rougeole ou la scarlatine. Les prodromes se
bornent d'ordinaire à quelques légers troubles des voies digestives et à des
symptômes fébriles peu intenses. Puis, des *taches roses se manifestent*, soit
sur tout le corps, soit sur quelques régions seulement, sur les membres ou
sur le tronc. Plus larges, plus pâles et moins semblables à elles-mêmes que
les taches de la rougeole, elles sont plus distinctes les unes des autres et séparées par des intervalles de peau saine. Elles s'accompagnent parfois de
démangeaison et même d'élancement. Elles disparaissent dans l'espace de
vingt-quatre à trente-six heures ; dans quelques cas elles cessent et reviennent alternativement pendant un septénaire.

L'éruption présente de nombreuses *variétés ;* nous allons les mentionner
en insistant particulièrement sur les principales. La plus intense de toutes
est celle qui règne souvent en été (*Roseola æstiva*) : les caractères de l'éruption sont ceux que nous avons signalés tout à l'heure. La roséole d'automne
(*Roseola autumnalis*) paraît n'en différer que par la dimension plus considérable de ses taches, qui acquièrent peu à peu la largeur d'une pièce de un
franc, par son siège aux extrémités supérieures, et par l'absence de la fièvre.

Une troisième variété se présente sous forme d'anneaux colorés en rose
(*Roseola annulata* de Willant), dont le centre conserve la couleur de la peau.
Ces anneaux, qui occupent de préférence le ventre, les lombes, les fesses
et les cuisses, n'ont d'abord qu'une ou deux lignes de diamètre ; mais ils
s'élargissent graduellement, de manière que leurs aires centrales ont jusqu'à
un demi-pouce d'étendue : quelquefois deux et même trois anneaux s'entourent l'un l'autre, tandis que la coloration de la peau n'est pas changée dans
leurs intervalles. Cette éruption est très rare, car nous n'avons jamais eu
l'occasion de la rencontrer, quoique nous ayons vu un grand nombre de ces
efflorescences roséoleuses. La maladie est, en général, de peu de durée, quand
elle est accompagnée de symptômes fébriles. Dans quelques cas, elle affecte

une forme chronique : le matin, la coloration est moins vive ; mais le soir ou la nuit, elle se ranime et détermine de la chaleur, de la démangeaison et des picotements à la peau. MM. Cazenave et Schedel disent qu'elle complique alors assez souvent des affections chroniques des voies digestives, et que deux fois ils l'ont vue coïncider avec une péricardite chronique.

Une autre variété a reçu le nom de *Roseola variolosa* ; elle précède quelquefois certaines éruptions de variole naturelle ou inoculée. Elle est néanmoins plus fréquente, à ce qu'il paraît, à la suite de la petite vérole inoculée. Le neuvième ou le dixième jour de l'inoculation, on voit apparaître sur les bras, le thorax et la face, puis, le lendemain, sur le tronc et les extrémités, des taches roses, oblongues, irrégulièrement configurées, distinctes ou diffuses, et déterminant sur tout le corps une rougeur presque continue, légèrement élevée en quelques endroits. Cette éruption persiste pendant trois jours, et cesse peu à peu au moment où les pustules varioliques viennent proéminer à l'extérieur. Elle a été observée par les auteurs qui ont décrit les premiers la petite vérole, et confondue fréquemment, alors et depuis cette époque, avec la rougeole et la scarlatine, qui se convertissaient, disait-on, en variole.

La *Roseola vaccina* est une efflorescence analogue à la précédente, pour la forme, mais moins commune, et qui survient quelquefois aussi vers le neuvième ou le dixième jour de la vaccination. Occupant d'abord les environs des pustules, elle se répand ensuite irrégulièrement sur tout le corps en donnant lieu à un léger mouvement fébrile.

Quant à la *Roseola miliaris*, c'est une simple complication de vésicules miliaires avec la roséole.

La *Roseola febrilis*, que Bateman dit avoir vue dans les fièvres continues et dans les fièvres typhoïdes, ne nous paraît point mériter une mention spéciale. Il n'en est pas de même de la *Roseola cholerica*, déjà observée à la suite du choléra sporadique par Lepecq de la Clôture (*Collect. d'obs. sur les malad. et les constit. épid.*, p. 1005), et qui, après l'épidémie de choléra asiatique, a été décrite par M. le docteur Duplay (*Mem. sur la roséole consécutive au choléra, Gaz. de santé*, p. 583 Paris, 1832), par M. Babington (*Cutaneous eruption in cholera, London med. gaz .*, t. x, p. 578) et par M. Rayer, dans la seconde édition de son *Traité des maladies de la peau.* Les plaques roséoleuses se montraient à la suite de la période de réaction ; elles étaient irrégulièrement circulaires, d'un rouge très clair, légèrement saillantes et peu prurigineuses. Dans leurs intervalles, la peau était saine et formait des îlots blancs et irréguliers ; quelquefois l'éruption, à son summum, était disposée en plaques plus ou moins rapprochées, qui formaient une rougeur en nappe assez analogue à la scarlatine légère : sur d'autres points, l'aspect de la roséole se rapprochait davantage de celui de la rougeole et quelquefois de l'urticulaire.

M. Rayer a vu l'éruption compliquée de pharyngite ou d'amygdalite, et sa disparition suivie d'une aggravation des symptômes et même de la mort. Il a observé que, sur la poitrine, les taches devenaient quelquefois confluentes, et formaient des plaques de la largeur de la main, saillantes et assez bien circonscrites. Celles-ci prenaient ensuite une teinte rose terne : à peine pouvait-on en découvrir les traces sur la peau, qui était d'un jaune clair dans certains points. Vers le sixième ou le septième jour, l'épiderme se fendillait et se détachait en écailles très larges, sur presque toutes les parties où l'éruption avait existé. Mais cette maladie, que nous avons quelquefois rencontrée, nous paraît, par ses caractèree et sa gravité, devoir appartenir à la scarlatine.

Enfin une efflorescence roséolée est quelquefois liée à des attaques de rhumatisme aigu ou de goutte (*Roseola rhumatica*). Bateman et M. Rayer en citent des cas, et Schœnlein (de Berlin) a signalé la maladie sous le nom de *Pelliosis rhumatica* (Conr. Henri Fuchs, sur la *Pelliosis rhumatica*, dans *Bullet. des sc. méd.* de Férussac, t. xviii. p. 274). Elle serait assez commune, si l'on en croit le docteur Fuchs, à Wurzbourg, où les rhumatismes sont presque endémiques, et souvent compliqués de miliaire. Le docteur Cock a donné pareillement la description d'une fièvre éruptive rhumatismale épidémique observée dans les Indes occidentales (*Edinb. med. and surg. journ.*, t. xxiii, p. 43).

La roséole a été souvent confondue avec la rougeole et la scarlatine, et cependant le diagnostic différentiel de ces affections est très facile. La rougeole est contagieuse, la roséole ne l'est point ; les taches, dans cette dernière, sont plus roses, plus larges et plus irrégulières que celles de la rougeole ; il n'existe d'ailleurs aucune analogie entre les phénomènes précurseurs des deux exanthèmes, leur marche et leur durée. La teinte de la peau, dans la scarlatine, est plus animée, plus persistante et plus uniformément répandue que dans la roséole. La desquamation, qui est nulle, ou à peu près, dans l'affection qui nous occupe, est des plus évidentes, et en quelque sorte caractéristique, dans la scarlatine. La roséole, en un mot, n'entraîne aucun danger, et réclame les moyens les plus simples, ou seulement ceux que nécessitent les affections auxquelles elle est liée. Nous ne sommes donc pas de l'avis des pathologistes (et entre autres Sydenham, *Op. med.*, sect. v, ap. 1) qui regardent la roséole comme une variété de la rougeole, ou comme une rougeole modifiée, et qui voudraient les confondre dans une description commune. Non seulement les prodromes et les caractères de l'éruption, mais encore ses terminaisons et son pronostic, sont tellement différents, que les deux affections, bien que voisines, doivent nécessairement être séparées : Orlov (*Programma de rubeolarum et morbillorum discrimine* ; Kœnigsberg, 1785), Seiler (*Dissert. de morbillos inter et rubeolas differentia vera* ; Witsemberg, 1805), et Stromeyer (*De rubeolarum et morbillorum discrimine*), se sont attachés à faire ressortir ces caractères distinctifs.

La même différence se trouve dans l'*étiologie*. Pour la rougeole, une seule cause agit : c'est la contagion. Pour la roséole, ce sont des causes multiples et occasionnelles ; tantôt c'est l'influence de la saison, l'automne et l'été ; tantôt la présence de certaines maladies, telles que le rhumatisme, le choléra, la variole, etc., d'où les variétés que nous avons indiquées. Du reste, la roséole, comme la rougeole, se montre plus souvent dans l'enfance qu'aux autres âges, et surtout pendant la dentition ; elle est aussi **plus** fréquente chez les femmes ; elle peut se répéter plusieurs fois **chez le** même individu. A certaines époques, elle règne épidémiquement, ainsi que J. Frank l'a observé, à Pavie, dans le mois de juin 1793, à Milan, au mois de juillet de la même année, et à Vilna, en 1812, au mois de mars *(Encyclop. des sc. médicales*, par Bayle, etc., t. II, p. 156). M. Biett l'a constatée également plusieurs fois au dispensaire de l'hôpital Saint-Louis dans les étés très chauds.

Les alternatives brusques de froid et de chaleur, l'usage des boissons **froides** après un exercice violent, paraissent avoir provoqué, dans certains **cas**, le développement de l'éruption, qui, chez les enfants, accompagne parfois les irritations gastro-intestinales.

Le *traitement* de la roséole est extrêmement simple : une diète légère, des boissons délayantes ou acidulées, une température modérée, et le repos au lit ou au moins à la chambre pendant deux ou trois jours, suffisent pour combattre la maladie. La plupart des variétés que nous avons signalées ne réclament point de médication particulière. La roséole annulée, quand elle devient chronique, peut être combattue avantageusement par les bains de mer et les acides minéraux. Dans les roséoles compliquées de variole ou d'embarras gastriques, etc., la complication devient alors la maladie principale, et c'est surtout vers celle-ci que doit être principalement dirigé le **traitement.**

VARICELLE

PETITE VÉROLE VOLANTE, VÉROLETTE, VARIOLÆ SPURIÆ, LYMPHATICÆ,
CRYSTALLINÆ, CHICKEN-POX, ETC.

On désigne sous ce nom une éruption cutanée aiguë contagieuse, caractérisée par des vésicules transparentes qui se dessèchent ordinairement
quatre à cinq jours après leur apparition, et laissent pendant quelque temps
après elles de petites taches rougeâtres.

On ne sait rien de positif sur l'origine de cet exanthème, qui très probablement n'était pas connu des anciens médecins ; on ne peut lui rattacher
ces *varioles languissantes et faibles* dont parle Rhazès *(De variolis et morbillis,*
cap. 5). Suivant quelques auteurs, il aurait paru en Europe dès le XII°
siècle en même temps que la petite vérole ; mais on s'accorde plus généralement à regarder Guidi Guido comme un des premiers qui l'aient désigné d'une manière un peu précise par ces espèces de *vésicules pleines
d'eau, brillantes comme du cristal, qui n'offrent point de gravité (Ars medicin.,* etc., t. II, cap. 6. *De variolis et morbillis).* Rivière semble aussi l'avoir
mentionné pour la première fois en France.

Longtemps confondue avec la variole, ou regardée comme une simple
variéte de cette maladie, elle n'en fut guère distinguée que vers le milieu
du XVIII° siècle par Heberden *(Med. transact. of the college of physicians
London,* t. I, p. 427), par Desoteux et Valentin *(Traité théorique et pratique
de l'inoculation ;* Paris, 1799), par Villan et quelques médecins plus modernes. Mais cette distinction, adoptée surtout depuis la découverte de la
vaccine, a été contestée par le docteur Thomson *(On the identity of chicken-
pox and modified small-pox ; Edinb. med. journ.,* t. XIV, p. 518-657) :
suivant lui, la varicelle n'est qu'une modification de la variole ; les deux
maladies sont le produit d'une même cause, et les variétés de leurs symptômes dépendant de quelque influence étrangère à l'agent contagieux
qui leur donne naissance. Ce contagium, en raison de la disposition individuelle de ceux sur lesquels il se porte, et de sa force d'action variable,
produirait donc des éruptions distinctes, mais dérivant d'une origine commune, la variole proprement dite et la variode modifiée, caractérisée tantôt
par des pustules (varioloïde), tantôt par des vésicules (varicelle). Cette opinion, partagée par plusieurs praticiens distingués, repose sur les considérations suivantes : 1° il n'y aurait jamais (d'après les faits qu'ils ont observés) de varioles sans varicelles, et *vice versa ;* 2° la varicelle se dévelop-

perait exclusivement chez des individus dont la constitution a été modifiée par une vaccination ou une variole antérieure ; enfin, de même que la variole engendre parfois la varicelle, chez des personnes qui se sont trouvées en rapport avec des varioleux ou qui ont été inoculées avec du pus variolique, de même la contagion ou l'inoculation d'une simple varicelle pourrait produire une variole véritable.

Ces objections auraient sans doute un poids immense, si elles n'étaient infirmées par des observations contradictoires. Il n'est pas généralement vrai qu'il y ait développement simultané et forcé d'épidémies de varioles et de varicelles. Nous avons vu, comme MM. Eichorn, Cazenave, etc., l'éruption varicelleuse régner parfois épidémiquement sans constater en même temps un seul cas de petite vérole ; et d'ailleurs ces deux affections ne pourraient-elles pas coïncider sans qu'il y eût entre elles aucun rapport de cause à effet ? Dans son rapport sur les revaccinations pour 1835, M. Gérardin a décrit, d'après le docteur Ollet fils, une épidémie de varicelles bien franches observée pendant l'automne de 1834 à Boule-d'Amont (Pyrénées-Orientales). L'éruption se manifesta surtout chez les enfants et chez les sujets vaccinés ou variolés aussi bien que sur les autres, sans différence dans la marche ou dans les symptômes de l'éruption. Toujours elle conserva son type sans se transformer en variole ou en varioloïde, et elle n'opposa ultérieurement aucun obstacle au développement régulier de la vaccine.

Il n'est pas démontré non plus que l'inoculation du pus variolique chez des individus déjà inoculés, ou bien qui ont eu précédemment la variole ou la vaccine, détermine quelquefois la varicelle : l'opération, pratiquée dans de telles circonstances, ne produit le plus ordinairement aucun résultat, comme l'ont prouvé les nombreuses expériences tentées par l'ancien comité de vaccine ; dans un petit nombre de cas, on observe seulement alors des pustules vers le lieu d'insertion du virus ; plus rarement on donne lieu, par ce moyen, au développement d'une varioloïde ; mais nous ne connaissons aucun exemple de vraie varicelle survenue dans ces circonstances, malgré les faits indiqués par le docteur Thomson. Du reste, une cause de l'obscurité qui enveloppe cette question de l'identité ou de la séparation des deux exanthèmes, c'est le défaut d'accord parmi les observateurs sur la signification précise du mot *varicelle* La plupart des auteurs qui ont écrit sur la varicelle donnent indifféremment ce nom à toute éruption varioliforme bénigne et de courte durée, et par conséquent à toutes les variétés de variole modifiée : il est aisé de se convaincre de l'exactitude de cette assertion en parcourant les observations publiées sous le titre de *varicelle, petite vérole volante,* etc.

Pour nous, ainsi que Bryce (*Edinb. med. and surg. journ.*, t. XIV, — Eichorn ; *Handbuch über die Behandlung und Verhütung der contagios-fieberhaften Exantheme*, p. 437) et beaucoup d'autres praticiens, nous croyons à l'existence de la varicelle comme maladie essentiellement différente de la variole. En effet, la varicelle, quand elle se communique, donne constamment lieu à une éruption tout à fait semblable, dont les caractères sont

identiques ; elle affecte indistinctement les individus vaccinés ou non vaccinés, comme nous venons d'en observer encore un cas tout récemment,
ceux qui ont eu la variole, et ceux qui n'en ont pas été atteints. Bryce,
Abercrombie citent neuf familles dans lesquelles s'est manifestée une varicelle, qui, chez tous les sujets, a offert absolument la même marche. Or, ici
(comme le remarque avec justesse le rédacteur du *Journal d'Edimbourg*)
tout s'explique naturellement si l'on admet que le contagium soit celui de
la varicelle ; et, au contraire, combien d'anomalies, si l'on veut que ce soit
celui de la variole !

La varicelle ne s'oppose pas au développement subséquent de la vaccine,
et ne donne aucune garantie contre l'infection variolique. Les auteurs
anglais que nous citions tout à l'heure rapportent à cet égard les exemples
les plus remarquables. Son inoculation est très difficile, pour ne pas dire
impossible. D'ailleurs, très rarement confluente, elle ne compromet dans
aucun cas l'existence de ceux qui en sont affectés. Quelques faits de réussite
ont été cités ; mais ce qu'il y a de certain, c'est que plusieurs praticiens l'ont
tentée inutilement. Bryce, Abercrombie, etc., disent avoir échoué dans cette
tentative, malgré les précautions les plus minutieuses.

Dans tous les cas de varicelle, le fluide est transparent ou semi-transpa-
rent, et il est renfermé immédiatement au dessous de l'épiderme dans une
cavité unique ; on ne trouve pas de fausse membrane adhérente d'une part
à la surface du derme, comme cela s'observe dans les pustules varioliques.
La pellicule qui recouvre les vésicules de la varicelle se rompt très aisément, se sèche et se transforme en une croûte qui laisse en tombant une
surface plane et point de cicatrice, à moins qu'on ne l'ait arrachée prématurément. La vésicule existe dès le principe, et quand on commence à
l'apercevoir, souvent elle a déjà la grosseur d'une moitié de pois, tandis
que, dans une variété de varioloïde avec vésicules, *varicelle papuleuse* (*hors-
pox* d'Abercrombie), celles-ci, toujours moins saillantes, ne revêtent le
caractère vésiculeux que dans l'espace de trois jours, et très rarement au
bout de douze à quinze heures ; une partie de l'éruption se sèche même
avant d'acquérir l'apparence vésiculeuse, circonstance qui n'a jamais lieu
dans la varicelle. Enfin, quand il existe des vésicules dans une variole modifiée, elles reposent sur une base solide et un peu élevée, tandis que, dans
la varicelle, l'inflammation qu'on observe à la base des vésicules offre à peine
une tuméfaction apparente ; elle est tout à fait bornée à la surface du derme
au lieu de pénétrer dans son épaisseur, comme dans la variole.

La *cause* première de la varicelle est tout aussi obscure que celle de la
variole, de la scarlatine et de la rougeole. Ce qu'on sait, c'est qu'elle est contagieuse à un degré beaucoup plus faible que la variole ; il s'en faut que
tous les individus qui s'exposent à la contracter en soient atteints, et il n'est
même pas prouvé incontestablement qu'elle puisse se transmettre par inoculation. Elle règne quelquefois d'une manière épidémique ; les enfants en
sont presque exclusivement affectés.

La varicelle serait, suivant quelques observateurs, plus fréquente dans les contrées méridionales ; à Paris, elle n'est pas très commune, et nous avons assez rarement l'occasion de l'observer à l'hôpital des Enfants ; elle ne nous a semblé d'ailleurs particulière à aucune saison.

L'affection débute ordinairement sans froid initial, ou bien par un léger frisson suivi d'une chaleur plus marquée ; quelquefois on observe un ou deux vomissements ainsi qu'un peu d'accélération dans le pouls, de céphalalgie et de malaise, prodromes qui durent de quelques heures à vingt-quatre ou quarante-huit au plus, et qui sont parfois si légers que le malade s'en aperçoit à peine, et que les enfants n'interrompent même point leurs jeux ; dans beaucoup de cas, il n'y a point de mouvement fébrile avant l'éruption qui est alors le premier *symptôme*.

L'éruption se présente d'abord sous la forme de petites taches très rouges, au centre desquelles se forment rapidement de petites vésicules contenant un liquide absolument incolore ou de couleur légèrement citrine. Suivant quelques auteurs, si l'on examine à la loupe les petites taches rouges dès qu'elles commencent à se manifester, on y reconnaît déjà l'apparence vésiculaire. Quoi qu'il en soit, le deuxième jour, les vésicules ont environ 3 à 5 millimètres de diamèttre ; leur base est quelquefois un peu enflammée. Le troisième jour, il n'existe d'autre changement qu'une coloration jaunâtre du liquide ; le quatrième jour, les vésicules qui n'ont pas été accidentellement rompues ou déchirées commencent à s'affaisser et se rident à leur circonférence ; peu d'entre elles sont intactes le cinquième jour ; mais les orifices de celles qui avaient été ouvertes se sont refermés ou adhèrent à la peau, de manière à renfermer une petite quantité de lymphe opaque ; le sixième jour, de petites croûtes brunâtres occupent partout la place des vésicules ; le septième et le huitième, les croûtes jaunissent et se dessèchent de la circonférence au centre ; enfin, le neuvième ou le dixième jour, elles tombent et laissent de petites taches qui persistent pendant quelque temps, mais sans offrir de dépression à la peau.

Bateman donne, d'après Willan, le nom de *varicelle lenticulaire* à l'éruption que nous venons de décrire : les deux autres variétés qu'il désigne sous les noms de *varicelle conoïde et de varicelle globuleuse*, nous paraissent devoir être rapportées à quelques-unes des variétés nombreuses de la variole modifiée (*voy.* VARIOLE).

L'éruption de la varicelle commence en général par la poitrine et par le dos ; elle gagne ensuite la face et se porte enfin aux extrémités. Les vésicules peuvent se développer sur toutes les parties de la surface de la peau ; mais elles se trouvent ordinairement en petit nombre (de trois ou quatre à huit ou dix) sur chacune. Elle est quelquefois accompagnée, chez les enfants surtout, d'une sensation de démangeaison ou de cuisson assez désagréable qui excite à se gratter ; de sorte que les vésicules caractéristiques se trouvent souvent déchirées dès leur première période, et plusieurs d'entre elles, s'entourant alors d'un cercle inflammatoire, peuvent se transformer en véritables pustules qui laissent des cicatrices à la peau. A moins que l'éruption varicelleuse ne soit confluente (ce qui est excessivement rare), ou bien qu'elle ne soit compliquée d'une autre maladie, elle n'est point accompagnée d'un mouvement fébrile très intense ni de trouble notable dans les fonctions.

Les différences qui existent entre le pemphygus aigu et la varicelle proprement dite sont si tranchées, qu'aucun auteur n'en a établi les caractères distinctifs ; les vésicules petites, discrètes, translucides de la varicelle n'ont qu'une ressemblance éloignée avec les bulles beaucoup plus grosses et plus nombreuses du pemphygus, si vite remplies par une sérosité le plus souvent rougeâtre.

Le *traitement* de cette affection si simple consiste dans le repos, une diète légère et l'usage d'une boisson délayante ou acidule. Les complications, s'il en existait, devraient être combattues par des moyens appropriés. A la dernière période, lors de la chute des croûtes, on peut employer avec avantage quelques bains tièdes. La varicelle constitue en général une affection si légère, qu'il n'est réellement pas besoin de recourir à l'isolement, quand elle vient à se manifester dans une famille composée de plusieurs enfants : on peut, sans nul inconvénient, les laisser, s'ils sont bien portants, exposés aux chances de la contagion d'une maladie qui n'offre par elle-même aucune espèce de gravité.

VACCINE

DE VACCA, VACHE, VARIOLÆ VACCINÆ.

On donne ce nom à une maladie éruptive, de la classe des affections pustuleuses, qui se développe chez l'homme par suite de l'inoculation du cowpox.

Historique et origine de la vaccine. — Un passage du *Sancteya Grantham*, ouvrage sanscrit attribué à d'Hauvantori, prouve que l'inoculation de la vaccine était pratiquée dans l'Inde à une époque déjà très reculée. L'auteur prescrit les règles suivantes relativement à l'opération : « Prenez le fluide du bouton du pis d'une vache ou du bras d'un homme sur la pointe d'une lancette, piquez-en les bras entre l'épaule et le coude jusqu'à ce que le sang paraisse ; le fluide se mêlant avec le sang, il en résultera la fièvre de la petite vérole. » Il ajoute que la petite vérole contractée par ce moyen sera tout à fait bénigne, et n'exigera aucun traitement. Il décrit les caractères que doit présenter le bouton de cette espèce de variole pour pouvoir préserver, à jamais, de la contagion de la petite vérole, le sujet qui le porte. De nos jours, d'autres détails recueillis dans les mêmes contrées sont venus confirmer ce que nous venons d'avancer. En 1803, à Ghazepoor, district de Benarès, le nawaub Mirza-Mehedy-Ali-Khan, voyant son fils atteint de la variole, fit venir pour le soigner un brame nommé Alep Choby, qui manifesta de vifs regrets de n'avoir pas été appelé plus tôt, disant qu'il eût pu prévenir la variole en inoculant le fluide contenu dans la pustule de la vache. M. William Bruce, consul à Bushire, écrivait à M. W. Erskine de Bombay (*Annales de chim. et de phys.*, t. x, mars 1819) que la vaccine était connue depuis fort longtemps en Perse.

M. de Humboldt (*Essai politique sur le royaume de la Nouvelle-Espagne*) prouve que, depuis nombre d'années, les habitants de la Cordillère des Andes avaient remarqué l'effet préservatif du vaccin. Un nègre (*loc. cit.*), qu'on avait sans succès inoculé de la variole, se refusait à subir une nouvelle opération, alléguant qu'il avait contracté, en trayant des vaches dans la Cordillère des Andes, une sorte d'éruption semblable à celle qu'on observe au pis des vaches, et qui préserve pour toute la vie de la petite vérole ceux qui ont été atteints de cette maladie particulière. Mais tous ces renseignements, qu'on possède aujourd'hui, n'avaient pas pénétré jusqu'en Europe ;

Jenner n'en avait aucune connaissance, et M. Bruce, pas plus que M. de Humboldt, n'a cherché à rabaisser la gloire de sa découverte. C'est en Angleterre, au milieu du pays où l'inoculation de la variole était en grande faveur, que la vaccine fut trouvée en 1768 (Pearson, *Recherches historiques sur la vaccine* ; Londres, 1798 ; in-8°, en anglais). Fewster et Sutton rencontrèrent un grand nombre de paysans auxquels ils inoculèrent la variole sans résultat. Étonnés, ils prirent des informations ; ils apprirent de ces paysans que la résistance à la variole avait pour cause l'existence antérieure d'une maladie pustuleuse contractée en trayant des vaches atteintes du cowpox. Ils firent de nouvelles recherches dans le but de vérifier cette assertion, qui leur parut exacte ; M. Fewster en fit part à une société médicale dont il était membre, mais personne ne songea mettre à profit cette précieuse observation.

En 1775, Edward Jenner, chargé d'inoculer la variole dans les campagnes de Berkeley, observa un grand nombre de personnes sur lesquelles l'opération ne réussit jamais, quelques précautions qu'il prit. A cette époque déjà, il régnait dans le comté de Glocester une tradition populaire, à savoir, que les personnes qui, en trayant les vaches, avaient gagné les pustules du cowpox, étaient à l'abri de la petite vérole. Jenner fut frappé de cette opinion populaire, et, observant que l'inoculation de la variole échouait précisément chez tous ceux qui avaient été atteints du cowpox, il poussa plus loin ses investigations, et rechercha, pour les inoculer, tous ceux qui avaient eu le cowpox antérieurement. Il put constater que les uns résistaient à l'inoculation de la variole, tandis que les autres contractaient la maladie comme s'ils n'eussent point été atteints du cowpox. Un moment découragé par cette contradiction apparente, il reprit cependant la suite de ses recherches ; il examina avec plus de soin les éruptions siégeant au pis des vaches, et il découvrit que ces éruptions différaient singulièrement entre elles, que les unes étaient efficaces, tandis que les autres ne jouissaient d'aucune vertu préservative. Ce premier succès obtenu, une difficulté plus grave en apparence se présenta à résoudre : des personnes inoculées du cowpox reconnu véritable avaient pu gagner plus tard la petite vérole. Après de nombreuses recherches, Jenner arriva à conclure que l'affaiblissement du virus, par suite de sa durée, avait seul causé les insuccès ; il se fondait sur l'analogie du virus cowpox avec le virus variolique, qui ne jouit pas de la même énergie pendant toutes ses périodes.

Malgré ces découvertes importantes, Jenner n'en était point encore arrivé à penser qu'il fût possible de propager la vaccine par des inoculations sucsives, comme on propage la petite vérole : il se bornait encore à inoculer le cowpox recueilli sur le pis de la vache ; enfin il se décida à inoculer de bras à bras le produit du cowpox. Il ne fit d'abord qu'une seule piqûre, de peur de produire des phénomènes généraux trop intenses; puis, rassuré sur l'innocuité de l'opération, il inocula de la même manière un grand nombre de sujets. Quelques mois après, il les soumit à la contagion de la variole par l'inoculation, et tous sortirent sains et saufs de cette épreuve. Fort de ces résultats, il publia en 1798 ses *Recherches sur les causes et les effets de la vaccine* (Londres, in-4°) ; traduit en français, Delaroque, in-8° (Lyon, 1800).

L'ouvrage de Jenner parut à peine à Londres que de toutes parts on l'accueillit avec empressement. Les docteurs Pearson et Woodville se hâtèrent de répéter les expériences qui y sont consignées ; et bientôt leur témoignage, auquel s'en joignit une foule d'autres, vint déposer en faveur de ce précieux préservatif. Le bruit de cette découverte ne tarda pas à parvenir au loin ; toutefois la France, quoique la plus voisine de la patrie de Jenner, ne fut pas une des premières contrées où elle se répandit. Cependant la France a, comme l'Angleterre, ses prétentions à la découverte de la vaccine. Au dire de M. le comte Chaptal, M. Rabaut-Pommier, ministre protestant à Montpellier, avait été frappé d'entendre dans le midi de la France appeler du même nom de picote la variole de l'homme, le claveau des moutons, la vérole des vaches. Se trouvant un jour avec le docteur Pew et un autre Anglais de ses amis, il avança dans la conversation qu'il serait probablement avantageux d'inoculer à l'homme la picote des vaches, parce qu'elle était constamment sans danger. On disserta longuement sur ce sujet, et le docteur Pew promit que dès son retour en Angleterre il proposerait ce nouveau genre d'inoculation à son ami le docteur Jenner. On n'a jamais su positivement si cette communication avait eu lieu ; mais quand même on n'en pourrait douter, la gloire n'en resterait pas moins tout entière à Jenner pour avoir sinon trouvé, au moins propagé et fécondé la découverte de la vaccine.

L'ouvrage de Jenner avait été annoncé par la voie des journaux. M. le duc de La Rochefoucauld-Liancourt, qui, pendant son séjour en Angleterre, avait été témoin des succès de la vaccine, vint éveiller l'attention sur cet objet important. Par ses soins, réunis à ceux de Thouret, alors directeur de l'École de médecine, une souscription fut ouverte et bientôt remplie ; un comité central composé de médecins instruits fut dès lors organisé, et le 2 juin 1800, trente enfants furent vaccinés avec du fluide envoyé de Londres. Cette première tentative ne réussit pas complètement, et quelques autres vaccinations pratiquées plus tard par le docteur Woodville, venu lui-même à Paris pour familiariser les médecins français avec ce genre d'inoculation, restèrent également sans effet ; mais, bientôt après, les essais se multiplièrent, et la vaccine se trouva en quelque sorte acclimatée chez nous. En très peu de temps on compta, dans Paris seulement, plusieurs milliers de vaccinations. Le 7 février de l'année suivante, un hospice spécialement consacré à l'inoculation de la vaccine fut fondé par M. Frochot, préfet de la Seine, et confié aux soins d'un comité central. Les services rendus par ce comité et en particulier par son secrétaire, M. le docteur Husson, ont été vraiment incalculables. Répéter les expériences des médecins anglais, en tenter de nouvelles, multiplier le nombre des contre-épreuves, fournir de vaccin la France entière et les nations étrangères, faire naître et entretenir la confiance dans une méthode nouvelle, attaquée violemment dès son apparition par l'ignorance et la mauvaise foi ; telle est la tâche que le comité central de vaccine a remplie de manière à mériter la reconnaissance publique. Aboli en 1824, le comité de vaccine a été remplacé par l'Académie royale de médecine, qui dignement continué ses travaux.

Pendant que la vaccine était naturalisée en France par les efforts des médecins les plus distingués et la protection du gouvernement, elle se répandait également dans les autres contrées de l'Europe, l'Allemagne, l'Italie, l'Espagne, et même la Turquie ; elle était portée en Amérique et jusqu'aux derniers confins de l'Asie. Il serait trop long de retracer ici, même en abrégé, l'histoire de la propagation de la vaccine dans les différents pays ; il nous suffira de dire que tous les gouvernements s'empressèrent à l'envi de faire jouir les peuples de ce grand bienfait. Parmi les déterminations adoptées dans cette intention, nous citerons seulement celle que prit Charles IV, roi d'Espagne : il fit entreprendre un voyage autour du monde, dans le but unique de procurer à toutes ses possessions d'outremer, ainsi qu'à beaucoup d'autres contrées éloignées, les avantages de cette précieuse découverte. Le résultat de ce voyage, exécuté sous la direction de don F.-X. Balmis, chirurgien extraordinaire de S. M. C., dépassa toutes les espérances qu'on en avait conçues. Depuis cette époque la vaccination a été pratiquée avec tant de zèle et de succès dans quelques-unes de ces contrées, qu'on n'y observe presque plus de variole. Un médecin voyageur, M. Busseuil, chirurgien de la marine Française, a appris qu'à Manille (Indes orientales) la petite vérole n'existe plus. Nous ne nous étendrons pas davantage sur l'histoire de la découverte et de la propagation de la vaccine, et nous renverrons le lecteur curieux d'avoir des renseignements complets à cet égard à l'excellent travail de M. Husson (*Dict. des sciences méd.*, article *Vaccine*), dont nous avons tiré l'extrait que nous venons de donner.

Avant de décrire les caractères et la marche de la vaccine chez l'homme, il nous semble nécessaire de donner un court aperçu de la maladie qui elle-même a donné naissance à la vaccine. Le cowpox (de *cow*, vache, *pox*, vérole ; picote, ou vérole des vaches) est une éruption pustuleuse qui se manifeste sur les trayons des vaches. Cette maladie, décrite par Jenner, règne souvent dans le comté de Glocester, pays riche en pâturages ; elle a été retrouvée dans plusieurs autres contrées de l'Angleterre, ainsi qu'en Irlande et en Écosse ; on l'a observée aussi dans le Holstein, le Mecklembourg, la Saxe, la Norwège, la Hollande, la Prusse, la Lombardie, l'Espagne. Le cowpox a aussi été reconnu dans plusieurs parties de la France, notamment dans les départements de la Meurthe, de la Moselle, en 1829, dans les Ardennes, par M. Migeot de Juniville, plus récemment, en 1836, par M. Perdereau, à Passy, près Paris, et l'année dernière par M. Magendie (séance de l'Académie des sciences, 27 mai 1844) ; néanmoins cette maladie des vaches n'est pas très fréquente, ne se rencontre pas dans tous les pays, et n'a lieu que dans certaines saisons. Le cours du cowpox peut se partager en quatre périodes distinctes.

Première période, ou *période d'invasion*. — L'animal perd l'appétit ; au lieu de ruminer, il *fume*, suivant l'expression consacrée dans les campagnes ; il a de la tristesse, de la fièvre ; son lait est moins abondant et moins épais que de coutume.

Deuxième période, ou période d'éruption. — Le troisième ou le quatrième jour, on voit apparaître sur les trayons, et plus rarement sur les naseaux et même les paupières, quelques pustules circulaires, aplaties, déprimées au centre, et entourées à leur base d'une bande rouge qui va toujours croissant.

Troisième période, de maturation. — Les pustules grossissent, deviennent diaphanes, argentées, la dépression centrale se prononce davantage ; les mamelles de l'animal sont d'une sensibilité exquise, le moindre attouchement est suivi des signes de la plus vive douleur ; l'animal est inquiet.

Quatrième période, ou de dessiccation. — Le cercle rouge qui entoure la pustule devient livide ; le liquide qui la distend s'épaissit et commence à se dessécher vers le onzième ou le douzième jour de l'éruption ; la pustule brunit dans son milieu, et la dessiccation s'opère du centre à la circonférence ; elle est complète du quinzième au vingtième jour, et les croûtes se détachent en laissant des cicatrices arrondies. La marche des pustules du cowpox est rarement aussi régulière, parce que les pustules sont le plus souvent promptement détruites par les tractions répétées qu'on exerce sur les trayons lorsqu'on trait les vaches.

Les symptômes généraux, tels que l'inappétence, la soif, la fièvre, l'abattement, vont en diminuant à mesure que la dessiccation s'avance, et l'animal recouvre promptement la santé. Cette maladie est très contagieuse, et est portée d'une vache sur une autre par les personnes chargées de les traire. D'ailleurs, elle n'a rien d'inquiétant, et le plus souvent on n'y prendrait pas garde si elle n'amenait une diminution momentanée dans la sécrétion du lait, et si les personnes chargées de traire les vaches ne contractaient pas quelquefois des boutons aux mains. Pour ce qui a rapport aux causes présumées de cette maladie, c'est-à-dire l'humidité des pacages, le contact des chevaux atteints du *grease* (eaux aux jambes), nous ne nous en occuperons pas ici, et nous renverrons le lecteur aux traités de médecine vétérinaire.

Marche de la vaccine. — La vaccine a, comme toutes les maladies éruptives, des périodes distinctes. Nous en admettrons trois : la première, d'incubation ; la deuxième, d'inflammation ou d'éruption ; et la troisième, de dessiccation. La première période commence à l'istant même où la piqûre vient d'être faite : il se forme presque constamment un cercle rose superficiel du diamètre de 20 à 30 millimètres, qui disparaît après quelques minutes, en laissant une tuméfaction légère qui persiste un peu plus. Depuis cette époque jusqu'au troisième ou quatrième jour, on ne voit que les traces d'une piqûre légère sans la moindre apparence de travail inflammatoire. Vers la fin du troisième jour ou le milieu du quatrième, commence la seconde période : le doigt sent distinctement une petite dureté dans les points où les piqûres ont été faites, et on y voit bientôt apparaître une petite élevure d'un rouge clair. Le cinquième jour, cette élevure se déprime légèrement au sommet, et cause un peu de démangeaison. Le sixième, elle s'élargit, se déprime davantage au centre, et s'entoure d'un cercle rouge de 1 à 2 millimètres de largeur. Le septième jour, le bouton a entièrement l'aspect d'une pustule ; le bourrelet circulaire s'aplatit et prend une teinte argentée, l'aréole s'élargit. Le huitième jour, la pustule se gonfle, s'ombilique plus profondément, et prend une teinte plus foncée ; le cercle rouge, qui jusqu'à cette époque a circonscrit la pustule, pâlit un peu et se propage comme par irradiation dans le tissu cellulaire voisin. Le neuvième jour, le travail local est plus animé, la pustule est entourée d'une auréole vermeille. Le dixième jour, on n'observe qu'une légère modification : le bourrelet circulaire s'élargit, l'aréole augmente d'étendue ; elle occupe ordinairement un cercle de 3 à 4 centimètres de rayon, et devient d'un rouge plus vif ; elle disparaît aussi moins facilement à la pression du doigt. A cette époque de l'éruption, le sujet vacciné éprouve quelquefois une douleur dans les glandes axillaires, et presque toujours un mouvement fébrile peu intense, marqué par des bâillements, la rougeur de la face, l'accélération du pouls. Le onzième jour, la pustule offre une couleur perlée ; son diamètre est de 8 à 10 millimètres ; elle est dure au toucher, et présente la résistance d'un corps étroitement uni à la peau ; le liquide qu'elle contient est un peu moins transparent ; il a aussi perdu de sa viscosité. Le douzième jour, la période de dessiccation commence ; la dépression centrale prend l'apparence d'une croûte ; l'humeur renfermée dans le bourrelet circulaire se trouble et devient opaline, l'aréole pâlit, la tumeur vaccinale s'affaisse, et l'épiderme s'exfolie. Le treizième jour, la dessiccation continue en procédant du centre à la circonférence ; le bourrelet circulaire jaunit, se rétrécit à mesure que la dessiccation fait des progrès, et la matière qu'il contient est jaunâtre et puriforme ; l'aréole a une teinte légèrement pourprée. Le quatorzième jour, la croûte s'endurcit et prend une couleur jaune foncé ; le cercle qui l'entoure diminue de largeur, et suit l'ordre de décroissement de la tumeur vaccinale. Du quatorzième au vingt-cinquième jour, la croûte, devenue solide, luisante, douce au toucher, acquiert une couleur briquetée, et conserve sa forme ombiliquée ou s'arrondit légèrement. A mesure que la tumeur vaccinale s'affaisse, cette croûte proémine davantage au-dessus du niveau de la peau ; elle tombe du vingt-quatrième au vingt-neuvième jour, laissant à nu une cicatrice profonde et gaufrée, qui d'abord est brunâtre, et devient très blanche après plusieurs mois.

M. le docteur Gendrin (*Histoire anatomique des inflammations*, t, I, p. 428) a disséqué des pustules vaccinales parvenues au huitième ou neuvième jour, et il a noté les résultats suivants : au centre du bouton, dans la dépression ombilicale, existe sous une lame épidermique mince et molle une petite quantité de pus jaune assez dense, accumulé dans une sorte de follicule infundibuliforme qui constitue le centre de la pustule. La quantité de

cette matière purulente est en général proportionnée à l'étendue de la piqûre et à l'irritation qu'a produite l'instrument dont on s'est servi. Quand
on a enlevé ce petit abcès avec la pointe d'une aiguille, la pustule est uniformément argentée et luisante ; on voit que la pellicule qui la recouvre
est formée par une lame épidermique plus dense et plus résistante que
l'épiderme soulevé dans les phlyctènes. Lorsqu'on a enlevé cette pellicule
par une section horizontale, le fluide vaccin sort, en gouttelettes limpides, des
petites loges qui le contiennent. La disposition de ces gouttelettes fait connaître celle des loges ou cloisons de la pustule ; elles semblent disposées
circulairement sur deux rangs concentriques. On distingue aisément à la
loupe les cloisons radiées irrégulières entre lesquelles sont formées les espèces d'alvéoles qui contiennent le vaccin. Si l'on divise ces cloisons blanches
avec la pointe d'une lancette, il se mêle un peu de sang au fluide-vaccin
qui s'en écoule.

Le contact de l'air est nécessaire à la formation des croûtes vaccinales.
Le docteur Sacco (*Traité de vaccination*, traduit par Daquin, 2° édit. ; Paris,
1813, p. 63) a constaté ce fait en couvrant des pustules avec des verres de
montre, tandis qu'il en laissait d'autres à l'air libre sur le même sujet pour
servir de terme de comparaison ; les pustules couvertes se gercèrent, et la
peau se détacha en petites parcelles sans qu'il se formât de croûte et de
cicatrices apparentes. M. Gendrin (ouvrage cité, p. 431) dit avoir empêché
la formation de la croûte en couvrant le bras de cataplasmes ou de fomentations le neuvième ou le dixième jour de l'éruption.

La vaccine inoculée chez les nègres et les mulâtres, ne présente que
de très légères différences; elle se développe à la même époque que chez les
blancs, seulement elle parcourt avec un peu plus de rapidité les périodes
d'éruption et de dessiccation. L'aréole inflammatoire est peu marquée, la
peau n'offre qu'une teinte cuivrée, et la cicatrice est d'abord plus rouge que
chez les blancs.

Variétés de la vaccine. — Le développement de la vaccine n'est pas
toujours tel que nous venons de le décrire : il présente quelquefois des
anomalies, des irrégularités, qu'il importe de signaler. 1° Relativement à
la forme de l'éruption : on observe quelquefois des pustules non ombiliquées, ou bien deux pustules jumelles réunies par les tangentes de leurs
cercles, quand, au moment de la piqûre, la lancette a pénétré la peau de
part en part. 2° Pour le nombre : il arrive souvent que le nombre des
boutons n'est pas en rapport avec celui des piqûres. On n'obtient quelquefois
qu'un seul ou que deux boutons après six ou huit piqûres ; dans ce cas,
néanmoins, l'effet préservatif est le même que si une éruption plus abondante s'était développée. Il n'est pas non plus très rare de voir des pustules
vaccinales se développer sur des points du corps où l'inoculation n'a pas été
pratiquée. C'est presque toujours sur des surfaces enflammées et privées
d'épiderme que ces pustules se manifestent ; elles sont produites par une
inoculation accidentelle et postérieure que les sujets vaccinés se sont faite
avec les doigts, après avoir déchiré les pustules primitives.

Quelquefois une première vaccination n'ayant pas réussi, on en pratique une seconde au bout de quinze jours, un mois et plus, et dès ce moment on voit se développer ensemble les pustules résultat des anciennes et des nou-velle piqûres. Dans d'autres cas, mais plus rares, des éruptions générales sont le résultat de l'infection de toute l'économie. Quoique plusieurs auteurs modernes, entre autres M. Cazenave, doutent encore de ces éruptions vacci-nales générales, nous pensons qu'il en est dont il est impossible de récuser l'authenticité. Nous citerons seulement à l'appui de cette opinion le cas bien constaté par l'un de nous et par deux autres de nos confrères (voy. *Archives générales de méd.*, 3ᵉ série, t. xii, p. 130 ; observation de M. Aubry, interne des hôpitaux). Dans quelques circonstances, la période d'incubation se pro-longe jusqu'au vingt-deuxième et trentième jour, tandis que, dans d'autres, elle n'est que de vingt-quatre à quarante-huit heures. Sacco (ouvrage cité, p. 84) cite un sujet chez lequel la vaccine s'est développée seulement un an après l'i-noculation. Quelquefois la vaccine parcourt toutes ses périodes en huit ou dix jours sans que l'effet préservatif en soit atténué. Quelques individus op-posent une résistance absolue à l'infection vaccinale ; chez d'autres, cette résistance n'est que temporaire et on en a vu qui ont fini par contracter la vaccine après avoir inutilement subi huit ou dix vaccinations antérieures. Enfin, il est un certain nombre de sujets chez lesquels la vaccine ne se manifeste que par des phénomènes généraux (*vaccinæ sine vaccinis*), l'é-ruption manquant totalement. Plusieurs observations connues depuis long-temps ont mis cette vérité hors de doute, mais jamais elle n'avait été établie sur un aussi grand nombre de faits qu'en 1825. Soixante cas de cette es-pèce se sont offerts successivement à l'observation de M. Tréluyer, médecin de l'hôpital général de Nantes (Paul Dubois, *Rapport à l'Académie sur les vaccinations pratiquées en France pendant l'année* 1825).

On distingue deux variétés de fausse vaccine : la première, qu'on a proposé d'appeler *vaccinelle vaccinoïde* est celle qu'on développe quelquefois par l'i-noculation du virus vaccin sur un sujet déjà vacciné ou atteint antérieures ment de la variole, et qui se manifeste parfois aussi sur des personnes qui n'ont eu encore ni variole ni vaccine. Dès le premier jour, quelquefois le second, et le troisième au plus tard, les piqûres s'enflamment et se couvrent de pustules circulaires. Les bords des pustules sont aplatis, *inégaux* ; le liquide contenu est jaunâtre, peu abondant ; elles sont souvent dépourvues d'aréole ; quand celle-ci se manifeste, elle peut être aussi vive, mais elle présente toujours moins d'étendue que dans la vraie vaccine ; elle paraît plus tôt que dans ce dernier cas, et persiste tout aussi longtemps. Pen-dant toute la durée de ce travail, le sujet vacciné éprouve un prurit désa-gréable dans les piqûres ; les ganglions axillaires sont engorgés et doulou-reux ; il survient de la céphalalgie et de la fièvre. La période inflammatoire est très rapide, il n'y a pas de tumeur ni d'induration circonscrite comme dans la vaccine légitime ; s'il existe de la tension, elle est irrégulière et superficielle. Les croûtes, déjà formées du septième au huitième jour, ne tombent pas plus tôt que celles de la vraie vaccine : elles offrent quelquefois le même aspect ; mais elles sont moins épaisses, moins larges, et laissent après leur chute de simples taches à la peau au lieu de cicatrices. La seconde variété de fausse vaccine est beaucoup plus commune que la première ; elle peut reconnaître pour causes : 1° l'usage de lancettes oxydées, 2° l'inoculation au moyen des fils, 3° l'emploi du fluide vaccin mêlé de pus, 4° l'emploi de vaccin sec et non suffisamment délayé, 5° l'usage d'un instrument émoussé, 6° les incisions trop profondes. Nous devons ajouter aussi qu'elle survient quelquefois sans qu'on puisse l'attribuer à aucune de ces causes. L'opération ayant été pratiquée avec les plus grandes précautions, elle se développe aussi et fort souvent dans les mêmes conditions que la première variété, c'est-à-dire sur des sujets déjà vaccinés ou atteints antérieurement de la petite vérole. Dès le premier jour ou dès le commencement du second, on aperçoit une saillie formée par une portion d'épiderme dans laquelle l'insertion a été faite, une rougeur vive sur cette partie, et un suintement puriforme aux lèvres de la plaie. Le lendemain la rougeur est beaucoup moindre, l'épiderme est blanc et plus saillant que le premier jour. Du deuxième au troisième jour, la vésicule se déchire, et laisse suinter un pus opaque jaune auquel succède une croûte jaunâtre, plate et molle ; cette croûte tombe le cinquième ou le sixième jour, se renouvelle fréquemment, et est souvent suivie d'un ulcère profond difficile à guérir. Il reste à cette époque une rougeur irrégulière assez intense, accompagnée de dureté dans le tissu cellulaire voisin, un léger gonflement de la peau, et le cercle rouge, qui s'accroît d'abord sensiblement, disparaît assez promptement sans laisser sur la peau les petites écailles que l'on rencontre après la vaccine vraie à la suite de l'aréole et dans le point qu'elle occupait. Il est encore une autre espèce de fausse vaccine ou de vaccine dégénérée dont parle Sacco (ouvrage cité, p. 168), et sur laquelle M. Gendrin insiste avec raison (ouvrage cité, p. 433). On inocule à un enfant un virus vaccin légitime, la pustule se développe régulièrement, l'enfant se gratte et écorche la pustule, les boutons-vaccins sont comprimés par un vêtement trop étroit, ou on les presse entre les doigts, soit par des manœuvres indirectes, soit dans un but d'expérimentation, comme l'a fait Sacco (*ibid.*, p. 160). L'effet de toutes ces pratiques est de déterminer immédiatement le passage de la pustule à l'état de suppuration : elle jaunit, se gonfle, et le vaccin qu'elle contenait disparaît. La disposition multiloculaire cesse elle-même, et le sujet n'est pas préservé de la variole, car il est encore apte à contracter la vaccine si la suppuration de la pustule a lieu, toutefois, avant le sixième jour.

Accidents déterminés par la vaccine. — L'inoculation de la vaccine est quelquefois suivie d'accidents locaux qui reconnaissent pour cause unique la présence des boutons-vaccins. Parfois l'aréole qui circonscrit la pustule vaccinale occupe une très grande surface et s'étend à la majeure partie, ou même à la totalité d'un seul ou des deux bras ; dans certains cas, la rougeur se propage jusqu'au dos et à la poitrine, ou bien elle gagne le col et finit par envahir la face tout entière. Souvent, dit M. Husson (article cité, p. 423) on y remarque de petits boutons qui ne suppurent pas et disparaissent après un ou deux jours ; dans d'autres cas, la phlegmasie est plus profonde, et constitue un véritable érysipèle qui s'accompagne d'une fièvre vive, mais qui se termine en général, après trois ou quatre jours, par résolution, et est suivi d'une desquamation abondante. L'inflammation envahit aussi quelquefois les ganglions lymphatiques de l'aisselle. Cet engorgement peut devenir assez considérable : le malade éprouve une douleur vive dans la région axillaire, de l'inappétence, de la fièvre ; la résolution est encore le mode de terminaison le plus fréquemment observé ; néanmoins on a recueilli des exemples d'abcès survenus dans des conditions semblables (Pagès, *Mémoire de la vaccine* ; Alais, 1801, in-8°). Ces accidents inflammatoires se développent plus fréquemment chez les adultes que chez les enfants ; ils surviennent quelquefois chez les sujets vaccinés avec tous les soins nécessaires, mais assez souvent ils reconnaissent pour cause l'oubli de certaines précautions : par exemple le médecin, en inoculant, n'a pas ménagé un intervalle assez grand entre les piqûres, et les boutons se joignent promptement par leurs aréoles, ou bien il a fait un trop grand nombre de piqûres.

On a eu aussi de fréquentes occasions de voir les pustules se creuser et se convertir en ulcérations très douloureuses et très difficiles à guérir. Nous avons pu l'observer sur certains enfants d'une constitution lymphatique, et nous avons remarqué que ces ulcérations étaient d'autant plus communes qu'on employait du vaccin plus actif. Ainsi elles se sont manifestées en plus grand nombre après qu'on a eu pris pour l'inoculation le virus du cowpox présenté en 1836 à l'Académie de médecine, par M. le docteur Perdreau. Des expériences comparatives sur la différence des deux vaccins ont été faites au comité de vaccine par M. Bousquet et par M. Taupin à l'hôpital des Enfants malades. Ils ont inoculé sur le même individu l'ancien vaccin sur un bras et le nouveau sur l'autre, et le travail inflammatoire exagéré, les ulcères consécutifs, ne se sont manifestés le plus souvent que sur le bras inoculé avec du virus nouveau.

Complications de la vaccine. — Dans la pratique de la ville, on ne vaccine en général que des sujets bien portants ou tout au plus un peu faibles. Les personnes dont les enfants sont atteints d'une légère indisposition attendent qu'elle soit dissipée pour les soumettre à l'inoculation ; à plus forte raison diffère-t-on l'opération quand il s'agit d'une maladie sérieuse. Aussi n'avons-nous eu que rarement en ville l'occasion de rencontrer la vaccine réunie à quelque autre affection. Nous l'avons vue quelquefois compliquée de rougeole et de scarlatine, et le plus souvent alors la vaccine suspendait sa marche pour la reprendre seulement après la cessation de la maladie principale ; quelquefois aussi les deux affections parcouraient simultanément leurs périodes. A l'hôpital des Enfants, on a bien souvent occasion de rencontrer des exemples de vaccine compliquée de maladies de toute espèce. M. le docteur Taupin, qui pendant son séjour dans cette maison avait pris à tâche d'inoculer tous les sujets non vaccinés dans le but de les soustraire à la contagion de variole, a rencontré fort souvent ces complications, et en a noté les résultats. Il a observé que, dans les affections médicales et chirurgicales apyrétiques, le développement de la vaccine n'était nullement modifié, soit que la complication fût postérieure à l'inoculation, soit qu'elle existât antérieurement ; seulement, chez les sujets dont la constitution était faible, le travail local présentait moins d'activité que chez les sujets robustes, ce qui d'ailleurs a lieu constamment, même en l'absence de toute maladie. Dans l'ictère et la chlorose, M. Taupin a observé que les boutons-vaccins semblent participer à la maladie, ils prennent la coloration jaune ou pâle et anémique répandue sur le reste du corps. L'apparition et le développement des pustules n'ont d'ailleurs nullement été retardés. La vaccine inoculée chez des enfants atteints d'affections tuberculeuses avancées (péritonite chronique, ramollissements de turbercules pulmonaires) se développe toujours très tardivement ; rarement avant dix jours, quelquefois après quinze, vingt et même vingt-sept jours. Elle parcourt aussi ses périodes avec une extrême lenteur. Quand la vaccination a été pratiquée sur des sujets atteints de la fièvre typhoïde ou de phlegmasie de la poitrine (pleurésies, pneumonies, bronchites intenses), le développement des boutons ne s'est fait, à part de rares exceptions, que dans la période de déclin de la maladie. Il en a été tout autrement chez les malades atteints de phlegmasies cérébrales, de méningites, par exemple ; chez eux la vaccine s'est développée aussi régulièrement qu'au milieu de la meilleure santé. Lorsque la vaccine se rencontre avec des fièvres éruptives (rougeole, scarlatine, roséole, urticaire, pemphigus), elle est toujours retardée dans son développement, si l'inoculation a été pratiquée pendant les prodromes ; dans le cas où l'une ou l'autre de ces maladies survient chez un sujet déjà vacciné depuis plusieurs jours, le cours de la vaccine est même entièrement suspendu dans sa marche, qui ne se continue qu'après la guérison de la fièvre éruptive.

On voit quelquefois sur le même sujet la vaccine coïncider avec la variole et on observe des phénomènes bien différents, suivant que le développement de la vaccine a précédé ou suivi celui de la petite vérole. L'inoculation de la vaccine, pratiquée pendant les prodromes de la variole et les deux premiers jours de l'éruption, réussit en ce sens que les pustules vaccinales se développent, mais rarement la variole en est modifiée avantageusement ; le plus souvent les deux éruptions marchent concurremment sans exercer la moindre influence l'une sur l'autre. Dans l'épidémie de variole observée à Marseille, seize individus qui portaient à la fois les deux éruptions, vaccine et variole, ont succombé aux progrès de cette dernière maladie. La vaccination pratiquée plus tard, le troisième ou le quatrième jour de l'éruption de la variole, ne donne lieu en général à aucune éruption ; si au contraire les pustules vaccinales sont déjà parvenues au sixième ou septième jour, lorsque l'éruption variolique se manifeste, alors les deux maladies se développent simultanément, mais le plus souvent la variole marche plus rapidement que la vaccine, et prend la forme bénigne de la varioloïde. M. Eichorn (*Bulletin des sciences médicales* de Férussac, t. x, p. 337) propose, comme moyen certain de diminuer l'intensité de la variole, d'insérer du virus vaccin liquide dans les boutons varioliques naissants par vingt ou trente piqûres ; il assure avoir réussi. MM. Rilliet et Barthez (*Traité pratique des maladies des enfants*, t. ii, p. 543), M. Rayer (*Dict. de méd. et de chirurgie pratiques*, t. xv, p. 592), M. le docteur Legendre (*Archives gén. de méd.*, 4° série, t. vi, p. 38), ont pratiqué ces inoculations sans succès ; il est vrai de dire qu'ils n'ont eu le plus souvent à leur disposition que du vaccin conservé sec entre deux lames de verre.

Quand on vaccine des sujets placés dans un hôpital consacré au traitement des varioleux, quand on soumet trop tôt des sujets vaccinés à la contagion de la variole, ils sont exposés à contracter des éruptions varioliques qui, dans ce cas, ne sont que de véritables varioloïdes. Le docteur Woodville, qui opérait dans un hôpital de varioleux, a observé un grand nombre de cas de ce genre. MM. Rilliet et Barthez (*ibid.*), M. le docteur Legendre (*ibid.*), ont rapporté aussi des cas de variole anomales et de varioloïdes survenues chez des sujets vaccinés après un séjour de plusieurs jours, de plusieurs semaines, dans un foyer de contagion variolique ; et c'est ce que nous avons observé nous-même un grand nombre de fois à l'hôpital des Enfants, qui est un foyer perpétuel de variole ; mais ils ont tiré de ces faits des conclusions que nous devons combattre pour prévenir les conséquences dangereuses qu'elles pourraient avoir. Ces médecins pensent que l'inoculation de la vaccine a pour effet, dans ces circonstances, de favoriser l'évolution de la variole, et qu'on doit se garder de vacciner les enfants débiles ou affaiblis par la maladie quand ils se trouvent soumis à l'influence du contagium variolique. Pour nous, notre avis est qu'on doit vacciner les enfants dès leur admission à l'hôpital, mais que si cette sage précaution a été négligée d'abord, il faut recourir à l'opération, quoique tardive, bien persuadé que si une éruption varioleuse survient ensuite, elle sera modifiée, et par conséquent moins grave ; tandis que si on laisse ces enfants sans défense contre la variole, elle se développera chez eux sous la forme la plus grave, et se terminera d'une manière funeste : et en effet les varioles qui atteignent les enfants déjà placés dans l'hôpital pour d'autres maladies, sont presque toujours mortelles.

Du vaccin. — Le fluide vaccinal, ainsi que nous le fait voir le développement de la pustule dans la marche de la vaccine, commence à se former vers le quatrième jour de l'inoculation : il est déposé dans les alvéoles de la pustule vaccinale. Il se présente sous forme d'un liquide assez semblable à la sérosité qui distend les ampoules produites par les brûlures ou les vésicatoires : il est transparent, incolore, visqueux, inodore, d'une saveur âcre et salée. Exposé à l'air sur une surface plane, il se dessèche promptement sans perdre sa transparence, et adhère fortement au corps sur lequel on l'a placé avant sa dessiccation. Il se dissout très facilement dans l'eau, soit qu'on le prenne encore liquide, soit qu'on l'ait laissé dessécher, et ce mélange aqueux ne trouble nullement sa transparence. Il est promptement décomposé quand on le soumet à un grand refroidissement ou à l'action d'une vive chaleur. La température ordinaire, la lumière et l'accès de l'air atmosphérique lui font subir une décomposition totale, mais assez lente.

Nous ne possédons que peu d'analyses chimiques du virus vaccin, et elles remontent à une époque déjà un peu reculée. Dupuytren et M. Husson avaient indiqué que le vaccin s'oxydait par l'oxygène de l'air, qu'il devenait neutre par le contact du gaz acide carbonique, qu'il était composé d'eau et d'albumine dans des proportions indéterminées ; enfin qu'il était de nature alcaline et volatile. Depuis l'époque à laquelle ont eu lieu ces recherches, la chimie organique a fait d'immenses progrès, et nous devons regretter vivement que les chimistes modernes n'aient point songé à prendre le virus vaccin pour but de leurs investigations. Toutefois l'application récente du microscope a permis de vérifier, en la précisant davantage, l'assertion de M. Husson, savoir : que le virus vaccin était alcalin et volatil. M. Dubois, d'Amiens (*Bullet. de l'Acad. de méd.*, séance du 3 avril 1838), ayant examiné du virus vaccin au microscope, a reconnu des cristaux formés par du chlorhydrate d'ammoniaque, et *soupçonné* la présence d'autres sels ammoniacaux. Ce résultat a été confirmé par les recherches miscroscopiques de MM. Fiard et Donné (*l'Expérience*, n° 57, 15 août 1838), Bousquet et Pelletier (*Bullet. de l'Acd. de méd.*, séance du 21 août 1838).

Sacco (ouvrage déjà cité, p. 409) avait déjà soumis le vaccin à l'examen microscopique, et il avait distingué de petits corps oblongs, subdivisés, très voisins les uns des autres, et agités d'une sorte de mouvement vermiculaire. Arrigoni de Treviglio (Sacco, *ibid.*, p. 417) avait obtenu le même résultat ; mais les recherches récentes de M. Dubois (d'Amiens), celles de MM. Fiard et Donné, de MM. Bousquet et Pelletier, sont venues donner un démenti formel à cette assertion. Il résulte de leurs expériences qu'on ne trouve jamais dans le virus vaccin pur ni globules, ni globulins, ni aucune trace d'animalcules.

M. Raspail (*Chimie organique*, 2e édit., Paris, 1838, t. ii, p. 681) a observé que le vaccin offre à l'état liquide deux ordres de substances, une portion laiteuse et une portion limpide comme de l'eau distillée. Par la dessiccation, ce produit se fendille comme le sérum du sang, et les observateurs non avertis seraient exposés à prendre l'effet du retrait du liquide qui se dessèche pour un caractère d'une cristallisation spéciale à ce produit. Si le liquide abonde en chlorhydrate d'ammoniaque, c'est un fait qui lui est commun avec tous les liquides albumineux et presque tous les autres liquides animaux dans lesquels l'albumine est moins abondante.

Suivant M. Dubois, d'Amiens (*loc. cit.*), qui a fait de nombreuses recherches, le virus vaccin se présente constamment avec les caractères suivants : si on le reçoit sur une plaque de verre après son extraction de la pustule, il reste pendant plusieurs heures demi-fluide et d'une transparence remarquable ; peu à peu il prend des formes plus arrêtées et offre une sorte de cristallisation. Desséché, il présente deux ordres de dispositions physiques : d'une part, de longues traînées opaques et transparentes peu ramifiées entre elles ; d'autre part, un canevas, un lacis d'une merveilleuse ténuité. Ces cristallisations, semblables à des broderies, des arborisations, sont formées de chlorhydrate d'ammoniaque : ces cristaux disparaissent immédiatement, si on soumet à l'action de la chaleur la plaque de verre qui a reçu le virus vaccin.

MM. Fiard et Donné (*loc. cit.*), qui ont opéré sur un nombre considérable d'échantillons de vaccin, affirment que l'aspect du virus desséché est loin d'être toujours identique, que la présence d'un peu de sang suffit pour modifier la forme des cristaux, et que plusieurs gouttes de vaccin extraites d'un même bouton peuvent cristalliser diversement.

MM. Bousquet et Pelletier (*loc. cit.*) n'ont point trouvé les réseaux, les lacis indiqués par M. Dubois ; ils ont aperçu des cristallisations très variées, mais le plus souvent composées de prismes à quatre pans, semblables aux cristaux de chlorhydrate de potasse et de soude. Il leur a semblé qu'on pouvait comparer le vaccin desséché à un vernis fendillé uni à des arborisations et des cristaux. Du reste, ces observateurs ont également examiné au microscope le virus variolique, qui leur a paru en tout exactement semblable au virus vaccin.

La vaccination échoue quelquefois, et dans certains cas on a pu attribuer les insuccès aux qualités défectueuses du vaccin qu'on avait choisi. Nous devons donc indiquer les conditions qui rendent plus certaine la qualité reproductive du virus vaccin. Il doit être pur et transparent. Il n'est pas rare cependant que du vaccin mélangé à un peu de sang soit inoculé avec succès, et souvent, quand on prend du vaccin sur une pustule au quatrième jour de l'inoculation, il sort mêlé de sang pour peu qu'on ait piqué profondément ou que les bords du bouton aient été compris dans l'incision. Toutefois on devra, autant que possible, employer du vaccin transparent et incolore sans mélange de sang ; car, si l'opération échouait, on ne manquerait pas d'attribuer l'insuccès aux mauvaises qualités du vaccin inoculé. On a quelquefois réussi à donner la vaccine en prenant, faute d'autre, du vaccin mélangé de pus dans un bouton arrivé au neuvième ou dixième jour d'éruption ; mais le plus souvent ces inoculations échouent, et on doit se garder d'employer du vaccin ainsi altéré. Un caractère essentiel, auquel on reconnaîtra toujours le vaccin reproductif, c'est la viscosité.

Des recherches microscopiques que nous avons signalées, M. Dubois (d'Amiens) a conclu que l'examen au microscope du fluide vaccin peut conduire à constater l'existence et la non-existence de ses propriétés préservatrices : suivant lui, le virus vaccin n'est plus propre à l'inoculation quand, à l'état de dessiccation, il ne présente plus la disposition qu'il a décrite, c'est-à-dire les longues traînées opaques et le lacis, les ramifications ; que ces conditions matérielles peuvent manquer, soit par suite d'un développement anormal des pustules, soit en vertu de causes accidentelles, comme l'action de température extrême, la congélation, l'ébullition. Il a inoculé plusieurs fois, et toujours sans succès, du virus qui, soit naturellement, soit accidentellement, n'offrait pas la disposition qu'il reconnaît comme caractéristique du vaccin reproductif. Il serait à désirer qu'on pût toujours, à l'aide du microscope, trouver dans la disposition affectée par le virus vaccin la mesure exacte de ses propriétés préservatrices ; malheureusement les expériences de M. Dubois, répétées par d'autres observateurs, n'ont point amené les mêmes résultats. MM. Fiard et Donné (*loc. cit.*). attachent une importance fort secondaire à la forme des cristallisations ; contrairement à l'opinion et aux observations de M. Dubois, ils ont inoculé avec succès du virus resté louche et sans cristaux réguliers, tandis qu'ils voyaient échouer du vaccin affectant après sa dessiccation une disposition parfaitement régulière. M. Fiard (*ibid.*), qui ne pense pas que sous le champ du microscope on puisse distinguer le vaccin inerte du vaccin actif inoculable, indique des caractères auxquels on peut reconnaître que du vaccin conservé dans des tubes a perdu sa virulence : on peut, dit-il, en être convaincu lorsque le fluide vaccin prend une teinte jus de citron, ou quand il s'y développe un ou plusieurs petits points à cristaux excentriques affectant la forme d'un chaton de châtaigne. M. Bousquet (*loc. cit.*) a de son côté inoculé du vaccin qui n'était point régulièrement cristallisé, et il a vu de belles pustules se développer après la vaccination. Des dissidences aussi grandes doivent faire sentir combien on doit être réservé avant d'admettre les inductions du microscope relativement à la propriété reproductive du virus vaccin.

Le virus vaccin est d'autant plus énergique qu'on le recueille à une époque plus rapprochée de sa formation. Aussi, quand l'éruption a marché régulièrement, on peut le prendre depuis le quatrième jusqu'au huitième jour de l'inoculation. En général, on aime mieux attendre jusqu'au septième : la pustule est alors plus développée, plus pleine, et on peut obtenir une plus grande quantité de vaccin, ce qui n'est point sans importance si on a à inoculer un certain nombre de personnes ; mais on peut prendre du virus dès le quatrième ou le cinquième jour, et si le liquide n'est pas assez abondant, en l'étendra d'un peu d'eau, comme le conseille M. Bousquet (Bousquet, *Traité de la vaccine*, Paris, 1833, in-8°, p. 82) ; l'expérience a prouvé que le succès n'en est pas moins certain. Seulement, quand on divise une pustule qui ne fait que de naitre, on doit se garder de porter la lancette trop profondément ou trop près de la base du bouton, de peur de n'obtenir qu'un vaccin mélangé de sang.

Il est recommandé par la plupart des vaccinateurs de ne recueillir du vaccin que sur les pustules intactes, et nous pensons qu'on doit en général se conformer à ce précepte ; néanmoins, si on n'avait à sa disposition que des pustules déchirées soit par le frottement des vêtements, soit par des attouchements excercés par le sujet vacciné, on pourrait encore s'en servir pour des inoculations, pourvu qu'on vit le liquide sortir transparent et visqueux de la pustule ouverte ; on pourrait aussi enfoncer la lancette profondément dans l'épaisseur du bouton, pour extraire le virus contenu dans les cellules demeurées intactes. Le virus vaccin est d'autant plus visqueux, et par conséquent plus actif, qu'il est moins abondant : aussi faut-il regarder comme insuffisant et infidèle un bouton qui s'affaisse complètement après l'incision, en laissant couler promptement un liquide abondant et séreux.

On peut, à la rigueur, prendre du vaccin chez tous les sujets, quel que soit leur âge ; néanmoins on préfère avec raison celui des enfants, l'expérience ayant démontré qu'il était plus actif, et d'un effet plus certain. On doit, autant que possible, choisir un sujet vigoureux. Toutefois, dans un très grand nombre de cas, la débilité du sujet porteur du virus n'a nullement nui à la reproduction du vaccin chez un sujet robuste ; la vaccine se développait alors régulière, active, et semblait se retremper en quelque sorte en passant sur un sujet vigoureux.

Le virus vaccin ne paraît pas s'allier avec d'autres virus : lorsqu'on inocule un mélange de virus vaccin et de varioleux, on n'a qu'une de ces maladies, ou, si elles se développent toutes les deux ensemble, elles marchent chacune séparément avec le caractère qui leur est propre. Dans un très grand nombre d'expériences tentées par le comité de vaccine ou par ses correspondants, on a pris du vaccin sur des pustules vaccinales développées à dessein au milieu de dartres, d'ulcères scrofuleux, de teigne *favus*, de vésicules de gale : on n'a remarqué que la vaccine sans aucun mélange de gale ou d'autres maladies (voy. le *Rapport du comité de vaccine* depuis la page 401 jusqu'à 403). De nombreuses expériences sur ce sujet ont été répétées par le docteur Taupin à l'hôpital des Enfants malades. Nous empruntons ce qui suit à un mémoire inédit sur la vaccine, et qu'il a eu l'obligeance de nous communiquer. Pendant les quatre années qu'il a passées à cet hôpital, il a, sous les yeux des chefs de service, vacciné plus de deux mille sujets placés dans des conditions différentes d'âge, de santé, etc. ; il a suivi et noté avec soin le résultat de l'inoculation, et il s'est surtout attaché à observer quelle modification les diverses maladies pouvaient faire éprouver à la vaccine, et quelle influence celle-ci pouvait exercer sur elles à son tour. Il a pu observer que le vaccin recueilli chez des enfants atteints de maladies aiguës ou chroniques, de fièvres essentielles, affection typhoïde, fièvres éruptives, de phlegmasies thoraciques, cérébrales, de névroses, telles que chorée, hystérie, épilepsie, etc., était tout aussi actif que s'il eût été emprunté à des enfants bien portants ; qu'il donnait lieu à une vaccine tout aussi abondante et régulière, et qui préservait tout aussi efficacement de la variole ; et ce qu'il n'importait pas moins d'établir par un nombre considérable d'observations, c'est que le virus ne transmettait aucune maladie soit aiguë, soit chronique, contagieuse ou non contagieuse. Un grand nombre d'enfants atteints de gale, de scarlatine, de rougeole, de varicelle, de varioloïde et de variole, ont fourni un vaccin qui n'a jamais communiqué aucune de ces maladies contagieuses. Il en a été de même pour le vaccin pris sur des sujets atteints de rachitis, de scrofules, de syphilis, de turbercules, d'éruptions chroniques du cuir chevelu, de dartres, etc. Dans aucun cas, nous y insistons à dessein, le virus n'a rien communiqué que la vaccine toute seule. Loin de nous l'idée de conclure de cette innocuité qu'on doive employer indifféremment du vaccin pris sur des sujets sains ou malades ; mais nous voulions rapporter ces faits bien

avérés pour faire justice de ce préjugé qui attribue à du vaccin **malsain les**
maladies qui surviennent quelquefois chez les sujets vaccinés, longtemps
même après l'inoculation. Pour compléter ce qui a trait aux expériences
de M. Taupin, nous ajouterons qu'il a plusieurs fois inoculé le vaccin pris
chez des enfants après leur mort, et que constamment cette inoculation a
échoué sur des sujets qui plus tard ont été revaccinés avec succès. Le vaccin est-il décomposé après la mort ? les sels ammoniacaux ont-ils disparu,
comme le pense M. Dubois, d'Amiens (*loc. cit.*) ? le virus vaccin est-il
mort lui-même comme le pense M. Fiard (*loc. cit.*) ? Nous avouerons pencher plutôt vers cette dernière opinion.

Si le vaccin est tellement semblable en apparence au virus variolique,
suivant M. Bousquet, que sous le champ du microscope il ne puisse en être
distingué (*Bulletin de l'Acad. de méd.*, 21 août 1839), il en diffère singulièrement par son mode d'action. Il est beaucoup moins contagieux ; il ne
se volatilise pas, ne se mêle point à l'air ; appliqué sur l'épiderme, il ne
communique point la vaccine : il faut que l'épiderme soit détruit pour que
l'inoculation ait lieu. Le sang d'un varioleux suffit pour donner la variole.
Cette maladie a pu être inoculée par une lancette qui avait servi à saigner un
varioleux : il n'en est point ainsi pour le vaccin. M. Taupin a inoculé à plusieurs reprises, et toujours sans succès, la salive d'individus actuellement
vaccinés, et du sang recueilli dans toutes les parties du corps, et notamment
dans le voisinage des boutons de vaccine.

Conservation du vaccin. — Dans les grandes villes, on a constamment à
sa disposition un nombre suffisant de sujets inoculés pour fournir le vaccin
dont on a besoin : mais pour transporter le virus au loin ou pour le perpé-
tuer dans des localités peu peuplées, on est forcé de recourir à des moyens
artificiels. On a réussi plusieurs fois à transmettre la vaccine à des animaux
tels que la vache, la chèvre, l'ânesse, le mouton, le chien, etc., mais tous
les vaccinateurs n'ont pas obtenu le même succès ; et d'ailleurs quand bien
même on réussirait, les dépenses considérables qu'entraîne ce moyen de
conservation le rendraient toujours impraticable.

Les moyens assez nombreux qui ont été proposés pour conserver le vaccin
peuvent être rangés dans deux classes : avec les uns, on obtient du vaccin
liquide, à l'aide des autres, on le conserve desséché. Jenner avait imaginé
pour conserver le cowpox un petit appareil composé d'une plaque de cristal
poli, creusé d'une fossette assez grande pour recevoir tout le liquide d'un
bouton de grosseur ordinaire. Il recueillait le vaccin, puis il le déposait dans
cette fossette avec une curette et avait soin d'en verser assez pour qu'il fît
saillie au-dessus de l'excavation. Il passait légèrement un autre morceau
de cristal également poli et sans cavité sur le bouton ouvert, et l'appliquait
ensuite sur l'autre lame en manière de couvercle. Les deux plaques une
fois rapprochées, il les unissait par leurs bords avec de la cire. Il faut avoir
grand soin, si on veut employer ce procédé, à peu près inusité aujour-
d'hui, de remplir bien exactement la fossette du virus vaccin ; une bulle
d'air qui y serait restée finirait par grossir et remplacer entièrement le vaccin.

Les plaques de verre ainsi chargées doivent être placées à l'abri de la lumière, qui, nous l'avons dit, décompose le vaccin. Un autre procédé consiste à enfermer entre deux lames de cristal, dont l'une a été creusée dans son milieu, un petit tampon de coton imbibé de vaccin. Du virus a pu ainsi se conserver liquide et reproductif pendant quatre mois, au dire des docteurs Gautieri, de Novara et de Carro (Husson, art. *Vaccin ; Dict. des sc. méd.*, t. LVI, p. 372). Ajoutons qu'il avait été transporté à des distances considérables, de Londres à Milan, de Hanovre à Vienne. Le docteur Kreisig (*ibid.*, p. 373) a modifié ce procédé de la manière suivante : il sature de vaccin un morceau de charpie, il l'enferme dans un cylindre creux fait avec de la cire, et placé entre deux lames de verre.

On a conservé aussi du vaccin sur des fils. On réunit trois à quatre brins de fil un peu cotonneux neuf, on les applique à plusieurs reprises sur une pustule divisée ; quand ils sont bien imbibés, on les place dans un flacon rempli de gaz hydrogène ou d'azote, ou dans un tube de verre étroit qu'on ferme à la lampe.

M. Bousquet (*Traité de vaccine*, p. 102) a essayé, d'après l'invitation de M. Robinet, de conserver le vaccin sur du sucre ; mais le sirop de vaccin a été inoculé sans succès.

On s'est servi aussi de petits flacons fermés hermétiquement par un bouchon à l'émeri qui se prolonge jusqu'au fond et se termine en forme de cuiller ou de curette. On emplit le flacon de gaz azote, et on y introduit le bouchon dont la concavité a reçu le virus vaccin.

M. Bretonneau, de Tours, a fait une heureuse application de la propriété des tubes capillaires à la conservation du vaccin. Il se sert de tubes de verre de la longueur de 14 millimètres, légèrement renflés au milieu et terminés par des extrémités les plus fines possibles. Pour les remplir, on pique dans toute sa surface un bouton-vaccin, et quand il s'est formé une goutte de liquide, on en rapproche horizontalement le tube par son extrémité la plus effilée, en ayant soin que ses deux bouts soient ouverts, et qu'il n'y ait dans sa capacité aucun corps étranger : quand la goutte de liquide a été absorbée par le tube, on le retire, et on ne rapproche du bouton que quand une nouvelle goutte est formée. Il faut toujours appliquer sur la gouttelette l'extrémité du tube par laquelle on a commencé à le remplir : sans cette précaution, il est impossible de le remplir en totalité. Il arrive très souvent que l'ascension cesse, parce que le fluide se concrète dans l'extrémité des tubes : il faut alors en casser plusieurs millimètres, et en extraire la matière qui a pris une consistance filamenteuse. Quand il n'y a plus que 2 millimètres du tube à remplir, on le ferme de la manière suivante : on retourne le tube entre les doigts, on serre fortement entre le pouce et l'index l'extrémité par laquelle il a été rempli, en ayant soin de ne pas la casser ; on présente à une lumière l'extrémité à laquelle il manque 2 millimètres de liquide, en abaissant le poignet aussitôt que le verre est fondu ; on le retire, et on présente au foyer l'autre extrémité qu'on ferme de même. Quelquefois, lorsque ce tube est trop plein, la chaleur agit sur le vaccin, et décompose la portion sur laquelle elle a agi directement : une matière charbonneuse se dépose alors sur les parois ramollies de l'extrémité du tube, empêche leur adhésion, et, par suite, permet l'évaporation ou la sortie du vaccin. On n'a la certitude d'avoir fermé hermétiquement la pointe du tube qu'autant que l'air dilaté par la chaleur distend le vaccin ; mais il faut se hâter de le retirer de la flamme dès qu'on le voit se gonfler : autrement la bulle de verre s'amincit, et devient si fragile qu'elle se brise par la seule pression de l'air. Si, après avoir mis cette attention à sceller le tube, on en lute encore les deux bouts avec de la cire, le vaccin, à l'abri de toute évaporation, conserve sa fluidité, et jouit même après plusieurs années de toute son énergie ; pour l'envoyer au loin, on introduit les tubes dans un tuyau de plume rempli de son ou de charbon pilé, et qu'on ferme ensuite avec de la cire à cacheter. Pour plus de sûreté, on place les petits tubes fusiformes dans d'autres tubes cylindriques, et on les enferme dans une boîte pleine de charbon pilé, ou bien on les entoure de coton cardé, et on les introduit dans un étui qu'on entoure d'un morceau de laine. Cette dernière précaution est indispensable quand on expédie du vaccin en hiver par une forte gelée. M. Pourcelot (Bousquet, *Traité de vaccine*, p. 95), ayant éprouvé quelquefois de la difficulté à remplir les tubes capillaires à cause de la trop grande viscosité du vaccin, a imaginé d'étendre le virus d'un peu d'eau ; ce qui, comme nous l'avons dit, ne porte aucune atteinte aux propriétés du vaccin.

M. Fiard (*ibid.*) fait usage d'un petit tube de 4 à 5 centimètres de long et d'un demi-millimètre de diamètre, ouvert à une de ses extrémités et terminé de l'autre par une petite ampoule ; pour le remplir, on raréfie l'air contenu dans l'ampoule, soit avec les doigts, soit avec la bouche ; cela fait, on saisit la tige entre le pouce et l'index, et on présente l'autre extrémité à la surface du bouton : au même instant il se fait une condensation de l'air raréfié de la boule par l'action de l'air extérieur, et le vaccin monte dans le tube, qu'il n'est pas nécessaire de remplir. La manière de sceller les tubes à ampoule est la même que pour les tubes capillaires.

M. Ledeschaut (*Bulletin de l'Acad. de médec.*, juillet 1838), observant que souvent après deux ou trois mois le vaccin se dessèche dans les tubes et perd son efficacité, a proposé de renfermer les tubes dans une ampoule de verre qu'on tiendrait plongée dans de l'eau de chaux. Mais le vaccin ne se dessèche dans les tubes capillaires que quand ils sont mal lutés.

La conservation du vaccin sur des lancettes est un moyen souvent employé, et assez efficace quand il ne doit s'écouler qu'un très court intervalle entre le moment où le virus est recueilli et celui où on l'inocule ; mais pour peu qu'on tarde à en faire usage, les instruments s'oxydent et le vaccin manque son effet. Voici la manière fort simple de charger les lancettes : on divise le bouton en plusieurs points, on attend quelques instants pour laisser sourdre les gouttelettes de vaccin, puis on pose successivement les deux faces de l'instrument à la surface humectée de la pustule ; ensuite, pour empêcher que la matière s'attache aux châsses, on tourne autour du

talon de la lame une bandelette de papier qui forme une espèce de bourrelet ; on rapproche les deux châsses, et la lame se trouve complètement
isolée. Dans le même but, les vaccinateurs anglais ont fait construire des
lancettes dont les deux châsses sont réunies par le bas au moyen d'un morceau d'écaille ou d'ivoire de l'épaisseur de 2 à 3 millimètres, et dont la
lame est surmontée d'un petit bouton qui en facilite le glissement. La
lame est mobile entre les deux châsses, et l'écartement produit par le morceau
d'écaille les empêche de s'appliquer l'une contre l'autre. On a conseillé,
pour prévenir l'oxydation, de vernisser les lancettes avant de les charger
de vaccin. Mais de grands inconvénients sont attachés à l'emploi de ce
moyen ; d'une part, le vernis peut être inoculé avec le vaccin ; d'autre
part, le vernis peut s'écailler et entraîner le vaccin avec lui. On a conseillé
de dorer la pointe des lancettes, d'en faire fabriquer avec de l'or ou de l'argent pur et bien battu. De Carro, Sacco et M. Husson ont pu envoyer au
loin avec avantage du vaccin recueilli et conservé sur de petites pointes
d'ivoire, d'écaille, ou sur des plumes taillées en cure-dents.

Un autre procédé consiste à charger deux plaques de verre de 3 ou
4 centimètres carrés et parfaitement planes : on les pose successivement
sur la pustule ouverte, et on les applique l'une contre l'autre, en ayant
soin que les faces humectées se correspondent. Le vaccin s'y dessèche au
bout de quelques heures, et les plaques de verre sont unies si intimement
qu'on a quelquefois de la peine à les séparer ; pour les préserver du contact de l'air et de la lumière, on les enveloppe d'une feuille d'étain. Du vaccin ainsi conservé a pu être inoculé avec un succès complet après plusieurs
mois, et même après plus d'une année. Les premiers vaccinateurs lutaient
ces plaques de verre avec de la bougie ou de la cire à cacheter, pratique
vicieuse qui amenait souvent la décomposition du vaccin.

De tous les modes de conservation que nous venons d'indiquer, il en est
deux qui sont presque exclusivement employés aujourd'hui : les tubes et
les plaques de verre. Chacun d'eux présente des avantages et des inconvénients réels. Ainsi les tubes exigent une plus grande quantité de vaccin,
sont quelquefois difficiles à remplir, et se brisent aisément. Les plaques de
verre se chargent beaucoup plus promptement, sont d'un transport plus
facile ; mais, par compensation, elles ne conservent le vaccin que desséché,
et dans cet état il est plus altérable. Nous laisserons donc à nos confrères
le choix à faire entre ces deux moyens, sur la valeur desquels les vaccinateurs sont encore partagés. MM. Bretonneau et Fiard font usage habituellement des tubes ; MM. Husson et Bousquet accordent la préférence aux
plaques de verre.

On se sert encore pour la vaccination des croûtes vaccinales, mais il ne
faut pas les employer toutes sans distinction : on doit choisir celles qui
tombent d'elles-mêmes et ont succédé à des boutons restés intacts. On peut
les lever du dix-huitième au vingtième jour de la vaccination ; elles doivent
conserver la forme primitive du bouton, avoir une couleur brune et être
légèrement transparentes ; enfin n'avoir été ni brisées, ni écrasées. Les

croûtes desséchées doivent être conservées dans un étui, une boîte ou une bouteille hermétiquement fermée.

De la vaccination, — On peut dire en thèse générale que la vaccination peut être mise en usage chez tous les sujets : c'est une opération extrêmement simple, exempte de tout danger, et qui réussit presque constamment. Elle est praticable à toutes les périodes de la vie, mais il est d'observation constante qu'elle réussit mieux et cause moins de dérangement de la santé chez les enfants que chez les adultes et les vieillards. Aussi presque toujours est-ce à des enfants qu'on a occasion d'inoculer le vaccin. Nous avons vacciné des enfants presque immédiatement après leur naissance : l'opération réussit dès le premier jour de la vie extra-utérine, mais beaucoup moins bien cependant que quelque temps après, lorsque le derme a pris plus de consistance par l'action de l'air, et que l'exhalation cutanée est établie. Aussi à moins de circonstances toutes particulières, comme l'enfant nouveau-né est bien moins exposé à la contagion de la variole que dans un âge plus avancé, ne soumet-on ordinairement les enfants à la vaccination que six semaines à deux mois après la naissance : c'est l'époque de la vie la plus favorable.

Il est toujours préférable de vacciner des sujets bien portants et vigoureux; néanmoins on peut, sans inconvénient notable, soumettre à l'opération des enfants tourmentés par la dentition ou atteints de croûtes laiteuses, eczéma, etc. : la faiblesse de la constitution ne saurait mettre obstacle à l'opération. La grossesse, la présence des règles, n'ont pas semblé à M. Husson devoir faire remettre l'inoculation, et il n'a pas eu à s'en repentir. S'il existait une épidémie de variole, il faudrait vacciner tous les sujets non inoculés, même atteints de maladies graves soit aigues, soit chroniques : on aurait de grandes chances pour préserver les malades inoculés de la contagion de la variole.

Toutes les saisons sont favorables à l'action de la vaccine ; on devra pourtant éviter, autant que possible, de vacciner pendant les grands froids et les grandes chaleurs. On a remarqué que l'inoculation réussissait moins bien alors que par une température modérée.

Le lieu d'élection pour l'inoculation est la partie externe et supérieure du bras ; les enfants y portent moins facilement les mains, et les femmes ne sont point exposées à montrer des cicatrices désagréables quand la mode les oblige à se découvrir les bras. Nous avons vu à l'hôpital des Enfants des sujets nés en Auvergne et dans le Limousin, qui portaient à la partie interne et supérieure des cuisses des cicatrices vaccinales de bonne nature. M. Husson (*ibid.*, p. 384) dit aussi avoir vacciné à la cuisse des enfants tellement indociles qu'on ne pouvait pas les déshabiller. Aux États-Unis on vaccine de préférence à la partie interne des jambes. On peut vacciner sur toutes les parties du corps ; on l'a fait quelquefois et avec succès sur la face, le ventre, les fesses. M. Husson dit avoir remarqué que les piqûres pratiquées à la main donnaient lieu à des boutons plus gros que ceux du bras, qu'ils étaient plus lents à se cicatriser, et qu'ils avaient la teinte bleuâtre observée par Jenner sur les individus atteints de cowpox.

Trois moyens ont été conseillés et mis en usage pour l'inoculation du vaccin ; le vésicatoire, l'incision et la piqûre. Osiander a préconisé à tort l'emploi du vésicatoire ; tous les bons vaccinateurs l'ont abandonné depuis longtemps. M. Husson (*ibid.*, p. 381) lui reproche d'être fort infidèle, de déterminer souvent une inflammation vive, des ulcérations opiniâtres. Nous ajouterons qu'un autre inconvénient attaché à ce procédé est de ne pas donner des cicatrices légitimes, celles qui succèdent au bouton-vaccin se confondant avec les traces du vésicatoire. On emploie fort rarement aujourd'hui le procédé de l'incision, qui souvent donne lieu à une fausse vaccine, et est fort difficile à mettre en pratique chez les enfants. Toutefois, comme il peut se rencontrer telle circonstance qui oblige à y recourir, nous allons dire brièvement en quoi il consiste. On fait à la peau une incision superficielle de 3 à 6 millimètres d'étendue, de manière qu'il ne sorte que peu ou point de sang ; on introduit dans cette incision, dont on écarte les bords, un petit bout de fil imbibé de vaccin, ou bien on y met un peu de poudre provenant de croûtes vaccinales convenablement desséchées : on recouvre le tout d'un taffetas gommé maintenu par quelques circulaires de bandes, et deux ou trois jours après on lève l'appareil si le travail est prononcé.

On préfère avec juste raison, aux deux méthodes précédentes, la vaccination par piqûre dont le succès a confirmé les avantages. On peut employer pour l'opération divers instruments ; quelques personnes se servent d'une aiguille à coudre ou d'une aiguille d'or. Sacco faisait usage d'une aiguille légèrement aplatie vers sa pointe et cannelée dans le sens de sa longueur. M. Husson (*ibid.*, p. 383), qui d'abord employait habituellement une aiguille cannelée, y a renoncé en voyant qu'elle coupait moins bien que la lancette, et que son introduction ne pouvait avoir lieu sans une déchirure de la peau. Plus tard il s'est servi, et il recommande encore l'usage d'une petite lance très plate à sa pointe, et assez large au point d'union de la lame avec les châsses, pour que les doigts la puissent tenir aisément. La plupart des praticiens se servent d'une lancette ordinaire ou d'une lancette à grain d'avoine ; il nous paraît indifférent d'employer ces deux instruments ou la lancette à vaccin de M. Husson.

Jenner et Woodville ne demandaient qu'un seul bouton. L'effet préservatif a certainement lieu même quand un seul bouton se développe : mais, comme une seule insertion peut échouer, il vaut mieux les multiplier et en faire deux ou trois à chaque bras ; dans certains cas même, et en particulier quand on a besoin de beaucoup de vaccin, on peut en faire quatre ou six à chaque bras, en prenant les précautions de laisser un certain intervalle entre les piqûres, afin de prévenir la réunion des boutons par leur aréole. M. Husson (*ibid.*, p. 384) recommande de les faire à 3 centimètres de distance. Sacco conseillait de les éloigner de 6 centimètres. Il nous semble, d'après les nombreux essais tentés par nous ou sous nos yeux, que 10 ou 15 millimètres d'intervalle suffisent, même quand on fait un assez grand nombre de piqûres. Au reste, il faut proportionner cette distance à l'énergie supposée du virus. Si, par exemple, on doit inoculer du cowpox recueilli directement sur la vache ou n'ayant servi qu'à un petit nombre d'inoculations successives, il faut espacer davantage les piqûres pour empêcher la propagation de l'inflammation consécutive, toujours fort intense après l'inoculation d'un semblable vaccin.

Le procédé opératoire varie suivant que le vaccin qu'on emploie est liquide ou qu'il est desséché. Dans le premier cas, l'opérateur, après avoir préalablement chargé l'instrument de virus vaccin, saisit postérieurement avec la main gauche le bras du sujet ; il tend exactement la peau et avec la main droite pratique la piqûre en introduisant l'instrument sous l'épiderme, dans une direction qui peut être ou légèrement oblique, ou verticale, ou mieux horizontale. Il laisse séjourner un instant la pointe de l'instrument dans la petite plaie, et la retire en lui faisant exécuter de légères oscillations, de manière à bien imprégner de virus la petite solution de continuité. Certains médecins, pour faciliter l'absorption du virus, insèrent à plusieurs reprises la lancette dans la même piqûre ; d'autres la retournent sens dessus dessous, ou bien ne la retirent qu'en appuyant le doigt sur le lieu de la piqûre, comme pour l'y essuyer. Mais toutes ces précautions, un peu minutieuses, sont loin d'être nécessaires, et on peut sans inconvénient s'en affranchir, pour peu qu'on ait l'habitude de vacciner. On doit éviter, autant que possible, de faire écouler du sang, en faisant des plaies trop profondes. En effet ce liquide, quand il sort abondamment, peut entraîner le vaccin avec lui. Il est cependant assez difficile d'empêcher une effusion de sang assez grande quand on vaccine des enfants indociles et pleureurs : la peau s'injecte sous l'influence des cris et de l'agitation, et à peine peut-on effleurer la peau sans faire couler le sang. En pareil cas, on doit avoir soin de pratiquer des piqûres très superficielles. Nous devons néanmoins rassurer les praticiens contre les suites possibles d'un pareil accident, et nous dirons que nous avons vu plusieurs fois, ainsi que M. Bousquet (*Traité de vaccine*, p. 45), des boutons-vaccins se développer régulièrement et avec une grande activité, dans des cas où la lancette avait pénétré à une très grande profondeur dans la peau et même les muscles du bras. La même lancette, une fois chargée, peut servir à pratiquer deux ou trois piqûres de suite, surtout quand on les fait très superficielles et avec une grande promptitude. Il nous paraît toutefois plus avantageux pour le succès de l'opération d'essuyer et de laver l'instrument après chaque piqûre, et de le charger de nouveau.

Lorsque l'humeur vaccinale est renfermée dans des tubes capillaires, on casse les deux extrémités du tube, on adapte à l'une d'elles un tuyau de paille ou un très petit tube, de verre en forme d'entonnoir, et on applique l'autre sur une lame de verre ; on souffle très doucement dans cette paille de façon à ce qu'il reste environ 2 ou 3 millimètres de vaccin dans le tube. Cette dernière précaution est indispensable, car si on la négligeait, il pourrait se faire que l'air insufflé altérât le virus et diminuât son efficacité. Lorsque le vaccin est descendu sur la lame de verre, on l'y reprend avec la lancette, et on l'inocule comme dans la vaccination de bras à bras. On peut aussi prévenir l'altération du fluide vaccin par le contact de l'air insufflé, en cassant d'abord les deux extrémités du tube, en divisant ensuite la partie moyenne en deux parties égales à l'aide du bord aigu d'une pierre à fusil. On a de cette manière deux espèces de petits godets, dans chacun desquels on puise facilement du vaccin avec la pointe d'une lancette. Quand on veut se servir du vaccin conservé dans les tubes proposés par M. Fiard, il suffit de briser la pointe et de réchauffer l'ampoule ; le vaccin s'échappe bientôt du tube par le seul effet de la dilatation de l'air ; on le reçoit alors sur une plaque de verre ou sur la lancette elle-même.

Si le vaccin qu'on doit employer est desséché sur des plaques, on ne doit retirer les verres de la feuille d'étain qui les enveloppe qu'au moment même de s'en servir. On délaie le vaccin avec une très petite goutte d'eau froide ou tiède ; on agite quelques minutes la solution avec la pointe de la lancette jusqu'à ce qu'on n'y rencontre aucune partie solide, aucun grumeau, et que le mélange ait acquis une consistance mucilagineuse ; on en charge ensuite la pointe de l'instrument, et on procède à l'insertion comme il a été indiqué ci-dessus. Si on fait usage d'un morceau de linge imprégné de vaccin, il suffit de frotter à plusieurs reprises sur ce linge la lancette humectée d'eau et elle se charge ainsi de virus. Quand on emploie des lancettes non oxydables, d'or, d'écaille ou d'ivoire, etc., on conseille de faire la piqûre avec une lancette ordinaire, et d'insérer ensuite dans la plaie la lancette chargée du vaccin desséché. Peut-être serait-il plus convenable de délayer préalablement le vaccin sec ; on éviterait ainsi les insuccès qui sont ordinairement le résultat de ce mode d'inoculation. Quand on se sert des croûtes vaccinales, il faut avoir bien soin d'enlever, comme le recommande Sacco (ouvr. cit., p. 222), une lamelle très mince, résultat de la dessiccation d'une goutte de pus formée au centre de la pustule. Cela fait, on délaie la croûte avec un peu d'eau froide, jusqu'à son entière dissolution, et on procède à la vaccination comme nous venons de l'indiquer. On a proposé aussi de se servir, et de la manière suivante, des croûtes réduites en poudre fine : on prend une petite lancette cannelée à laquelle est adapté un ressort qui pousse le long de la cannelure jusque sous son épiderme la poudre vaccinale qui y est déposée. La plupart des vaccinateurs s'accordent à reconnaître l'infidélité de ce moyen d'ailleurs à peu près inusité aujourd'hui.

Les inoculateurs de la variole avaient soin de *préparer* les sujets à l'opération, au moyen de la diète, des purgatifs, des saignées, des bains répétés. L'expérience a fait reconnaître qu'on pouvait s'en abstenir chez les sujets qu'on doit vacciner ; quelquefois seulement, chez ceux dont la peau est rugueuse, on peut avec avantage prescrire des bains simples ou émollients ; chez les enfants faibles, dont la peau molle et flasque n'est point le siège d'une circulation active, il convient de frotter un peu fortement avec la main ou une flanelle sèche le point qu'on a choisi pour inoculer. La vaccination échoue quelquefois malgré toutes les précautions qu'on a prises : on doit alors recommencer l'inoculation ; mais si une seconde insertion n'a pas plus de succès, il est plus prudent d'attendre quelques semaines ou même plusieurs mois : l'expérience a prouvé que souvent, après un intervalle un peu long, le vaccin se développait mieux. Néanmoins, nous devons en convenir, il est des sujets qui résistent opiniâtrément à la vaccine, qui sont inoculés vainement dix ou vingt fois. Les inoculateurs de la variole avaient également cité des sujets chez qui ils n'avaient jamais pu réussir à faire développer la variole, malgré un nombre considérable d'inoculations pratiquées dans les conditions les plus favorables.

On n'a besoin d'appliquer aucun appareil sur le bras des sujets vaccinés ; on laisse sécher les petites plaies, et l'on évite seulement ensuite de les mettre en contact avec de la laine ou des chemises d'un tissu trop grossier, de tenir le bras serré dans un vêtement trop étroit. Il n'est pas non plus nécessaire de faire suivre un régime aux sujets inoculés, de les empêcher de quitter leur lit, ou de prendre l'air au dehors, à moins que la température extérieure ne soit très basse. La vaccine se développe sans qu'on ait besoin de recourir à toutes ces précautions. S'il survient un mouvement fébrile au huitième ou dixième jour, et que l'accès inflammatoire soit trop intense, on diminuera la quantité des aliments et on prescrira quelques boissons rafraîchissantes. Dans le cas où les pustules viendraient à s'ulcérer, on emploiera les émollients et les moyens propres à hâter la cicatrice. Mais si l'ulcération a lieu avant le septième jour, il sera prudent de procéder plus tard à une nouvelle vaccination ; car il y a lieu de craindre que la première ne soit pas préservative. Quant à l'usage des purgatifs après la vaccine, il est plus sage d'y renoncer, à moins d'indications très évidentes ou de complication qui puissent en motiver l'utilité.

Des effets prophylactiques de la vaccine. — Les avantages de l'inoculation vaccinale, comme moyen préservatif de la variole, sont aujourd'hui incontestables. Nous nous bornerons à citer quelques-uns des exemples les plus remarquables des contre-épreuves qui ont mis cette vérité hors de doute depuis longtemps. A Paris, en 1801, sur cent deux enfants vaccinés depuis huit à dix-huit mois qu'on soumit publiquement à l'inoculation de la petite vérole, il ne s'en trouva aucun qui pût la contracter. Un plumasseau de charpie chargé de pus variolique fut maintenu pendant plusieurs jours en contact avec une ulcération survenue à la jambe d'un enfant précédemment vacciné sans qu'il en résultât de pustules locales ni d'infection générale. Trente-six vaccinés choisis par le comité central de Paris furent placés pendant quinze jours au moins dans une salle où cinq enfants étaient traités de la variole : pendant tout ce temps ils restèrent continuellement avec ces malades, prenant leurs repas et jouant près deux, quelques-uns même couchant dans leurs lits à l'époque de la suppuration et de la desquamation des pustules, et d'autres portant les chemises des varioleux ; cependant ces trente-six enfants n'ont pas éprouvé la moindre altération dans leur santé ni durant leur séjour auprès des malades, ni depuis qu'ils en ont été éloignés.

Dans tous les lieux où ont sévi des épidémies de variole, on a vu la vaccine couvrir en quelque sorte de son heureuse influence tous les individus qui avaient été précédemment inoculés. Ajoutons, en outre, que la vaccination pratiquée au moment de l'apparition de ces épidémies varioliques les a quelquefois arrêtées dans leurs progrès, ou les a du moins considérablement affaiblies. Cependant quelques individus vaccinés ayant été atteints de variole au milieu des épidémies meurtrières qui ont régné dans divers pays, notamment en Écosse en 1818, en France en 1825 et 1828, des doutes se sont élevés de nouveau sur la vertu préservatrice de la vaccine. De tous les faits de cette nature qui ont été publiés, il n'en est qu'un petit nombre qui mérite créance ; dans toutes ces épidémies, on n'a pu méconnaître encore l'heureuse influence de la vaccine. En effet, dans la presque totalité des cas cités, la variole, modifiée dans ses caractères extérieurs et dans sa marche, a eu une terminaison prompte et favorable. Ajoutons enfin que, dans ces violentes épidémies, le pouvoir de la vaccine n'a pas été non plus une garantie suffisante contre une nouvelle infection. Au rapport de M. Thomson (*Edinb. surgical med. journal*, t. I, XVII), lors de l'épidémie si cruelle qui ravagea l'Écosse en 1818, sur soixante et onze malades qui furent atteints pour la seconde fois, il en mourut trois ; tandis que sur quatre cent quatre-vingt-quatre sujets vaccinés qui eurent une variole plus ou moins modifiée, on n'a eu à regretter qu'un seul mort. Dans l'épidémie variolique observée à Marseille en 1825, on trouve un mort sur quinze cents malades pour les sujets vaccinés, et un mort sur cinq cents malades pour les individus atteints déjà une fois de la petite vérole.

A quelle époque du cours de la vaccine l'effet préservatif a-t-il lieu ? Les opinions sont très partagées à cet égard. M. Husson (article cité, p. 437) pense que c'est vers le neuvième ou le dixième jour, que le fluide vaccin cesse d'être reproductif. Le docteur Sacco (ouvr. cité, p. 133) a cherché par l'expérimention à constater ce fait : dans ce but, il a vacciné plusieurs enfants bien portants, tous de la même manière, à un seul bras et en même temps, ensuite il leur a inoculé à l'autre bras la variole de deux en deux jours, jusqu'à la période de dessiccation. Les inoculations faites entre le premier et le cinquième jour produisirent aux septième, huitième, neuvième, dixième, onzième jours une éruption de différentes pustules varioliques qui parcourent leurs diverses périodes en accompagnant toujours la vaccine. Celles du sixième et du septième jour ne donnèrent jamais lieu à une éruption générale, et, pour la majeure partie, à la place des piqûres on n'observa qu'une légère altération ; chez quelques-uns les pustules se bornèrent aux seules insertions, et se desséchèrent promptement. Les inoculations pratiquées du huitième au onzième jour ne furent que très rarement suivies d'une petite pustule locale qui se dessécha presque aussitôt après son apparition. Sur seize enfants inoculés du onzième au treizième jour, trois seulement eurent une piqûre qui rougit et s'enflamma un peu. Passé ce temps, Sacco jugea inutile de suivre les inoculations ; il répéta souvent ces expériences, et de toutes il résulte que c'est vers la fin de la période de maturation de la pustule vaccinale que doit être placé le point précis où le vacciné commence à n'être plus apte à contracter la variole. Les membres du comité de vaccine, M. Mongenot entre autres (Rapport du comité central de vaccine), ont pu reproduire une seconde vaccine au sixième jour de la première, mais il ne leur est pas arrivé de la développer sur un même individu avec du vaccin pris dans ses propres boutons. M. Taupin a été plus heureux, et trois fois, à l'hôpital des Enfants, il a inoculé avec succès des enfants avec du vaccin pris dans des boutons dont ils étaient porteurs. Ces inoculations ont été faites au sixième jour ; pratiquées plus tard, elles ont constamment échoué. M. Eichorn, qui inocule par seize ou vingt piqûres, fait sur le sujet vacciné une seconde insertion par quatre à six piqûres avec le vaccin pris dans les boutons naissants. Suivant lui, si cette seconde vaccination, ou vaccination d'épreuve comme il l'appelle, n'est pas suivie d'éruption, les sujets sont préservés sans exception ; ils ne le sont pas complètement s'il se développe des pustules soit régulières, soit anomales.

M. Bousquet (*Traité de vaccine*, p. 294) a revacciné des enfants à toutes les distances de la première vaccination, depuis le second jusqu'au sixième jour, et jamais la seconde opération n'a réussi entre ses mains au delà du cinquième, bien qu'il prît toute espèce de précaution pour le succès.

Entre les résultats des expériences tentées par le comité de vaccine pour connaître l'époque précise où commence la faculté préservatrice du vaccin pendant le cours de la vaccine, et celles de MM. Bosquet et Taupin qui étaient dirigées dans le même but, il n'existe donc qu'un seul jour de différence et cette nuance légère peut dépendre de l'influence différente de la température pendant laquelle les opérations ont été pratiquées, comme l'observe M. Bousquet, ou plutôt encore des conditions très diverses dans lesquelles étaient placés les individus vaccinés. Dans les expériences du comité de vaccine et celles de M. Taupin, les enfants étaient renfermés dans des hôpitaux où l'action débilitante de l'atmosphère a pu ralentir la marche du vaccin. Dans les expériences de M. Bousquet, au contraire, les enfants vivaient chez leurs parents.

M. Bousquet, cherchant toujours à préciser l'époque importante à connaître des développements de la faculté préservatrice du vaccin, a expérimenté d'une autre manière : il a ouvert les pustules vaccinales aussitôt après leur apparition, et après les avoir ouvertes, il les a cautérisées profondément avec du nitrate d'argent de manière à faire cesser complètement le travail local ; cela fait, il a revacciné ces mêmes enfants sur lesquels on pouvait croire que la vaccine avait manqué son effet, et cependant, dans tous les cas, la revaccination a constamment échoué. Il en a conclu que la vaccine a acquis toute la plénitude de sa puissance à l'époque de l'apparition des pustules, et que l'infection vaccinale, qui est la véritable cause préservatrice, s'accomplit pendant la période d'incubation. Ces conclusions, et surtout la première, nous parurent un peu hasardées : la seule qu'on puisse, à ce qu'il nous semble, tirer de cette expérience, c'est que la cautérisation des pustules de vaccin à leur naissance, loin de détruire l'effet préservatif du vaccin, accélère au contraire le développement de toute sa puissance ; mais il faudrait se garder d'en conclure qu'il en est toujours ainsi sur les individus qui n'ont pas été cautérisés, puisque les expériences du comité de vaccine, celles de M. Taupin, et celles de M. Bousquet lui-même, prouvent que quand on laisse les pustules se développer spontanément, et suivre leur marche régulière, les vaccinés sont encore aptes à contracter la vaccine jusqu'au quatrième et même cinquième jour de l'éruption. Ce n'est donc que passé cette époque, et par conséquent vers le sixième ou septième jour, qu'on peut admettre raisonnablement que la vaccine a acquis toute la plénitude de sa force préservatrice. L'expérience, d'ailleurs, vient encore ici confirmer cette opinion, puisque, après le sixième jour d'une vaccine bien régulière, le sujet n'est plus apte à contracter de nouveau la maladie.

Quoi qu'il en soit de l'époque précise où la puissance prophylactique de la vaccine a acquis toute la plénitude de son développement, la propriété préservatrice de la variole n'en est pas moins bien constatée ; mais malheureusement, comme nous l'avons vu, les effets préservatifs de la vaccine échouent quelquefois, et ils ont souvent fait défaut, surtout dans quelques épidémies récentes. Ces faits, quoique isolés, ont particulièrement fixé l'attention des médecins et du public, et les sollicitudes des sociétés savantes. L'Académie des sciences a cru devoir proposer, en 1837, un prix pour éclairer ces deux questions : Le virus vaccin a-t-il dégénéré ? La faculté préservatrice de la vaccine n'est-elle que temporaire ?

Quant à l'affaiblissement du vaccin, déjà, depuis une quinzaine d'années, la plupart des médecins avaient pu remarquer une assez grande différence entre les éruptions vaccinales qu'ils obtenaient actuellement et celles qu'ils avaient observées autrefois, ou trouvées décrites dans les premiers traités publiés sur la vaccine. Déjà nous avions pu nous-mêmes constater une très grande diminution survenue dans le volume des pustules vaccinales, dans l'intensité et la durée du travail inflammatoire qui se développe à l'époque de la maturation, dans la largeur et la profondeur des cicatrices vaccinales, qui n'étaient plus reticulées comme dans les premières années de la vaccine, mais unies et lisses comme celles de la varicelle ou de la varioloïde. C'est surtout en 1836, lors de la découverte du cowpox faite à Passy, qu'on a pu constater avec plus de certitude cet affaiblissement dans le travail local. A cette époque, un grand nombre d'individus ayant été inoculés à l'un des bras avec l'ancien virus, et à l'autre avec le virus nouveau, on a pu voir que les boutons résultant de l'inoculation du premier étaient peu volumineux, pâles, languissants, tandis que ceux qui suivaient l'inoculation du cowpox s'en distinguaient par un grand volume, une coloration vive, une longue durée, qui témoignaient d'une plus grande énergie. Ces boutons, dus au cowpox, étaient en tout semblables à ceux dont on lit la description dans Jenner, Sacco, Odier, M. Husson, etc. Une nouvelle occasion de constater cet affaiblissement graduel du vaccin s'est encore présentée à nous l'année dernière, après que M. le docteur Magendie a eu fait part à l'Académie royale de médecine du cowpox qu'il avait récemment découvert ; mais de cet affaiblissement du travail local, de cette diminution survenue dans le volume des pustules, du peu de réaction qu'elles occasionnent, fallait-il conclure que leur vertu préservative avait cessé ou diminué, que leur virus était encore propre à la reproduction de la vaccine ? Comment d'ailleurs le constater sans attendre le retour d'épidémies varioliques ? On a mis en usage le moyen le plus simple et le plus probant tout à la fois ; nous voulons parler de la revaccination. Des expériences nombreuses qui ont été tentées, il résulte que la revaccination faite avec le nouveau vaccin a le plus souvent donné lieu à une éruption vaccinale secondaire, soit légitime, soit anomale, tandis qu'elle a presque constamment échoué quand on inoculait l'autre virus (Fiard, *Lettre à l'Académie roy. de méd.*, dans l'*Expérience*, t. ii, p. 474). Si donc nous rapprochons ces résultats de l'observation des faits et de l'expérimentation, la plus grande fréquence des varioles chez les sujets vaccinés, les modifications survenues dans les pustules vaccinales, l'inaptitude croissante du virus démontrée par une seconde inoculation, nous devrons conclure que le virus vaccin a dégénéré d'une manière évidente et doit être renouvelé. Pour nous, ce renouvellement ne peut s'effectuer que d'une seule manière : nous voulons dire que, regardant comme suspect et affaibli le vaccin qui a été transmis déjà un grand nombre de fois, on doit inoculer le cowpox chaque fois qu'on en pourra avoir à sa disposition. Malheureusement ce précieux préservatif ne s'offre à nous que fort rarement et à des intervalles souvent fort éloignés ; la durée de l'éruption qui le fournit est fort courte, et on est exposé à en manquer souvent. Aussi a-t-on cherché à suppléer au cowpox naturel par un prétendu cowpox artificiel ; on a tenté de *retremper* en quelque sorte le virus, en le faisant passer sur la vache. M. Husson (*loc. cit.*) rapporte des expériences nombreuses faites avec des succès variés par lui-même, par M. Valentin, de Nancy, et les membres du comité de vaccine de Reims. M. le docteur James (*Bulletin de l'Acad. des sciences*, séance du 8 juillet 1844) cherche à prouver que le renouvellement du vaccin à des époques indéterminées et assez éloignées est loin d'avoir les mêmes avantages que ce qu'il appelle la régénération du vaccin. Celle-ci consiste à reporter, après un petit nombre de transmissions de bras à bras, le virus à des génisses sur lesquelles on le reprend pour l'inoculer à une nouvelle série d'individus. Ce moyen, dit M. James, permet de conserver constamment le vaccin au degré d'énergie nécessaire pour qu'il garantisse sûrement de la variole, sans exposer aux accidents qui sont pour ainsi dire inévitables quand on inocule un vaccin trop actif, comme l'est en général celui qu'on prend directement sur le pis de la vache atteinte du cowpox.

M. Bousquet (*Bulletin de l'Académie de méd.*, 29 août 1844) a réussi comme M. James à produire l'inoculation sur des veaux et des génisses, en piquant assez profondément la peau de l'animal avec la lancette chargée de virus. Des expériences qu'il a faites, il résulte que si la vaccination faite avec le cowpox donne lieu à des pustules plus enflammées que celles qui sont pratiquées avec du vaccin transmis déjà plusieurs centaines de fois à l'homme, il n'est pas vrai de dire que le vaccin se renouvelle, se retrempe en passant sur la vache. La vache le rend tel qu'elle l'a reçu, ni plus ni moins actif.

Passons maintenant à la seconde question. De ce que la variole peut sévir dans un certain nombre de cas, malgré une vaccination regardée comme parfaite, on a conclu que la vaccine n'avait qu'une faculté préservative temporaire, et on a proposé en conséquence de renouveler les vaccinations à des époques déterminées. Déjà, en 1804, le docteur Goldson avait fait naître des doutes sur la permanance de l'efficacité de cette méthode, qui ne s'étendait pas, suivant lui, à plus de deux ou trois ans ; mais ces doutes furent bientôt dissipés par Jenner lui-même, qui tenta plusieurs fois alors inutilement d'inoculer la variole à des individus qui avaient eu le cowpox, l'un vingt-trois ans, l'autre vingt-sept ans, le troisième cinquante ans auparavant. Plus tard, en France, MM. les docteurs Gaillot, Boulu, Berlan, Genouil, limitèrent la propriété préservative de la vaccine, le premier à dix ou douze ans, le second à quatorze ou quinze ans, le troisième à dix-sept ou dix-huit ans, le dernier à vingt ou vingt-cinq ans. M. Paul Dubois entreprit de les réfuter dans le rapport qu'il fit sur les vaccinations pour l'année 1825, tout en reconnaissant cependant que l'assertion de chacun de ces praticiens était appuyée sur des faits en apparence concluants. Mais c'est surtout à la suite des grandes épidémies de variole observées récemment en France, en Danemark, en Allemagne, etc., qu'on a, avec raison, à notre avis, accusé la vaccine de perdre au bout d'un certain temps ses facultés préservatrices. Ainsi on a pu remarquer, au milieu de ces épidémies, que le nombre des varioloïdes chez les sujets vaccinés allait toujours croissant, que les éruptions varioliques épargnant en général les sujets vaccinés depuis peu de mois ou d'années, frappaient souvent d'une manière funeste les sujets vaccinés depuis quinze, vingt ou vingt-cinq ans (*Revue médicale*, janvier 1829). Les relations des épidémies observées en 1828 et 1829 à Marseille et à Beaucaire, à Saint-Valery-sur-Somme, à Givet, fournirent un grand nombre de faits semblables. Dès lors la revaccination fut proposée comme moyen de remédier à l'affaiblissement d'une première inoculation. En France, comme nous l'avons dit, plusieurs médecins avaient déjà revacciné avec succès ; mais ce fut d'abord en Allemagne, puis en Suède, en Danemark, que l'opération fut tentée sur de grandes masses d'individus. Par les soins du docteur Reuss, la revaccination fut adoptée en Prusse, comme mesure générale, dès l'année 1833, et mise en pratique dans toute l'armée : le succès vraiment inespéré de ces premières tentatives dut nécessairement engager le gouvernement prussien à les continuer, à les multiplier. C'est ce qui a eu lieu en effet. Depuis lors, la revaccination est pratiquée en Prusse avec plus d'extension, et on en obtient toujours de plus heureux résultats, savoir, des retours moins fréquents de la variole et de la varioloïde, et des éruptions vaccinales secondaires beaucoup plus nombreuses. Il serait trop long de rapporter ici toutes les tentatives de revaccination ; nous nous bornerons à indiquer le résultat des premiers essais.

En 1833, l'opération fut pratiquée sur 48,478 personnes : elle réussit sur 15,269 ; en 1834, on obtint 16,679 succès sur 44,454 opérations ; en 1835, 15,315 réussites sur 39,192 revaccinations ; en 1836, sur 42,125 revaccinations, on observa des pustules légitimes chez 18,136 individus et 9,050 vaccines irrégulières. Chez 14,048 sujets, l'inoculation ne réussit pas d'abord, mais en la répétant elle réussit chez 1569 (Schlesier, *Medicinische Zeitung*, n° 21, 1857). Dans la même année 1836, le docteur Aggens, médecin de Tœnning, duché de Schleswig (*Pfaff's Mittheilungen; l'Expérience*, t. I, p. 336), revaccina 962 personnes : l'opération réussit complètement chez 822 ; chez 68, les pustules ne présentèrent pas un développement complet ; et chez les 72 autres, elles manquèrent entièrement.

En 1836, 2,756 sujets furent revaccinés avec succès dans l'armée danoise ; l'opération est restée sans résultat sur 1208 (*l'Expérience*, ibid.). En 1839 (Wiebel, *Journal de Rust*, t. LVI, p. 397), 41,481 soldats de l'armée prussienne ont été revaccinés : sur ce nombre, les cicatrices vaccinales de la première inoculation étaient apparentes chez 33,225, peu distinctes chez 5,889, et sur 2,367, on n'en voyait aucune trace ; la revaccination réussit chez 19,249, donna lieu à une éruption irrégulière chez 8,534, et fut sans effet chez 698.

Suivant le docteur Munzenthaler (*Medicinisches Correspond. Blatt bayerischer Aerzte*, 1843 ; *Gaz. médic.*, 1843, p. 131), de l'année 1835 à 1842, on a vacciné 5,600 enfants. Le virus recueilli chez les enfants servit à revacciner 1810 adultes, parmi lesquels 1163 avec un succès complet, 318 avec un résultat incomplet, et 329 fois sans résultat. Sur ces sujets, 1780 avaient été vacciné dans leur enfance. M. Murby a publié, dans *Hanov. annal.* (t. V, p. 2), les résultats de la revaccination pratiquée dans l'armée de Hanovre de 1837 à 1839. En 1837, sur 4,610, la revaccination réussit complètement 506 fois, incomplètement 661 fois ; elle échoua 3,188 fois. En 1838, sur 2,699, elle réussit complètement 268 fois, incomplètement 661 fois ; elle échoua 1770 fois. En 1839, sur 2,057, on obtint 294 succès complets, 578 incomplets ; l'opération fut sans résultat chez 1175 sujets.

En France, la revaccination n'a point été pratiquée sur une aussi grande échelle. L'Académie royale de médecine, consultée par le ministre pour savoir s'il y avait opportunité pour la revaccination, s'est prononcée en faveur de la négative, et cette décision a dû nécessairement entraver les épreuves de la revaccination qu'on eût pu tenter avec l'appui du gouvernement. L'arrêt prononcé par ce corps savant, motivé surtout par la crainte de voir tomber la vaccine dans le discrédit, a été diversement accueilli par les médecins français, mais en général il fut jugé d'une manière défavorable. M. le docteur Dezeimeris protesta hautement contre lui ; il adressa au ministre d'énergiques réclamations, et publia dans le journal *l'Expérience* (t. II, p. 385, 401, 417, 450, 500, 529) une série de travaux dans lesquels, s'appuyant sur des faits rapportés dans la plupart des journaux étrangers, il prouvait la nécessité de la revaccination. M. le docteur Fiard protesta à son tour contre la décision prise par l'Académie de médecine dans une lettre adressée à ce corps savant. M. le docteur Hardy, dans un travail assez étendu (*l'Expérience*, t. ii, p. 481), montre que les documents recueillis en Angleterre concordent avec ceux fournis par les médecins du Danemark, de la Suède, de l'Allemagne, de l'Italie. M. Hardy fit connaître dans le même journal (p. 558), les résultats obtenus de la revaccination pratiquée par le docteur Pressat chez les élèves sages-femmes de la Faculté de Paris. 54 furent vaccinées : 4 eurent une éruption légitime, 21 eurent une fausse vaccine, 29 n'eurent point d'éruption. A Toulouse, le docteur Bessières (*Journal de médecine et de chirurgie de Toulouse*, déc. 1838, p. 130-143) annonce qu'il a revacciné avec succès un grand nombre de personnes. M. le docteur Lemazurier revaccina 109 élèves du collège de Versailles au mois de juin 1842 : 27 eurent une vaccine vraie, 70 n'eurent qu'une fausse vaccine (*Bulletin de l'Acad. des sciences*, 12 juillet 1842).

M. le docteur Villaret (*Gaz. méd.* de Montpellier, 15 octobre 1843) a publié les résultats des revaccinations pratiquées dans le 7e régiment de dragons : sur 401 sujets vaccinés antérieurement, la revaccination réussit 307 fois ; l'opération réussit 97 fois sur 153 sujets ayant eu autrefois la variole. La revaccination, pratiquée par une seconde série de sujets, eut encore des résultats fort heureux : de 447 individus portant des cicatrices vaccinales, 402 prirent une seconde vaccine ; de 123 sujets marqués de variole, 89 eurent une belle vaccine. Plusieurs médecins de Paris, parmi lesquels nous citerons MM. Bousquet et Fiard, ont pratiqué la revaccination un grand nombre de fois et avec un grand succès. Nous-mêmes avons revacciné un nombre assez considérable de sujets, et nous avons très souvent réussi à donner une seconde vaccine : aussi nous ne pensons plus comme à l'époque où a paru la première édition du Dictionnaire en 21 vol. (1828), que le vaccin n'a point perdu de ses qualités, et qu'il continue de donner la même sécurité. De nouveaux faits sont venus, qui ont dû modifier notre opinion, et nous croyons fermement aujourd'hui que la vaccine préserve de la variole d'une manière absolue pendant un certain nombre d'années, mais que sa vertu préservative s'affaiblit et n'empêche plus le sujet de conctracter une variole plus ou moins favorablement modifiée ; qu'en conséquence on doit conseiller et propager avec zèle la revaccination. Pour nous, revacciner avec de bon vaccin pris de bras à bras sur des pustules bien caractérisées, et au cinquième ou au sixième jour de l'éruption, c'est le moyen le plus certain de prévenir le retour de la petite vérole, et de maintenir l'influence prophylactique du vaccin.

Cet article était déjà composé quand l'Académie des sciences a publié son rapport sur le prix qu'elle avait proposé sur la vaccine. Ce rapport confirme les idées que nous avons émises ; mais comme l'espace ne nous permettrait pas d'en donner une analyse, nous nous bornerons à en citer ici textuellement les conclusions : 1° La vertu préservative de la vaccine est absolue pour le plus grand nombre de vaccinés, et temporaire pour un petit nombre ; chez ces derniers même, elle est presque absolue jusqu'à l'adolescence. 2° La variole atteint rarement les vaccinés avant l'âge de dix à douze ans ; c'est à partir de cette époque jusqu'à trente et trente-cinq ans qu'ils y sont principalement exposés. 3° En outre de sa vertu préservative, la vaccine introduit dans l'organisation une propriété qui atténue les symptômes de la variole, en abrège la durée et en diminue considérablement la gravité. 4° Le cowpox donne aux phénomènes locaux de la vaccine une intensité très prononcée ; son effet est plus certain que celui de l'ancien vaccin ; mais après quelques années de transmission à l'homme, cette intensité locale disparaît. 5° La vertu préservative du vaccin ne paraît pas intimement liée à l'intensité des symptômes locaux de la vaccine ; néanmoins, pour conserver au vaccin ses propriétés, il est prudent de le renouveler le plus souvent possible. 6° Parmi les moyens proposés pour le renouvellement, le seul dans lequel la science puisse avoir confiance jusqu'à ce jour consiste à reprendre le vaccin à sa source. 7° La revaccination est le seul moyen d'épreuve que la science possède pour les vaccinés qui sont définitivement préservés de ceux qui ne le sont encore qu'à des degrés plus ou moins prononcés. 8° L'épreuve de la revaccination ne constitue pas une preuve certaine que les vaccinés chez lesquels elle réussit fussent destinés à contracter la variole, mais seulement une assez grande probabilité que c'est particulièrement parmi eux que cette maladie est susceptible de se développer. En temps ordinaire, la revaccination doit être pratiquée à partir de la quatorzième année ; en temps d'épidémie, il est prudent de devancer cette époque.

Des effets thérapeutiques de la vaccine. — Dès l'origine de la vaccine, les médecins ont cherché à l'employer comme moyen thérapeutique, et particulièrement comme moyen révulsif dans différentes maladies. Jenner pensait qu'on pourrait la faire servir à la guérison de maladies chroniques, et que par cette inoculation on pourrait calmer les accidents de la dentition. Depuis lui on a cherché à utiliser la vaccine dans le traitement de la chlorose et de certaines affections cutanées chroniques. On a cru pouvoir modifier, à l'aide de cette éruption, le *porrigo larvalis*, l'*impetigo*, et certaines espèces de teigne. On a recommandé de pratiquer sur la poitrine d'enfants atteints de coqueluche des inoculations nombreuses de vaccines ; mais nous avons vu plusieurs fois des éruptions vaccinales se développer sans que la coqueluche en fût aucunement modifiée. L'emploi de la vaccine a mieux réussi dans le traitement de certaines tumeurs érectiles peu volumineuses. En pratiquant un grand nombre d'inoculations vaccinales à la base et sur le pédicule de ces tumeurs, on est parvenu à détruire une suppuration abondante qui a agi à la manière des petits sétons multiples, et provoqué par suite l'atrophie et l'affaissement complet de ces tumeurs. Plusieurs médecins, et en particulier MM. Velpeau, Baudelocque, Bousquet, et Guersant fils, ont obtenu des guérisons complètes de petites tumeurs érectiles par ce procédé. Au reste, excepté dans cette maladie, les effets de la vaccine, comme moyen thérapeutique, sont jusqu'à présent à peu près nuls ; son véritable triomphe est dans sa propriété prophylactique et préservatrice de la variole.

COQUELUCHE

Le mot coqueluche n'a pas toujours eu l'acception qu'on lui donne aujourd'hui : il paraît avoir été employé, pour la première fois, en 1314, pour désigner une espèce de catarrhe épidémique, dont Mézerai parle en ces termes : « Un étrange rhume, qu'on nomma la coqueluche, tourmenta toutes sortes de personnes, durant les mois de février et mars, et leur rendit la voix si enrouée, que le barreau, les chaires et les collèges en furent muets. Il causa la mort à presque tous les vieillards qui en furent atteints. » (*Abrégé chron.*, *Extrait de l'histoire de France*, t. II, p. 65.) De Thou fait mention d'une épidémie semblable qui régna en 1510, et qu'on nommait aussi vulgairement coqueluche ; et Pasquier (Estienne) rappelle qu'en l'année 1357, ainsi qu'on l'avait déjà vu en 1403, on observa « par quatre jours entiers un rhume qui fut presque commun à tous, par le moyen duquel le nez distillait sans cesse comme une fontaine, avec un grand mal de tête, et une fièvre qui durait aux uns douze et aux autres quinze heures, que plus que moins ; puis soudain, sans œuvre de médecin, on était guéri ; laquelle maladie fut depuis, par un nouveau terme, appelée par nous coqueluche. » (*Les recherches de la France*, 1621, p. 411.) Cette dernière épidémie, décrite par Valleriola (*Appendix ad tres sup. locor. med. comm. lib.* 1589 , p. 82), n'offre aucune resemblance avec la maladie, telle qu'on l'observe de nos jours et et se rapporte évidemment à la grippe). Valleriola dit que le vulgaire la nommait *coculuche*, parce que ceux qui en étaientatteints se couvraient la tête d'un coqueluchon : « *Arbitrabantur enim, a cerebro in pulmones fluxionem irrumpere, caputque cucullo tegentes, putabant se melius habituros.* C'est la même épidémie qui se trouve mentionnée par Rivière (*Obs. de med.*, trad. par de Boze, 1684, p. 700), par Mercatus (*De int. mob. cur.*, L. I, p. 143) ; par Schenk (*De tussi*, 1695, etc.) ; et l'on peut en dire autant de celle dont Jean Coytard a donné la relation, et qui régna à Poitiers, en 1580 (*Discours favorable et instructif de la coqueluche, et autres maladies populaires, qui ont eu leurs cours à Poitiers*, petite brochure in-8°, sans date). On n'en trouve aucune trace dans les écrits des médecins grecs ou arabes ; et c'est bien à tort que certains auteurs ont cru la reconnaître dans un passage des *Épidémies d'Hippo-*

crate, où il n'est question que d'une épidémie de maux de gorge, qui se compliquait souvent de l'inflammation du larynx. Hippocrate dit positivement que ceux qui n'avaient que mal à la gorge ne mouraient pas, et que le danger était beaucoup plus grand lorsque la voix était altérée ; et qu'au reste la voix formait le caractère distinctif de la maladie. Suivant nous, Willis est peut-être le premier qui, sous la dénomination de *tussis puerorum convulsiva, suffocativa,* et, comme il le dit, *nostro idiomate* chinchough *vulgo dicta,* paraît avoir réellement désigné l'affection dont nous avons à traiter ici (*Pharmaceutice ration., sive diatriba de medicam. virtut. in hum. corp. Opera omnia,* t. II, p. 169. Amsterdam, 1682). F. Hoffmam pense que c'est Willis qui lui a donné le nom de *tussis convulsiva ;* il la confond d'ailleurs avec toutes les autres variétés de toux convulsive (*Op. om.,* t. VII, p. 245). Ce n'est guère qu'à compter du XVIIIᵉ siècle qu'on l'a décrite comme une maladie distincte, et d'une manière assez satisfaisante. Depuis cette époque, une foule de dissertations et de monographies ont été publiées sur la coqueluche, soit en France, soit à l'étranger.

La coqueluche est une maladie contagieuse, caractérisée par une toux convulsive, revenant par quintes plus ou moins longues, dans lesquelles plusieurs mouvements rapides d'expiration bruyante sont suivis d'une inspiration lente, pénible, et très sonore. L'étiologie de cette affection n'est encore que très imparfaitement connue. Elle se montre presque indifféremment dans tous les temps de l'année, et dans les climats les plus opposés (Jos. Frank, *Praxeos med.,* 1ʳᵉ éd., t. II, p. 834). R. Watt affirme, il est vrai, qu'elle est plus fréquente et plus grave dans les régions septentrionales (*Treatise of the hist., ect., of chin-cough*) ; mais Penada dit, au contraire, qu'il lui semble prouvé jusqu'à l'évidence que, chez les peuples du nord, la coqueluche est moins fréquente que dans les pays méridionaux de la France et de l'Italie (*Memoria cui fu aggiud l'accessit., etc.,* p. 5). A Paris, nous l'observons dans toutes les saisons, mais peut-être un peu plus souvent au printemps et en automne.

La coqueluche, même quand elle est sporadique, attaque ordinairement à la fois un assez grand nombre d'individus. On l'observe particulièrement chez les enfants, depuis la naissance jusqu'à la seconde dentition. Sur 130 enfants atteints de cette maladie, dont j'ai compulsé l'histoire, on en comptait 106 depuis l'âge d'un an jusqu'à sept, et 24 seulement de huit à quatorze ans. Sur ce nombre, il y avait 69 filles et 61 garçons. D'après des relevés faits par le docteur Constant, sur 900 garçons, dont il a recueilli l'observation à l'hôpital des Enfants, il s'est présenté 27 cas de coqueluche, et sur 400 filles, 18 : d'où il résulte, comme on voit, que cette maladie est un peu plus commune chez les filles que chez les garçons. Passé l'âge de huit à dix ans, elle est beaucoup moins fréquente, bien qu'on ait l'occasion de la voir encore quelquefois dans l'âge adulte, et même chez des vieillards. Les femmes et les individus doués d'une constitution faible et irritable semblent y être prédisposés davantage. Elle règne également

dans toutes les classes de la société : *Parcet nec divitibus nec pauperibus*, dit
J. Frank (*loc. cit.*). En général, elle n'attaque qu'une seule fois dans la
vie. « Je n'ai jamais vu, dit Rosen, un enfant pris deux fois de cette maladie, pendant trente-deux ans que j'ai pratiqué la médecine. » (*Trait.
des mal. des enfants*, pag. 301). Des faits avérés, quoique en petit nombre,
prouvent néanmoins qu'on peut l'avoir une seconde fois.

La coqueluche est épidémique : en effet, à de certaines époques, on la
voit envahir un hameau, une ville, une contrée tout entière, en frappant ses
habitants, soit indistinctement, plus communément dans certains âges, sans
qu'on puisse toujours d'ailleurs apprécier ni les causes de son apparition, ni
celles de sa disparition. On ne sait rien de précis non plus sur le retour de
ces épidémies, qui ne se montrent parfois qu'à des intervalles fort éloignés,
ou bien se renouvellent pour ainsi dire d'année. en année Leur durée est aussi
très variable : et relativement à la nature et à l'intensité des symptômes,
M. Guersant fait justement remarquer qu'on trouve entre les épidémies de
coqueluche d'assez grandes différences (art. COQUELUCHE, 1ʳᵉ édit. du Dict.).
Celles qu'on observa dans les premiers temps étaient surtout beaucoup plus
meurtrières qu'elles ne le sont, au moins depuis quelques années. Cela tien-
drait-il à ce que, comme presque toutes les maladies pestilentielles épidémiques, la coqueluche perdit un peu de son activité au bout d'un certain laps
de temps ? Si l'on en croit Rosen, par exemple, depuis 1749 jusqu'en 1764
inclusivement, 43,393 enfants auraient succombé en Suède à cette maladie,
ce qui fait 2712 enfants par an. En 1755, il en serait mort 5812, et dans les
années moins mauvaises, depuis 1700 jusqu'à 2000 (*loc. cit.*)

Les épidémies suivantes sont mentionnées par Ozanam (*Histoire médicale
générale et pratique des maladies épid.*, etc., t. II, p. 128). En 1724, la coqueluche se manifesta épidémiquement à Augsbourg, à la fin d'un été beau et
très sec ; elle fit périr quelques-uns des plus jeunes enfants, et dura près
d'une année, Gulmann en a donné la description. Marcus (*Traité de la coqueluche*, trad. par Jacques, p. 74) dit qu'en 1732 et 1733, elle parcourut
non seulement toute l'Europe, mais aussi la Jamaïque, le Mexique, le Pérou,
et qu'elle fit de grands ravages à Plymouth, en 1632-39-43-44. Au printemps
de 1746, elle se déclara à Vienne, en Autriche, et se répandit dans les environs, attaquant, sans distinction de sexe et de condition, les enfants,
depuis l'âge de trois mois jusqu'à neuf ans : il en périt un grand nombre.
Ozanam cite Dehaën comme en ayant parlé. En juillet 1757, la coqueluche
éclata tout à coup, et sans cause connue, dans le duché de Mecklembourg,
et y régna jusqu'à la fin de l'automne : les enfants à la mamelle y succombaient ordinairement : c'est Geller qui l'a décrite. Dans la même saison, en
1767, on vit à Copenhague une semblable épidémie, dont les exacerbations
avaient lieu de deux jours l'un, si l'on en croit Aaskow. L'année suivante
elle fut plus grave et plus étendue. Enfin, elle reparut sur la fin de 1775, et
dura pendant une année entière. Quelques enfants furent attaqués d'éclampsie durant les paroxysmes de la toux. Les femmes sujettes aux affections hys-
tériques contractèrent la maladie. Sa durée était souvent de trois à quatre

mois, et les rechutes étaient fréquentes, particulièrement chez les enfants
en travail de dentition. A Londres, Sims l'observa dans l'automne de 1767 :
elle était contagieuse. Elle domina durant tout l'hiver, et fut souvent accompagnée de fièvre quotidienne rémittente. Au mois de septembre 1769, elle
régna à Mayence et dans les environs : Arand dit qu'un flux copieux de
mucosités, se faisant par les narines, soulageait beaucoup les enfants ; quelques-uns furent emportés toutefois par la suffocation ou la paralysie. Lud-
wig, dans ses *Commentaires*, parle d'une coqueluche épidémique qui régna
à Langen-Saltz, en 1768 et 1769, et qui fut très violente, surtout chez les
enfants à la mamelle, qui mouraient quelquefois de convulsions. Sur 73 malades, Mellin en perdit 7. M. Sigfried Kochler rapporte, dans les *Miscel-
lanea medica*, de 1770 à 1783, quatre épidémies de coqueluche qui régnèrent
à Erlang dans l'espace de treize ans. Celle qu'on observa en 1780 fut la plus
grave de toutes ; elle était compliquée d'une fièvre nerveuse avec délire,
convulsions, et autres symptômes cérébraux : beaucoup d'enfants succombèrent. Dans l'automne de 1789, à la suite d'une rougeole épidémique qui
régna à Osterode-sur-le-Hartz, il survint une coqueluche qui se prolongea
durant tout l'hiver. Le docteur Landu, de Gênes, a décrit l'épidémie qui se
manifesta dans cette ville au printemps de 1886, augmenta d'intensité dans
l'été, déclina en automne, et disparut tout à fait dans l'hiver de 1807. Elle
attaqua principalement les enfants de cinq à sept ans, et même quelques
adultes. Son invasion fut si rapide, qu'à peine on put observer la période
catarrhale. Quelques affections cutanées intercurrentes n'influèrent en rien
sur la coqueluche ; la rougeole elle-même, qui vint aussi la compliquer,
n'eut d'autre effet que d'en augmenter le danger. Les hémorrhagies nasales
mitigeaient la maladie, pourvu qu'elles fussent peu abondantes. Les vomissements modérés étaient aussi un des symptômes les plus favorables. La
coqueluche se déclara à Billigen, en janvier et février 1811 ; en janvier,
elle succéda à des ophthalmies périodiques. Chez les enfants au-dessous
d'un an, dit Wacker, les paroxysmes étaient accompagnés de mouvements
convulsifs, et quelquefois de délire ; la fièvre était rémittente et irrégulière.
Enfin, dans l'épidémie de Milan, observée par Ozanam lui-même, au printemps de 1815, les symptômes de la coqueluche offraient la plus grande
intensité. Dans plusieurs cas, elle fut accompagnée d'une fièvre double, et
il est remarquable, dit ce médecin, que pendant les accès de fièvre les plus
forts, la toux et les paroxysmes de coqueluche cessaient absolument pour
reprendre avec plus de violence au déclin de l'accès fébrile. Tous les enfants
que l'on voulut traiter par la saignée moururent en peu de jours, et cependant les ouvertures cadavériques révélaient des traces de phlegmasie dans
les bronches, les poumons, les plèvres, et dans plusieurs autres organes.

La coqueluche peut se transmettre aussi par contagion, et cette propriété
que lui refusent encore quelques esprits sceptiques, nous parait, à nous,
hors de toute espèce de doute. Parmi les faits très nombreux que nous
pourrions citer, et dont plusieurs ont été rapportés ailleurs (*Arch. gén. de
méd.*, t. III, p. 337, 1833), nous choisirons les suivants. « Une famille en-

tière arrive à la campagne au printemps dernier, dit M. Rostan (*Cours de méd. cliniq.*, t. II, p. 552, 2ᵉ édit.) ; elle trouve les enfants du jardinier de la maison ayant la coqueluche : d'abord, un enfant âgé de quatre ans, qui jouait souvent avec les enfants malades, contracta la coqueluche au bout de quelques jours. Les autres enfants, qui ne communiquaient pas avec ceux du jardinier, n'avaient pas encore cette maladie : la dernière, qui communiquait avec la jeune sœur, et peu avec son frère, en est affectée un peu plus tard ; la mère, qui tenait souvent cette dernière sur ses genoux, est aussi atteinte de la maladie ; enfin le père, et tous les domestiques qui avaient des relations avec les enfants, en sont successivement atteints. Dans la maison, et autour de la maison, les enfants et les personnes qui ne communiquaient pas directement avec les malades, furent exempts de la maladie. » — « J'ai vu, dit M. Dugès (*Dict. de méd. et de chir. prat.*), une petite fille atteinte de la coqueluche, la communiquer à une cousine en bas âge, chez laquelle on la conduisait de temps en temps, quoiqu'elles habitassent deux quartiers fort éloignés, et que la coqueluche ne régnât nullement dans celui que la dernière n'avait pas quitté. » L'observation suivante est rapportée par le docteur Hœussler. « Dans une petite ville de Saxe, l'enfant d'un aubergiste fut pris tout d'un coup de la coqueluche, à une époque où cette maladie ne régnait ni dans la ville ni dans les environs. L'enfant avait six semaines et n'avait pas encore été porté hors de la maison. On se demanda d'où pouvait provenir la maladie, et on ne tarda pas à en découvrir la source. Depuis quelque temps, un marchand étranger accompagné de son fils âgé de cinq ans, logeait dans la maison : cet enfant avait la coqueluche, et peu après son arrivée il avait déjà communiqué la maladie à une petite fille de sept ans qui était venue chaque jour jouer avec lui. Le petit nourrisson n'eut la coqueluche que lorsque sa mère, ayant quitté le premier étage, fut descendue et entrée avec lui dans un cabinet où couchait le fils du marchand. De l'auberge, la maladie gagna peu à peu les maisons voisines, et devint épidémique dans la ville, où beaucoup d'enfants succombèrent. » M. Hœussler pense que le principe de la coqueluche tient le milieu entre les principes contagieux fixes et ceux qui sont volatiles. Suivant lui, ce principe ne paraît s'exhaler et se communiquer que dans la troisième période de la maladie (*Journ. der pratischen heilkund.*, janvier 1832 ; dans *Gazette de méd. de Paris*, 1833, p. 15). M. Guersant dit (*loc. cit.*) que, pour que la transmission contagieuse ait lieu, il faut que les enfants soient assez près les uns des autres pour qu'ils puissent recevoir les émanations de leur haleine. Le fait précédent semble prouver que cette circonstance n'est pas absolument indispensable ; et si l'on en croit Rosen (*loc. cit.*, p. 301), il aurait pu lui-même la transporter d'une maison dans une autre. Au reste, selon M. Guersant, la propriéte contagieuse de la coqueluche n'est jamais plus efficace que lorsqu'elle est parvenue à son plus haut degré de développement, et c'est ordinairement cinq à six jours après qu'on s'est exposé à l'infection, que la toux commence à se manifester.

Un fait récent, qui m'a été communiqué par le docteur Tavernier, nous apprend que la coqueluche peut, dans certains cas, se manifester d'*emblée* et sans être précédée de catarrhe, en même temps qu'il témoigne d'une manière incontestable de sa propriété contagieuse. « Dans le courant de juin dernier, m'écrit cet honorable confrère, on me ramena de la campagne la plus jeune de mes enfants (âgée de deux ans) dans un état de santé parfait, et sans le moindre rhume. Le lendemain de son arrivée, elle joua pendant une demi-heure environ avec les filles de M. Guibourt, pharmacien, atteintes l'une et l'autre de coqueluche. Le surlendemain, dans la soirée, elle eut un accès de toux spasmodique sifflante, sans vomissement : c'était la coqueluche, qui, bien caractérisée dès ce moment, persista ensuite pendant deux mois, exempte de complications. Mes deux autres enfants contractèrent eux-mêmes la maladie peu après. »

Symptômes et marche. — La coqueluche commence, chez la plupart des sujets, par l'apparence d'un simple rhume. Le malade éprouve d'abord quelques frissons vagues, il est triste, abattu ou assoupi ; les yeux sont rouges, il y a du larmoiement, des éternuments, la face est un peu bouffie ; la toux est sèche, un peu sonore, plus ou moins fréquente, et revient par quintes ; la voix est légèrement enrouée ; le pouls est à peine fébrile, ou bien, au contraire, il existe une fièvre assez forte, qui se reproduit sous le type tierce ou quotidien ; le sommeil est troublé, l'appétit nul ou médiocre. A cette époque on pourrait croire à l'invasion prochaine d'une rougeole ou de toute autre maladie éruptive. Ces symptômes, qui constituent la première période ou *période catarrhale*, durent ordinairement de sept à dix ou quinze jours, quelquefois moins, très rarement davantage.

C'est alors que la toux devient convulsive, et prend bientôt le rythme tout spécial qui la caractérise. Les quintes, d'abord un peu plus longues, ou plus rapprochées, se répètent aussi un peu plus fréquemment pendant la nuit ; et bien qu'elles ne soient pas encore accompagnées de sifflement, les secousses de la toux produisent déjà le vomissement. Les malades se plaignent assez souvent d'une douleur qu'ils rapportent au devant de la poitrine. Lorsque la coqueluche est confirmée, chaque accès s'annonce ordinairement par une sensation de chatouillement incommode vers le larynx ou le commencement de la trachée-artère, les mouvements d'inspiration et d'expiration sont visiblement accélérés, irréguliers et incomplets, surtout chez les jeunes enfants, qui paraissent comme saisis d'une sorte d'effroi ; quelques-uns s'efforcent alors de retenir leur respiration. Un médecin de mes parents, dont j'ai rapporté l'histoire dans mon mémoire sur la coqueluche (*Archives gén. de méd.*, t. III, p. 216, 1833), me disait que fréquemment il pressentait son accès plus d'un quart d'heure avant qu'il eût lieu, et qu'il éprouvait alors une douleur assez vive vers le milieu ou à la base de la poitrine, et une espèce de constriction spasmodique du diaphragme. Au moment où la quinte survient, les enfants s'accrochent pour ainsi dire aux personnes ou aux corps solides qui les environnent, afin d'y trouver un point d'appui ; si c'est pendant la nuit, ils s'éveillent en

sursaut et se mettent précipitamment sur leur séant. Les secousses de la
toux se succèdent alors si rapidement et à de si courts intervalles, que l'inspiration est impossible et que la suffocation paraît imminente. Le face est
gonflée, rouge, ou même violette, les yeux larmoyants font saillie hors des
orbites, les artères superficielles battent avec force, les veines du cou sont
distendues et les vaisseaux capillaires très injectés. Quelquefois le sang
s'échappe par le nez, la bouche ou les oreilles, ou bien il s'épanche dans
la conjonctive et dans le tissu cellulaire des paupières. J. Frank dit avoir
compté cinquante éternuments dans un paroxysme, et il ajoute : *in schedis
patris mei exemplum comitissæ S... invenio, quæ in quovis insultu centies
et ultra sternutabat (loc. cit., p. 851, not. 79).* Une sueur froide et abondante couvre tout le corps, mais plus particulièrement la tête, le cou et les
épaules : des vomissements ont lieu ; chez quelques enfants on observe
l'excrétion involontaire de l'urine ou des matières fécales, plus rarement
le prolapsus d'une partie du rectum, la réapparition ou la formation de
hernies. Cependant quelques petites inspirations saccadées surviennent,
et bientôt une inspiration plus longue, sifflante et caractérisque vient terminer la quinte. Mais parfois alors l'accès n'est qu'interrompu, et après
une courte suspension, il reprend avec les mêmes phénomènes, pour ne
cesser tout à fait que lorsque le malade rejette, tantôt par l'expectoration,
et tantôt par le vomissement, un liquide glaireux, filant, incolore, accompagné ordinairement de matières muqueuses ou alimentaires contenues
dans l'estomac. Lorsqu'on explore, à l'aide du stéthoscope ou de l'oreille
seule, la poitrine pendant la quinte, on ne sent que l'ébranlement impri-
mé au tronc par les secousses de la toux, et l'on n'entend aucun murmure
respiratoire : l'inspiration sifflante et prolongée qui termine la quinte paraît
se passer en entier dans le larynx ; l'air pénètre ensuite dans les bronches, et la respiration devient quelquefois puérile. Chaque accès dure depuis
quelques minutes jusqu'à un quart d'heure, et quelquefois plus. Après
l'accès, les enfants se plaignent de douleurs dans la poitrine et vers les attaches du diaphragme, la tête est pesante, la face et le cou restent gonflés,
les yeux bouffis ; il existe un sentiment de malaise et de fatigue générale ;
la respiration et le pouls sont accélérés, et les membres sont quelquefois
agités d'une sorte de tremblement convulsif. Mais ces phénomènes sont
ordinairement de courte durée, et on ne les observe même pas lorsque les
quintes sont légères ; à peine alors l'accès a-t-il pris fin, qu'on voit les enfants retourner à leurs jeux, continuer leur repas, ou promptement se ren-
dormir. Les quintes de toux se reproduisent à des intervalles inégaux,
quelquefois avec une sorte de régularité, tantôt sans cause apparente, et
tantôt par l'impression du froid ; les cris, les pleurs, une douleur un peu
vive, une course rapide, une contrariété, la distension de l'estomac, l'accumulation de mucus dans les bronches, suffisent aussi pour les provoquer.
Leur nombre varie beaucoup : je les ai vus se répéter toutes les dix minutes ;
quelquefois, au contraire, on en compte à peine dix à douze, et même
moins, dans les vingt-quatre heures. Dans tout le cours de la maladie, elles

sont plus fréquentes la nuit, le matin et le soir, que dans la journée : c'est à tort que M. Miles-Marley prétend le contraire (*of the nature and treatment of the most frequent diseases of children;* Londres, 1833, p. 157), et que M. Laënnec affirme que les nuits sont ordinairement assez calmes (*Traité de l'auscultation méd.*, 2ᵉ édit., t. i, p. 187). Une observation que j'ai faite après d'autres médecins, c'est que, lorsque plusieurs enfants atteints de coqueluche sont rassemblés dans un même lieu, si l'un vient à tousser, les autres ne tardent pas à tousser aussi. Dans l'intervalle des quintes, il n'existe, en général, point de fièvre, et le malade conserve de l'appétit, des forces et de la gaîté, quelle que soit même la violence des accès ; et si la coqueluche n'est point compliquée de bronchite, l'auscultation ne fait entendre aucune espèce de râle dans la poitrine, ainsi que je l'ai vingt fois constaté. Dans certains cas, cependant, le mouvement fébrile, qui s'était suspendu au commencement de cette période, se ranime avec plus de force, en offrant le type continu ou intermittent; l'appétit se perd, et l'on voit survenir quelques-unes des complications si fréquentes à cette époque de la maladie. La durée de cette période, qu'on a appelée *convulsive* ou *spasmodique*, varie de quinze jours à un mois ou six semaines, et quelquefois se prolonge beaucoup au delà.

La troisième période est celle de *déclin*. Pendant sa durée, qui est de huit à dix jours, ou d'un à plusieurs mois, les quintes deviennent plus rares, moins longues et moins intenses ; elles sont suivies de l'expuition ou de la régurgitation d'un liquide opaque ou de crachats épais, verdâtres, comme dans la bronchite, et quelquefois de vomissements de matières alimentaires. Ce sifflement aigu et pathognomonique qui les termine s'affaiblit peu à peu et finit par disparaître complètement. Quelquefois les malades restent plusieurs jours sans tousser, mais si la toux se réveille par une cause quelconque, elle reparaît avec les mêmes phénomènes qu'elle avait précédemment. Deux de mes enfants, débarrassés tout à fait de la coqueluche depuis plus d'un mois, ont encore de temps à autre des quintes parfaitement caractéristiques, lorsqu'ils se mettent en colère, ou qu'une douleur aiguë vient à les faire pleurer.

D'après ce que nous avons dit plus haut, il est très difficile de préciser la durée totale de la coqueluche. Rarement elle cesse avant un mois, six semaines et souvent elle persiste pendant plusieurs mois. M. M. Marley dit qu'il l'a vue durer deux ans (*loc. cit.*, p. 159). Il est probable que, dans ces sortes de cas, elle dégénère en un catarrhe chronique. La marche de la coqueluche n'est pas toujours simple et régulière ; elle présente de nombreuses variétés à raison de son intensité, de l'âge des malades, et des affections qui peuvent la compliquer. Relativement à son intensité, les quintes sont quelquefois si violentes et si longues, que chez les très jeunes enfants, elles peuvent amener des convulsions souvent mortelles.

Lorsque la maladie se prolonge au delà d'un certain temps, il n'est pas rare de voir les enfants maigrir, perdre leurs forces, et tomber dans une espèce d'épuisement ou de marasme presque toujours funeste. Parfois on voit survenir pendant la coqueluche les symptômes nerveux les plus graves : la fièvre s'allume, il y a du délire, des mouvements convulsifs ; ou bien l'anxiété est extrême et l'oppression des plus fatigantes sans que l'exploration de la poitrine puisse en expliquer toujours la cause. D'autrefois il existe un gonflement considérable du ventre, avec météorisme, qui cède lorsque la quinte est terminée et se reproduit avec elle. Mais parmi les complications les plus fréquentes de cette maladie, la bronchite (qu'elle soit bornée aux bronches principales, ou qu'elle s'étende à leurs dernières ramifications) et la pneumonie tiennent incontestablement le premier rang. Sur quarante cas de coqueluche diversement compliqués, j'ai trouvé douze fois la pneumonie, et dix fois l'inflammation des bronches. Lorsqu'il existe une phlegmasie du poumon, et qu'elle est assez étendue, on observe en général que les quintes sont un peu moins fréquentes, et presque comme étouffées ; mais elles reprennent ensuite leur intensité première quand la pneumonie rétrograde. A l'hôpital des Enfants, la phthisie vient très souvent compliquer la coqueluche, qui dans un certain nombre de cas même semble manifestement accélérer la marche des tubercules. La pleurésie, la péricardite, l'œdème et l'emphysème du poumon sont assez rares ; le croup vient quelquefois enlever rapidement des enfants atteints de coqueluche. Les affections intestinales, et la diarrhée surtout, sont plus communes que les affections gastriques proprement dites. Aucune des maladies que nous avons vues survenir pendant le cours de la coqueluche, ne nous a paru en abréger la durée, au moins d'une manière notable. Les ophthalmies les plus graves, le zona, l'érysipèle du cuir chevelu, la rougeole, la scarlatine, la variole même, n'ont exercé aucune influence à cet égard.

Le diagnostic de la coqueluche est facile à établir d'après les indications qui précèdent. La variété de bronchite dans laquelle la toux se reproduit par quintes pénibles et plus ou moins répétées, présente bien quelque analogie avec la coqueluche ; mais elle en diffère surtout par l'inspiration qui n'est pas sonore, par le mouvement fébrile qui l'accompagne le plus souvent, par l'absence des vomissements, et par la nature des matières expectorées.

Lorsque la coqueluche est simple, le pronostic est généralement peu grave : dans la très grande majorité des cas, elle se termine d'une manière favorable. Quelques médecins ont vu toutefois succomber des enfants dans la violence des quintes (Lancisi, *De subitan. mortib.*, l. c. XVIII, cité par M. C. Brossard, *Essai sur les maladies des enfants*, p. 195). Le danger est d'autant plus grand, qu'elle affecte des enfants plus jeunes, et qu'elle en frappe à la fois un plus grand nombre. Lorsqu'elle se manifeste en automne et en hiver, elle est toujours plus fâcheuse et de plus longue durée. L'amaigrissement ou l'anasarque, une fièvre continuelle, des quintes fortes et répétées, dans l'intervalle desquelles la respiration reste gênée et fréquente, annoncent presque toujours une mort prochaine. On peut en dire autant de l'altération subite et profonde de la physionomie, coïncidant avec une complication grave.

L'examen anatomique des individus qui succombent avec la coqueluche offre-t-il des lésions constantes ? A un très petit nombre d'exceptions près, cette maladie, comme nous l'avons dit plus haut, ne se termine d'une manière funeste que quand elle est compliquée d'affections graves ; et les altérations cadavériques qu'on rencontre alors sont les effets de ces diverses complications, dont la fréquence comparative a été indiquée. Parmi ces lésions, la phlegmasie de la membrane muqueuse qui tapisse l'extrémité inférieure de la trachée-artère et les bronches, a été si souvent observée, qu'on l'a regardée comme constante, et qu'on n'a pas hésité à déclarer que la coqueluche était le résultat de cette inflammation. Nous reviendrons bientôt sur cette opinion ; mais, en attendant, nous devons déclarer que cette phlegmasie de la muqueuse aérifère n'existe pas constamment, et que plusieurs fois nous en avons en vain cherché les traces sur le cadavre, après avoir inutilement essayé d'en constater les symptômes pendant la vie (*Voyez les Observations* VII, IX, X, etc., de notre Mémoire déjà cité). Presque aussi fréquemment, d'ailleurs, c'est une inflammation du tissu pulmonaire lui-même qu'on rencontre, ou bien ces deux altérations coexistent, et l'on trouve, en outre, des tubercules dans les ganglions bronchiques et dans les poumons. La dilatation des bronches, assez fréquemment observée lorsque la mort a eu lieu à une époque avancée de la maladie, nous paraît être un effet pour ainsi dire physique des violents efforts auxquels les malades se livrent pendant les quintes prolongées ; à moins qu'elles ne soient, ainsi que le pense M. Guersant (*loc. cit.*), le résultat d'une organisation primitive. Quant à l'inflammation des nerfs pneumo-gastriques, observée deux fois par M. Breschet, et quinze fois par le docteur Hermann Kilian, au rapport de J. Frank (*loc. cit.*, p. 833, not. 90), malgré les dissections les plus minutieuses, on ne l'a jamais rencontrée à l'hôpital des Enfants malades, et M. Baron n'a pas été plus heureux dans ses recherches à l'hôpital des Enfants trouvés. Le docteur Albers, de Bonn, a ouvert les cadavres de quarante-sept sujets morts de la coqueluche : trente-cinq avaient été victimes de l'épidémie qui sévissait à Bonn en 1826 et 1827. Douze moururent en 1829 et 1830 : la plupart avaient succombé dans la première période de la maladie ; quelques-uns seulement dans la seconde. Dans tous ces cas, les deux nerfs vagues ont été examinés depuis leur origine jusqu'au diaphragme. Ils ont été trouvés sans altération de volume, de couleur ou de consistance, quarante-trois fois. Chez les quatre autres sujets, qui étaient scrofuleux et lymphatiques, le nerf vague du côté gauche fut trouvé une fois légèrement rouge, et celui du côté droit trois fois. Cette rougeur ne différait en rien de celle qu'on trouve dans le nerf vague des sujets pléthoriques morts de la fièvre typhoïde ; elle existait aussi du côté sur lequel le cadavre avait été placé (*Rust's magazine*, t. XLI, p. 120. In *Archives gén. de méd.*, t. V, p. 582, 1834). Une injection plus ou moins prononcée des vaisseaux des méninges et du cerveau, et plus rarement une inflammation de ces mêmes parties, sont au nombre des lésions qu'on rencontre chez certains enfants qui ont succombé avec la coqueluche. Il est bien rare qu'on observe des altérations dans l'estomac : elles sont un peu plus fréquentes dans l'intestin.

Traitement. — S'il est peu de maladies plus rebelles à la médecine que la coqueluche, il serait difficile d'en trouver une contre laquelle on ait déployé un plus grand luxe thérapeutique. Chaque auteur a sa formule, chaque auteur vante son spécifique ; et, comme le dit spirituellement M. Roche, on ferait une longue liste des moyens infaillibles qui échouent tous les jours dans le traitement de cette affection. Quoiqu'il en soit, à son début, et tant qu'il n'existe que les symptômes mentionnés à la première période, les remèdes les plus convenables à mettre en usage sont à peu près ceux que réclame la bronchite simple (*voyez* ce mot). Il est permis de ne pas croire, avec certains médecins, qu'on puisse s'opposer alors au développement ultérieur de la maladie, soit à l'aide des saignées répétées, soit par le moyen des stimulants diffusibles. Mais on ne saurait apporter trop de soins à prévenir les complications, et, s'il en existe, on ne doit point hésiter à les combattre au moment même de leur apparition.

Lorsque la coqueluche est confirmée, le traitement n'exige pas d'abord de modifications bien importantes ; si elle est bénigne et modérée, voici les moyens qu'on lui oppose avec le plus d'avantage. Au moment où la quinte a lieu, si les enfants sont couchés, il faut se hâter de les mettre sur leur séant : l'oubli de cette précaution pourrait devenir funeste à ceux qui sont très jeunes ; et M. Guersant a vu un enfant de cinq mois, qu'on avait laissé sur le dos, près de périr dans un accès de suffocation. Dans le jour, les malades préfèrent ordinairement rester debout ; on leur fournit un point d'appui commode, en appliquant fortement la main sur le front. Lorsque les secousses de toux, malgré leur succession rapide, permettent d'avaler quelques gorgées d'eau fraîche, ou d'une boisson adoucissante quelconque, il est d'observation qu'on abrège sensiblement la durée et l'intensité de l'accès. Il peut être utile aussi d'extraire avec le doigt les mucosités qui s'accumulent dans la bouche pendant la quinte. Dans l'intervalle des quintes, s'il n'existe point de fièvre ni de complications, on conseille quelque tisane agréable, un looch blanc, un julep huileux, ou une potion gommeuse. On diminue plus ou moins la quantité des aliments, et l'on insiste sur l'usage des bains de pieds simples, ou rendus irritants par le sel, le savon, ou la potasse. Ces pédiluves, qu'on peut répéter plusieurs fois par jour, sont surtout efficaces lorsqu'on a soin d'augmenter par degrés la chaleur de l'eau, et qu'on en prolonge la durée pendant un temps assez long, de quinze à trente minutes, par exemple. On seconde l'emploi de ces divers moyens par quelques vomitifs. « L'expérience ayant constamment prouvé, dit M. Guersant (*loc. cit.*), que ces évacuants éloignent et diminuent les quintes, lorsque surtout la sécrétion des mucosités est très abondante et obstrue les bronches. » Nous ne croyons pas nécessaire, toutefois, d'en répéter l'usage tous les jours ou tous les deux jours, comme le propose Laënnec (*loc. cit.*, p. 191). Le vomitif dont on se sert le plus communément est l'ipécacuanha, soit en poudre, soit en sirop, soit en décoction : mais on devrait peut-être lui préférer l'émétique, moins infidèle dans son action, et très facile à fractionner en doses aussi minimes que peuvent l'exiger l'âge et la faiblesse des malades. Les laxatifs, tels que le sirop de roses pâles, seul ou battu avec parties égales d'huile d'olives, le sirop de chicorée, la manne en lames, ou l'huile de ricin, et les purgatifs, tels que le calomel, le jalap ou la rhubarbe, conviennent alors aussi quelquefois, soit à titre de révulsif, soit pour combattre la constipation. Marcus et Dewees donnent la préférence au calomel, qu'ils regardent à la fois comme évacuant et comme antiphlogistique : mais, en général, chez les très jeunes enfants surtout, ces moyens n'offrent pas les mêmes avantages que les vomitifs. Quant aux émissions sanguines, que certains auteurs, et Marcus en particulier, placent au premier rang des agents thérapeutiques réclamés par cette maladie, l'expérience a prouvé que, à moins d'indications particulières, elles ne produisent, en général, aucun effet appréciable sur les quintes, et que parfois elles prolongent la durée de la coqueluche, en augmentant la faiblesse : aussi conseillons-nous de s'en abstenir lorsqu'il n'existe point de fièvre, et qu'on n'a point affaire à des individus robustes ou pléthoriques. Dans le cas contraire, on doit recourir à la saignée générale, qu'on remplace par des sangsues ou des ventouses scarifiées, lorsque l'âge des enfants ou toute autre circonstance l'exigent. Au surplus, dans le traitement de la coqueluche comme dans celui de toutes les maladies épidémiques, il faut, ainsi que le recommande M. Guersant, faire une grande attention, non seulement à la constitution et au tempérament des malades, mais encore à l'état actuel de l'atmosphère. Les épidémies de coqueluche qu'on remarque en hiver et au printemps, par exemple, ne doivent pas être précisément traitées de la même manière que celles qui règnent en été. Les saignées, en général, seront plus utiles dans le premier cas, et les vomitifs dans l'autre. On observe que les méthodes de traitement qui réussissent très bien dans certaines circonstances sont sans effet dans d'autres. Il est des époques où presque tous les sujets atteints de coqueluche offrent une réaction qui nécessite l'emploi des émissions sanguines, tandis qu'il en est d'autres où la maladie, étant accompagnée d'une excitation remarquable du système nerveux ou d'une débilité très grande, doit rendre plus circonspect sur ce même moyen. Dans quelques-unes des épidémies de coqueluche dont parle Huxham (*Obs. de aere et morb. epidem.*, t. II, p. 116 et suiv.), les saignées étaient particulièrement indiquées : *His sanguinem mittere necesse est prorsus*, dit-il, *imo aliquando bis, terve etiam bimulis trimulisve*. Mais il en cite d'autres qui réclamaient de préférence les vomitifs et les purgatifs. Dans l'épidémie de Copenhague, en 1767, l'ipécacuanha fut regardé comme le remède le plus efficace, et la saignée ne fut employée utilement que chez les adultes pléthoriques, ou dans le cas de complication phlegmasique. Il en fut à peu près ainsi dans l'épidémie de Gènes, décrite par Lando ; tandis qu'à Dilligen (1811) le musc réussit particulièrement. Le docteur Wacker dit qu'il sauva la vie à son enfant, âgé de dix-huit mois, en lui faisant prendre dix-huit grains de cette substance dans l'espace de quinze heures.

Quelle que soit, au reste, la constitution régnante, il est clair que si la coqueluche est compliquée de phlegmasie ou de toute autre affection, on devra se hâter d'y opposer les moyens appropriés. Mais, bien que dégagée de toute complication, et ramenée à son état de simplicité, il n'est malheureusement que trop fréquent de voir la maladie qui nous occupe persister opiniâtrément, en conservant son caractère convulsif. Deux ordres de médicaments se présentent alors au praticien pour en triompher : les sédatifs et les antispasmodiques. Parmi les premiers, la belladone, la ciguë, l'opium et l'acide hydrocyanique, ont été particulièrement recommandés.

La plupart des médecins allemands ont accordé les plus grands éloges à la belladone dans le traitement de la coqueluche. Hufeland, qui la regarde presque comme un spécifique, dit qu'on peut la donner dès le début même de la maladie, mais qu'on l'administre avec plus d'avantage du quinzième au vingtième jour de la période convulsive. C'est en effet vers cette époque qu'elle nous a paru jouir d'une plus grande efficacité, pourvu toutefois qu'il n'existe pas en même temps de phlegmasies thoraciques, car elle est presque toujours alors beaucoup plus nuisible qu'utile. Fischer, Scheider, Schœffer, Widemann et Michaëlis sont cités par J. Frank comme l'ayant employée avantageusement, et lui-même dit l'avoir donnée dans une épidémie, *cum magno successu (loc cit.*, p. 855, not. 52 et 53). Buchaave et Ranoë ont cité plusieurs faits aussi en faveur de cette plante (*Act. R. soc. méd. haun.*, t. i, iv et v, 1783, 1785). « Dans le cours de plusieurs épidémies que j'ai observées depuis quinze ans, dit M. Miquel de Neuchans, j'ai constamment enlevé la toux dans l'espace de huit jours à l'aide de la belladone. » S'il n'y a pas de pléthore ce médecin l'administre dès le commencement de la maladie. L'expérience lui a démontré qu'il faut la donner à doses progressives jusqu'à ce que les signes de narcotisme commencent à se manifester (Schœffer dit, jusqu'à ce qu'il survienne un léger obscurcissement de la vue et de la sécheresse à la gorge). Dès lors, sans en discontinuer l'usage, il en diminue les doses jusqu'à ce que chaque prise occasionne encore quelque légère agitation de trois quarts d'heure à une heure de durée. Suivant lui, aucun médicament ne perd plus promptement de son efficacité par le temps. Lorsque la racine a été récoltée depuis un an, deux tiers de grain répétés trois fois par jour, chez les enfants de deux ans, ne produisent aucun effet remarquable. La racine fraîche, au contraire, agit d'une manière fort sensible à un huitième de grain (*Arch. für. mediz. erfahrung, etc.*, 4° cahier, 1829). D'après Laënnec, la belladone est un des moyens qui contribuent le plus efficacement à calmer les quintes et à abréger la durée de la maladie ; il ajoute qu'elle diminue le besoin de respirer et par cela même la dyspnée, plus constamment qu'aucune autre plante narcotique, et qu'elle paraît propre, comme tous les moyens du même genre, à combattre le spasme des bronches, et même à diminuer leur sécrétion augmentée (pag. 191). Le docteur Jackson, l'un des premiers qui l'aient employée en Amérique contre la coqueluche, paraît l'avoir fait avec un succès constant toutes les fois que la préparation n'était point altérée, et que la maladie était arrivée à la période spasmodique. Le point sur lequel il insiste le plus fortement, c'est qu'on doit la continuer jusqu'à ce que son influence sur la pupille soit appréciable (*Gazette méd.*, t. II, p. 664, 1834). C'est aussi l'opinion de M. Guersant ; et dans presque tous les cas où nous l'avons administrée nous-même, la coqueluche n'a subi de modification notable que lorsque cet effet a eu lieu. M. Trousseau lui reproche de causer l'insomnie, et conseille de lui adjoindre un peu d'opium ainsi que le recommande, au reste, Goëlis (*Gaz. méd.*, t. II, p. 675, 1834), et que le fait souvent M. Baron. C'est ordinairement la poudre des feuilles ou de la racine de belladone qu'on emploie ; il serait préférable peut-être de se servir de l'extrait alcoolique, ou de l'extrait bien préparé avec le suc de cette plante. La dose varie suivant la préparation et suivant l'âge des malades, depuis un huitième de grain jusqu'à un demi-grain, matin et soir, en augmentant progressivement. Je n'ai jamais été forcé de dépasser quatre à cinq grains dans les vingt-quatre heures. Quelques médecins ont conseillé aussi la belladone à l'extérieur. J'ai employé sans succès les cataplasmes de farine de lin cuite dans une forte décoction de ses feuilles, et appliqués sur la poitrine. Le docteur Pieper fait frictionner l'épigastre avec une pommade contenant une assez forte proportion d'extrait (*Jour. gén. de méd.*, t. LV, p. 289). M. Fuster dit avoir obtenu les avantages les plus marqués des fumigations pulmonaires pratiquées à l'aide du flacon fumigatoire de MM. Gannal ou Richard, dans lequel on verse une infusion de feuilles de belladone (*Bulletin de thérapeutique*, 1834, p. 137). Ce moyen nous paraît impraticable pour les jeunes enfants.

L'extrait de ciguë, préconisé par Storck, vanté par Butter comme le remède le plus propre à guérir la coqueluche, et trouvé sans avantage par Lettsom et Cullen, a été employé avec quelque succès par G. Armstrong, Lentin, Ranoë, et quelques autres médecins. En 1781, il régna à Varsovie une épidémie de coqueluche très opiniâtre, dans laquelle échouèrent tous les moyens recommandés par les praticiens. Le docteur Schlesinger administra alors l'extrait de ciguë à petites doses, en l'associant à l'émétique, et le résultat fut, dit-on, aussi prompt qu'efficace. Voici sa formule : tartre stibié, un grain ; eau distillée, 2 onces ; extrait de ciguë, 2 grains ; sirop une demi-once ; à prendre en deux jours par cuillerées à café (*Journ. de méd. et de chir. prat.* ; par Hufeland et Harles, septembre 1816). « Le sédatif que j'emploie ordinairement avec le plus grand avantage, dit M. Guersant, est un mélange par parties égales de ciguë, de belladone et d'oxyde de zinc, en commençant par la dose d'un quart de grain de chacune de ces substances, qu'on donne trois fois par jour ; on augmente ensuite successivement, suivant l'effet qu'éprouve le malade. Mais ce sédatif a toujours (*loc. cit.*, p. 19), comme les autres, l'inconvénient de diminuer l'expectoration. »

Les préparations opiacées recommandées par Stoll (*Rat. med.*, pars. 2ª, p. 123), Dewees et plusieurs autres médecins, ne nous ont point paru cependant d'une très grande efficacité dans la coqueluche. Presque toujours nui-

sibles d'ailleurs chez les jeunes sujets, à cause des congestions sanguines
si fort à craindre alors vers le cerveau, l'opium, plus encore que la belladone
et la ciguë, a l'inconvénient de sécher la gorge et de diminuer l'expectoration. Marcus s'élève fortement contre son usage (*loc. cit.*, p. 135). J.
Frank dit qu'il arrête les vomissements et qu'il abat les forces (*loc. cit.*,
p. 854). Quant à M. Brachet, de Lyon, il avoue qu'il l'a souvent essayé et
varié de bien des manières, sans en avoir jamais obtenu un succès assez
complet et assez soutenu pour se permettre d'en présenter aucun résultat
(*Mém. sur l'opium*, p. 112). Le docteur Meyer, de Menden, annonce cependant qu'il est parvenu à faire disparaître des coqueluches très violentes, par
l'application de la morphine à l'extérieur, d'après la méthode endermique
(*Archives génér. de médec.*, t. XXI, p. 273, 1832).

L'eau distillée de laurier-cerise, cohobée et non filtrée, a produit d'heureux
effets dans la période convulsive, entre les mains de M. Carron du Villards.
Il conseille de l'administrer à la dose de six gouttes toutes les deux heures
chez les enfants, et d'un demi-gros chez les adultes (*Mém. couronné par
l'Athénée de médecine*). M. Jœrg, de Leipzig, lui reproche d'augmenter la
toux (*Archiv. gén. de méd.*, t. XXV, p. 393). Les docteurs Krimer, de Halles,
et Brofferio vantent particulièrement l'inspiration de la vapeur de cette eau
distillée, à la dose d'un gros pour chaque fumigation, qui doit durer de cinq
à dix ou quinze minutes (*Bullet. thérapeut.*, t. III, p. 199).

L'acide hydrocyanique, médicament énergique, dont l'action sédative sur
le système nerveux est généralement connue, a aussi produit de merveilleux
résultats dans la coqueluche, si on en croit du moins ceux qui l'ont vanté,
et M. Fontanelles en particulier, qui dit avoir guéri en quelques jours, à
l'aide de ce moyen, quatre enfants de la même famille (*Dict. de Mérat et
Delens*, t. II). MM. Coullon (*Thèses de Paris*, 1808), Granville (*Nouv. obs. sur
l'usage interne de l'acide prussique*, Londres, 1819), Heincken (*Nouv. bibl.
médic.*, t. LXIV, p. 133), Behr (même recueil, t. LXXIV, p. 117), et Hayward
(*Bibl. médic.*, 1829, p. 408), ont aussi rapporté des faits en faveur de cet
agent thérapeutique. Pendant l'épidémie de coqueluche qui régna à Philadelphie en 1824, le docteur Edwin Altée fit prendre à un de ses enfants, qui
en était atteint, la mixture suivante par petites cuillerées matin et soir :
acide prussique, gouttes jv ; sirop simple, ℥ij. Au bout d'une semaine tous
les symptômes avaient presque entièrement cessé, et la guérison ne tarda
pas à être complète. Ce succès décisif l'encouragea à continuer ses essais,
et depuis cette époque, jusqu'en 1832, il dit avoir traité plus de deux cents
malades par ce moyen. Jamais il n'a nui, et la guérison a toujours été
obtenue, dit-il, en quatre, dix et quinze jours au plus. C'est dans la seconde
période qu'il le prescrit, et après avoir eu recours aux saignées, aux vomitifs
et aux purgatifs, suivant les indications. L'acide dont il se sert ne contient
que quatre et demi pour cent d'acide hydrochlorique pur de M. Gay-Lussac.
Pour un enfant de six mois, il met une goutte d'acide dans une once de sirop
et il fait prendre une cuillerée à thé de cette solution deux fois par jour. Si,
dans les quarante-huit heures, le remède ne produit ni malaise ni étourdis-

sement, il en donne trois cuillerées par jour. De un à deux ans, on met 2 gouttes, et on augmente successivement d'une goutte ; de douze à quinze ans, la doze est de 6 gouttes dans une once de sirop (*Gazette méd.*, 1833, p. 87, et *Répert. de cliniq. méd. chir.*, p. 631, 1834). Malgré d'aussi beaux résultats, la facilité avec laquelle s'altère l'acide prussique, et les accidents qu'il a produits quelquefois, en dépit des précautions les plus minutieuses, nous ont fait hésiter jusqu'ici à le prescrire dans la coqueluche. Nous savons d'ailleurs que M. Guersant l'a vu échouer plusieurs fois, et tout récemment encore à l'hôpital des Enfants, chez un enfant de dix ans (*Bullet. thérapeut.* t. XVII, p. 235).

Au nombre des antispasmodiques les plus vantés contre la coqueluche, il faut compter le musc, administré surtout avec avantage, chez les sujets doués d'une constitution nerveuse, par Fuller, Home, Stoll, Danz, Hufeland, de Berger, etc., et par J. Frank qui cite ces auteurs (p. 856). Le docteur Dewees en fait grand cas aussi ; mais il lui substitue le musc artificiel (mélange d'acide nitrique concentré et d'huile d'ambre), plus particulièrement conseillé dans la coqueluche que le musc même, par Baillie, de Londres (Chapman, *Élem. of therapeutics*, t. II, p. 263).

L'assa-fœtida en lavement, particulièrement recommandé par Millar, en 1769, a été trouvé inefficace par Murray et par Dewees. Le docteur Kopp, qui dit avoir obtenu des résultats avantageux de son emploi à l'intérieur, prétend que les enfants ont moins de dégoût pour cette substance qu'on ne se l'imagine, et qu'ils la prennent même avec plaisir associée avec quantité égale de mucilage et de sirop de sucre (*Archiv. gén. de méd.*, t. XVI, p. 289).

L'oxyde de zinc a été employé par Danz, Hufeland, Winckler, de Meza, et Tode (cités par J. Frank). M. Guersant l'a vu surtout réussir chez les très jeunes sujets, et je l'ai donné avec quelque avantage à l'un de mes enfants âgé de trois mois. On l'administre à la dose d'un à 2 grains toutes les deux ou trois heures, sans dépasser toutefois 15 à 20 grains dans les vingt-quatre heures, car il agit alors comme purgatif, ainsi que l'a observé M. Guersant.

Nous croyons inutile de passer ainsi successivement en revue l'incroyable pêle-mêle de médicaments simples ou composés, ridicules, innocents ou dangereux, qu'on a proposés dans cette période de la coqueluche. Qu'il nous suffise de dire qu'on n'a pas craint de vanter tout à la fois les crottes de mouton cuites dans du lait (Hjoort, médecin suédois, cité par Baumes, p. 487 de son *Traité des convulsions*), la graisse de veau marin, l'extrait de pissenlit, le sulfate de potasse, la teinture de cantharides, la noix vomique, le phosphore, l'acide hydrochlorique, le muriate de baryte, etc.

Dans ces derniers temps, nous avons essayé, M. Guersant et moi, un remède fort simple, recommandé par Willis (*loc. cit.*, p. 159), par Baglivi (*Praxeos med.*, lib. I, p. 115), et par J. Frank (*loc. cit.*, p. 855) : c'est le gui de chêne, administré en poudre, à la dose de douze ou quinze grains quatre fois par jour, et en sirop pour édulcorer les boissons. Nous avons certainement obtenu quelques succès ; mais nous ne devons point dissimuler qu'il

en faudrait un bien plus grand nombre pour mériter à cette substance tous
les éloges que lui accorde J. Frank dans le traitement de la coqueluche.

La vaccination, infructueusement conseillée pour prévenir la coqueluche,
paraît avoir été quelquefois tentée, non sans quelque avantage, pour accour-
cir la durée de cette maladie. Ce moyen était déjà connu en Allemagne, en
Amérique et en France, lorsque le docteur Thomson l'étudia de nouveau,
et consigna ses recherches intéressantes dans la *Gazette médicale de Londres*
(t. III, p. 46). Depuis, le docteur Chevallier a publié trois cas de réussite.
dans le même recueil, où se lit également le fait suivant : Dans une famille
composée de deux enfants, l'aîné avait la coqueluche depuis plusieurs semaines, quand le plus jeune en fut pris aussi. Le docteur Thomas Adam
vaccina ce dernier au treizième jour de la maladie : les quintes avaient
tout à fait cessé quand la pustule fut bien formée, tandis que chez son
frère elles continuaient encore plusieurs semaines après (*Gaz. méd. de Paris*,
1833, p. 862). Les docteurs Ferrari et Ambrofiis disent avoir observé que
souvent, durant le cours de la vaccine, la coqueluche était notablement moins
grave, ou que sa durée était sensiblement abrégée. Le docteur Boccardi,
voyant s'étendre une épidémie de coqueluche qui faisait déjà des victimes, et remarquant qu'elle sévissait principalement sur les enfants en bas
âge et non vaccinés, se décida à tenter la vaccination. La vaccine parcourut
régulièrement ses périodes, un peu accélérés seulement chez quelques-uns,
et un peu retardés chez d'autres ; mais aussitôt la mortalité s'arrêta. La toux
prit chez tous les malades un meilleur caractère, et, de plus, la durée de
la maladie, qui dépasse ordinairement quarante jours, fut limitée, chez
beaucoup d'enfants, à trois ou quatre semaines. MM. Orlandini, Matura,
Frabonne, Durando, Gombette et Vaccane ont aussi rapporté des observations de coqueluche sensiblement mitigée par la vaccine (*Il Severino, Giorn.
med. chirur. In* Gazette médicale, 1834, p. 539). J'ai eu moi-même, il y a
un an, l'occasion de reconnaître l'heureuse influence de ce moyen sur un
enfant arrivé au vingtième jour environ de la coqueluche. Mais, d'un autre
côté, les tentatives que j'ai vu faire à l'hôpital des Enfants, et qu'a suivies
avec beaucoup de zèle le docteur Constant, sont restées tout à fait sans résultat.

Lorsque la coqueluche est simple, les révulsifs, tels que les vésicatoires
et la pommade émétisée, m'ont paru, en général, plus nuisibles qu'utiles.
Chez les jeunes enfants surtout, et chez les individus très irritables, ils ont
l'inconvénient de produire une excitation vive, de l'insomnie, et quelquefois
même un mouvement fébrile plus ou moins intense.

Autenrieth recommande pour tout traitement de frictionner la région épigastrique trois fois par jour avec gros comme une noisette de la pommade
suivante : axonge, ℥j ; émétique, 3β ; en continuant jusqu'à la production
de petites ulcérations à bords saillants, qu'on guérit ensuite au moyen de
lotions faites avec une décoction de fenouil ou de ciguë. L'auteur dit avoir
trouvé cette méthode infaillible dans deux épidémies de coqueluche : il
ne perdit pas un seul malade, et il réduisit le cours de cette affection à au-

tant de jours de durée qu'elle avait auparavant de semaines. Aucun remède interne ne fut employé d'ailleurs concurremment (*Bulletin de thérap.*, t. III, p. 273). Pendant une épidémie de coqueluche et de rougeole qui régna à Bischwiller, dans la première moitié de l'année 1830, le seul moyen qui, suivant M. Luroth, mérita une pleine confiance, fut la pommade stibiée en frictions répétées sur la base du thorax, jusqu'à production d'une forte éruption de pustules. Il la mit en usage sur 38 malades, dont le plus jeune avait moins d'un an, et le plus âgé quatre ans : 4 succombèrent par suite de complications graves, 33 guérirent par l'effet des frictions combinées avec les vomitifs et les adoucissants. La durée moyenne du traitement fut douze jours, la pommade ayant été discontinuée, et la coqueluche considérée comme guérie, du moment où elle était changée en une simple toux catarrhale. Chez les très jeunes enfants, il met un gros ou un gros et demi d'émétique par once d'axonge ; passé l'âge de six ans, la proportion de sel est de deux gros à deux gros et demi. Une demi-once de la pommade doit être consommée en quatre ou cinq jours, en faisant trois frictions dans les vingt-quatre heures (*Des effets du tartre stibié, employé tant à l'intérieur qu'à l'extérieur, etc.* Gazette médicale, t. I, p. 209, 1833). Malheureusement, la plupart des médecins qui ont essayé cette méthode, soit en France, soit en Angleterre, même en Allemagne, n'ont pas eu le même bonheur. Tantôt, en effet, la coqueluche a suivi sa marche ordinaire, sans éprouver aucune modification appréciable ; tantôt elle n'a ralenti son cours que d'une manière peu sensible, et cette légère amélioration a été achetée au prix de cruelles souffrances ; tantôt, enfin, il a fallu modifier la formule donnée par l'auteur, et augmenter la proportion d'émétique pour obtenir un effet quelconque. Henke, qui a eu quelquefois à s'en louer, ne la trouve applicable, dit M. H. Gouraud, que dans les cas où la coqueluche est simple, et quand les médicaments internes sont sans action (*Bulletin de thérap.*, t. III, p. 273). M. Guersant avait, depuis longtemps, presque tout à fait renoncé à l'usage de cette pommade, quand, à la sollicitation de M. Constant (*Bulletin de thérapeutique*, p. 142), il l'employa de nouveau chez trois enfants, avec les précautions indiquées par Autenrieth. Les résultats de ces essais furent nuls quant à l'action thérapeutique ; mais chez l'une des trois malades, âgée de six ans, l'emploi de la pommade stibiée produisit les désordres les plus déplorables. Des ulcérations profondes succédèrent aux pustules ; l'une d'elles, située à la base du sternum, et ayant près de deux pouces de diamètre, avait mis à nu et complètement détaché du sternum, les extrémités des cartilages costaux, qui flottaient au milieu d'une abondante suppuration. Ce fut en vain que nous cherchâmes, par tous les moyens possibles, à tarir cette suppuration. Bientôt survinrent des signes de résorption purulente, et la malade succomba avec une diarrhée colliquative que rien ne put arrêter. J'avais cet exemple sous les yeux quand j'eus connaissance d'un travail de M. Robert Little, médecin de l'hôpital de Belfast, sur l'usage de l'essence de térébenthine à l'extérieur dans quelques maladies de poitrine, et dans la coqueluche en particulier (*The Dublin Journal of med. et chim. sciences*, mai 1334. In *Gaz. med.*, p. 306). Je n'hésitai pas à l'essayer. Voici ce que j'en obtins chez quatre à cinq enfants atteints de coqueluche plus ou moins avancée dans la seconde période. Ainsi que le recommande M. Little, on humectait d'abord la poitrine, en avant et en arrière, avec une certaine quantité d'essence, puis on recouvrait immédiatement ces parties d'un large morceau de flanelle ; mais de cette manière on obtenait à peine un léger piqueté rouge, et nul effet général. Nous recommandâmes alors à la religieuse de la salle d'imprégner la flanelle même d'essence de térébenthine, et de la laisser appliquée pendant vingt-quatre heures sur la poitrine. Employée de cette manière, il en résulta quelquefois un simple érythème, et d'autres fois une espèce d'*herpes phlyctenoïde*, dont quelques vésicules, singulièrement développées, constituaient presque de véritables bulles. Dans deux ou trois cas, nous avons cru remarquer une diminution notable dans l'intensité des quintes, et peut-être aussi dans la fréquence du pouls ; mais mon service intérimaire cessant alors à l'hôpital des Enfants, je n'ai pu continuer ces expériences, qui sont en trop petit nombre pour qu'il soit possible d'en rien conclure. L'inconvénient de la térébenthine, c'est d'exhaler une odeur vive et pénétrante, en général fort incommode ; son avantage, c'est de fournir un révulsif cutané plus doux et probablement aussi efficace que la pommade émétisée. L'huile de croton tiglium, que j'ai prescrite dans quelques cas de coqueluche, en frictions sur le devant du thorax et entre les deux épaules, n'a presque jamais amené qu'un résultat négatif. L'éruption qu'elle produit est tout à fait analogue à celle que détermine la térébenthine.

Convaincu de la propriété contagieuse de la coqueluche, M. Roche a pensé que les malades devaient vicier l'air au milieu duquel ils vivent, en le chargeant continuellement du miasme contagieux, probablement sécrété par la membrane muqueuse pulmonaire, et qu'ils devaient en outre en imprégner à chaque instant leurs vêtements. Agissant d'après cette vue hypothétique, il conseille de transporter fréquemment les petits malades d'un lieu à un autre, de renouveler souvent leurs vêtements, et de ne les leur faire reprendre qu'après les avoir purifiés en les exposant à la vapeur des chlorures. Il fait placer en même temps de ces chlorures en évaporation dans la chambre qu'ils habitent. Déjà, dit-il, quelques guérisons assez rapides sont venues encourager ces essais, que nous nous proposons de continuer (*Nouv. élém. de pathologie méd. chirurg.*, etc., 2ᵉ éd., t. ɪɪ, p. 331). J'ai suivi de point en point ces conseils pour trois enfants de la même famille atteints de coqueluche, mais, je dois le dire, sans aucun avantage évident.

Avant de passer au traitement de la troisième période, nous ne devons point oublier de mentionner ici les bons effets des bains tièdes, particulièrement indiqués lorsque les symptômes nerveux dominent, et qu'il n'y a que peu ou point de sommeil. M. Guersant, que nous voyons fréquemment y avoir recours, conseille de les faire prendre à une température modérée, et jusqu'à deux fois par jour s'il est nécessaire. J'ai vu des enfants y demeurer pendant deux heures avec plaisir et sans fatigue, et les quintes de toux, incessantes avant le bain, rester suspendues tout le temps que durait l'immersion. Pour éviter les congestions sanguines vers la tête, j'ai l'habitude de faire laver la face et le front avec une éponge imbibée d'eau froide, qu'on peut aussi laisser à demeure pendant un temps plus ou moins long sur le sommet de la tête. Il est inutile d'avertir que ce moyen ne devrait point être employé, ou qu'on ne devrait le faire qu'avec la plus grande réserve, s'il existait en même temps que la coqueluche une phlegmasie des organes thoraciques.

Lorsque la coqueluche est parvenue à sa période de décroissance, les quintes, avons-nous dit, deviennent plus rares, plus courtes et moins intenses ; mais elles n'ont point perdu complètement leur caractère convulsif, et la termination de la maladie est quelquefois encore éloignée. C'est donc à tort, suivant nous, qu'on a prétendu qu'à cette époque, tout médicament devenait inutile, la nature pouvant seule faire les frais de la guérison. Dans cette période, ordinairement on fait succéder avec avantage aux boissons adoucissantes, aux médaciments antispasmodiques, et aux sédatifs, surtout chez les enfants épuisés par la longueur de la maladie, les décoctions légères de lichen (*islandicus* ou *pixidatus*), l'infusion de café, de serpolet, d'hysope, le quinquina ou le sulfate de quinine, les eaux minérales sulfureuses de Bonnes, de Cauterets, ou d'Enghien, pures ou coupées avec le lait, etc. C'est alors aussi qu'on voit quelquefois réussir les substances balsamiques, la gomme ammoniaque, l'oxymel scillitique, le kermès ou le soufre doré d'antimoine. Je ne sais pas jusqu'à quel point les enfants consentiraient à prendre, en admettant qu'ils fussent utiles dans ces sortes de cas, le poivre blanc, que M. Roche conseille d'administrer à la dose de six à vingt-quatre ou trente-six grains, selon l'âge des enfants, ou l'ail en substance, regardé comme si efficace par le docteur Dewees (*loc. cit.*, p. 418). Un vésicatoire volant placé, soit entre les épaules, comme le recommande Willis (*loc. cit.*), soit au-devant de la poitrine, et porté ensuite au bras, ou remplacé par un cautère, a souvent mis fin d'une manière prompte au catarrhe pulmonaire chronique qui vient, dans certains cas, remplacer la coqueluche et quelquefois compromettre la vie par sa longue durée.

Quant aux soins hygiéniques, leur influence ne saurait être contestée dans cette affection ; les enfants doivent être surtout préservés du froid humide, et garantis soigneusement des vicissitudes de l'atmosphère. Mais lorsque la température est douce et sèche, il n'est point nécessaire de les astreindre à garder la chambre : dans ce cas même, des promenades presque journalières faites à pied, en voiture ou à âne, en évitant tout exercice violent, ne sauraient être que fort utiles. L'un de mes enfants se trouvait constamment bien du jeu de l'escarpolette, surtout quand les mouvements en étaient très rapides, et, chose assez remarquable, au moment de la plus grande violence de sa coqueluche, la toux n'avait point lieu tout le temps que durait cet amusement, qui, dans certains cas même, paraissait faire avorter une quinte imminente.

Comme on a remarqué que les quintes sont d'autant plus fréquentes que
l'estomac est plus distendu, les repas devront être plus multipliés que copieux.
On ne permettra qu'une nourriture saine et légère, composée principalement de potages, de légumes herbacés, d'œufs frais, de viandes blanches,
de fruits cuits ou bien mûrs, etc., au moins pendant la première moitié de
la seconde période, et s'il n'existe point de fièvre. Plus tard, et surtout vers
le déclin de la maladie, il est souvent indispensable d'accorder des aliments
plus substantiels, tels que des consommés, des viandes faites, rôties ou
bouillies, etc. Le lait d'ânesse, qu'on a coutume de conseiller, et souvent
alors avec avantage, a paru quelquefois, à M. Guersant, contribuer à entretenir un mouvement fébrile, qui disparaissait avec la cessation de cet aliment.
On se trouve souvent bien de le faire édulcorer avec le sirop de quinquina,
ou de le couper avec un peu d'eau de Seltz. Il est superflu de répéter ici que
le régime doit être modifié suivant le degré d'intensité de la maladie, et
d'après les complications.

Les vêtements de flanelle portés immédiatement sur la peau, et les friction s
sèches faites avec la brosse anglaise, nous ont toujours paru utiles chez les
malades d'une constitution faible et délicate, particulièrement en automne
et dans l'hiver. Mais, de tous les moyens propres à faire cesser la toux,
lorsqu'elle n'est plus, pour ainsi dire, entretenue que par l'effet de l'habitude, celui que nous regardons comme le plus constamment efficace, c'est
le changement d'air. Sans doute il est préférable que ce changement ait lieu
de la ville à la campagne ; mais un simple déplacement suffit quelquefois,
et j'ai vu des enfants transportés seulement d'un quartier dans un autre,
éprouver presque tout à coup une amélioration notable, dans certains cas
même la cessation immédiate des quintes de toux. Les voyages pendant l'été,
et l'habitation dans un climat chaud pendant la mauvaise saison, ont souvent
ramené à la santé des enfants qui paraissaient voués à une mort certaine,
tant la maladie les avait épuisés.

Nous ne dirons rien des moyens préservatifs de la coqueluche conseillés
par quelques médecins. «*Prophylaxis*, dit J. Frank, *consistit in fuga contagii* » ; l'isolement, en effet, lorsqu'il est praticable, est jusqu'ici bien certainement le seul préservatif de la coqueluche.

Après avoir exposé successivement les causes, les symptômes, la marche
et le traitement de la coqueluche, il nous reste à dire quelque chose des
opinions si diverses émises sur la nature et sur le siège de cette maladie.
Parmi ces opinions, les unes, purement hypothétiques, et depuis longtemps
abandonnées, ne soutiennent pas même l'examen ; les autres, plus récentes,
et un peu plus spécieuses, comptent encore aujourd'hui un certain nombre
de partisans. Nous allons les passer en revue. Se fondant sur quelques-uns
des symptômes de la maladie et sur les traces d'inflammation que présente
souvent après la mort la membrane muqueuse des bronches, quelques médecins ont proclamé, avec Watt, Badham et Marcus, l'identité de la coqueluche avec la bronchite. Suivant d'autres (MM. Dewees, Rostan, Dugès,
Boisseau, etc.), ce n'est qu'une variété du catarrhe pulmonaire ; d'après

Guersant *(Leçons orales),* c'est une inflammation spécifique des bronches,
avec lésion de l'innervation dans l'appareil pulmonaire ; pour nous, enfin,
qui partageons l'opinion d'Hufeland, de Schœffer, d'Albers, de J. Frank,
de M. Roche, etc., la coqueluche est une névrose, dont le siège évident, à
en juger par l'ensemble de ses symptômes, est à la fois dans la membrane
muqueuse des bronches et dans le nerf vague ; névrose très fréquemment
compliquée de bronchite et de pneumonie, mais pouvant exister sans elles,
et, comme toutes les maladies de même nature, n'ayant aucun caractère anatomique appréciable. Notre conviction se fonde : 1° sur l'absence ordinaire
de fièvre dans cette maladie, quand elle est confirmée et qu'elle est exempte
de complication ; 2° sur la marche particulière qu'elle présente ; 3° sur la
facilité avec laquelle les quintes de toux sont provoquées à l'instant même
par une frayeur ou la plus légère contrariété ; 4° sur ce que l'accès une fois
terminé, le malade reprend presque immédiatement le libre et plein exercice de ses fonctions, sans qu'on observe alors aucun symptôme de bronchite.
Quelquefois même, comme je l'ai très bien vu chez un de mes enfants en
particulier, si pendant la coqueluche, et sous l'influence d'une cause plus
ou moins évidente, une bronchite survient, tant qu'elle existe on observe
alternativement une toux simplement catarrhale, et des quintes tout à fait
convulsives ; du râle muqueux ou sibilant est mêlé au bruit respiratoire,
et le pouls s'accélère d'une manière notable : mais l'affection intercurrente
une fois éloignée, tous ces phénomènes disparaissent, et la coqueluche n'en
poursuit pas moins sa marche ordinaire ; 5° sur l'opiniâtreté quelquefois
extraordinaire de cette affection, dont la cure est bien autrement difficile
que celle de la bronchite ; 6° sur l'insuccès du traitement antiphlogistique
proprement dit, et sur les résultats, en général, assez favorables qu'on
obtient, au contraire, des moyens sédatifs, antispasmodiques ou même
empiriques ; 7° sur la rapidité avec laquelle cesse quelquefois cette maladie
qu'on a vue, par exemple, disparaître pour ainsi dire du jour au lendemain,
par le seul effet du déplacement ou du changement d'air, ou par suite d'une
émotion vive ; 8° enfin sur l'impossibilité d'expliquer tous les désordres
fonctionnels dont l'appareil respiratoire est alors le siège, par la multiplicité des altérations observées quelquefois dans les organes après la mort,
la diversité de ces lésions dans une même affection étant peut-être, comme
l'a dit avec raison M. Roche *(loc. cit.)* la preuve la plus forte qu'aucune
d'elles n'en est la véritable cause.

RACHITISME.

L'étymologie de ce mot semble indiquer qu'il doit s'appliquer à une simple maladie du rachis ; mais ce serait tout d'abord prendre une idée très fausse du rachitisme, que de le considérer sous ce point de vue. L'altération morbide de la colonne épinière, et les déviations qui en sont la conséquence, ne constituent pas les phénomènes principaux du rachitisme : beaucoup d'individus sont atteints de cette maladie, même à un très haut degré, sans présenter aucune altération morbide de l'épine, et une infinité d'autres peuvent avoir des gibbosités et des déviations très marquées de la colonne vertébrale sans être aucunement atteints de rachitisme, comme nous le prouverons plus loin. Examinons d'abord les caractères physiologiques et anatomiques qui appartiennent au rachitisme, tel qu'on doit le considérer maintenant ; nous essayerons ensuite de le distinguer des maladies avec lesquelles on l'a confondu jusqu'à présent ; après quoi nous passerons à l'étiologie de cette affection morbide, et aux moyens thérapeutiques propres à la combattre.

Le rachitisme est une maladie des os particulière à l'enfance : elle se développe le plus ordinairement depuis l'âge de six à huit mois jusqu'à douze ou quatorze ans. On cite toutefois des exemples de rachitisme chez les fœtus et chez les adultes. Pinel a décrit, dans le journal de Fourcroy, le squelette d'un fœtus rachitique ; plusieurs auteurs allemands, et entre autres Christophe Sertorius, ont rapporté des observations de rachitisme chez les fœtus ; des accoucheurs ont reçu plusieurs de ces enfants dits *rachitiques*. On trouve dans presque tous les musées d'anatomie des squelettes de ces fœtus : mais il nous paraît fort douteux, comme nous le verrons par la suite, que le rachitisme congénital soit précisément la même maladie que celle que nous considérons ici. Quant à la plupart des maladies rachitiques qui se développent à l'époque de la puberté, surtout chez les jeunes filles, et plus tard chez les femmes à la suite de leur accouchement, elles n'appartiennent pas, le plus souvent, au rachitisme. On voit toutefois quelques exemples de cette maladie apparaître vers l'âge adulte, au milieu de déformations qui reconnaissent beaucoup d'autres causes. C'est particulièrement au moment de la la première dentition, d'un an à trois ans, que le rachitisme se rencontre le plus fréquemment. Sur un relevé de 346 rachitiques observés par M. Guérin, 209 avaient été atteints de cette maladie de un à trois ans ; 3 cas seulement s'étaient présentés avant la naissance, et 34 autres de quatre ans à douze ans. Les filles paraissent y être plus disposées que les garçons. Sur les 346 sujets qui ont fourni à M. Guérin l'occasion de ses recherches, 198 appartenaient au sexe féminin, et 148 seulement au sexe masculin ; ce qui fait presque la différence d'un neuvième par rapport au sexe.

Les phénomènes morbides et les altérations organiques qui constituent les principaux caractères du rachitisme peuvent, ainsi que l'a fait M. Guérin, se partager en trois époques ou périodes distinctes : une période d'incubation, une période de déformation, et une troisième de terminaison, soit par la réossification, si la maladie marche d'une manière favorable et tend à guérir ; soit par une sorte d'atrophie osseuse, si la guérison n'a pas lieu.

Description du rachitisme. — Il n'est pas toujours possible de reconnaître l'époque précise de l'invasion de cette maladie et de son incubation, parce qu'elle succède très souvent à des gastro-entérites chroniques, à des bronchites, à des pneumonies lobulaires, si fréquentes chez les enfants ; de sorte que l'incubation de la maladie des os se confond pour ainsi dire avec l'état morbide qui a précédé, et semble n'en être qu'une conséquence. Cependant, dans beaucoup de cas, le rachitisme apparaît aussi de prime abord, sans être précédé d'aucune maladie, et chez des enfants qui jouissaient auparavant d'une bonne santé. Il se manifeste alors, d'une manière plus ou moins lente, par de la tristesse, de l'abattement, la répugnance à toute espèce de mouvement, et par la difficulté même de se mouvoir. Les enfants cessent de jouer, préfèrent rester couchés ou assis, et lorsqu'ils peuvent exprimer ce qu'ils éprouvent, ils se plaignent de douleurs dans les articulations et dans le trajet des os longs. Ils sont très faibles, transpirent facilement dès qu'ils se livrent à quelque exercice, ou même pendant le sommeil ; la face et la tête sont alors baignées de sueur ; leur figure est pâle, leur peau presque toujours humide. Il survient fréquemment de la fièvre ; leur pouls est large et plein, et les veines cutanées sont assez développées. Les fonctions digestives sont plus ou moins altérées. Les enfants ont souvent peu d'appétit, beaucoup de soif, de la diarrhée, le ventre est très météorisé. L'inappétence, la diarrhée et le météorisme, ne sont pourtant pas des symptômes toujours constants : on voit beaucoup d'enfants qui conservent toujours de l'appétit, et qui n'ont ni diarrhée ni météorisme ; mais presque tous maigrissent et deviennent blafards, quand la maladie est étendue et grave. Tous aussi urinent abondamment : leurs urines laissent déposer, par le refroidissement, un dépôt calcaire abondant.

Jusque-là, il est impossible encore de localiser la maladie, que l'on peut seulement soupçonner ; car tous les symptômes que nous venons de présenter peuvent également appartenir à plusieurs maladies différentes. La durée de la période d'incubation du rachitisme est très variable : tantôt elle est d'un à deux mois seulement, tantôt de cinq à six mois, suivant que la maladie est légère ou grave et profonde, ou bien que le sujet est faible et plus exposé aux causes qui peuvent faciliter le développement de la maladie. Lorsque, au contraire, on peut la combattre dès la période d'incubation, elle est beaucoup plus courte, et dans quelques circonstances même la maladie semble s'arrêter dès son but, ou rétrograder et se résoudre, de sorte qu'elle ne parcourt pas les autres périodes. Dans beaucoup de cas où la maladie est

peu étendue et circonscrite seulement aux extrémités inférieures, j'ai vu la
période d'incubation manquer complètement, et la maladie se révéler seulement par la déformation des os des jambes. Les enfants avaient toujours
joui jusque-là de la santé la plus florissante.

A la seconde période, celle de la déformation des os, la maladie est évidente pour les yeux même les moins exercés. On dit vulgairement que les
enfants se nouent, parce que, en effet, les épiphyses des os longs, surtout
des jambes et des avant-bras, se gonflent considérablement, et offrent des
espèces de nodosités. Les os se courbent dans leur longueur, s'aplatissent,
présentent des arêtes plus ou moins saillantes, se contournent sur leur
axe, et se déforment complètement. Les jambes sont ordinairement cour-
bées en arc, de manière que leur convexité est en dehors, et leur concavité en dedans ; les fémurs sont quelquefois arqués en avant, mais plus
souvent en dehors, comme les tibias, et tantôt alors les genoux rentrent en
dedans, et les jambes sont portées en dehors, de manière à former un angle
très ouvert ; tantôt, au contraire, la courbure des tibias et des fémurs est
dirigée dans le même sens, et les extrémités inférieures forment, par leur
rapprochement, une espèce d'ellipse. La première de ces déformations est
souvent due à la mauvaise habitude de porter les enfants rachitiques dans
les bras, ce qui entraîne de plus en plus les genoux en dedans, surtout du
côté où on a l'habitude de porter l'enfant ; de sorte que, lorsque ces enfants
sont debout, ils sont obligés, pour retrouver un centre de gravité, de rapprocher les genoux en jetant les jambes en dehors, de contourner quelquefois les pieds de manière à appuyer sur le bord interne du tarse, ce qui les
oblige à marcher en chevauchant et avec une telle difficulté, que tout espèce de progression est souvent impossible. Dans la seconde variété de déformation, les genoux sont, au contraire, très écartés l'un et l'autre, et les
enfants ne peuvent marcher qu'avec presque autant de difficulté que dans
le cas de déformation précédente. Ils sont forcés de rapprocher les pieds en
les contournant en dehors, d'appuyer sur le bord externe du tarse, et de
décrire à chaque pas des demi-cercles de rotation avec les extrémités inférieures.

Les os longs des extrémités supérieures se courbent quelquefois en dedans, comme ceux des extrémités inférieures ; mais, en général, ils sont
beaucoup moins déformés que ceux-ci, qui cèdent d'autant plus facilement
qu'ils portent tout le poids du corps. Les petits os des extrémités supérieures et
inférieures ne sont pas assez longs pour être arqués dans un sens quelconque ; ils sont seulement quelquefois plus gonflés que dans l'état normal.

Les clavicules sont, après les tibias et les fémurs, les os les plus généralement déformés, parce qu'elles sont les arcs-boutants des omoplates, et supportent tous les efforts des mouvements de l'épaule et du bras : aussi re-
présentent-elles presque toujours des demi-cerceaux, dont la convexité est
en avant ; et elles sont tellement arquées, qu'on serait quelquefois porté à
croire, si on ne les examinait pas avec une grande attention, qu'elles ont
été fracturées.

Le ramollissement des vertèbres chez les rachitiques entraîne souvent des déviations latérales de droite à gauche et de gauche à droite, de manière à donner à l'ensemble de la colonne vertébrale la forme d'une espèce d'S romaine. D'autres fois les déformations, au lieu d'être latérales, sont disposées d'avant en arrière, et, dans quelques cas, ces déformations se réunissent et se combinent avec celles du sternum, qui est tantôt arqué et proéminent en avant, ou plus rarement incurvé en deux sens opposés, suivant sa longueur.

Les côtes présentent le plus ordinairement, chez les rachitiques, une déformation très remarquable, dont il est important de se faire une idée exacte ; leur extrémité sternale est gonflée vers leur articulation avec les cartilages ; leur corps est entièrement courbé sur leur plat dans un sens inverse à l'état normal, de manière que leur convexité est tournée en dedans de la poitrine, et leur concavité en dehors, ce qui donne à la disposition du thorax des rachitiques une conformation toute particulière analogue à celle du thorax des oiseaux : il est déprimé sur les parties latérales, et presque creusé de chaque côté en gouttière, tandis que le sternum est porté en avant en forme de carène. Il est facile de se rendre compte des causes de cette déformation. Les côtes sont fixées en arrière sur les parties latérales des vertèbres d'une manière très exacte, et qui ne leur permet qu'un mouvement d'élévation très borné de bas en haut, et de dedans en dehors par suite de la contraction des digitations du grand dentelé qui concourt puissamment à agrandir le diamètre de la poitrine dans les mouvements d'inspiration. L'extrémité sternale des côtes est, au contraire, très mobile ; leur partie moyenne et antérieure est très mince et très flexible : aussi est-elle d'autant plus facilement entraînée en dedans pendant l'inspiration, par l'action des muscles intercostaux, que la résistance des côtes, qui est la seule qui s'oppose entièrement à l'action des intercostaux, est entièrement nulle chez les rachitiques. Il résulte de ces différentes causes une incurvation plus ou moins prononcée des parties moyennes et antérieures des côtes, qui imprime une modification notable à la respiration des rachitiques. Le diamètre latéral de la poitrine, au lieu de s'étendre, comme cela a lieu à chaque inspiration dans les thorax bien conformés, se rétrécit, au contraire, chez eux, parce que les côtes, dont la convexité est tournée en dedans, s'enfoncent de plus en plus dans la poitrine à mesure que les muscles inspirateurs agissent et tendent à les porter en dehors. Les poumons se trouvent donc comprimés latéralement [dans chaque inspiration par la dépression des côtes, ce qui est précisément l'inverse de ce qu'on voit dans l'état normal ; d'une autre part, le diaphragme rencontrant une assez grande résistance pour refouler les organes gastro-intestinaux dans l'abdomen, à cause de la distension exagérée des intestins par des gaz, les côtes sternales s'abaissent très incomplètement, et l'ampleur de la poitrine est beaucoup moindre inférieurement que dans l'état normal. L'inspiration chez les rachitiques est donc presque toute diaphragmatique et très incomplète. Si la déformation du rachis se joint à celle des côtes, la respiration est encore beaucoup plus gênée, et elle réagit secondairement sur la circulation, qui s'accélère en raison de l'obstacle que le sang éprouve dans les gros vaisseaux, et de la difficulté même qu'il rencontre à pénétrer dans les poumons, qui sont souvent refoulés dans une partie du thorax : aussi, chez tous les rachitiques dont le thorax est déformé, la respiration est courte, fréquente, abdominale ; le pouls est plus ou moins accéléré ; ils sont presque sans cesse dans une sorte d'anhélation, même lorsqu'ils n'agissent pas, et leur dyspnée habituelle augmente beaucoup pour peu qu'ils exécutent quelques mouvements, ou qu'il survienne chez eux une inflammation quelconque des organes thoraciques : c'est par cette raison que les maladies de l'appareil pulmonaire prennent souvent, chez les rachitiques, un caractère très grave, et se terminent souvent très rapidement d'une manière funeste.

La déformation des os plats entraîne des conséquences d'une autre nature, mais qui n'en sont pas moins souvent fâcheuses. Lorsque le rachitisme atteint de très jeunes sujets dont les fontanelles sont encore membraneuses, l'ossification des os étant retardée, ils cèdent facilement à l'impulsion du cerveau, qui se développe de son côté d'autant plus rapidement qu'il n'est pas suffisamment maintenu. Cet accroissement immodéré de l'encéphale donne à la tête des rachitiques une forme quelquefois monstrueuse analogue à celle que l'on observe dans certaines hydrocéphalies. Ce développement de l'encéphale ne s'accompagne pas toujours, comme on le dit, d'une activité très remarquable des facultés intellectuelles, mais cependant elles prennent, en général, un peu plus de développement chez les enfants rachitiques, parce que leurs forces physiques, qu'ils ne peuvent exercer, étant beaucoup plus faibles comparativement que chez la plupart des autres enfants, toute leur activité se dirige et se concentre exclusivement vers le cerveau, et les porte naturellement à plus d'attention, de réflexion et de jugement. Au reste, cette précocité des facultés intellectuelles, qui est une sorte de conséquence de l'inactivité du système musculaire, n'est pas propre aux enfants rachitiques : on l'observe de même chez beaucoup de tuberculeux et chez tous ceux qui sont atteints de maladies chroniques qui s'opposent au développement des forces physiques. Si le rachitisme se développe sur des enfants dont les fontanelles sont ossifiées, le volume de la tête n'augmente pas sensiblement : les os du crâne sont seulement plus ou moins épaissis, et présentent un grand nombre de bosselures.

La déformation des omoplates est plus rare que celle des autres os plats ; mais quand elle existe, elle est quelquefois assez considérable pour gêner beaucoup les mouvements de l'épaule.

La déformation des os du bassin est d'une bien plus grande importance, surtout chez les femmes, par rapport aux fonctions de l'utérus. Le sacrum peut être plus ou moins concave ou porté en avant, les pubis en arrière, les os des îles plus ou moins inclinés en dedans, et les diamètres antéro-postérieurs ou latéraux considérablement diminués, quelquefois de moitié. Le poids du tronc qui porte constamment sur le sacrum ajoute encore incessamment à cette déformation vicieuse, qui devient quelquefois telle que la marche et l'accouchement naturel sont impossibles.

La progression de la déformation des os rachitiques de bas en haut est un fait constant et maintenant bien établi. Cette déformation commence presque toujours par les os des jambes et des fémurs ; viennent ensuite les gonflements des poignets, la déformation des os du bassin, celle des côtes et du rachis. Les altérations de l'épine n'arrivent ordinairement qu'après celles des extrémité, inférieures et supérieures. La déformation des extrémités supérieures et inférieures peut quelquefois marcher en même temps, mais celle des premières ne précède presque jamais celle des secondes. J'ai vu à peine quelques exceptions à cette loi générale.

La conformation vicieuse des os rachitiques se borne assez souvent à un simple gonflement des épiphyses, et quand la maladie est légère et convenablement traitée, cette déformation n'est suivie d'aucune autre altération appréciable. Les malades guérissent alors plus ou moins promptement, comme j'en ai vu des exemples assez nombreux.

La proportion relative des différentes altérations organiques des os rachitiques est assez importante à connaître, tant sous le rapport statistique que sous celui physiologique. Voici, d'après les recherches de M. Guérin, la proportion de ces déformations ; sur 496 rachitiques, 11 seulement étaient atteints de gonflement des os sans courbure, et sur les 485 atteints de déformation avec courbure, 59 avaient en même temps des difformités du thorax, 48 des déformations de la colonne vertébrale, 17 enfin offraient en même temps un développement apparent des os du crâne, et 15 seulement avaient simultanément des difformités plus ou moins prononcées des membres supérieurs.

C'est particulièrement pendant la période de déformation qu'on observe l'arrêt de l'accroissement des os des rachitiques ; mais cependant cette suspension dans l'accroissement des os longs n'a pas lieu également pour tous les os du squelette ; ceux des extrémités inférieures sont plus spécialement frappés de cet arrêt d'accroissement, tandis que ceux des extrémités supérieures continuent souvent de se développer. Les os des pieds et mains sont dans le même cas, ce qui fait que la disproportion des extrémités est souvent très marquée, et donne à l'ensemble du squelette des rachitiques un caractère de difformité toute spéciale. En comparant des squelettes de rachitiques du sexe féminin avec ceux d'individus du même sexe et du même âge qui étaient bien constitués, M. Guérin est arrivé à ce résultat, c'est que la réduction, dans l'accroissement des os des rachitiques, a constamment lieu de bas en haut, et la moyenne de cette réduction peut être évaluée par les nombres suivants ; pour le péroné à 28 pour 100, pour le tibia à 25, le fémur à 22, le rachis à 20, le cubitus 19, l'humérus 15, la clavicule 9, le sternum 8, le rachis 5, et que la moyenne de la réduction des trois diamètres du bassin peut être exprimée par 17 pour 100.

La durée de la période de déformation est extrêmement variable. Quand la maladie marche d'une manière très aiguë, elle ne dépasse pas ordinairement deux à trois mois ; quand, au contraire, sa marche est lente, ou que la maladie n'est pas combattue dès son début, il s'écoule quelquefois plusieurs années entre la déformation des extrémités inférieures et supérieures, et celle du rachis. Pendant la durée de cette période, les enfants sont presque toujours plus ou moins languissants, se plaignent de douleurs dans les membres, ils suent toujours facilement à la suite de la moindre fatigue, et sont quelquefois tourmentés par de légers accès de fièvre ; mais lorsque la maladie marche d'une manière favorable, tous ces symptômes généraux disparaissent peu à peu. L'appétit se développe par degrés, et il ne reste plus que des déformations locales, sans aucune altération des fonctions. La maladie passe alors plus ou moins lentement à la troisième ou dernière période.

Lorsque la maladie est arrivée à la troisième période, et tend vers la guérison, non seulement toutes les forces physiques se raniment, et les mouvements s'opèrent avec plus d'activité, mais encore le système musculaire acquiert une force nouvelle et souvent au-dessus de celle de l'état normal ; l'accroissement qui avait été suspendu reprend sa marche, et se fait même quelquefois d'une manière rapide. Si les déformations ne sont pas très considérables, elles s'effacent peu à peu spontanément ; le gonflement des épiphyses disparaît par degrés, les os courbés se redressent progressivement sous l'influence seule de l'action musculaire, et quelquefois sans le secours d'aucune machine, les membres reprennent leur direction normale. Les déviations mêmes du rachis, quand elles sont légères, disparaissent, et souvent il ne reste aucune trace des déformations qui ont existé. Cependant on rencontre des incurvations souvent si considérables dans les os des extrémités inférieures, et particulièrement dans les tibias et les fémurs, et des déformations si prononcées des côtes, du sternum, du rachis, qu'elles ne peuvent jamais disparaître complètement, quelques moyens qu'on emploie.

Lorsque le rachitisme, dans sa dernière période, ne tend pas vers la guérison, les enfants restent dans un état de faiblesse remarquable. Ils maigrissent considérablement, ou tombent dans un état d'anasarque, et succombent à quelque maladie des organes thoraciques ou abdominaux. Quand la maladie prend cette fâcheuse direction, les os ne se redressent pas comme dans les cas de guérison du rachitisme ; ils perdent leur mollesse, mais restent déformés, et souvent même la déformation continue de faire des progrès, ils ne sont plus aussi flexibles, aussi mous que dans la période de déformation, mais il sont plus faciles à fracturer à cette époque qu'à aucune autre.

Pendant chacune des périodes du rachitisme, les os présentent successivement des altérations morbides très remarquables et très différentes, suivant le degré de la maladie, mais qui correspondent parfaitement aux différentes phases des phénomènes physiologiques que nous venons d'exposer. La plupart de ces altérations des os rachitiques avaient déjà été indiquées depuis longtemps, mais d'une manière confuse, parce qu'on n'avait pas fait assez d'attention à l'ordre de leur développement. C'est aux observations de M. Guérin qu'on doit l'exposition fidèle de la marche progressive de ces altérations et de leur rapport avec les périodes distinctes de la maladie. Si quelque enfant atteint de rachitisme au premier degré vient à succomber à une maladie aiguë intercurrente, ce qui arrive quelquefois, on trouve alors, en examinant avec soin les os, et particulièrement les os longs de ces jeunes rachitiques, que le tissu de l'os, lorsqu'il est frais et n'a pas encore été exposé à l'action de l'air, est rempli et imbibé d'une grande quantité de sang noir. Ce liquide semble suinter de toutes parts lorsqu'on coupe les os longitudinalement ou transversalement ; si on observe attentivement à la loupe d'où vient le sang, on voit bientôt qu'il n'est pas contenu dans les vaisseaux, mais qu'il est épanché de tous côtés dans le canal médullaire entre la membrane médullaire et l'os, dans toutes les aréoles du tissu spongieux des diaphyses, des épiphyses, dans le tissu intermédiaire qui unit ces deux portions des os et sous le périoste, qui est manifestement épaissi et injecté : on retrouve même ce liquide interposé entre les lamelles du tissu compacte, qui se détachent facilement les unes des autres, et le laissent suinter sous forme de petites nappes très minces, et suivant des lignes capillaires et parallèles, presque imperceptibles à l'œil nu. Ce liquide sanguinolent paraît d'abord très fluide et noir ; on l'enlève facilement des surfaces qu'il recouvre avec de simples lotions aqueuses. Vers une époque un peu plus avancée de la maladie, il perd sa couleur noire, prend une consistance gélatineuse demi transparente, et adhère fortement à la surface du tissu osseux. A l'aide de l'œil armé du microspope ou d'une très forte loupe, on distingue alors dans cet enduit plastique des rudiments de petits vaisseaux capillaires. Pendant que ce liquide s'épaissit et s'organise, tout le système vasculaire des os acquiert en même temps un grand développement ; les trous par où passent les vaisseaux sont beaucoup plus dilatés ; le système osseux est en entier sous l'influence d'une congestion sanguine et d'un travail d'ossification de nouvelle formation.

Les petits os et les os plats participent à cette altération morbide des os longs ; partout leur tissu spongieux est plus ou moins développé, et rempli du liquide sanguinolent dont nous avons parlé.

C'est dans la seconde période du rachitisme que le tissu des os longs et plats présente les modifications les plus remarquables ; il est évidemment plus ou moins ramolli, et c'est à cette cause première qu'est due la déformation des os qui caractérise cette période. Les os longs se courbent peu à peu dans un sens ou dans un autre, d'abord par suite des contractions musculaires répétées, et le plus ordinairement suivant la direction des fléchisseurs. Cependant on conçoit que quand, par suite d'un effort quelconque ou de la seule pression du poids du corps, une courbure première a été imprimée à un os, tous les efforts successifs qui se répétent sur le même levier tendent à augmenter de plus en plus la déformation primitive, qui persiste nécessairement tant qu'une puissance plus grande ne peut pas en changer la direction. Par suite de la mollesse et de la flexibilité des os longs, on peut les fléchir aisément et même les briser en partie sans déchirer le périoste. C'est ainsi qu'on courbe et qu'on casse même facilement les os des bras et des avant-bras en soulevant brusquement les enfants par cette partie pour leur faire franchir un espace quelconque, ou les attirer simplement à soi. Ces fractures incomplètes restent quelquefois inaperçues fort longtemps, parce que le périoste, presque toujours très épais chez les enfants rachitiques, maintient les fragments dans un rapport à peu près normal, et s'oppose à ce qu'on puisse entendre le bruit de la crépitation ; il n'est pas rare de voir, surtout dans la classe indigente où les enfants sont beaucoup moins surveillés, plusieurs exemples de ces fractures incomplètes et non consolidées des bras et des avant-bras.

Le ramollissement des os plats est souvent assez marqué pour qu'il soit possible de les déprimer, de les enfoncer même par une pression exercée sur leur surface ; mais pour que ces dépressions aient lieu, il faut que le rachitisme soit porté à un très haut degré.

Lorsqu'on examine, dans la seconde période, le tissu des os longs affectés de rachitisme, on trouve que le gonflement des épiphyses et des diaphyses est dû au développement d'un tissu spongieux très fin de nouvelle formation, auquel M. Guérin a donné le nom de *tissu spongoïde*, pour le distinguer du tissu spongieux ordinaire. Ce tissu est formé de petites aréoles très fines et irrégulières, qui remplacent le liquide sanguinolent qui abreuvait toute la substance osseuse dans la première période ; on le retrouve répandu sous le périoste, où il s'étend sous la forme d'une couche d'une à deux lignes d'épaisseur. Il existe également entre les lames même du tissu compacte, où on le distingue facilement, à cause de la couleur plus foncée de son tissu ; on le voit aussi à la partie externe de la membrane médullaire ; mais il n'est nulle part plus abondant qu'autour des épiphyses ; il est toujours en plus grande quantité et beaucoup plus serré vers la concavité des courbures que vers la convexité ; dans cette région le tissu du périoste est aussi plus épais et plus adhérent, ce qu'il est très facile de constater en sciant l'os transversalement à la hauteur d'une forte courbure. Cette densité du tissu spongoïde dans la concavité des coubures dépend sans doute de la pression plus grande que les parties éprouvent dans cet endroit.

Les os plats offrent le même développement du tissu spongoïde qu'on observe dans les os longs, et leur partie compacte paraît d'autant plus amincie qu'il sont plus épais, et que le tissu de nouvelle formation est plus abondant.

Les dents, dont l'organisation est tout à fait distincte de celle des autres os, ne paraissent pas participer au ramollissement des diverses parties du squelette; le rachitisme ne les altère pas notablement, et ne trouble pas toujours le travail de la dentition. On voit, à la vérité, des rachitiques très faibles, chez lesquels la dentition se fait d'une manière irrégulière ; mais chez d'autres, elle a lieu d'une manière parfaitement normale, et est absolument semblable à celle des enfants bien portants. Quelques rachitiques ont de très belles dents, d'autres les ont toutes cariées ; c'est ce que l'on observe également chez les enfants atteints de gastroentérite chronique ou d'autres maladies longues.

Pendant la troisième période du rachitisme, les caractères d'anatomie pathologique que présente le système osseux sont très différents, suivant que la maladie se termine d'une manière favorable par la réossification complète des os, ou bien suivant que ce travail secondaire a été suspendu, et que la structure de l'os est plus ou moins profondément altérée. Dans le premier cas, on remarque que le tissu spongoïde de nouvelle formation est presque entièrement transformé en tissu compacte, surtout vers la concavité des courbures ; il est si abondant vers ce point que le canal médullaire est fort rétréci, et envahi presque en entier par les lamelles osseuses. En même temps que le tissu compacte acquiert une très grande densité, il devient d'autant plus blanc que la consolidation est plus ancienne ; il se rapproche alors de l'aspect et de la dureté de l'ivoire. Au milieu de ce tissu éburné des diaphyses, et même des épiphyses, on observe quelquefois des espaces vides irréguliers, qui paraissent être le résultat d'une espèce de résorption, ou de retrait des parties solides.

Lorsque la réossification rachitique ne s'opère pas, on remarque que le tissu compacte de l'os est mince, fragile, desséché, ou facile à déprimer, surtout autour des épiphyses. Le tissu aréolaire qui se trouve au dedans de cette espèce de coque osseuse est formé de cellules plus ou moins irrégulières, larges, inégales, qui envahissent presque tout le canal médullaire. Il est alors remplacé par des lamelles osseuses très minces, qui baignent dans un liquide huileux. Cette altération, qui se remarque aussi dans les épiphyses, est celle à laquelle M. Guérin a donné le nom de *consomption rachitique des os*. Il attribue cette altération à l'écartement des lames osseuses, qui en se dédoublant pendant le travail de la formation du tissu spongoïde, ont rompu les trames vasculaires, et interrompu ainsi la nutrition, de sorte que la réossification ne peut avoir lieu.

D'après la description des différentes altérations anatomiques que présentent successivement les os des rachitiques pendant les trois périodes de la maladie, il n'est pas douteux que la composition chimique du tissu osseux doit être considérablement modifiée : c'est, en effet, ce que confirment les analyses qui ont été faites. Ainsi, suivant John Hunter (traduction de Richelot), le docteur Bostock a trouvé que le phosphate calcaire, qui, dans l'état normal, constitue, selon lui, le tiers du poids total des os, n'en forme que le cinquième chez certains rachitiques. Le docteur Becquerel, qui, à ma sollicitation, a eu l'extrême bonté de tenter quelques essais d'analyse sur la composition chimique des os des rachitiques, a obtenu des résultats très variables et très différents, non seulement entre plusieurs individus, mais encore sur le même sujet, suivant les os des différentes régions. Un enfant de deux ans et demi, mort de pneunomie au commencement du troisième degré de rachitisme, lui a présenté, pour mille parties des os du crâne, 352 d'eau, 357 de matière organique, et 291 de matière saline, ce qui fait à peu près pour les sels terreux le tiers du poids total, tandis que le fémur du même squelette a fourni pour la même quantité d'os 414 de matière organique, 528 d'eau, et 58 seulement de sels calcaires, ce qui ne ferait que le 18° du poids total de l'os pour les sels cal-

caires. Sur un enfant de trois ans, mort également de pneumonie, la différence
était encore plus grande entre les os du crâne, le tibia et le sternum : les os
du crâne contenaient environ un quart de matière calcaire, le tibia un 30°
seulement, et le sternum un 50°. On voit, d'après ce seul exposé, combien
la quantité de matière calcaire des os est variable sur le même individu,
suivant tel os de telle région, et suivant la différente densité de ces os.
Au reste, pour que les analyses des os des rachitiques puissent donner des
résultats importants, il faudrait pouvoir comparer la composition chimique
des os des différentes régions du squelette dans chacune des périodes du
rachitisme, et ensuite faire comparativement l'analyse du système osseux
chez des individus parfaitement sains : or, il est facile de prévoir d'avance
combien ce travail immense exigerait de temps et d'expériences multipliées.

Des variétés du rachitisme. — Le rachitisme présente plusieurs variétés
remarquables : la première est celle que l'on désigne sous le nom de *rachitisme congénital.* On trouve dans la plupart des cabinets d'anatomie des
squelettes de fœtus qui appartiennent à ce genre de maladie. Les os longs,
et surtout ceux des extrémités inférieures, présentent un aspect tout particulier. La maladie occupe généralement la diaphyse dans presque toute
son étendue ; les épiphyses, contrairement à ce qu'on observe dans le rachitisme des enfants, ne paraissent pas envahies par l'altération morbide.
Les os offrent, suivant leur longueur, des espèces de renflements et d'étranglements superposés en forme d'anneaux plus ou moins irréguliers : tantôt
ces os conservent leur rectitude naturelle, d'autre fois ils sont brusquement
incurvés et comme brisés dans leur longueur, ce qui sans doute a pu faire
croire à une sorte de fracture, ainsi que l'avait pensé Chaussier, d'après la
description qu'il a donnée d'un de ces fœtus rachitiques (*Bulletin de l'École
de médecine*, 1813, n° 3, t. I, p. 301). Les renflements sont formés par un
tissu assez compacte, au milieu duquel le canal médullaire semble interrompu, tant il est rétréci. C'est une espèce de noyau osseux plus ou moins
solide ; à l'endroit des étranglements, au contraire, le tissu compacte est
très mince et très fragile, le tissu aréolaire très lâche et peu abondant. Ces
deux altérations très différentes se succèdent brusquement les unes au-dessus des autres sans passage intermédiaire, de sorte que le même os présente
à la fois, dans sa longueur, plusieurs points d'ossification très avancée, et de
petits cylindres dans lesquels le tissu de l'os est, au contraire, rétréci et
frappé d'atrophie ou de consomption. On retrouve ainsi dans le même os les
deux modes de terminaison du rachitisme au troisième degré. Cette maladie, qui n'affecte que la diaphyse des os longs, parait donc assez différente
du rachitisme des enfants, qui commence, au contraire, par les épiphyses.
Peut-être un jour, lorsqu'elle sera mieux connue, n'en fera-t-on pas une
simple variété du rachitisme, mais une maladie distincte. Quant à présent
on ne peut encore prononcer sur ce sujet, tant que de nouvelles observations n'auront pas contribué à l'éclairer. M. Breschet s'occupe précisément
en ce moment d'un mémoire sur le rachitisme congénital, et ses recherches

feront sans doute faire quelques progrès à cette partie encore obscure de la pathologie des os des fœtus.

Une autre variété très importante du rachitisme, mais qui en diffère encore plus que la précédente, et que nous ne plaçons ici que parce que jusqu'à présent elle a toujours fait partie des maladies rachitiques, et qu'on ne sait encore quelle autre place lui assigner, est la déviation partielle et essentielle du rachis sans rachitisme des os longs. Les déviations et les courbures du rachis peuvent être consécutives à beaucoup d'altérations antécédentes très différentes les unes des autres ; elles peuvent dépendre tantôt d'une contracture des principaux muscles du dos, tantôt d'un épanchement dans une des cavités des plèvres ; dans d'autres circonstances, au contraire, du raccourcissement d'une des extrémités inférieures, soit congénital, soit acquis par suite de maladie de l'articulation, etc. ; mais il existe aussi très fréquemment des déviations du rachis sans aucune de ces causes appréciables, et sans aucune altération évidente des autres os. Cette espèce de déviation spontanée et essentielle du rachis a toujours été jusqu'à présent considérée comme appartenant à la classe des affections rachitiques, quoiqu'elle en diffère essentiellement. En effet, dans cette altération particulière du rachis le tissu osseux des vertèbres, considéré à différentes époques, ne paraît jamais rempli d'une quantité de liquide sanguinolent ou de tissu spongoïde. Il n'offre jamais la mollesse qui caractérise la seconde période de déformation, et on n'y rencontre à aucune époque la densité éburnée de la réossification de la troisième période de la maladie rachitique. Les vertèbres sont toujours d'une consistance moyenne, sans d'autre altération que la dépression plus ou moins oblique de leur forme et de leur tissu, qui peut être l'effet et le résultat de la maladie, plutôt que la cause première.

Le rachitisme se rencontre souvent seul et sans aucune complication, mais il peut se combiner avec différentes maladies aiguës ou chroniques, qui donnent lieu à des variétés plus ou moins complexes. Celles des maladies aiguës qu'on observe le plus fréquemment avec le rachitisme sont les bronchites, les pneumonies lobulaires et lobaires, la coqueluche, les gastrites, les gastro-entérites aiguës ou chroniques avec ou sans ramollissement de l'intestin. Toutes les maladies éruptives aiguës, particulières à l'enfance, telles que la rougeole, la variole, la scarlatine, peuvent aussi compliquer le rachitisme, le précéder, lui succéder, ou coïncider avec lui à son début. Les maladies cutanées chroniques, telles que la teigne, les eczéma, les psoriasis, se rencontrent quelquefois avec le rachitisme ; les affections scrofuleuses, les maladies turberculeuses pulmonaires et mésentériques, s'observent aussi, mais rarement, concurremment avec le rachitisme. C'est un fait assez remarquable, qui avait déjà frappé mon attention depuis longtemps, que les turbercules coïncident rarement avec la dégénérescence rachitique des os. M. Rufz l'a constaté de nouveau, par un résultat statistique : sur vingt sujets rachitiques qu'il a eu l'occasion d'examiner, il n'en a trouvé que six atteints de turbercules, ce qui est d'autant plus important à signaler, comme il le remarque avec raison, c'est que cette observation prouve que les affections tuberculeuses sont beaucoup moins communes chez les enfants rachitiques que parmi tous les autres, puisque nous trouvons que, dans le même hôpital, les deux tiers au moins des enfants qui succombent à d'autres maladies sont atteints en même temps de dégénérescence tuberculeuse.

Diagnostic et pronostic du rachitisme. — Le rachitisme, tel qu'on l'admet maintenant, est une maladie des os caractérisée par un ramollissement avec déformation du tissu osseux, suivi d'une réossification nouvelle, ou d'une consomption des os malades. Cette maladie, dans la période d'incubation, lorsqu'il n'existe encore que des symptômes généraux, peut être facilement confondue avec une inflammation placée au-devant du rachis ou avec une phlegmasie intervertébrale, ou avec une affection tuberculeuse pulmonaire ou péritonéale, lorsque ces maladies ne sont encore qu'au premier degré ; mais lorsque le gonflement articulaire se manifeste, toute méprise est impossible. Il n'est plus permis maintenant, comme on l'a fait pendant longtemps, d'assimiler les affections scrofuleuses et les tubercules des os au rachitisme ; la marche de ces altérations est entièrement différente. Il est plus facile de confondre le rachitisme au second degré avec le ramollissement des os (ostéomalacie), qu'on considérait autrefois comme une seule et même maladie. Mais l'ostéomalacie n'est pas ordinairement une maladie de l'enfance. Je l'ai cependant plus d'une fois observée chez de jeunes sujets atteints de maladies graves ; les os longs sont dans ce cas mous et flexibles comme des cylindres cartilagineux, mais ils n'offrent pas le gonflement des extrémités, ce qui caractérise le rachitisme. Le plus ordinairement, l'ostéomalacie est une maladie de l'âge adulte plus fréquente chez les femmes que chez les hommes, et qui se manifeste surtout à la suite de maladies cancéreuses, scorbutiques, ou après l'accouchement dans les os du bassin. Il est en général possible de distinguer les différentes variétés de l'ostéomalacie du rachitisme.

Le pronostic du rachitisme n'est pas ordinairement fâcheux : quand la maladie n'est pas portée à un très haut degré, la plupart des enfants rachitiques guérissent avec ou sans aucune difformité, et passent à l'état adulte ; mais quand cette maladie est assez grave pour déformer complètement le thorax, et gêner les mouvements de la respiration, de la circulation, et de toutes les fonctions, cette déformation entraîne alors, comme nous l'avons vu, les conséquences les plus fâcheuses dans toutes les maladies ; mais particulièrement dans les inflammations de poitrine : aussi remarque-t-on que les rachitiques ainsi conformés atteignent rarement un âge avancé ; il en est de même pour les femmes qui ont le bassin très vicié, et qui deviennent mères.

Étiologie du rachitisme. — Les causes occasionnelles et secondaires du rachitisme sont assez nombreuses ; la différence de la constitution des enfants ne paraît pas avoir une influence aussi considérable qu'on pourrait le croire d'abord sur le développement du rachitisme. On voit des rachitiques de toutes les constitutions ; des enfants bruns nés avec les apparences de la force sont quelquefois atteints de cette maladie, tandis que des enfants blonds, grêles et faibles, n'en présentent aucun symptôme. Sur les vingt sujets qu'a observés M. Rufz, deux seulement étaient blonds, les autres bruns, cinq d'entre eux avaient des poils sur le front, les lèvres et les bras ; le système pileux est en général assez développé chez la plupart des rachitiques. L'âge a une influence beaucoup plus marquée sur le rachitisme que la constitution même des enfants. C'est presque constamment à l'époque de la première et de la deuxième dentition que se développe cette maladie, et c'est aussi à cet âge que les enfants sont plus exposés aux affections morbides de toutes espèces, et surtout à celles qui dépendent du mode d'alimentation. L'expérience démontre que l'alimentation la plus débilitante est aussi celle qui dispose le plus au rachitisme. Les enfants faibles et qu'on nourrit exclusivement avec du lait et des farineux, y sont en général plus exposés que ceux auxquels on donne des aliments plus animalisés, et il est bien remarquable que c'est surtout à l'époque où l'enfant passe de l'usage du lait pur à d'autres aliments que le rachitisme se manifeste: il atteint surtout alors ceux dont la nourriture est simplement végétale, grossière et indigeste, comme on le voit chez les enfants de la classe indigente des villes et des campagnes, qui se nourrissent principalement de pommes de terre et de mauvais fruits ; ce qui prouve que les mauvais aliments ont plus d'influence encore sur la production de cette maladie que l'air débilitant des villes. Cependant toutes les causes débilitantes quelconques prédisposent certainement au rachitisme, telles que l'affaiblissement produit par les maladies aiguës ou chroniques, et l'habitation dans les pays humides et froids. C'est principalement en Hollande, en Angleterre, et dans le nord de la France qu'on observe plus fréquemment le rachitisme. Cette maladie au XVIe siècle était tellement répandue sur les bords de la Tamise, qu'on lui avait donné le nom de *mal anglais*. La classe indigente dans toutes les grandes villes y est beaucoup plus exposée que la classe aisée ; il faut toutefois faire à cet égard une distinction importante entre le rachitisme de tout l'appareil osseux, et la variété de rachitisme partiel que nous désignerons provisoirement sous le nom de *rachitisme spinal.* Cette variété, qui n'atteint que l'épine, se rencontre plus fréquemment dans la classe aisée, tandis que le rachitisme général est plus répandu parmi les indigents, ce qui confirme encore ce que nous avons déjà dit sur la nature très différente de ces deux maladies : l'une paraît essentiellement dépendre de toutes les causes débilitantes qu'entraînent une mauvaise alimentation, une habitation humide et froide, et l'absence de tous les soins hygiéniques ; l'autre ne reçoit aucune influence, ou au moins que peu d'influence de toutes ces causes, et paraît dépendre principalement d'une altération particulière du rachis.

La même distinction que nous venons d'établir pour la fréquence des deux variétés de la maladie, suivant les diverses conditions sociales, se présente également pour l'hérédité. Le rachitisme de tout le système osseux n'est véritablement pas héréditaire ; il est rare qu'on en trouve plusieurs exemples parmi les enfants d'une même famille, et l'on voit tous les jours des pères ou mères rachitiques donner naissance à de beaux enfants bien conformés. Mais il n'en est pas de même du rachitisme *spinal*, et des déviations essentielles du rachis ; elles se perpétuent par la génération dans la classe des riches comme dans celle des pauvres : c'est dans ce cas qu'on dit avec vérité qu'il existe réellement des familles et des générations de bossus.

Il est probable que la cause première qui est mise en jeu par toutes les causes secondaires que nous avons passées en revue n'est pas la même dans les deux variétés principales de rachitisme ; toutes les causes secondaires jouent un rôle bien plus important dans le rachitisme général de tout le système osseux que dans le rachitisme partiel : aussi peut-on produire la première de ces maladies presque artificiellement et à volonté. M Guérin a démontré cette vérité par des expériences directes : il a fait avec des chiens courants des chiens bassets, et même des rachitiques, en les soumettant à une alimentation qui ne leur était nullement appropriée, et en les tenant dans une immobilité forcée sous des espèces de cages. Ce fait confirme tout ce qu'on sait de l'influence des causes secondaires ; mais il n'explique pas davantage la cause première du rachitisme ; il ne rend pas raison des désordres que cette maladie amène dans le travail de l'ossificaton qu'elle interrompt, auquel elle imprime même une sorte de marche rétrograde, pour lui donner ensuite une nouvelle impulsion. La cause véritable de ce mouvement perturbateur de l'ossification, auquel les anciens assignaient le nom hypothétique de *vice*, est encore à chercher et à trouver.

Thérapeutique du rachitisme. — Cette maladie réclame deux modes de traitement qu'il faut faire marcher de front : ceux qui sont nécessaires pour combattre les symptômes généraux et fonctionnels déterminés par la maladie, et ceux qu'il faut mettre en usage pour remédier aux difformités qui en sont la conséquence.

L'observation a prouvé que le rachitisme guérit souvent lui-même par les seuls efforts de la nature, à mesure que la constitution se fortifie, et le redressement des os se fait spontanément, d'autant plus promptement et plus complètement que les enfants jouissent d'une santé plus florissante. L'ossification est en effet sous l'influence des mêmes lois qui président à l'assimilation et à la nutrition de toutes les parties. Les praticiens doivent donc, dans le traitement du rachitisme, se proposer d'abord pour but de ranimer toutes les fonctions vitales qui sont affaiblies, et de favoriser le développement physique. Si le rachitisme est compliqué de quelque maladie aiguë ou chronique, la première indication thérapeutique est de combattre ces maladies par les moyens que l'art indique, afin de ramener le rachitisme à son état de simplicité. Lorsque le rachitisme n'offre aucune complication, on peut recourir de suite à l'emploi des toniques et des excitants, qui sont presque toujours nécessaires dans cette maladie, depuis la première jusqu'à la dernière période, à moins toutefois que quelque maladie intercurrente n'oblige à en suspendre l'usage. Aussi, tant que l'état des organes gastro-intestinaux le permet, il faut insister presque constamment sur les amers, tels que la gentiane, le quinquina, le lichen d'Islande, etc., qu'on peut administrer sous toutes les formes. Il est important de les mettre en usage dès qu'on s'aperçoit des premiers symptômes de la maladie, mais il faut les administrer avec plus ou moins de modération lorsque les enfants présentent quelques mouvements fébriles, ou sont par eux-mêmes très excitables. Il en est quelques-uns chez lesquels il faut s'abstenir le plus souvent de tous les moyens excitants, et s'en tenir seulement au régime fortifiant, nécessaire à toutes les périodes. Ceux au contraire qui sont débiles et peu irritables se trouvent bien de l'usage des vins amers et antiscorbutiques. Chez les enfants pâles et décolorés, les ferrugineux peuvent être associés avec avantage aux amers, et administrés avec succès de toutes les manières. Un moyen puissant, qui a été surtout préconisé en Allemagne, est l'huile de foie de morue, ou encore mieux l'huile de foie de raie, qu'il est possible de se procurer beaucoup plus pure, et qui d'ailleurs est plus active, parce qu'elle contient proportionnellement plus d'iode. On peut commencer par quelques gouttes seulement chez les jeunes enfants, et aller progressivement en augmentant depuis 1 à 2 grammes jusqu'à 60, suivant l'âge des enfants. J'ai vu les plus heureux effets de l'emploi de ce moyen, qui seul a amené des guérisons complètes, avec l'association toutefois d'un régime convenable. On a attribué à l'abus de ce remède des cas d'ostéomalacie ; mais on n'a pas remarqué que les malades atteints de ce ramollissement des os étaient placés dans des pays très humides, et dans des circonstances très favorables pour développer cette maladie. L'huile de morue est d'ailleurs un médicament évidemment excitant, qui agit d'une manière analogue aux préparations iodées, qui sont aussi utiles en général dans le rachitisme que dans les scrofules.

Les toniques et les excitants externes ne doivent pas être négligés ; ils doivent être appliqués sous toutes les formes, en frictions, en bains. Les frictions sèches doivent précéder celles qui sont faites avec des excitants alcooliques. tels que les eaux de mélisse, les teintures de quinquina, etc. Parmi les bains, les aromatiques, les gélatineux, les salins, les sulfureux, les iodés, peuvent être mis en usage successivement avec un grand avantage ; les bains de mer sont surtout un des moyens les plus puissants ; les bains d'air comprimé, qui impriment un mouvement remarquable à toute la circulation, ont aussi été employés avec succès par M. le docteur Pravaz. L'usage de tous ces moyens sera puissamment secondé, quand les circonstances le permettront, par le séjour de la campagne dans un air chaud et sec.

L'alimentation est un des moyens les plus puissants pour combattre l'affection rachitique ; il faut éviter surtout les aliments débilitants, grossiers, et d'une digestion difficile. Si les efannts sont encore à la mamelle, on ajoutera autant que possible, au lait de leur nourrice, quelques aliments un peu plus animalisés, tels que des bouillons, des sucs de viande, des œufs. Dans un âge plus avancé, on les soumettra à un régime alimentaire encore plus fortifiant, composé de viandes rôties ou bouillies, et surtout de viandes

noires ; on les mettra à l'usage des liquides alcooliques, et on les privera
complètement de laitage, de légumes secs et de farineux.

La direction des mouvements à donner à l'enfant n'est pas moins importante pendant la première et la deuxième période de la maladie. Lorsque
le ramollissement est très considérable, il faut éviter de faire marcher les
enfants, et de les tenir longtemps debout, parce que le poids du corps augmenterait naturellement la courbure des os. Lorsque les enfants sont très
jeunes, on les tiendra pendant les deux premières périodes de la maladie
couchés sur la fougère ; ou sur des plantes aromatiques sèches, ou on les
laissera jouer ou rouler en plein air sur de petits matelas, ou sur des tapis,
ou enfin on les promènera dans de petits chariots. Pendant la troisième
période du rachitisme, lorsque les progrès du ramollissement sont bornés,
que le phosphate calcaire est accumulé en assez grande quantité dans la
courbure des os pour qu'il puisse résister au poids du corps, il faut laisser marcher les enfants, leur faire prendre toutes sortes d'exercices, et
particulièrement celui de la natation, s'ils sont en âge de s'y livrer ; les autres exercices gymnastiques doivent être dirigés avec méthode, et par une
personne instruite, afin qu'on puisse appliquer les différents mode d'exercices suivant les règles les plus convenables pour favoriser le redressement des os.

Ce redressement s'opère en général d'autant plus promptement que
l'enfant acquiert plus de forces physiques en prenant plus d'exercice, et que
les mouvements musculaires que lui imprime la gymnastique sont mieux
dirigés.

Le traitement mécanique des difformités rachitiques a été pendant longtemps entièrement négligé, et repoussé même par la plupart des chirurgiens les plus distingués. Au commencement de ce siècle, **Boyer**,
Richerand, **Astley Cooper**, le rejetaient encore de la pratique. Delpech
est un de ceux qui ont le plus contribué à combattre ce préjugé, et depuis
lui surtout, l'application des machines à la curation des difformités a pris
une telle extension, qu'elle forme maintenant une partie très importante
de l'emploi des moyens orthopédiques. Lorsque les os longs, et en particulier ceux des bras et des extrémités inférieures, ne présentent qu'une
seule courbure peu considérable, ils se redressent presque toujours spontanément à mesure que la constitution se fortifie, et que le système musculaire se développe ; car c'est la puissance musculaire qui ramène les os
à leur rectitude naturelle. Lors donc que les courbures sont légères, les
machines sont inutiles. J'ai vu un grand nombre d'enfants guérir complètement sans l'application d'aucun moyen mécanique. Leurs membres
inférieurs, qui sont toujours les plus déformés, avaient repris leur rectitude naturelle, et les formes normales les mieux dessinées. Lorsque les
courbures des os longs sont considérables, il est quelquefois nécessaire
d'aider l'action musculaire par des moyens mécaniques qui tendent à re-
dresser les os. J'emploie souvent dans ce cas un appareil très simple :
c'est une longue demi-gouttière formée par une feuille de carton très fort,

mais cependant flexible, et assez longue pour qu'on puisse y placer l'extrémité entière. Je n'applique cet appareil que pendant la nuit seulement, afin de laisser pendant la veille la liberté aux muscles d'agir complètement, ce qui est de la plus grande importance pour la guérison. Les membres sont maintenus dans ces demi-gouttières au moyen de rubans de fils, et les points sur lesquels il est nécessaire d'opérer une pression plus ou moins forte pour ramener les os à leur rectitude naturelle, sont déprimés avec des sachets de son ou d'ouate de coton, ou des morceaux d'amadou dont on gradue les pressions en serrant plus ou moins les rubans de fils que l'on noue en dehors, comme dans les anciens appareils à fracture. Lorsque les os des extrémités inférieures présentent des courbures dans deux sens opposés, dirigées de telle manière que les genoux rentrent fortement en dedans, comme alors le poids du corps s'oppose constamment au redressement de cette difformité, une simple gouttière à redressement placée pendant la nuit ne peut suffire. Il est absolument nécessaire, pour parvenir à la guérison, d'appliquer les machines puissantes, qui, pendant le jour, supportent le poids du tronc, en permettant toutefois à l'enfant de se tenir debout, et de faire quelques pas, soit avec des béquilles ou sans béquilles.

Les machines destinées à combattre les déviations de l'épine dépendantes du rachitisme ou de toute autre cause sont maintenant très multipliées. Une des plus utiles qui soit mise en usage est le lit à extension. Lorsque MM. Milly frères, il y a à peu près vingt-quatre ans, introduisirent les premiers en France le lit mécanique qu'ils avaient rapporté de Wurtzburg, on ne connaissait encore à Paris rien d'aussi parfait. Ces messieurs nous réunirent, Dupuytren, MM. Marjolin, Jadelot et moi, et nous prièrent d'exprimer notre opinion sur l'utilité de cette machine appliquée au traitement des déviations de l'épine. Nous fûmes d'avis que ce moyen mécanique, convenablement gradué et employé avec beaucoup de précaution, pourrait être avantageusement mis en usage, et nous rédigeâmes dans ce sens une espèce de procès-verbal qui servit, pour ainsi dire, de prospectus au premier établissement de Chaillot, dirigé avec tant de succès par notre confrère M. Bouvier. Dupuytren se refusa à adopter notre opinion, et ne voulut pas signer notre rapport. Il allégua pour raison qu'il pourrait y avoir plus d'inconvénients que d'avantages à exercer des tractions même légères sur les ligaments déjà affaiblis du rachis, et qu'on trouverait des moyens plus efficaces pour ramener la colonne vertébrale à sa rectitude normale, et qui n'auraient pas les mêmes inconvénients. Néanmoins, malgré la proscription de cet excellent appréciateur, qui avait bien prévu, en effet, les inconvénients réels des lits à extension, ces machines sont restées dans la pratique, et ont rendu de véritables services dans le traitement des déviations de l'épine. Ils ont été ensuite successivement perfectionnés par MM. Pravaz et Guérin, Bouvier et Duval ; mais la modification très importante que M. Guérin a apportée à cette machine, par la disposition sigmoïde donnée à l'extension, a surtout beaucoup contribué à en rendre l'application infiniment plus avantageuse.

Les ceintures, fortement fixées sur le bassin, et servant de support à un fort levier fixe, tantôt incliné comme dans les ceintures de MM. Hossard et Tavernier, tantôt droit, comme dans celles de MM. Chailly et Godier, remplacent, dans beaucoup de cas, les lits à extension, et n'en ont pas les inconvénients, qui sont assez graves pour que quelques individus ne puissent pas les supporter ; elles suffisent d'ailleurs le plus souvent au redressement des déviations purement rachitiques qui ne sont pas très considérables et très invétérées.

Relativement au traitement prophylactique qui tend à prévenir le développement du rachitisme, il faut admettre encore ici la distinction principale que nous avons établie sous le rapport de l'étiologie et des moyens thérapeutiques entre le rachitisme particulier aux jeunes enfants, et celui qui ne se rencontre ordinairement que chez ceux qui approchent de l'âge de la puberté, ou chez les adultes. Dans la première variété, on peut espérer d'obtenir quelque résultat en écartant des jeunes enfants toutes les causes secondaires qui, comme nous l'avons vu, favorisent puissamment le développement du rachitisme, et surtout en surveillant avec grand soin leur alimentation première, particulièrement au moment du sevrage. Quant au rachitisme, spécial et partiel de l'épine, qu'il semblerait d'abord plus facile de prévenir, puisqu'on est pour ainsi dire averti d'avance, attendu qu'il est fréquemment héréditaire, tandis que l'autre variété ne l'est pas, nos moyens prophylactiques sont malheureusement à peu près insignifiants : non seulement nous ignorons la cause première de la maladie, mais les causes secondaires qui paraissent avoir une influence marquée sur le rachitisme des enfants n'ont ici qu'une action presque inappréciable. Nous sommes donc obligés de nous en tenir à des préceptes généraux de prophylaxie. Nous ne connaissons d'autres moyens prophylactiques pour ce genre de rachitisme que ceux qu'on emploie pour l'autre, il n'y a point de moyens spéciaux, et l'effet des moyens hygiéniques généraux est ici bien plus incertain. Néanmoins, toutes les fois qu'on sera appelé à donner des soins à de jeunes enfants dont les parents ont été atteints du rachitisme spécial de l'épine, il sera toujours prudent de surveiller leur alimentation dès la première enfance, d'associer dès l'âge le plus tendre les bouillons de viandes au lait de la nourrice, d'éloigner avec la plus grande précaution toutes les causes de débilitation, de les entourer de tous les moyens hygiéniques et thérapeutiques qui peuvent fortifier leur constitution, et surtout de ne négliger aucun des moyens gymnastiques qui peuvent en particulier favoriser l'énergie du système musculaire et ligamenteux de la colonne vertébrale.

SCROFULE

SCROFULE OU SCROPHULE

Scrofule ou *Scrophule* (de *scropha*, ou *scrofa*, truie, parce que l'on a comparé le col noueux et très gonflé des scrofuleux avec celui de ces animaux hideux et immondes souvent affectés d'engorgements de même nature). L'étymologie du mot *struma*, adoptée également par les auteurs latins pour désigner la même maladie, et qui vient du verbe *struo* (j'amasse), ainsi que celle du mot *écrouelles*, que les Français ont adoptée depuis très longtemps, est plus obscure. Quoi qu'il en soit de l'origine de ces noms, les premières notions sur la scrofule remontent à la plus haute antiquité : Hippocrate en a parlé dans plusieurs endroits de ses ouvrages, sous le nom de χοιράς χοιράδες (qui tient du porc), ce qui prouve que l'étymologie latine a pris sa source dans les mêmes idées que celle des Grecs. Galien, dans ses commentaires sur les aphorismes d'Hippocrate, a répété ce qu'avait dit le père de la médecine, en y ajoutant les vues théoriques que son imagination féconde a répandues dans tous ses ouvrages. Depuis Galien, les auteurs qui ont écrit des traités généraux de médecine, jusqu'à Ettmuller, Cullen, ont presque tous fait mention des scrofules ; mais ce n'est que vers le commencement du siècle dernier qu'on trouve quelques traités spéciaux sur cette maladie. Plusieurs années après, en 1751, l'Académie royale de chirurgie proposa un concours sur les affections scrofuleuses, qui nous a valu les mémoires de Bordeu, de Farre, de Charmetton ; trente ans plus tard, la Société royale de médecine indiqua aussi les scrofules comme sujet de prix, et ce concours a fait naître les ouvrages de Baumé, de Kortum et de Pujol. Depuis cette époque jusqu'à nos jours, plusieurs monographies plus ou moins remarquables sur la scrofule ont été publiées dans différents pays : on distingue surtout celles de Hufeland, en Allemagne, de Carmichaël, en Angleterre, et de MM. Lepelletier et Baudelocque, en France. Si nous ajoutons à ces diverses monographies un très grand nombre de thèses qui ont été publiées sur le même sujet, et des articles plus ou moins étendus consignés dans les dictionnaires de médecine et les traités généraux de chirurgie, tels que ceux de Boyer, d'Astley Cooper, de Delpech, etc., nous trouvons qu'un grand nombre de travaux ont été publiés sur la scrofule.

Quoique ces ouvrages renferment beaucoup de faits et de recherches qui ont fait faire quelques pas à la science, néanmoins l'histoire médicale des scrofules, encore entourée de beaucoup d'obscurités, est une des parties les plus confuses de la pathologie : on n'est pas même d'accord sur ce qu'on doit entendre par scrofules, et sur les altérations qui doivent être considérées comme appartenant à cette maladie. Si nous nous reportons aux idées que les anciens attachaient à la dénomination de scrofule, nous voyons que, jusqu'à la fin du XVIe siècle, on l'appliquait seulement, comme le faisaient d'abord les Grecs, à certains engorgements du col, *pessimus colli morbus*, dit Hippocrate. Mais, à dater de cette époque, les médecins, ayant observé que cette altération particulière des ganglions du col coïncidait très fréquemment avec d'autres affections morbides dépendant des parties molles ou solides, ont cru reconnaître que ces diverses altérations dépendaient d'un même principe, d'une modification particulière des humeurs à laquelle on a donné le nom de *vice* ou *virus scrofuleux*, qu'on a comparé jusqu'à un certain point au virus syphilitique. Une fois cette hypothèse admise, chaque auteur, au gré de son imagination, a agrandi le domaine des scrofules ; de sorte que beaucoup d'écrivains et de médecins distingués, comme Hufeland et Lepelletier, incorporent dans l'histoire des scrofules, non seulement les diverses phthisies tuberculeuses, bronchiques, pulmonaires, mésentériques, mais encore plusieurs autres maladies qui appartiennent, soit au système dermoïde, comme les *lupus*, les *porrigo*, soit aux maladies des os. D'un autre côté, quelques écrivains modernes, comme MM. Roche, Velpeau, Barthez, et Rilliet, rejettent complètement l'existence d'une cause scrofuleuse ; de sorte que, tandis que les uns voient la maladie scrofuleuse presque partout, et infestant toute l'économie, les autres ne la voient nulle part. Au milieu de ces deux extrêmes, où l'imagination s'égare et s'écarte également des faits, nous tâcherons de rester dans les limites du vrai ; nous admettrons une maladie scrofuleuse générale et spéciale indépendante de toute autre, et nous exposerons les raisons sur lesquelles nous établissons notre opinion en traitant de l'étiologie. Mais avant tout, il est nécessaire de fixer les idées sur ce que l'on doit entendre par scrofules, et sur les caractères qui doivent appartenir à cette maladie.

I. *De la maladie scrofuleuse considérée d'une manière générale.* — Cette maladie peut se développer à tous les âges : on voit des enfants d'un an à peine porter les caractères extérieurs de la scrofule ; par contre, on trouve quelques exemples de cette maladie après cinquante ans ; mais la scrofule, à ces deux époques si différentes de la vie, est une exception. Le plus ordinairement cette maladie commence à se manifester vers le temps de la première dentition, ou entre la première et la seconde. C'est de cinq ans à quinze que nous observons le plus de scrofuleux. La fréquence de la maladie va en augmentant à mesure que l'on approche de l'époque de la puberté. Les adultes chez lesquels nous avons rencontré cette maladie l'avaient presque toujours contractée dans leur enfance. Quant à la fréquence de la scrofule par rapport au sexe, il nous a paru qu'elle se rencontrait plus fréquemment chez les filles que chez les garçons.

On croit généralement que la maladie scrofuleuse est plus commune chez les individus d'un tempérament lymphatique ; cependant il faut se garder d'adopter comme vraie cette assertion qu'on rencontre dans tous les ouvrages. Nous voyons tous les ans un grand nombre d'enfants scrofuleux, et, certes, la majorité de ces enfants n'offre pas les caractères qu'on attribue ordinairement au tempérament lymphatique : beaucoup d'entre eux sont châtains ou noirs, ont la peau brune, des muscles prononcés, et peu d'embonpoint. Les nègres, qui, en général, tiennent peu du tempérament lymphatique, sont néanmoins très souvent affectés de scrofule, surtout dans notre climat : il est vrai, toutefois, qu'il existe une constitution particulière qui prédispose surtout à la scrofule, et qu'on pourrait appeler *constitution scrofuleuse*. Les enfants qui ont cette constitution ont la peau fine, satinée, transparente, blafarde, rosée, la face large, la mâchoire inférieure carrée, les lèvres épaisses, gonflées, crevassées, souvent enflammées pendant les froids ; les yeux sont grands, les cils très longs, et la sclérotique est nacrée ; ils sont, dès leur naissance, souvent affectés de différentes espèces d'ophthalmies, d'éruptions pustuleuses ou vésiculeuses sur le cuir chevelu, sur la face, et derrière les oreilles. Cette disposition constitutionnelle scrofuleuse n'est pas le résultat seulement d'un développement particulier du système lymphatique, ni de la prépondérance ou de la faiblesse de ce système par rapport aux autres, elle dépend aussi d'une altération notable des liquides qui se manifeste souvent par la fétidité des excrétions et des sueurs en particulier, et par la fréquence des éruptions cutanées qui précèdent ou accompagnent le développement de la scrofule. Malgré la prédisposition dépendant de la constitution scrofuleuse, on voit néanmoins beaucoup d'enfants qui en sont pourvus passer l'âge de la puberté, atteindre l'âge adulte et viril, et parcourir même une très longue carrière sans être jamais atteints de scrofules ; et on voit, par contre, quelquefois cette maladie se développer chez des individus qui n'offrent aucune apparence de la constitution dite *scrofuleuse*.

Quoique, chez quelques scrofuleux, les premiers symptômes de la maladie apparaissent souvent subitement au milieu de la santé la plus florissante, cependant, dans la plupart des cas, ils ne se présentent qu'à la suite de maladies aiguës ou chroniques qui ont affaibli ou modifié la constitution ; tantôt ce sont des maladies éruptives, telles que la variole, la rougeole, la scarlatine, la vaccine, ou des gastro-entérites, ou des pneumonies, tantôt des éruptions cutanées chroniques appartenant aux eczéma, aux psoriasis ou à l'impétigo. J'ai vu aussi survenir la scrofule chez les adultes, à la suite d'un traitement antisyphilitique.

Quelles que soient, au reste, les maladies qui précèdent la scrofule, qu'elle se manifeste d'emblée, ou qu'elle procède de maladies antécédentes, on peut admettre dans sa marche plusieurs périodes distinctes : celle d'incubation, de localisation, de dépuration morbide, et enfin, celle de la terminaison. La première période, que j'appelle celle d'*incubation*, parce que les caractères propres à la scrofule sont encore latents, n'est bien prononcée que lorsque la maladie est portée à un assez haut degré ; elle est nulle ou imperceptible lorsque la maladie scrofuleuse est très légère, et le plus souvent alors le médecin n'est pas appelé, et n'en peut être témoin. C'est ordinairement vers la fin de l'hiver ou au commencement du printemps que se manifestent les premiers symptômes de la scrofule : les malades tombent dans une sorte d'abattement, de tristesse, de faiblesse et de langueur ; ils n'accusent souvent aucune douleur, mais d'autres fois ils se plaignent de douleurs vagues dans les membres, tantôt dans les articulations, tantôt sur le trajet des os, comme il arrive souvent dans la première période du rachitisme. Les jeunes malades perdent leur appétit, sont en proie à des accès de fièvre irréguliers et éphémères ; ils se décolorent et maigrissent sans que l'exploration la plus attentive de tous les organes puisse mettre sur la voie d'aucune altération appréciable aux sens. Ces symptômes généraux persistent quelquefois chez les enfants débiles, un ou plusieurs mois avant qu'on puisse en assigner la véritable cause : ils peuvent également appartenir à une affection tuberculeuse encore latente des cavités thoraciques ou abdominales ou des os, ou au rachitisme, ou au scorbut.

Dans la seconde période, celle de localisation, la maladie se caractérise de manière à ne plus laisser aucun doute sur sa nature ; alors se manifestent des engorgements plus ou moins prononcés des ganglions du col, des aisselles, des mamelles au des aines, ou des abcès sur le trajet des membres ou sur le tronc. Chez quelques sujets, ce sont des gonflements articulaires, chez d'autres, des développements napiformes des phalanges, ou de simples gonflements dans le trajet des os. Ces diverses altérations morbides se montrent, tantôt successivement, tantôt simultanément sur plusieurs points à la fois, ou bien se succèdent rapidement les unes aux autres. Lorsque la maladie est peu étendue, et que les altérations locales ne sont pas très multipliées, la fièvre et les autres symptômes généraux cèdent d'ordinaire complétement après l'apparition des symptômes primitifs ; l'état général semble s'améliorer, au moins momentanément ; l'appétit et les forces se raniment, la gaieté revient ; mais si la maladie est portée à un très haut degré, ou que les altérations locales se succèdent ou se multiplient, alors les symptômes généraux persistent et acquièrent même un grand développement, la maladie prend un caractère presque aigu. La forme qu'elle affecte constamment est cependant la forme essentiellement chronique.

Ici commence la troisième période de la scrofule, celle que j'appelle de *dépuration* : c'est la période la plus longue. Sa durée est indéterminée : elle est toujours en raison de l'intensité et de l'étendue des altérations morbides locales. Celles des parties molles, lorsqu'elles sont bornées à la peau ou au tissu cellulaire, ne sont ordinairement pas d'aussi longue durée et aussi graves que les altérations morbides qui envahissent les articulations ou le système osseux dans sa continuité ; mais la chronicité de cette maladie est toujours des plus remarquables, soit qu'elle se termine d'une manière favorable, soit qu'elle entraine la mort. La plus légère atteinte de scrofule ne dure pas moins de plusieurs mois ; et quand l'affection est plus grave, elle se prolonge souvent une ou plusieurs années. La marche de cette maladie, indépendamment de toute espèce de traitement, suit chaque année une sorte de régularité dans son développement qui avait déjà frappé l'attention de plusieurs observateurs. Tous les symptômes locaux se développent avec plus d'intensité vers la fin de l'hiver ou au printemps, à l'époque correspondante environ à celle de l'invasion de la maladie. Ils s'amendent constamment pendant l'été, et jusqu'à l'automne. Qu'on n'emploie aucune espèce de traitement, ou qu'on cherche à combattre la scrofule par les moyens les plus actifs, sa marche est toujours la même. L'amélioration des diverses altérations morbides est tellement prononcée pendant l'été, qu'on est presque toujours tenté de croire qu'elles sont alors sur le point de guérir ; mais presque toujours aussi l'hiver vient détruire les espérances que l'on avait conçues, et l'affection se reproduit avec une nouvelle intensité au printemps. De nouvelles tumeurs se développent à la surface du corps, ou celles qui existent acquièrent plus de volume ; les cicatrices qui paraissaient bien fermées se rompent et s'ulcèrent de nouveau ; les trajets fistuleux s'enflamment, et presque toujours cette recrudescence est précédée de symptômes généraux, tels que la fièvre, l'anorexie, etc.

Indépendamment de ce renouvellement annuel et périodique de ses symptômes, la maladie scrofuleuse présente aussi quelquefois des accès de recrudescence dans le cours de l'année ; mais ils sont en général éphémères et beaucoup moins longs que l'accès printanier ce n'est ordinairement qu'après beaucoup d'oscillations régulières ou irrégulières dans sa marche que la maladie arrive enfin à sa quatrième et dernière période, celle de terminaison. Lorsque cette terminaison est favorable, les ulcérations qui étaient la conséquence des diverses altérations locales se cicatrisent d'une manière solide ; les parois des trajets fistuleux adhèrent entre elles, les inflammations des articulations se dissipent avec ou sans ankyloses ; il ne reste plus de la maladie que des cicatrices cutanées indélébiles, caractérisées par l'irrégularité de leur forme et le siège qu'elles occupent, ou enfin des mutilations des membres que l'art n'a pu empêcher, et qu'il a été même quelquefois obligé de provoquer par des opérations nécessaires pour conserver la vie du malade. Près de la moitié des individus qui sont atteints de scrofules guérissent avec plus ou moins de difformités ; mais les uns restent faibles et débiles toute leur vie, tandis que d'autres jouissent d'une très bonne santé, deviennent même très forts, vigoureux, et parcourent une longue carrière. On a généralement observé que les individus du sexe masculin guérissent en plus grande proportion que ceux du sexe féminin. Lorsque les scrofuleux succombent à leur maladie, il faut presque toujours l'attribuer à une sorte de cachexie due aux désordres qu'entraînent les caries des os et des articulations, ou à des suppurations profondes, ou enfin à des entéro-colites chroniques. On voit aussi très fréquemment les scrofuleux périr de phthisie bronchique, pulmonaire ou mésentérique, ou de méningite tuberculeuse, ou enfin d'hydropisies consécutives à la néphrite albumineuse, qui complique assez souvent leur maladie.

II. *Des altérations morbides scrofuleuses.* — Ces altérations sont primitives ou secondaires. Nous considérons comme appartenant à la première division les abcès scrofuleux, les adénites strumeuses ou écrouelles, les arthrites, périostites et ostéites scrofuleuses, les ulcérations consécutives à ces diverses maladies, et enfin les altérations morbides du sang et de la lymphe. Toutes ces altérations sont caractéristiques de la scrofule pour tous les médecins qui admettent cette maladie comme distincte. Ces altérations locales apparaissent en général dès l'invasion de la maladie, ou peu de temps après qu'elle s'est manifestée ; elles persistent pendant toute sa durée et semblent à elles seules la constituer tout entière ; aussi ce sont les seules altérations morbides dont nous nous occuperons ici. Nous admettrons seulement comme altérations secondaires certaines ophthalmies, otorrhées, certains ozènes, dits scrofuleux ; mais elles ne peuvent être considérées que comme des épiphénomènes de la maladie scrofuleuse, la précédant ou l'accompagnant : leur durée n'est d'ailleurs souvent que transitoire par rapport à l'affection scrofuleuse elle-même.

A. *Abcès scrofuleux.* — Les abcès scrofuleux sont plus ou moins superficiels ; les uns ont leur siège dans le derme lui-même, et sont reconnaissables par la coloration violacée de la peau : ces petits abcès, par leur forme, leur peu d'étendue et leur couleur, se rapprochent jusqu'à un certain point de certaines variétés du lupus ; mais ils en diffèrent en ce qu'ils offren presque dès leur origine une mollesse remarquable au toucher. Lorsque ces abcès sont situés à la face, ils se gonflent et se colorent davantage au moment où les enfants crient, ce qui pourrait les faire confondre, dans ce moment seulement, avec certaines tumeurs érectiles, si on n'y portait pas une grande attention ; ils se terminent souvent par résorption, et dans ce cas la peau reste seulement violacée dans l'endroit qu'ils occupaient. Le pus qui s'en écoule quand ils s'ouvrent spontanément, ou lorsqu'on est forcé d'y porter l'instrument tranchant, est sanieux ou séro-purulent comme celui des furoncles. Les abcès sous-cutanés sont disséminés à la surface des membres et du tronc, tantôt immédiatement au-dessous du derme, tantôt plus ou moins profondément dans les interstices des muscles. Les premiers se présentent sous la forme de tumeurs arrondies, circonscrites, molles, indolentes, sans changement de couleur à la peau. Ces tumeurs, qui déforment les membres et ressemblent à des espèces de loupes, ne sont point isolées comme les abcès froids essentiels : le même individu en porte presque toujours plusieurs. Le liquide qu'elles contiennent est ordinairement renfermé dans une espèce de kyste formé par le tissu cellulaire environnant. Ces abcès restent, comme les précédents, très longtemps indolents, et l'inflammation de la peau ne s'y développe que lentement, quelquefois au bout de plusieurs mois. Si l'abcès s'ouvre spontanément ou si l'on donne issue au liquide qu'il contient à l'aide de l'instrument tranchant ou du caustique, on ne rencontre presque jamais de véritable pus phlegmoneux, mais le plus souvent un liquide séreux et jaunâtre, au milieu duquel se rencontre une matière blanche, caillebottée, comme caséuse ou quelquefois absolument semblable, pour la consistance ou la couleur, à une sorte de frangipane, qui ne s'échappe que lentement et avec beaucoup de difficulté par les ouvertures spontanées, de sorte qu'on est obligé de lui donner issue avec l'instrument tranchant. A ces abcès succèdent des ulcères plus ou moins étendus, dont nous ferons bientô connaître les caractères.

Les abcès scrofuleux qui sont situés le long du rachis, autour des lombes, du bassin, ou dans les interstices des muscles profonds des cuisses, ou autour des articulations coxo-fémorales, peuvent en imposer souvent pour des abcès par congestion, et méritent la plus sérieuse attention.

Le pronostic des abcès scrofuleux dépend du siège qu'ils occupent : il est très différent suivant qu'ils sont superficiels ou profonds. Les premiers n'offrent en général aucune conséquence fâcheuse lorsqu'ils ne sont pas très multipliés, que l'état général est bon, et qu'ils ne sont pas compliqués d'autres maladies ; mais les abcès profonds, qui ont leur siège sous les aponévroses, dans la gaine des tendons, ou qui ne sont que la conséquence de maladies des os, ou qui enfin communiquent avec les grandes articulations, sont souvent extrêmement graves et entraînent des désordres tels, que les malades sont atteints de résorption purulente, ou tombent dans un état de cachexie qui les conduit plus ou moins promptement au tombeau.

B. *Des adénites strumeuses.* — Les ganglions cervicaux, axillaires, inguinaux, ceux des mamelles, et ceux qui sont placés le long du trajet des vaisseaux lymphatiques des membres, s'engorgent fréquemment chez les scrofuleux, et donnent ensuite naissance à des tumeurs d'abord indolentes, rénitentes, dures, et plus ou moins pesantes au palper. C'est surtout autour du cou que ces engorgements se rencontrent le plus fréquemment, et sont le plus nombreux, sans doute parce que les ganglions pour lesquels la scrofule a une grande affinité sont beaucoup plus multipliés dans la région cervicale que partout ailleurs ; aussi l'adénite cervicale scrofuleuse a-t-elle été de tout temps considérée comme le type de la maladie scrofuleuse. Les adénites cervicales peuvent se manifester depuis le pourtour des oreilles et les tempes jusqu'au niveau des clavicules, partout où se rencontrent quelques ganglions dans cette région. Les adénites les plus superficielles sont ordinairement isolées, roulent facilement sous la peau. Les plus profondes, qui sont situées vers les angles de la mâchoire inférieure, ou sur les parties latérales du cou au-dessus des sterno-mastoïdiens, ou entre les muscles plus profonds, sont peu mobiles et adhérentes aux parties environnantes ; elles se présentent d'abord sous la forme de tumeurs isolées, se groupent ensuite en masses plus ou moins considérables, inégalement bosselées, et accolées entre elles. Ces tumeurs sont souvent développées des deux côtés à la fois, et s'étendent jusque près des oreilles et des joues ; mais toujours plus d'un côté que de l'autre, ce qui donne un aspect hideux et tout particulier à la physionomie.

Les adénites axillaires ou celles des aines, de la fosse poplitée ou des mamelles, n'acquièrent jamais, à beaucoup près, un volume aussi consi-

dérable que celui des ganglions du cou ; cependant on en trouve quelquefois sous les aisselles presque de la grosseur du poing, et formées, comme
toutes les autres ganglites, de noyaux séparés et ensuite réunis.

Les adénites scrofuleuses se développent quelquefois d'abord assez rapidement, surtout quand elles ont été précédées de symptômes généraux
d'incubation ou de quelques maladies aiguës ou chroniques, dont elles ne
semblent que la conséquence ou la crise, mais elles marchent en général
très lentement, restent quelquefois même pendant des années. Elles sont
ordinairement indolentes pendant toute la première période, dont la durée
est indéterminée.

Les adénites scrofuleuses peuvent se terminer soit par résolution, soit
par suppuration. La résolution est un mode de terminaison qui n'est pas
très rare, et qu'on ne peut révoquer en doute, quand on voit des engorgements bien évidemment strumeux sur les parties latérales du cou ou sous les
aisselles, diminuer progressivement de volume sous l'influence d'un traitement général et local ; les masses se désagréger progressivement et s'isoler,
en suivant dans la résolution la marche rétrograde qu'elles avaient présentée dans leur agrégation, et enfin disparaître ensuite complètement sans
laisser souvent aucune trace de leur existence. La terminaison par induration est celle qui est la moins fréquente : les ganglions, après avoir d'abord
diminué un peu de volume par l'action des moyens thérapeutiques, acquièrent ensuite une dureté plus considérable, et restent ainsi complètement indolents le reste de la vie, à moins que quelques maladies accidentelles ne
viennent y réveiller des symptômes inflammatoires ; encore, dans ce cas, ils
deviennent seulement plus volumineux et plus douloureux, mais ils ne se
terminent ordinairement pas par suppuration. La terminaison par suppuration est la plus fréquente de toutes, et la plus favorable, quoique les malades la redoutent le plus. Lorsque l'adénite scrofuleuse doit se terminer par
suppuration, les ganglions deviennent douloureux au toucher ; mais avant
que la fluctuation se manifeste, l'inflammation diminue et augmente alternativement, et semble rétrograder plusieurs fois. Enfin, si le malade est
d'une constitution assez irritable, et que plusieurs ganglions s'enflamment à la fois, alors il survient de la fièvre, quelquefois même des rougeurs érysipélateuses à la face. Dans la plupart des cas, cependant, l'inflammation locale n'est accompagnée d'aucuns symptômes généraux de réaction. Lorsque l'inflammation suppurative a complètement envahi les ganglions, ils adhèrent à la peau, qui devient chaude et douloureuse comme
dans la dernière période du phlegmon ; la fluctuation est alors évidente,
et la tumeur s'ouvre spontanément, ou par les moyens que l'art met en
usage. Il s'écoule tantôt du pus véritablement phlegmoneux, quand il s'est
formé de petits foyers de suppuration dans le tissu cellulaire qui environne
les ganglions, tantôt un liquide séreux caillebotté, mélangé de véritables
tubercules ramollis en masse plus ou moins considérable quand le foyer
de suppuration communique directement avec le ganglion devenu tuberculeux.

Lorsque le malade vient à succomber à une maladie intercurrente pendant la durée de l'adénite scrofuleuse, on trouve des altérations morbides différentes dans les ganglions, suivant le degré plus ou moins avancé de la maladie. Dans le premier degré, le tissu des ganglions est seulement beaucoup plus développé, plus rouge et plus ferme que dans l'état normal. A une époque plus avancée, le ganglion est transformé en un tissu plus compacte encore, qui se rapproche, pour la couleur, de celle de la chair de veau cuite et lavée. Ce tissu n'est pas fibreux, mais granulé et mamelonné comme celui des ganglions sains. Il devient ensuite très dur à la pression, résistant et presque criant sous le scalpel, comme le squirrhe au premier degré, mais cependant ce tissu n'est pas nacré, et aussi dur et aussi lisse que le squirrhe ; il se rapproche davantage de la transformation grise que l'on observe si fréquemment dans les poumons des phthisiques, et qui précède très souvent le développement des tubercules, et marche concurremment avec eux. Au milieu de ce tissu dégénéré, ou au milieu du tissu rouge et induré, propre au premier degré de l'adénite scrofuleuse, on remarque presque constamment ou des granulations tuberculeuses, ou du tubercule infiltré d'une manière irrégulière, sous forme de languettes anguleuses, ou enfin des masses tuberculeuses isolées, arrondies et chatonnées dans la substance même des ganglions, ou multiples, et dans ce cas groupées et accolées entre elles, de manière à former des masses plus ou moins considérables de tubercules, qui ne sont séparés les uns des autres que par des couches très minces de tissu cellulaire. Le tissu du ganglion est alors refoulé, absorbé ou détruit en grande partie. Dans quelques cas même, il a complétement disparu, et on n'en trouve plus aucune trace. Quand les tubercules sont isolés, ils sont quelquefois entourés d'une espèce de kyste formé par le tissu cellulaire environnant. Lorsqu'on examine l'état des parties dans la période de suppuration, on trouve un ou plusieurs foyers renfermant tantôt du pus phlegmoneux, tantôt des tubercules en partie ramollis. On ne rencontre presque jamais dans l'adénite scrofuleuse ces concrétions de carbonate et de phosphate de chaux, qui sont assez fréquentes dans les tuberculisations du poumon, et dans celles des ganglions bronchiques et mésentériques ; elles sont tellement rares dans les ganglites externes que je ne me souviens pas d'en avoir jamais vu.

On pourra le plus souvent distinguer facilement les ganglites scrofuleuses des ganglites chroniques simples. Celles-ci sont toujours moins dures, moins pesantes, plus douloureuses à la pression, et diminuent plus promptement sous l'influence des moyens thérapeutiques : tandis que les adénites scrofuleuses, qui ne diminuent que très rarement par l'action des mêmes moyens, ne reviennent presque jamais à leur volume primitif, et s'accroissent souvent sous l'influence même des agents thérapeutiques les plus énergiques. Quant aux engorgements des ganglions cervicaux, qui ne sont que symptomatiques des éruptions du cuir chevelu ou de la face, il est assez facile de ne pas les confondre avec les adénites scrofuleuses, parce qu'ils occupent les ganglions les plus superficiels, situés le plus près du cuir chevelu ou des oreilles, tandis que les adénites scrofuleuses se rencontrent plus constamment dans les régions cervicales, moyenne et profonde, ou vers l'angle de la mâchoire inférieure. Ces engorgements, d'ailleurs, naissent et se développent avec les affections cutanées qui les produisent, et disparaissent avec elles. Les engorgements sympathiques des ganglions des aisselles, à la suite d'un panaris ou d'un phlegmon du bras, ceux des aines, consécutifs à une ulcération quelconque des doigts ou du pied, n'en imposeront pas davantage aux yeux du praticien le moins exercé.

C. *Des arthrites scrofuleuses.* — Les articulations sont souvent le siège d'inflammations scrofuleuses. Cette inflammation peut se borner au tissu cellulaire sous-cutané qui environne l'articulation, mais elle peut s'étendre aussi à celui qui double la synoviale et à cette membrane elle-même, qui, bien que le contestent certains anatomistes, semble se réfléchir sur toute la face interne de l'articulation et la surface des cartilages. C'est ce que nous a semblé du moins prouver l'inflammation chronique des articulations sur plusieurs scrofuleux ; en effet, en examinant attentivement la surface des facettes articulaires, nous avons observé plusieurs fois que les cartilages, dans les parties qui n'étaient pas érodées et résorbées, étaient recouverts d'une petite couche rosée extrêmement mince, qu'on ne pouvait râcler et enlever avec le scalpel, mais qu'on ne pouvait pas détacher sous forme de membrane, et qu'au-dessous le cartilage paraissait complètement sain. C'est sans doute ce que Brodie a pris pour l'inflammation des cartilages, bien que le cartilage en lui-même, comme on l'a justement observé, ne puisse pas s'enflammer, puisqu'il ne contient pas plus de vaisseaux que l'émail des dents. Dans les arthrites scrofuleuses, comme dans celles qui dépendent de causes rhumatismales, les symptômes qui se manifestent sont très différents, suivant que l'inflammation commence par les parties internes ou externes de l'articulation. Dans le premier cas, la maladie débute d'une manière plus ou moins aiguë, et s'accompagne presque toujours d'un mouvement fébrile plus ou moins intense, et de douleurs tellement vives qu'elles arrachent des cris au malade. Dans le second cas, au contraire, il n'existe souvent pas de mouvement fébrile ; la maladie marche d'une manière plus ou moins chronique, et les articulations ne sont douloureuses que lorsqu'on imprime quelques mouvements aux membres.

D. *Des ostéites et périostites scrofuleuses.* — La plupart des espèces que M. Gerdy a admises dans les maladies des os et du périoste se rencontrent fréquemment chez les scrofuleux. Il est impossible, si on admet une cause scrofuleuse spécifique, de ne pas la regarder comme le principe d'un grand nombre de ces maladies des os chez les enfants. La périostite chronique, l'ostéite raréfiante et ulcérante, sont souvent les premiers symptômes de scrofule, et apparaissent même quelquefois avant l'adénite strumeuse. Les os du carpe et du métacarpe, ceux du tarse et du métatarse, et les phalanges des doigts des pieds et des mains, les vertèbres, tous les os dans lesquels la proportion de la substance spongieuse est plus abondante, sont le siège le plus ordinaire de ces ostéites scrofuleuses. Les os longs des membres en sont plus rarement affectés. Ces ostéites ne sont pas à beaucoup près toutes tuberculeuses, comme on est trop porté à le croire maintenant. J'ai observé plusieurs fois de ces ostéites chez des scrofuleux et dans le premier degré de la maladie, et je n'ai trouvé qu'une distension considérable, et une injection de tous les tissus, sans aucune apparence de tubercule. Aussi les diverses espèces d'ostéites, qui peut-être ne constituent qu'une même maladie, dans laquelle les tubercules ne sont qu'accessoires et secondaires, sont-elles très difficiles à distinguer les unes des autres. Nous n'en faisons ici mention que comme symptômes des scrofules, et seulement pour indiquer les points de contact entre les ostéites scrofuleuses et les autres.

E. *Ulcères scrofuleux.* — Les ulcères scrofuleux succèdent soit à des abcès scrofuleux, soit à des adénites scrofuleuses, soit à des arthrites, périostites ou ostéites, qui se terminent par suppuration et par carie ; mais quelle que soit l'origine différente de ces ulcérations, qui ne sont qu'un des derniers degrés de la maladie scrofuleuse, elles affectent toujours des caractères particuliers et tranchés, qui ne permettent pas de les confondre ni avec les ulcères syphilitiques ni avec les ulcères scorbutiques, dont ils se rapprochent à beaucoup d'égards. Les ulcères scrofuleux plus ou moins profonds ne sont ordinairement pas taillés à pic comme les ulcères syphilitiques : leurs bords sont décollés, amincis, arrondis, irréguliers ; leur fond est inégal, mamelonné, fongueux, grisâtre, souvent sanieux, et s'entr'ouvre quelquefois pour laisser échapper des portions de matière tuberculeuse ramollie. La marche de ces ulcères scrofuleux offre vraiment un aspect tout particulier ; ils suppurent très longtemps, souvent pendant des mois, des années : mais dans cette longue période, ils changent fréquemment de forme dans leur fond et dans leurs contours. Cette transformation assez fréquente des ulcères scrofuleux dépend de la tendance qu'ils ont en général à se cicatriser partiellement sur les bords à la manière des ulcères qui succèdent aux brûlures profondes. Aussi voit-on assez souvent de petits promontoires, formés de tissu cellulaire, s'avancer sur les bords de ces ulcérations, fournir des brides ou des lames qui marchent rapidement vers la cicatrisation, ou qui donnent naissance à des trajets fistuleux, tandis qu'il se forme ailleurs des clapiers, ou qu'une autre partie de l'ulcère suppure largement et à découvert. D'autres fois, quand l'ulcère se rétrécit rapidement et affecte une forme longitudinale, ce qui a lieu fréquemment sur les parties latérales du cou, à cause du rapprochement facile des bords de l'ulcère par suite de l'inclinaison du cou, il arrive souvent que des lambeaux du derme, en partie cicatrisés, se relèvent et se présentent comme des espèces de crêtes ou de végétations au-dessus du plan primitif de l'ulcère. Enfin, dans d'autres cas, les bords de l'ulcération sont roulés en ourlets et adhèrent au fond des cicatrices ; il résulte de cette disposition singulière à la cicatrisation partielle, que les cicatrices des ulcères scrofuleux sont toujours plus ou moins inégales et difformes, si on ne prend les plus grandes précautions pour remédier à ces inconvénients.

La marche des ulcères scrofuleux est en général très irrégulière : au moment où l'on espère atteindre le terme d'une cicatrisation complète, tout à coup les accidents se renouvellent, la cicatrice rétrograde, s'ulcère, s'agrandit de nouveau et sans cause connue. Souvent, dans les hôpitaux, cette marche rétrograde est due au développement d'une maladie très voisine de la pourriture d'hôpital, et que nous en distinguerons sous le nom de *pourriture scrofuleuse*. Cette maladie, comme la pourriture d'hôpital, ne se développe que dans les salles où sont réunis plusieurs malades ; je ne l'ai jamais vue dans les maisons particulières. Elle sévit le plus ordinairement depuis les mois d'octobre ou de novembre jusqu'au mois d'avril, et particulièrement dans les températures humides et froides. On l'observe beaucoup plus rarement en été ou en automne ; nous l'avons cependant constatée quelquefois dans ces deux saisons, quoiqu'elles soient plus favorables en général aux scrofuleux. Elle ne paraît pas dépendre du plus ou moins grand encombrement des salles : tous les lits des scrofuleux sont presque constamment occupés à l'hôpital des Enfants. Nous n'avons pas remarqué non plus que cette maladie fût contagieuse ; il arrive rarement qu'il y ait plus d'un ou deux cas de pourriture scrofuleuse en même temps dans chaque salle, et quand ces malades sont guéris, on est souvent plusieurs mois sans en observer d'autres. Cette affection atteint plus particulièrement les ulcérations fistuleuses qui communiquent avec des arthrites, des ostéites ou des caries des os ; cependant elle envahit aussi les ulcères superficiels qui ne sont pas en rapport avec des maladies des articulations ou des os.

La pourriture scrofuleuse commence presque toujours par quelques symptômes gastro-intestinaux, de l'anorexie, de la diarrhée, de la soif et de la fièvre. Ces symptômes généraux coïncident ordinairement avec de la douleur et de la chaleur à la surface de l'ulcère qui devient le siège de la pourriture. Les douleurs sont souvent excessivement aiguës : les malheureux enfants qui sont atteints de cette maladie sont complètement privés de sommeil, et poussent souvent des cris jour et nuit. La surface de l'ulcère s'agrandit rapidement ; si la cicatrice était déjà avancée, elle se rompt et est remplacée par une ulcération nouvelle envahissante, qui, dans l'espace d'un jour ou d'une nuit, s'étend quelquefois de plusieurs centimètres. La surface de ces larges ulcérations laisse échapper plus ou moins de sang qui se caille à la surface de l'ulcère. Quand on détache ces caillots, on remarque que cette espèce d'ulcération phagédénique n'a pas seulement envahi le derme, mais aussi le tissu cellulaire sous-cutané qui est frappé de pourriture ; lorsque l'hémorragie capillaire est calmée, le fond de cet ulcère est ordinairement recouvert de mamelons encroutés d'un pus concret et grisâtre, mais je n'y ai jamais trouvé de véritable couenne. Une suppuration fétide, ichoreuse, sanguinolente, entraîne la chute de presque tout le tissu cellulaire environnant, et dissèque même quelquefois les aponévroses ; l'odeur qui s'exhale de cette surface ulcérée est excessivement fétide, mais n'est pas celle de la gangrène. Au bout de quelques jours, huit ou dix jours au plus, les accidents formidables cessent ordinairement.

L'ulcération est bornée ; son fond se déterge ; des bourgeons charnus se développent, et elle marche quelquefois avec autant de rapidité vers la cicatrice
qu'elle en avait mis pour s'agrandir au début de la maladie ; enfin bientôt
l'ulcération revient à une dimension plus petite que celle qu'elle occupait
précédemment. Quand la pourriture scrofuleuse n'a pas envahi la plus
grande surface d'un ou plusieurs membres, et qu'elle n'est pas en communication avec des maladies articulaires, elle n'entraîne pas ordinairement
de suites fâcheuses. L'accident de la pourriture une fois terminé, la marche
de la maladie scrofuleuse reprend son cours, mais lorsque la maladie se
reproduit plusieurs fois dans le cours de l'année, ce que l'on observe quelquefois, ou lorsqu'elle atteint une articulation déjà très malade, ou enfin
lorsqu'elle s'étend sur plusieurs membres à la fois, elle entraîne en général
des conséquences très graves, et accélère plus ou moins rapidement la marche de la maladie scrofuleuse, qui se termine par la mort.

F. *Altération des liquides chez les scrofuleux.* — Nous possédons encore
très peu de notions exactes sur les altérations des liquides chez les scrofuleux ; cependant le sang a été l'objet de quelques recherches microscopiques qui sont dues à M. Dubois (d'Amiens). Il a examiné le sang chez
des enfants scrofuleux de six à dix ans, et chez des jeunes gens de vingt à
trente : tous étaient dans un état de cachexie scrofuleuse. Ce sang, recueilli
dans un vase, a fourni des caillots d'un très petit volume relativement à
la quantité de sérum au milieu duquel ils nageaient ; ce sang se coagulait
lentement ; le caillot était sans consistance ; le sérum avait perdu de sa
densité normale par la présence d'une grande quantité du principe aqueux,
de telle sorte que la quantité d'albumine soluble ou des sels dissolvants
était trop faible par rapport à la quantité de véhicule. Observée au microscope, la matière colorante paraissait en dehors des globules, et leur était
étrangère. Quand le sérum offrait une coloration rosée, ce qui arrivait
quelquefois, ce véhicule et les globules étaient de la même couleur ; mais
quand le sérum était très limpide, et le caillot de couleur foncée, la matière
colorante semblait étendue en nappes diversement distribuées, tantôt
éloignées, et isolées des globules, tantôt confondues avec eux. M. Dubois a
constamment retrouvé dans le sang des scrofuleux les deux sortes de globules, les sphéroïdaux et les lenticulaires. Leur volume ne paraissait pas
sensiblement diminué de celui de l'état normal. Les phéroïdaux ne lui ont
offert aucune particularité ; mais les lenticulaires paraissaient manifestement altérés dans leur forme : les uns offraient une espèce de cercle, un
point tellement transparent au milieu, qu'on aurait pu les croire perforés ;
les autres étaient inégalement circulaires, échancrés ou allongés. M. Dubois
a remarqué ces particularités dans le sang tiré de la veine ou obtenu des
capillaires. Le sang artériel qu'il a eu occasion d'observer une fois n'a pas
paru différer du sang veineux : dans tous les cas, les globules se sont com-
portés de la même manière avec les réactifs employés. La déformation des
globules lenticulaires, la proportion plus grande du véhicule aqueux dans
le sérum, et le peu d'adhérence de la matière colorante avec les globules,

sont jusqu'à présent les seules altérations notables que l'observation microscopique ait constatées.

Les urines des scrofuleux ont été analysées par M. Becquerel, et les résultats en ont été consignés dans sa *Séméiotique des urines*. Il a analysé les urines de soixante-douze filles scrofuleuses de l'âge de trois ans à quatorze : il a trouvé quelques différences entre l'urine de celles qui étaient tombées dans une sorte de cachexie scrofuleuse par suite de suppuration abondante ou de caries articulaires, et entre l'urine de celles qui avaient, au contraire, conservé toutes leurs forces, leur embonpoint, et qui jouissaient en apparence d'une bonne santé. L'urine des premières se rapprochait beaucoup de celle des anémiques, elle était en général très aqueuse, offrait encore moins de pesanteur spécifique que celle des anémiques ; elle contenait aussi assez souvent un peu d'albumine, bien que les malades ne fussent cependant pas atteintes de la néphrite albumineuse. L'urine des secondes offrait, au contraire, le plus souvent les caractères de l'urine fébrile : diminution de quantité, augmentation de pesanteur, coloration plus foncée, forte acidité, sédiments fréquents d'acide urique soit spontanés, soit provoqués par l'acide nitrique ; enfin, dans deux cas seulement, une petite quantité d'albumine en dissolution.

L'analyse n'a pas encore éclairé sur la nature des liquides excrétés chez les scrofuleux : on ne sait pas si les sueurs, par exemple, présentent quelques caractères particuliers. M. Vanoverloup (*Annales et Bulletin de la Société de médecine de Gand*, octobre 1842) pense que les scrofuleux exhalent une odeur toute particulière et très distincte, ce qui pourrait faire croire, si ce fait était constaté, que les émanations cutanées offrent quelque chose de spécial. Nous n'avons rien observé de semblable : les émanations qui s'échappent du corps des scrofuleux nous ont paru, au contraire, très différentes chez ceux qui sont atteints d'ulcères plus ou moins nombreux, et de suppurations considérables, et chez ceux qui n'offrent ni caries ni suppuration ; on retrouve, d'ailleurs, chez ces derniers, les mêmes différences dans les émanations que chez tous les autres individus malades. Les uns répandent une odeur acide ou fétide qui vient de la bouche ; chez les autres, les sueurs ont une odeur d'ail ou de genista scoparia, etc. ; dans deux cas seulement les enfants m'ont offert des émanations qui s'échappaient de toute la surface du corps, et même de leurs urines, et qui avaient beaucoup d'analogie avec l'odeur *pederia fœtida ;* l'urine d'un de ces enfants a été examinée par M. Donné, et n'a rien présenté de particulier.

III. *Des différentes formes de scrofule et des caractères différentiels de cette maladie.* — La maladie scrofuleuse affecte différentes formes, suivant que telle ou telle des affections morbides que nous avons indiquées prédomine et l'emporte sur les autres, et suivant que cette cause agit plus particulièrement sur tel ou tel tissu élémentaire de l'économie: ainsi, tantôt la scrofule affecte particulièrement le tissu cellulaire superficiel ou profond sous-dermoïde, sous-aponévrotique, intermusculaire, et détermine une sorte de pyogénie plus ou moins étendue ; d'autres fois, la scrofule se présente sous l'aspect ganglionnaire ou strumeux; enfin, dans quelques cas, elle n'atteint que les articulations ou les os : on pourrait donc admettre par rapport au siège de la maladie, des variétés de la scrofule, cellulaire, glanglionnaire, arthritique, etc. : mais ces variétés sont le plus souvent confondues, combinées entre elles, et la maladie envahit à la fois tous les tissus différents.

Suivant que la scrofule affecte plus spécialement telle ou telle forme, on peut, par rapport aux altérations organiques des diverses variétés de scrofule, les partager en trois sections distinctes ; la première comprend les diverses espèces d'abcès scrofuleux ; ils se résument, en général, en une sorte de pyogénie sans aucune dégénérescence de tissu. Dans la seconde section, se trouvent les arthrites, les tumeurs blanches, les périostites et les ostéites scrofuleuses ; ces maladies donnent lieu à des altérations organiques différentes, tantôt à de véritables phlegmasies qui se terminent par suppuration ou par des épanchements de sérosité, tantôt à des dégénérescences des tissus blancs, ou enfin à des ramollissements, à des caries ou à des tubercules. La troisième section renferme seulement les ganglites dites *scrofuleuses* qui se terminent presque constamment par la dégénérescence tuberculeuse.

Les diverses formes de la scrofule peuvent être souvent confondues avec des maladies voisines. La forme pyogénique peut en imposer pour le farcin chronique. Les médecins du siècle dernier n'avaient pas, comme nous, la conviction que le farcin est une maladie commune à l'homme et aux animaux : ils avaient néanmoins bien reconnu l'analogie qui existe entre cette maladie et la scrofule, à tel point que Sauvage, dans sa nosologie, admettait une scrofule farcineuse, mais pour les animaux seulement. Ce n'est que dans ces derniers temps que la transmission de cette maladie du cheval à l'homme a été bien constatée par un assez grand nombre d'observations. Le farcin a de si grands rapports avec la scrofule que ces deux maladies ont été souvent confondues, et qu'il est quelquefois très difficile de les distinguer. M. Tardieu, dans une excellente thèse sur la morve et le farcin, a tenté d'exposer les caractères différentiels de ces maladies. Voici, selon lui, en quoi consistent principalement ces différences. Les engorgements farcineux peuvent, comme les scrofuleux, se manifester sur le trajet des ganglions ou sur toute autre partie du corps; mais ces tumeurs, dans le farcin sont toujours accompagnées du gonflement plus ou moins prononcé des vaisseaux lymphatiques qui se présentent comme autant de cordons intermédiaires entre les foyers farcineux, ce qui n'a jamais lieu dans la scrofule. Les tumeurs farcineuses n'ont jamais la dureté des ganglites strumeuses ; elles se rapprochent plutôt des abcès scrofuleux par leur mollesse ; mais elles se terminent en général beaucoup plus promptement par suppuration et ulcération, et ont toujours une marche sub-aiguë. Les abcès scrofuleux s'accompagnent d'ailleurs presque toujours de ganglites, d'arthrites, d'ostéites, ce que l'on ne rencontre pas dans le farcin ; enfin les antécédents connus de la maladie dénotent une transmission contagieuse qu'on ne rencontre pas dans la scrofule.

Les tumeurs gommeuses syphilitiques offrent souvent beaucoup d'analogie avec certains abcès scrofuleux : mais ces tumeurs se présentent ordinairement dans le voisinage des os, succèdent le plus souvent à des douleurs ostéocopes, contiennent une substance visqueuse qui ressemble à une dissolution de gomme, et sont d'ailleurs précédées de signes très caractéristiques de la syphilis ; de sorte qu'il n'est pas possible au médecin de rester longtemps dans le doute à cet égard.

Il est quelquefois possible de confondre avec des tumeurs blanches commençantes certains gonflements articulaires dépendants de causes rhumatismales ; cependant ces rhumatismes articulaires chroniques envahissent d'ordinaire successivement plusieurs articulations, tandis que les tumeurs blanches sont habituellement circonscrites à une ou deux articulations au plus.

L'adénite scrofuleuse peut être facilement confondue avec les autres affections tuberculeuses au premier degré. Quand l'adénite scrofuleuse existe seule, ce qui arrive assez souvent, elle est rarement accompagnée de symptômes généraux très prononcés, ou, s'ils ont lieu, ils cessent d'ordinaire promptement, à moins qu'il ne s'établisse un travail assez étendu de suppuration. Mais quand l'adénite strumeuse est réunie à d'autres altérations tuberculeuses, et n'est que le début des phthisies pulmonaires et mésentériques, ou d'une diathèse tuberculeuse, alors les symptômes généraux subsistent et se combinent avec les autres altérations tuberculeuses, quel que soit leur siège. Cependant on observe presque toujours dans ce cas que, lorsque le développement des tuberculeuses externes est assez rapide, les phthisies viscérales concomitantes se ralentissent dans leur marche, et que, lorsqu'au contraire les adénites scrofuleuses semblent se résoudre et se dissiper presque complètement, les phthisies viscérales font des progrès. C'est aussi une observation constante que, dans tous les pays où la scrofule est fréquente, les phthisies viscérales sont plus rares, et *vice versa*. Cette espèce de balancement entre la marche des adénites scrofuleuses et la dégénérescence tuberculeuse viscérale, d'une part, et l'apparition de l'une ou de l'autre de ces maladies, suivant les localités, d'autre part, confirment encore l'analogie qui existe entre l'adénite scrofuleuse et les affections tuberculeuses. Ces maladies, en effet, ne diffèrent que par le siège qu'elles occupent ; elles sont de même nature, marchent tantôt alternativement, tantôt concurremment, et sont alors souvent confondues et réunies, de telle sorte qu'elles ne forment que les parties d'un même tout : aussi n'est-il plus possible maintenant, dans l'état actuel de nos connaissances, de les séparer l'une de l'autre. L'adénite scrofuleuse doit être désormais considérée comme une forme de la tuberculisation générale. Nous aurions donc dû ne pas comprendre l'adénite externe dans le tableau des altérations morbides scrofuleuses, et renvoyer cette maladie à l'histoire des affections tuberculeuses en général. Mais l'adénite tuberculeuse externe ayant été depuis si longtemps considérée comme le type de la scrofule, nous n'avons pas cru pouvoir l'éliminer ainsi du cadre nosologique dans lequel elle était placée depuis l'origine de la médecine jusqu'à nos jours, sans lui assigner une place quelconque comme un des symptômes de la scrofule.

L'élimination de l'adénite scrofuleuse de l'histoire générale de la scrofule fait naître une question pathologique assez importante. Si le type de la scrofule n'est plus qu'une affection purement tuberculeuse, il n'y a donc plus de scrofule. A quoi bon conserver ce nom? Il faut le rayer de la liste des maladies ! mais il faut observer que l'adénite strumeuse est la seule forme de scrofule dans laquelle on retrouve constamment des tubercules : on n'en rencontre pas dans les divers abcès scrofuleux, et cette forme pyogénique de la maladie est une des plus fréquentes ; on n'en retrouve pas non plus dans la plupart des arthrites scrofuleuses, et les tubercules des os ne sont pas aussi constants, à beaucoup près, dans les ostéites scrofuleuses, qu'on l'a prétendu dans ces derniers temps ; ils ne s'y rencontrent que secondairement et accessoirement, ainsi que nous l'avons déjà dit. M. Baudelocque cite des exemples de scrofuleux qui ont succombé sans avoir présenté aucune altération tuberculeuse ni pendant la durée de leur maladie, ni après leur mort. J'ai également observé plusieurs cas absolument semblables. Il serait donc très peu rationnel, comme le proposent de jeunes écrivains, qui n'ont entrevu la maladie scrofuleuse que sous une de ses faces, de la rayer complètement du cadre nosologique, et de la considérer comme une simple affection tuberculeuse. Quand bien même, d'ailleurs, on n'admettrait aucune cause spécifique scrofuleuse, et qu'on la rejetterait comme une pure hypothèse, encore faudrait-il adopter un nom quelconque pour désigner ces singuliers abcès qui ne sont ni essentiellement froids, ni farcineux, ni syphilitiques, bien qu'ils s'en rapprochent à beaucoup d'égards.

Ainsi donc, dans cette supposition, que nous sommes loin d'adopter d'ailleurs, il vaudrait encore mieux conserver le nom de *scrofule*, admis déjà depuis longtemps, que de créer un mot nouveau.

IV. *De l'étiologie de la scrofule.* — Les causes de la scrofule, comme celles de toutes les maladies, sont ou en dehors de l'individu, ou dépendantes de sa constitution : les premières sont hygiéniques, les autres sont organiques. Les causes hygiéniques des affections scrofuleuses, sont absolument les mêmes que celles des affections tuberculeuses, de sorte que, sous ce point de vue, nous croyons devoir réunir encore ici ces maladies, qui ont d'ailleurs tant de rapports entre elles.

Les aliments et les boissons ne paraissent pas avoir autant d'influence qu'on l'a cru pendant longtemps sur la production des scrofules et des tubercules. L'habitant le plus pauvre de la campagne, qui ne se nourrit que d'un pain grossier, de racines, de mauvais fruits et de laitage, est très rarement atteint de scrofule ou de phthisie tuberculeuse, à moins qu'il ne soit placé d'ailleurs dans des lieux humides, ou encombrés, ou malsains, ou qu'il n'ait momentanément quitté le village pour le service militaire, ou pour aller travailler comme ouvrier à la ville. On ne voit presque jamais ces maladies dans les campagnes éloignées des grandes villes, même quand elles sont marécageuses : l'habitant des marais est souvent exposé aux fièvres intermittentes, mais presque jamais aux affections tuberculeuses.

On avait cru longtemps que les propriétés de l'eau potable avaient quelque influence sur le développement de la scrofule : des médecins partisans de cette opinion avaient avancé, par exemple, que la grande quantité de scrofuleux qu'on observait à Reims dépendait surtout de ce que l'eau est très chargée de sels calcaires ; mais cette cause ne paraît pas plus probable là qu'ailleurs. La ville de Troyes n'a pas l'inconvénient des eaux séléniteuses de Reims, et cependant le nombre des scrofuleux y est au moins aussi considérable ; mais elle est aussi humide que la capitale de la Champagne, et les habitations y sont aussi resserrées. Les habitants de la rive gauche de la Seine à Paris ne boivent presque que de l'eau d'Arcueil, fortement chargée de sels calcaires, tandis que ceux de la rive droite ne boivent que de l'eau de la Seine ou du canal de l'Ourcq, qui est moins chargée de ces sels ; et cependant on ne remarque pas plus de scrofuleux sur la rive droite. Il est inutile de multiplier davantage les citations pour prouver le peu d'importance que les eaux peuvent avoir comme boisson dans la production de la scrofule.

Parmi les causes secondaires qui favorisent le développement de la scrofule, la nature du climat et les localités, suivant le climat, occupent un rang important. Cette maladie est généralement plus commune dans les pays tempérés, froids et humides, que dans les chauds et secs, ainsi que dans les pays froids et secs. Les individus qui passent d'un climat chaud dans un climat froid et humide y sont bien plus exposés que les autres. Buchan, Samuel Cooper et plusieurs autres praticiens ont observé que beaucoup d'enfants transportés des Indes orientales en Angleterre y devenaient scrofuleux. J'ai vu aussi de jeunes Indiens, des enfants de l'Amérique méridionale, et en particulier des Brésiliens, venir succomber en France à la scrofule ou à la phthisie pulmonaire. La scrofule règne d'une manière presque constante dans certaines contrées, ce qui a fait admettre des scrofules endémiques. On peut dire qu'elle est presque endémique dans toutes les grandes villes des Pays-Bas, d'Angleterre et de France. Plusieurs causes différentes paraissent ici se réunir pour rendre ces grandes villes des foyers de scrofules : l'absence de l'insolation, l'humidité, et surtout l'entassement des individus ; cette dernière cause agit sur les animaux comme sur les hommes. Les animaux qui sont en état de domesticité, tels que, par exemple, les vaches, surtout quand elles prennent peu d'exercice et restent dans les étables, comme chez les nourrisseurs des grandes villes, périssent, presque toujours, d'affections tuberculeuses des poumons. Les animaux étrangers que l'on transporte des pays chauds dans notre climat, et qui vivent renfermés dans des ménageries, comme les singes, succombent de la même manière. L'entassement des hommes ou des animaux dans des espaces très resserrés a pour inconvénient principal d'altérer l'air, qui n'est plus alors aussi propre à la respiration, et l'altération de l'hématose, qui en est la conséquence, explique les modifications remarquables qu'on a observées dans les globules du sang des scrofuleux. M. Baudelocque a avec raison attaché une très grande importance à la vi-

.ciation de l'air parmi les causes occasionnelles du scrofule ; mais peut-être a-t-il porté trop loin l'influence de cette cause, qu'il regarde comme la principale ; car la viciation de l'air n'agit puissamment pour produire la scrofule que lorsqu'elle est réunie à d'autres causes : ainsi nous voyons des enfants très chétifs passer des mois, des années, dans les salles de l'hôpital des Enfants, et cependant ne jamais contracter ni scrofules ni tubercules, tandis qu'au milieu d'une famille où tous les enfants sont bien nourris, bien vêtus, bien logés, au milieu d'un air pur, un ou deux de ces enfants deviendront scrofuleux ou seront atteints de phthisie pulmonaire, et cependant les autres seront complètement exempts de cette maladie. Les conditions hygiéniques seules ne suffisent donc pas pour expliquer les développements de la scrofule dans des circonstances données ; il faut encore qu'il se rencontre, chez l'individu qui y est exposé, un état particulier des solides ou des liquides propre à favoriser le développement de la maladie. C'est donc dans un autre ordre de causes qu'il faut chercher le véritable principe de la scrofule. Ces causes sont organiques.

La plupart des praticiens ont admis que la scrofule pouvait être constitutionnelle, héréditaire ou acquise : ces distinctions sont plus spécieuses que réelles ; elles ne reposent pas sur des différences tranchées. Nous avons déjà fait voir, relativement à la constitution scrofuleuse, que le tempérament lymphatique n'était pas à beaucoup près celui qui était le plus exposé à cette maladie, qu'elle attaquait presque indistinctement toutes les constitutions, et que la constitution dite *scrofuleuse* n'était en réalité qu'un composé de diverses dispositions déjà morbides L'hérédité se rapporte évidemment à la constitution première. Quant à la scrofule acquise, cette expression est évidemment défectueuse et vide de sens quand elle ne s'applique pas à une maladie contagieuse ; car une maladie constitutionnelle et héréditaire ne peut souvent se distinguer d'une maladie acquise, puisqu'elles peuvent l'une et l'autre, comme l'expérience le prouve, ne se développer qu'à une époque plus ou moins avancée de la vie, quand le malade se trouve exposé aux causes occasionnelles, et placé dans des circonstances favorables à son développement. Sous ce rapport donc, la scrofule se trouve dans le cas de toutes les autres maladies qui ne sont pas contagieuses.

La non-contagion de la scrofule, qui avait été mise en doute par beaucoup de médecins, est maintenant une chose bien constatée par l'expérience et l'observation. Hébréard, médecin à Bicêtre, a vainement tenté de transmettre cette maladie à des chiens, tantôt en frictionnant la peau avec le pus d'un scrofuleux, tantôt en appliquant un linge trempé dans ce liquide sur le derme dénudé, ou en introduisant la matière purulente dans de petites plaies faites avec l'instrument tranchant. Les cicatrices se sont toujours faites rapidement, et ces animaux, conservés pendant quelque temps, n'ont présenté aucun symptôme de scrofule. Déjà, avant Hébréard, Kortum avait frictionné pendant plusieurs jours le col d'un enfant sain avec le pus d'un ulcère scrofuleux ; il avait inoculé aussi la même matière à un autre individu, en l'introduisant par une petite plaie derrière l'apophyse mastoïde : ces deux enfants ont continué de jouir d'une santé parfaite. Depuis Kortum et Hébréard, M. Pelletier a essayé d'inoculer la scrofule à des cochons d'Inde, et n'y a pas réussi ; et il s'est inoculé lui-même avec la lancette le pus de plusieurs scrofuleux, ainsi que le sérum accumulé sous l'épiderme d'un scrofuleux à l'aide d'un vésicatoire. Ces piqûres se sont promptement cicatrisées, à l'exception d'une seule, qui a suppuré jusqu'au quatrième jour ; et deux ans après, lorsqu'il publiait son ouvrage, il n'était atteint d'aucun symptôme d'affection scrofuleuse. Dans les hôpitaux où un grand nombre de scrofuleux sont réunis avec d'autres qui ne le sont pas, on n'observe pas que la maladie se communique. Pinel, à la Salpêtrière, Alibert, à Saint-Louis, mes confrères et moi, à l'hôpital des Enfants, nous n'avons jamais rien vu qui puisse nous faire soupçonner aucune espèce de contagion de la scrofule. Il m'est arrivé aussi assez souvent de rencontrer dans une même famille des enfants scrofuleux, jouant, mangeant et couchant avec leurs frères et sœurs qui étaient parfaitement sains, et ceux-ci, malgré cette communication continuelle, conservaient une excellente santé. Tous ces faits ne sont pas, à la vérité, également concluants, mais ils suffisent néanmoins, à ce qu'il me semble, pour établir, à n'en pas douter, que la scrofule n'est pas contagieuse. Peut-on en conclure que la maladie ne peut se communiquer dans aucune circonstance, et qu'on peut, par exemple, laisser allaiter un enfant par une nourrice scrofuleuse sans le moindre inconvénient ? nous sommes loin d'en tirer cette conséquence.

L'hérédité est certainement une des causes prédisposantes les plus communes de la scrofule ; une foule d'exemples confirment chaque jour cette vérité, et si nous rapprochons encore ici les maladies tuberculeuses de la scrofule, nous trouvons alors que l'hérédité de ces maladies est une des choses les mieux constatées en médecine. En interrogeant avec soin les malades et les parents des malades, on arrive presque constamment à reconnaître qu'un scrofuleux ou un phthisique ont eu, dans leurs ascendants paternels ou maternels, une ou plusieurs personnes affectées de la même maladie. On voit que ces deux maladies, tantôt réunies, tantôt séparées, alternent aussi très souvent d'une génération à l'autre. Nous avons même vu quelquefois que des enfants qui avaient reçu en naissant ce fatal héritage mouraient avant leurs parents, qui succombaient ensuite eux-mêmes plus tard à la même maladie, de sorte qu'il y a très peu de familles nombreuses, parmi celles qui sont nées dans les grandes villes et qui les habitent constamment, dans lesquelles on ne puisse trouver, soit dans les ascendants, soit dans les descendants, un phthisique ou un scrofuleux. Cependant, tous les enfants nés de parents atteints de l'une de ces maladies n'en sont pas victimes, parce que chacun d'eux apporte en naissant une constitution individuelle nécessairement plus ou moins différente de ceux qui lui ont donné le jour, et qui modifie les principes qu'il a pu recevoir de ses parents, et les dénature souvent complètement, surtout quand les influences hygiéniques sous lesquelles il est placé sont très dissemblables.

On a voulu expliquer l'hérédité elle-même par une altération des humeurs, qui serait dépendante de causes très différentes. Tantôt on a attribué la transmission de la scrofule à ce que la conception avait eu lieu au moment des règles, tantôt à ce que les parents ou l'un des deux seulement avait été atteint de la syphilis. Ce sont là de simples hypothèses qui n'ont pu résister à un examen scrupuleux des faits. L'hérédité nous ramène toujours d'ailleurs à une cause constitutionnelle organique. En effet, si l'on admet l'hérédité, il faut de toute nécessité reconnaître que la transmission de la maladie est inhérente à la constitution elle-même des individus, et sans supposer un vice ou un virus analogue à celui de la syphilis, ce qui serait en contradiction avec les faits, il faut bien reconnaître au moins qu'il existe dans la transmission héréditaire des affections scrofuleuses et tuberculeuses, une disposition organique des solides et des liquides analogue à celle qu'on retrouve dans les affections rhumatismales, et dans beaucoup d'affections dartreuses, dont l'hérédité ne peut pas être plus contestée que celle de la scrofule et des tubercules. Il est donc impossible de ne pas admettre quelque chose de spécifique dans l'organisation de ceux qui sont atteints de cette maladie, et par conséquent dans la maladie elle-même. La marche de ces affections, leur opiniâtreté, la résistance qu'elles opposent à presque tous les moyens thérapeutiques, et qui est si grande, qu'elles semblent plutôt céder à l'influence des moyens hygiéniques, sont autant de raisons qui militent en faveur de cette opinion. Les adversaires de cette théorie de la scrofule opposent des objections peu solides : ils demandent d'abord comment une même cause peut donner lieu à des altérations si différentes, telles que des abcès, des ostéites, des tubercules, etc. Mais quand une cause spécifique atteint des organes différents, l'observation prouve qu'elle donne nécessairement lieu à des altérations plus ou moins diverses. C'est ce qu'on observe tous les jours dans la syphilis, le rhumatisme et le scorbut, dont la spécificité n'est certainement pas contestée. Relativement à la dégénérescence tuberculeuse, la différence entre les terminaisons pyogéniques de la scrofule et la formation des tubercules n'est peut-être pas si grande qu'elle le paraît d'abord. Plusieurs auteurs prétendent que le tubercule n'est lui-même qu'une concrétion purulente.

Quelle que soit, au reste, la nature de cette dégénérescence organique, elle n'en est pas moins le résultat d'une altération morbide toute spéciale, quoique l'un de nos chirurgiens les plus exercés paraisse le révoquer en doute. M. Velpeau, dans son mémoire sur les adénites (*Arch. gén. de méd.*, t. x. p. 185), est conduit à n'admettre aucune espèce de spécificité pour les ganglites scrofuleuses. Son opinion repose sur des faits : il a constaté que, sur 900 scrofuleux qui ont été soumis à son observation, les tumeurs lymphatiques avaient été précédées de phlegmasies ou de suppuration du tissu cellulaire ou du derme sur 730, c'est-à-dire sur près de 7 et demi sur 9. Encore est-il porté à croire que sur les 170 autres les ganglions avaient été aussi primitivement sympathiques. Il est bien certain, comme nous l'avons déjà fait observer, que beaucoup de scrofuleux sont atteints, dans le premier âge, de beaucoup d'éruptions cutanées au cuir chevelu, derrière les oreilles, ou sur les parties latérales du cou, ainsi qu'à la face et au nez : les renseignements que nous avons recueillis à cet égard ne nous laissent aucun doute ; mais la proportion de ces maladies antécédentes ne nous a jamais paru aussi considérable que l'a observé M. Velpeau ; ce qui nous porterait à croire qu'il s'est introduit quelques erreurs dans ses calculs. La plupart des enfants du peuple sont bien exposés à ce qu'ils appellent des gourmes ; mais quand on poursuit les parents et les enfants de questions, on reconnaît que ces gourmes ne sont souvent que le produit du développement d'insectes qui sont dus au défaut de soins et de propreté. M. Velpeau aurait bien pu être trompé par l'inexatitude de ces renseignements, comme je l'ai bien souvent été moi-même. Mais enfin quand bien même il serait constaté que, chez tous les scrofuleux, les adénites cervicales ont été primitivement déterminées par un engorgement sympathique dû à une affection cutanée quelconque (ce que j'ai peine à croire), on pourrait en conclure seulement que cette cause occasionnelle est constante, mais il serait impossible d'en tirer logiquement cette autre conséquence, que l'adénite tuberculeuse est de la même nature que celle des adénites simples. On sera toujours forcé d'admettre quelque chose de spécial dans la marche et dans le mode de terminaison de l'adénite strumeuse. Nous pensons donc qu'on doit, quant à présent, admettre la spécificité des scrofules et des tubercules, qui paraissent se développer les uns et les autres sous l'influence des mêmes causes hygiéniques occasionnelles. Quant à l'identité de la cause organique, c'est une question très importante, mais encore obscure et douteuse, et qui ne pourra être résolue très probablement que par beaucoup d'expériences et d'observations faites sur les animaux.

V. *Traitement de la scrofule.* — L'expérience a prouvé que la guérison de cette maladie se fait très longtemps attendre, quelque méthode de traitement qu'on emploie. La cause en est sans doute dans la nature même de l'affection strumeuse, contre laquelle on n'a point encore trouvé de remède qui ait une action directe. Nous n'avons, en effet, à lui opposer aucun moyen médicamenteux analogue à celui que l'art a découvert pour combattre la syphilis : on ne peut réellement point dire qu'il existe d'antiscrofuleux connus, tandis qu'on ne peut nier l'action spéciale des mercuriaux dans la syphilis. Tous les traitements qu'on a pompeusement décorés du nom d'*antiscrofuleux* sont tout simplement plus ou moins propres, dans la plupart des cas, à aider ou à favoriser la guérison spontanée de la maladie ; mais ils n'attaquent point d'une manière prompte et efficace la cause du mal, et n'ont rien de plus spécifique contre les scrofules que contre quelques autres maladies pour lesquelles on les emploie également. Au milieu du vague dans lequel nous laisse cette triste vérité, il est cependant des résultats incontestables recueillis par l'expérience, et sur lesquels presque tous les praticiens sont presque entièrement d'accord.

Le premier moyen sur lequel l'opinion de tous les praticiens est unanime, c'est qu'il est impossible de guérir cette maladie au milieu des causes sans cesse agissantes qui tendent à l'entretenir ou à la développer. Ainsi, pour traiter les scrofules, il faut d'abord placer le malade loin des circonstances qui les ont fait naître ; et s'il n'est pas possible de les éloigner complètement, c'est contre elles et leurs effets que le médecin doit lutter constamment. Les moyens les plus efficaces pour arriver à ce but sont les moyens hygiéniques, qui, par cette raison, doivent l'emporter sur les autres agents thérapeutiques.

Traitement hygiénique des scrofules. — Tous les praticiens recommandables qui se sont le plus occupés des scrofules, et en particulier Kortum, Baume, Hufeland, Thompson, White, Portal, etc., sont unanimement d'avis que les moyens hygiéniques sont les plus importants et les plus efficaces, que sans ceux-ci tous les autres sont presque insignifiants. Je suis tellement convaincu de cette vérité pour mon propre compte, que je n'hésiterais pas à sacrifier tous les agents médicamenteux, sans exception, aux simples moyens tirés de l'hygiène. Parmi ces derniers se trouve au premier rang l'air pur et sec. Cet agent thérapeutique est un des plus puissants pour les scrofules comme pour beaucoup d'autres maladies chroniques. L'exercice et le mouvement ajoutent beaucoup à son efficacité. Les scrofuleux qui guérissent le plus promptement et le plus sûrement sont ceux qu'on peut exercer à des travaux manuels en plein air, à la campagne. L'entassement des scrofuleux dans les salles de nos hôpitaux, où l'on prétend les guérir, est en opposition directe avec le but très louable de ces institutions. Pour remédier aux grands inconvénients du rapprochement de ces individus pendant la nuit, il faudrait pouvoir les placer en plein air pendant le jour, où on les occuperait, suivant l'état de leurs forces et leur âge, à des exercices manuels, à des travaux de culture, à différents exercices gymnastiques. Les scrofuleux qui guérissent radicalement à l'hôpital de Saint-Louis et à l'hôpital des Enfants sont ceux qui ne restent dans l'intérieur des salles que pour y coucher, qui sont employés à chauffer les bains, à porter différents fardeaux, à rendre des services dans la maison, ceux enfin qui sont continuellement en action et en plein air.

Le genre d'alimentation qui convient aux scrofuleux est en général celui qui est le plus substantiel et le plus fortifiant. Les matières animales bouillies ou rôties, le poisson, les œufs et le vin, doivent faire la base de leur nourriture. Il ne faut pas en exclure complètement, comme le font quelques praticiens, les légumes frais, herbacés cuits, les salades même, et les fruits bien mûrs. Ces végétaux, associés en proportion convenable aux substances animales, constituent pour eux le genre d'alimentation le plus salubre. Quant aux substances plus indigestes, comme les pâtisseries, les fécules, les légumes secs, qui dégagent beaucoup de gaz, et toutes les espèces de laitage, ils doivent être généralement proscrits : ce sont des aliments trop débilitants. Le lait ne peut être utile que lorsqu'il survient quelque inflammation locale qui nécessite de modifier le régime.

Après l'influence de l'air, de l'exercice et des aliments, l'usage des bains simples ou composés est de tous les moyens le plus recommandable. Il est utile de baigner souvent les scrofuleux, pour entretenir l'action de la peau :

les bains chauds simples et sans addition pourraient avoir quelques inconvénients, s'ils étaient répétés souvent chez les individus d'une constitution
très faible ; mais les bains excitants salés, iodés, sulfureux, savonneux, ou
alcalins, conviennent presque généralement à tous les scrofuleux. Il est
quelquefois nécessaire, à cause de l'excitabilité particulière de certains individus, de mitiger les bains alcalins et sulfureux, en leur associant des
solutions mucilagineuses. On ajoute souvent à l'action excitante des eaux
minérales, lorsqu'il est nécessaire d'accroître leur énergie, en les administrant en douches sur les parties qui sont engorgées, et en donnant ces mêmes
eaux minérales à l'intérieur comme boissons. Quelquefois des ganglites
tuberculeuses très considérables, qui avaient résisté à toute espèce de
moyens, cèdent à l'emploi de celui-ci. Les bains de vapeur, les douches
de vapeur et de l'étuve sèche, ne sont pas mis en usage avec moins de succès dans beaucoup de circonstances ; mais toutes les eaux factices ne sont
pas à comparer avec les eaux minérales naturelles, qui ont été si justement
recommandées par Bordeu, Portal, Samuel Cooper, et beaucoup d'autres
praticiens. Les bains froids et les bains de mer méritent, à ce qu'il me
semble, les éloges qu'on leur a donnés : j'ai vu des affections scrofuleuses,
qui persistaient depuis des années, céder uniquement à l'usage des
bains de mer. Il est bon toutefois de remarquer que ce moyen deviendrait dangereux, si les scrofules étaient compliquées de phthisie pulmonaire déjà avancée. Dans ce cas, les signes extérieurs des scrofules disparaissent promptement, mais la phthisie se développe de son côté et marche
avec une rapidité effrayante. On secondera avec avantage tous ces moyens par
des frictions sèches à la peau, faites avec une brosse ou des morceaux de
laine imprégnés de vapeurs aromatiques excitantes, ou d'une liqueur spi-
ritueuse. Il est presque inutile de dire que les scrofuleux doivent être, en
général, vêtus chaudement et couverts de laine immédiatement appliquée
à la peau, surtout pendant les saisons humides et froides : on ne saurait
trop prendre de précautions pour entretenir chez eux une excitation constante à la peau.

Traitement médicamenteux. — Plusieurs médecins recommandent, avant
de commencer le traitement des scrofules, de préparer les premières voies
par des vomitifs et des purgatifs. L'application de cette règle générale,
sans exception, pourrait être parfois nuisible : mais il est certainement convenable de recourir souvent à ce moyen pour rétablir les fonctions digestives
fréquemment détériorées chez les scrofuleux, et pour faciliter l'absorption
des agents médicamenteux qu'on se propose d'employer. L'administration
d'un vomitif et même d'un purgatif est, par cette raison, souvent très utile,
lorsqu'il y a défaut d'appétit, état saburral de la langue, sentiment de plénitude et gonflement à l'épigastre, et absence complète de signes d'inflammation gastro-intestinale. Hufeland prétend qu'on ne retire pas dans le
traitement des scrofules tout le bon effet qu'on a droit d'espérer des amers,
et en particulier du quina, parce qu'on néglige trop souvent de préparer
les premières voies à les recevoir.

Un grand nombre de substances médicamenteuses sont employées dans le traitement général de la scrofule ; mais presque toutes celles qui sont réellement de quelque utilité appartiennent ou aux toniques, ou aux excitants, ou aux altérants.

Les toniques les plus recommandables et les plus vantés dans les scrofules sont les gentianes, le quinquina, le noyer et le fer. Les centaurées, la gentiane jaune, les feuilles de noyer et les différentes espèces de quinquina, qui sont en effet des toniques très puissants, sont administrés avec avantage dans cette maladie, sous diverses formes. Les docteurs Thompson, Fordyce, Burns, Hufeland, etc., les recommandent particulièrement dans les ulcérations scrofuleuses. Les différentes préparations ferrugineuses, seules ou associées avec les amers, ne sont pas moins précieuses dans la plupart des formes des scrofules, toutes les fois que l'intestin est parfaitement sain, et que les amers peuvent être employés sans inconvénients. L'introduction des feuilles de noyer et du brou de noix dans le traitement des scrofules est d'une date assez récente. M. Borson, médecin à Chambéry, dans une lettre écrite à M. Baudelocque en 1832, racontant les succès qu'il a obtenus avec la décoction des feuilles de noyer, sur une mendiante scrofuleuse, dit qu'il doit l'idée de ce remède au professeur Jurine, de Genève, qui l'employait avec beaucoup d'avantages dans le traitement des engorgements lymphatiques. Depuis cette époque, le docteur Négrier (d'Angers) a expérimenté les feuilles de noyer en décoction et en extrait, et il a publié dans les *Archives générales*, le résultat de ses observations, qui est très favorable à l'emploi de ce moyen thérapeutique. Nous l'avons employé aussi sur plus de cinquante scrofuleux, soit en décoction, soit en extrait ou en sirop. Il nous a paru, sur un tiers des malades environ, produire une amélioration notable, et hâter la cicatrisation des ulcères sans carie ; chez un très petit nombre, il a légèrement amélioré l'état général ; sur plus d'un tiers, il n'a produit aucun effet ; très rarement il nous a paru déterminer la résolution des adénites scrofuleuses ; mais il faut observer que nous avons toujours employé les feuilles sèches, que l'extrait était aussi préparé avec ces mêmes feuilles ; et ce médicament est certainement un de ceux qui perdent beaucoup de leurs propriétés aromatiques actives par la dessiccation.

Parmi les excitants, les infusions de camomille, de sauge, de romarin, et de la plupart des labiées, et celles des fleurs de houblon surtout, sont employées d'une manière presque banale. Les excitants résineux, comme le goudron, ne sont pas à négliger. Presque tous les ans nous l'employions autrefois à l'hôpital des Enfants, dans le traitement des scrofuleux, les jus d'herbes de quelques crucifères associés à ceux des plantes amères, et ces excitants, sous cette forme, paraissaient en général améliorer l'état de plusieurs scrofuleux ; mais il faut observer que ce moyen était employé dans une saison favorable, au moment où les scrofules tendent presque toujours à guérir spontanément, et par conséquent dans un temps où tous les moyens même les plus insignifiants semblent réussir. J'en pourrais dire autant de la bière antiscorbutique dont nous faisions presque toujours usage en été. Les préparations vineuses ou alcooliques, qui tiennent en suspension des principes amers, toniques ou excitants, comme les différents vins de quinquina ou antiscorbutiques, conviennent en général aux scrofuleux d'une constitution molle, principalement dans les saisons humides et froides. Les teintures réussissent moins bien que les vins médicinaux, qui sont en général plus toniques et moins irritants.

Parmi les excitants mixtes altérants, on a beaucoup trop déprécié, mais peut-être aussi un peu trop vanté le chlorure de barium. Administré convenablement dans l'eau distillée, et donné progressivement depuis 5 jusqu'à 20 et 25 centigrammes, comme le fait M. Baudelocque, il n'a d'autres inconvénients que de donner quelquefois lieu à de légères entérites, qui cèdent d'ailleurs facilement. Mais, d'un autre côté, il modifie, dans près de la moitié des cas, les engorgements scrofuleux et les ulcères de même nature, ainsi que l'avait déjà annoncé Crawford, qui l'avait employé le premier en 1784. Ce médicament, ainsi que l'a prouvé M. Baudelocque, mérite d'être conservé. Il doit être mis en usage dans les cas où l'iode est sans effet.

De tous les moyens qui ont été jusqu'à ce jour employés contre la scrofule, l'iode est certainement le plus puissant, bien qu'il n'ait rien de plus spécifique que les autres ; mais c'est, celui de tous les agents médicamenteux qui compte le plus de succès incontestables. Je ne partage nullement les craintes que quelques praticiens conservent encore sur l'emploi de ce médicament, et je suis complètement revenu du peu de confiance que m'avait d'abord inspiré l'usage de la teinture d'iode dans mes premiers essais. Les autres préparations n'ont pas les mêmes inconvénients, et leur action est plus franche. C'est en solution dans l'eau qu'il faut employer l'iode et l'iodure de potassium, soit en boisson, soit en bains, ainsi que l'ont fait MM. Baudelocque et Lugol. C'est ainsi que je l'ai administré à plusieurs centaines de scrofuleux depuis dix ans, et je n'ai presque jamais vu qu'il fût nuisible : à peine pourrais-je citer, par cent, un ou deux individus seulement qui ne peuvent supporter ce médicament, tandis qu'il m'a toujours paru plus ou moins utile sur les deux tiers au moins de ceux auxquels je l'ai donné .C'est surtout dans les adénites, les abcès et les ostéites simples non tuberculeuses, que les préparations d'iode m'ont paru surtout recommandables. On conçoit que les effets soient moins évidents et moins prompts dans les ulcérations avec carie et dégénérescence tuberculeuse des os ; mais encore les préparations iodées sous toutes les formes, en pommades, en injections, en bains, en boissons, sont souvent encore utiles dans cette forme opiniâtre de la maladie.

Hufeland et quelques autres praticiens parlent avec beaucoup d'éloges du mercure. J'ai employé, pour combattre les engorgements scrofuleux des ganglions, les frictions mercurielles seules, ou réunies aux sudorifiques, et je les ai continuées sur plusieurs sujets pendant des mois entiers. Dans le plus grand nombre des cas, il n'est survenu aucun changement appréciable ; dans d'autres, la salivation s'est manifestée, et cet accident est un des plus fâcheux qui puissent avoir lieu, parce qu'il jette les malades dans un grand état de prostration : enfin, dans d'autres cas, les frictions ont paru exciter l'inflammation ganglionnaire, qui aurait pu être retardée sans ce moyen. Le deutochlorure de mercure et le nitrate de mercure, associés à des excitants antiscorbutiques ou à des amers, comme dans le sirop de Portal, m'ont paru quelquefois favoriser la cicatrice de certains ulcères scrofuleux ; mais les excitants et les toniques associés ici aux mercuriaux peuvent bien avoir la plus grande part dans les avantages de cette médication mixte. Il doit en être de même pour les mercuriaux combinés avec les amers, les excitants et les purgatifs : cette triple médication, qui se ressent un peu de la polypharmacie galénique, m'a paru néanmoins quelquefois utile dans les scrofules. C'est ainsi qu'on obtient souvent de très bons effets des pilules de Belloste et de celles de la mère Calpin, que Desbois de Rochefort a recommandées dans sa *Matière médicale*. Il faut observer toutefois que ces moyens ne sont utiles que lorsqu'ils ne provoquent pas d'évacuations trop abondantes, et qu'on les emploie plutôt comme altérants que comme purgatifs.

L'huile de foie de morue et de raie semblerait devoir être le plus faible de tous les excitants et altérants qu'on a proposés contre la scrofule, si on s'en rapportait seulement aux apparences. Ce médicament paraît en effet contenir une faible proportion d'iode, mais elle est associée avec d'autres substances dont on n'a pu encore bien apprécier l'influence thérapeutique. Quoi qu'il en soit, ce médicament ne paraît pas à négliger dans différentes formes de scrofules, surtout chez les individus qui ne peuvent pas supporter des excitants plus énergiques. Beaucoup de médecins allemands attribuent à l'huile de foie de morue des propriétés antiscrofuleuses très prononcées, et en France, le docteur Taufflied, médecin à Barr (Bas-Rhin), a publié plusieurs observations dans la *Gazette médicale* (1837 et 1839), qui viennent à l'appui de cette opinion. Il cite même des cas graves de caries vertébrales avec abcès par congestion, guéris par l'emploi de l'huile de morue, portée jusqu'à la dose de 36 livres, pendant l'espace de deux ans et demi de temps qu'a duré la maladie. On peut se demander à la vérité si, dans ces cas où la maladie s'est prolongée si longtemps, les efforts de la nature, secondés par les moyens hygiéniques, n'ont pas eu la plus grande part à la guérison, et si l'huile de morue a eu une action bien efficace. Cependant il faut observer que, chaque fois que la maladie a paru vouloir rétrograder, l'huile de morue a constamment ranimé les forces, et favorisé les progrès vers la guérison. L'huile de morue m'a paru, en effet, dans plusieurs cas de carie des os du carpe et du tarse, produire de très bons effets quand les malades avaient le courage d'en prendre au moins 60 à 90 grammes par jour.

Les différents agents médicamenteux que nous venons de passer en revue ne favorisent véritablement la guérison des scrofules que lorsqu'ils sont employés avec discernement, modifiés suivant les circonstances, et surtout lorsqu'on a soin de faire alterner les divers genres d'excitants, d'altérants, de toniques, avec des moyens mixtes, afin que les malades ne s'habituent point à l'action des mêmes substances, qui produisent alors nécessairement peu d'effet. S'il survient dans le cours des scrofules des phlegmasies plus ou moins graves, accompagnées de symptômes généraux, il faut se hâter de suspendre tous les prétendus antiscrofuleux, pour recourir à l'instant même aux antiphlogistiques ou aux autres moyens indiqués, et traiter, en un mot, les individus comme s'ils n'étaient pas affectés de scrofules.

Traitement local des scrofules. — La ganglite tuberculeuse dans sa première période, et les indurations scrofuleuses au premier degré, réclament quelquefois d'abord des moyens antiphlogistiques et des révulsifs cutanés ; c'est par rapport à ce double effet que les sangsues, appliquées en petit nombre sur le siège même de la tumeur, peuvent être quelquefois utiles en dégorgeant le tissu vasculaire sous-cutané qui environne les ganglions, et en irritant vivement la peau. Fréquemment cette irritation secondaire se prolonge sous la forme d'érythème ou de furoncles, et même donne quelquefois lieu à des ulcérations superficielles qui remplissent pendant quelque temps les fonctions d'exutoires. Autant les saignées locales par les sangsues placées en petit nombre sont avantageuses, autant elles seraient nuisibles si elles étaient abondantes, parce qu'elles agiraient alors à la manière des saignées générales en débilitant le malade. Dans la seconde période de la ganglite tuberculeuse, lorsque les ganglions sont assez volumineux et contiennent déjà une grande quantité de matière tuberculeuse, les applications de sangsues deviennent nuisibles en augmentant la faiblesse locale et générale. A cette époque, les applications excitantes faites sur le siège de la tumeur, réunies au traitement général, peuvent seules favoriser la résolution. C'est alors qu'on peut faire usage, avec quelque espérance de succès, des emplâtres de savons, des liniments excitants ammoniacaux, des pommades mercurielles ou même hydriodatées. On peut couvrir aussi les tumeurs strumeuses avec de la laine imprégnée de son suin, qui agit à la manière d'une espèce de liniment ammoniacal ; mais les ganglites tuberculeuses, dans cette seconde période, se terminent rarement par la résolution ; presque toutes restent longtemps stationnaires, et finissent ensuite par suppurer.

Lorsque les indurations scrofuleuses de la peau ne suppurent point et sont peu étendues, il est souvent plus avantageux de les détruire, soit en les excitant, ou les cautérisant avec le nitrate acide de mercure, la potasse caustique ou le caustique de Vienne. On obtient ainsi des ulcérations de bonne nature, et des cicatrices assez promptes et régulières. Il est très important aussi de ne pas négliger de débrider les trajets fistuleux, de pratiquer des injections dans ceux qu'on ne peut débrider, enfin d'exciser toutes les végétations, les morceaux de peau décollés qui peuvent retarder la cicatrisation. En traitant ainsi localement les ulcérations, il est prudent, lorsqu'elles tendent à se cicatriser, d'ouvrir un cautère pour éviter que la cause scrofuleuse, qui cesse d'agir à la peau, ne se reporte à l'intérieur et ne donne lieu à quelque affection tuberculeuse. Plus les scrofules se guérissent rapidement, plus ces sortes de métastases sont à craindre, et plus il est nécessaire d'insister sur le traitement intérieur et sur les irritations cutanées. Les ulcères scrofuleux doivent être pansés avec des plumasseaux enduits de cérat ou de basilicum. Si les chairs sont blafardes, on les excite doucement avec la crème de tartre en poudre ou un digestif animé. Dans les cas où elles deviennent sanieuses, putrides ou gangrenées, on a recours avec avantage aux tranches de citron privées de leurs zestes, au chlore en vapeur, aux chlorures d'oxyde de sodium, aux lotions de quina, à la poudre de quinquina ou de camphre. Dans le cas, au contraire, où les ulcères sont douloureux et non gangrenés, il faut employer quelquefois le cérat opiacé ou cicuté, ou les cataplasmes émollients. C'est surtout dans la pourriture scrofuleuse que l'emploi de ces divers moyens, et en particulier celui de l'application de la pulpe de citron, est principalement recommandable. Le traitement local des ulcères scrofuleux qui tendent à se cicatriser exige des soins pressants et journaliers pour prévenir la difformité des cicatrices et hâter la guérison de l'ulcère. Il faut souvent réprimer les chairs avec le nitrate d'argent, cautériser les bourrelets de peau, et quelquefois même exciser les végétations trop saillantes.

Traitement prophylactique des scrofules. — On doit recourir au traitement prophylactique toutes les fois que des symptômes scrofuleux se sont manifestés dans un âge très peu avancé, et ont promptement cédé aux moyens appropriés. Il est essentiel d'étouffer, pour ainsi dire, la maladie dès son origine, et dès qu'elle est reconnue. Mais quoique tous les symptômes soient dissipés, il est extrêmement important de continuer l'usage des moyens qui tendent à combattre l'affection scrofuleuse jusqu'à l'époque de la puberté, parce qu'il est à craindre qu'à chaque dentition, ou après la plus légère maladie, les scrofules ne tendent à renaître, tantôt sous une forme, tantôt sous une autre.

Le traitement prophylactique n'est pas moins nécessaire dans les cas où on a lieu de craindre des scrofules héréditaires latentes, chez des enfants nés de parents strumeux ou phthisiques. Il faut chez ces enfants modifier le régime dès qu'ils sont à la mamelle. La nourrice sera elle-même soumise à une nourriture substantielle et animale, mêlée aux antiscorbutiques. On donnera de très bonne heure à l'enfant des bouillons de viande, et on le mettra successivement au régime et au traitement qui convient aux scrofuleux. On sollicitera chez lui des irritations cutanées à l'aide de pommades appropriées, placées d'abord derrière les oreilles, et plus tard on emploiera des exutoires plus actifs vers les extrémités. Il devra, s'il est possible, habiter pendant plusieurs années la campagne, et faire fréquemment usage de bains excitants.

MÉNINGITE

On donne ce nom à l'inflammation aiguë ou chronique des méninges : on exclut, toutefois, ordinairement de cette définition l'inflammation de la dure-mère. La nature fibreuse de cette membrane, qui diffère essentiellement de l'arachnoïde et de la pie-mère, et qui se rapproche beaucoup plus de celle du péricrâne, la rend bien moins susceptible d'inflammation ; il paraît même, d'après les recherches récentes de M. Ernest Boudet sur l'hémorrhagie des méninges, que les collections de sang et de pus qu'on avait considérées comme ayant leur siège dans le tissu cellulaire qui unit la dure-mère au feuillet pariétal de l'arachnoïde sont, au contraire, toujours placées en dehors de ce tissu, dans la grande cavité de l'arachnoïde. Quant à la membrane qui tapisse l'intérieur des sinus de la dure-mère, et qui offre quelquefois des traces de phlegmasie, et même du pus à sa surface, elle s'éloigne par sa structure de celle de la dure-mère. Cette membrane fibreuse est donc très rarement affectée par elle-même d'inflammation spontanée, elle n'est le plus ordinairement atteinte de phlegmasie qu'à la suite de plaies de tête qui ont intéressé son tissu ; encore, dans ces cas même, le feuillet pariétal de l'arachnoïde participe presque toujours à l'inflammation traumatique de la membrane fibreuse qu'il recouvre. Nous ne parlerons ici que de celle des méninges qui appartiennent par leur organisation aux véritables membranes séreuses ; nous réunirons, comme on le fait presque généralement, sous le nom de méningite, l'arachnoïdite et la piemérite. L'arachnoïde viscérale adhère si intimement à la pie-mère, dans la plus grande partie de son étendue, que les inflammations de ces deux membranes sont rarement isolées, et que, quoiqu'elles se présentent avec des altérations pathologiques différentes, les phénomènes morbides auxquels elles donnent lieu sont les mêmes.

La méningite, telle que nous la considérons ici, a été longtemps confondue avec l'encéphalite sous le nom de *phrénitis*. Les anciens n'avaient point cherché à distinguer l'inflammation des membranes cérébrales de celle du cerveau lui-même ; les modernes ont essayé de le faire. Mais cependant, malgré les travaux nombreux de plusieurs auteurs qui, surtout depuis le siècle dernier, ont écrit sur les maladies du cerveau, et ont sans doute contribué à élucider cette partie longtemps obscure de la pathologie, il reste encore une foule d'incertitudes sur le diagnostic de ces maladies. Ainsi, on a été porté à croire, d'après un assez grand nombre de faits, que le délire était un des caractères assez constants de la phlegmasie des mé-

ninges, et la contracture des membres un des signes presque pathognomoniques de l'encéphalite. Mais quoique cette distinction repose sur un assez
bon nombre d'observations, beaucoup de cas se rangent encore dans les
exceptions. En effet, des observations exactes prouvent que dans un grand
nombre d'affections cérébrales avec délire les membranes sont souvent à
l'état normal, tandis que, au contraire, les substances corticale et médullaire
offrent, dans ce cas, des traces évidentes de ramollissement. D'un autre
côté, on a trouvé des pseudo-membranes à la surface de l'arachnoïde ou dans
le tissu de la pie-mère, dans des circonstances où il ne s'était présenté
aucune espèce de délire fébrile pendant la durée de l'affection cérébrale
aiguë. Enfin, dans des cas où le délire fébrile avait été très marqué et de
longue durée, il a été impossible de reconnaître à l'ouverture des corps
aucune altération appréciable aux sens, ni dans les membranes, ni dans la
pulpe cérébrale ou cérébelleuse. La contracture des membres, malgré l'importance bien constatée de ce signe dans les encéphalites circonscrites, manque quelquefois dans ce cas, et plus souvent encore dans les encéphalites
diffuses. On trouve quelquefois des ramollissements superficiels et profonds
de la substance corticale du cerveau, et même des abcès souvent très considérables au milieu des hémisphères, sans aucune apparence de contracture des membres, tandis que d'autres fois on observe des contractures plus
ou moins permanentes des membres, dans des affections cérébrales aiguës,
sans aucune trace d'encéphalite, ni même de ramollissement blanc. Il faut
donc conclure, du rapprochement de tous ces faits, que les mêmes symptômes cérébraux aigus se retrouvent assez souvent avec des altérations
pathologiques très différentes, et quelquefois sans aucune altération physique appréciable aux sens.

Ce défaut d'harmonie vraiment désespérant entre les causes présumées
et leurs effets jette souvent le pathologiste dans une grande incertitude sur
la détermination des maladies aiguës du cerveau. Il est sans doute bien démontré que la cause du délire, des contractures des membres, des convulsions, des aberrations de la sensibilité, et de tous les symptômes cérébraux
enfin, ne réside pas dans les méninges, mais seulement dans le cerveau
lui-même, qui est le centre et l'agent immédiat de toutes les perceptions,
de toutes les sensations, et des mouvements. Cependant tous ces désordres
morbides dans les fonctions du système nerveux peuvent avoir leur point
de départ dans les méninges comme dans le cerveau lui-même. La juxtaposition de la pie-mère sur toutes les circonvolutions du cerveau et du cervelet, les nombreuses communications vasculaires qui ont lieu entre cette
membrane et la substance corticale, établissent des rapports si immédiats
et si multipliés, que l'altération morbide d'un de ces appareils réagit promptement sur l'autre : aussi conçoit-on facilement la difficulté, dans beaucoup
de cas, de distinguer les méningites d'avec les encéphalites, lors même que
les inflammations de ces deux appareils ne sont pas réunies, ce qui se rencontre assez ordinairement. C'est ce motif qui a engagé plusieurs médecins,
même dans ces derniers temps, à réunir ces deux maladies en une seule,

comme l'avaient déjà fait les anciens, et cette réunion paraît d'autant plus admissible, que les moyens curatifs à opposer à ce même genre de maladie sont absolument les mêmes. Cependant, quoi qu'il soit, en effet, impossible de distinguer, dans beaucoup de cas, l'encéphalite diffuse de la méningite, comme dans beaucoup d'autres aussi où les encéphalites sont isolées et circonscrites, les caractères sont assez tranchés pour qu'on puisse les reconnaître, et que d'ailleurs les altérations pathologiques qui sont le résultat de ces maladies sont très différentes, nous pensons qu'elles doivent être considérées séparément, comme la pneumonie et la pleurésie, qu'on n'hésite pas à traiter dans les articles particuliers, bien qu'elles soient rarement isolées, quelquefois difficiles à distinguer l'une de l'autre, et que les méthodes curatives soient absolument les mêmes. Ce serait, à ce qu'il nous semble, s'engager dans une marche vraiment rétrograde que de considérer maintenant comme une seule maladie les inflammations des méninges et celles du cerveau lui-même.

Déjà plusieurs médecins du siècle dernier avaient étudié le sujet important qui nous occupe, sous des rapports particuliers : Saint-Clair (André) d'abord, Prinsley (John), et Robert Whytt surtout, moins préoccupés de l'inflammation cérébrale elle-même que des effets secondaires qu'ils observaient après la mort, avaient particulièrement éveillé l'attention des pathologistes sur l'épanchement de sérosité dans les ventricules à la suite de cette maladie chez les enfants, et ils avaient ainsi fait faire un progrès sensible à la science, en mettant sur les traces d'une forme particulière de phlegmasie cérébrale. Les médecins genevois, allemands, français, tels que Odier, Coindet, Goelis, Bricheteau, Mitivié, Brachet de Lyon, Rufz de Strasbourg, Dance, etc., etc., qui, à l'exemple des médecins d'Édimbourg, ont pris l'épanchement de sérosité dans les ventricules pour l'objet principal de leurs considérations, avaient néanmoins signalé, dans leurs travaux sur l'hydrocéphale aiguë des enfants, des traces évidentes de phlegmasie, et la plupart de ces auteurs avaient déjà considéré cette maladie comme une véritable inflammation. D'une autre part, le plus grand nombre des écrivains qui ont publié, dans ces derniers temps, des travaux spéciaux sur les inflammations des méninges et du cerveau, tels que MM. Deslandes, Parent-Duchâtel et Martinet, Rostan, Serres, Charpentier, Lallemand, Andral, Bouillaud, Abercrombie, et autres, n'attachant avec raison qu'une importance très secondaire à l'épanchement de sérosité, ont décrit le plus souvent comme de simples méningites, ou des méningo-encéphalites, la même maladie que les auteurs dont nous avons parlé précédemment avaient présentée comme une hydrocéphale aiguë. Il faut donc rapporter à l'histoire de la méningite la presque totalité des observations d'hydropisies aiguës du cerveau.

Mais ce qu'il importe surtout de remarquer, c'est que cette espèce de méningite présente des altérations constantes et des caractères anatomiques très différents de ceux de la méningite ordinaire. Parmi ces caractères, il en est un qui mérite une attention toute particulière, ce sont les granulations qu'on observe dans le tissu sous-arachnoïdien. Thomas Willis est peut-être le premier qui ait signalé cette altération comme étant très importante. Il dit dans son ouvrage *De anima brutorum*, publié à Amsterdam en 1682, pars pathologica, p. 119 : *Nec minus à phlegmone et abcessu, quam ab hujusmodi meninginis nodis et tuberculis, nonunquam cephalalgiæ lethales et incurabiles oriuntur.* Cette observation de Willis avait été oubliée ; néanmoins, la plupart des auteurs qui ont écrit sur l'hydrocéphalie ont parlé des granulations des méninges, mais sans y attacher une grande importance, et sans rapprocher cette altération des dégénérescences tuberculeuses. J'étais cependant frappé depuis longtemps de cette coïncidence remarquable que, dans les méningites avec épanchement dans les ventricules, nous trouvions en même temps que des granulations dans les méningites, des tubercules, soit dans les ganglions bronchiques, soit dans les poumons ; de sorte que, dans mes leçons cliniques, je considérais les enfants hydrocéphaliques comme des phthisiques qui mouraient par le cerveau (*Considérations sur plusieurs maladies des enfants*, thèse de M. Leth. Paris, 1829). J'avais, par cette raison, cru devoir déjà séparer la méningite avec granulations des autres espèces d'inflammations cérébrales, et je lui avais assigné le nom de *méningite granuleuse* dès l'année 1827, comme le constatent les registres déposés à l'administration des hôpitaux pour cette année ; mais je n'avais pas osé encore considérer, à cette époque, ces granulations comme de véritables tubercules. Plus tard, Dance, dans son *Mémoire sur l'hydrocéphale,* n'avait pas hésité à rapprocher ces granulations des tubercules miliaires qu'on retrouve dans les plèvres et le péritoine. Cette vérité, qu'il n'avait fait qu'énoncer, a ensuite été mise hors de doute par les recherches de MM. Rufz, W. Gerhard et Constant, qui suivaient en même temps l'hôpital des Enfants-Malades. M. Rufz, qui était alors attaché au service de ma division comme interne, a d'abord publié dans les *Archives générales de méd.* de février 1833, plusieurs observations dans lesquelles il indique les granulations. Plus tard, il a établi que ces granulations, qui se rencontrent dans la plupart des hydrocéphales aiguës, sont de nature tuberculeuse, en s'appuyant sur l'observation de faits nouveaux, dans la thèse qu'il a soutenue en 1835 à la Faculté de médecine. M. W. Gerhard (*American Journ. of. medic. sciences*, n^{os} de février et mai 1834) a donné une série d'observations recueillies à l'hôpital des Enfants sur les affections cérébrales, parmi lesquelles la plupart appartiennent à la maladie qui nous occupe, et qu'il considère aussi comme une méningite tuberculeuse. Le malheureux Constant, observateur exact et consciencieux, enlevé trop tôt pour la science, qui s'occupait des mêmes recherches que MM. Rufz et Gerhard, et à ma connaissance avant eux, a présenté en 1835, de concert avec M. le docteur Fabre, à l'Académie des sciences, une très bonne monographie sur la méningite tuberculeuse, qui leur a valu l'honneur du prix Monthyon. Un extrait de cette monographie, dont l'auteur n'indique pas la source, a été publié par M. le docteur P.-N. Green, qui avait acquis les manuscrits de Constant. Cet extrait, inséré dans *the Lancet*, mai 1836, a été traduit ensuite dans le premier volume de l'*Encyclographie des sciences médicales*. Une excellente thèse, publiée la même année par M. Piet, alors interne à l'hôpital des Enfants, renferme une juste appréciation des travaux de ceux qui l'ont précédé, et des observations particulières à l'auteur sur la méningite tuberculeuse. M. Coignet et M. Becquerel, chacun dans une thèse présentée à la Faculté de médecine en 1837 et 1838, résument sous des formes différentes les travaux de leurs prédécesseurs sur la méningite tuberculeuse des enfants. D'une autre part, M. Le Diberder, dans sa thèse sur l'affection tuberculeuse de la pie-mère chez les adultes, et M. Valleix, dans son mémoire sur le même sujet, inséré dans les *Archives* du mois de janvier 1838, établissent d'une manière incontestable que l'hydrocéphale aiguë chez les adultes dépend de la même altération tuberculeuse que chez les enfants, et présente les mêmes caractères.

Cette vérité pathologique paraissant maintenant bien constatée, il est donc nécessaire d'établir deux sections dans l'histoire des méningites. Nous donnerons à l'une le nom de *méningite tuberculeuse*, comme plus précis que celui de granuleuse, que nous avions adopté d'abord, et à l'autre, celui de *méningite simple* ou *non tuberculeuse*. Cette distinction repose sur des considérations d'anatomie pathologique bien tranchées et d'autant plus importantes, qu'elles coïncident, comme nous allons le voir, avec des désordres physiologiques assez constants pour qu'il soit possible, dans le plus grand nombre des cas, d'arriver à reconnaître et à distinguer ces deux maladies, qui offrent d'ailleurs, quant au pronostic et au traitement, des conséquences très différentes. Ces deux espèces de méningites ont été confondues jusqu'à présent dans presque tous les ouvrages qui ont traité de ces sujets. La *Monographie* de MM. Parent et Martinet contient, en particulier, près de vingt observations de méningite tuberculeuse sur les enfants, et presque autant chez les adultes, de sorte que près d'un tiers total des observations appartient à cette maladie.

§ I. Méningite tuberculeuse. — Elle atteint tous les âges, mais plus fréquemment les enfants et les adultes que les vieillards ; elle est assez rare dans les premiers temps de la vie. MM. Denis et Billard n'en ont cité aucun exemple dans leurs ouvrages sur les maladies des nouveau-nés ; nous n'avons pu constater cette maladie par l'autopsie que sur deux enfants du premier âge, l'un de six semaines, et l'autre de deux mois, qui était phthisique au dernier degré et qui présentait une caverne dans l'un des poumons. Cependant, ce qui pourrait faire croire que cette maladie n'est peut-être pas aussi rare dans le premier âge qu'on l'a cru jusqu'à présent, c'est que M. Blache, pendant un séjour d'un an à l'hôpital Cochin, en a observé deux cas : l'un sur un enfant de cinq mois, l'autre sur un enfant de six. D'après un relevé de quatre-vingts observations de méningites tuberculeuses sur les enfants et sur les adultes, que j'ai maintenant sous les yeux, il paraît que cette maladie serait plus commune de trois à quatorze ans qu'à tous les autres âges de la vie. Ce calcul se rapproche de celui de M. Piet, qui a trouvé, d'après le relevé de quatre-vingt-dix observations faites uniquement sur les enfants, que le maximum de fréquence est de six à huit ans.

Six semaines.	1	16 ans.	3
Deux mois.	1	21 —	4
2 ans à deux ans 1/2.	2	22 —	2
3 ans à trois ans 1/2.	6	24 —	1
4 ans.	4	25 —	1
5 —	3	26 —	1
6 —	3	28 —	1
7 ans à sept ans 1/2.	5	29 —	1
8 ans à huit ans 1/2.	5	30 —	1
9 --	5	31 —	1
10 —	3	32 —	1
11 —	2	36 —	1
13 —	3	38 —	2
14 —	3	50 —	5
15 —	1	52 —	1
16 —	2	60 —	1
17 —	2	68 —	1
18 —	3		
			80

Il faut bien se garder de croire que ce tableau de la méningite tuberculeuse suivant les âges puisse servir à établir une proportion relative de cette maladie à chaque époque de la vie, car elle a été particulièrement étudiée chez les enfants, et nous n'avons encore qu'un très petit nombre d'observations sur les adultes, qu'on trouve dans l'ouvrage de Parent et Martinet, dans les mémoires de Dance et dans celui de Le Diberder, ou qui ont été recueillies dernièrement dans les hôpitaux et qui m'ont été communiquées, de sorte qu'il est impossible, quant à présent, de pouvoir calculer sur la proportion exacte de cette maladie chez les adultes.

Dans le relevé des quatre-vingts observations que nous venons de citer, cinquante-sept appartiennent au sexe masculin et vingt-trois au sexe féminin ; mais cette différence de proportion entre les deux sexes n'est pas réelle, et dépend uniquement de ce que la plupart de ces observations ont été recueillies dans des services où l'on ne recevait que des hommes. Les observations de MM. Senn, Charpentier, Gerhard, et celles de M. Piet ayant été, au contraire, recueillies, pour la plupart, dans un service de jeunes filles, ne permettent pas plus d'établir de calcul sur la comparaison des sexes. Si on s'en rapportait à Coindet, qui a réuni, dit-il, deux cent neuf cas d'hydrocéphale aiguë, la proportion suivant les sexes serait à peu près la même, puisqu'il a trouvé sur ce nombre cent quatre garçons et cent cinq filles. Il m'a paru toutefois qu'en comparant la fréquence de la maladie dans

les deux sexes, elle était peut-être un peu plus commune chez les filles que
chez les garçons.

La constitution des individus est évidemment une des causes prédisposantes et des plus importantes. M. Piet dit, dans sa thèse, que sur vingt-
trois sujets atteints de méningite tuberculeuse, quinze étaient évidemment
tuberculeux ; mais d'après le relevé de toutes nos observations, il nous paraît constant que tous ceux qui sont atteints de cette maladie sont plus ou
moins évidemment tuberculeux ; car je n'ai encore vu qu'une seule exception
à cette règle générale, c'est que quand il y a des granulations dans le cerveau,
il y a toujours des altérations tuberculeuses, soit dans les ganglions bronchiques, soit dans les poumons. Si on rencontre quelquefois des enfants
jouissant en apparence de la plus florissante santé, atteints de la méningite
tuberculeuse, néanmoins la plupart, ainsi que les adultes, présentent les
caractères propres aux affections strumeuses ; ou ils sont déjà scrofuleux, ou
ils sont à un degré plus ou moins avancé de la phthisie pulmonaire. La
dégénérescence tuberculeuse est ici la cause spéciale et déterminante : c'est
aussi cette même cause qui fait que cette maladie semble affecter particulièrement certaines familles, et y être comme héréditaire, au moins pendant un certain temps. Il n'est pas rare, en effet, et j'en ai plusieurs exemples,
de voir trois ou quatre enfants, nés des mêmes parents, succomber à une
méningite tuberculeuse ; et quand on remonte à l'origine de la santé des
parents, on trouve souvent, soit dans les ascendants directs ou dans les
collatéraux, des individus qui ont succombé à des affection organiques du
cerveau ou des méninges, ou à des maladies organiques des poumons ou du
ventre, dépendantes de la même altération tuberculeuse dont l'hérédité ne
peut être contestée. La méningite tuberculeuse peut donc être regardée
comme héréditaire, à la manière des autres affections tuberculeuses.

Des maladies qui quelquefois précèdent la méningite ont été considérées
comme causes occasionnelles plus ou moins directes. Ainsi, la méningite
peut succéder à une maladie éruptive, comme la variole, la rougeole, la
scarlatine ; elle peut survenir à la suite d'une disparition d'impétigo ou
d'eczéma sur le cuir chevelu, ou à la face, comme on en a souvent des
exemples. Dans tous ces cas, on établit un rapport direct entre la disparition de l'exanthème et l'apparition de la maladie cérébrale ; mais il faut
remarquer à cet égard que les granulations tuberculeuses qui sont la cause
première de cette méningite préexistent vraisemblablement à la maladie
aiguë, et que le plus souvent les maladies subséquentes n'ont d'autre effet
que d'agir comme moyen débilitant, et de favoriser, par cette raison, le
développement des tubercules des méninges, comme celui de tous les autres
organes : c'est ainsi que toutes les maladies éruptives activent la marche de
la phthisie pulmonaire. C'est aussi à l'affaiblissement produit par la masturbation, et aux effets funestes de cette fâcheuse habitude, qu'il faut attribuer une des causes déterminantes qui accélèrent la marche aiguë de la
méningite.

Le travail de la première et de la seconde dentition, qui tend à favoriser les congestions cérébrales, est sans doute une des causes éloignées qui peuvent provoquer le développement de l'inflammation des méninges : mais néanmoins, ainsi que l'observe avec raison M. Piet, on a attaché beaucoup trop d'importance à cette cause. En effet, nous avons vu, par le relevé des âges auxquels on observe le plus fréquemment cette maladie, qu'elle est très rare pendant le travail de la première dentition, mais plus commune pendant la seconde.

Parmi les causes pathologiques qu'on a assignées à la méningite tuber-culeuse, quelques auteurs ont signalé la présence des ascarides lombricoïdes dans le canal intestinal. Cependant cette espèce de vers ne se rencontre pas plus fréquemment dans les inflammations des méninges que dans beaucoup d'autres maladies, et sans aucun doute s'y voit moins fréquemment que dans les affections gastro-intestinales. Dans plus de cent cas de méningites tuberculeuses, à peine ai-je rencontré quatre ou cinq fois l'ascaride lombricoïde : il faut donc en conclure que cet entozoaire n'a aucune influence sur la production de cette maladie. Mais dans la méningite simple épidémique, on a souvent rencontré ces ascarïdes.

Quant aux causes physiques auxquelles on a attaché de l'importance, on cite des exemples de contusions ou de chute sur la tête, chez les enfants affectés de méningite tuberculeuse ; mais on rencontre certainement beaucoup plus d'exemples d'accidents semblables chez les enfants qui n'ont été atteints d'aucune affection du cerveau. Il est donc permis de douter, dans quelques cas au moins, de l'influence de ces causes traumatiques. L'insolation a été indiquée aussi comme une cause excitante dans beaucoup de cas : il est vraisemblable, en effet, que l'action prolongée du soleil sur la tête favorise les congestions et les inflammations des méninges ; mais cette cause dans l'espèce agit bien moins qu'on ne le pense ordinairement, et ce qui le prouve, c'est que la plus ou moins grande fréquence de la méningite ne paraît pas être en rapport direct avec les mois les plus chauds de l'année. Tantôt, en effet, on n'observe aucune méningite tuberculeuse pendant les plus grandes chaleurs de l'été, tantôt elle est plus commune, pendant l'hiver et l'automne ; presque toujours elle m'a paru plus fréquente au printemps que dans les autres saisons, ainsi que l'indique le tableau suivant, que j'emprunte à M. Piet :

Janvier 3	Avril 6	Juillet 10	Octobre 5
Février 3	Mai 3	Août 4	Novembre . . . 4
Mars 10	Juin 5	Septembre . . . 0	Décembre . . . 2

Mais, au reste, toutes les causes physiques n'ont ici qu'un effet secondaire, et sont tout au plus occasionnelles : la cause première est évidemment organique.

Il résulte de tout ce que nous venons de dire une conséquence très importante pour la connaissance de la marche de la méningite tuberculeuse, c'est qu'au fond cette maladie est essentiellement chronique dans l'origine, comme toutes les affections tuberculeuses ; mais elle peut être plus ou moins latente avant de donner lieu à des symptômes aigus, et cette période préliminaire peut présenter une marche plus ou moins insidieuse. Soit que la maladie soit précédée de désordres morbides, soit qu'elle débute brusquement, elle offre ensuite une marche plus ou moins aiguë, régulière ou irrégulière.

A. La *méningite tuberculeuse aiguë régulière* présente presque toujours trois périodes assez distinctes, et dans lesquelles le pouls est assez souvent, ainsi que l'avait indiqué Robert Whytt, fréquent, d'abord, puis lent et très irrégulier, et alternativement lent ou fréquent ; et enfin, dans la dernière période de la maladie, il offre une accélération très grande. Cette distinction des trois périodes, uniquement d'après l'état du pouls, n'est sans doute pas toujours constante ; mais elle est, toutefois, beaucoup plus fréquente que ne l'ont pensé ceux qui ont critiqué cette division systématique du médecin d'Édimbourg. La cause de leur erreur a souvent dépendu de ce que les sujets de leurs observations ne leur étaient pas soumis au moment même de l'invasion de la maladie, ce qui arrive fréquemment dans les hôpitaux. Quoi qu'il en soit, nous croyons devoir admettre trois périodes principales dans la méningite régulière, qui ne sont pas uniquement fondées sur les considérations du pouls, mais sur la marche progressive des symptômes.

La maladie débute ordinairement par des horripilations, ou par quelques frissons suivis de chaleur et de fièvre, accompagnés d'une céphalalgie que le malade rapporte presque constamment au front, et très rarement au sommet de la tête ou en arrière. Dans certains cas très rares, le siège de cette douleur paraît circonscrit à l'une des tempes, et elles prend alors presque le caractère du clou hystérique intermittent. Cette céphalalgie, qui est le premier de tous les symptômes, et qui manque rarement, a un caractère particulier : elle est continue, et augmente par accès de courte durée, pendant lesquels les malades poussent souvent des plaintes ; la douleur leur paraît même assez vive pour arracher quelquefois des cris aux enfants. Ce sont ces cris que Coindet a appelés *hydrencéphaliques*. Après ces cris, l'enfant retombe dans l'abattement et dans la somnolence, qui sont deux caractères constants. Dans cet état de somnolence, les jeunes enfants grincent des dents et mâchonnent comme s'ils avaient des aliments dans la bouche. La figure des enfants, comme celle des adultes, exprime toujours la douleur : ils froncent les sourcils, ainsi que les sillons qui s'étendent des ailes du nez vers les commissures des lèvres ; ils ne sortent de l'état de somnolence que pour crier ou pour s'agiter, se plaindre, et quelquefois délirer. Les mouvements qu'on imprime au corps renouvellent et augmentent les douleurs de la tête, qui est presque toujours pesante, et quelquefois renversée en arrière comme si elle était entraînée par son propre poids ; la face est souvent un peu gonflée, tantôt pâle, tantôt vivement colorée. Les changements brusques de coloration de la face coïncident ordinairement avec des élancements douloureux que le malade rapporte au front. Les paupières sont constamment fermées dans cette première période, parce que les yeux sont très sensibles à l'action de la lumière. Si on cherche à soulever les paupières dans l'état de somnolence, le malade les contracte fortement. Les pupilles sont tantôt dilatées, tantôt serrées, et souvent agitées par des oscillations très grandes. On observe quelquefois, dès cette première période, des mouvements convulsifs dans les muscles de la face et des yeux, et des soubresauts dans les tendons. La fréquence du pouls est toujours plus ou moins marquée au début de la maladie, et s'accompagne bientôt d'irrégularité dans le pouls et dans la respiration. Il est très rare que le malade ne vomisse pas dès l'invasion de la maladie qui commence souvent, chez les enfants, comme une simple indigestion. Les vomissements continuent ensuite de loin en loin au nombre de un à trois par jour, et se reproduisent ainsi le plus ordinairement pendant les quatre ou cinq premiers jours ; on voit cependant des malades, et surtout des enfants qui vomissent quelquefois huit jours de suite et plus. Ces vomissements ne s'accompagnent jamais de soif ; les malades, et surtout les plus jeunes, repoussent constamment les boissons. Si la maladie succède même à une inflammation quelconque avec soif vive, la soif cesse dès que les symptômes de méningite apparaissent. On n'observe ni rougeurs ni sécheresse de la langue : les malades n'accusent pas ordinairement de douleur à la pression dans la région épigastrique ni dans la région abdominale, à moins toutefois qu'il n'y ait complication de gastrite ou d'entérite, ce qui se rencontre rarement. Les vomissements, uniquement sympathiques dans presque tous les cas, coïncident ordinairement avec des élancements douloureux de la tête, ou leur succèdent, et sont précédés d'une rougeur brusque de la face, principalement chez les enfants, comme s'ils étaient saisis d'une vive émotion. La constipation est toujours opiniâtre dès le début de la maladie, à moins qu'il n'y ait complication d'une entéro-colite, ce qui peut arriver, surtout chez les enfants ; mais dans ce cas même la constipation survient presque toujours lors de l'invasion de l'inflammation cérébrale. Je n'ai pas observé que les urines, chez les enfants, fussent micacées, comme l'a prétendu Coindet ; elles m'ont seulement paru très sédimenteuses chez eux dans cette maladie, comme dans toutes celles où ils boivent peu, et où les urines sont chargées d'une très grande quantité de sels calcaires.

La deuxième période de la méningite tuberculeuse commence quelquefois par une suspension complète de tous les phénomènes morbides, qui peut tromper les médecins, même expérimentés ; mais cette rémission apparente est bientôt suivie de l'accroissement de tous les symptômes, et surtout des symptômes nerveux. La céphalalgie sus-orbitaire est encore plus intense et plus aiguë ; la somnolence, plus profonde, est portée quelquefois jusqu'à un état presque carotique, d'où le malade ne sort que pour pousser des plaintes ou des cris. Cet état s'accompagne fréquemment d'une diminution notable de la sensibilité dans une moitié du corps ou dans un des membres. Si on stimule les malades pour les faire sortir de l'état de torpeur dans lequel ils sont plongés, et qu'on les interroge, ils vous regardent avec la stupidité d'un ivrogne ou d'un idiot, vous répondent quelquefois, mais lentement, par des monosyllabes qu'ils retrouvent avec peine, et retombent ensuite dans la somnolence. La vue paraît très affaiblie, et quelquefois même nulle ; ils ne jugent pas bien la distance et la forme des corps, et ne les saisissent qu'avec peine et d'une main tremblante , les yeux sont souvent affectés de strabisme, surtout chez les enfants. Les pupilles, tantôt dilatées, tantôt contractées, sont oscillantes comme dans la première période. L'ouïe est moins émoussée que les autres sens, et se conserve plus longtemps que la vue. La chaleur de la tête est parfois naturelle, d'autres fois très élevée, surtout pendant les exacerbations où la face est souvent colorée et vultueuse. Les exacerbations fébriles se répètent souvent plusieurs fois pendant le jour et pendant la nuit, sans aucune régularité, mais quelquefois se présentent sous la forme de paroxysmes très réguliers et presque périodiques, auxquels succède une sorte d'apyrexie. Hors le temps des exacerbations où le malade s'agite souvent beaucoup et délire, il est presque toujours dans la somnolence. Le délire se trouve chez les deux tiers environ des malades ; mais ce délire est très rarement bruyant, même chez les adultes. Pendant l'intervalle des exacerbations, la chaleur de la peau est souvent au-dessous de l'état naturel, surtout chez les enfants affaiblis par des maladies antécédentes : ils paraissent alors très sensibles à l'action du froid, et cherchent à se couvrir et à se cacher sous leur couverture. Un des caractères les plus remarquables, dans cette seconde période, est la lenteur et l'irrégularité du pouls et de la respiration, qui tombent bien au-dessous de l'état normal : j'ai vu le pouls descendre, chez les enfants, de 72 à 48, et la respiration, de 24 à 16. Lorsque le pouls tombe aussi bas, il devient très irrégulier et intermittent, et la respiration également irrégulière, suspirieuse, et presque intermittente. La seconde période de la méningite tuberculeuse régulière est ordinairement la plus longue ; elle dure le plus souvent au moins huit à dix jours.

La troisième période est, en général, caractérisée par un coma plus ou moins profond, et par une contracture ou une rigidité plus ou moins permanente et alternative des membres, toujours plus prononcée dans les membres supérieurs que dans les inférieurs. Cette sorte de rigidité ne manque presque jamais ; elle coïncide quelquefois avec la roideur tétanique du tronc, le trismus des mâchoires, et alterne souvent avec une sorte de résolution ou d'hémiplégie incomplète du sentiment et du mouvement dans les membres d'un des côtés du corps et les muscles de la face. A ces premiers désordres fonctionnels du mouvement et du sentiment succèdent ordinairement, surtout chez les enfants, des mouvements convulsifs. Ces convulsions sont de deux espèces : les unes, brusques, vives, avec des alternatives de flexion et d'extension répétées comme dans les convulsions cloniques ordinaires ; les autres sont plus ou moins lentes et comme tétaniques : les membres sont tendus par une contraction des extenseurs, les doigts seulement sont fléchis, et pendant quelques secondes que dure cet état convulsif tétanique, on peut imprimer aux membres, et surtout aux bras, des directions qu'ils conservent comme dans la catalepsie. Dans l'intervalle de ces différentes convulsions, l'enfant tombe dans l'état de prostration le plus absolu, mais les mouvements les plus légers qu'on imprime au corps provoquent de nouveau des convulsions. Les yeux, dans cette dernière période de la maladie, sont absolument insensibles à l'action de la lumière, les pupilles très dilatées et immobiles, les cornées ternes et couvertes d'une petite couche albumineuse, les conjonctives injectées et sèches ; le plus souvent alors les deux paupières sont constamment abaissées, mais l'une quelquefois à demi fermée, et dans quelques cas, elles sont relevées toutes les deux, ce qui donne un aspect effrayant à la physionomie. L'ouïe se conserve quelquefois presque jusqu'à l'agonie et l'instinct de la déglutition parait persister encore chez quelques enfants qui mangent même en mourant. Mais cependant, indépendamment du serrement des mâchoires qui s'oppose presque toujours à l'ingestion des boissons, la déglutition des liquides dans l'œsophage est très difficile, et détermine presque toujours de la toux et une sorte de suffocation à cause de la stupeur et de la paralysie de tous les muscles du pharynx. Le pouls, dans cette dernière période, est presque constamment très fréquent, très régulier, et la respiration également fréquente et en rapport avec la circulation, excepté cependant dans les mouvements convulsifs, où elle s'accélère considérablement ; à l'approche de la mort, elle devient râlante et quelquefois stertoreuse. Les paroxysmes fébriles, plus ou moins marqués, sont tumultueusement rapprochés, et n'offrent plus aucune espèce de régularité. La face, gonflée et colorée, est couverte d'une sueur abondante qui se répand sur tout le corps et se refroidit à mesure que le malade approche du terme fatal, lequel arrive presque toujours au milieu des convulsions, surtout chez les enfants.

La durée de la méningite tuberculeuse aiguë est assez variable : d'après un relevé d'observations faites par Constant, ou extraites de l'ouvrage d'Abercrombie, M. Green l'établit ainsi :

$$
\begin{array}{l}
31 \text{ cas terminés en.} \dots \dots 7 \text{ jours.} \\
49 \; — \quad \quad \text{en.} \dots \dots 14 \; — \\
31 \; — \quad — \quad \text{en.} \dots \dots 20 \; — \\
\underline{6} \; — \quad — \text{ au delà de } 20 \; — \\
117
\end{array}
$$

On observe cependant quelquefois des cas exceptionnels qui sortent des limites renfermées dans ce tableau. Ainsi, quand la maladie, très irrégulière dans sa marche, se termine presque instantanément par des convulsions, j'ai vu des malades succomber dès le second ou le troisième jour. Chez d'autres, au contraire, dont les symptômes cérébraux étaient moins graves, la maladie a marché plus lentement et s'est prolongée jusqu'au trente-quatrième jour.

La méningite tuberculeuse se terminerait quelquefois par la guérison, dans sa première période, si l'on pouvait s'en rapporter à quelques exemples cités par M. Charpentier dans son ouvrage, et à quelques autres que j'a observés moi-même, soit à l'hôpital des Enfants, soit dans ma pratique particulière. Mais ces cas sont toujours plus ou moins douteux et nous paraissent devoir appartenir, pour la plupart, à la méningite simple. Dans la deuxième période, où le doute n'est plus possible, j'ai à peine vu s'échapper un enfant sur cent, et encore ont-ils succombé plus ta rd, ou à la même maladie aiguë, ou à la phthisie pulmonaire. Quant aux malades qui arrivent à la troisième période, je n'en ai jamais vu guérir, même momentanément. La mortalité de cette maladie, bien constatée, est donc effrayante et vraiment désespérante pour l'art ; mais maintenant que cette maladie est mieux connue, on conçoit plus facilement la cause de cette mortalité, puisqu'elle est le résultat d'une véritable affection tuberculeuse des méninges.

Quant à la fréquence de cette maladie meurtrière parmi les enfants, comparativement aux autres maladies auxquelles ils succombent, les calculs qui ont été établis par M. Green me paraissent tous plus ou moins inexacts ou exagérés. En effet, d'après les relevés des tables de mortalité, cités par M. Green dans son mémoire, la proportion de la mortalité des hydrocéphales aiguës par rapport aux autres maladies serait excessivement variable pour les enfants de un an à quinze : ainsi à Berlin, en 1833, elle aurait été de 1 sur 21 ; en 1835, de 1 sur 13 ; à l'hôpital des orphelins de Vienne, de 1 sur 9 ; et, d'après le relevé des registres du nouveau dispensaire d'Édimbourg. environ de 1 sur 5 ; ce qui passe toute croyance, et porte à penser qu'on aura pris indistinctement pour l'hydrocéphale aiguë, non seulement toutes les affections essentielles du cerveau, mais encore sans doute beaucoup de phlegmasies gastro-intestinales aiguës, et d'inflammations pleuro-pneumoniques, qui, très souvent chez les jeunes enfants, commencent et se terminent par des symptômes cérébraux purement sympathiques. Cette explication est d'autant plus vraisemblable que lorsque l'attention est sans cesse dirigée vers une maladie nouvellement décrite, on est naturellement porté à la voir partout. Voici les calculs un peu moins affligeants, que je puis établir d'après des relevés de mortalité recueillis pendant plusieurs années à l'hôpital des Enfants. D'après ces calculs, qui me paraissent approcher un peu plus de la vérité, j'ai trouvé que, sur cinq à six cents enfants qui succombent à peu près tous les ans à l'hôpital des Enfants, vingt ou vingt-cinq au plus (terme moyen) périssent victimes de la méningite tuberculeuse, ce qui donnerait, pour la mortalité de la méningite tuberculeuse, un trentième ou un vingt-cinquième au plus dans la mortalité générale.

Les altérations morbides qu'on trouve à l'ouverture du corps des individus de tous les âges, qui ont succombé à la méningite tuberculeuse, ne sont pas précisément toujours les mêmes, à cause des degrés différents de la maladie, de son étendue et des lésions organiques plus ou moins multipliées de l'encéphale qui peuvent se joindre à la méningite tuberculeuse ou appartenir à des maladies dépendantes des organes thoraciques ou abdominaux qui compliquent la maladie principale. L'arachnoïde cérébrale est tantôt sèche, tantôt humide, suivant qu'elle a pris plus ou moins de part à l'inflammation du tissu de la pie-mère : elle est presque toujours plus ou moins poisseuse à sa surface. Les circonvolutions du cerveau sont souvent fortement déprimées, et quelquefois même effacées complètement quand l'épanchement de sérosité dans les ventricules est considérable, ou qu'il y a turgescence cérébrale sans épanchement. Toute la surface de l'arachnoïde est ordinairement lisse, libre d'adhérences, plus ou moins transparente, et n'offre aucune trace de fausses membranes anciennes ou récentes, à moins que la maladie ne soit compliquée d'une véritable inflammation de l'arachnoïde, ce qui est rare. La pie-mère, où siège le foyer principal de la maladie, est ordinairement gorgée de sang ; elle offre au milieu de son tissu, soit à la surface des circonvolutions, soit dans les différentes anfractuosités qui les séparent, un plus ou moins grand nombre de petites granulations blanches, à peine grosses comme des grains de sable ou comme de très petits grains de millet. Elles sont ordinairement disposées comme de petits chapelets, le long des vaisseaux dans les scissures de Sylvius, ou disséminées à la base du cerveau et autour de la protubérance et des pédoncules. Ces granulations, toujours de couleur blanche lorsqu'elles sont très petites, prennent progressivement une teinte jaune verdâtre lorsqu'elles sont plus volumineuses, et acquièrent alors tous les caractères des granulations tuberculeuses. On peut quelquefois prendre, au premier coup d'œil, pour ces petites granulations blanches, des bulles d'air disséminées le long des vaisseaux ou dans le tissu sous-arachnoïdien : mais la plus légère pression sur ces petits corps transparents suffit pour les déplacer et faire reconnaître l'erreur. Il est également facile, avec un peu d'attention, de ne pas confondre les plus petites granulations qui sont au-dessous de l'arachnoïde, à la face interne de laquelle elles adhèrent, avec de petites aspérités blanches comme des grains de sable, et qui se rencontrent souvent encore à la surface de la pie-mère des ventricules chez les sujets affectés de méningite chronique simple. Ces aspérités n'ont aucune espèce d'analogie avec les granulations tuberculeuses, et participent plutôt de l'altération des pseudo-membranes, propres aux inflammations chroniques des membranes séreuses. Dans les scissures de Sylvius, le tissu de la pie-mère est le plus souvent infiltré d'une lymphe plastique d'un blanc jaunâtre, absolument analogue à du pus concret, disposé le long des vaisseaux. C'est de chaque côté de ces espèces de liserés plastiques que se trouvent ordinairement disséminées çà et là les granulations. Lorsqu'on observe au microscope ces concrétions linéaires et ces plaques de lymphe plastique, on reconnaît qu'elles sont elles-mêmes formées d'espèces de très petits globules très rapprochés, et imperceptibles sans l'instrument. Le tissu de la pie-mère dans la profondeur des scissures de Sylvius est épaissi, induré, et comme fibreux, difficile à rompre, et adhère intimement aux vaisseaux qu'il enlace : il adhère aussi le plus souvent par sa face interne à la substance corticale du cerveau qui est même quelquefois rouge, violacée ou piquetée de points rouges, et plus ou moins ramollie. Cette altération s'étend, dans quelques cas, même jusqu'à la protubérance annulaire. On observe presque constamment au sommet du cervelet, vers le point où la pie-mère se sépare de l'arachnoïde pour pénétrer dans le grand hiatus de Bichat, et donner naissance aux replis choroïdiens, une petite plaque concrète plastique dans le tissu sous-arachnoïdien, analogue, par sa consistance et sa couleur, à celle des scissures de Sylvius. Le réseau de la pie-mère, en arrière et en avant de l'entre-croisement des nerfs optiques, est presque toujours infiltré d'une sérosité plus ou moins abondante et de couleur opaline, qui s'écoule quand on incise les mailles toujours assez lâches et larges dans cette portion de la pie-mère. Les ventricules latéraux, le troisième et le quatrième ventricules, contiennent une plus ou moins grande quantité de sérosité, qui varie depuis une à deux onces jusqu'à six ou huit. Cette sérosité est presque constamment transparente comme de l'eau distillée. Il est rare qu'elle soit trouble et laiteuse dans les ventricules latéraux ; et quand cela arrive, on observe presque toujours quelque trace de phlegmasie sur les plexus choroïdes ou sur la pis-mère des ventricules. La substance cérébrale de la cloison et de la voûte à trois piliers est quelquefois intacte, mais le plus souvent ramollie, et même diffluente comme de la crème. Les parois des ventricules latéraux, surtout à la partie postérieure, participent presque toujours plus ou moins au ramollissement blanc et laiteux qu'on observe sur la voûte à trois piliers. Rarement voit-on quelques points ou quelques petites taches rouges au milieu de cette émulsion épaisse. Le reste de la pulpe cérébrale paraît ordinairement dans l'état normal, à moins qu'il ne se joigne à la méningite tuberculeuse, des inflammations diffuses ou circonscrites du cerveau, ou des tubercules, ce qui arrive assez souvent.

Après les altérations morbides de l'encéphale, celles de la cavité thoracique sont les plus constantes. Les ganglions bronchiques offrent presque toujours, surtout chez les enfants, une dégénérescence tuberculeuse plus ou moins étendue, et on trouve dans les poumons des tubercules miliaires ou granulés, et quelquefois même des tubercules d'un plus gros volume chez des individus qui n'avaient même offert aucun symptôme apparent de phthisie pulmonaire. Je ne connais jusqu'à présent qu'une seule exception à cette règle générale de la coïncidence des tubercules bronchiques ou pulmonaires avec la méningite tuberculeuse, et cette observation exceptionnelle est consignée dans la monographie de MM. Fabre et Constant. Le cœur, chez les individus qui succombent à la méningite tuberculeuse, est ordinairement flasque et ne contient qu'un sang fluide et sans concrétion fibrineuse. Les organes gastro-intestinaux sont, en général, ceux qui offrent le moins d'altérations, à moins que l'affection tuberculeuse ne soit étendue aux ganglions mésentériques, au tissu sous-péritonéal, et à presque tous les organes abdominaux, comme on l'observe souvent dans la phthisie tuberculeuse, surtout chez les enfants. Le foie est de consistance et de couleur variables, comme chez les phthisiques ; mais la vésicule biliaire est presque constamment dilatée, et contient une bile d'un noir verdâtre. Dans quelques cas rares, où la méningite tuberculeuse est compliquée de gastro-entérite, on trouve, à

14

l'ouverture des corps, des signes évidents de ces phlegmasies, et même quelquefois des ramollissements de la membrane muqueuse de l'estomac quand les vomissements ont été opiniâtres et se sont prolongés plusieurs jours. Tous les autres organes abdominaux sont ordinairement sains.

B. *De la méningite tuberculeuse irrégulière.* — La méningite tuberculeuse, comme nous l'avons déjà indiqué en parlant de l'invasion de la maladie, se présente presque toujours sous la forme chronique. La maladie franchement aiguë et sans prodromes est l'exception ; l'autre forme est la règle la plus générale. On peut donc, à quelques exceptions près, considérer la méningite tuberculeuse comme composée de deux périodes principales : l'une, primitive chronique, l'autre, aiguë, qui n'est presque jamais que secondaire. Nous avons dû la faire connaître d'abord sous la forme la plus commune et la plus régulière. Nous allons examiner maintenant les principales irrégularités qu'elle offre quelquefois dans sa marche aiguë ou chronique.

Les symptômes qui appartiennent à l'état chronique de la méningite tuberculeuse sont très variables. Quelquefois, mais rarement, même chez les enfants, la présence des tubercules des méninges ne cause d'abord aucun accident remarquable du côté du cerveau. La maladie des méninges est alors absolument latente. L'enfant, doué le plus souvent d'une intelligence vive et précoce, paraît jouir de la santé la plus florissante : la période aiguë se déclare instantanément, et le frappe comme un coup de foudre. D'autres fois, quoiqu'on ne remarque aucune céphalalgie, aucun symptôme cérébral, aucun mouvement fébrile, l'enfant maigrit et tombe dans le marasme. Cette forme apyrétique et sans symptômes cérébraux de la période chronique est assez rare ; plus fréquemment, l'affection tuberculeuse des méninges est masquée par des symptômes qui appartiennent à la diathèse tuberculeuse. Les malades, et surtout les enfants, présentent alors tous les symptômes généraux qui caractérisent l'affection tuberculeuse générale, tels que l'amaigrissement, la tristesse, l'abattement, l'irrégularité des fonctions digestives, une alternative d'appétence et de dyspepsie, de constipation et de diarrhée ; une toux sèche très fréquente, de la fièvre, sans que l'auscultation ou la percussion puissent faire reconnaître du côté des poumons aucune altération appréciable aux sens. Après plusieurs mois de ce cortège de symptômes, qui appartiennent à la phthisie tuberculeuse, surviennent tout à coup ceux qui caractérisent la méningite tuberculeuse aiguë. Si, pendant la période chronique plus ou moins longue, l'individu vient à succomber à une maladie accidentelle aiguë avant que les tubercules des méninges aient donné lieu à aucun désordre local, alors il n'y a point de méningite, mais de simples granulations dans les méninges. Ces cas de tubercules, absolument latents jusqu'à la mort, sont excessivement rares : à peine en cite-t-on quelques exemples : tandis que, au contraire, les tubercules latents dans es substances corticale et médullaire du cerveau sont assez communs. Cette différence tient sans doute à l'extrême sensibilité des méninges, dès qu'elles deviennent le siège d'une irritation inflammatoire, et à la réaction qu'elles déterminent alors sur l'encéphale. C'est ce qui explique pourquoi les tubercules des méninges donnent presque toujours lieu à des symptômes fébriles et à des désordres dans les fonctions nerveuses et intellectuelles, tandis que les tubercules cérébraux restent latents dans un tiers des cas, ou ne réagissent que lentement, par intervalles, et presque exclusivement sur les fonctions du mouvement.

Le plus ordinairement la période chronique de la méningite tuberculeuse s'annonce par quelques symptômes cérébraux. Le malade est pris de temps en temps de céphalalgie sus-orbitaire ou d'assoupissement, et quelquefois même de symptômes de congestion cérébrale avec ou sans vomissements. Ces accès passés, le malade ne souffre plus de la tête, et semble revenir à l'état de santé. La régularité de ces accès quotidiens ou tierces trompe souvent, même l'homme le plus exercé, mais ces accès résistent à l'action des antipériodiques et sont bientôt suivis de symptômes cérébraux continus, qui dissipent tous les doutes. D'autres fois des symptômes cérébraux, d'abord très vagues et très irréguliers, se reproduisent pendant plusieurs mois, ou plusieurs années, avant que la méningite aiguë se déclare, et souvent même la période aiguë de la maladie arrive par degrés et d'une manière si insidieuse, que la maladie passe, pour ainsi dire, insensiblement de l'état chronique à l'état aigu, de telle sorte qu'il est souvent impossible d'assigner le véritable début de la période aiguë.

La promptitude du début de la méningite aiguë, sans aucune espèce de prodromes, est déjà par elle-même une irrégularité ; mais ce n'est pas la seule qu'elle présente. La méningite aiguë n'offre quelquefois aucune espèce de régularité dans sa marche, et on ne peut y reconnaître aucune des périodes que nous avons indiquées dans la méningite régulière : la fièvre est plus ou moins continue, la somnolence nulle, excepté à l'approche de la mort, et la maladie se termine plus ou moins rapidement par des convulsions. D'autres fois la fièvre est également continue, mais la somnolence plus ou moins profonde depuis le commencement de la maladie jusqu'à son terme. Cette forme de méningite se rapppoche alors de la maladie à laquelle nous avons donné le nom de *turgescence cérébrale*, et qui, n'étant que peu connue, a été réunie à tort avec l'hypertrophie du cerveau ; elle se confond aussi, sous cette forme, avec l'hydrocéphale aiguë essentielle.

Dans quelques cas rares, la méningite tuberculeuse aiguë présente une marche inverse de celle qu'elle suit presque constamment ; elle passe d'un état aigu bien tranché à une sorte de chronicité, pour se terminer enfin d'une manière plus ou moins rapide. J'ai observé, entre autres, deux cas à peu près semblables dans la même année. Chez ces deux individus, tous les symptômes aigus, qui avaient été d'abord précédés des prodromes ordinaires, avaient paru céder à un traitement révulsif énergique ; les malades conservaient seulement de la tristesse et de la faiblesse. J'avais traité l'un d'eux à l'hôpital des Enfants, où il nous avait offert tous les symptômes de la méningite tuberculeuse au plus haut degré. Il en était sorti dans un état de demi-convalescence, lorsqu'au bout de cinq semaines il fut repris de nouveau de tous les symptômes de la maladie aiguë à laquelle il succomba ; les caractères anatomiques de la méningite tuberculeuse furent parfaitement constatés par la nécropsie. L'autre enfant, auquel j'avais donné des soins en ville, avait été atteint d'abord d'une gastro-entérite sub-aiguë, à laquelle avait succédé une méningite irrégulière. La maladie paraissait heureusement terminée, l'enfant avait passé près de deux mois à Saint-Germain, jouissant d'un bon appétit ; il avait repris de l'embonpoint, mais conservait de la faiblesse dans les jambes, de la tristesse et de l'irrascibilité dans le caractère ; il était d'ailleurs dans un état assez satisfaisant ; on l'avait amené à Paris pour me le faire voir, lorsque peu de jours après son retour à Saint-Germain il fut atteint de nouveau de la recrudescence de la méningite aiguë avec tous les symptômes qui la caractérisent. J'ai vu ce malade avec M. le docteur Lamarre, de Saint-Germain, et mon confrère m'a écrit qu'il avait pu constater après la mort toutes les altérations de la méningite tuberculeuse que j'avais annoncées.

§ II. DE LA MÉNINGITE SIMPLE NON TUBERCULEUSE. — Les différentes causes prédisposantes et occasionnelles qui peuvent favoriser le développement de la méningite simple ont ici une influence bien plus directe que dans la méningite tuberculeuse, et peuvent déjà tout d'abord mettre sur la voie du diagnostic. L'inflammation simple des méninges se rencontre à tous les âges de la vie, chez l'enfant au sein de sa mère, et chez les vieillards de soixante-dix à quatre-vingts ans. Cette maladie n'est pas très rare chez les nouveau-nés : on en trouve des exemples dans l'ouvrage de Billard, et dans ceux de Parent et d'Abercrombie ; nous en avons vu nous-même plusieurs, et mon honorable confrère, M. Baron, m'a dit l'avoir rencontré assez souvent, tandis qu'il n'observait presque jamais la méningite tuberculeuse chez les enfants du premier âge. L'inverse a précisément lieu pour les enfants du second âge. Nous avons déjà fait observer que, d'après les relevés statistiques de la méningite tuberculeuse, cette maladie est plus commune de deux ans à quatorze, qu'à tous les autres âges de la vie. La méningite simple, au contraire, est beaucoup moins commune à cet âge que chez les nouveau-nés. Il résulte des relevés que j'ai fait faire plusieurs années de suite à l'hôpital que, sur les enfants de deux à quinze ans, la proportion de la méningite simple par rapport à la méningite tuberculeuse est tout au plus comme 2 est à 12 ; passé l'époque de la puberté, la méningite simple redevient plus fréquente. C'est surtout de seize à quarante-cinq ans que cette maladie se rencontre le plus ordinairement à l'état aigu. Dans une épidémie de méningite cérébrospinale aiguë, qui a été observée, au commencement de l'année 1839, à l'hôpital militaire de Versailles, par M. Faure Villar, médecin en chef de cet hôpital, les jeunes recrues sont ceux qui ont été plus particulièrement atteints de la maladie. Suivant les tableaux statistiques de l'excellent ouvrage de M. Bayle (*Traité des maladies du cerveau et de ses membranes*), on voit que c'est de trente à soixante que la méningite chronique fait le plus de ravages. La méningite simple aiguë ou chronique est beaucoup plus fréquente chez l'homme adulte que chez la femme, ce qui est aussi précisément le contraire de ce que nous avons observé pour la méningite tuberculeuse. Ainsi la proportion des hommes par rapport aux femmes affectées de cette maladie aiguë est, d'après l'ouvrage de MM. Parent et Martinet, à peu près comme 4 est à 1 ; et dans l'ouvrage de M. Bayle, le nombre des hommes atteints de méningite chronique est près de huit fois plus considérable que celui des femmes.

Le tempérament et la constitution individuelle n'ont pas moins d'importance dans le développement de la méningite simple que dans la méningite tuberculeuse. Si le tempérament lymphatique dispose particulièrement à celle-ci, le tempérament sanguin est pour la première une des causes prédisposantes les plus constantes, tant à l'état aigu qu'à l'état chronique. Les individus dont la tête est volumineuse, le col court, et qui sont atteints d'hypersarcose du cœur, ou qui sont très irritables et livrés à la colère, y sont bien plus exposés que les autres. L'hérédité, qui n'est qu'une conséquence de la constitution individuelle, a aussi quelque influence, comme le semblent prouver certaines observations ; mais elle n'est pas à beaucoup près aussi bien constatée pour la méningite simple que pour la méningite tuberculeuse.

Les professions ont, quant aux causes occasionnelles, bien plus d'importance dans la méningite simple que dans la méningite tuberculeuse. Les hommes qui mènent une vie très agitée, qui sont exposés à des dangers et à toutes les intempéries atmosphériques, comme les militaires, les charpentiers, les maçons, etc., sont bien plus exposés à la méningite aiguë ; et, d'après les observations de M. Bayle, les militaires sont aussi plus souvent atteints de la méningite chronique que les hommes appartenant à d'autres professions.

Toutes les causes physiologiques qui favorisent les congestions cérébrales, comme le travail de la dentition dans l'enfance, les travaux intellectuels chez les adultes, l'excès des boissons alcooliques et de tous les stimulants, sont autant de causes occasionnelles qui favorisent l'invasion de la méningite simple ; tandis qu'au contraire, toutes les causes débilitantes, qui agissent d'une manière inverse sur l'organisme, semblent favoriser la méningite tuberculeuse. Il peut arriver cependant quelquefois que la méningite simple survienne à la suite de la répercussion d'un exanthème, d'un érysipèle, d'une scarlatine, d'un eczéma, et chez des individus affaiblis par des fatigues. Les causes morales tristes ou qui portent à une violente exaltation tendent à provoquer la méningite aiguë simple, mais surtout la méningite chronique, ainsi que le prouvent les relevés de statistique de M. Bayle.

Les causes physiques ont bien plus d'influence sur la méningite simple que sur la tuberculeuse. Les contusions sur la tête, les chutes, les plaies d'armes à feu, sont autant de causes occasionnelles traumatiques très communes dans la méningite simple, ainsi que le prouvent beaucoup d'observations consignées dans les auteurs. L'action prolongée du soleil sur la tête est une dés causes les plus ordinaires de la méningite simple, surtout chez les jeunes enfants ; j'en ai eu plusieurs fois la preuve évidente et notamment chez un jeune enfant de six mois qu'on avait exposé en plein soleil au milieu d'un jardin, couché dans son berceau. Il a succombé à une méningo-encéphalite cérébrale et cérébelleuse des plus étendues qu'on puisse voir.

A. *De la méningite simple aiguë.* — Les caractères anatomiques de cette méningite sont très tranchés ; mais chez les individus de différents âges qui succombent à cette maladie, les altérations pathologiques des méninges sont toutefois assez multipliées et différentes, suivant le degré d'intensité de l'inflammation, son étendue et le siège des parties qu'elle occupe, soit à la surface de l'arachnoïde, soit dans le tissu de la pie-mère.

Lorsque l'inflammation des méninges est assez étendue, peu intense et bornée seulement à l'arachnoïde de la convexité, et qu'elle a été accompagnée plutôt de symptômes nerveux que d'une forte réaction fébrile, on ne trouve souvent qu'une sécheresse particulière de l'arachnoïde, qui est poisseuse à sa surface, et dont le réseau capillaire est plus ou moins arborisé, finement injecté, presque ecchymosé. Lorsque l'arachnoïde-viscérale est desséchée, le tissu sous-arachnoïdien n'est point infiltré de sérosité, et la pie-mère se détache avec peine de la surface des circonvolutions cérébrales. Dans les cas où la réaction fébrile a été très marquée dès le début, et où les symptômes inflammatoires ont marché avec rapidité, on trouve le plus ordinairement que la transparence de l'arachnoïde viscérale et pariétale est remplacée par une couleur terne, laiteuse, ou plus ou moins opaque, et que son tissu a augmenté de densité et d'épaisseur ; la convexité de l'arachnoïde et même la face pariétale de cette membrane sont alors très souvent recouvertes en partie et en totalité de fausses membranes plus ou moins étendues, molles et adhérentes, d'une manière plus ou moins intime. Quelquefois, lorsque la maladie s'est prolongée plusieurs jours, on remarque à la surface de ces fausses membranes de légers rudiments vasculaires, des filaments et même des réseaux cellulaires qui établissent des communications entre les surfaces de l'arachnoïde pariétale et viscérale Les fausses membranes enlevées, les surfaces de l'arachnoïde paraissent avoir complètement perdu leur transparence et leur aspect luisant ; elles sont comme dépolies, aiguisées, rugueuses, inégales et parsemées de petits points saillants. Dans les cas où on ne trouve pas de fausses membranes organisées, on remarque assez souvent une couche de pus liquide, séreux ou floconneux, pultacé, de couleur d'un blanc verdâtre et absolument semblable pour ses caractères à celui qu'on retrouve dans les inflammations des cavités des autres membranes séreuses.

Lorsque la méningite aiguë affecte particulièrement la pie-mère, comme on l'observe dans beaucoup de cas, et ainsi que cela a eu lieu dans l'épidémie de Versailles, on ne trouve aucune trace purulente ni pseudo-membraneuse à la surface de l'arachnoïde qui est seulement injectée. Le pus sé rencontre au-dessous de cette membrane sous forme de traînées qui sillonnent les ciconvolutions, et s'accompagne quelquefois de suffusions sanguines ou d'espèces d'ecchymoses. Le tissu de la pie-mère, à la base du crâne et vers l'entrecroisement des nerfs optiques, est infiltré d'un liquide opalin ou purulent, ou même de pus concret, suivant l'intensité ou la durée de la maladie. Quelquefois on observe la même altération dans la pie-mère cérébelleuse, et tout le long du prolongement rachidien, jusqu'aux divisions nerveuses de la moelle, qui baignent dans le pus. Le liquide contenu dans les ventricules est simplement séreux et transparent quand l'inflammation n'a pas envahi la pie-mère ventriculaire ; mais lorsque cette membrane participe à l'état de phlegmasie du tissu sous-arachnoïdien, ce qui arrive le plus souvent dans la maladie épidémique, alors les ventricules sont remplis d'un liquide trouble ou floconneux, d'un blanc verdâtre, et ressemblant même parfois à un véritable pus phlegmoneux, quand les malades ne succombent qu'à une période avancée de la maladie. Dans quelques cas sporadiques où la phlegmasie est bornée à la pie-mère ventriculaire seulement, on ne trouve qu'une simple injection du tissu sous-arachnoïdien, et les ventricules remplis d'un liquide séro-purulent ou d'un véritable pus, en plus ou moins grande quantité quand la maladie a été de longue durée. J'ai trouvé chez un enfant de trois mois, atteint d'une piemérite qui datait de plus d'un mois, jusqu'à dix onces d'un pus phlegmoneux dans les ventricules. Dans tous les cas d'épanchement de pus dans les ventricules, la pie-mère est épaissie, plus ou moins opaline, et rugueuse à sa surface. La pulpe cérébrale dans la piemérite aiguë de la convexité ou des ventricules est, en général, assez ferme, et même plus consistante que dans l'état normal, excepté lorsqu'elle est compliquée d'encéphalite diffuse, ce qui arrive rarement.

Les différentes altérations pathologiques qu'on rencontre dans les cavités thoraciques ou abdominales chez les individus qui ont succombé à la méningite simple sont nécessairement très variables, en raison des diverses maladies qui peuvent précéder ou accompagner la méningite. Ce qu'il importe de bien établir, c'est que les altérations tuberculeuses des diverses cavités viscérales ne se trouvent que rarement, et, pour ainsi dire, accidentellement dans la méningite simple, tandis qu'on en observe toujours en plus ou moins grand nombre dans la méningite d'origine tuberculeuse. Il peut cependant arriver, mais le cas est exceptionnel, qu'un phthisique succombe à une méningite simple comme à une méningite tuberculeuse,

Les caractères symptomatiques de la méningite simple aiguë ne sont pas toujours tout d'abord parfaitement distincts de ceux de la méningite tuberculeuse, et il faut apporter une extrême attention pour ne pas les confondre. Cependant les signes commémoratifs peuvent, dès le début, mettre sur la voie du diagnostic. Il est rare, en effet, quand on interroge avec soin les individus affectés de méningite tuberculeuse ou ceux qui les entourent, qu'on n'obtienne pas des indications sur quelques traces d'affections strumeuses acquises ou héréditaires, ou que les malades ne révèlent pas quelques symptômes cérébraux antécédents plus ou moins passagers. Dans la méningite simple, régulière, au contraire, jamais d'antécédents morbides : la maladie débute constamment d'une manière prompte et instantanée. L'une de ces maladies est donc presque toujours secondaire, l'autre primitive.

Indépendamment de cette différence dès le début de la maladie, la marche n'est point la même dans les trois divisions ou périodes que présente la méningite simple, comme dans la méningite tuberculeuse. Dans la première période de la méningite simple, les symptômes se dessinent d'une manière plus franche et moins insidieuse que dans la méningite tuberculeuse : elles débutent l'une et l'autre par de la céphalalgie, des vomissements et de la constipation ; mais la céphalalgie, dans la méningite simple, est continue avec plus au moins d'intensité, et ne s'exaspère pas sous forme d'élancements qui arrachent des cris aux malades comme dans la méningite tuberculeuse. Les vomissements, quand ils ont lieu, et ils manquent rarement dans la méningite simple, ne sont pas aussi éloignés les uns des autres que dans l'autre espèce de méningite ; ils sont, au contraire, rapprochés comme dans les fièvres éruptives. La coloration de la face et la chaleur de la tête ne sont pas sujettes aux variations brusques qu'on observe dans l'inflammation avec granulations des méninges. Dans la seconde période, on observe souvent un ralentissement assez marqué dans la circulation ; mais cependant jamais la même irrégularité du pouls et la même inégalité dans la respiration. La somnolence est aussi moins marquée. Les divers phénomènes nerveux que nous avons indiqués dans la seconde période de la méningite tuberculeuse, tels que la contracture ou la rigidité des membres pectoraux, la paralysie incomplète du sentiment et du mouvement, manquent ordinairement, et sont remplacés par du délire seulement et de la fièvre. C'est surtout dans la troisième période que la différence est plus marquée : on ne retrouve ni cette dilatation permanente des pupilles, et cette cornée vitrée avec injection de la conjonctive, ces mouvements nerveux presque cataleptiques, ni ces hémiplégies partielles, ni tous ces désordres de la sensibilité et du mouvement qui apparaissent alternativement tantôt d'un côté et tantôt d'un autre, qu'on rencontre presque constamment dans la méningite hydro-céphalique. La somnolence, les soubresauts, les mouvements convulsifs, la carphologie, sont les principaux symptômes qui prédominent dans la troisième période de la méningite simple.

On voit, d'après ce rapprochement des symptômes des deux espèces de méningite, que, à part les antécédents qui sont très différents avant le développement de la période aiguë, ces espèces voisines de maladies ne se distinguent réellement pas l'une de l'autre par des caractères véritablement positifs, mais plutôt par des caractères négatifs, qui établissent néanmoins, par leur rapprochement et leur comparaison, des différences assez marquées dans l'ensemble des deux tableaux pour qu'il soit possible de les distinguer le plus ordinairement. Il faut convenir, cependant, que le diagnostic différentiel entre les deux espèces de méningites est quelquefois presque impossible, surtout quand les deux maladies débutent instantanément sans aucune espèce d'antécédent.

La distinction des méningites d'avec les fièvres typhoïdes est aussi, dans

certains cas, très peu tranchée. Les prodromes de la méningite tuberculeuse sont sans doute très différents de ceux de la méningite simple et
de la fièvre typhoïde ; mais quand il ne se rencontre aucun symptôme précurseur, ces trois maladies ont beaucoup d'analogie entre elles pendant
toute la durée de leur première période. A part quelques cas exceptionnels
de fièvre typhoïde et de méningite qui, chez les enfants, débutent d'une
manière semblable par des symptômes nerveux ou convulsifs dépendants
d'une congestion cérébrale, on peut le plus ordinairement distinguer les
méningites des fièvres typhoïdes aux caractères suivants, que nous présen-
terons en regard sous la forme synoptique pour rendre les différences plus
sensibles.

MÉNINGITES	FIÈVRES TYPHOIDES
Chaleur de la peau presque naturelle, excepté à la tête.	Peau sèche et brûlante.
Point d'éruption cutanée, excepté dans la méningite épidémique.	Éruptions pétéchiales après le cinquième jour.
Céphalalgie avec élancements, coloration instantanée de la face, et expression de douleur.	Céphalalgie continue sans coloration instantanée de la face, faces exprimantl'abattement et la stupeur.
Soif nulle, langue humide.	Soif plus ou moins vive, langue poisseuse ou sèche.
Vomissements presque constants, éloignés et prolongés pendant plusieurs jours de suite.	Vomissements rares, un ou deux au début au plus, ou après plusieurs jours de maladie.
Douleurs abdominales à la pression, presque toujours nulles.	Douleurs abdominales à la pression presque constantes, vers la région iléo-cœcale.
Constipation opiniâtre et prolongée. Point de gargouillement.	Constipation alternant avec la diarrhée. Gargouillement intestinal.
Pouls souvent lent, irrégulier, inégal, intermittent	Pouls constamment régulier et plus ou moins fréquent.
Respiration inégale, irrégulière, suspireuse.	Respiration régulière, plus ou moins fréquente.
Rigidité et contraction des membres pectoraux, alternant avec leur résolution dans la deuxième période.	Résolution complète de tous les membres, à toutes les périodes de la maladie

A mesure qu'on avance dans le cours de ces deux genres de maladies,
et qu'on compare les symptômes entre eux, on trouve que les différences
sont encore plus grandes, et dans la dernière période elles sont tellement
prononcées que l'erreur n'est plus possible.

La méningite simple aiguë se rencontre quelquefois sous la forme épidémique, et présente sous ce rapport une analogie de plus avec la fièvre
typhoïde. Sprengel (*Histoire de la médecine*, t. III, p. 147) cite, d'après
Forestus, une phrénésie épidémique vermineuse qui a régné en 1545 ;

Sauvages en rapporte un autre exemple, Saalman a décrit une épidémie
d'encéphalite observée à Munster en 1788, et Vieusseux et Mathey ont fait
connaître une maladie semblable qui régna dans les environs de Genève,
en 1805 (*voyez* Ozanam, *Histoire médicale, générale et particulière des maladies
épidémiques*, 2ᵉ édit., t. ıı, p. 117). Ces exemples de méningites épidémiques
avaient passé inaperçus, parce que leurs descriptions n'étaient pas accompagnées de détails suffisants d'anatomie pathologique, pour qu'il fût possible de bien constater la nature de la maladie ; mais ils acquièrent maintenant un grand intérêt par le rapprochement des symptômes qui ont été
signalés alors, et qui sont presque tous les mêmes que ceux qu'observe
maintenant M. Faure Villar dans l'épidémie qui s'est manifestée à Versailles.
Cent quatorze militaires du même corps ont, depuis deux mois et demi,
présenté tous les symptômes cérébraux de la méningite aiguë, et sur les
quarante et un individus qui ont succombé, on a retrouvé toutes les altérations pathologiques de la piemérite, soit de la convexité cérébrale, soit
des ventricules, à des degrés différents ; et une observation très remarquable, c'est que cette maladie épidémique, comme celle de Forestus, se
complique d'une affection vermineuse : les malades ont rendu plusieurs
fois des ascarides lombricoïdes par la bouche et par les selles, et la complication vermineuse a été constatée trente et une fois sur quarante autopsies.
La membrane muqueuse intestinale n'a présenté aucune trace d'ulcération
ni de cicatrice sur les plaques de Peyer, et dans l'intervalle des follicules
agéminés ; ils ont paru seulement quelquefois développés, et la membrane
muqueuse rouge ou violacée dans les endroits où les vers étaient en quantité
considérable. Seize individus seulement, sur les cent quatorze, ont offert
des pétéchies.

La méningite aiguë non tuberculeuse peut se terminer par la mort,
par la guérison, ou passer à un état chronique. La mort arrive dans
le tiers des cas au moins si la maladie règne d'une manière épidémique ;
la maladie sporadique est peut-être un peu moins meurtrière. Si elle se
termine d'une manière favorable, c'est presque toujours dans la première
ou deuxième période, quand les symptômes sont modérés ; et dans tous les
cas, elle ne dépasse jamais le cinquantième jour ; elle devient presque
constamment fatale dès qu'elle arrive à la troisième période. Quoique la
terminaison par le retour à la santé, quand elle a lieu, soit ordinairement
assez prompte et assez franche, comme dans le plus grand nombre des
phlegmasies aiguës, et qu'il soit rare de voir cette maladie passer à l'état
chronique, cependant on en cite quelques exemples, surtout chez les enfants.
Quelques-uns sont atteints, à la suite des méningites aiguës, de maladies
chroniques du cerveau ou du système nerveux : d'autres sont paralysés
d'un membre, ou d'un ou plusieurs sens ; d'autres tombent dans l'idiotisme ;
enfin un très petit nombre est atteint d'hydrocéphalie chronique, et cette
dernière terminaison n'est pas toujours mortelle. Le fait suivant en est la
preuve : un enfant de deux ans, bien constitué, est successivement atteint
de fièvre avec coloration de la face, vomissement, assoupissement et con-

vulsions ; il tombe ensuite dans un état de langueur et de dépérissement accompagné de somnolence, de tristesse et presque d'idiotisme. Quoique les fontanelles fussent fermées, la forme de la tête reçut dans l'espace de quelques mois des modifications remarquables, le diamètre transversal d'une bosse pariétale à l'autre prit un accroissement notable, la face semblait amoindrie et effilée, à mesure que le crâne se dilatait, enfin la tête était aussi développée que dans l'hydrocéphale chronique. Gall, auquel on présenta cet enfant, n'hésita pas à prononcer qu'il était hydrocéphale et qu'il succomberait infailliblement. Cependant au bout de dix mois environ de l'invasion de l'état aigu, il survint une fièvre intense qui fut bientôt suivie d'une éruption d'impétigo à la face et au cuir chevelu. Cette réaction devint le signal d'un changement favorable dans toute la constitution de l'enfant, il reprit bientôt des forces ; son teint, longtemps blafard, se colora, et, ce qu'il y a surtout de très remarquable, c'est que sa tête changea progressivement de forme, et revint sur elle-même dans la direction des pariétaux ; enfin l'enfant guérit complètement ; c'est maintenant un jeune homme de vingt-cinq ans, d'une excellente constitution physique ; mais ses facultés intellectuelles sont très bornées. Il est impossible, à ce qu'il me semble, de ne pas admettre que, dans ce cas, l'hydrocéphale chronique a succédé à la méningite aiguë. Au reste, ce mode de terminaison n'est peut-être pas aussi rare qu'on l'a cru. Ne doit-on pas rapporter à la même transformation plusieurs cas d'hydrocéphalie congénitale ? Si nous considérons, en effet, que dans plusieurs hydrocéphalies de naissance, dont le siège est dans la grande cavité de l'arachnoïde, nous trouvons quelquefois l'arachnoïde viscérale épaissie et opaque avec des adhérences de cette membrane, ou des lambeaux pseudo-membraneux flottants dans la sérosité comme j'en ai vu des exemples, il paraîtra très vraisemblable de supposer que dans ces cas, les traces évidentes de l'inflammation qu'on observe sont le résultat d'une méningite primitivement aiguë, qui s'est développée dans le sein de l'utérus à une époque plus ou moins avancée de la gestation, et qui enfin s'est terminée par une hydrocéphalie chronique.

De la méningite simple chronique sans aliénation mentale. — Cette espèce de méningite, ne paraît point ordinairement succéder à une méningite aiguë : elle est tout d'abord et primitivement chronique. Les exemples contraires sont au moins encore très douteux. D'après le petit nombre de cas de méningite chronique que j'ai eu occasion d'observer sur les enfants, je suis porté à croire que si on en excepte la méningite chronique déterminée par la présence des tubercules cérébraux, ou par la carie des os temporaux, ou par toute autre lésion organique, cette maladie simple et sans complication doit être très rare chez eux. Il est possible qu'elle soit plus fréquente chez les adultes ; mais je n'ai encore jusqu'ici aucune donnée précise à cet égard. Au reste, on observe dans cette espèce de méningite chronique les diverses altérations organiques que nous avons indiquées dans le chapitre précédent. L'opacité et l'épaississement de l'arachnoïde viscérale et pariétale, surtout à la convexité, les adhérences de cette membrane dans la grande scissure interlobulaire, des épanchements séreux dans la grande cavité de l'arachnoïde ou dans les ventricules, quelques lambeaux de fausses membranes transparentes et presque cellulaires, des aspérités à la surface de l'arachnoïde viscérale, et surtout à la surface de la pie-mère des ventricules, telles sont les altérations organiques que l'on rencontre le plus constamment à la suite de la méningite chronique simple congénitale ou développée après la naissance. Quant à l'adhérence de la pie-mère et dans les ventricules, elle est aussi rare dans cette maladie que dans la précédente ; je n'en ai vu qu'un seul exemple. J'ai abrégé l'exposition des caractères d'anatomie pathologique pour ne pas tomber dans des répétitions inutiles.

Les caractères physiologiques de la méningite chronique simple sans aliénation mentale sont encore fort peu connus, et à peine indiqués dans quelques observations éparses recueillies dans les hôpitaux : l'abattement, la somnolence, les convulsions, sont les seuls symptômes cérébraux que j'aie remarqués dans les trois ou quatre cas qui se sont offerts à mon observation ; encore faut-il considérer que les sujets de ces observations étaient de jeunes enfants affectés d'ailleurs d'entérite chronique et de pneumonie lobulaire ; et les seuls symptômes cérébraux que j'ai pu rattacher à la méningite chronique pouvaient tout aussi bien appartenir à une simple réaction sympathique de la maladie gastro-intestinale et pulmonaire sur le cerveau, qu'à la lésion matérielle des méninges que nous avons trouvée à l'ouverture des corps. Aussi la maladie n'avait-elle été soupçonnée dans aucun des cas, et n'a-t-elle été reconnue que par la nécropsie. Nous sommes donc forcés d'avouer notre ignorance sur les caractères pathognomoniques de la méningite chronique sans aliénation mentale, et il faut se contenter de constater seulement la lacune qui se rencontre encore dans cette partie de l'histoire des phlegmasies des méninges, jusqu'à ce qu'elle puisse être remplie par l'observation.

§ III. DU TRAITEMENT DES MÉNINGITES. — Quoique les moyens qu'on peut opposer aux différentes espèces de méningite ne soient pas précisément les mêmes, ou au moins ne puissent pas être appliqués de la même manière suivant leur marche plus ou moins aiguë dans chaque espèce, cependant, comme ils appartiennent aux mêmes genres de médications, nous avons cru devoir les réunir dans un même chapitre, afin d'éviter des répétitions inutiles, et de faire mieux ressortir les différentes modifications qu'il importe d'établir dans l'application de ces moyens curatifs.

La gravité des méningites aiguës, la rapidité de leur marche trop souvent funeste, réclament l'emploi thérapeutique de moyens prompts et énergiques. Les principaux qui ont ont été mis en usage sont les saignées générales ou locales, les rafraîchissants, les révulsifs, les résolutifs contro-stimulants, les sédatifs, etc. Parmi tous ces moyens, les saignées occupent le premier rang. Il est important d'y recourir dès l'apparition des premiers symptômes. La méningite est une de ces maladies dans lesquelles il faut agir promptement ; les plus petits retards peuvent devenir fâcheux : *principiis obsta, etc.* La saignée générale au bras, ou mieux encore au pied ou à la jugulaire, doit être d'abord mise en usage sur les adultes, et même sur les enfants. Elles ont sur les saignées locales les immenses avantages de produire un effet plus prompt, plus général, et de ne pas donner lieu comme les sangsues et les ventouses à des douleurs plus ou moins vives qui agitent principalement les individus irritables, surtout quand ils sont très jeunes. Aussi ai-je vu plusieurs fois des saignées générales calmer assez promptement des accidents cérébraux qui avaient d'abord résisté à plusieurs applications de sangsues. Les saignées locales par les sangsues ou les ventouses scarifiées doivent, toutefois, être préférées pour les enfants du premier âge, quand il n'y a pas un état fébrile très prononcé, ou qu'il est absolument impossible de recourir aux saignées générales à cause de la petitesse des vaisseaux. Mais, dans tous les cas, avant d'agir énergiquement par les émissions sanguines, il est très important d'être fixé d'abord sur l'espèce de méningite qu'on a à combattre, et de savoir si elle appartient à la méningite simple, ou à la méningite tuberculeuse; car, autant les saignées abondantes et déplétives, en raison, toutefois, de l'âge et des forces des malades, sont utiles et même nécessaires dans la première espèce de méningite, autant elles seraient nuisibles dans l'autre, en épuisant les forces sans détruire la cause. Il ne faut jamais, en effet, perdre de vue, dans le traitement de la méningite tuberculeuse, que nous avons à traiter des individus toujours plus ou moins strumeux, ou affectés de phthisie pulmonaire, et que nous sommes réduits, dans le plus grand nombre des cas, à combattre des désordres aigus dépendants d'une lésion organique, et par conséquent à faire une médecine purement palliative. Aussi les très petites saignées à la base du crâne, vers les apophyses mastoïdes, ou sur la convexité du crâne le long du sinus longitudinal, ainsi que le conseille M. Costa dans son *Mémoire sur le traitement des inflammations cérébrales*, sont-elles, en général, préférables, surtout chez les enfants affectés de méningite tuberculeuse. Il est cependant une observation importante à faire sur les saignées rapprochées de la tête dans les inflammations des méninges. Il est des individus très irritables, très impressionnables à la douleur, surtout parmi les jeunes enfants, chez lesquels l'application directe des sangsues à la tête augmente l'agitation, la céphalalgie, et pourrait aggraver la congestion et les autres accidents cérébraux. Il vaut donc mieux, chez les individus très irritables qui ont la tête chaude, très douloureuse, la face vultueuse, remplacer les saignées directes par des saignées faites à l'anus ou aux extrémités inférieures.

Indépendamment des sangsues et des ventouses scarifiées, on a, parmi les saignées locales, préconisé celle qu'on pratique à l'aide d'incisions faites sur la membrane de la cloison et des parois des fosses nasales ; je l'ai employée plusieurs fois, et toujours sans succès, mais à la vérité chez des enfants affectés de méningite tuberculeuse. Un moyen qui, par son influence directe sur la circulation cérébrale, a quelque analogie avec les saignées locales, la compression des artères carotides a été employée d'abord par

M. Blaud de Baucaire (*Bibliothèque médicale*, LXXII° vol.), et avec succès dans plusieurs cas qu'il a fait connaître. L'on sait, en effet, que la compression des carotides, en ralentissant momentanément la circulation cérébrale, peut être fort utile dès le début de la maladie, et concourir avec d'autres moyens à diminuer l'excitation du cerveau ; mais il n'offre pas l'avantage de dégorger le tissu vasculaire comme la saignée, et ne doit être employé que lorsque les émissions sanguines ne sont pas possibles.

Les boissons rafraîchissantes et les réfrigérants extérieurs secondent souvent l'emploi des antiphlogistiques plus énergiques, et doivent être mis en usage dès le début de la maladie. Toutes les boissons froides, acidules, ou émulsionnées, le petit-lait, l'eau d'orge, etc., n'ont qu'une action bien faible, sans doute, d'autant plus que les malades ne sont pas tourmentés de la soif, et refusent souvent à boire ; néanmoins, leur action, soutenue, incessante, ne doit pas être négligée.

Les réfrigérants extérieurs méritent une attention toute particulière. Les applications réfrigérantes sur la tête sont faites de différentes manières, au moyen de compresses imbibées d'eau froide ou glacée, ou à l'aide de vessie de caoutchouc ou de cochon, remplie d'eau ou de glace pilée, ou à l'aide de grosses éponges creusées en forme de calotte ou de bonnet, et imbibées d'eau froide. Ces applications réfrigérantes ont d'abord l'avantage de soustraire une grande quantité de calorique, de resserrer par degrés le réseau capillaire du cuir chevelu et de la face, et d'agir ainsi de la même manière de la circonférence au centre sur le système vasculaire de l'encéphale. Il est incontestable qu'en agissant de cette manière les applications froides sur la tête calment la céphalalgie, et diminuent l'excitation cérébrale toutes les fois qu'il y a beaucoup de chaleur et de turgescence vers cette partie : tous les malades désirent et demandent des applications froides. Mais lorsque l'eau est à la glace, cette application, au lieu d'être sédative, devient douloureuse pour certains malades, et a, d'ailleurs, l'inconvénient de refouler busquement le sang du centre à la circonférence, et d'augmenter par cet effet la congestion cérébrale, ce qui n'est pas sans inconvénient, ainsi que l'a déjà remarqué judicieusement M. Costa dans le Mémoire que nous avons cité plus haut. Bien qu'on ne puisse certainement pas établir une analogie parfaite entre les phlegmasies des méninges et celles des autres membranes séreuses, et que l'application de l'eau froide sur la tête n'ait pas les mêmes inconvénients que sur le thorax, cependant l'eau glacée est, en général, plus nuisible qu'utile, surtout chez les enfants et les individus irritables, dans toutes les véritables phlegmasies cérébrales. L'eau froide, et même quelquefois tiède, et les cataplasmes émollients, sont, en général, préférables, surtout chez les individus très nerveux, faibles et impressionnables à l'action du froid. J'en ai plusieurs fois obtenu de très bons résultats ; et sans être aussi exclusif que M. Costa, je partage à cet égard une partie de ses opinions. Un des grands inconvénients des applications froides, c'est que leur température varie à chaque instant, et d'autant plus que l'eau est plus froide et la tête plus chaude; il s'établit alors, chaque fois qu'on renouvelle ces applications, un mouvement de réaction vers l'encéphale qui entretient l'excitation cérébrale au lieu de la calmer. On obtient, en général, un effet beaucoup plus marqué et une sédation plus soutenue de l'emploi des affusions froides à dix-huit ou vingt degrés de froid seulement pour commencer, et ensuite à une température plus basse. Les affusions fraîches sur la tête ont un immense avantage sur les simples applications fraîches quand les saignées, convenablement employées, ont été insuffisantes pour faire cesser les accidents cérébraux, et que le malade offre encore beaucoup de réaction. Mais ce moyen, comme tous les autres sédatifs qui ont en même temps l'inconvénient de refouler le sang de la circonférence au centre, devient plus nuisible qu'utile à une période avancée de la maladie ; et lorsqu'il n'y a plus assez de réacion, il peut alors accélérer le terme fatal en augmentant la faiblesse, ainsi que je l'ai vu arriver plusieurs fois chez les enfants affaiblis. Il est, d'ailleurs, des individus très nerveux dont la tête est tellement douloureuse, que l'affusion, même tiède, faite avec beaucoup de ménagement, et pendant trois ou quatre minutes seulement, augment, les douleurs encéphaliques, Ajoutez que, chez certains enfants, l'effroi et le saisissement causés par ce moyen provoquent des cris et quelquefois même des convulsions. L'emploi des affusions fraîches dans les méningites, qui m'a paru quelquefois utile dans la première période, est donc un moyen qui n'est pas sans de graves inconvénients dans une période plus avancée de la maladie, et qui, dans tous les cas, d'ailleurs, ne doit être employé qu'avec beaucoup de soins et de précautions. Je préfère infiniment dans cette maladie et même dans plusieurs autres, l'irrigation à l'affusion. Elle offre d'abord, sur les affusions, le grand avantage de pouvoir être employée le malade restant couché sur un lit de camp sans dossier. Un autre avantage qui n'est pas moins précieux, c'est que l'irrigation une fois établie, la température des liquides peut être constante, et n'est pas exposée à des variations continuelles qui déterminent des mouvements de réactions successives. Il faut cependant, quand on croit devoir suspendre momentanément l'irrigation à cause du refroidissement de la tête ou de la sédation trop prolongée, appliquer des compresses d'eau froide sur le cuir chevelu, afin de s'opposer à la réaction que déterminerait la cessation trop brusque du froid. Les précautions principales à observer dans l'administration de l'irrigation consistent d'abord à raser la tête, ou au moins à couper les cheveux très court afin qu'ils ne s'opposent pas à l'action immédiate de l'eau, et ensuite à couvrir exactement la poitrine avec une pèlerine de taffetas verni ou de toile cirée, repliée en gouttière en arrière, afin que l'eau, après avoir arrrosé le sommet de la tête, puisse s'écouler au dehors et ne pas mouiller et refroidir le malade. L'irrigation employée avec toutes ces précautions me paraît être le plus précieux de tous les moyens réfrigérants dans la méningite aiguë, lorsqu'il y a toutefois assez d'énergie vitale et de chaleur pour qu'on puisse recourir à la sédation par le froid. Dans la méningite tuberculeuse, où presque tous les moyens échouent constamment, l'irrigation m'a paru encore quelquefois utile en procurant du calme au malade et éloignant les convulsions. Dans le cas où il y a peu de chaleur à la tête, peu d'excitation fébrile, et où cependant la céphalalgie n'est point calmée par les réfrigérants, alors on doit constamment recourir aux cataplasmes émollients sur le cuir chevelu.

Les calmants, et principalement les opiacés, sont sans doute contre-indiqués dans les méningites comme dans toutes les phlegmasies cérébrales, surtout administrés à l'intérieur, parce qu'ils ont, de cette manière, l'inconvénient d'augmenter la constipation et de favoriser, par cette raison, les congestions cérébrales ; néanmoins, comme notre devoir est encore d'adoucir les maux que nous ne pouvons guérir, je n'hésite pas, dans la méningite tuberculeuse aiguë, lorsque les saignées et les refrigérants n'ont pas calmé les douleurs de tête qui arrachent des cris aux malades, d'employer comme palliatifs les compresses imbibées d'une solution de cyanure de potassium sur le front, ou même sur le cuir chevelu, préalablement rasé, ou des mouches d'extrait de belladone et d'opium aux tempes, ou des sels même de morphine par la méthode endermique.

Les révulsifs cutanés doivent être mis en usage dès le début de la maladie ; mais il faut commencer par les moins irritants, et réserver les plus énergiques pour une période plus avancée. Les cataplasmes chauds, vinaigrés ou sinapisés, d'abord, les sinapismes purs, puis enfin les vésicatoires, doivent être successivement promenés sur les extrémités inférieures, et leur action doit être plus ou moins répétée ou prolongée, suivant que le coma est plus ou moins profond, et que les sujets sont plus ou moins nerveux ou irritables. L'application trop longtemps continuée des sinapismes purs, en déterminant une irritation locale très vive et profonde, a souvent l'inconvénient de réagir sur la circulation générale, et d'augmenter, par cette raison, l'irritation cérébrale. Il est donc préférable, chez les individus très nerveux, de ne recourir qu'aux sinapismes mitigés ou aux vésicatoires, dont l'action est moins vive, mais plus soutenue. C'est aussi par cette raison que je préfère infiniment les vésicatoires préparés par incorporation à la pommade ammoniacale, excepté cependant quand il est urgent de déterminer une révulsion prompte avec exsudation.

Ce n'est que dans la seconde et la troisième période des méningites aiguës qu'on peut tenter les révulsifs cutanés plus énergiques, et après que tous les moyens antiphlogistiques ont été épuisés. Lorsque les révulsions éloignées dirigées vers les extrémités ont été sans succès, on doit avoir recours aux révulsifs actifs placés directement près du siège du mal. Ce n'est guère que sur cet ordre de moyens qu'on peut encore fonder quelque espérance quand la méningite tuberculeuse est arrivée au second degré. Il faut particulièrement les tenter lorsque la maladie paraît avoir succédé presque complètement à une disparition d'eczéma ou d'impétigo qui occupait la face ou la convexité du crâne. Les frictions avec la pommade fortement stibiée. faites sur tout le cuir chevelu, m'ont paru réussir dans plusieurs cas surtout où elles avaient déterminé des groupes de pustules confluentes, et, par suite, des eschares et des ulcérations circulaires profondes, coupées à pic.

Elles ont été inutiles dans un grand nombre d'autres cas. J'ai employé très fréquemment les vésicatoires sur la tête, et toujours sans succès, dans la méningite tuberculeuse, mais plusieurs fois avec un avantage très marqué dans des méningites ou méningo-encéphalites simples, avec tendance aux épanchements hydrocéphaliques ou à l'œdème du cerveau. Je suis disposé à croire que, chez un certain nombre d'individus, la guérison a été due à l'emploi de ce moyen énergique. Je me trouve bien de faire suppurer pendant quelque temps les vésicatoires sur le cuir chevelu, en couvrant la tête de cataplasmes tièdes placés entre deux linges, et qu'on a soin d'enduire d'un côté avec des pommades épispastiques mitigées et quelquefois mélangées avec l'onguent mercuriel. Les cautérisations du cuir chevelu à différents degrés, avec le marteau de Mayor ou le coton imbibé d'eau très bouillante, ou avec le moxa, ou même avec le cautère potentiel, recommandés spécialement par le docteur Durr, de Halle, m'ont paru produire de bons effets, surtout dans les cas de coma profond qui n'avaient pas paru céder à des vésicatoires placés sur les extrémités ou près de la tête. J'ai eu beaucoup à me louer du séton à la nuque dans les méningites soupçonnées tuberculeuses, mais plus particulièrement dans des méningites simples qui avaient résisté à tous les autres moyens.

On peut tenter avec avantage l'emploi des révulsifs sur le canal intestinal dès la première période des méningites aiguës, et en même temps que les saignées, lorsque le canal intestinal est sain et infesté seulement d'ascarides lombricoïdes, comme dans l'épidémie de Versailles. Il faut commencer d'abord par des laxatifs doux, tels que le calomel, l'huile de ricin et les lavements purgatifs ; mais, dans la seconde période, il est nécessaire d'insister sur des purgatifs plus énergiques. Le calomel seul produit rarement d'effet remarquable ; il n'agit le plus ordinairement comme révulsif intestinal que lorsqu'il est associé à la rhubarbe et au jalap en poudre. Dans la plupart des cas même, on doit recourir à des purgatifs plus actifs, tels que la résine de jalap, le sirop de nerprun et les sels neutres. Les heureux résultats obtenus par les purgatifs dans certains cas de méningo-encéphalites simples sont réellement prodigieux : mais il faut se garder d'insister trop longtemps sur cette médication dans les méningites tuberculeuses à cause de la débilité dans laquelle elle peut jeter les malades.

Les antipériodiques sont quelquefois indiqués dans la méningite tuberculeuse qui commence sous forme intermittente. J'ai fréquemment employé le sulfate de quinine dans ces cas, et toujours sans succès ; mais quand, à la fin des méningites simples, la fièvre se continue sous une forme rémittente ou même intermittente, le quinquina réussit très bien, et hâte la convalescence, comme à la suite de presque toutes les maladies graves dans lesquels les malades sont très débilités. M. Faur Villara, dans ces circonstances, a retiré de très bons effets du quinquina pendant l'épidémie de Versailles. Dans les cas où les méningites simples ou tuberculeuses sont arrivées à une période très avancée, et n'offrent plus même chances de guérison, les préparations de quinquina peuvent encore être utiles, en soutenant les forces et prolongeant la vie des malades.

Les contre-stimulants ont été employés sous différentes formes dans les méningites. Je n'ai fait usage de l'émétique à haute dose que dans les cas désespérés de méningites tuberculeuses, et toujours sans aucune espèce de succès. Ce moyen a été expérimenté avec plus d'avantages dans les méningites simples. Laennec m'a assuré avoir été témoin d'un cas de guérison sous l'influence de cette médication. J'ai toujours redouté l'emploi de l'émétique à haute dose dans les méningites simples aiguës, par la crainte de provoquer des mouvements convulsifs, comme j'ai cru remarquer que cela avait eu lieu chez les enfants dans les cas de méningite tuberculeuse où j'ai fait usage de ce moyen. Je préfère de beaucoup les frictions mercurielles, qui n'offrent pas les mêmes inconvénients, et qui ont été, avec raison, très vantées par Abercrombie et plusieurs autres praticiens. Elles m'ont, en effet, paru plusieurs fois très utiles dans les méningites simples aiguës, lorsqu'on les emploie sur le cou, sous les aisselles, ou directement sur le cuir chevelu, à la dose d'une demi-once par jour, et concurremment avec les saignées, dès la première période de la maladie, ainsi que le conseille avec raison M. Liégard, de Caen (*Gaz. méd.*, 1835, t. III, p. 520). Les frictions mercurielles sont, en effet, moins avantageuses dans une période plus avancée de la maladie, parce qu'elles ont pour résultat de débiliter souvent beaucoup les malades, surtout quand elles provoquent de la salivation. J'en ai cependant obtenu de très bons effets, même dans la seconde période de la maladie, concurremment avec les révulsifs. J'en citerai un exemple remarquable : Un jeune garçon de treize ans, très intelligent et actif, avait depuis dix mois, sans causes connues, perdu progressivement toutes ses facultés physiques et morales et était tombé dans une sorte de somnolence et d'apathie, quand il fut pris tout à coup d'étourdissements et de paralysie incomplète du côté gauche. A ces premiers symptômes se joignirent successivement de la céphalalgie, des vomissements, des mouvements convulsifs, du strabisme, du coma, de l'aphonie, la perte complète de l'intelligence, et la contracture des membres pectoraux. Il avait reçu depuis dix jours les soins éclairés de notre confrère, M. Lecou, qui avait employé des moyens actifs, des saignées générales et locales, des révulsifs énergiques à la peau et sur l'intestin. Lorsque je fus appelé en consultation, je portai le plus fâcheux pronostic, pensant, d'après les antécédents, que cette méningo-encéphalite aiguë était entée sur une encéphalite chronique, et peut-être même sur une altération organique quelconque. Néanmoins, à notre grand étonnement, les frictions mercurielles pousées à très hautes doses, jusqu'à la salivation, et l'action énergique d'un large séton à la nuque, ont, dans l'espace de huit à dix jours, determiné une amélioration rapide et progressive. Le malade a guéri complètement, et retrouvé toutes les facultés physiques et morales dont il jouissait avant la maladie. Ce fait, et quelques autres analogues qu'on pourrait citer, prouve qu'il ne faut jamais désespérer des cas de méningo-encéphalites les plus graves, et peut-être même dans les cas où on aurait lieu de soupçonner quelques altérations organiques. En effet, d'après l'exemple suivant de méningite tuberculeuse, qui s'est cependant terminée d'une manière fâcheuse, on serait porté à croire que cette maladie elle-même n'est pas toujours incurable lorsqu'elle est légère. Des accidents cérébraux semblables à ceux qui caractérisent une méningite tuberculeuse, céphalalgie avec élancement, strabisme, paralysie incomplète, persistaient depuis plus d'un mois, et avaient cédé à une émission sanguine et à des révulsifs sur la peau et sur le canal intestinal ; l'enfant paraissait toucher à sa convalescence, et n'offrait plus aucun symptôme cérébral, quand il fut pris successivement d'une variole et d'une scarlatine à laquelle il succomba rapidement. Nous ne trouvâmes à la nécropsie que quelques granulations extrêmement petites et isolées dans les scissures de Sylvius au milieu de liserés plastiques, une plaque de la même substance au sommet du cervelet, un seul tubercule dans les poumons, et une granulation crétacée dans un ganglion bronchique. Il est donc assez vraisemblable, à cause du peu d'étendue des lésions organiques cérébrales qu'a démontrée la nécropsie, que cet enfant aurait pu guérir s'il n'avait pas été atteint d'une double maladie éruptive. Pourquoi ne serait-il pas possible, en effet, qu'il se fît, par les seuls efforts de la nature qui est souvent si puissante, une résorption des granulations tuberculeuses de la pie-mère, comme dans beaucoup d'autres organes? Il ne faut donc pas que le praticien se décourage, même dans le traitement des méningites tuberculeuses ; et quoiqu'il offre à peine quelques chances de succès quand la maladie est évidente, il faut ne jamais complètement désespérer, et agir tant qu'il y a de la vie.

Il est presque inutile d'observer que le régime alimentaire doit concourir avec tous les moyens thérapeutiques pour assurer le succès du traitement des méningites aiguës qui sont curables. La diète la plus sévère est nécessaire dans ces maladies quand elles marchent rapidement; mais lorsqu'elles se prolongent au delà du second, et même du troisième septénaire, comme il arrive quelquefois, il faut alimenter légèrement les malades avec des bouillons, de la gelée, du lait. L'alimentation est d'autant plus nécessaire, surtout dans la méningite tuberculeuse, que les malades, particulièrement parmi les enfants, conservent une assez grande appétence pour les aliments.

Les moyens à opposer aux méningites chroniques doivent être pris dans les mêmes ordres de médications que pour les méningites aiguës, mais nécessssairement modifiés suivant la marche différente de la maladie et les causes qui ont pu lui donner naissance.

Le traitement curatif, dans les méningites aiguës et chroniques, n'est pas le seul qui doive préoccuper le médecin praticien, il doit aussi s'occuper de leur traitement prophylactique, et ne négliger aucun des moyens propres à prévenir ces fâcheuses maladies. Pour les méningites aiguës et chroniques simples, l'étude des causes qui les favorisent, et que nous avons indiquées précédemment, mettront sur la voie même des moyens qui peuvent s'opposer à leur développement. C'est dans l'éloignement de toutes les causes excitantes des systèmes nerveux et circulatoires pour tous les individus, mais surtout pour ceux qui sont d'un tempérament sanguin, et disposés aux congestions cérébrales, qu'on trouvera surtout les moyens prophylactiques les plus efficaces. Ceux qui conviennent particulièrement dans les méningites tuberculeuses sont du domaine de l'hygiène et de la thérapeutique. Les moyens hygiéniques doivent occuper le premier rang. Ainsi, chez les scrofuleux chez les phthisiques, mais plus spécialement encore sur les jeunes enfants nés de parents turberculeux, on ne saurait porter une trop grande attention aux plus légers symptômes cérébraux, et, dès qu'ils ont été reconnus, et soupçonnés seulement de pouvoir appartenir à une pieumérite tuberculeuse latente, il sera prudent de les soumettre à toutes les précautions hygiéniques qu'on mettrait en usage si la maladie était plus évidente et si la scrofule était déjà confirmée : l'attention la plus soutenue et les soins les plus minutieux ne sauraient jamais, dans ce cas, être portés trop loin. Il en est de même quant aux moyens thérapeutiques. Après avoir combattu d'abord les premiers symptômes cérébraux par de petites émissions sanguines et des dérivatifs sur le canal intestinal et à la peau, il sera nécessaire de recourir promptement aux révulsifs permanents les plus efficaces et les moins irritants. Les exutoires sont sans doute inutiles, et quelquefois même d'une fâcheuse influence dans les affections tuberculeuses très avancées des organes parenchymateux, mais c'est un moyen prophylactique très recommandable dans beaucoup de ces maladies commençantes. Aux exutoires il faut ajouter les préparations iodées convenablement administrées, et enfin tous les moyens toniques, mais non excitants, qui conviennent à la plupart des tuberculeux et aux individus atteints de scrofules.

CONVULSIONS OU ÉCLAMPSIE DES ENFANTS

MOUVEMENTS CONVULSIFS ; INSULTUS EPILEPTICUS, EPILEPSIA PUERILIS.

Sous le nom d'éclampsie, comme le prouve cette synonymie empruntée à Sauvages, on a compris des affections très différentes, sans doute, mais qu'on a confondues ensemble à cause du phénomène capital qu'elles présentent toutes, c'est-à-dire les mouvements convulsifs. Sauvages pense que cette maladie ne diffère de l'épilepsie ordinaire que par son acuité, tandis que Cullen (*Élém de méd. prat.*, traduit par Bosquillon, t. II, p. 335), » jugeant très difficile d'établir constamment des limites exactes entre les maladies aiguës et chroniques, réunit l'éclampsie à l'épilepsie, avec laquelle elle s'identifie, selon lui, et par les causes qui la produisent, et par les phénomènes qui l'accompagnent. »

M. Brachet, dans son *Mémoire sur les convulsions chez les enfants*, et M. Gendrin, dans le *Rapport fait au Cercle médical sur cet ouvrage*, s'efforcent de distinguer ces deux affections l'une de l'autre ; mais, il faut l'avouer, les caractères différentiels qu'ils leur assignent perdent une grande partie de leur valeur, parce qu'ils comparent les symptômes de l'éclampsie récente et légère à ceux de l'épilepsie confirmée.

Suivant M. Dugès (*Mém. de l'Acad. roy. de méd.*, t. II), l'éclampsie serait « une maladie particulière due à l'irritation de l'encéphale, tantôt intermittente et se montrant par accès épileptiformes, tantôt précédée et suivie d'un état apoplectique, continue ou rémittente et tétaniforme. » Quant à nous, sans chercher à critiquer cette définition, nous croyons qu'on a réuni sous le nom d'éclampsie l'épilepsie récente et curable, dont les attaques présentent chez les enfants un si grand nombre de variétés, et les convulsions symptomatiques, sympathiques ou essentielles, qu'on voit survenir dans l'enfance. Nous ne traiterons ici que de ces dernières.

Les convulsions sympathiques ou essentielles, c'est-à-dire celles qui ne sont liées à aucune lésion matérielle des centres nerveux, peuvent se développer sous l'influence des causes les plus diverses. Parmi ces causes, celles qui prédisposent à la maladie, telle que la différence des âges, doivent être notées d'abord. Les très jeunes enfants sont, en effet, bien plus souvent atteints de convulsions que ceux d'un âge plus avancé. Les enfants les plus disposés aux convulsions offrent, en général, une prédominance marquée du système nerveux et une intelligence précoce, l'expression de leur physionomie est très mobile, leur teint est changeant, et il suffit des causes les plus légères pour les voir rougir et pâlir tout à coup ; ils sont irascibles, volontaires, le moindre bruit les fait tressaillir, et leur sommeil est souvent troublé par des rêves effrayants qui leur font pousser des cris de terreur. Nous ne parlons pas ici du volume énorme de la tête, que Baumes et après lui tous les auteurs ont mis au premier rang des causes prédisposantes : presque tous les enfants à grosse tête nous ont paru plutôt lourds et apathiques, que mobiles et excitables ; et nous pensons qu'on a un peu exagéré l'importance de cette disposition organique.

On ne saurait révoquer en doute la transmission des convulsions par voie d'hérédité. Baumes en cite plusieurs exemples remarquables (*Traité des convulsions dans l'enfance*, p. 6-7), auxquels nous pourrions nous-mêmes en ajouter quelques autres. On s'est demandé si les émotions éprouvées par la mère, pendant la grossesse, pouvaient devenir pour l'enfant une cause prédisposante aux convulsions : « Le fait est loin d'être prouvé, dit M. Andral (*Leçons orales à la Faculté*, Lancette française, t. VII, p. 360) ; mais cependant certaines circonstances paraissent le confirmer. » En effet, l'un de nous a connu une jeune femme excessivement irascible, surtout quand elle était enceinte, dont les trois enfants, peu après leur naissance, ont été atteints de convulsions promptement mortelles : il est à noter que cette dame et son mari sont l'un et l'autre tout à fait exempts de maladies convulsives.

Si nous examinons maintenant les circonstances qui peuvent provoquer l'apparition des convulsions chez les enfants qui y sont prédisposés, nous verrons que les unes agissent directement sur le système nerveux, tandis que les autres ont leur point de départ dans les divers appareils de la vie nutritive. Les émotions vives de l'âme, la peur, un accès de colère, l'irritation, la jalousie, une douleur aiguë, le chatouillement, ont été considérés comme causes occasionnelles de ce genre d'affection. Il en est de même quelquefois d'une température très élevée, la chaleur ayant pour effet d'imprimer au système nerveux une très grande excitation. Nous avons vu fréquemment de jeunes enfants en proie à des convulsions pour être restés dans une chambre fortement échauffée, dans une salle de spectacle ou dans une église, où se trouvaient réunies un grand nombre de personnes. L'état électrique de l'atmosphère, à l'approche d'un orage, a suffi souvent, dit M. Andral (*loc. cit.*, p. 360), pour produire un accès convulsif. Le travail de la dentition est une des causes les plus ordinaires des convulsions, non seulement dans la première enfance, mais encore quelquefois lors de la seconde dentition : cette influence nous est maintenant prouvée par un si grand nombre de faits, qu'il serait difficile de la révoquer en doute. Des émotions morales vives éprouvées par les nourrices ont plusieurs fois, en altérant leur lait, donné lieu aussi à des convulsions. Une jeune femme, fort lascive, voyait l'enfant qu'elle allaitait tomber dans de violents mouvements convulsifs chaque fois qu'elle s'était livrée au coït. Sœmmering rapporte un exemple où le lait de femmes qui nourrissaient sans inconvénient leurs propres enfants, donnait des convulsions aux autres. (Andral, *loc. cit,,* p. 369.)

La présence de corps étrangers dans les voies digestives, la rétention du méconium, l'accumulation des matières fécales ou le développement de gaz dans les intestins, le sevrage prématuré, sont autant de causes incontestables de cette maladie. Vingt fois nous avons vu survenir les convulsions les plus graves chez de jeunes enfants qui avaient mangé des raisins secs, des morceaux de carotte, des pommes crues, des lentilles, des pois, des pommes de terre, des haricots mal cuits, etc. ; puis tout rentrer dans le plus grand calme aussitôt que ces substances indigestes avaient été expulsées au dehors, soit par le vomissement, soit par les selles. « Le fils de mon Charles, dit Lazare Rivière, ayant une constipation continuelle, mourut dans les convulsions » (observ. L, p. 550). « Un enfant de sept ans fut pris, sans cause connue, de convulsions ; au septième *jour* on s'aperçut que son ventre était plein et tendu, et que depuis ce temps il n'avait point rendu de matières ; un purgatif fut aussitôt donné, et l'enfant se rétablit complètement» (Andral, *loc. cit.,*). Nous avons été plusieurs fois témoin d'accidents semblables dus à la même cause, sur laquelle la plupart des auteurs, et Baumes en particulier, ont insisté d'une manière spéciale. D'un autre côté, l'usage inconsidéré de purgatifs a paru être quelquefois la cause déterminante des convulsions ; et les inflammations gastro-intestinales ont dans plus d'un cas, sous nos yeux, suffi pour produire le même effet. Cette proposition est bien démontrée dans l'ouvrage intéressant de M. Sablairoles, relatif à la prédominance et à l'influence des organes digestifs des enfants sur le cerveau. Quant à l'influence des vers sur le développement de cette maladie, l'observation en est si commune, qu'il est presque superflu de la signaler. Dans les colonies, le plus grand nombre des convulsions est attribué à cette cause : « Fréquemment on voit dans l'espace de quelques jours, dit M. Levacher, des enfants en bas âge rendre par les vomissements et par les selles jusqu'à quatre et six cents lombrics. Des autopsies cadavériques m'ont plusieurs fois révélé la présence de ces animaux dans les intestins grêles, par multitude innombrable, etc. » (*Guide médical des Antilles*, p. 96). On conçoit facilement en effet quelle perturbation nerveuse doit résulter d'une pareille cause d'irritation.

Parmi les lésions de l'appareil respiratoire qui peuvent amener des convulsions, nous mentionnerons particulièrement la coqueluche et les diverses inflammations des bronches ou des poumons. L'accélération du cours du sang en est encore une cause assez fréquente : chez quelques enfants, la prédisposition est si forte qu'un simple accès de fièvre peut les occasionner. On sait combien elles sont communes au début des fièvres éruptives, et quelquefois aussi pendant leur cours, surtout lorsqu'il existe un violent mouvement fébrile. La pléthore sanguine peut y donner lieu, ainsi que l'anémie, et l'on ne doit pas oublier les convulsions qui surviennent après des hémorrhagies abondantes. La suppression brusque d'un exanthème chronique, ou d'une sécrétion naturelle ou artificielle, a bien souvent provoqué le développement de l'affection qui nous occupe, qu'on observe aussi comme symptôme de l'agonie dans beaucoup de maladies différentes. Enfin, dans un assez grand nombre de cas, les convulsions ont lieu sans qu'il soit possible d'en apprécier la cause occasionnelle. ou même prédisposante.

Quelles que soient, au reste, les circonstances variées sous l'influence desquelles se manifestent les convulsions, voici les symptômes qu'elles présentent ordinairement.

L'attaque convulsive arrive fréquemment, soit le jour soit la nuit, sans être annoncée par aucun phénomène précurseur : d'autres fois cependant elle est précédée d'un certain malaise ; la face est plus colorée que de coutume, ou alternativement rouge et pâle ; on remarque une altération sensible du caractère, les enfants sont moroses ou excessivement irritables et hargneux, leur sommeil est agité, ils éprouvent des grincements de dents inaccoutumés, leurs yeux sont vifs et brillants, etc.

Les mouvements convulsifs sont partiels ou généraux, et présentent autant de différences qu'il peut y avoir de combinaisons dans l'action des muscles. Quelquefois le corps tout entier est agité des secousses les plus violentes pendant l'attaque : alors il y a perte complète de connaissance, la respiration est embarrassée, des mucosités écumeuses s'écoulent et parfois en moussant sur les lèvres. ou produisent dans la trachée-artère un râle plus ou moins bruyant. La face est ordinairement rouge, d'autres fois pâle, presque toujours brûlante et couverte de sueur, les lèvres sont bleuâtres, les veines jugulaires énormément distendues, les battements du cœur désordonnés, et le pouls d'une excessive vitesse ; quelques enfants vomissent, d'autres laissent aller l'urine et les matières fécales. Mais le plus ordinairement la crise est moins violente, et les convulsions sont moins bornées à un seul côté du tronc et aux régions sus-diaphragmatiques ou sous-diaphragmatiques. Souvent même, comme on l'observe généralement dans les convulsions sympathiques d'une affection du ventre, la face, le poignet et les doigts, sont les seules parties convulsées. D'autres fois, et c'est généralement chez les enfants nouveau-nés que nous avons pu faire cette remarque, l'éclampsie se manifeste avec des caractères moins tranchés encore et plus circonscrits : on serait porté à croire que l'affection est alors presque étrangère à l'appareil cérébro-spinal, et qu'elle n'a son siège que dans le système nerveux ganglionnaire. Dans ces cas, les accès s'annoncent par une accélération rapide des mouvements respiratoires, avec pâleur de la face, couleur violacée ou livide des lèvres, fixité des yeux sans contraction ou quelquefois avec contraction légère des membres. Ces phénomènes morbides durent à peine quelques secondes ; l'enfant pousse un cri, et les fonctions se rétablissent dans l'état normal. Cette variété de l'éclampsie se rapproche d'une affection décrite par Goëlis, sous le nom de *febris cærulea*, et qui, suivant lui, présente tous les caractères d'une névrose. (*Gazette médicale de Paris*, 1825, p. 66.) Il n'est pas rare, d'ailleurs, de voir les convulsions, partielles et légères au commencement de l'attaque, devenir ensuite générales et d'une extrême violence. Une petite fille qui fut prise de convulsions après avoir assisté aux exercices de Polichinelle faisait entendre, au début de ses attaques, le bredouillement particulier de ces sortes de marionnettes, dont elle avait été très frappée.

La durée de l'attaque est, comme celle de la maladie, fort incertaine. Tantôt les convulsions cessent au bout de quelques minutes, et tantôt il s'écoule des heures entières avant qu'elles disparaissent, soit tout à coup, soit par degrés. Assez fréquemment aussi elles ne sont que suspendues, et bientôt une nouvelle attaque, suivie d'un grand nombre d'autres, vient assaillir le petit malade. Nous en avons vu se prolonger ainsi pendant plusieurs jours avec de très courts intervalles de calme. Après la cessation du paroxysme, tantôt la face, après être restée un peu étonnée, reprend peu à peu son expression naturelle, l'enfant bâille et se plaint d'une extrême lassitude, et il éprouve un besoin impérieux de sommeil, après lequel il revient à peu près dans l'état où il se trouvait avant l'attaque : tantôt, au contraire, il reste paralysé d'un membre, ou bien il a perdu un ou plusieurs de ses sens, et n'a plus la conscience de ce qui se passe autour de lui. Ces accidents consécutifs se rattachent à des degrés divers de lésions plus ou moins profondes de l'appareil cérébro-spinal, et sont très importantes à noter sous le rapport du pronostic et du traitement.

Les muscles qui ont été affectés de contractions convulsives sont quelquefois le siège d'assez vives douleurs. Des auteurs affirment que les muscles convulsés sont, dans quelques circonstances, couverts d'ecchymoses après les convulsions, mais elles se rencontrent souvent, sans avoir été précédées de convulsions, chez les enfants malades depuis longtemps.

Les convulsions sont souvent mortelles, et cette terminaison peut avoir lieu après une seule et violente attaque, ou à la suite de crises multipliées et très rapprochées les unes des autres. Dans tous ces cas, l'enfant succombe ou à une congestion cérébrale, ou à une véritable asphyxie (comme il arrive quelquefois sans doute dans les convulsions qui compliquent la coqueluche), ou bien enfin, et c'est peut-être le plus souvent, à la suspension brusque et complète de l'innervation. Ici l'on entre dans le champ des hypothèses; car dans un grand nombre de nécropsies faites avec le plus grand soin, nous n'avons jamais trouvé de lésion appréciable qui puisse répandre aucun jour sur la cause probable de la mort, dans ces sortes de convulsions, qu'on a appelées essentielles.

Les rechutes et les récidives sont très communes dans cette affection, les mêmes causes amenant presque toujours les mêmes effets, et les convulsions étant par elles-mêmes l'une des causes les plus fréquentes qui en favorisent le retour.

Si l'on excepte l'épilepsie, il nous semble difficile de confondre les convulsions avec aucune autre maladie; mais, relativement à celle-ci, nous devons avouer qu'il n'est pas toujours possible de l'en distinguer, tant l'analogie est quelquefois grande entre ces deux affections convulsives. En effet, même début, invasion brusque, ou annoncée par quelques préludes variables, accès convulsifs qui peuvent consister en une simple perte de connaissance momentanée avec quelques contractions des muscles du visage, ou bien être caractérisés par le désordre le plus complet de tout le système musculaire. La seule différence, c'est qu'en général les paroxysmes épileptiques sont beaucoup plus courts que ceux de l'éclampsie, qu'ils se répètent à des intervalles plus éloignés et sous l'influence de causes moins appréciables, et qu'ils affectent une marche plutôt chronique qu'aiguë.

Quant aux convulsions qu'on peut observer dans presque toutes les maladies du cerveau, de la moelle épinière et des méninges, les symptômes propres à ces diverses affections ne permettent point de se méprendre, et suffisent ordinairement pour lever toute équivoque. Nous ne devons pas en parler ici.

Le pronostic des convulsions est plus ou moins grave, suivant la gravité des causes qui les font naître. L'éclampsie qui survient par suite d'une cause accidentelle et passagère ou facile à éloigner, n'est pas ordinairement très fâcheuse. Celle qu'on observe dans la période des fièvres éruptives, est beaucoup moins dangereuse en général que celle qui a lieu pendant le cours de ces maladies. Sydenham avait observé que les varioles précédées d'accès convulsifs sont le plus souvent bénignes, d'un bon caractère (*boni moris*), et très rarement confluentes *Oper. omn.*, t. i, p. 80). Nous avons vu malheureusement plus d'une fois des convulsions amener la mort au début même de cette affection. En général, plus elles sont violentes et rapprochées, plus les sens et les facultés intellectuelles paraissent affaiblis dans l'intervalle des attaques, et plus le danger est grand. Celles qui sont produites par des écarts de régimes, sont presque toujours graves. Il en est de même de celles qui sont déterminées par le lait d'une nourrice qui a éprouvé de vives émotions de l'âme, et de celles occasionées par la frayeur. Les attaques d'éclampsie sympathiques du travail de la dentition ou de la présence des vers cèdent, en général, plus facilement. Nous ne devons pas oublier, toutefois, l'observation de cet enfant qui, ayant succombé avec de violentes convulsions précédées de coliques, offrit à l'un de nous, pour seule lésion, à l'ouverture du cadavre, deux ascarides de sept à huit pouces de long, logés dans les canaux biliaires. Toutes choses égales d'ailleurs, les convulsions sont moins graves dans la première enfance qu'à un âge plus avancé. Celles qui ont lieu vers la fin des maladies présagent une terminaison funeste et imminente.

Les convulsions pouvant survenir sous l'influence des causes les plus diverses, réclament nécessairement les médications les plus variées, et le médecin appelé pour y remédier devra toujours se rappeler le précepte suivant donné par Boerhaave : « *In curatione priùs pervestiganda est causa singularis, et locus primarii affectus, unde convulsio ortum habet ; dein ociùs medicamenta applicanda illa, quibus, etc..... Unde diluere, laxare, revellere, lenire, ferè sanare solent convulsiones hasce, nec unquàm specioso antispasticorum titulo fides adhiberi debet.* » (Aphorisme 722.)

Dès qu'on arrive auprès d'un enfant atteint de convulsions, on doit commencer par le débarrasser complètement de ses vêtements, afin de s'assurer si les mouvements convulsifs ne sont point occasionés par la piqûre d'une épingle, un bandage trop serré, ou la constriction exercée par les langes, comme il en est des exemples (Baumes, *loc. cit.*, p. 283). On place ensuite le petit malade dans un lieu modérément chaud et où l'air circule librement. Le docteur Good (John-Mason) dit avoir fait plusieurs fois cesser des convulsions en prenant l'enfant tout nu dans ses bras et en l'exposant ainsi pendant plusieurs instants à l'air frais d'une fenêtre ouverte *Thé study of medicine*, t. IV p. 561). Nous avons vu nous-même disparaître promptement une attaque d'éclampsie chez un jeune enfant couché dans une chambre basse, fortement échauffée, rien qu'en le transportant dans une pièce plus vaste et où la température était moins élevée.

Ces premiers soins donnés, il faudra s'informer si les convulsions sont survenues au milieu de la santé la plus parfaite ou si déjà l'enfant était malade avant. Dans ce dernier cas, la détermination de l'affection préexistante est ce qui doit d'abord fixer l'attention, les mouvements convulsifs n'étant problement alors qu'un symptôme secondaire. Mais s'il n'existait aucune apparence de maladie au moment de l'invasion de l'attaque convulsive, il y a lieu de penser que l'éclampsie est essentielle. Rarement, en effet, les fièvres éruptives et les affections cérébrales proprement dites débutent par des convulsions ; presque toujours elles sont précédées ou accompagnées d'un mouvement fébrile plus ou moins intense : on aurait d'ailleurs une certitude de plus, si déjà des convulsions analogues s'étaient manifestées chez l'enfant à une époque antérieure.

Comme dans le plus grand nombre des cas les convulsions reconnaissent pour cause un dérangement des fonctions digestives, on s'enquerra du régime que suit ordinairement le malade, de la nourriture qu'il a prise à son dernier repas ou même quelques jours auparavant ; on saura si les convulsions n'ont point coïncidé avec le commencement de la digestion ; et si tous ces renseignements portent à croire que des substances alimentaires de nature indigeste, ou en trop grande proportion, ont été données à l'enfant, la maladie devra être traitée comme une véritable indigestion ; à bien plus forte raison, sans doute, si l'on apprend qu'avant l'attaque, ou depuis, il y a eu des nausées, des éructations, des borborygmes, et que la région abdominale paraisse douloureuse à la pression. Dans ce cas, les convulsions sont-elles très violentes, et les mâchoires fortement serrées, existe-t-il surtout des symptômes d'une vive réaction ? il faut avoir recours à une légère émission sanguine, afin d'amener une détente qui facilite ensuite l'administration des évacuants par en haut et par en bas. Mais si le malade est tombé dans un grand état de faiblesse, avant de chercher à provoquer le vomissement, on s'efforcera de le ranimer et de relever les forces au moyen des irritants extérieurs les plus énergiques, et en lui faisant avaler quelques gouttes d'éther ou d'une liqueur alcoolique quelconque. Une petite fille, en proie depuis plusieurs heures à d'horribles convulsions, contre lesquelles on avait épuisé en vain tous les remèdes usités en pareil cas (sangsues, révulsifs, antispasmodiques, etc.), allait infailliblement périr, lorsque arriva près d'elle l'un des auteurs de cet article. Elle était presque froide et respirait à peine Après l'avoir ranimée à l'aide de frictions irritantes, et en promenant sur différents points des membres une éponge imbibée d'eau bouillante, il essaya d'introduire dans la bouche quelques gouttes d'eau de mélisse, ce qu'il ne put faire qu'à grand peine, tant les mâchoires étaient fortement serrées ; puis, soupçonnant une indigestion, malgré toutes les assurances qu'on lui donnait du contraire (la petite malade était convalescente et ne devant prendre pour seule nourriture que du lait d'ânesse et quelques cuillerées de purée de pommes de terre), il administra un vomitif et provoqua le vomissement en titillant la luette et le pharynx au moyen des barbes d'une plume. Ces tentatives furent longtemps infructueuses, et déjà même il désespérait du succès, quand tout à coup l'enfant vomit avec effort une grande quantité de pommes de terre non digérées. A l'instant même la connaissance revint, les facultés intellectuelles se rétablirent, et l'on vit cesser une hémiplégie qui s'était manifestée dès le début des convulsions. Dans un cas analogue, observé par l'un de nous, les convulsions duraient presque sans interruption depuis neuf jours, et la vie paraissait près de s'éteindre, quand un peu de vin d'Alicante introduit de force dans la bouche fut avalé, et détermina le vomissement d'une portion d'omelette et d'un grand nombre de groseilles à maquereau, dont quelques-unes étaient encore entières. Les mouvements convulsifs cessèrent presque immédiatement, et l'enfant se rétablit bientôt après. La même chose arriva à un enfant de quatre ans, dont parle le docteur Locok (*The cyclopædia of pratical medicine*, part. v, p. 479), et chez qui un vomitif fit rendre des raisins secs mangés huit jours auparavant. Moins heureux que les précédents, un jeune enfant pour lequel nous fûmes appelé quelques instant seulement avant la mort, présenta à l'examen cadavérique une masse considérable d'aliments non digérés dans l'estomac, exempt d'ailleurs d'altération, ainsi que tous les autres organes. Au lieu de faire vomir cet enfant, on lui avait appliqué un grand nombre de sangsues derrière les oreilles et à l'épigastre. L'enfant d'un de nos confrères, âgé de dix-neuf mois, et vigoureusement constitué, ne dut son salut, dans un cas semblable, qu'à des lavements multipliés qui finirent par amener des haricots blancs mangés la veille. On avait d'abord employé sans succès les saignées locales et générales, les bains, les révulsifs, etc. Nous avons insisté à dessein sur ces exemples, qu'il eût été facile de citer en plus grand nombre, mais qui suffiront, nous l'espérons, pour éveiller l'attention des jeunes médecins peu familiarisés avec les maladies des enfants, sur une des causes les plus fréquentes des convulsions, contre laquelle les émissions sanguines répétées ne peuvent être que nuisibles, tandis qu'au contraire les vomitifs et les purgatifs sont les moyens particulièrement efficaces.

Lorsque l'enfant se trouve dans l'âge de l'éruption des dents, l'attention doit se porter naturellement sur l'état des gencives, et à cet égard il est important de noter, que le gonflement du tissu gengivaire, qui n'arrive souvent que dans la dernière période du travail de la dentition, n'est pas la cause la plus ordinaire des convulsions qu'on observe à cette époque ; très fréquemment aussi la pression causée par le développement des germes dans leurs avéoles suffit pour en provoquer l'apparition ; et c'est alors qu'on emploie avec avantage les émissions sanguines générales ou locales, les bains, les lavements émollients, les boissons adoucissantes et antispasmodiques. Mais si l'usage de ces moyens n'amène point de soulagement, et que les convulsions se répètent, il faut examiner le bord avéolaire, et si l'on reconnaît qu'il est déjà le siège d'une turgescence considérable, on pratique sur chacune des saillies produites par les dents une incision cruciale et mieux encore l'excision d'une petite portion du tissu gencivaire Cette petite opération, quand bien même elle n'aurait pas pour résultat de faciliter la sortie des dents, procure toujours alors un dégorgement salutaire, et dans quelques circonstances on l'a vue faire cesser instantanément les convulsions. « Appelé près d'un enfant de cinq ans et demi, qui avait été attaqué tout à coup de convulsions. sans cause connue, j'appris, dit M. de Labarre, que depuis plusieurs jours il se plaignait de douleurs dans les gencives. J'examinai la bouche, et j'aperçus une première molaire d'en bas prête à sortir. Je débridai immédiatement la gencive : au bout d'une demi-heure tous les symptômes convulsifs cessèrent, et le lendemain les pointes de cette dent étaient visibles. Quatorze jours après, mêmes accidents pour la sortie de la dent parallèle, même opération et même résultat. » (*Traité de la seconde dentition*, p. 197.)

Si des vers ont été récemment rendus et qu'on puisse encore en soupçonner l'existence, on administrera des vermifuges, d'abord en lavements, puis par la bouche, s'il est possible, mais après avoir combattu préalablement la congestion fluxionnaire dont le cerveau peut être le siège, par les saignées, les bains, les révulsifs, etc.

Lorsque les convulsions paraissent produites par une constipation opiniâtre, ou par un dégagement considérable de gaz dans les intestins, il faut se hâter de rétablir la liberté du ventre, et provoquer l'expulsion des gaz. L'huile de ricin, quelques grains de calomel, seul ou associé à la rhubarbe, une goutte d'huile de croton tiglium, des lavements purgatifs, ou l'introduction d'un suppositoire de savon dans le rectum, rempliront aisément le premier but. Pour favoriser la sortie des vents, nous nous servons ordinairement avec avantage d'une grosse canule de gomme élastique introduite assez avant dans le gros intestin, à laquelle on adapte une seringue pour faire le vide, en même temps qu'on appuie doucement sur le ventre. Dans ce cas les lavements seraient nuisibles, en augmentant la distension des intestins ; mais on peut faire passer par en haut quelques cuillerées d'huile d'amandes douces, ou même un peu d'huile de ricin.

Dans tous les cas où il est impossible de remonter à la cause des convulsions, si l'enfant est fort et pléthorique, on doit essayer d'ouvrir la veine, et si l'on peut y parvenir, appliquer des sangsues derrière les oreilles, aux tempes, ou bien encore autour des malléoles, comme le recommande M. Chauffard d'Avignon, dans un Mémoire où il cherche à démontrer les avantages de la saignée révulsive contre la plupart des maladies de la tête (*Archives gén. de méd.*, 1832, t. xxix, p. 326). Nous pensons que cette saignée révulsive est surtout préférable chez les enfants très irritables, ou à très grosse tête, lorsque la face est vultueuse, et qu'il y a lieu de craindre une congestion cérébrale. En même temps on promène sur les extrémités inférieures des cataplasmes chauds et rendus irritants par l'addition d'une certaine quantité de farine de moutarde ; on lave la face et le front avec une éponge imbibée d'eau froide, qu'on laisse même appliquée sur la tête, en la renouvelant lorsqu'elle s'échauffe. A ces moyens on ajoute les lavements simples, laxatifs ou purgatifs, suivant l'exigence des cas ; et si les convulsions persistent, on place le malade dans un bain tiède, et on l'y laisse aussi longtemps qu'il peut s'y tenir, en ayant soin d'entretenir sur la tête des applications réfrigérentes. Quelquefois on a recours aussi, avec grand avantage, à de légères affusions d'eau fraîche sur la tête, ou mieux encore on dirige sur la fontanelle, à l'aide du robinet d'une fontaine, une sorte d'irrigation longtemps prolongée, analogue à celle qui a été proposée récemment par quelques chirurgiens dans le traitement des blessures graves.

S'il ne survient aucun amendement, et qu'on ne puisse plus revenir aux évacuations sanguines, on administre les antispasmodiques. Ceux qui nous ont paru les plus efficaces sont l'oxyde de zinc et le musc. Joerg, qui vante particulièrement ce dernier, conseille de le suspendre dans une infusion de mélisse ou de menthe poivrée, à la dose de trois à quatre grains pour quatre onces d'eau, qu'on fait prendre ensuite par cuillerées toutes les deux ou trois heures (*Kinderkrankheiten*, etc., page 297). M. Brachet, en rappelant les éloges prodigués aux fleurs de zinc par Gaubius, dit qu'il regarde ce médicament comme un des meilleurs antispasmodiques qu'on puisse diriger contre les convulsions des enfants. Il l'unit ordinairement à l'extrait de jusquiame noire, dans des proportions et à des doses variables, suivant l'intensité de la maladie, mais de manière à faire prendre dans les vingt-quatre heures au moins deux grains d'oxyde de zinc et quatre grains d'extrait de jusquiame ; sans jamais porter la dose de l'un ni de l'autre au-dessus de dix grains (*loc. cit.*, p. 340 et 341). Nous préférons le donner seul ; alors on peut en élever progressivement la dose jusqu'à dix-huit et vingt-quatre grains par jour, dans un simple julep gommeux, ou mêlé à du sucre en poudre, et partagé en neuf ou douze prises. Quelquefois cependant nous l'avons associé au musc et nous en avons obtenu des résultats très favorables. Nous en dirons autant du cyanure de zinc et du succinate d'ammoniaque. Ce dernier médicament a été recommandé particulièrement par Goëlis dans l'éclampsie des nouveau-nés, qu'il désigne sous le nom de *febris cærulea*. La valériane, le camphre et l'assafœtida comptent aussi quelques succès dans ces sortes de cas, mais administrés plutôt en lavements que par la bouche. L'opium, fréquemment employé par les Anglais et que Dehaën a vu réussir dans un cas de convulsions qui avaient résisté à tous les moyens (*Rat. medend.*, t. ii, p. 294), nécessite la plus grande circonspection dans son usage. Il ne conviendrait que dans les cas où il existe une grande excitation nerveuse, lorsque, par exemple, les convulsions peuvent être attribués à une douleur vive (piqûre d'épingle, vésicatoires, etc.), et lorsque rien ne porte à craindre une congestion sanguine vers le cerveau. Dans toutes ces circonstances même il vaut mieux employer les opiacés par les méthodes intraleptique ou endermique : on réussit plus promptement de cette manière à calmer les accidents, et on évite l'inconvénient grave de constiper les malades, comme il arrive ordinairement lorsqu'on administre les opiacés, soit par la bouche, soit par l'anus.

Lorsque les convulsions attaquent un enfant faible et délicat, épuisé par des pertes de sang, ou par une maladie antérieure, toute espèce d'émission sanguine ne saurait être trop rigoureusement proscrite. La même réserve doit être recommandée dans certains cas où la cause des convulsions est obscure, car chez quelques enfants on voit des exanthèmes aigus, tels que l'érysipèle, l'*eczema rubrum*, le *porrigo larvalis*, être précédés par des convulsions qui deviendraient promptement mortelles si l'on insistait sur les évacuations sanguines, beaucoup moins indiquées alors que les révulsifs, et les irritants cutanés : on doit même, dans ce cas, appliquer autant que possible ces derniers sur les endroits où l'éruption tend à se porter. L'un de nous n'hésita pas à appliquer un vésicatoire sur la joue d'un enfant faible affecté de convulsions avec un léger gonflement d'un des côtés de la face. Dès que le vésicatoire commença à agir, les convulsions cessèrent ; un érysipèle se développa et suivit sa marche sans aucun accident. Si les convulsions, au lieu d'être le symptôme précurseur ou concomittant d'une éruption, survenaient à la suite de la rétrocession d'une maladie cutanée chronique, d'un exanthème, ou de la suppression d'une évacuation quelconque habituelle, on devrait se hâter de ranimer ou de rappeler la maladie ou de rétablir l'évacuation à l'aide des moyens appropriés et, dans ce cas comme dans les précédents, ne pas perdre de vue, dans l'application des révulsifs, le précepte d'Hippocrate : *Quo natura vergit*, etc. Des convulsions survinrent chez un enfant après la notable diminution d'un *porrigo larvalis* ; des vésicotoires derrière les oreilles, au bras et à la nuque n'avaient que faiblement amélioré son état ; nous prescrivîmes des frictions sur la face avec quelques gouttes d'huile de croton tiglium : l'éruption reparut et les convulsions cessèrent.

Nous avons dit que les hémorrhagies abondantes pouvaient amener des convulsions, dans ce cas, comme dans ceux au reste où il existe une grande débilité. Le docteur Locock prétend qu'on trouve ordinairement, chez les très jeunes enfants au moins, une dépression marquée de la fontanelle qui indique, en même temps que la pâleur de la face et la faiblesse du pouls, un état d'anémie auquel il faut s'empresser de remédier en administrant les préparations ferrugineuses. Il rapporte l'exemple d'un enfant de deux mois qui fut guéri de convulsions, après dix-sept jours d'essais infructueux de tous genres, par l'emploi du sous-carbonate de fer, donné à la dose de cinq grains toutes les deux heures. « Après la seconde dose, dit ce médecin, la face commença à rougir un peu, la fontanelle se releva, et les convulsions cessèrent. » *(Loc. cit.,* pag. 480.)

Fréquemment on voit les convulsions se reproduire au bout d'un temps plus ou moins long ; c'est alors à prévenir le retour des attaques qu'il faut surtout apporter ses soins. L'éloignement des causes capables d'y donner lieu se trouve encore ici au premier rang des agents prophylactiques. Un régime doux, léger, tempérant, l'usage fréquent de bains tièdes ou frais, rendus plus efficaces en faisant en même temps des aspersions froides sur la tête, quelques prises de calomel, seul ou associé à l'oxyde de zinc et à la valériane, un exutoire placé au bras ou à la nuque, tels sont ensuite les divers moyens qu'on doit conseiller aux enfants qui sont sujets à l'éclampsie. Sous l'influence d'un pareil traitement, modifié d'ailleurs d'après les indications particulières, nous avons vu plus d'une fois, soit à l'hôpital, soit en ville, des attaques d'éclampsie chronique s'éloigner peu à peu et disparaître même complètement.

On pourrait essayer aussi contre celles qui sont le plus rebelles, et qui se rapprochent en quelque sorte de l'épilepsie, l'administration de la térébenthine à l'intérieur, dont M. Foville a retiré des avantages marqués dans le traitement de cette dernière affection.

HYDROCÉPHALE

On désigne par cette expression générale toutes les hydropisies de la tête, quels que soient le siège de l'épanchement, la différence des symptômes qu'il peut faire naître ou qui se manifestent avec lui, et la nature des causes qui ont pu y donner lieu. Par rapport au siège de l'épanchement, la plupart des auteurs distinguent l'hydrocéphale en externe et en interne. On range dans l'hydrocéphale externe toutes les collections ou les infiltrations séreuses ou séro-sanguinolentes qui se trouvent placées sous le cuir chevelu ou sous le péricrâne : mais ces maladies, qui sont ordinairement le résultat de chutes, de contusions ou de violences exercées sur le cuir chevelu, le plus souvent pendant l'accouchement, appartiennent spécialement à l'histoire morbide des parois extérieures de la tête, tandis que celle des véritables hydrocéphales ne comprend que les collections séreuses renfermées dans le crâne. Dans quelques cas cependant, lorsque l'écartement des sutures est considérable, et que les fontanelles ne sont pas ossifiées, les liquides peuvent faire saillie jusque sous le cuir chevelu, et l'hydrocéphale interne devenir ainsi externe ; mais le foyer principal de l'hydropisie est toujours contenu d'abord dans l'intérieur des os du crâne.

Les hydrocéphales internes, qui sont les seules que nous admettrons, présentent de grandes différences par rapport aux lieux qu'occupent les liquides. L'épanchement est situé tantôt entre la dure-mère et les os du crâne, tantôt dans la grande cavité de l'arachnoïde, le plus souvent dans les ventricules du cerveau ; dans quelques cas, les liquides sont accumulés dans des espèces de kystes, soit entre les méninges, soit dans le tissu même du cerveau et du cervelet, et quelquefois avec des acéphalocystes ou d'autres vers vésiculaires. On peut aussi rapprocher de ces véritables hydrocéphales les infiltrations séreuses ou séro-sanguinolentes du tissu sous-arachnoïdien ou de la substance même du cerveau et du cervelet ; de sorte qu'on retrouve dans les hydrocéphales, comme dans les hydropisies des autres cavités, des hydropisies par épanchement, par infiltration, et enkystées.

Il n'y a rien de fixe ni de positivement déterminé relativement à la quantité de sérosité qui doit être infiltrée ou accumulée, pour pouvoir admettre qu'il y a hydrocéphale. Dans l'état sain, les surfaces des membranes séreuses qui recouvrent l'encéphale, et qui pénètrent dans ses anfractuosités et ses cavités, sont simplement lubrefiées par une sérosité transparente et peu abondante. Si, même à l'instant de la mort, cette sérosité se trouve en quantité notable, comme on l'observe dans le canal vertébral chez les animaux, elle est promptement résorbée avant que le corps soit complètement refroidi, ainsi que l'a observé M. Magendie. On ne peut donc pas dire qu'il y a hydrocéphale par épanchement, parce qu'on a trouvé une petite quantité de sérosité dans les cavités de l'arachnoïde ; ou qu'il y a hydrocéphale enkystée, parce qu'on a signalé quelques kystes séreux dans les plexus choroïdes ; de même qu'on ne reconnaît pas d'hydrothorax pour une cuillerée de sérosité épanchée dans les plèvres. Il faut absolument, pour que l'hidrocéphale existe, que l'accumulation ou l'infiltration de sérosité observée après la mort ait été en quantité assez considérable, pour qu'on puisse rapporter à sa présence quelques-uns des symptômes qui se sont manifestés pendant la vie. L'accumulation qui a lieu dans la grande cavité de l'arachnoïde ou dans les ventricules latéraux peut causer quelques accidents, ou au moins donner lieu à certains symptômes, pour peu qu'il y ait seulement une ou deux onces de sérosité, et que l'épanchement se fasse d'une manière très prompte Dans l'hydrocéphale chronique, au contraire, la quantité du liquide épanché peut être de quelques onces, ou même d'une à plusieurs livres sans que les fonctions soient gravement lésées. Lorsque la sérosité est infiltrée dans le tissu sous-arachnoïdien ou dans le cerveau, elle est ordinairement très peu considérable : elle varie depuis une demi-once jusqu'à une once et demie ; les kystes méningiens, cérébraux ou cérébelleux en contiennent des quantités plus variables encore.

Les hydrocéphales par épanchement peuvent se faire avec plus ou moins de lenteur, et affectent une marche aiguë ou chronique. Les hydrocéphales par infiltration ne se présentent que sous la forme aiguë. Les hydrocéphales enkystées, au contraire, offrent toujours une marche plus ou moins lente. Nous adopterons d'abord, pour base de notre première division, la distinction en hydrocéphale aiguë et en chronique.

Hydrocéphale aiguë. — Le nom d'hydrocéphale aiguë est, ainsi que la description de la maladie, d'origine moderne. Borsieri, Laënnec et J. Frank pensaient qu'elle avait été décrite par Hippocrate. M. Littré, que ses travaux sur Hippocrate rendent juge si compétent de cette question, croit que plusieurs passages des deuxième et troisième livres des *Maladies* sont, en effet, relatifs à des affections aiguës du cerveau, mais qu'il est impossible d'y reconnaître l'hydrocéphale aiguë des enfants. Suivant lui, la description des malades qui sont appelés *frappés*, *siderati*, Βλάπτοτι (troisième livre), pourrait être rapportée à l'hydrocéphale aiguë des vieillards, c'est-à-dire à l'apoplexie séreuse.

Aujourd'hui, comme autrefois, les médecins ne sont pas d'accord sur la nature de l'affection qui nous occupe. Les anciens considéraient tous les épanchements de sérosité qui se font avec promptitude dans la cavité cérébrale, comme le résultat d'une espèce d'apoplexie qu'ils appelaient séreuse

Les faits précieux recueillis par Wepfer et Morgagni donnaient une certaine consistance à cette opinion, qui a longtemps prévalu dans les écoles. Whytt, frappé cependant de la différence que l'on remarque entre les symptômes qui caractérisent les hémorrhagies cérébrales et les épanchements rapides de sérosité dans les cavités encéphaliques, crut devoir rapprocher cette dernière altération pathologique de l'hydrocéphale chronique, à cause surtout de l'analogie du fluide épanché, et lui assigna le nom d'hydrocéphale aiguë, qu'elle conserve encore aujourd'hui. Depuis qu'on a cherché à personnifier les fièvres en les localisant, plusieurs auteurs ont regardé l'hydrocéphale aiguë comme le résultat d'une fièvre dite cérébrale. Un professeur distingué, qui trouve, au contraire, dans les affections gastro-intestinales la cause principale de toutes les fièvres, considère l'épanchement de sérosité dans les ventricules cérébraux comme un effet secondaire et le plus souvent symptomatique des phlegmasies du tube digestif. D'autres, tels que Quin, Rush, Withering, Martini, Gardien, Goelis, etc., n'ont reconnu dans l'hydrocéphale aiguë de Whyt qu'une méningite ou qu'une encéphalite : Hufeland l'a désignée sous le nom d'*Encephalitis exsudatoria* ; Abercrombie et M. Lallemand ont avancé, d'après la fréquence de la désorganisation de la substance cérébrale au voisinage des ventricules, qu'elle était une conséquence du ramollissement inflammatoire ; enfin M. Rostan a prétendu qu'elle n'était que rarement ou jamais idiopathique.

On voit, par l'énoncé de ces opinions diverses, que l'hydrocéphale aiguë est rayée presque généralement, dans le cadre nosologique, de la classe des hydropisies. Toutefois, plusieurs écrivains modernes admettent encore cette affection comme une maladie essentielle, indépendante de toute lésion organique. Pour découvrir la vérité au milieu de ces contradictions, attachons-nous aux observations éclairées par l'anatomie pathologique.

Et, d'abord, si nous consultons les médecins de nos jours qui ont écrit sur les maladies aiguës du cerveau, nous trouvons que, dans un très grand nombre de cas, ces maladies se terminent par des épanchements de sérosité dans les ventricules. Ainsi on rencontre des collections séreuses plus ou moins considérables, très fréquemment dans l'apoplexie (Rochoux), assez souvent dans les productions accidentelles, quelquefois dans les ramollissements du cerveau (Rostan). Mais c'est particulièrement dans les inflammations aiguës ou chroniques des méninges, que l'on trouve le plus souvent les épanchements hydrocéphaliques. Nous voyons dans l'ouvrage de MM. Parent et Martinet sur la méningite, que, sur cent sept malades qui ont succombé, soixante-sept offraient un épanchement de sérosité. Une proportion moins forte, mais encore remarquable, résulte des recherches que nous avons faites dans les autres ouvrages qui traitent spécialement des affections cérébrales. Dans Abercrombie (trad. de M. Gendrin, sect. 3, p. 39, sect. 4, page 67, section 6, page 179), sur trente-deux cas d'inflammation des méninges, nous avons noté quatorze fois l'épanchement séreux. Sur un nombre de vingt observations consignées dans le tome V de la *Clinique* de M. Andral, dans six cas, la quantité du liquide était notable, dans huit elle était peu considérable. Dans la thèse de M. Piet (1836, n° 279, page 42), sur un total de soixante méningites observées par lui et par MM. Charpentier et Gerhard, il y a eu, trente-cinq fois, plus de sérosité qu'à l'ordinaire. En réunissant tous ces nombres partiels, nous aurons : phlegmasies des méninges, deux cent dix-neuf ; épanchement séreux, cent vingt-deux, c'est-à-dire, plus de la moitié du total.

Passons maintenant aux auteurs qui ont publié les meilleures monographies sur l'hydrocéphale aiguë, avec des observations plus ou moins complètes. Dans presque tous ces faits, nous retrouvons à l'autopsie des traces de lésion organique antécédente ou concomitante avec l'épanchement. Dans les trente-deux exemples de morts d'hydrocéphale, rapportés par Goelis, tous, sans exception, ont offert plus ou moins de preuves de l'existence d'une inflammation des méninges et du cerveau. Sur les vingt-cinq observations consignées dans l'ouvrage de M. Bricheteau, on doit en compter quinze où des traces de phlegmasie, soit de la substance cérébrale, soit des membranes, existaient évidemment. Enfin, il en est de même des observations d'hydrocéphale aiguë chez l'adulte, publiées par Dance (*Archives génér. de méd.*, t. xxi et xxii). Sur un nombre de vingt-six, il y en a neuf où l'épanchement séreux était accompagné de méningite, siégeant presque toujours à la base (de la quatrième jusqu'à la douzième observ.), et quinze où quelque autre altération compliquait l'hydrocéphale.

Ainsi, d'une part, la méningite est, une fois sur deux, accompagnée d'épanchement séreux ; d'autre part, dans presque tous les cas présentés sous le nom d'hydrocéphale aiguë, on rencontre les lésions anatomiques de l'inflammation méningo-encéphalique : ne faut-il pas alors conclure que trop souvent les auteurs ont arbitrairement appliqué deux, ou même trois dénominations différentes à une seule et unique maladie, et que, presque constamment aussi, les épanchements séreux aigus dans le tissu sous-arachnoïdien ou dans les ventricules sont l'effet secondaire d'une méningite, ou d'une méningo-encéphalite avec ou sans tubercules, ou d'une encéphalomalaxie simple ou compliquée de phlegmasie.

C'était l'opinion de Dance : sur les observations citées dans son Mémoire on en trouve deux seulement où l'épanchement ventriculaire était accompagné, pour toute lésion, d'un ramollissement œdémateux de la substance cérébrale en contact avec ce liquide (obs. i et ii.). Aussi regarde-t-il l'hydrocéphale aiguë comme une inflammation, siégeant primitivement, et quelquefois secondairement, dans les ventricules cérébraux, sur leur membrane interne et la couche de substance cérébrale subjacente (*loc. cit.*, t. xxii, pag. 322).

Cependant nous ne croyons pas qu'on doive être aussi exclusif que M. Charpentier et affirmer que, hors des lésions organiques, il n'existe point d'hydrocéphale aiguë. Il faut reconnaître quelques exceptions, et admettre des faits (le nombre en est à la vérité fort restreint) qui se présentent avec toute garantie d'authenticité, et dans lesquels l'épanchement séreux n'a paru accompagné d'aucune altération appréciable aux sens. Dans quatre observations rapportées par Abercrombie (obs. 62, 63, 64, 65) ; dans

une, recueillie par M. Andral (*Clinique méd.*, t. v, obs. xx); dans une
autre, publiée dans le n° 4, année 1836 du *Journal des connaissances médico-
chirurgicales ;* dans quatre, dues à M. Bricheteau, on ne trouve à l'autopsie, pour toute lésion, qu'une quantité plus que normale de sérosité, dans
les ventricules ou les méninges.

A la suite de ce petit nombre d'observations, nous pourrions en citer
quelques-unes analogues, qui nous sont particulières, ou qui ont été recueillies dans notre service à l'hôpital des Enfants. Mais, nous n'avons pas
une confiance entière dans ces observations, prises à une époque où les
investigations cérébrales se faisaient avec moins de soin qu'aujourd'hui, et
nous n'oserions en tirer aucune conséquence rigoureuse. Les faits observés
incomplètement sont, en général, perfides : au lieu de servir aux progrès
de la science, ils entravent sa marche, et la font, au contraire, rétrograder.

Ce qui nous porte à croire que nous avions d'abord mal vu, c'est que
nous ne trouvons plus maintenant aucun épanchement cérébral aigu sans
quelque lésion organique concomitante. Nous ne sommes cependant pas
du nombre de ceux qui rejettent constamment les observations des autres,
et n'admettent comme vrai que ce qu'ils ont vu de leurs propres yeux ;
seulement nous pensons que le total des hydrocéphales aiguës sans lésion
organique est extrêmement minime, et que les hydrocéphales essentielles
aiguës du cerveau sont encore plus rares peut-être que les hydropisies
essentielles des autres cavités séreuses : mais nous ne voyons pas non plus
pourquoi les membranes séreuses de l'encéphale feraient exception à cet
égard. et nous admettons l'hydrocéphale aiguë comme maladie essentielle,
mais comme maladie très rare.

Nous ne croyons pas devoir ranger parmi les hydrocéphales essentielles
un assez grand nombre d'observations dans lesquelles l'épanchement de
sérosité des ventricules coïncide avec le ramollissement du septum lucidum
et de la voûte à trois piliers. Plusieurs faits de ce genre sont consignés
dans le Traité d'Abercrombie, dans la *Clinique* de M. Andral, et dans
d'autres ouvrages. Il nous a paru évident, dans tous ces cas, que le ramollissement n'était pas un résultat mécanique de l'épanchement même dans
les ventricules, qu'il était dû plutôt à une encéphalo-malaxie ou à un
œdème de ces parties, qui avait précédé l'hydrocéphale, ou marché concurremment avec lui, de même qu'on voit quelquefois l'œdème des poumons
oïncider avec un hydrothorax peu abondant.

Caractères des hydrocéphales aiguës en général. — Jusqu'ici nous manquons de signes physiques pour éclairer le diagnostic des hydropisies du
cerveau, et nous sommes réduits à nous diriger d'après de simples inductions physiologiques. Or, on sait combien les caractères physiologiques
fournis par des organes malades sont souvent variables, suivant les individus
et les circonstances différentes dans lesquelles ils sont placés ; et le cerveau,
à cet égard, présente encore plus de variations qu'aucun autre organe, à
cause de la complication de sa structure, de l'importance de ses fonctions,
et de la multiplicité des relations sympathiques qui le lient à toute l'éco-

nomie. Aussi le diagnostic des hydrocéphales aiguës est-il d'une difficulté
extrême ; les hommes les plus expérimentés s'y trompent quelquefois, et
il leur arrive d'annoncer un épanchement quand il n'existe pas, ou de le
reconnaître à l'ouverture du corps, quand ils ne l'avaient pas soupçonné
pendant la vie.

Les anciens regardaient l'épanchement séreux comme la cause principale
de tous les symptômes qui se manifestent, soit avant, soit après qu'il a
lieu, tandis que ces symptômes appartiennent le plus souvent aux lésions
organiques qui précèdent et accompagnent l'épanchement. On a la preuve
de cette vérité quand on compare entre eux les symptômes des méningites
ou des encéphalites avec ou sans épanchement séreux. Les symptômes sont
les mêmes dans les deux cas, excepté peut-être dans la dernière période.
Pour arriver à déterminer les caractères propres à l'hydrocéphale, il faut
donc les chercher dans les cas les plus simples, où l'épanchement n'est pas
masqué par des lésions antécédentes ou concomitantes ; et, comme nous
l'avons démontré, ces cas sont très rares. Alors on reconnaît que l'épanchement peut avoir souvent lieu sans céphalalgie remarquable, sans injection
de la conjonctive, sans oscillation des pupilles, sans strabisme, sans convulsions, sans grincement de dents, sans paralysie incomplète, et sans contracture des membres, symptômes qu'on avait attribués pour la plupart à la
présence de l'épanchement, et qui se rencontrent fréquemment sans aucune
accumulation de liquide dans les cavités cérébrales. Il faut donc nécessairement
conclure que, si tous ces symptômes coïncident avec un épanchement, ils peuvent cependant dépendre de toute autre cause que de la présence du liquide.

En mettant ainsi de côté ce qui appartient aux maladies du cerveau,
dont l'hydrocéphale aiguë n'est qu'un effet secondaire, on trouve seulement
pour caractères essentiels de l'épanchement, je ne dirai pas les plus sûrs,
mais du moins les plus probables, un état comateux plus ou moins profond,
une dilatation constante de la pupille, une insensibilité incomplète de la
rétine, une certaine fixité des yeux, qui restent souvent entr'ouverts comme
dans une sorte d'extase. Ces caractères généraux, et communs à la plupart
des hydrocéphales aiguës par épanchement, offrent quelques légères nuances, suivant les espèces, mais ce sont les seules qui paraissent appartenir
à l'épanchement lui-même.

Quant à la nature du fluide épanché, nous savons, par les nécroscopies,
que dans les vraies hydrocéphales aiguës, le liquide est ordinairement transparent et limpide comme de l'eau distillée ; d'autres fois, cependant, on
observe qu'il est sanguinolent, surtout lorsqu'il est infiltré dans le tissu sous-
arachnoïdien. Nous pensons qu'il faut réunir ces sortes d'épanchements avec
l'hydrocépnale aiguë : ils se retrouvent dans les mêmes circonstances, et ont
lieu par une simple exhalation, comme les épanchements purement séreux.
Nous avons vu plusieurs fois, chez les enfants, ces liquides séro-sanguinolents
accompagnés de flocons membraneux, et même d'une membrane molle étendue à la surface de l'arachnoïde, ce qui établit le passage entre les méningites et les hydrocéphales.

Cette sérosité limpide et transparente est sans odeur, a une saveur salée ; elle ne se coagule ni par la chaleur, ni par les acides, ni par l'alcool. Marcet et Berzélius l'ont analysée chimiquement, et ont trouvé (Marcet, *Medico-chirurgical Transactions*; 1813, 11° vol.): Eau, 990,80 ; matière animale, 1,12 ; muriate de soude, 6,64 ; carbonate de soude, 1,24 ; phosphate de chaux, de magnésie et de fer, 0,20. Les proportions de ces divers principes paraissent peu variables, suivant les différentes analyses qui ont été faites (J. Frank, *Praxeos med. univ. præcepta* ; 2° édit., t. vii, p. 315).

Diagnostic différentiel. — Est-il possible, dans l'état actuel de nos connaissances, de distinguer les épanchements séreux essentiels du cerveau, des autres maladies aiguës de l'encéphale ? Nous sommes obligés de convenir que tous les efforts que nous avons faits jusqu'à ce jour, en comparant avec soin le peu d'observations que nous avions sous les yeux, ont été infructueux, et nous ont laissé dans une complète incertitude. Nous avons examiné avec beaucoup d'attention le Mémoire du docteur Lippich, professeur de clinique à Padoue, ayant pour titre : *Inflammation malaxique des parois des ventricules cérébraux, considérée dans ses rapports avec les autres formes de l'encéphalite, et surtout avec l'hydrocéphale aiguë.* Nous espérions trouver quelques caractères distinctifs de ces maladies dans ce travail, que nous ne connaissons, il est vrai, que par l'extrait inséré dans l'*Encyclographie des sciences médicales* (t. i, mars 1836, 3° livr., p. 123) ; notre attente a été trompée : il résulte du parallèle même que ce médecin distingué a voulu établir entre ces affections, qu'il n'y a point de signe pathognomonique à l'aide duquel il soit possible d'établir le diagnostic positif des méningites, des méningo-encéphalites, de l'encéphalo-malaxie et des hydrocéphales aiguës.

Dans un cas d'hydrocéphale aiguë cité par Dance (*loc. cit.*, t. xxii, p. 301), il y avait hémiplégie du côté opposé, par suite de la compression du liquide, qui, par la destruction du septum lucidum, pouvait refluer tout entier dans un seul ventricule, et en donnant à la tête une inclinaison variable, on voyait diminuer ou augmenter la paralysie. Ce cas est exceptionnel, et, comme Dance le fait remarquer lui-même, n'a rien de concluant pour le diagnostic de l'épanchement séreux.

Les caractères physiologiques nous manquant, nous sommes réduits, quant à présent, aux caractères fournis par l'anatomie pathologique. Sous ce dernier point de vue, on doit admettre des hydrocéphales aiguës par infiltration dans le tissu sous-arachnoïdien, ou par épanchement dans la grande cavité de l'arachnoïde ou dans les ventricules. En général, les hydrocéphales par infiltration se rapprochent plutôt, par leurs symptômes, des caractères des méningites de la convexité, ou des encéphalites superficielles. Les hydrocéphales des cavités cérébrales ont plus d'analogie avec les méningites de la base, ou les encéphalites profondes. Ces deux sortes d'épanchements séreux, distincts par leur siège, peuvent se présenter, par la marche des symptômes, sous deux formes très différentes : l'une, qui a de l'analogie avec celle des apoplexies séreuses, qui procède brusquement comme elle, et revêt la forme apoplectique : telle est celle qu'on observe dans l'hydrocéphale aiguë des ventricules, survenue dans le cours de l'anasarque de la scarlatine ; l'autre, beaucoup plus lente dans sa manifestation, se montre avec le cortège de presque tous les symptômes qui accompagnent la méningite de la base du cerveau.

Nous ne pensons pas devoir nous occuper ici du traitement d'une affection que nous regardons comme très rarement essentielle, et que, d'ailleurs, nous ne pouvons pas même distinguer des cas beaucoup plus nombreux où elle est seulement symptomatique des diverses maladies aiguës du cerveau ou des méninges ; nous croyons donc plus rationnel de renvoyer à ces affections pour tout ce qui concerne la thérapeutique.

CHORÉE

C'est le nom d'une maladie qui a pour caractères distinctifs certains mouvements irréguliers et involontaires, partiels ou généraux, du système musculaire, principalement des membres. C'est le docteur Bouteille qui, le premier en France, remplaça par le mot *chorée* les dénom*i*nations suivantes, sous lesquelles on la trouve décrite dans les auteurs : *scelotyrbe saltuosa membrorum indispositio, choréomanie, myotyrbie, danse de Saint Wit ou de Saint-Guy*. Cette dernière vient d'une chapelle située près d'Ulm, en Souabe, et dédiée à un saint appelé saint Wit par les Allemands, et saint Guy par les Français, auprès duquel on se rendait, dit-on, chaque année, dans le mois de juin, en pèlerinage, pour obtenir la guérison de cette maladie, dont lui-même aurait été atteint.

Bien que la chorée soit plus fréquente chez les enfants qu'à tout autre âge, il résulte de calculs établis par M. Rufz (dans un Mémoire plein d'intérêt, auquel nous ferons plus d'un emprunt dans le cours de cet articl e), qu'elle n'est précisément ni rare ni très commune dans l'enfance. En effet, sur 32,976 malades admis à l'hôpital des Enfants, pendant dix années, 189 seulement étaient affectés de chorée (un cas sur 377 malades). Sur ce nombre, les garçons figurent pour 51 et les filles pour 138. Cette disproportion entre les sexes a été signalée par tous les auteurs. L'âge de six à quinze ans, chez les deux sexes, est celui où cette affection est le plus fréquente ; à peine en compte-t-on quelques exemples avant l'âge de six ans ; il est même douteux qu'elle se montre dans la première enfance. La plupart des médecins qui ont écrit sur les maladies de cette époque de la vie n'en font pas mention, et M. Baron m'a dit ne l'avoir jamais observée à l'hôpital des Enfants-Trouvés. L'âge adulte n'en est pas exempt ; mais je ne sache pas qu'on l'ait vue dans la vieillesse.

Une constitution nerveuse et irritable a été regardée généralement comme prédisposant à cette maladie. Le docteur Elliotson dit qu'il n'a aperçu aucune différence entre les enfants qui sont atteints de chorée et ceux qui en sont exempts, les uns étant très robustes, et les autres faibles, maigres et pâles (*Leçon sur la chorée*, Lancette française, 1833, t. VII, p. 72). De dix-huit enfants chez lesquels la constitution a été notée avec soin par M. Rufz, quinze étaient plutôt maigres que gras, plutôt faibles que forts ;

trois jeunes filles étaient évidemment robustes : la plupart de ces enfants avaient les cheveux blonds et châtains ; deux étaient très bruns.

L'hérédité de la chorée a été admise par les auteurs, et le docteur Elliotson en particulier dit l'avoir souvent vue héréditaire (*loc. cit.*). Nos observations particulières ne nous ont rien appris à cet égard.

L'influence de la puberté sur le développement de la chorée ne paraît pas aussi rigoureusement démontrée que l'ont cru certains médecins, et surtout Bouteille, qui la regarde « moins comme un état contre nature que comme une puberté difficile à établir ». En effet, d'après les relevés de M. Rufz, la chorée n'est pas beaucoup plus fréquente de dix à quinze ans que de six à dix. Or, dans notre climat, la menstruation se manifeste plus souvent avant qu'après quinze ans ; et il est peu logique de rapporter à une cause la manifestation d'un mal trois ou quatre ans avant l'existence de cette cause.

Il résulte de renseignements pris auprès des instituteurs et des institutrices les plus célèbres de Paris, et de quelques médecins attachés à de grandes institutions, que la chorée est une affection très rare dans les pensionnats de cette ville. Cette circonstance est sans doute fort remarquable ; mais il ne faut point oublier qu'on ne met pas en pension les enfants qui sont atteints de chorée, et que lorsque cette maladie vient à s'y manifester, comme M. Guersant a eu quelques occasions de le voir, les parents se hâtent de reprendre leurs enfants, pour les soustraire aux railleries qu'excitent ordinairement les contorsions auxquelles ils se livrent.

Du silence presque absolu que gardent sur la chorée les médecins habitant les climats chauds du midi de l'Europe, et de l'attention, au contraire, que ceux qui habitent le nord ont donnée à cette maladie, M. Rufz a été conduit à penser qu'elle pouvait être assez fréquente dans les climats septentrionaux, et rare dans les contrées méridionales. Pour éclaircir ce fait, il a consulté plusieurs médecins qui ont pratiqué longtemps dans les climats de la zone torride. M. Dariste, durant une pratique de trente ans à la Martinique, n'a vu aucun cas de chorée, et M. Rochoux ne l'a pas observée à la Guadeloupe, non plus que M. Chervin, qui a parcouru toutes les Antilles.

Il résulte des relevés faits par MM. Rufz, Dugès, et par nous-même, qu'à l'hôpital des Enfants malades, les mois les plus chauds de l'année sont aussi les plus favorables au développement de cette affection. Spangenberg, auteur d'une thèse fort curieuse sur la chorée, avait fait la même remarque.

Il paraîtrait, d'après le récit de quelques historiens, que la chorée a régné parfois d'une manière épidémique. Ainsi les soldats de Germanicus, au dire de Pline, contractèrent la *scélotyrbe*, sur les bords du Rhin. Mézeray la fait régner épidémiquement dans la Hollande, en 1373 (*Vie de Charles V*). On l'a vue, dit Cullen, paraître comme épidémique dans certains cantons d'une province (*Élem. de méd. prat.*, t. II, p. 636). Tout récemment M. Hecker, professeur à l'université de Berlin, a rapporté, dans un ouvrage présenté à l'Institut (*Histoire de la chorée épidémique*, en allemand) plusieurs épidémies de cette affection. Mais rapporter à la chorée, ainsi que le fait M. Hecker, les danses régulières des corybantes et des prêtres saliens, les danses de la Saint-Jean d'été au moyen âge, les *revivats* des méthodistes, le *tarentisme*, et même les pratiques des saint-simoniens, c'est pousser l'analogie trop loin.

Parmi les causes occasionelles de la chorée, la frayeur est une des plus fréquemment invoquées par les malades et par leurs parents, et l'on ne peut douter qu'elle ne soit l'occasion la plus commune de son développement. Parmi les exemples nombreux qu'on en pourrait citer, nous choisirons le suivant : une jeune fille, âgée de quinze ans, était occupée à travailler dans une chambre, lorsqu'un homme ivre vint au-devant d'elle, les parties sexuelles à découvert et à l'état d'érection : frappée de terreur, elle fut prise de malaise, de dégoût, de frissons, de fièvre avec céphalalgie, et bientôt après de chorée, dont les premiers symptômes se manifestèrent d'abord au bras et à la langue (*Clinique de M. Dupuytren*, Lancette française, *loc. cit.*). Dans un certain nombre de cas cependant, l'influence de cette cause est beaucoup moins évidente, et, comme le fait judicieusement observer M. Guersant dans ses leçons, ce n'est pas la peur qui cause la chorée, mais c'est la disposition à cette maladie qui rend les enfants très faciles à s'effrayer.

Les accès violents de colère, les grandes contrariétés, la jalousie, la masturbation, la suppression des règles, ont paru plusieurs fois déterminer l'apparition de cette maladie. Georget dit aussi qu'on l'a observée quelquefois à la suite des attaques d'épilepsie et d'hysterie.

Presque tous les auteurs ont répété que l'imitation pouvait déterminer la chorée, principalement chez les enfants. Jamais à l'hôpital des Enfants on ne l'a vue produite par cette cause, et je ne connais aucun exemple qui le prouve, à moins qu'on ne rapporte à la chorée « cette maladie convulsive à peu près pareille, dit Lieutaud, qui s'était glissée parmi les jeunes gens de l'un et de l'autre sexe, dans un hôpital de Harlem, et qui, après avoir résisté à tous les remèdes ordinaires, disparut quand Boerhaave eut menacé du fer rouge les malades qui en étaient affectés » (*Précis de méd. prat.*, t. I, p. 303).

Est-il besoin de prouver que la chorée n'est pas le résultat de sortilèges ni de maléfices, comme on l'a cru pendant longtemps ?

M. Guersant a vu la chorée plusieurs fois se manifester à la suite d'inflammations gastro-intestinales, contre lesquelles on avait abusé des moyens débilitants. Je l'ai vue survenir chez mon frère après une fièvre typhoïde dont la durée avait été fort longue. Dans un cas rapporté par le docteur Elliotson, la chorée parut déterminée par un ulcère à la jambe qui s'était fermé subitement (*loc. cit.*).

Aucun des enfants sur lesquels M. Rufz et moi avons pu recueillir des renseignements, n'avait reçu de coups ni fait aucune chute sur la tête. Dans deux cas cités par M. Bouteille, la chorée avait paru être le résultat d'une chute sur cette partie. Aucun de nos malades ne rendit de vers (malgré les purgatifs) ; chez d'autres, au contraire, on a trouvé des ascaride lombricoïdes en quantité prodigieuse, et ceux-ci n'étaient point choréiques. Ajoutons que, dans certaines chorées où des vermifuges avaient produit l'expulsion d'un grand nombre de vers, les mouvements convulsifs n'ont éprouvé aucune diminution sensible (*Nouveau Journ. de méd.*, 1821, t. XII, p. 45 ; extrait du *Journal d'Hufeland*), et que d'autres fois la chorée a cédé à l'emploi des anthelmintiques, sans évacuation préalable des vers qu'on supposait l'entretenir.

Ewart, Dehaën et Gardane ont observé que la chorée affecte plus souvent le côté gauche que le côté droit. Les observations de M. Rufz et les miennes sont tout à fait d'acord avec celles de ces auteurs. « Sur vingt-cinq cas, dit M. Rufz, la chorée occupait cinq fois les muscles gauches, une fois les muscles droits, quatre fois le bras gauche, une fois le bras droit ; neuf fois elle était générale, et deux fois alors les mouvements étaient plus prononcés à gauche qu'à droite. » Sur quatorze cas dont je retrouve les observations, sept fois la chorée était générale, mais plus forte à gauche ; cinq fois elle existait au côté gauche seulement, et deux fois aux membres droits : jamais nous ne l'avons vue bornée aux membres inférieurs. M. Dugès *pense*, au contraire, que c'est plus fréquemment le côté droit qui en est atteint (*Essai physiol. pathol. sur la nature de la fièvre*, etc., t. II, p. 475).

Les symptômes les plus apparents de la chorée sont ceux qui résultent des désordres musculaires. Ces désordres sont généraux ou partiels. Dans le premier cas, les membres, le tronc, la face, tout le corps, sont agités de mouvements irréguliers et presque continuels ; dans le second, les mouvements sont bornés à la face, au cou ou à l'un des membres seulement. Au début, on observe quelquefois des espèces de contractions musculaires plus ou moins fortes, et un changement notable dans l'attitude des malades. Parfois ce sont des grimaces, de petits mouvements convulsifs des muscles du visage, qu'on pourrait croire volontaires, et qui souvent même attirent aux enfants des reproches de la part des personnes qui les entourent. Bientôt ces mouvements se prononcent davantage : ils consistent en saccades brusques, tantôt faibles, tantôt fortes, séparées par des intervalles de repos très inégaux. Quand la maladie occupe les bras, ces membres sont portés en mille sens divers ; les malades ne peuvent les diriger vers un but quelconque, et il en résulte les gesticulations les plus burlesques. C'est principalement quand ils veulent faire un mouvement qui exige une certaine précision, qu'ils se livrent aux contorsions les plus bizarres. Veulent-ils boire, leur verre ne peut parvenir à la bouche qu'après une succession de mouvements angulaires, opposés dans leur principe, dont les uns volontaires tendent à rapprocher le vase de la bouche, et les autres involontaires l'en éloignent : une fois près des lèvres, ils le saisissent avec les dents et le vident presque tout d'un seul trait. Lorsque les extrémités inférieures sont affectées, au lieu de marcher, comme dans l'état normal, ils vont de côté et d'autre, d'une manière irrégulière, sans suivre une ligne droite, s'arrêtant subitement, se reversant à terre, et se roulant quelquefois en tout sens,

sans pouvoir se relever. C'est alors aussi que les malades paraissent exécuter une sorte de danse, ou plutôt de sautillements tout à fait singuliers. La
progression même peut devenir impossible, et les malades sont forcés de
rester couchés. Les mouvements du cou, et, par suite ceux de la tête,
présentent quelquefois les mêmes anomalies que ceux des parties déjà indiquées. J'ai vu des enfants chez lesquels la fréquence de ces mouvements
avait occasionné des excoriations à la partie postérieure de la tête, du tronc,
et sur toutes les grandes articulations. Toute la face est d'ailleurs alors
dans un état de grimace perpétuelle.

Lorsque la chorée affecte les muscles de la langue et du larynx, il existe
une difficulté plus ou moins grande dans l'exercice de la parole ; quelques
malades bégaient ou balbutient ; il en est qui ne peuvent articuler un seul
mot ; enfin on en voit qui font entendre une sorte d'aboiement comparable
à celui du chien. J'ai observé en 1821, à l'hôpital des Enfants, un jeune
enfant qui présentait ce phénomène remarquable, et je donne actuellement
des soins à une fille de 8 à 9 ans, chez laquelle on remarque quelque chose
d'analogue, les mouvements choréiques étant d'ailleurs bornés dans ce cas
aux muscles du larynx.

Au trouble de la motilité se joint un trouble aussi remarquable de la sensibilité morale. La plupart des malades sont très susceptibles, capricieux,
irascibles ; ils pleurent, poussent des cris, s'épouvantent aux moindres sur-
prises. Georget dit, après Bouteille, qu'il existe toujours un léger degré d'affaiblissement intellectuel, et quelquefois même *un premier degré d'imbécil-
lité*. Mais cette observation est loin d'être générale, et ce phénomène, comme
le dit avec raison M. Bouillaud, ne saurait être considéré comme un symptôme essentiel de la chorée. Jamais nous ne l'avons rencontré, non plus que la
dysurie, les palpitations et les douleurs cardialgiques mentionnées par quelques auteurs. Quant à la douleur plus ou moins vive que les malades affectés de chorée accusent presque tous à la partie postérieure et inférieure
du crâne, au rapport de MM. Serres, Lisfranc et quelques autres médecins
(Académie royale de médecine, séance du 16 août 1827), nous ne l'avons
jamais remarquée. Chez quelques enfants qui se plaignaient accidentellement de céphalalgie, nous avons vu, comme le docteur Elliotson, les émissions sanguines locales dissiper ce symptôme, qui parfois même disparaissait sans aucun remède, et sans qu'il en résultât du reste la moindre
influence sur l'affection principale. Le plus ordinairement toutes les autres
fonctions ne présentent aucune altération, et il n'y a point de mouvement
fébrile.

Les variations de l'atmosphère ne paraissent pas apporter de différences
notables dans les mouvements choréiques.

Relativement au début des mouvements choréiques, dans quelques cas
on a remarqué qu'ils avaient lieu d'abord exclusivement dans l'un des bras,
la jambe du même côté ne se prenant que plusieurs jours après. Ce mode
d'invasion a été observé à l'hôpital de la Pitié, par M. Louis, sur une jeune
couturière devenue choréique sans cause appréciable, et j'ai eu moi-même

l'occasion de le noter chez un malade entré tout récemment dans le service dont je suis chargé.

La marche de cette maladie est continue, rémittente, ou irrégulièrement intermittente.

Presque toujours les mouvements convulsifs augmentent d'intensité lorsque les malades s'aperçoivent qu'ils sont l'objet de l'attention des autres personnes. Il en est de même lorsqu'ils sont agités par la frayeur, la colère, ou même lorsqu'ils éprouvent de simples contrariétés. L'usage du café ou des boissons spiritueuses produit aussi quelquefois, dit-on, des exacerbations très marquées, ou même le renouvellement d'accès. Ordinairement l'agitation cesse ou diminue beaucoup pendant le sommeil, mais elle recommence toujours avec le réveil. Chez quelques enfants, surtout lorsque la chorée est générale, l'agitation est si forte et si opiniâtre, qu'elle occasionne l'insomnie, et qu'on est obligé d'attacher les malades dans leur lit pour prévenir des chutes graves.

Une chose assez singulière, c'est que beaucoup d'enfants atteints de chorée ne paraissent nullement fatigués de cette perpétuité de mouvements: l'heure de leur sommeil n'en est point avancée, et la plupart n'éprouvent aucune douleur dans les membres. Cependant il est des malades qui se plaignent d'un brisement général et de courbature ou d'engourdissement.

La durée de cette affection est variable, mais en général assez longue. On l'a vue quelquefois disparaitre en moins d'une semaine, d'autres fois céder après un mois ou deux, ou bien se prolonger indéfiniment et résister à tous les moyens thérapeutiques. La durée du séjour des malades à l'hôpital des Enfants, calculée par M. Rufz, sur 189 cas, fut de 31 jours, terme moyen. Il est bon de noter cependant que dans un certain nombre de cas les enfants sont rendus aux parents avant la guérison complète.

Quelles que soient les complications de la chorée (variole, scarlatine, rougeole, pneumonie, péritonite, inflammation des voies digestives), elles ne nous ont presque jamais paru exercer d'influence bien notable sur sa durée ni sur son intensité.

La chorée est sujette à des récidives plus ou moins multipliées. Il n'est pas rare d'en compter jusqu'à six et huit chez certains enfants. Le docteur Bouteille parle d'un cas de danse de Saint-Guy, qui commençait tous les jours à midi pour finir à six heures du soir. M. Rufz a été témoin d'un pareil fait sur une jeune fille, à l'hôpital des Enfants.

Les symptômes de cette maladie sont si remarquables qu'il serait difficile de la méconnaître. L'absence de la fièvre, du coma ou du délire, et de la raideur tétanique, sont des signes très propres à séparer la chorée de toute autre affection de l'axe cérébro-spinal.

C'est à tort, selon nous, qu'on a cru pouvoir rapprocher de la chorée, le béribéri, le branlement de tête des vieillards, certains tremblements nerveux, qui succèdent aux excès vénériens ou à l'abus des liqueurs spiritueuses, celui que présentent les ouvriers qui manient les préparations saturnines ou mercurielles, et quelques tics douloureux, dont les symptômes diffèrent essentiellement.

Le pronostic de la chorée doit être établi sur l'examen des causes, des symptômes, de la durée, etc. On la regarde, en général, comme plus grave, quand elle succède à la masturbation, ou qu'elle est jointe au trouble des facultés intellectuelles. Une idiote, qui en avait été atteinte deux fois, et que j'eus occasion d'observer, en 1827, à l'hôpital des Enfants, finit pourtant par en guérir. Quand l'affection est récente, ou qu'elle se déclare chez des femmes, et surtout dans l'enfance, ou au commencement de l'âge adulte, elle est toujours plus facilement curable (Elliotson, *loc. cit.*). Lorsqu'elle occupe un seul bras, la tête, ou quelques-uns des muscles de la face, dit le même auteur, je ne l'ai jamais vue guérir. Lorsqu'elle est devenue chronique, et qu'elle est compliquée d'hystérie ou d'épilepsie, on a peu de chances de la voir se terminer favorablement. Souvent elle cède d'elle-même à l'époque de la puberté, lors de l'éruption du flux menstruel chez les filles.

Après la guérison, il reste ordinairement une grande susceptibilité nerveuse ; quelquefois, dit Georget, le malade conserve des tics convulsifs des muscles, des yeux, des paupières, d'une partie de la face. D'autres fois il arrive que les malades maigrissent, sont atteints de phlegmasies chroniques, tourmentés de fièvres lentes ; qu'ils tombent dans la consomption, et terminent insensiblement leur vie. Enfin, on a vu aussi l'aliénation mentale, l'épilepsie, ou l'hystérie, succéder à la chorée (Georget, *loc. cit.*).

On a rarement l'occasion de rechercher sur le cadavre les lésions anatomiques que peut laisser après elle la chorée ; et parmi les exemples d'altérations qu'on trouve rapportées par les auteurs, les unes sont plutôt indiquées que décrites, et les autres sont si diverses, qu'elles ne peuvent fournir que des résultats négatifs. Deux fois, dit M. Dugès (*loc. cit.*, p. 478), j'ai eu occasion d'examiner des enfants morts ou pendant la durée ou vers la fin d'une chorée : le cerveau, les nerfs et le cordon rachidien, ne paraissent différer en rien de ceux des enfants les mieux portants. J'ai eu, dit M. Ollivier, d'Angers, l'occasion d'ouvrir sous les yeux de M. Guersant, le rachis d'un enfant qui était affecté de chorée, et la moelle épinière n'offrit aucune altération sensible. Sa consistance, sa couleur, et celle de ses membranes, étaient dans l'état naturel (*De la moelle épinière et de ses maladies*, p. 383). Dans quatre observations recueillies par M. Rufz, il n'existait aucune lésion qui pût être considérée comme particulière à la chorée ; M. le docteur Ghérard, de Philadelphie, et M. Hache, interne à l'hôpital des Enfants, lui ont communiqué deux faits absolument analogues. Voilà neuf cas, et dix en y joignant celui qui appartient à M. Rostan (*loc. cit.*), dans lesquels l'examen détaillé des organes n'a fourni que des résultats négatifs.

Passons maintenant à d'autres faits, et voyons quelles conjectures on peut en tirer.

Le docteur Prichard, ayant trouvé chez trois choréiques de 7, 14 et 19 ans une quantité de sérosité assez considérable dans la cavité méningienne du rachis, avec une injection des vaisseaux de la moelle épinière, conclut de ces faits que la cause des phénomènes irréguliers qu'on observe dans la chorée réside dans la moelle de l'épine. Indépendamment du manque de détails précis qu'on remarque dans les observations de cet auteur, il ne faut pas oublier que, sur trois de ces malades, deux avaient succombé avec du délire (*Arch. gén. de méd.*, t. xiii, p. 275).

Ayant examiné l'encéphale de quatre personnes qui avaient succombé à cette singulière affection, dit M. Serres, à la séance de l'Académie de méde- cine du 16 août 1827 (*Revue méd.*, 1827, p. 518), j'ai trouvé les tubercules quadri-jumeaux altérés. Dans l'un, *une tumeur* lardacée implantée sur ces tubercules ; dans le second, une *irritation vive* avec épanchement sanguin occupait la base de ces renflements ; dans les deux autres, la masse entière des tubercules était *enflammée*, l'inflammation se prolongeait *plus ou moins loin* sur le plancher du quatrième ventricule. Sans nous arrêter à discuter la valeur de pareils faits, ajoutons que M. Serres n'en conclut pas qu'il y ait *toujours* lésion des tubercules quadri-jumeaux dans la chorée, il *avoue* au contraire, que, dans les deux cas, il n'a trouvé *aucune lésion* dans le cerveau, malgré les recherches les plus exactes.

Dans le quarante-troisième bulletin de la Société anatomique, M. Monod rapporte que, chez deux sujets affectés de chorée, il trouva une hypertrophie avec injection très remarquable de la substance corticale du cerveau et de la moelle épinière. Le cervelet et les méninges rachidiennes étaient aussi fort injectés.

Suivant M. Hutin, la chorée pourrait s'expliquer par un endurcissement avec hypertrophie de la partie antérieure de la moelle épinière. Mais, dans les cas qu'il cite à l'appui, c'était de simples mouvements choréiformes (plutôt qu'une chorée), coexistant avec une paralysie plus ou moins générale et, d'ailleurs, il y avait, en outre, plusieurs autres lésions de l'axe cérébro- spinal (*Histoire anatom. physiol. et pathol. de la moelle*, etc. Nouv. Bibl. méd.. (1828, p. 35 et suiv.).

Dans une observation de M. Rœser, les symptômes de chorée succédèrent à une épistaxis considérable, et la malade, âgée de 9 ans, succomba, hui, jours après, à une péricardite. Les ventricules cérébraux contenaient plus de sérosité que dans l'état normal, le canal vértébral en renfermait un peut la moelle épinière était entourée d'un réseau vasculaire très développé, et la substance cérébrale était ramollie (*Journal d'Hufeland*, 1828 ; Arch. gén- de méd., t. xx, p. 431).

M. Guersant m'a dit avoir constaté un ramollissement peu marqué de la moelle épinière, chez deux sujets morts choréiques ; chez un troisième, il a trouvé une petite concrétion calcaire dans la substance cérébrale.

Le docteur Brown rapporte qu'une jeune fille de seize ans, atteinte de chorée, ayant succombé à de violentes convulsions suivies de coma, on trouva toute la surface du cerveau extrèmement injectée, et, dans la subs- tance médullaire de l'hémisphère gauche, une concrétion calcaire de forme irrégulièrement cubique, d'un demi-pouce environ sur chacun de ses côtés *Journal des progrès*, etc., t. i, 1830, p. 242).

Que conclure de lésions aussi disparates, sinon qu'elles ne sauraient être considérées comme la cause d'une maladie qu'on a observée, le plus souvent, sans aucune d'elles, et qu'on doit les regarder comme le résultat de simples coïncidences ou de complications. D'ailleurs, ainsi que le dit M. Rufz, la discontinuité des mouvements choréiques, jointe à la considération de leur type, souvent intermittent, de leur siège (plus fréquent aux membres supérieurs qu'aux inférieurs), à leur bizarrerie, à leur déplacement, etc., doivent nécessairement indiquer l'absence d'une altération permanente, que rien ne démontre, en effet, dans cette maladie. Ainsi donc, l'anatomie pathologique ne nous fournit point de faits qui permettent de rapporter la chorée à telle ou telle lésion organique, et, jusqu'à ce que de nouvelles observations viennent nous révéler sa nature, nous continuerons à la ranger parmi les névroses, c'est-à-dire parmi les affections des centres nerveux, auxquelles on ne peut assigner aucun caractère anatomique appréciable.

Les moyens qu'on a proposé d'employer dans le *traitement* de la chorée sont fort nombreux, et toutefois il n'en est aucun en faveur duquel on ne puisse invoquer quelques exemples de succès. Nous allons faire connaître ceux qui se recommandent particulièrement par les noms des auteurs qui les ont mis en usage, et ceux dont les avantages sont confirmés par l'observation pratique.

Sydenham, pour évacuer l'humeur qui, suivant lui, produit cette affection en irritant les nerfs, conseille d'avoir recours aux saignées et aux purgatifs plus ou moins répétés ; il donne ensuite des toniques pour fortifier le système nerveux *ad corroborandum genus nervosum*. (*Opera omni*, t. I. p. 361.)

Suivant Cullen, il faut réserver la saignée pour les malades pléthoriques, et les purgatifs sont contre-indiqués lorsqu'il existe de la faiblesse : le quinquina et les ferrugineux lui semblent alors préférables. (*Élém. de méd. prat.*, trad. par Bosquillon, t. 2, p. 637.)

Le docteur Bouteille tout en adoptant le traitement de Sydenham, avoue qu'il croit devoir être un peu plus avare de sang dans cette maladie. Le nombre de saignées qu'il prescrit est ordinairement de deux, jamais il n'a excédé trois, se bornant d'ailleurs à faire tirer chaque fois, quatre onces de sang, rarement six. D'après lui, la saignée n'agit pas alors seulement comme évacuative, elle est en même temps calmante et antispasmodique (*loc. cit.* p. 121). M. Serres, guidé par ses opinions théoriques sur les siège de la chorée, conseille l'application des sangsues à la partie supérieure de la région cervicale et au pourtour de l'occipital ; mais ce traitement, qui aurait été souvent couronné de succès dans la chorée récente, échoue, dit-il, dans les chorées chroniques, alors même qu'il est secondé par les révulsifs les plus actifs.

D'après M. Guersant, l'emploi des émissions sanguines est très rarement indiqué dans cette maladie, chez les enfants au moins, et presque toujours il n'en a vu résulter que des inconvénients.

Le docteur Peltz, qui regarde la chorée comme une inflammation de l'arachnoïde, propose, dans la forme aiguë, les applications réitérées de sangsues aux tempes, les purgatifs et les pédiluves sinapisés. Dans la forme chronique il prescrit la teinture d'iode. (*Nouv. Bib. méd.*, t. III, p. 127.)

Le docteur Prichard prescrit, après les sangsues, l'application de vésicatoires et de cautères le long du rachis (*loc. cit.*). M. Richerand emploie, dit-on, depuis longtemps, les mêmes moyens à l'hôpital Saint-Louis.

M. Chrétien, de Montpellier, vante surtout les frictions faites le long de l'épine, avec le liniment de Rosen (esprit de genièvre, deux onces, huile de girofle et baume de muscade, ãa, un demi-gros), et cite à l'appui cinq ou six observations de guérison. (*Meth. iatraleptiq.* p. 44.)

Le docteur OEneas Mac-Andrew conseille de faire des frictions avec la *pommade émétisée* sur le cuir chevelu, préalablement rasé, et sur la région cervicale. Il dit avoir guéri en vingt jours, par ce moyen, une chorée qui avait résisté aux purgatifs, aux toniques et aux antispasmodiques (*London med. and phys., Journ.*, oct., 1826).

Le même moyen fut employé avec succès par le docteur Strambio ; seulement les frictions furent faites sur tout le corps, et principalement sur la colonne vertébrale, sans provoquer de pustules (*Gion. analitico di med.*, 1828).

Le docteur Byrne cite aussi deux exemples de réussite par la pommade (émétisée, employée en frictions sur toute l'étendue de la colonne vertébrale (*The amer. Journ. of the scienc. med.*, 1828).

Le docteur Hamilton, attribuant cette affection ainsi que beaucoup d'autres maladies, à la constipation et au mauvais état des voies digestives, ne voit rien de préférable aux *purgatifs* pour en triompher. Partageant la marche de la chorée en deux périodes, il recommande, dans la première, l'usage de purgatifs doux, donnés à des distances convenables ; dans la seconde, des purgatifs plus énergiques, qui doivent être administrés avec une persévérance imperturbable, jusqu'au rétablissement complet. « La confiance en cette méthode, dit-il, est nécessaire pour convaincre les parents des malades du succès qu'elle doit avoir. Pour des cas de cette espèce, les demi-moyens seraient inutiles, la maladie se prolongerait, et cela compromettrait une pratique dont on a lieu d'attendre les plus heureux effets. » (*Obs. sur l'emploi des purgatifs*, p. 108). Dix à quinze jours suffisent ordinairement pour obtenir la guérison. Les purgatifs qu'il préfère sont le calomel associé au jalap, l'aloès et la coloquinte.

J'ai vu M. Guersant employer avec un grand avantage cette médication à l'hôpital des Enfants ; seulement les purgatifs dont il se servait étaient moins actifs que ceux recommandés par Hamilton. Le docteur Chapman, en parlant de la même méthode, dit qu'il n'en connaît pas qui guérisse plus promptement la chorée (*Elem. of therap.*, t. I, p. 244).

M. Breschet, ayant eu à soigner, en 1831, une fille de quatorze ans, affectée de chorée, qui avait été traitée infructueusement par plusieurs médecins, malgré les bains froids, l'immersion instantanée dans l'eau froide, les bains de mer, les antispasmodiques, les sangsues le long du rachis, etc., et sachant qu'en Italie beaucoup de névroses étaient combattues par les drastiques, administrés concurremment avec le tartre stibié à haute dose, eut recours à un pareil traitement, et, au bout de très peu de temps, la malade fut complètement guérie. Depuis cette époque, il a constamment employé cette médication avec succès. *Le tartre stibié*, administré à la dose de 4, 6 ou 8 grains au plus, est toujours associé à l'opium, et incorporé dans une infusion très aromatique pour éviter le vomissement. Il donne, en même temps, des pilules composées d'aloès ou de gomme gutte, de scammonée et de jalap. Ces pilules sont de 3 grains : il commence par une, et augmente successivement, en en faisant prendre une de trois en trois heures (*Gazette méd. de Paris*, 1832, p. 67).

M. Laënnec paraît avoir essayé l'émétique à haute dose dans la chorée (*Arch. gén. de méd.*, t. iv. p. 512). Une fille âgée de vingt ans en prit successivement de 6 à 18 grains par jour, et se trouva notablement soulagée. Mais, chez cette malade, le tartre stibié ne produisit aucune évacuation ; tandis que, dans les trois observations rapportées par M. Breschet, des vomissements, et quelquefois même un peu de diarrhée, en furent les résultats immédiats, bien que ce médecin eût tout fait pour les éviter.

Ce mode de traitement, malgré ses succès, me paraît beaucoup trop énergique pour être conseillé dans les cas ordinaires de chorée ; j'ignore, d'ailleurs, s'il a été employé par d'autres que par M. Breschet.

La *valériane*, préconisée par Spangenberg, par le docteur Bouteille, et par Murray, a souvent aussi paru avantageuse à M. Guersant : ce dernier l'administre, sous forme de poudre, à la dose de 15 à 18 grains, et arrive promptement à celle de plusieurs gros par jour. Presque tous les enfants la prennent sans dégoût, si on a soin de l'unir à du miel ou à des confitures.

Bayle et M. Jadelot ont prescrit avec succès l'*assa fœtida*, depuis 2 à 3 grains jusqu'à 25 et 30 par jour, chez des enfants de dix à quinze ans. J'ai vu aussi M. Fouquier donner ce médicament avec avantage, mais à plus haute dose : les malades en prenaient jusqu'à un gros et plus en vingt-quatre heures.

Est-il nécessaire de rappeler que l'opium, l'acétate de morphine, l'acide hydrocyanique, l'hydrocyanate de fer, la belladone, le datura stramonium, le musc, le camphre, l'oxyde de zinc, l'oxyde de cuivre ammoniacal, la solution arsenicale de Pearson, le nitrate d'argent, les préparations mercurielles, le sulfate de quinine, les cantharides, ont été employés contre la chorée, et même avec succès, s'il faut en croire les médecins qui les ont vantés.

Le *sous-carbonate de fer*, administré par le docteur Elliotson (*loc. cit.*) dans une *centaine de cas*, n'a jamais échoué, lorsque la chorée ne datait pas de très loin, que les malades étaient jeunes et de bonne constitution. Il est inutile de l'administrer à doses progressivement croissantes ; on peut, de prime abord, donner la quantité que l'on juge convenable, ce médicament étant tout à fait innocent, pourvu que le ventre soit libre ; il faut donc, ajoute l'auteur, avoir soin de le tenir toujours ainsi, quand on donne le fer à haute dose, sans quoi il séjourne en grande proportion dans les intestins. Dans une des observations citées par Elliotson, le sous-corbonate de fer fut administré à la dose d'une demi-once, trois fois par jour, incorporé dans une once de mélasse : la malade avait seize ans. Dans un autre cas, chez un enfant de huit ans, la dose fut de 2 gros, toutes les six heures, et ne varia jamais. La guérison était complète au bout d'un mois, et les deux malades avaient acquis un embonpoint remarquable à leur sortie de l'hôpital.

M. Baudelocque a obtenu aussi à l'hôpital des Enfants, de bons effets du même moyen, donné à haute dose.

Les *bains froids*, peu prolongés, étaient employés, avec avantage, par M. Dumangin, ancien médecin en chef de la Charité, et par Bayle. Longtemps usités à l'hôpital des Enfants, la plupart des médecins de cet établissement ont fini par y renoncer presque complètement, autant peut-être à cause de leur inefficacité que par la difficulté de les faire prendre aux enfants. J'ai entendu vingt fois M. Dupuytren, dit M. Rufz, enseigner qu'il n'était pas de chorée qui résistât aux bains froids, donnés par immersion ou par surprise. Nous savons toutefois que, quand la saison, ou tout autre motif, s'opposent à l'emploi des bains froids, ce praticien conseillait les bains tièdes, recommandés depuis longtemps par d'autres médecins, en leur associant toutefois l'infusion de racine de valériane et les pilules de Méglin, l'association de ces divers moyens lui ayant paru toujours très favorable (*Gazette des hôpitaux*, t. vii, p. 71). Les bains de rivière, l'exercice de la natation, et les bains de mer surtout, ont été aussi, dans quelques cas, manifestement utiles. J'ai vu nombre de fois, dit M. Biett, des chorées graves se dissiper en huit ou dix jours par le seul emploi des bains d'ondée ou de pluie. (*Bulletin de thérap.*, t. vi, p. 300.)

Dehaën a cité quelques observations de chorée guérie par l'électricité (*Ratio med. de vi electricâ*, c. viii, t. 1). On en trouve aussi plusieurs autres dans l'ouvrage de Sigaud-Lafond (*De l'Électricité médicale.* p. 244); et M. le docteur Andrieux, qui s'occupe avec succès de l'électricité appliquée à la médecine, m'a communiqué deux faits, dans lesquels cet agent thérapeutique, trop déprécié peut-être, après avoir été d'abord vanté outre mesure, a produit entre ses mains les plus heureux résultats.

On doit à M. Meyranx la relation curieuse d'une chorée qui fut guérie à l'hôpital de la Pitié en six séances de galvanopuncture, après avoir résisté pendant six ans à tous les remèdes qu'on lui avait opposés (*Archives gén.*, t. ix, p. 73).

Le docteur Bardsley, médecin des hôpitaux de Manchester, voulant déterminer l'efficacité comparative des divers traitements proposés contre la chorée, a, dans un grand nombre de cas, employé séparément presque tous les moyens recommandés dans cette affection; savoir : les purgatifs ; les antispasmodiques, comme le camphre, l'opium, la valériane, l'éther sulfurique, le musc ; les toniques, comme le sulfate de fer, l'oxyde et le sulfate de zinc, le nitrate d'argent, l'ammoniure de cuivre, le carbonate de fer, la solution arsenicale et le sulfate de quinine ; enfin l'iode, la strychnine, l'électricité, les affusions froides, les vésicatoires et les frictions émétisées sur toute la longueur de la colonne vertébrale. Chacun de ces moyens a réussi quelquefois, dit-il, mais plus souvent ils ont manqué. Voici la méthode qui lui a offert le plus d'avantages. On administre d'abord les purgatifs seuls, et on en continue l'usage *jusqu'à ce que les matières alvines aient repris leurs caractères normaux*. A cette époque, et quelque faible que soit la diminution des mouvements choréiques, on a recours aux antispasmodiques. Ceux auxquels il donne la préférence sont le musc et le camphre, à la dose de 4 grains chacun, toutes les cinq heures ; il y joint pour le soir un lavement composé de 4 à 5 onces de mixture d'assa-fœtida, avec 20 à 30 gouttes de laudanum. Sans doute, dit M. Bardsley, dans quelques cas, il a suffi des purgatifs pour obtenir la guérison, ainsi que l'a écrit Hamilton ; mais, ce qu'il importe de savoir, ce n'est pas si tel ou tel remède guérit la chorée, mais bien quel est le moyen le plus promptement et le plus invariablement heureux. Or cette méthode lui a toujours réussi, un seul cas excepté. Deux tableaux que donne l'auteur, et qui portent sur quarante malades traités comparativement par la méthode d'Hamilton et par la sienne, semblent ne laisser aucun doute sur la différence d'efficacité de ces deux ordres de moyens, employés l'un après l'autre. Dans les cas de chorées, traitées par les purgatifs seulement, la durée la plus longue du traitement a été de trois mois, la plus courte de trois semaines, et la durée moyenne d'un mois et demi. Dans les autres, la durée la plus courte est de dix jours, la plus longue de deux mois et demi, et la moyenne de trois semaines environ (*Gazette méd. de Paris*, t. ii, n° 17, 1831.)

A tous les moyens qui précèdent, nous ajouterons les *bains sulfureux*, que M. Baudelocque a le premier conseillés dans cette affection, et qui paraissent jouir d'une efficacité incontestable. Dans l'espace de cinq mois, dit ce médecin, vingt-sept malades furent soumis à leur usage, et vingt-cinq fois la guérison eut lieu : je ne les ai vus échouer que chez un malade, dont la chorée est encore au même degré, quoiqu'on lui ait opposé tous les moyens connus. (*Trans. médic.*, t. xiv, p. 305.)

Les bains sulfureux sont ordinairement donnés tous les jours, le dimanche excepté : leur durée est d'environ une heure. Sous l'influence de ces bains l'amélioration a lieu, dans la plupart des cas, bien avant la sortie des malades, et elle se manifeste ordinairement après le deuxième ou le troisième, rarement est-on obligé d'en faire prendre plus de dix à douze ; dans un cas même on vit un enfant ne plus présenter aucun mouvement choréique dès le cinquième bain. Deux jeunes choréiques prises au hasard, ayant été abandonnées à l'expectation pendant trente jours, au bout de ce temps les mouvements avaient la même intensité. Soumises alors à l'emploi des bains sulfureux, les deux malades guérirent aussi rapidement que les autres (Rufz).

Ces essais ont été répétés depuis par MM. Baffos, Bouneau, Jadelot et Guersant, et tout paraît confirmer les résultats heureux obtenus par M. Baudelocque.

On lit dans une dissertation de M. F. Tripied, sur les eaux minérales d'Évaux (Montpelier, 1830) qu'un jeune homme atteint d'une chorée qui avait résisté à un grand nombre de traitements, ayant remarqué l'efficacité des eaux sulfureuses d'Évaux, dans un grand nombre de maladies nerveuses, résolut d'en essayer, et leur dut sa guérison. (*Arch. gén. de méd.*, 1831, t. XXVI, p. 561.)

« Tout récemment, m'a dit M. Baudelocque, j'ai traité à l'hôpital des Enfants, six garçons atteint de chorée : quatre ont été parfaitement et rapidement guéris par les bains sulfureux. Chez un cinquième, la chorée exaspérée par ces bains, le sous-carbonate de fer et les émissions sanguines, a cédé comme par enchantement à l'emploi des purgatifs, que je mis en usage dès que j'appris que l'enfant, habituellement constipé, était très sujet à la diarrhée avant de devenir choréique. Le sixième garçon a été guéri par le sous-carbonate de fer, employé à très haute dose. »

Chez le jeune homme dont j'ai déjà parlé, et que j'ai eu occasion de traiter à l'hôpital de la Charité, les bains sulfureux parurent notablement augmenter l'intensité des mouvements choréiques, et dès le sixième bain, je fus obligé d'y renoncer.

Malgré ce petit nombre d'insuccès, l'efficacité presque constante d'un pareil mode de traitement, son innocuité, et la facilité de son administration, doivent engager les praticiens à le mettre en usage de préférence aux autres moyens, parmi lesquels les purgatifs, la valériane, et le sous-carbonate de fer me paraissent toutefois tenir le premier rang.

Ajoutons enfin que, dans aucun cas, il ne faut négliger de remonter aux causes qui auraient pu donner lieu à cette maladie, afin de les éloigner, s'il est possible. Chez une jeune fille, entrée à la Charité, la chorée avait succédé à la suppression des règles : la réapparition de cet écoulement a fait cesser immédiatement toute espèce de mouvements, contre lesquels, depuis deux mois, une foule de moyens divers avaient été vainement employés.

Si l'on reconnaissait la présence des vers dans le canal intestinal comme cause de la chorée, on aurait recours aux anthelmintiques, sans y attacher d'ailleurs une confiance trop grande. Dans tous les cas, répétons, avec Georget, qu'il faut avoir bien soin de surveiller les enfants pour les empêcher de s'adonner à la masturbation ; faire en sorte de leur éviter les contrariétés, les frayeurs, les excès de travail, la fatigue musculaire, et surtout proscrire l'usage du café et des liqueurs spiritueuses. Une nourriture réparatrice et appropriée au degré d'intensité de la chorée doit être accordée aux malades.

Les excercices gymnastiques pourraient être utilement conseillés vers la fin de cette affection, pour en abréger la durée et pour rompre l'habitude vicieuse contractée par les muscles.

En effet deux médications semblent surtout dominer la thérapeutique de la danse de Saint-Guy. Il faut : 1° rendre à la volonté son empire sur les contractions musculaires ou autrement dit régulariser les mouvements ;

2°refaire en quelque sorte la constitution des enfants choréiques. La première
indication est d'une extrême simplicité. Quant à la deuxième, on ne la
saisit pas bien, faute d'avoir réfléchi sur la constitution la plus habituelle
des choréiques dont la majorité est atteinte d'anémie ou de chloro-anémie.
De là les succès obtenus par les toniques, de quelque nature qu'ils soient.
Et cependant des modes de traitement différents ont aussi compté de bons
résultats. C'est que la chorée, comme bien d'autres maladies, guérit quelquefois naturellement.

C'est en 1847 que la gymnastique fut essayée pour la première fois à l'hôpital des Enfants dans le traitement de la chorée :

108 choréiques ont été soumis à ce traitement : sur ce nombre, 100 étaient
attaqués pour la première fois, 8 étaient sous l'influence d'une ou de plusieurs récidives. — Dans 34 cas, l'intensité était moyenne, 74 étaient caractérisés par une agitation aussi violente que possible, les 34 malades de la
première série ont tous guéri sans exception dans une moyenne de 26 jours
et de 18 séances. — Sur les 74 plus graves, 68 ont également guéri en 45
jours et 31 séances. Restent sur le total de 108 cas, 6 qui peuvent être considérés comme des insuccès, bien qu'il s'agisse de chorées chroniques dont
la guérison a fini par être obtenue, mais en 122 jours et 73 séances.

D'après la méthode de M. N. Lainé on fait exécuter une série d'exercices
par lesquels doit passer un choréique tellement agité que sa volonté est impuissante pour exécuter un mouvement pendant 3 ou 4 séances d'une heure
de durée environ ; on pratique ensuite des massages et des frictions énergiques sur les membres, la poitrine, la partie postérieure du tronc ; et on ne tarde
pas à constater un amendement notable ; les jours suivants, on fait exécuter des mouvements réguliers et parfaitement rhythmés (mesure à 3 temps).

A partir du douzième jour, l'amélioration, qui jusque-là avait toujours
été en progressant, subit un temps d'arrêt. Mais on ne tarde pas à voir un
nouvel amendement se montrer, et l'on peut être sûr que la guérison sera
radicale.

Quelle est la valeur thérapeutique de la gymnastique comparée aux autres
modes de traitement et en particulier aux bains sulfureux ? Les statistiques
donnent la supériorité à la gymnastique, de plus elle a l'avantage de ne
comporter presque aucune contre-indication.

Quant à l'étiologie de la chorée, il faut considérer l'état chloro-anémique
comme y prédisposant, tandis que certains auteurs le regardent comme
consécutif ou coïncidant simplement ; on ne doit accorder que peu d'importance à l'établissement de la puberté comme cause de chorée.

1° Aucun des modes de traitement appliqués à la danse de Saint-Guy n'a
donné un nombre de guérisons aussi considérable que la gymnastique soit
seule, soit associée aux bains sulfureux ;

2° La gymnastique peut être employée dans presque tous les cas, sans
qu'on soit arrêté par les contre-indications qui se présentent à chaque pas
dans l'usage des autres médications ;

3° La guérison est obtenue dans un nombre moyen de jours à peu près égal à celui que réclame l'emploi des bains sulfureux ; mais elle semble plus durable, et la sédation se montre dès les premiers jours ;

4° En même temps que le désordre des mouvements disparaît, la constitution des enfants s'améliore d'une manière très sensible, et les malades sortent guéris non seulement de la chorée, mais encore de l'anémie qui l'accompagne le plus souvent ;

5° Les exercices gymnastiques, que l'on pourrait de prime abord croire périlleux, surtout eu égard à l'état des enfants qui s'y livrent, n'offrent aucune espèce de danger, et, de plus, peuvent être mis en usage sans inconvénient dans toute saison, avantage que n'ont pas les bains.

STOMATITES

Cette expression est employée généralement pour désigner l'inflammation de la la membrane muqueuse de la bouche. La stomatite offre plusieurs espèces très distinctes, mais qui ont été le plus souvent confondues par les auteurs ; on peut les rapporter aux cinq divisions suivantes : 1° la *stomatite simple* ou *érythémateuse ;* 2° la *stomatite aphtheuse* ou *vésiculeuse* (Aphthes) ; 3° *la stomatite crémeuse* ou *pultacée* (Muguet) ; 4° *la stomatite couenneuse,* ou *pseudo-membraneuse,* ou *diphthéritique :* 5° enfin la *stomatite gangréneuse.*

I. Stomatite simple (*Buccite, Aphthes érithématiques*). — Elle est caractérisée par la rougeur, la chaleur, quelquefois la sécheresse, le sensibilité et la tuméfaction d'une partie ou de la totalité de la membrane muqueuse qui tapisse la bouche.

Le plus ordinairement bornée à la langue, aux gencives ou à la voûte palatine, l'inflammation peut occuper aussi d'autres points de la membrane muqueuse buccale. Il est assez rare qu'elle soit générale. Elle est ordinairement le premier degré ou le prélude des autres variétés de la stomatite, et plus particulièrement du muguet ; quelquefois elle coïncide avec une phlegmasie des voies digestives ou aérifères.

La douleur, parfois très vive, augmente encore par le passage de l'air froid, par le contact des corps étrangers, et même par celui de la langue seule. Presque toujours les malades accusent une sensation de chaleur incommode. La rougeur n'est pas toujours distribuée d'une manière uniforme: le plus souvent elle est pointillée ou disséminée par petites plaques un peu saillantes. Elle est, ainsi que le gonflement, plus prononcée aux gencives, dont le tissu paraît dans un état de turgescence sanguine.

Les fonctions de la bouche sont troublées ; la mastication, la parole et la déglutition même s'exécutent avec douleur ; les enfants à la mamelle refusent quelquefois de prendre le sein, ou le quittent en criant, et il s'établit un ptyalisme assez abondant.

A moins que l'inflammation ne soit très intense, ou qu'il n'existe en même temps une complication plus grave, il est rare qu'on observe des symptômes généraux. Quelques malades se plaignent pourtant de céphalalgie, de soif, d'inappétence ; la chaleur générale est augmentée, et leur pouls est notablement accéléré.

La marche de cette phlegmasie est ordinairement aiguë : après trois, quatre, six ou huit jours au plus, on voit tous les symptômes diminuer peu à peu, et la maladie se terminer par résolution. Quelquefois l'épithélium se détache, se roule et s'enlève dans les endroits où l'inflammation a été la plus vive. C'est surtout lorsqu'elle a été produite par quelque caustique ou par un corps chaud que cette exfoliation de l'épiderme a lieu. Dans quelques cas, la stomatite se termine par des ulcérations souvent très rebelles, mais qui d'autres fois se guérissent assez rapidement d'elles-mêmes. Enfin, chez certains individus, et en particulier chez ceux qui sont affectés d'éruptions dartreuses ou de teigne, la stomatite suit une marche chronique, et persiste alors pour l'ordinaire pendant un temps fort long. C'est surtout lorsqu'elle se termine par ulcération qu'on la voit ainsi se prolonger. Ce mode de terminaison est celui qu'on observe le plus ordinairement lorsque l'inflammation a occupé les gencives. Cette région offre alors un aspect fongueux ; les gencives sont saignantes, et à leur surface existent une ou plusieurs petites ulcérations à fond grisâtre, à bords livides ; dans quelques cas, la langue elle-même présente des ulcérations de même nature, soit à sa face supérieure, soit sur ses bords : l'haleine est alors fétide ; et l'expuition sanguinolente.

L'état de congestion sanguine dans lequel se trouve la membrane muqueuse de la bouche chez les nouveau-nés (surtout quand l'accouchement a été laborieux), et plus tard, lors du travail pénible de la dentition, la dispose à devenir le siège de la stomatite érythémateuse. La même congestion existe dans les fièvres éruptives, et produit un même résultat. Quelquefois l'inflammation n'est que l'extension d'une phlegmasie plus profondément située. Les autres causes qui peuvent donner lieu à la stomatite simple sont : l'ingestion de boissons ou d'aliments trop chauds, et le plus fréquemment l'introduction dans la bouche de substances âcres, vénéneuses ou caustiques, de hochets composés de matières dures, telles que l'ivoire, le verre, l'argent ; ou irritants, comme la racine d'iris, l'usage de certains biberons et la succion répétée et inutile d'un sein qui ne contient plus de lait. Diverses opérations qui se pratiquent sur les dents, et l'accumulation du tartre sur ces organes peuvent aussi y donner lieu.

Traitement. — La stomatite, quand elle est simple, cède le plus ordinairement d'elle-même, ou elle disparaît lorsqu'on éloigne les causes qui l'avaient produite ou qui l'entretiennent. L'emploi de liquides tièdes et mucilagineux retenus dans la bouche et pris en boissons, quelques pédiluves simples ou irritants et des lavements émollients ou laxatifs, tels sont les moyens à l'aide desquels on obtient presque toujours facilement la guérison de cette maladie. Lorsque la sensibilité de la bouche est tellement exquise que le contact des substances, même les plus douces, est difficilement supporté, on se trouve bien d'avoir recours aux fumigations émollientes administrées à l'aide d'un entonnoir en verre, et à une température modérée.

Si la réaction générale est très vive, il peut être utile de pratiquer une saignée ou d'appliquer quelques sangsues, soit au-dessous de la mâchoire inférieure, soit sur les gencives elles-même. Quant au régime alimentaire, on le varie à raison de l'intensité de l'inflammation et des phénomènes généraux qui l'accompagnent. Lorsque la phlegmasie suit une marche chronique, on doit faire en sorte de remonter aux causes qui l'entretiennent, pour les combattre par des moyens appropriés. Lorsqu'elle revêt la forme ulcéreuse, on lui oppose avec avantage les collutoires chlorurés.

APHTHES. — Les anciens donnaient ce nom (ἄφθαι, *aphthæ*, de ἄφθειν, brûler) à presque toutes les maladies inflammatoires superficielles de la bouche et même de la vulve. On retrouve sous cette dénomination, dans leurs écrits, des érythèmes simples, des affections pseudo-membraneuses avec soulèvement de l'épithélium par une fausse membrane, des exsudations d'une substance molle et comme caséeuse, de véritables ulcérations et des eschares gangréneuses. Des écrivains modernes ont encore ajouté à la confusion en inscrivant la gangrène même des parois de la bouche au nombre des maladies qu'on avait déjà désignées sous le nom d'aphthes. Le progrès de l'anatomie pathologique ne permettent plus de confondre ainsi, sous un même nom générique, des altérations morbides aussi différentes. Ce qui étonne surtout dans ce chaos nosographique, c'est qu'il ait subsisté si longtemps pour les maladies de la bouche, qu'il est si facile d'observer. Dans ces derniers temps seulement, Willan et Bateman l'ont débrouillé les premiers en élaguant de l'histoire des aphthes toutes les petites phlegmasies de la bouche qui se présentent sous la forme de plaques plus ou moins larges, ou de surfaces ulcérées ou non ulcérées, et en ne conservant sous ce nom que les éruptions de formes vésiculeuses ou arrondies. Ils ont eu cependant encore le tort de réunir des éruptions de formes différentes, et de partager ensuite les aphthes en ceux des nouveau-nés et en ceux des adultes ; distinction d'autant plus arbitraire et fausse, que l'une de ces éruptions se trouve également chez les uns et chez les autres. Quoi qu'il en soit, les auteurs anglais ont déjà fait faire un grand pas à l'histoire des maladies de la bouche, et nous adopterons le genre aphthe de Willan, mais en séparant toutefois, comme nous l'avons déjà fait dans la première édition du Dictionnaire, le muguet ou aphthe des nouveau-nés, si distinct des autres espèces.

L'aphthe est un genre d'éruption qu'on observe sur les membranes muqueuses seulement ; il affecte particulièrement les parties où l'épithélium est le plus apparent, la face interne des lèvres et des joues, les gencives, la langue, le voile du palais, plus rarement le pharynx et plus rarement encore le canal intestinal. Cette éruption commence par une vésicule transparente, blanche ou d'un gris de perle. Dès le jour même de son apparition ou au plus tard le lendemain, un bourrelet gris ou blanc, dur à sa base, se développe au-dessous et autour de la vésicule, et lui donne l'apparence d'une petite pustule. Ce caractère pustuleux se développe encore mieux le second ou le troisième jour, parce que la vésicule crève et laisse échapper le liquide transparent qu'elle contient, et est remplacée par une petite ulcération plus ou moins douloureuse. Cette deuxième période de l'aphthé, qu'on pourrait appeler la période d'ulcération ou de suppuration, se prolonge ordinairement plusieurs jours, et quelquefois même un ou plusieurs septenaires. Pendant cette période, le bourrelet s'affaisse peu à peu, de manière à être de niveau avec les parties environnantes ; l'ulcération s'élargit et se borde d'un petit cercle rouge qui annonce ordinairement la tendance à la cicatrice. Cette troisième période, celle de la cicatrisation, marche très rapidement dès que la petite ulcération est détergée, et souvent elle s'opère du jour au lendemain, sans laisser aucune autre trace sur la membrane muqueuse qu'une petite tache rouge qui disparaît promptement. Tels sont les caractères généraux de l'aphthe, qui tantôt est discret et offre une marche plus ou moins rapide, tantôt au contraire a une marche lente et comme stationnaire, et se présente sous la forme presque confluente.

L'aphthe *discret* atteint particulièrement les enfants qui ne sont plus à la mamelle et les adultes. Les pustules sont alors toujours isolées, peu nombreuses, et n'occupent que la bouche. Cette éruption ne s'accompagne pas ordinairement de fièvre : cependant elle est quelquefois précédée et accompagnée d'un mouvement fébrile avec embarras gastrique ou intestinal. On dit ordinairement dans ce cas que l'aphthe est symptomatique de la fièvre, que la fièvre n'est pas le résultat de l'éruption. Cette maladie très légère s'observe dans tous les pays, dans toutes les saisons. Elle est cependant beaucoup moins commune en France que la stomatite par petites plaques pseudo-membraneuses qu'on prend tous les jours pour des aphthes. L'aphthe éphémère parcourt ordinairement toutes ses périodes dans l'espace d'un septenaire au plus ; et quoiqu'il soit quelquefois accompagné d'une douleur vive, il ne donne lieu à aucun accident. Le dyspepsie, la soif et la fièvre sont les seuls signes de trouble dans les fonctions.

L'aphthe *confluent*, auquel je donne le nom assez mauvais de stationnaire, pour indiquer que sa marche est souvent très lente par opposition à celle de l'aphthe éphémère qui a souvent parcouru ses périodes en quatre ou cinq jours, est rarement borné à la bouche ; il envahit presque toujours les fosses gutturales, et quelquefois le pharynx et une partie du canal intestinal. L'*aphthe angineux* de Bateman et des auteurs qui ont écrit après lui, n'est qu'une variété de l'aphthe stationnnaire.

Dans tous les cas d'aphthe confluent, même lorsque la maladie n'a pas envahi l'intestin, ou ne coïncide point avec une altération morbide quelconque du canal intestinal, la marche de l'éruption qu'on observe dans la bouche est assez constamment lente. La période d'ulcération dure souvent plus d'un septenaire, et la guérison se fait toujours attendre au moins douze à quinze jours.

Le *traitement* topique dans l'aphthe discret ou confluent doit être modifié suivant les différentes périodes de la maladie : dans la première et au commencement de la seconde, lorsque les pustules s'accompagnent de beaucoup de douleurs, il faut insister seulement sur les gargarismes et les collutoires adoucissants et calmants, les décoctions de guimauve, de pavot, de laitue, seules ou coupées avec du lait. Le mucilage de pepins de coing, pur ou avec addition de quelques gouttes de laudanum, peut être porté avec avantage sur les ulcérations les plus douloureuses, à l'aide d'un pinceau de charpie. Dès que les surfaces ulcérées sont peu douloureuses, il faut renoncer aux émollients et aux narcotiques pour recourir aux astringents et même quelquefois aux toniques ; la solution de sous-borate de soude dans l'eau édulcorée avec le sirop de mûres, l'acide hydrochlorique associé au miel rosat, la solution de sulfate acide d'alumine, celle de nitrate d'argent même, sont, dans la dernière période de l'ulcération, les meilleurs topiques à mettre en usage pour activer la cicatrisation.

Les moyens thérapeutiques généraux se bornent, dans l'aphthe discret et éphémère, à la diète, aux boissons relâchantes, comme l'eau de veau, le petit-lait, etc., ou aux boissons acidulées. A peine est-il quelquefois utile de recourir ensuite à un léger laxatif pour combattre les symptômes d'embarras gastrique ou intestinal. Les agents thérapeutiques doivent être plus variés dans l'aphthe confluent de la bouche et du pharynx. Les boissons acidulées doivent être principalement mises en usage de préférence à toutes les autres. Les saignées générales ou locales sur les parties latérales du cou sont rarement utiles, à moins que la fièvre ne soit très intense et la déglutition gênée. Les bains tièdes sont en général plus appropriés à ce genre de maladie qui ne s'accompagne pas de signes inflammatoires très marqués. Lorsque la diarrhée survient et ne peut être bornée par des applications de sangsues sur les parois du ventre et à l'anus, et par des boissons gommées, l'eau de riz, la décoction blanche, par les lavements amilacés et opiacés, etc., c'est encore dans l'emploi des bains que se trouve la plus utile médication ; mais lorsque la période d'ulcération se prolonge au delà du second ou troisième septenaire, que le malade s'affaiblit et qu'il survient des symptômes typhoïdes, il est alors quelquefois utile d'associer les décoctions légères de quinquina aux acidulés, et de donner même cette décoction camphrée en lavement, les révulsifs sur les extrémités inférieures pourront aussi, dans cette dernière période de la maladie, trouver leur application. Il est probable, au reste, que lorsque l'aphthe confluent se présente avec des symptômes généraux très graves, cette éruption n'est plus simple, et c'est alors principalement vers les maladies qui compliquent l'éruption aphteuse que le praticien doit diriger toutes ses médications.

STOMATITE CREMEUSE. — *Muguet ou Blanchet.* — On donne ce nom, en français, à une maladie qui attaque les membranes muqueuses des organes de la digestion, et particulièrement celles de la bouche, et qui est surtout caractérisée par une exsudation blanche, d'où lui vient son nom vulgaire. Les auteurs les plus anciens, Hippocrate (aph. XXIV, sec. III, éd. Riéger), Celse (lib. VI, cap. VI, sect. XLI, éd. Valart), Galien (*Comment. in Hippocrat. aph.*, p, 32), Avicenne (lib. III, cent. VI, cap. XXII, p. 454, 455), Mauriceau (lib. III, cap. XXXI, p. 469), Cullen (t I, lib. III, cap. VIII) ; Paul d'Égine (*De aphtha ulcere*, cap. X, p. 3), Sennert (*Pract.*, lib. II,

p. 1 ; cap. xviii, p. 271), Huxham (*Maux de gorge gangréneux*, p. 345), etc., ont rapproché cette maladie des ulcérations simples ou gangreneuses de la muqueuse digestive ; d'autres médecins, dont plusieurs sont plus voisins de notre âge, Boerhaave (*Aphoris.*, § 979 et seq.); Van-Swieten (*Comm. in Boerh.*, aph. 979 et seq.), Rosen (*Traité des mal. des enf.*, ch, ix), Sauvages (*Nosologie méth.*, t. i, clas. iii, ord. i, s. x, p. 455), Stoll (*Prat. med.*, pars ii, p. 263), Bosquillon (*Trad. de Cullen*, note), Bateman (*Mal. de la peau*, t. vii, p. 313), etc., ont considéré le muguet comme une éruption papuleuse ou vésiculeuse de la membrane muqueuse buccale et gastro-intestinale : c'est l'*aphtha lactamen* de Sauvages, l'*aphtha infantilis* de Plenck, l'*aphtha lactantium* de Bateman. Mais le muguet est une affection très distincte, et qui n'a d'autre analogie avec les véritables aphthes, que d'occuper les mêmes parties. Il n'est constitué, ni par des papules, ni par des vésicules, ni par des pustules, mais il se rapproche des phlegmasies des musqueuses avec exsudation au-dessous de l'épithélium, et le produit de la sécrétion inflammatoire est une véritable fausse membrane analogue à celle du coryza pseudo-membraneux des nouveau-nés ou de la diphthérite : c'est une de ces phlegmasies couenneuses si fréquentes chez les enfants, surtout sur la membrane muqueuse digestive sus-diaphragmatique. Avant d'être admise positivement dans la science, l'idée de l'existence de fausses membranes dans la phlegmasie de la muqueuse buccale avait été entrevue par des auteurs déjà anciens. Ce fait capital de l'addition d'une manière nouvelle à la membrane malade, matière déposée sur son tissu, qui lui est étrangère, qui peut disparaître sans laisser de notable altération, ni trace de perte de substance, n'avoit point échappé à ces premiers observateurs. Certes, Boerhaave (*loc. cit.*), Vogel, Gardien (t. iv, p. 113 et suiv.), Underwood (*Treat. diseas. of child.*, p. 45), qui voyaient dans les aphthes des nouveau-nés des plaques, des tubercules sans liquide, et réunis pour former une croûte, un couenne lardacée, dont les lambeaux laissaient après leur chute la muqueuse sous-jacente parfaitement intacte, Levret et Sauvages, qui parlaient d'une couche blanche, crémeuse ou caséeuse sur les différents points de la cavité du tube alimentaire, montraient déjà une connaissance assez exacte de la fausse membrane. Van-Wimperse (*Mém. de la Société roy, de méd.*, 1788) est allé encore plus loin, puisqu'il a précisé le siège des plaques constituantes du muguet dans la muqueuse digestive : « Graves mihi persuadent rationes » aphthas nihil esse, nisi humorem acrem corruptum, cutim oris inter et » epithelium, harumque membranarum in visceribus continuationes per » criseos speciem effusionem. » L'assertion que Van-Wimperse avançait en 1787, en y mêlant les théories humorales de l'époque, et qui avait été oubliée par les médecins venus après lui, nous en avons démontré les premiers la vérité dans la première édition du Dictionnaire, et M. Lélut l'a confirmée de nouveau par de nombreuses et intéressantes recherches pathologiques (*De la fausse membrane dans le muguet. Dans Archiv. gén. de méd.*, t. xiii, 1827).

Étiologie. — Cette maladie affecte tous les âges, depuis l'enfance jusqu'à la vieillesse, mais avec des degrés fort différents de fréquence aux diverses périodes de la vie. M. Véron pense qu'elle peut se développer dans le sein de la mère ; mais le fait sur lequel il s'appuie n'est point du tout concluant : on n'a pas encore retrouvé le muguet sur un enfant au moment même de la naissance, et cette observation serait absolument nécessaire pour établir l'opinion de M. Véron d'une manière incontestable. Le muguet est beaucoup plus fréquent chez les enfants à la mamelle, et dans les deux premiers mois de la vie, qu'à toute autre époque de l'existence ; on l'observe assez rarement chez les adultes, plus rarement encore dans un âge avancé; et quand on le rencontre au delà de l'enfance, il est presque toujours compliqué de quelque autre maladie plus ou moins grave : c'est surtout dans la phthisie pulmonaire à la dernière période, qu'il se montre ainsi comme phénomène ultime.

La cause la plus directe du muguet réside, comme la plupart des autres maladies, dans une disposition cachée des organes de l'individu qui en est affecté ; il sévit plus particulièrement sur les enfants qui sont d'une faible constitution. M. Valleix (*Clinique des malad. des nouveau-nés*, p. 417) a basé une opinion contraire sur un certain nombre de faits. Les vingt-quatre sujets sur lesquels a porté son observation étaient tous fortement constitués. Son erreur nous semble provenir de ce que, dans la grande majorité des cas, il fait commencer la maladie trop tôt, regardant comme le début même de l'affection le dévoiement et l'affaiblissement, qui souvent, au contraire, existent longtemps auparavant.

La saison et la température ne paraissent pas influer d'une manière très marquée sur la production et le développement du muguet : on l'observe avec une égale intensité à toutes les époques de l'année. Les chiffres fournis par Billard (bien que lui-même conclue à la nullité de l'influence atmosphérique (*Traité des maladies des enfants, etc.*, 3° édit., pag. 227), et par M. Valleix (p. 419), porteraient à croire qu'il se montre plus fréquemment dans les mois les plus chauds. Mais Van-Swieten avait déjà remarqué sa rareté dans les régions dont la température est élevée *Comment. in B. aph.*, etc., Leyde, 1755, t. III, pag. 220). Les médecins les plus savants, dit-il, qui ont pratiqué dans des pays chauds, et qui parcourent le Nord, s'étonnent d'y rencontrer une affection qui leur semble nouvelle. Pour nous, nous croyons avoir observé qu'il est un peu plus fréquent pendant l'hiver et pendant les temps humides, lorsque les affections catarrhales se développent plus ordinairement.

Il règne souvent d'une manière épidémique dans les hôpitaux d'orphelins, où l'air est, en général, très vicié par les émanations que répandent les couches imprégnées de matières fécales et d'urine ; mais, dans des circonstances différentes, on observe aussi des exemples isolés de muguet dans les maisons particulières, ce qui semble prouver qu'un certain état de l'atmosphère que nous ne pouvons pas apprécier contribue à son développement. On peut juger de l'influence fâcheuse de l'agglomération des nouveau-nés dans un même lieu par sa fréquence à l'hôpital des Enfants-Trouvés, où le quart environ des enfants envoyés dans les infirmeries en sont atteints

(Valleix, pag. 422). Du reste, il ne paraît pas contagieux : dans cet hôpital, où tous les orphelins réunis dans les mêmes salles boivent souvent dans les mêmes vases, on ne remarque point qu'il se communique de l'un à l'autre. M. Dugès prétend que le mal se propage aisément d'un enfant malade à un enfant bien portant, s'ils tètent la même nourrice ; mais les faits observés par nous, ceux de M. Baron, ceux que Billard (p. 213) et M. Valleix (p. 419) ont mentionnés, sont contraires à cette assertion : et si parfois le muguet du nourrisson se communique au sein de la nourrice, ce n'est point là une véritable contagion, mais l'effet d'une action directe et mécanique, qui détermine une inflammation locale de même nature, résultat comparable à l'irritation pseudo-membraneuse qui pourrait naître sur un doigt tourmenté par une succion continuelle. Si, dans les établissements consacrés aux nouveau-nés, le muguet apparaît souvent sous forme épidémique, en ville, sur les enfants de la classe moyenne ou élevée, il est presque toujours sporadique et produit par une cause purement locale ; il survient chez ceux qui sont allaités artificiellement, ou trop tôt, ou au moyen de biberons trop durs, et chez ceux qui ont beaucoup de peine à prendre le sein, soit parce que le mamelon n'est pas assez développé, et que l'enfant s'épuise en succions inutiles, soit parce qu'il est très gonflé et crevassé, soit enfin parce qu'il est couvert de bouts de sein en liège, en peau ou en caoutchouc. Boerhaave (aph. 982) avait noté un résultat semblable chez les enfants nourris avec un lait de mauvaise qualité ou trop vieux. Enfin, Boër avait observé que l'abus des purgatifs, dans le premier âge, pouvait causer primitivement l'inflammation du tube digestif, et consécutivement celle de la bouche (Dugès, *Dict. de méd. et de chir. prat.*, t. III, p. 190).

Symptômes. — Dans l'immense majorité des cas, d'après M. Valleix, le muguet ne débuterait pas par des phénomènes locaux bornés à la bouche ou aux fonctions de la portion supérieure du tube digestif : « Dix-sept fois sur vingt-trois, dit-il (*loc. cit.*, p. 205), un érythème plus ou moins étendu des fesses et de la partie postérieure des cuisses marquait le début de l'affection, et précédait de six jours et demi, terme moyen, l'apparition de la fausse membrane sur la bouche. Dans les autres cas, l'érythème se montra aussi, mais un peu plus tard ; il persista pendant la durée de la maladie. » A propos de la nature du muguet, nous reviendrons sur la valeur de ce symptôme.

Quoi qu'il en soit, la maladie commence à la bouche, tantôt par un gonflement de l'extrémité et du bord de la langue, tantôt par une rougeur plus ou moins étendue, rougeur d'abord légère et bornée au bout de l'organe, puis vive et générale, avec développement des papilles, qui deviennent saillantes et rouges comme dans la scarlatine. La bouche est sèche, et quelquefois brûlante ; la succion devient très douloureuse, et souvent même impossible pour l'enfant à la mamelle ; la déglutition, même des liquides, est souvent fort difficile, ce qui dénote ordinairement que le mal s'étend dans le pharynx et l'œsophage. Les adultes atteints de cette affection se plaignent d'une cuisson et d'un picotement douloureux de la langue, accompagnés d'une grande sécheresse de la bouche.

Après ces prodromes, qui durent un à trois jours au plus, il apparaît sur les parties latérales du frein de la langue, ou vers l'extrémité et le milieu de cet organe, ainsi qu'à la partie interne de la lèvre inférieure, de petits points demi-transparents d'abord, mais qui promptement deviennent d'un blanc mat ou luisant. Ces points se multiplient, se réunissent, et forment des plaques irrégulières et allongées, d'une blancheur plus ou moins éclatante, et ressemblant pour l'aspect à une exsudation caséuse ou crémeuse. La blancheur de cette exsudation est le plus souvent tellement comparable à celle du lait, qu'on peut s'y méprendre. Elle s'étend ordinairement sur la paroi interne des joues, les gencives, les parties latérales de la langue, sur la voûte palatine, le voile du palais et la luette, et elle adhère souvent en grande quantité au devant des piliers antérieurs du voile du palais, et dans l'angle des commissures des mâchoires : on retrouve cette même exsudation sur les amygdales et sur la paroi postérieure du pharynx. En avant, elle s'arrête sur le bord externe des lèvres, et vers leur commissure, à l'endroit où l'épithélium commence à prendre la consistance de l'épiderme. La couleur du muguet, quoique étant le plus souvent blanche au début, offre cependant quelquefois une teinte jaune, seulement vers la fin de la maladie ; parfois aussi elle est grise, ou même brune.

Dans certains cas, l'exsudation est très abondante, et forme des plaques épaisses sur la langue et les parois des joues, et ne laisse aucun intervalle qui permette d'apercevoir la membrane muqueuse : elle occasionne alors une gêne considérable, que l'enfant témoigne en agitant la langue, en la tirant fréquemment hors de la bouche, et en mâchonnant sans cesse, comme pour se débarrasser d'un corps étranger. D'autres fois le muguet se présente sous la forme de points, de linéaments, ou de plaques minces, qui sont simplement disséminés çà et là dans l'intérieur de la bouche, et la muqueuse se trouve hérissée de papilles rouges dans les intervalles qui ne sont point recouverts de muguet. On avait, d'après ces différences, admis un muguet discret ou bénin, et un muguet confluent ou malin. Mais la rareté ou l'abondance de l'exsudation dans la bouche ne constitue pas une différence rès essentielle de cette maladie ; et ce n'est pas sur ces caractères, pris isolément, que sont fondées sa gravité et son innocuité, mais bien plutôt sur le développement du muguet dans le canal intestinal, et sur les maladies qui compliquent ordinairement cette affection, et qui déterminent alors des symptômes généraux plus ou moins graves.

Les symptômes locaux du muguet dans la bouche se rencontrent quelquefois sans fièvre et sans aucune autre maladie ; mais le plus souvent, cependant, cette affection locale est accompagnée de fièvre : le pouls, d'abord de 80 à 90, prend bientôt de l'ampleur, et s'élève de 116 à 160 pulsations. La diarrhée, qui souvent a précédé de quelques jours l'apparition de la fausse membrane, est d'abord composée de matières jaunes, qui plus tard deviennent vertes : il y a très fréquemment du météorisme, des coliques annoncées par une agitation intermittente, des douleurs de ventre générales ou partielles, et principalement à la fosse iliaque droite et à l'épigastre, douleurs exagérées par la pression : souvent il se manifeste des vomissements verts ou incolores ; quand le muguet gagne l'arrière-gorge, les cris de l'enfant sont rauques et étouffés. La diarrhée, qui diminue et se supprime naturellement dans les derniers jours de la maladie, existe surtout quand la pseudo-membrane atteint l'intestin, ce qui ne s'observe d'ordinaire que chez les très jeunes enfants. Ils rendent quelquefois, dans ce cas, au milieu des matières muqueuses et verdâtres, des parcelles d'exsudation pultacée. Lorsque la maladie se propage ainsi dans le canal intestinal, elle se termine ordinairement d'une manière fâcheuse : l'enfant est alors dans un état de somnolence plus ou moins profond, troublé par des gémissements et des cris ; la soif est vive ; la couche épaisse du muguet, qui tapisse toute la bouche et y adhère fortement, est sèche et brune. Dans la dernière période, l'amaigrissement de l'enfant est rapide, sa figure est ridée comme celle d'un petit vieillard, ses yeux sont caves, cernés, éteints, sa voix cassée ; son pouls est faible, insensible, ses extrémités froides, et il succombe dans un état complet de prostration, et le plus ordinairement sans convulsions.

Lorsque le muguet est porté à un très haut degré, il est presque toujours compliqué d'une autre maladie, tantôt d'une gastro-entérite, d'une entéro colite, tantôt d'un ramollissement de la membrane muqueuse gastro-intes tinale, ou dans d'autres cas, beaucoup plus rares, de bronchite, de pneumonie, et de pleuro-pneumonie avec épanchement. Il faut noter encore la tendance de la peau à l'ulcération : dans le plus grand nombre des observations recueillies par M. Valleix, il y eut des ulcérations aux malléoles ou aux talons ; elles apparaissaient, soit après quelques jours de diarrhée, soit en même temps : dans aucune autre maladie, ces ulcérations n'étaient aussi fréquentes.

Si la maladie est compliquée, elle marche souvent très rapidement, et se termine d'une manière funeste dans l'espace de cinq à six jours, et quelquefois moins. Le muguet des hôpitaux consacrés aux nouveau-nés est une affection extrêmement grave, puisque, sur 164 cas observés dans les salles de M. Baron, il y eut 131 morts. Lorsque, au contraire, le muguet n'est pas compliqué, qu'il ne s'étend point dans le canal intestinal, et qu'il est seulement circonscrit à la bouche, c'est une maladie légère et purement locale ; le malade a peu ou point de fièvre ; l'exsudation du muguet se détache avec facilité ; le petit malade, s'il est à la mamelle, continue de téter ; ses évacuations alvines sont naturelles, et la maladie se termine dans l'espace de quelques jours. Il arrive cependant, parfois, que le muguet affecte une marche presque chronique, ou paraît et disparaît plusieurs fois, et se renouvelle plus ou moins souvent dans l'intervalle de quelques mois. Cet état chronique n'a, au reste, rien de fâcheux, s'il ne s'accompagne pas d'autres maladies.

Il faut nécessairement rapprocher du muguet des jeunes enfants le muguet des enfants plus âgés et des adultes, qui complique quelquefois la scarlatine, et qu'on rencontre souvent chez les phthisiques de tous les âges, et dans la dernière période de différentes maladies aiguës ou chroniques. Quand cette éruption consécutive survient, n'importe à quel âge, à une époque avancée d'une maladie grave, on doit la regarder comme un signe très fâcheux ; elle annonce presque toujours une mort prochaine.

Les altérations pathologiques qu'on observe sur les sujets qui ont succombé ayant le muguet appartiennent à cette maladie ou à celles qui la compliquent. Les altérations particulières au muguet se retrouvent partout où cette exsudation se manifeste, dans la bouche, le pharynx, l'œsophage, l'estomac et les intestins, soit en grains, soit en couches plus ou moins épaisses et mamelonnées, soit en plaques formant une surface presque lisse comme celle de la concrétion croupale, ce qui n'arrive guère qu'à la partie antérieure de la voûte palatine ; du reste, les joues et la voûte palatine en sont, après la langue, le plus souvent couvertes, et on la trouve plus rarement sur le voile du palais et les gencives. Elle n'occupe jamais la voûte du pharynx ni les fosses nasales, et ne pénètre pas non plus dans les trompes d'Eustache. Elle est ordinairement de peu de consistance, et son adhérence est très faible : elle n'est jamais organisée, et il est impossible d'apercevoir le moindre filet qui la réunisse à la muqueuse sous-jacente, à la langue, et dans les autres points de la membrane buccale. Lorsqu'on a enlevé l'exsudation, on ne trouve au-dessous aucune érosion ni ulcération de la muqueuse, qui est seulement un peu plus rouge, un peu plus sèche, et les papilles linguales sont souvent plus développées que dans l'état de santé. Mais à la voûte, on rencontre parfois un ramollissement ulcéreux de la muqueuse.

Le muguet se montre moins fréquemment dans le pharynx, et il siège principalement sur les côtés de l'épiglotte : il y est plus adhérent que dans la bouche. Dans l'œsophage, qui est souvent envahi, l'éruption occupe, soit tout l'organe, soit seulement quelques portions, disposée par lignes ou par zones qui embrassent toute la circonférence de ce conduit : presque constamment elle cesse brusquement à quelques lignes au-dessus du cardia. Dans des cas rares, le muguet est exclusivement borné à l'œsophage. L'estomac et le duodénum peuvent être atteints de la maladie ; l'adhérence des lambeaux membraneux à la muqueuse doit faire rejeter la supposition admise par M. Véron et d'autres auteurs d'une introduction de ces parcelles couenneuses dans le réservoir alimentaire par suite de la déglutition. Sur quarante-trois faits, MM. Le Diberder et Valleix (*loc. cit.*, p. 239) en ont rencontré dans l'estomac, dans la dixième partie des cas. Dans l'intestin grêle, il est beaucoup plus rare, si rare même que plusieurs médecins l'ont nié, mais à tort : nous pouvons dire la même chose du muguet du gros intestin, dont il existe peu d'exemples (Valleix, p. 279 ; Billard, pag. 413). Le muguet se montre-t-il dans les voies aérifères ? On n'en saurait trouver dans la science un cas bien avéré. M. Lélut (p. 349) a vu trois ou quatre fois de très petits points au bord libre de l'épiglotte, et au pourtour de la glotte, aux ouvertures des ventricules latéraux, seuls endroits de la muqueuse pulmonaire tapissés bien évidemment par l'épithélium ; au delà, dans les voies respiratoires, il n'en a jamais rencontré, et nous n'avons pas été plus heureux que lui. Les flocons pseudo-membraneux qu'on trouve, par exception, dans les ventricules du larynx ne sont pas adhérents, et ne sauraient être considérés comme un produit sécrétoire de la muqueuse laryngée.

Quant au siège précis de l'exsudation du muguet, relativement aux différentes couches de la membrane interne du tube digestif, voici ce que nous avons constaté : dans la bouche, et surtout à la face interne des lèvres et des joues où l'épithélium est assez apparent, il est bien évident que la sécrétion caséeuse a lieu d'abord au-dessous de la membrane, de même que l'exsudation couenneuse : on ne peut l'enlever qu'en déchirant l'épithélium ; mais, au bout de quelques jours, surtout quand le muguet est très abondant, l'épithélium est déchiré, l'exsudation devient superficielle, et quoiqu'elle adhère en certains points à la muqueuse, elle peut en être facilement détachée, même avec un corps mousse. Cette disposition anatomique du muguet se rencontre également vers la fin du rectum, où l'épithélium se rapproche par sa consistance de celui de l'épiderme ; mais dans l'estomac, dans le colon, le muguet paraît être une exsudation développée à la surface même de la membrane muqueuse, au moins il est impossible de la distinguer, par d'autres caractères que par son adhérence, de cette même concrétion détachée du pharynx, et qui aurait ensuite passé dans les organes digestifs par l'acte de la déglutition. Poursuivant l'indication que nous avions donnée du siège de la fausse membrane, M. Lélut a examiné cette question avec beaucoup de soin, et il a admis (pag. 334 et suivantes) la disposition sous-épithéliale pour certaines parties, et sus-épithéliale pour d'autres, et enfin une double disposition au-dessus comme au-dessous de l'épithélium. Ainsi il dit avoir trouvé la fausse membrane libre et séparable, sans intéresser l'épithélium à la voûte palatine, à la face supérieure et à la base de la langue, sur le voile du palais, les amygdales, ainsi qu'à la partie postérieure et supérieure du pharynx (*loc. cit.*, p. 355). « Il n'en était pas toujours ainsi à la partie postérieure des lèvres, à la face interne des joues, à la partie inférieure du pharynx et dans l'œsophage. Dans les deux premières régions, quelquefois une partie du produit pseudo-membraneux, blanche, écailleuse ou pultacée, était libre au-dessus de l'épithélium, tandis que l'autre, sous-jacente à cette membranule, faisait corps avec la muqueuse, et constituait des espèces de flocons jaunâtres au-dessous desquels la membrane présentait un épaississement marqué par une teinte de même couleur. » Nous n'avons pas remarqué que le muguet fût plus abondant dans les endroits où se retrouvent beaucoup de follicules muqueux ; ils sont très développés et très nombreux dans la partie supérieure du pharynx, vers l'extrémité pylorique de l'estomac, dans le duodénum, et on ne rencontre presque jamais d'éruption du muguet sur toutes ces parties. Dans la bouche même, quand la sécrétion est peu abondante, elle est disséminée çà et là, et ne parait point se montrer plus particulièrement à la base de la langue, où les cryptes sont très apparents. Nous ne pensons donc pas, comme M. Véron, que le muguet soit plus spécialement sécrété par les follicules muqueux que par tout autre point de la membrane muqueuse, ce qui rapproche encore cette maladie de l'exsudation couenneuse.

La fausse membrane est, comme nous l'avons dit, blanche, et rarement brune ou jaunâtre; à l'état noir, elle a l'air d'une bouillie gangréneuse, mais au-dessous d'elle, une dissection attentive montre toujours la muqueuse parfaitement intacte. Cette exsudation est molle, pultacée, inodore, insoluble dans l'eau et se comporte chimiquement avec les acides comme les fausses membranes ; mais nous manquons d'une analyse bien faite de cette substance comparée à celle de la couenne. M. Lélut l'a traitée par différents réactifs, et les résultats qu'il a obtenus sont, à peu de chose près, ceux auxquels sont arrivés, pour le mucus, Fourcroy, Vauquelin, Berzélius ; pour l'épiderme, Bichot et Vauquelin ; pour la couenne du sang, les fausses membranes des séreuses, de la vessie, du croup, du muguet, Schwilgué, MM. Double et Bretonneau, résultats que nous avons nous-mêmes obtenus.

Chez presque tous les sujets qui succombent au muguet dans les hôpitaux, on a trouvé des lésions notables de la muqueuse gastro-intestinale, de la rougeur, de l'injection ou du ramollissement. Ces altérations sont fréquentes, surtout dans l'estomac et l'intestin grêle, et sont évidemment dues à l'inflammation. Nous les regardons comme l'effet de complications qui, à la vérité, se montrent dans le muguet plus souvent que dans les autres maladies des nouveau-nés, mais elles ne nous paraissent pas liées essentiellement au muguet qui n'affecte pas même le corps muqueux. Les altérations de tissu qu'on peut rencontrer dans les organes de la respiration chez les individus morts de muguet, telles que la rougeur de la membrane muqueuse, du larynx, de la trachée-artère et des bronches, l'engouement et l'hépatisation des poumons, les épanchements dans les plèvres, sont encore bien davantage le résultat de maladies qui compliquent le muguet et le rendent fatal, et elles lui sont complètement étrangères.

Nature du muguet. — Nous ne nous arrêterons pas à l'opinion ancienne et manifestement erronée des auteurs qui attribuent le développement du muguet au séjour d'un peu de lait dans la bouche de l'enfant endormi. Nous avons prouvé par l'examen des lésions anatomiques que cette maladie n'était ni une éruption analogue aux aphthes proprement dits, ni une réunion d'ulcérations, ni un état gangréneux de la membrane muqueuse digestive sus-diaphragmatique, ni une altération des follicules de la bouche, mais bien une fausse membrane. Le muguet est le résultat d'une inflammation superficielle de la muqueuse du tube digestif, et l'exsudation particulière qui le caractérise n'en est que l'effet ; c'est une phlegmasie avec production de sécrétion, soit que l'exsudation doive être considérée seulement, ainsi que le pense Billard, comme du mucus concrété, soit qu'il y ait *production de matière de formation nouvelle* que les micrographes déclarent être constituée par un champignon de la famille des mucédinés, *oïdium albicans* (Ch. Robin). D'après M. Valleix (p. 421), le muguet ne serait qu'une entérite avec des caractères particuliers. Selon lui, ce sont les symptômes généraux, la fièvre, l'érythème des fesses, la diarrhée, qui précèdent les phénomènes locaux, la rougeur de la bouche, et la sécrétion de la fausse membrane. Le muguet serait donc, à son sens, une maladie générale, non pas seulement du tube digestif, mais encore d'autres appareils, puisqu'il voit une liaison intime entre l'érythème des fesses et la maladie de la bouche, et les auteurs de traités des maladies des nouveau-nés auraient eu le tort, suivant lui, de faire un très grand nombre de maladies en morcelant une seule et unique affection. Cette manière de voir ne nous semble pas exacte, et résulte d'une observation faite exclusivement dans les hôpitaux, où les maladies se montrent, chez les enfants, rarement isolées et le plus souvent à l'état complexe. L'érythème des fesses, auquel cet observateur distingué attache une importance capitale, se rencontre très fréquemment, chez les enfants, sans aucune apparence de muguet, et n'est pas plus fréquent chez ceux qui en sont atteints que chez d'autres. Il est ordinairement provoqué par le séjour prolongé au lit, et le contact de l'urine et des matières fécales. La pratique de la ville montre d'une manière irréfragable que le muguet est le plus souvent une affection purement locale, et nous le répétons, une phlegmasie spécifique du tube digestif avec altération de sécrétion.

Traitement. — Le traitement prophylactique sera basé sur l'étude des causes mentionnées plus haut. Ainsi, dans les établissements destinés aux nouveau-nés, air pur et souvent renouvelé, des soins hygiéniques bien entendus, une nourriture convenable pour l'enfant, le changement de nourrice s'il y a lieu, ou l'emploi des moyens destinés à modifier son lait, etc., pourront s'opposer au développement de la maladie. Les agents thérapeutiques qui doivent être mis en usage sont ou locaux ou étendus à la surface du canal intestinal. Les moyens locaux ne peuvent être appliqués que dans la bouche ou sur le gros intestin ; ils doivent être adoucissants et mucilagineux pendant la première et la seconde période. Les infusions et les décoctions mucilagineuses de mauve, de guimauve, de graines de lin, de pepins de coing, etc., seules ou coupées avec le lait, doivent être portées dans la bouche à l'aide d'un pinceau mou de charpie ou d'une seringue à injection, ou enfin employées comme collutoire ou gargarisme, quand le malade est d'âge à pouvoir s'en servir. Il nous a paru qu'il valait mieux, au moins pour la première période, ne pas ajouter de sucre, et surtout de miel rosat ou de sirop de mûres, à ces gargarismes, comme on le fait ordinairement, parce que les substances sucrées ou astringentes ont l'inconvénient d'échauffer et de dessécher la bouche. Dans la seconde période, quand les croûtes sont très épaisses, sèches et tapissent tout l'intérieur de la bouche qui reste ouverte, il est très utile de l'humecter souvent avec une décoction mucilagineuse quelconque, à laquelle on ajoute un quart de la liqueur de Labarraque ou de jus de citron : on porte ce collutoire dans la bouche des jeunes enfants à l'aide d'un pinceau de charpie. Il faut bien se garder d'arracher violemment les fausses membranes, opération douloureuse et inutile, car elles se reforment avec la plus grande rapidité, quand le muguet est aussi abondant, et occasionne beaucoup de gêne au malade ; mais après les avoir humectées doucement et à plusieurs reprises, on pourra les enlever quand l'adhérence sera devenue faible. La liqueur de Labarraque, étendue dans une décoction mucilagineuse, nous paraît beaucoup préférable aux solutions de sous-borate de soude ou à celles de sulfate de zinc recommandées par Hencker. Elle est également préférable au lavement à l'eau de chaux qui irrite souvent les intestins ; mais dans le cas où il y aurait une forte diarrhée, les lavements mucilagineux et narcotiques réussissent davantage. On pourrait aussi y ajouter, dans ce cas, quelques gouttes d'acétate de plomb, comme le conseille le docteur Hencker. Dans la seconde période, quand l'irritation locale et générale est moindre, M. Dugès a préconisé l'emploi de collutoires dans la composition desquels entrent les acides végétaux, le vinaigre, le suc de citrons, de groseilles, plus ou moins étendus d'eau, le suc d'oranges et de grenades douces presque pur, etc. Les solutions plus ou moins étendues de sulfate d'alumine nous ont, en général, fort bien réussi dans la seconde période. M. Bretonneau s'est également bien trouvé du calomel associé au sucre en poudre, et mis dans la bouche à la dose d'un demi-grain seulement, trois ou quatre fois par jour.

Les moyens thérapeutiques généraux qui doivent être mis en usage dans le muguet sont nécessairement différents, suivant l'étendue plus ou moins considérable de cette maladie dans l'intestin et la nature des complications. Dans le muguet simple, circonscrit à la bouche et sans fièvre, le traitement local suffit, et le traitement général doit se borner à une boisson douce très légère, telle que l'eau de gomme, l'infusion de mauve, ou la décoction d'orge perlé très peu édulcorée ; on donnera peu à téter à l'enfant, et seulement après lui avoir humecté la bouche avec soin. Si le muguet s'étend dans le gros intestin, et qu'il y ait de la fièvre et de la diarrhée, les lavements amylacés, les fomentations émollientes sur le ventre, doivent être associés au traitement local de la bouche. Si la fièvre est intense on appliquera quelques sangsues à l'anus ou sur le trajet du colon ; ou à la région de l'estomac, si les vomissements sont répétés, et s'il y a de la sécheresse et de la rougeur à la langue. Dans le cas d'une complication de bronchite ou de pneumonie, on dirigera vers la poitrine le traitement le plus actif, sans négliger toutefois les moyens locaux qui, bien que secondaires, n'en sont pas moins importants. Dans la troisième période, lorsqu'il y a de l'affaiblissement, sans autre complication d'ailleurs, on peut soutenir l'enfant avec de la tisane de riz, ou même avec un mélange de lait et de bouillon ainsi que le recommande Jaëger, pourvu qu'il n'y ait point de diarrhée. Lorsque l'adynamie est profonde, l'usage des toniques en tisanes, en lotions ou en fomentations, serait indiqué, et Van-Swieten (*loc. cit.*, p. 212) et Sydenham (*Opera omnia*, Genève, 1733, p. 533) l'avaient préconisé ; mais il est par malheur de peu d'efficacité dans une affection presque certainement mortelle quand elle est arrivée à cette période.

Les praticiens conseillent quelquefois, dans le muguet compliqué, de faire usage dès le commencement de vomitifs, et de recourir dans la dernière période aux purgatifs. Le vomitif nous paraît presque toujours contre-indiqué, parce que l'estomac est souvent irrité : les laxatifs doux nous semblent plus convenables, surtout chez les enfants très jeunes, lorsque les évacuations de méconium n'ont pas été suffisantes ; on peut se servir alors avec avantage du sirop de chicorée seul, ou associé à l'huile d'amandes douces, de l'huile de ricin ou de la magnésie, ou bien encore de l'eau magnésienne fortement saturée.

La diète la plus sévère est absolument indiquée dans le muguet compliqué d'affection aiguë grave. L'enfant à la mamelle sera presque entièrement sevré du sein, même quand la succion pourrait s'effectuer, si la maladie qui complique le muguet est de nature à l'exiger. Dans les cas de complications avec des maladies chroniques, le régime devra nécessairement être modifié suivant l'âge et l'état des forces.

II. STOMATITE COUENNEUSE OU ULCERO-MEMBRANEUSE OU PSEUDO-MEMBRANEUSE. —La plupart des auteurs anciens et modernes qui ont parlé de cette affection l'ont confondue avec la gangrène proprement dite, ou l'ont regardée comme étant de nature scorbutique. Malgré cette erreur, qu'une observation plus attentive et plus exacte eût dû faire éviter, au moins dans ces derniers temps, on trouve cette maladie généralement assez bien décrite sous les dénominations suivantes, qui presque toutes servent à désigner aussi le véritable sphacèle de la bouche : *cancer oris, necrosis infantilis, noma, ulcus noma, chéilocace, ulocace, stomacace* ou *stomacacée, gangrène scorbutique des gencives, érosion gangréneuse des joues, pourriture des gencives, chancres aquatiques, cancer aqueux, water-kanke et wasserkrebs* des Allemands, *fegar* ou *fegarite* des Espagnols, *canker in the mouth*, ou *sore-mouth* des Anglais.

Les gencives, la paroi interne des joues, les commissures des lèvres, leur face postérieure, la pointe et le pourtour de la langue, sont les parties sur lesquelles siège ordinairement la stomatite couenneuse. Circonscrite et presque toujours bornée à un seul côté lorsqu'elle est *chronique*, elle occupe une beaucoup plus grande étendue et elle a de la tendance à se propager rapidement de proche en proche quand elle est *aiguë*.

Pour cette forme *aiguë*, on peut admettre quatre périodes distinctes dans la marche de la maladie. Dans la première, on voit apparaître à l'intérieur de la bouche des petites plaques d'un blanc grisâtre, oblongues ou irrégulièrement arrondies, et de consistance membraneuse. Quand la maladie débute par la face interne des joues, c'est à leur partie moyenne, et sous la forme d'une bande étroite qui s'étend parallèlement à la direction des dents, et ne s'arrête que vers les dernières molaires. Dès le début, il existe de la rougeur, quelquefois une chaleur incommode et une douleur plus ou moins cuisante qu'exaspèrent le contact des corps étrangers et l'introduction de substances excitantes. En même temps, l'haleine contracte une odeur fétide, et les ganglions lymphatiques sous-maxillaires commencent à s'engorger et à devenir un peu douloureux, au toucher surtout. Ce dernier symptôme mérite d'autant plus d'importance, qu'il est, chez beaucoup d'enfants (et quoi qu'on en ait dit), le premier, et pour ainsi dire le seul indice de la maladie. En effet, soit frayeur des remèdes, soit peur d'être privés d'aliments, soit enfin véritablement absence de douleur, les enfants ne se plaignent très souvent de rien, et c'est seulement, comme nous le disions tout à l'heure, le gonflement des ganglions sous-maxillaires qui annonce au médecin l'existence, sinon certaine, au moins très probable d'une stomatite couenneuse.

Dans la deuxième période, les plaques s'étendent ou s'agrandissent ; elles revêtent, sur les gencives principalement, l'apparence d'ulcérations grisâtres, noirâtres ou livides ; un cercle rouge les entoure et forme une espèce de bourrelet saillant qui les fait paraître enfoncées : de là les dénominations de *stomatite ulcéreuse* (Barrier), *ulcéro-membraneuse* (Rilliet et Barthez). Des lambeaux plus ou moins considérables de fausses membranes se détachent et sont remplacés par d'autres. La langue est gonflée, et elle offre à son pourtour un liseré grisâtre, sinueux, inégal, qui reçoit et conserve l'impression des dents : la même chose a lieu à la face interne des joues, à l'endroit où les dents supérieures et inférieures se réunissent. Des lèvres, la maladie a bientôt atteint les gencives, quand celles-ci n'en ont pas été le siège primitif (ce qui a lieu à peu près constamment) ; elle gagne la sertissure des dents, et, détruisant les moyens d'adhérence, en détermine l'ébranlement et la chute consécutive. Les gencives sont boursouflées, fongueuses, et saignent au plus léger attouchement. La bouche, presque constamment entr'ouverte, laisse écouler une salive abondante et sanieuse, qui, continuant pendant le sommeil, imbibe et tache le linge des malades. L'haleine exhale une odeur excessivement fétide et des plus repoussantes : le gonflement des ganglions lymphatiques circonvoisins augmente, la face se tuméfie et devient quelquefois très rouge du côté malade (sur lequel d'ailleurs les malades se couchent habituellement) ; le pouls s'accélère, il existe une anxiété plus ou moins vive, et, dans quelques cas, une insomnie opiniâtre.

Dans la troisième période, l'affection ne fait pas communément de progrès ; la rougeur s'étend un peu plus, il est vrai, mais le gonflement est moins considérable ; les fausses membranes commencent à se résorber, ou bien elles passent à l'état chronique en restant stationnaires.

Dans la quatrième et dernière période, l'état des parties varie suivant que la maladie se termine par résolution ou qu'elle passe à l'état d'ulcération ou de gangrène. Dans le premier cas (et c'est de beaucoup le plus commun), c'est par le centre des plaques ou par leurs bords que commence la résorption ; tantôt il ne reste plus qu'un simple liseré blanchâtre, qui disparaît peu à peu lui-même ; l'épithélium se reproduit alors, et la maladie guérit, le plus souvent, sans laisser de cicatrice, et sans qu'il en subsiste même aucune trace dans les points où elle existait. La terminaison par ulcération s'observe quelquefois, et aux gencives spécialement ; celle par gangrène est assez rare. Dans certains cas, la pseudo-membrane est résorbée dans un point, à la joue, à la langue ou à la lèvre, par exemple, tandis qu'ailleurs, une ulcération lui succède ou qu'elle est suivie de la mortification complète des tissus. Nous avons vu en 1826, à l'hôpital des Enfants, un cas dans lequel la maladie s'était terminée à la lèvre supérieure par une ulcération profonde, tandis qu'à la lèvre inférieure il existait une gangrène qui avait profondément envahi les gencives, et jusqu'à l'intérieur des alvéoles : au dedans des joues, la résorption avait été complète.

La durée de la stomatite couenneuse est extrêmement variable. Lorsqu'elle n'est pas traitée d'une manière convenable, elle peut se prolonger pendant fort longtemps, de un à plusieurs mois, par exemple. A l'hôpital des enfants, elle est très sujette à récidive. Quand elle est chronique, elle est presque toujours simple ; à l'état aigu, elle est quelquefois compliquée de bronchite, de pneumonie, d'inflammation gastro-intestinale, et souvent alors elle se termine d'une manière funeste.

Le diagnostic de la stomatite pseudo-membraneuse est, en général, facile. Lorsqu'elle survient pendant l'emploi des mercuriaux, l'inflammation, moins circonscrite, comme le fait justement remarquer M. Bretonneau (*Traité de la diphthérite*, p. 133), envahit ordinairement les deux côtés de la bouche ; les bords de la langue tuméfiée reçoivent et conservent l'empreinte des dents ; des érosions plus multipliées, moins étendues, se recouvrent d'un enduit concret plus adhérent et qui ne se soulève point en formant des expansions lichénoïdes à la manière des couennes diphthéritiques. On les voit encore moins figurer des membranes et simuler un tissu organique. Enfin, les signes anamnestiques, auxquels il est presque toujours facile de recourir, sont ici d'une grande valeur.

Les caractères qui distinguent le muguet ne nous paraissent pas permettre de le confondre avec la stomatite couenneuse. La nature des fausses memb ranes, leursiège, leur marche, leurs phénomènes concomitants, l'âge où les deux affections ont leur maximum de fréquence, telles sont les différences les plus tranchées qui les séparent. Quant à la gangrène de la bouche, un examen attentif suffira pour éviter toute méprise ; mais si, dans le principe, l'erreur était possible, elle ne devrait pas subsister longtemps, l'affection gangréneuse se propageant rapidement et profondément dans les tissus organiques qui en sont frappés, et se manifestant bientôt au dehors par une eschare cutanée que circonscrit une intumescence œdémateuse. Il est remarquable d'ailleurs que l'engorgement des ganglions lymphatiques sous-maxillaires n'existe pas ordinairement dans le sphacèle de la bouche.

Lorsque les individus atteints de stomatite pseudo-membraneuse viennent à succomber pendant le cours d'une affection intercurrente, on retrouve la fausse membrane sur les gencives, ou pénétrant dans les alvéoles, sur les bords de la langue, à l'intérieur des lèvres et des joues, quelquefois sur la voûte palatine et à la surface des amygdales. Jamais nous ne l'avons vue s'étendre dans le pharynx, dans les fosses nasales, ni dans les voies aérifères, bien qu'on en ait cité des exemples. Cette concrétion couenneuse est presque toujours à nu, l'épithélium ayant été détruit peu après l'apparition des plaques. Son adhérence, sa consistance et son épaisseur, varient suivant l'époque de son développement. Elle est blanche ou d'un gris noirâtre. Cette teinte cendrée, jointe à l'extrême fétidité, a fait souvent regarder de pareilles plaques comme des eschares de la membrane muqueuse buccale. Des observateurs peu attentifs ont aussi pris quelquefois pour des ulcérations certaines plaques peu étendues, occupant un plan inférieur à celui de la membrane muqueuse tuméfiée qui les circonscrit. Au-dessous de la fausse membrane, la membrane muqueuse est pointillée de rouge ; mais, le plus ordinairement, elle n'est ni épaissie, ni tuméfiée, et sans aucune ulcération. Quelquefois le tissu sous-muqueux est *gonflé et gorgé de sang*. Mais il est rare qu'on y trouve une ulcération, à moins de terminaison par grangrène. En effet, cette grangrène peut n'envahir que la membrane muqueuse, qu'elle détruit dans une largeur plus ou moins grande, ou se propager aux tissus subjacents.

La stomatite couenneuse peut survenir à tout âge ; toutefois elle est rare dans la première enfance, et les enfants à la mamelle n'en sont presque jamais atteints. Elle est plus fréquente pendant le cours de la seconde dentition, et la sortie des grosses molaires paraît ne pas être sans influence sur sa manifestation et sur son siège plus habituel au niveau des dents postérieures et à la face interne des joues. Elle semble se montrer plus communément en automne et en hiver que dans les autres saisons. Elle règne presque d'une manière endémique dans les contrées humides, telles que la Hollande, le Danemark, la Norvège, la Suède, l'Angleterre, l'Écosse et les pays des côtes, de même que dans les pays plats, qui, de temps en temps, sont exposés à des inondations considérables.

Ses causes prédisposantes les plus ordinaires sont la malpropreté, le défaut d'exercice, la réunion d'enfants mal vêtus, mal nourris ou malades dans des salles peu spacieuses, pas assez aérées ou humides. C'est dans les hospices consacrés aux orphelins, dans les hôpitaux d'enfants, dans les camps, dans certaines casernes, dans les écoles, dans les maisons de travail, de refuge, de correction, dans les salles d'asile, qu'on la voit le plus fréquemment. C'est aussi dans ces lieux qu'elle se montre parfois d'une manière épidémique. A l'hôpital des Enfants de Paris, elle est presque endémique, dans les salles destinées aux ophthalmies, aux affections chroniques de la peau (dartres et teignes), et aux scrofules ; assez rare dans celles qui sont claires, exposées au soleil et situées au premier étage, elle est très commune dans celles qui sont mal aérées, froides, obscures, humides. Par une anomalie apparente, on l'observe rarement dans les salles des galeux, qui sont cependant humides et basses, où la nourriture des enfants est grossière et les vêtements insuffisants pour les défendre du froid, où cependant encore, ainsi que le remarque avec raison M. Taupin, dans un travail fort distingué sur la stomatite gangréneuse (*Journ. des conn. médico-chir.*, t. VI, p. 137, 1839), nombre d'enfants reçus comme galeux ont des affections cutanées semblables à celles des petits malades traités dans le service des dartreux ; mais pour expliquer ce résultat dissemblable, alors que les conditions hygiéniques et pathologiques sont les mêmes, ajoutons, avec le docteur Taupin, que dans ce service des galeux les enfants ne font, en général, qu'un assez court séjour dans les salles, qu'ils n'y passent guère que le temps nécessaire au sommeil, le reste de la journée étant consacré au jeu dans une vaste cour, ou à des occupations assez actives dans la maison, et qu'en outre ces petits malades prennent cinq fois par semaine des bains sulfureux. Du reste, à l'hôpital des Enfants, les garçons sont atteints de la maladie beaucoup plus souvent que les filles.

Quant à la contagion, on a cité plusieurs faits qui sembleraient prouver que parfois la stomatite couenneuse a pu se communiquer d'un individu à un autre : sans les révoquer précisément en doute, nous devons dire que jamais cette affection ne nous a paru contagieuse, au moins d'une manière évidente. Les causes occasionnelles de la stomatite couenneuse sont toutes les irritations mécaniques de la membrane muqueuse buccale, et en particulier celle qui est produite par un fragment aigu de dent cariée. On la voit quelquefois succéder à une gengivite simple : nous avons dit qu'elle pouvait encore être produite par l'usage du mercure. Enfin, comme les autres espèces de stomatites, elle se lie d'une manière plus ou moins éloignée à l'existence antérieur des fièvres éruptives, surtout de la rougeole et de la scarlatine.

Traitement. — C'est surtout par les moyens topiques qu'on obtient la guérison de la stomatite pseudo-membraneuse. Dans la première période, et tant qu'il existe une vive irritation à la bouche, on s'en tient ordinairement au traitement conseillé dans la stomatite simple ; on oppose à la tuméfaction des ganglions lymphatiques sous-maxillaires les cataplasmes émollients placés autour du cou, et si l'engorgement est considérable, les sangsues appliquées en plus ou moins grand nombre au-dessous des angles de la mâchoire inférieure, ou le long de sa branche horizontale. Mais du moment que la douleur s'apaise, et que la réaction inflammatoire a diminué, il faut se hâter de recourir à des moyens plus efficaces.

L'un des meilleurs qu'on puisse employer alors est le mélange d'acide chlorhydrique et de miel, recommandé depuis longtemps par Van Swieten, qui avait en même temps reconnu l'insuffisance et le danger des antiscorbutiques usités dans cette affection. La proportion d'acide variera suivant l'activité de la phlogose diphthéritique et la sensibilité des parties malades, depuis un quart ou un tiers jusqu'à la moitié ou les trois quarts ; quelquefois même il est bon que l'acide soit employé pur et concentré. On trempe un petit pinceau de charpie dans ce collutoire, et l'on s'en sert pour aller toucher les plaques pseudo-membraneuses. Ces applications, qui doivent toujours être courtes et bornées aux surfaces malades, seront plus ou moins répétées suivant l'exigence des cas. En général, on n'y revient guère plus d'une à deux fois dans l'espace de vingt-quatre à quarante-huit heures ; et quand la maladie est récente, elle cède ordinairement en peu de jours, sans qu'il soit besoin de recourir à de nouvelles applications ; si au contraire l'affection a déjà beaucoup duré, on est obligé de les continuer pendant plusieurs jours, et elles sont bien loin d'avoir la même efficacité. Lorsque les gencives sont particulièrement affectées, l'inflammation pelliculaire occupe presque toujours leur bord onduleux et la sertissure des dents ; il faut donc, à l'aide de petites touches de bois ou de morceaux de papier roulé, faire pénétrer l'acide chlorhydrique dans chaque interstice, et le mettre en contact avec tous les points malades. Si ces précautions, que conseille

M. Bretonneau (*loc. cit.*, p. 136), sont négligées, il n'est pas rare qu'après quelques jours de guérison apparente, la maladie vienne à reparaître. Lorsque la phlegmasie diphtéritique a été complètement modifiée, ou qu'elle a perdu tous ses caractères spécifiques, il devient souvent utile, ajoute M. Bretonneau, d'user d'un gargarisme alcoolique, astringent et acidulé. Dans le cas où un décollement profond laisserait le bord onduleux des gencives libre et flottant, il faudrait réséquer les points les plus exubérants avec des ciseaux et cautériser le lendemain. Nous avons essayé plusieurs fois de remplacer l'acide chlorhydrique par l'alun réduit en poudre et délayé dans un peu d'eau ou de salive, puis appliqué comme une espèce de mortier sur le siège du mal. Préconisé par les anciens, et plus particulièrement par Arétée, ce moyen a été de nouveau employé avec succès par M. Bretonneau, qui lui préfère toutefois l'acide hydrochlorique. En effet, nous n'avons pas vu, quant à nous, que l'alun ait été plus avantageux. Dans certains cas, à la vérité, il a guéri rapidement la maladie, qui avait résisté à plusieurs applications d'acide ; mais dans d'autres, au contraire, il a complètement échoué, et ce dernier caustique a seul réussi. On peut en dire à peu près autant du nitrate d'argent, dont nous nous servons avec avantage à défaut des deux autres topiques, et qui est surtout propre à réprimer le boursouflement œdémateux des gencives. Nous nous trouvons aussi très bien du chlorure de chaux sec, réduit en poudre fine, comme l'emploie M. Bonneau, à l'hôpital des Enfants : on humecte légèrement son doigt, puis on le trempe dans la poudre de chlorure, et on frictionne assez rudement les parties affectées, en ayant soin de faire ensuite gargariser les malades pour qu'ils rejettent le chlorure. Lorsque l'affection tend à se terminer par gangrène, il faut cautériser avec l'acide chlorhydrique pur et fumant, après avoir fait quelques légères scarifications pour faciliter l'action du caustique. On se sert aussi des gargarismes de décoction de quinquina additionnée d'acides sulfurique, chlorhydrique, ou de chlorure d'oxyde de sodium en proportions variables. Si, malgré ces moyens, on aperçoit un commencement de mortification, il faut se hâter d'appliquer le fer rouge.

La stomatite couenneuse mercurielle réclame l'usage des laxatifs et des diaphorétiques. Les collutoires avec le sous-borate de soude et l'acide hydrochlorique, mêlé au miel dans la proportion de 4 grammes d'acide pour 15 grammes de miel, sont plus particulièrement recommandés, ainsi que le chlorate de potasse (*Bull de thérap.*, fév. 1853) à la dose de 4 gr dans un julep gommeux. Nous n'avons pas besoin de dire qu'il importe de suspendre l'usage des mercuriaux dès l'instant qu'on s'aperçoit de leur fâcheux effet. Lorsqu'il existe quelques complications du côté de la poitrine ou des organes digestifs, il faut les combattre par des moyens appropriés, que l'on combinera avec les remèdes topiques.

Le *traitement prophylactique* de la stomatite pseudo-membraneuse consiste dans l'éloignement le plus complet possible des conditions hygiéniques ou autres, sous l'influence desquelles on la voit se développer le plus ordinairement. L'agrandissement et l'assainissement des lieux où se trouvent réunis un grand nombre d'individus sains ou malades ; une alimentation variée et substantielle, l'exercice en plein air, les soins de propreté, l'usage de gargarismes acidulés, ainsi que des masticatoires légèrement aromatiques, l'extraction des dents cariées ou des fragments de dents qui présentent des aspérités : telles sont en général les précautions à l'aide desquelles on peut espérer de s'opposer au développement de cette affection ou d'en prévenir le retour.

III. STOMATITE GANGRÉNEUSE, OU GANGRÈNE DE LA BOUCHE. — *Historique :* un mémoire fort remarquable du docteur A. L. Richter, sur le cancer aqueux des enfants (*Der Wasserkrebs der Kinder*, publié en 1828, et traduit en français dans le *Journal des progrès*, t. III, p. 1 et suiv., 1830), a paru pour la seconde fois à Berlin en 1834, complété par de nouvelles recherches, sous le titre d'*Observations sur la gangrène des enfants*, etc. (*Bemerkungen über den Brand der Kinder*, etc.). Nous emprunterons une partie des détails historiques qui suivent à cet intéressant ouvrage.

Il n'existe dans les écrits d'Hippocrate aucun passage qui puisse faire croire que de son temps la gangrène de la bouche ait été observée. Il est très présumable que Celse (dans le 15e chapitre du VIe livre, et dans le 28e du Ve) et Galien (dans le Ve vol. de ses *Œuvres ;* Basileæ, 1542) en ont fait mention. Mais ce n'est qu'au commencement de XVIIe siècle que C. Battus, médecin hollandais, dans son *Manuel de chirurgie* publié à Amsterdam en 1620, a décrit d'une manière convenable, quoiqu'en peu de mots, la destruction rapide des diverses parties de la bouche, en avertissant les chirurgiens d'apporter la plus grande attention lors de l'origine de cette affection. Van der Woorde paraît être le premier qui ait désigné la maladie sous le nom de *water Kanker*, ou *cancer aqueux*. Il trace les règles du traitement qu'il a suivi pour obtenir la guérison de trois enfants, chez l'un desquels une grande partie de la joue fut détruite. J. Muys (*Prax. chir. ration.*, 1684) rapporta plus tard trois observations détaillées de gangrène de la bouche, et resta indécis sur le nom qu'il devait donner à la maladie, quoiqu'elle fût généralement désignée en Hollande sous la dénomination de *water Kanker*. Bidloo, qui a eu occasion d'observer trois fois le cancer aqueux, pense, malgré une perte de substance considérable dans les parties molles et osseuses, que la guérison est encore possible. Van Swieten, qui indique en peu de mots les symptômes locaux et le traitement qu'il croit convenable, désigne l'affection sous le nom de *gangrène*, et la rapproche du scorbut, sans la distinguer de la stomatite pseudo-membraneuse, à laquelle se rapporte en partie la description qu'il en donne (*Comment. in aphth.*, 432, édit. Lugd. Bat., p. 766 ; 1742). A. Van Ringh décrit le cancer aqueux sous le nom de *cancer scorbutique :* il remarque que les Grecs et les Romains n'ont pas connu ce cancer, parce qu'ils n'ont jamais observé le scorbut ; tandis que, depuis long temps, les habitants du Nord le désignent sous le nom de *water Kanker*, mot qui vient du dialecte belge. Mais la description qu'il en donne diffère de celle de ses prédécesseurs ; J. Van Lill assigne à la maladie le nom d'*ulcus noma, stomacace*, et *water Kanker*, qu'il considère comme synonymes. Il en trace une description exacte dans l'observation d'une jeune fille de six ans, qui perdit une grande partie de l'os maxillaire supérieur droit : la guérison ayant eu lieu en quatre semaines, la perte de substance se répara assez bien. L. Stevalgen guérit, au moyen de l'acide hydrochlorique, un enfant qui avait perdu une partie de la lèvre, et chez lequel la gangrène envahissait déjà la joue et le nez. Thomassen à Thuessink, et II.-F. Thyssen, ont eu occasion d'observer le cancer aqueux. Ils pensent même qu'il règne d'une manière épidémique dans les Pays-Bas, à la suite des maladies exanthématiques et gastriques. Les médecins suédois ont observé aussi la gangrène de la bouche. De onze enfants que Lund vit affectés de cette maladie, qu'il appelle *noma*, dix succombèrent ; le onzième ne fut sauvé que parce qu'on s'opposa à la mortification dès l'invasion du mal. Jamais il ne vit l'affection des gencives coïncider avec la gangrène des joues, et aucun des malades qu'il eut occasion de soigner n'avait plus de dix ans, ni moins d'un an. O. Acrel rapporte l'observation d'un jeune paysan qui perdit, par suite de la gangrène appelée *noma*, une grande portion des parties molles des deux joues, et la presque totalité de deux branches de la mâchoire inférieure. Lorsque la gangrène se fut bornée, il rafraîchit les bords de la plaie, y pratiqua des points de suture, et en obtint la réunion. Meza dit que les Allemands appellent à tort cette maladie *stomacace*, dénomination qui ne saurait convenir, puisque cette dernière affection n'est elle-même qu'un symptôme de scorbut. Callisen l'a désignée sous le nom de *stomacace gangréneuse* ou *maligne*, et Lentin, sous celui d'*ulocace*.

En Angleterre, Arnold Boot paraît avoir décrit le premier cette affection, sous le nom de *labrosulcium*, ou *cheilocace* (*Obs. med.*, etc. ; Londres, 1649) : probablement il l'a confondue avec la stomatite couenneuse, car il dit que souvent les gencives se séparent des dents, et qu'il existe en même temps des aphthes nombreux. Il rapporte qu'elle devint épidémique, et fit périr un grand nombre d'enfants : les sujets de deux à quatre ans en furent particulièrement atteints. Dease (de Dublin), Underwoog, Symmonds, J. Pearson, Burns et S. Cooper, ont aussi décrit le cancer aqueux, mais sans chercher non plus à le distinguer de la stomacace diphthéritique. — D'après les travaux de MM. B.-H. Coates, et de M. S. Jackson (in *Journ. général de méd.*, t. CII, p. 221 et 391, ann. 1828), nous voyons que cette maladie a été aussi observée en Amérique ; mais il n'est pas douteux que, sous le nom d'*ulcère gangréneux* de la bouche, qu'emploie M. Coates, et sous celui de *gangrénopsie*, ou *gangagræpsis*, que lui donne M. J. Jackon, il ne soit très souvent question de la stomatite pseudo-membraneuse. « Le mal s'annonce, dit le premier de ces auteurs, par une légère érosion, qui présente une perte de substance de couleur blanchâtre au bord extrême de la gencive, etc. La maladie peut persister à cet état pendant un temps assez long ; je l'ai vue (dans l'hospice des Enfants trouvés de Philadelphie) durer pendant trois mois, et j'ai trouvé au-delà de soixante-dix enfants, sur deux cent quarante, plus ou moins affectés de ces *ulcérations* » (*loc. cit.*, p. 233). — On ne trouve dans les écrits de médecins italiens aucun fait qui paraisse se rapporter directement à la stomatite gangréneuse.

C'est surtout dans ces derniers temps que cette affection a été souvent observée en Allemagne (Fabrice de Hilden avait déjà, sous ce titre, *De catarrho ad gengivas*, donné trois observations de destruction gangréneuse des gencives et des joues chez les enfants). A. G. Richter regarde la maladie tantôt comme une affection générale des gencives, et tantôt comme appartenant au scorbut. Jawandt, qui l'observa chez une petite fille de trois ans, la nomme *pourriture de la bouche ou noma*, dénominations que Stark et Neuhof emploient comme synonymes, en réservant le nom de *cancer aqueux* pour le dernier degré de la maladie. Wendt la regarde comme l'accident consécutif le plus à redouter à la suite de la scarlatine et de la rougeole : il la nomme *sphacèle de la bouche*. Ch-F. Fisher et Siebert ont particulièrement fixé l'attention des médecins sur cette maladie. Klaatsch, C.-G. Hesse, Rust, R.-G. Schmalz, Hildenbrand, Girtanner, Fleisch, Feyler, Henke, Jœrg, Reimann, parlent tous avec plus ou moins de détails de la gangrène de la bouche. La dissertation inaugurale du docteur Weigand, publiée et soutenue à Marbourg en 1837, contient un fait intéressant dans lequel on voit toute la face et une partie du cou d'un enfant de quatre ans et demi être détruites par la mortification en fort peu de temps. Le docteur Hueter, médecin de l'hôpital de Marbourg, a publié deux observations fort curieuses de véritable gangrène de la bouche : l'une a pour sujet une petite fille de cinq ans, chez laquelle l'affection se prolongea jusqu'au seizième jour, et se termina par la mort ; l'autre une fille de dix ans, qui eut le bonheur de guérir, mais après un temps beaucoup plus long (*Journal des progrès*, etc., t. XVIII, p. 1 ; 1829). « Si l'on voulait, dit-il, remplacer le mot *cancer aqueux* par un autre plus approprié à la forme et à la nature de la maladie, le nom de *gangrène des lèvres* nous paraîtrait plus convenable ; cependant il nous semble que le nom de *cancer aqueux* doit lui être conservé, parce qu'il a été généralement admis pour désigner cette espèce particulière de gangrène qui, par la disposition des parties qu'elle envahit, ne revêt jamais la forme de celle qui affecte les autres parties du corps (*loc. cit.*, p. 9). Le docteur Bœckel (*Arch. de méd. de Strasbourg*, t. I, p. 83) a observé huit fois cette affection sur des enfants. Il la décrit sous le nom de *noma*, et l'attribue à la constitution scrofuleuse, à la mauvaise nourriture, à la malpropreté des individus et à l'humidité des habitations. Le plus âgé des enfants avait huit ans, le plus jeune un an et demi, la plupart de trois à cinq.

Mais la plus importante monographie est, sans contredit, celle du docteur A. L. Richter. L'auteur décrit non seulement la gangrène de la bouche, mais encore celle de l'orifice externe du vagin et les taches gangréneuses de la peau des nouveau-nés. Il admet (*loc. cit.*, p. 11) trois espèces différentes de gangrène de la bouche : 1° le *cancer aqueux scorbutique (noma scorbutica, stomacace gangrenosa, infantium scorbutica)* qui ne nous paraît être que la stomatite pseudo-membraneuse, telle que nous l'avons précédemment décrite, se terminant par gangrène ; 2° le *cancer aqueux métastatique (noma metastatica*, etc.), véritable gangrène de la bouche ordinairement consécutive à des fièvres éruptives, telles que la variole, la rougeole, la scarlatine, qui n'auraient pas parcouru régulièrement leurs périodes ou qui auraient été supprimées dans leur évolution ; 3° le *cancer aqueux gastrique (noma gastrica*, etc.) : c'est la même affection, accompagnée de symptômes gastro-intestinaux. Bien que nous rendions pleine justice au mérite de l'excellent mémoire du docteur Richter, nous ne saurions admettre ces divisions ; les dénominations qu'il a adoptées nous semblent mal choisies. Si la stomatite couenneuse ou gangreneuse naît, comme le scorbut, sous l'influence d'une débilitation générale de l'économie ; si le siège principal des deux affections est aux gencives, la nature de la lésion caractéristique des deux maladies est trop essentiellement différente, pour qu'on les rapproche l'une de l'autre, ainsi que le fait l'auteur allemand. Quant aux épithètes de *métastatique* et de *gastrique*, elles ne nous paraissent pas plus justes. D'une part, les phénomènes gastriques jouent, dans la gangrène de la bouche, un rôle trop borné pour qu'il soit nécessaire d'établir une forme particulière ; et de l'autre, le mode d'invasion du sphacèle de la bouche, à la fin des fièvres éruptives, ne tient en aucune façon de la métastase, et nous n'avons point observé que cette terminaison se montrât de préférence chez les malades dont l'exanthème avait disparu, ou n'avait pas régulièrement parcouru toutes ses phases.

Les observateurs français n'ont pas été les derniers à faire connaître, par d'utiles travaux, la gangrène de la bouche. En France, Poupart et Salviart virent, à différentes époques, dans des épidémies de scorbut qui régnaient à l'Hôtel-Dieu au milieu des salles où étaient réunis des enfants, les joues et les autres parties molles de la face être frappées de gangrène. Berthe (*Mém. de l'Académie royale de chirurgie*, t. v, p. 381) décrivit plus tard le cancer aqueux sous le nom de *gangrène scorbutique des gencives chez les enfants*. Capdeville (même recueil) l'observa chez une petite fille de six ans, qui en huit jours eut la lèvre supérieure, la gencive correspondante, les os maxillaires supérieurs, ceux du nez, et le coronal lui-même frappés de gangrène. Il l'appelle *pourriture des gencives*. Sauvages, qui la range parmi les cachexies anomales, et qui la décrit sous le nom de *necrosis infantilis*, la regarde comme une maladie nouvelle qui ne règne que dans les hospices d'orphelins, et il la confond avec l'inflammation pelliculaire. M. Baron, en 1816 (*Bull. de la Faculté*, etc., t. v, p. 143), donne une description plus complète de la maladie, qui est connue, dit-il, sous le nom de *charbon* dans les hôpitaux, bien qu'elle en diffère notablement. Après lui, Hébréard (article *Gangrène* du *Dictionnaire des sc. méd.*) a parlé de la gangrène de la bouche, sous la dénomination de *gangrène scorbutique des gencives*.

En 1818, J. C. Isnard, dans sa thèse inaugurale : *Sur une affection gangréneuse particulière aux enfants*, décrivit la grangrène de la bouche et celle de la vulve. Ce travail, qui est d'ailleurs fait avec soin, ajoute peu à celui de M. Baron. Billard parle avec quelque détail, dans son *Traité des maladies des enfants*, de l'affection qui nous occupe. D'après lui, un œdème et une tuméfaction indolente de la joue précéderaient toujours la formation de l'eschare ; la face interne de la bouche, dont la paroi est tuméfiée et infiltrée, se trouverait pressée, par le fait même de sa tuméfaction, contre la branche horizontale de la mâchoire, ou contre l'arcade dentaire, et la gangrène commencerait dans ces points soumis à la compression. Nous n'avons pas besoin de faire ressortir le peu de fondement de cette théorie. M. Murdoch rendit compte dans le *Journal hebdomadaire* (t. viii, p. 232, année 1832), des leçons cliniques faites par l'un de nous en 1830, à l'hôpital des Enfants, sur la stomatite gangreneuse. Constant, qui observait sous nos yeux, écrivit quelques bonnes pages sur le sujet : il vanta l'emploi des caustiques et surtout du nitrate acide de mercure (*Bulletin de thérapeutique*, 1835, et *Gazette médicale*, 1834). Enfin, dans ces dernières années, la gangrène de la bouche a fourni le sujet de trois articles remarquables à des titres divers. Le premier, dû aux auteurs du *Compendium de médecine pratique*, contient une analyse très complète des travaux antérieurs (t. i, p. 641), et surtout du mémoire de Richter. Le second est de M. Taupin (*loc. cit.*), qui a réuni, sous la dénomination commune de *stomatite gangréneuse*, les stomatites avec pseudo-membrane et gangrène. Mais si cet auteur confond, sous le point de vue de leur nature, ces formes, qui sont cependant si totalement dissemblables, comme nous avons essayé de le démontrer, il les sépare néanmoins dans la description, et ses tableaux ne manquent ni de vérité, ni de couleur. Quant aux derniers venus, MM. Rilliet et Barthez, ils ont consigné dans un long chapitre (*loc. cit.*, p. 163) les résultats curieux de vingt et une observations, recueillies par eux-mêmes, et avec beaucoup de soin. Ils ont, en outre, reproduit textuellement, comme nous l'avons fait nous-même, de nombreux passages du mémoire de Richter, traduits dans le *Compendium*.

Des recherches historiques précédentes, il résulte que la gangrène de la bouche n'est point une maladie nouvelle ; qu'elle a été depuis longtemps décrite, mais que souvent elle a été confondue soit avec les aphthes gangréneux, soit avec la stomatite pseudo-membraneuse, soit avec le scorbut. L'importance du sujet et le caractère spécial de l'affection nous justifieront d'être entrés dans d'aussi longs détails de critique et de bibliographie.

Symptômes. — La gangrène de la bouche, quand elle est primitive, siège presque toujours à la partie moyenne de l'une des joues. Lorsqu'elle succède à une stomatite couenneuse, elle occupe tantôt les gencives, le bord alvéolaire, la commissure ou la face interne des lèvres, et tantôt la partie antérieure de la voûte palatine ou le plancher de la bouche. La maladie, si elle est primitive, débute ordinairement d'une manière brusque et sans phénomène d'irritation locale antécédente. Les premiers symptômes qui en révèlent l'existence sont la tuméfaction, une fétidité caractéristique de l'haleine, et quelquefois l'expuition d'une salive sanieuse ou sanguinolente. Si l'on examine alors l'intérieur de la cavité buccale, on aperçoit à la partie moyenne de la joue une tache blanchâtre, véritable eschare, le plus ordinairement isolée, entourée d'un cercle livide et ne causant aucune douleur. Bientôt l'ulcère s'agrandit, et offre une surface d'un gris noirâtre ; une tumeur rénitente, espèce de noyau dur et circonscrit, qui existe constamment, se fait sentir au niveau des parties affectées, dans l'étendue d'un demi-pouce à un pouce ; il est constitué par l'engorgement du tissu cellulaire. Cette gangrène de la membrane muqueuse, qui commence quelquefois par des aphthes ou par des phlyctènes, et qui est le plus souvent visible au bout de quarante-huit ou soixante heures, et, dans certains cas, dès le premier jour, précède l'induration des parties moyennes de la joue. Il est infiniment moins commun de voir la mortification débuter par les parties molles qui entourent la bouche, et une tumeur dure, profonde, en être le premier signe. Quel qu'ait été le point de départ de la gangrène, elle fait bientôt des progrès ; l'infiltration de la joue augmente et gagne les paupières, les régions frontale et temporale ; la peau devient luisante, tendue et se colore de marbrures d'un rouge violacé ; du troisième au septième jour, elle offre, dans le tiers des cas environ, une tache gangréneuse de la dimension d'une pièce de vingt-cinq centimes, parfois surmontée d'une phlyctène ; en même temps qu'elle s'étend en largeur, la mortification pénètre dans la profondeur des parties molles ; elle réduit toute l'épaisseur de la joue en un détritus noir, infect, qui se détache par lambeaux, et du troisième au sixième jour, la paroi buccale se perforant, laisse voir une vaste excavation, à travers laquelle s'écoulent une sanie fétide, la salive et les liquides de la cavité de la bouche. Lorsque c'est par le tissu gengivaire que débute la gangrène, les gencives prennent une teinte noire, sont converties en putrilage, et se détachent par morceaux : les dents se déchaussent, s'ébranlent et tombent au moindre effort ; parfois le malade les rejette avec des détritus gangrenés et des fragments d'alvéole. La mortification peut aussi se communiquer de proche en proche, aux lèvres, à la joue, ou s'étendre profondément de la totalité du bord alvéolaire à la base de la langue. Dans quelques cas, la tache gangreneuse, bornée à la partie moyenne de la joue, cesse de s'étendre, un liseré d'un rouge vif l'environne, et semble indiquer qu'une ligne de démarcation va s'établir entre les tissus sphacélés et ceux qui ne sont pas encore privés de la vie : quelquefois, en effet, les enfants en sont quittes pour une destruction limitée ; mais ordinairement, après cette faible et impuissante réaction, la mortification fait de nouveaux progrès, la joue entière présente extérieurement une teinte violacée, que remplace une couleur noire annonçant que toute l'épaisseur des parties molles est sphacélée. La gangrène envahit non seulement la totalité de la joue, mais les lèvres, souvent même les paupières, le menton, le col, la langue et les parties les plus profondes des parois de la bouche, en laissant à nu les os, devenus friables, noirâtres, et frappés de mort dans une grande étendue.

Les *symptômes généraux* ne sont pas toujours en rapport avec la gravité des altérations locales. Billard a observé que, chez les enfants très jeunes, il n'y a pas de réaction fébrile. Plusieurs ont encore le pouls calme, la soi

modérée et un appétit assez vif, quand déjà la plus grande partie de la joue
est convertie en eschare. Chez les malades dont parlent MM. Rilliet et Barthez
l'appétit fut constamment conservé, et ils citent même un enfant chez lequel
la faim perdue pendant le cours d'une autre affection, se réveilla lors de
l'apparition de la gangrène. Nous avons vu plus d'un petit malade, la veille
de sa mort, se tenir librement à son séant pour se soumettre à la cautérisation, ou bien, d'autres, retirer tranquillement de leur bouche des lambeaux
gangréneux ou des dents sorties des alvéoles, pour y introduire des aliments
solides. Un enfant, dont M. Destrès a consigné l'histoire dans le *Journal
général de médecine* (t. LXXV), jouait aux cartes, « ce qu'il ne cessa pas de
faire dans le plus fort de sa gangrène ». Chez la plupart, cependant, il y a
peu de chaleur et de fièvre : le pouls s'élève, mais moins que dans les phlegmasies proprement dites, et il ne dépasse guère 110 à 120. A une époque un
peu plus avancée de la maladie, il y a de la soif et presque toujours de la
diarrhée, la langue est humide, baignée de sanie noirâtre du côté de la gangrène. Le pouls faiblit de plus en plus et devient filiforme ; la figure est
pâle, bouffie ; les paupières sont infiltrées, les yeux caves et cernés ; la peau
est froide, sèche, et à la fin couverte d'une sueur visqueuse. L'amaigrissement est rapide ; les malades sont tristes, abattus ou irascibles, ils sont
plongés dans un état de prostration et de somnolence presque continuel ;
quelques-uns ont de l'insomnie ou du délire. Enfin, le ventre se météorise,
et la diarrhée colliquative, provoquée et entretenue par la déglutition des
matières putrides que fournit la gangrène, ne tarde pas à amener le terme
fatal.

Terminaisons. — La gangrène de la bouche, lorsqu'on ne parvient pas à
en arrêter les progrès dès le début, se termine presque constamment par la
mort, dans l'espace de cinq à dix jours et fréquemment avant que survienne
la perforation de la joue. Quelquefois l'existence se prolonge jusqu'au quinzième, jusqu'au dix-huitième jour, et au delà. Dans certains cas exceptionnels, et malgré les désordres les plus affreux, les parties frappées de mort se
détachent, les os s'exfolient, et la guérison a lieu au bout d'un temps variable ;
d'autres fois elle s'opère avant la formation de l'eschare cutanée. MM. Hueter,
Klaatsch, Baron, Constant, etc., ont rapporté des exemples de cette heureuse
terminaison, et nous-mêmes nous avons été témoins de plusieurs. Mais ce
résultat inespéré est presque toujours compensé par les hideuses difformités
que le sphacèle laisse après lui : ce sont de vastes pertes de substances, des
adhérences vicieuses de la paroi buccale aux mâchoires, des fistules incurables, etc.

Parfois, la mort est hâtée par une hémorrhagie que fournissent les artères
de la joue à la chute de l'eschare. Cet accident est fort rare, en raison de
l'oblitération de ces vaisseaux ; il se répéta deux fois, au cinquième et au
treizième jour, chez une jeune fille de quinze ans, observée par le docteur
Hueter (*loc. cit.*, p. 17), et la récidive fut mortelle dans l'espace de deux
heures.

Les *complications* accélèrent encore la terminaison fatale. La plus fréquente est la pneumonie, que l'on constate dans les neuf dixièmes des cas, et qui se montre à toutes les époques de la stomatite gangréneuse, avec les caractères habituels de ces phlegmasies secondaires du poumon. Mais une coïncidence plus redoutable, s'il est possible, en ce qu'elle annonce une altération profonde de l'économie tout entière, est la gangrène, qui apparaît d'une manière simultanée ou consécutive sur d'autres organes, au pharynx, au voile du palais, à l'œsophage, à l'ouverture anale, et plus souvent à la vulve et aux poumons.

L'excessive gravité du *pronostic* ressort de ce que nous venons de dire. Quand la maladie sévit dans les hôpitaux ou hospices d'orphelins, elle a presque toujours une issue funeste. Il en est de même lorsqu'elle survient à la suite des fièvres exanthématiques, et quand elle est compliquée. Dans les trente-six cas observés par M. Taupin à l'hôpital des Enfants (*loc. cit.*, p. 140), la gangrène de la bouche se termina constamment par la mort. Cependant, en ville, et chez les enfants placés dans de bonnes conditions hygiéniques, l'affection a moins de gravité, surtout si on est appelé à la traiter dès le début.

Diagnostic. — Avoir exposé les caractères de la stomatite gangréneuse, c'est l'avoir séparée complètement de la stomatite couenneuse, dont elle diffère sous le rapport des causes, des lésions primitives et secondaires, de la marche, de la terminaison et du pronostic. Nous avons fait ressortir ces différences en décrivant la stomatite pseudo-membraneuse, nous n'y reviendrons pas. Si M. Taupin a soutenu l'identité des deux affections, ce n'est pas qu'il ait méconnu ces dissemblances, que lui-même a su très bien signaler ; mais c'est qu'il part d'un fait inadmisssible, et dont il aurait dû donner avant tout la démonstration, à savoir la nature gangréneuse des pseudo membranes.

On ne confondra pas non plus la gangrène de la bouche avec le charbon ni avec la pustule maligne ; ces maladies évidemment contagieuses frappent toujours primitivement le tissu cutané, et par un travail successif de mortification, envahissent le corps muqueux et les parties situées plus profondément, tandis que le sphacèle de la bouche attaque d'abord la membrane muqueuse, puis les muscles, et finit par la peau.

La distinction d'avec les aphthes gangréneux est également facile, puisque ceux-ci diffèrent de la stomacace par leur siège exclusif sur la membrane muqueuse, par leur peu d'étendue et de progrès, et par l'absence de noyau dur dans l'épaisseur de la paroi buccale.

Le docteur Richter (journal *l'Expérience*, t. II, p. 445, 1838), en parlant de la gangrène de la peau chez les nouveau-nés, signale des taches gangréneuses qui se développent sur les joues, comme sur les autres parties du corps ; elles laissent après leur chute des ulcères plus ou moins profonds en forme d'entonnoir, qui peuvent même perforer complètement la joue. En effet, nous avons vu plusieurs fois des plaques gangréneuses, disséminées sur tout le corps, siéger pareillement à la face ; mais, dans le cas où elles viennent à s'ulcérer et à gagner la profondeur des tissus, la marche de la perforation est l'inverse de celle qui a lieu dans la stomatite gangréneuse ; elle se fait de dehors en dedans, de la peau à la membrane muqueuse de la bouche. Est-il nécessaire, pour compléter le diagnostic différentiel, d'établir les caractères distinctifs de la stomacace et de la fluxion de la joue ? La seule inspection de l'intérieur de la cavité buccale ne suffit-elle pas pour préserver de toute méprise.

Caractères anatomiques. — Lorsqu'on examine, après la mort, les parties qui ont été le siège de la gangrène de la bouche, on les trouve converties en une matière noire ou grise, homogène, très ramollie, et pénétrées d'une sérosité brunâtre, ichoreuse ; la moindre traction suffit pour déchirer toute cette masse qui exhale une odeur très fétide, et cependant moins repoussante que durant la vie. Étudions avec plus de détails les altérations des divers tissus compris dans cette destruction gangréneuse. A l'extérieur, la peau qui environne les parties sphacélées s'est putréfiée plus rapidement que les autres points du corps, et elle a pris une coloration verdâtre. Au milieu de la joue, est une eschare noire, sèche, irrégulièrement arrondie, qui parfois ne dépasse pas la dimension d'une pièce de cinquante centimes ; d'autres fois elle est étendue à tout le côté de la face. Autour d'elle, les téguments sont infiltrés d'une sérosité citrine ; les muscles voisins de ceux qui sont situés au-dessous de l'eschare sont violacés ou noirâtres, engorgés, et quelquefois ils présentent un aspect et une consistance lardacés. Presque toujours, selon la remarque de M. Baron (*loc. cit.*, p. 161), on retrouve, au milieu du tissu cellulaire et des muscles, quelques lobules graisseux, non gangrenés et infiltrés d'un liquide jaunâtre. Dans des cas plus rares, toute l'épaisseur de la joue est mortifiée, et, perdus dans un putrilage noirâtre, les tissus qui la composent sont méconnaissables. La membrane muqueuse buccale est toujours frappée de mort ; elle est ulcérée et, par le grattage avec le scalpel, elle s'enlève, ainsi que les couches sous-jacentes, en détritus gangréneux. Quand la perforation a eu le temps de se faire, on aperçoit à travers l'ouverture irrégulière, que la chute de l'eschare a laissée après elle, les altérations toutes spéciales des gencives et les parties osseuses : le tissu gengivaire est ramolli, ulcéré, sphacélé ; le périoste est détruit, les os maxillaires sont dénudés, noirs, nécrosés, et si on les fait bouillir ou macérer, on trouve leur substance comme vermoulue (Baron, *loc. cit.*, p. 162). Les dents, ainsi que les arcades dentaires, sont imprégnées d'une sanie noire et infecte : les unes sont vacillantes, d'autres, à moitié sorties des alvéoles, sont portées dans des directions diverses ; la chute de quelques autres a laissé des vides plus ou moins étendus. Les maxillaires, dépouillés de leur périoste, sont rugueux, et parfois des esquilles s'en détachent ; la dénudation n'est pas bornée à ces os : on l'a vue s'étendre en outre à la voûte du palais et aux fosses nasales. Billard dit avoir disséqué (*loc. cit.*, p. 230), dans un cas, les nerfs, les artères et les veines qui se rendaient à la joue affectée de gangrène, et n'avoir rien observé de remarquable. M. Taupin affirme qu'il les a toujours trouvés confondus avec les autres tissus, et impossibles à distinguer (*loc. cit.*, p. 140). MM. Rilliet et et Barthez (t. I, p. 131) ont été plus heureux : une dissection minutieuse leur a démontré que si les vaisseaux plongent dans une portion de tissu seulement infiltrée, ils restent parfaitement sains : sur la limite de la gangrène, leurs parois sont épaissies, et commencent à prendre l'aspect des parties mortifiées ; au milieu du sphacèle et au delà, on peut les suivre encore, et on constate qu'ils sont oblitérés, l'artère surtout, par un caillot, et que ce caillot occupe, soit toute l'étendue du sphacèle, soit une portion du vaisseau, dont les parois sont épaisses, molles, et dont l'intérieur contient un putrilage gangreneux. Le nerf facial, examiné une fois, n'était gangrené que dans son névrilème (dans plusieurs cas, au contraire, nous l'avons trouvé ramolli et noirâtre dans toute sa substance, ainsi que les nerfs maxillaires supérieur et inférieur). Une autre fois, le conduit de Stenon, suivi dans tout son trajet, restait perméable au milieu des tissus putréfiés, dont il avait pris la couleur, et s'ouvrait dans la bouche par un orifice libre au milieu du putrilage de la membrane muqueuse. On n'a pas, que nous sachions, étudié les altérations de composition du sang, dans la stomatite gangreneuse. Disons cependant que ce liquide nous a, le plus souvent, paru diffluent, et que le cœur contenait d'ordinaire peu de caillots.

Dans les autres organes, on retrouve les lésions caractéristiques des maladies qui compliquent le plus ordinairement la stomacace : l'hépatisation est presque toujours lobulaire ; elle est d'ailleurs sans rapport de siège avec le côté de la face affecté de sphacèle, car la pneumonie est plus fréquemment double, et quand elle occupe un seul poumon, ce n'est pas plus souvent le poumon correspondant au côté de la joue gangrenée que le côté opposé. Il existe, en outre, dans les intestins, des traces de phlegmasie aiguë ou chronique, et du ramollissement : ces altérations, beaucoup plus fréquentes que ne l'a dit M. Taupin, rendent compte de la diarrhée que nous avons vue être, pendant la vie, un symptôme à peu près constant.

Causes. — La gangrène de la bouche est presque exclusivement propre à l'enfance ; les faits cités par Billard, ceux que M. Baron a observés, ceux dont nous avons été témoins nous-mêmes, ne laissent aucun doute sur la possibilité de son existence chez les nouveau-nés ; elle est assez rare néanmoins chez les enfants à la mamelle : son maximum de fréquence paraît être de trois à six ans, et c'est un nouveau point de dissemblance à signaler entre elle et la stomatite couenneuse qui se montre le plus fréquemment dans les années suivantes

Rien ne prouve que l'un des deux sexes y soit plus exposé que l'autre, tandis que la stomatite pseudo-membraneuse est plus commune chez les garçons. Le tempérament lymphatique, une constitution naturellement faible ou débilitée, les scrofules, la teigne, l'entéro-colite chronique, sont des causes prédisposantes. Il en est de même de l'usage habituel d'aliments indigestes insuffisants ou de mauvaise nature ; de la malpropreté, de l'habitation dans des demeures froides, humides ou obscures, de la réunion d'un grand nombre d'enfants sains ou malades, de leur séjour prolongé dans les hôpitaux. Il résulte de l'énumération de ces causes que la gangrène de la bouche doit être plus fréquente chez les enfants pauvres ; et en effet, nous avons eu rarement l'occasion de l'observer en ville. Nous avons admis que la diphthérite buccale pouvait finir par le sphacèle, il en est de même de la stomatite mercurielle. M. Bretonneau et le docteur Hueter ont cité des exemples ; mais parmi les influences qui agissent le plus évidemment sur le développement de la maladie, il faut ranger les exanthèmes fébriles, la scarlatine, la variole, et en première ligne, bien avant elles, la rougeole. Elle peut se montrer aussi vers la fin d'autres affections, la fièvre typhoïde, la pneumonie, la coqueluche, etc., quand celles-ci ont été graves et de longue durée, toutes les fois enfin que l'enfant est déjà débilité et dans un état cachectique. Cette existence d'une maladie antérieure est une condition nécessaire de la gangrène de la bouche : nous ne l'avons jamais vue, non plus que M. Baron, survenir d'emblée.

La stomatite gangréneuse est, la plupart du temps, sporadique : elle peut sévir aussi épidémiquement. Nous avons mentionné dans l'historique plusieurs de ces épidémies. Une autre a été observée à la fin de l'année 1842, à l'hôpital des Enfants trouvés, dans les salles de chirurgie, comme dans celles de médecine, et la maladie se maintint plusieurs mois, compliquée d'autres gangrènes, au poumon, aux parties génitales, à l'anus.

Traitement. — Les circonstances au milieu desquelles se manifeste ordinairement la gangrène de la bouche, les phénomènes qui l'accompagnent, sa marche et sa tendance rapide vers une terminaison fatale, indiquent assez la nécessité de lui opposer un traitement énergique. Aussitôt qu'on a reconnu l'existence de la maladie, si elle est encore à son début, ou si elle est plus avancée, on doit se hâter de toucher l'eschare avec une petite éponge ou un pinceau de charpie imbibé d'acide nitrique, sulfurique ou chlorhydrique purs : il faut répéter ces attouchements toutes les heures, et n'en discontinuer l'usage que lorsque la gangrène paraît se borner. On peut aussi remplacer l'un de ces acides par le chlorure d'oxyde de sodium pur et concentré, le chlore liquide ou le beurre d'antimoine. Constant cite trois cas de réussite due à l'emploi du nitrate acide de mercure. Ces divers agents ne sont pas sans doute sans quelque avantage, surtout lorsque la gangrène occupe les gencives seulement ; mais ils se montrent le plus ordinairement impuissants, lorsqu'elle s'étend à la joue, ou qu'elle a déjà envahi toute la profondeur des tissus ; aussi, dans tous les cas où l'insuffisance des caustiques est démontrée, et sans attendre que les désordres soient plus considérables, nous préférons avoir recours à la cautérisation pratiquée avec le fer incandescent. Ce moyen, plus effrayant peut-être que douloureux, a été recommandé par M. Baron et par plusieurs autre praticiens distingués : il nous a valu quelques beaux succès, et dans des cas excessivement graves. Quand on s'en sert, il ne faut pas se borner, dit avec raison le docteur Richter, à cautériser les eschares ; mais il faut encore porter hardiment le cautère jusque sur les parties voisines restées saines, en ayant soin de garantir avec une cuiller, un morceau de carton ou un linge mouillé, celles que l'on veut respecter.

En même temps qu'on cherche à concentrer la gangrène à l'aide des caustiques ou du feu, il importe de s'opposer autant que possible au séjour des matières ichoreuses et putrides dans l'intérieur de la bouche et à leur déglutition. Les petits malades doivent être tenus couchés sur le côté correspondant à la partie affectée, et des injections avec l'eau d'orge miellée, ou la décoction de quinquina, additionnées d'un quart de chlorure d'oxyde de sodium, doivent être fréquemment répétées Extérieurement, on a recours aux fomentations et aux cataplasmes stimulants, aromatiques ou antiseptiques. Nous n'avons pas besoin de dire que les frictions mercurielles, recommandées par quelques auteurs, doivent être proscrites, ainsi que l'application des sangsues.

Malgré l'efficacité fort restreinte des moyens thérapeutiques généraux, il ne faut pas négliger d'y avoir recours. La décoction de quinquina en boisson et en lavement, soit seule, soit acidulée avec l'eau de Rabel ou l'acide sulfurique, une petite proportion de vin de Bordeaux, de Bagnols ou de Malaga, si l'état des organes digestifs ne s'y oppose pas, et si la faiblesse générale le réclame ; des aliments liquides, doux et nutritifs, lorsque l'appétit persiste et que l'état de la bouche permet d'en faire usage ; des lavements de bouillon, dans le cas où la mastication est impossible : tels sont les moyens généraux les plus utilement employés dans cette maladie. Quant au *traitement préservatif* de la gangrène de la bouche, il est absolument le même que celui que nous avons indiqué pour la stomatite pseudo-membraneuse.

MALADIES DES AMYGDALES

L'amygdalite, *isthmitis, antiaditis, synanche tonsillaris, angina cum tumore, esquinancie*, etc., décrite par la plupart des auteurs sous le nom d'*angine tonsillaire*, nous parait différer essentiellement des autres phlegmasies comprises sous la dénomination d'*angine*, par son siège dans un organe d'une texture particulière, par l'intumescence considérable qui l'accompagne, par la suppuration profonde qui la termine fréquemment, et par l'induration chronique à laquelle elle donne lieu, lorsqu'elle s'est reproduite un certain nombre de fois.

Cette inflammation peut occuper les deux amygdales à la fois ou successivement, ou être bornée à une seule. Ce dernier cas est le plus rare, et cette circonstance mérite d'être remarquée, car les autres organes doubles ne sont que rarement affectés à la fois d'inflammation. Sur quatre-vingt-dix cas de pleuro-pneumonie observés à la clinique de l'Hôtel-Dieu en 1831 et 1832, il ne s'est présenté que dix sujets chez lesquels l'inflammation occupait les deux poumons ; tandis que sur trente-trois amygdalites observées par M. Louis, trente fois la maladie était double. M. Rufz a noté la même chose dans le service de M. Rullier, onze fois sur quinze ; et sur vingt-deux enfants atteints d'amygdalite, vingt et un avaient les deux tonsilles enflammées en même temps.

Les causes de l'amygdalite sont, en grande partie, les mêmes que celles de l'angine pharyngée. Assez rare dans la première enfance, à l'état simple au moins, on l'observe plus souvent, depuis dix ans jusqu'à vingt-cinq ou trente ; plus tard elle devient moins fréquente, et presque jamais elle ne se montre après cinquante ans. Il est douteux que les femmes y soient plus sujettes que les hommes, quoiqu'on l'ait répété d'après Quarin. Le contraire serait peut-être plus près de la vérité, si l'on s'en rapporte au calcul suivant, dont l'exactitude ne peut être contestée. Sur soixante-quatre angines dont les observations ont été recueillies par MM. Louis et Rufz, trente-neuf existaient chez des hommes et vingt-cinq seulement chez des femmes. Rien ne prouve non plus, comme le dit Sydenham, qu'elle affecte plus particulièrement les individus dont les cheveux sont roux. Souvent elle se développe et quelquefois même elle se reproduit chez le même sujet, d'une manière en quelque sorte périodique, sans qu'on puisse l'attribuer à aucune autre cause qu'à une prédisposition inexplicable. L'amygdalite se montre indistinctement dans toutes les saisons, mais elle est plus fréquente au printemps et en automne, lors des alternatives brusques de température. On l'a vu quelquefois, dans ces conditions atmosphériques, régner épidémiquement ; mais dans la plupart des cas, il y avait eu précédemment, ou il y avait en même temps épidémie de scarlatine ou de rougeole. Nous citerons, comme fort remarquable, la relation d'une épidémie d'angine, observée dans l'arrondissement de Gordon, département du Lot, par Meynenc. (*Bullet. de la Faculté.*) Cette épidémie, qui se déclara en 1818, vers l'équinoxe d'automne, après des changements brusques dans la température, dura cinq mois environ ; les deux sexes en furent également atteints ; mais au-dessus de seize ans, on ne l'observa que chez peu de sujets. Parmi les formes diverses qu'elle revêtit, l'amygdalite simple, avec ou sans fièvre, fut une des plus communes. L'inflammation débutait presque constamment par l'amygdale droite, passait à la gauche et se terminait du quatrième au sixième jour par résolution ou par abcès.

Dans une épidémie d'angine scarlatineuse, observée à la Ciotat dans l'hiver de 1790 à 1791, la scarlatine ne se montra que chez les enfants : chez les adultes on n'observa qu'une simple amygdalite, et toutefois la mortalité fut, dit-on, d'un quarantième (*Journ. de médecine* 1791). Sur la fin d'une épidémie de rougeole, qui avait régné à Elseneur, dès le commencement de l'année 1785, parut une épidémie d'angine tonsillaire simple, qui dura cinq à six semaines, et n'offrit d'ailleurs aucune particularité remarquable, au rapport du docteur de Méza, qui en a rendu compte dans le second tome des *Actes de la Soc. roy. de Copenhague.*

Nous ne terminerons pas l'étiologie de cette affection sans rappeler qu'elle se développe fréquemment avec certaines fièvres éruptives, telles que la scarlatine, la rougeole, la variole ; et qu'on l'a vue aussi plusieurs fois avec les oreillons épidémiques (*synanche parotid.*). Le docteur Mangor l'a signalée dans une épidémie d'oreillons qui régna en 1772 à Viborg. (*Act. de la soc. roy. de Copenhague.*)

L'amygdalite se montre quelquefois sans être annoncée par aucun dérangement de la santé : les premiers symptômes sont alors la difficulté d'avaler et la sensation d'un corps étranger dans l'arrière-bouche. D'autrefois, elle est précédée par des phénomènes fébriles, analogues à ceux qu'on observe dans la plupart des phlegmasies aiguës : tantôt il survient des frissons, suivis de chaleur, de soif, de céphalalgie, de brisement dans les membres, et tantôt un simple malaise, avec inappétence et légère accélération du pouls. Cet état peut durer depuis quelques heures, jusqu'à un ou deux jours. Bientôt il s'y joint une douleur ordinairement médiocre, quelquefois très vive, avec chaleur, besoin continuel et inutile d'avaler ; la déglutition est difficile, douloureuse, au point de donner lieu à des contorsions, et même à des mouvements convulsifs, comme l'ont observé Monro et Tissot : dans certains cas elle devient tout à fait impossible. Le malade éprouve aussi le désir de cracher, et les efforts d'expuition auxquels il se livre, et qui sont accompagnés d'une toux gutturale, ou plutôt d'un bruissement rauque, ne font qu'exaspérer la sensation pénible qui les provoque : les matières rejetées sont claires, visqueuses et filantes ; la voix est obscurcie, et l'articulation des sons confuse ; quelquefois il est impossible au malade de se faire entendre autrement que par gestes ou en écrivant : dans quelques cas, le passage de l'air est gêné, mais rarement la difficulté de la respiration est portée à un très haut degré : toutefois lorsque le gonflement des tonsilles est fort grand, et l'expuition du mucus très difficile, il survient, par intervalle, de la dyspnée, et quelquefois une suffocation passagère. A ces symptômes qu'éprouve le malade, s'en joignent d'autres que fournit au médecin l'examen des parties affectées. La mâchoire inférieure étant abaissée, et la base de la langue déprimée avec le doigt, à l'aide d'une spatule ou du manche d'une cuillère, on voit les amygdales former une tumeur plus ou moins considérable, dépasser les piliers du voile du palais, qui sont dédoublés et appliqués sur elles, et se rapprocher tellement l'une de l'autre, qu'elles finissent même par se toucher par leur surface interne. La membrane qui les recouvre participe ordinairement à l'inflammation ; quelquefois dans le début, elle est sèche ; plus tard elle peut présenter, soit de petites concrétions blanchâtres, muqueuses ou sébacées, soit une couche grisâtre et membraniforme ; le plus souvent elle est d'un rouge vif ou foncé. Il n'est pas rare non plus que le voile du palais et la luette offrent en même temps du gonflement et de la rougeur. La douleur que quelques malades éprouvent dans l'intérieur de l'oreille, lors du bâillement surtout, la crépitation qu'ils y ressentent, et la surdité incomplète qui se joint à ces phénomènes, portent à croire que l'inflammation s'étend alors à la trompe d'Eustache. Lorsque l'inflammation est bornée à une des amygdales, le gonflement n'existe que d'un côté, et souvent la luette est poussée vers le côté sain ; en avalant, les malades inclinent la tête de ce côté, pour y faire passer les aliments ou les boissons. Lorsque l'inflammation est double, et qu'elle est considérable, la luette disparaît quelquefois complètement, cachée derrière les tonsilles : d'autres fois les amygdales offrent deux surfaces planes taillées à pic, au milieu desquelles la luette paraît à peine, tant elle est rétractée. Chez quelques sujets, la tuméfaction des tonsilles, qui rend très douloureux l'écartement des mâchoires, ne permet pas de reconnaître par la vue les changements opérés dans les organes phlogosés. Toutefois alors la mâchoire inférieure s'abaisse encore assez, dans la plupart des cas, pour permettre de porter le doigt indicateur sur les amygdales, et de distinguer par le toucher le gonflement et la dureté qu'elles présentent.

Tels sont les symptômes locaux qui ont lieu dans l'amygdalite. Divers phénomènes généraux peuvent s'y joindre, tels que la rougeur de la face, la céphalalgie, la soif, les nausées, la fréquence du pouls, l'élévation de la chaleur, la rougeur de l'urine, l'insomnie. Quelquefois, bien que le gonflement des tonsilles soit considérable, il n'y a point de mouvement fébrile, et le malade, qui ne peut avaler, est tourmenté sans cesse par la faim, qui devient de jour en jour plus pressante. L'impossibilité de boire et le retour des boissons par le nez sont aussi parfois des symptômes fort pénibles, auxquels s'en joint un autre qui ne l'est pas moins, l'ardeur d'urine.

L'amygdalite offre généralement une marche assez rapide ; elle se termine dans l'espace d'une à deux semaines ; il n'est pas sans exemple, mais il est rare qu'elle se prolonge jusqu'au vingtième jour, et quelquefois sa durée n'excède pas cinq ou six jours. Ses symptômes augmentent d'intensité pendant la moitié et quelquefois pendant les deux tiers de son cours ; la maladie diminue ensuite rapidement ou par degrés. Lorsque l'inflammation est légère ou médiocre, elle se termine souvent par résolution ; lorsqu'elle est considérable, la suppuration a presque toujours lieu. Cette dernière terminaison est souvent annoncée par un changement dans la nature de la douleur, qui, après avoir été aiguë et pulsative, devient gravative et sourde. La difficulté de la déglutition continuant à augmenter, on reconnaît, à l'aide du doigt porté sur la tumeur, qu'elle s'est amollie, quelquefois même la fluctuation y est manifeste. Dans quelques cas l'œil distingue un endroit dans lequel la membrane muqueuse soulevée en pointe, est prête à se rompre. La rupture de l'abcès a ordinairement lieu dans un effort que fait le malade pour cracher, pour avaler, pour vomir ou parler ; quelquefois elle s'opère pendant le sommeil. Le pus qui s'écoule a souvent une odeur d'une fétidité repoussante. Cette fétidité, parfois, est le seul signe qui indique la rupture de l'abcès, le pus qui se mêle aux crachats étant en si petite quantité, qu'on pourrait facilement ne pas l'apercevoir. Il est toujours versé dans la bouche ; à peine cite-t-on quelques cas dans lesquels il s'est frayé une voie au dehors, à la partie latérale et supérieure du cou : on l'a vu aussi se faire jour des deux côtés. Dans tous les cas il se passe plusieurs jours avant que les parois du foyer se réunissent, et que le pus cesse de couler dans la bouche ou sur le cou. Dans quelques cas, heureusement fort rares, un phlegmon considérable se développe, le pus décolle la peau dans une plus ou moins grande étendue, il fuse le long des principaux troncs veineux et artériels, et pénètre ainsi dans la poitrine, où sa présence détermine bientôt des accidents inflammatoires promptement mortels.

Le mode de terminaison n'est pas d'ailleurs toujours le même dans les deux amygdales. Souvent la suppuration a lieu dans l'une d'elles, et la résolution dans l'autre. La gangrène y survient rarement. (*Voyez* ANGINE GANGRENEUSE.) Lorsque l'amygdalite se reproduit périodiquement, elle offre chez quelques sujets la même intensité, une durée pareille, une terminaison semblable ; chez d'autres elle n'a rien de constant que son retour ; ses phénomènes et sa marche varient chaque fois. Communément cette maladie ne laisse à sa suite aucune trace de son existence ; mais quelquefois, et surtout lorsqu'elle s'est souvent reproduite, les amygdales restent plus grosses et plus dures. Cette tuméfaction, qui paraît rendre plus facile l'inflammation des tonsilles, finit par être assez considérable pour donner lieu à une gêne permanente de la déglutition, à l'altération de la voix, et rendre quelquefois nécessaire la rescision de ces corps glanduleux.

Les occasions d'ouvrir les cadavres, après la mort d'individus affectés d'amygdalites, sont heureusement fort rares. Dans un cas, rapporté par

Morgagni, voici quel fut le résultat de l'examen des amygdales, chez un homme qui succomba en trois jours à une inflammation des tonsilles et du larynx, malgré le traitement antiphlogistique le plus énergique (six saignées). « La luette et le voile du palais étaient sains ; mais la membrane qui couvre les tonsilles était épaissie et infiltrée de sérosité jaunâtre, comme gélatineuse. Les tonsilles elles-mêmes étaient tuméfiées, surtout celle du côté gauche, qui se trouvait endurcie, et laissait écouler du pus, lorsqu'on l'incisait ou qu'on la comprimait entre les doigts. » Indépendamment du volume considérable qu'elles peuvent acquérir lorsqu'elles sont enflammées, les amygdales présentent alors quelques lésions qu'il importe de noter. Ainsi, comme le remarque M. Andral, quelquefois le tissu cellulaire situé entre les follicules qui constituent ces organes, offre une augmentation notable d'épaisseur et de densité ; d'autres fois ce sont les parois des follicules mêmes qui sont indurées, épaissies ou ramollies. Le liquide sécrété dans les lacunes est converti en pus, ou bien en une matière concrète, friable, assez semblable à des grumeaux tuberculeux. Ces divers produits paraissent être contenus, tantôt dans une seule lacune considérablement agrandie, et tantôt dans une cavité formée par la réunion accidentelle de plusieurs de ces lacunes.

Le *traitement* de l'amygdalite diffère peu de celui de l'angine, au moins dans sa première période. Il consiste dans l'emploi des boissons délayantes ou mucilagineuses, et quelquefois acidules, si le malade les préfère et qu'elles ne provoquent point la toux. On peut y joindre les cataplasmes émollients autour du cou, et les vapeurs de même nature dirigées au fond de la gorge. Quant aux gargarismes, si généralement conseillés, bien des malades n'y peuvent avoir recours, tant les mouvements nécessaires pour agiter le liquide accroissent les douleurs ; mieux vaut alors se contenter de placer un liquide doux au fond de la gorge, et renversant la tête en arrière, le tenir en contact avec les parties enflammées, pendant quelques instants. Les pédiluves irritants répétés plusieurs fois par jour, ou les cataplasmes de farine de moutarde placés aux extrémités inférieures, les lavements relâchants ou même laxatifs, et la diète plus ou moins sévère, sont employés concurremment avec les moyens précédents, et suffisent généralement pour amener la guérison de l'amygdalite. Les émissions sanguines ne doivent être prescrites que quand elles sont réclamées, soit par l'intensité de la phlogose locale, soit par la violence des symptômes généraux ; la saignée du bras, une ou plusieurs fois répétée, suivant l'exigence des cas, offre presque toujours des résultats plus avantageux et surtout plus prompts que la saignée locale. L'application des sangsues, qui est si utile quand l'inflammation est bornée à la membrane muqueuse de l'arrière-bouche, a peu d'effet dans l'amygdalite ; néanmoins on l'emploie avec avantage, concurremment avec la saignée générale, dans les cas où l'inflammation occupe à la fois les tonsilles, le tissu cellulaire et les ganglions lymphatiques voisins. Quelques médecins ont conseillé d'appliquer les sangsues immédiatement sur les amygdales. Mais ce moyen, qui répugne en général beaucoup aux malades, ne nous semble pas promettre assez d'avantage, pour en compenser les inconvénients. On a depuis longtemps renoncé à l'ouverture des veines ranines et sublinguales, si fort usitée chez les anciens et recommandée surtout par Mercatus et Marc-Aurèle Severin, qui conseillaient également l'application des sangsues sur ces mêmes veines. Nous mentionnerons ici les scarifications des amygdales employées tout récemment avec succès à Montpellier par le docteur Monge dans un cas d'amygdalite aiguë. (*Archiv. de méd.*, t.26, p. 419.) C'est surtout dans l'induration chronique des amygdales qu'elles ont été utiles.

En terminant ce qui a trait aux émissions sanguines, nous signalerons un fait important chez certains individus sujets à l'amygdalite : cette inflammation s'est toujours terminée par suppuration, quelque multipliées qu'aient été les saignées locales ou générales ; on ne devra donc pas insister, dans les amygdalites subséquentes, sur les évacuations sanguines qui affaibliraient le malade, sans agir sur la maladie.

Dans les cas où le gonflement des amygdales est porté au point de produire une suffocation imminente, on doit porter le doigt sur ces organes pour connaître si l'un ou l'autre offre, soit de la fluctuation, soit, comme cela a eu lieu quelquefois, une mollesse œdémateuse. Dans le premier cas l'incision de l'abcès fait cesser définitivement la suffocation ; dans le second cas la pression exercée avec le doigt sur les tonsilles, suspend pour quelques moments ce symptôme, qui peut être combattu de nouveau de la même manière chaque fois qu'il reparaît. Ce cas est peut-être le seul où l'incision de l'abcès soit nécessaire ; le plus ordinairement on doit attendre son ouverture spontanée.

Nous ne finirons pas cet article sans indiquer quelques moyens thérapeutiques préconisés par plusieurs médecins dans l'inflammation des amygdales : tels sont : 1° le pyrothonide et l'acide pyroligneux, dont M. Ranque, d'Orléans, dit avoir obtenu de grands avantages dans les angines tonsillaires sporadiques et épidémiques ; 2° l'insufflation au fond de la gorge d'alun porphyrisé, recommandée par M. Laennec, de Nantes, comme propre à la fois à abréger la durée de l'inflammation, et à prévenir les récidives ; 3° la solution d'alun, employée en gargarisme par M. Bennati : l'un de nous a vu quelques faits dans lesquels les gargarismes aluminés ont paru favoriser le retour des amygdales à leur volume naturel ; 4° M. Guyton-Morveau a fait connaître, il y a quelques années, un procédé qui lui a réussi pour guérir l'engorgement considérable des amygdales dans l'angine. Il consiste à porter sur les glandes du carbonate de chaux en poudre. M. Guyton-Morveau pense que ce médicament agit d'une manière mécanique sur les tonsilles tuméfiées, pour diminuer leur volume. Quelques chirurgiens prétendent aussi avoir obtenu la résolution de l'engorgement de ces organes en les touchant tous les jours avec un pinceau chargé d'acide muriatique. Mais de nouvelles et nombreuses expérimentations sont nécessaires pour apprécier. d'une manière plus rigoureuse la valeur thérapeutique de ces divers moyens

DES PHÉNOMÈNES MORBIDES

CAUSÉS PAR L'ÉRUPTION DES DENTS.

On attribue dans le monde la plupart des maladies de l'enfance au travail de la dentition. La difficulté d'observer les maladies du premier âge, et le peu de connaissances positives que nous avons sur cette partie de la pathologie, ont contribué à enraciner cette opinion ; et ce préjugé, résultat de notre ignorance, est ensuite devenu populaire comme tous les autres préjugés en médecine. On accuse souvent la dentition d'être la cause de la mort de plusieurs enfants dont on n'avait point reconnu les maladies pendant la vie. Cependant l'enfant, dès sa naissance, est atteint d'une foule d'affections morbides indépendantes de la dentition ; il est exposé à la plupart de celles qui se rencontrent à tous les âges, et en outre il en éprouve plusieurs qui lui sont particulières. Beaucoup d'enfants périssent, dans le cours de leur première ou de leur seconde année, de maladies aiguës ou chroniques des organes contenus dans le crâne, la poitrine ou l'abdomen, et qui souvent ont été masquées ou méconnues pendant la vie, quoiqu'elles présentent, après la mort, des traces évidentes d'altérations organiques, qui suffisent à tous les âges pour rompre les liens de la vie. Dernièrement encore, j'ai eu occasion d'ouvrir le corps d'un enfant de deux ans qui avait succombé à une pneumonie chronique, et qui plusieurs mois auparavant avait perdu la vue à la suite de convulsions qu'on avait attribuées à la dentition seulement. Les nerfs optiques étaient atrophiés et avaient une teinte jaunâtre ; ce qui explique bien la cause de l'amaurose. Mais toutes les parties antérieures de l'hémisphère droit étaient ramollies, et les surfaces arachnoïdiennes cérébrale, et méningienne adhéraient d'une manière intime dans une assez grande étendue : ces adhérences étaient, à n'en pas douter, le résultat d'une phlegmasie déjà ancienne remontant à l'époque des convulsions, qui avaient été principalement provoquées par cette maladie, et qu'on avait à tort attribuées à la dentition. Les exemples de ces sortes de méprises ne sont pas rares. Il est donc certain qu'on s'est souvent trompé, en attribuant au travail de la dentition plusieurs maladies qui surviennent pendant son cours. La dentition, d'ailleurs, n'est point par elle-même une maladie, quoiqu'elle dispose peut-être prochainement à un certain nombre d'affections morbides. Beaucoup d'enfants arrivent à la fin de leur première dentition, sans avoir jamais présenté la plus légère altération dans leur santé ; de même qu'on voit un grand nombre de jeune filles devenir nubiles sans aucune espèce d'accident. La dentition n'est donc pas plus une maladie que la puberté ; mais néanmoins cette époque très remarquable de l'ossification est souvent critique pour l'enfant, comme le sont dans un âge plus avancé les époques de la menstruation, de l'accouchement, de la cessation des règles, qui prédisposent à beaucoup de maladies, sans être des maladies elles-mêmes.

Le travail de la première dentition est une cause prochaine qui peut favoriser le développement de plusieurs maladies ou qui les complique souvent d'une manière plus ou moins fâcheuse. Pendant les deux ou trois premières années, le travail de la dentition est considérable : les mâchoires fournissent vingt premières dents, dites de lait ou temporaires, et nourrissent en outre les trente-deux germes des dents permanentes, qui doivent remplacer les premières ; de sorte que les mâchoires alimentent à la fois cinquante-deux germes, tandis que la nature emploie seize ans et quelquefois plus pour parfaire la dentition complète des dents parmanentes : ce qui donne cinq fois plus de temps pour la seconde dentition que pour la première. Cette rapidité d'ossification vers les os de la mâchoire pendant le premier âge détermine nécessairement un afflux plus considérable du sang, et un surcroît d'activité vers la tête, et en particulier vers le cerveau, d'où partent tous les nerfs qui se distribuent aux mâchoires. Cette première cause dispose déjà prochainement à la plupart des accidents qui ont lieu à l'époque du travail de la dentition ; mais on concevra bien plus facilement encore toute l'influence de cette organisation sur les maladies, si on considère que le travail de la dentition, au lieu de se faire d'une manière régulière, peut être souvent troublé dans sa marche. Différentes circonstances, en effet, peuvent retarder le développement des dents. Les orifices alvéolaires peuvent être resserrés ou même fermés par une lame osseuse complète ou incomplète, comme on en a vu des exemples. L'inégalité du développement entre les os de la mâchoire et les dents elles-mêmes peut donner lieu à une pression plus ou moins forte dans les alvéoles. L'irrégularité de la dentition est aussi une des causes morbifiques les plus fréquentes. Un développement trop précoce et trop rapide, en portant un excès d'excitation et de vie vers la tête, aux dépens du reste du corps, et rompant toute espèce d'équilibre entre les forces nutritives et sensitives de l'enfant, peut amener secondairement un désordre dans l'ossification, et provoquer le développement du rachitisme ou des tubercules, qui se manifestent souvent à l'époque de la première dentition. L'éruption lente et tardive des dents s'accompagne plus rarement des mêmes accidents. Une des causes des maladies qui surviennent pendant le cours de la dentition est aussi l'espèce de susceptibilité nerveuse à laquelle ce travail dispose plus ou moins les enfants, et qui est surtout très prononcée chez ceux qui sont doués d'un tempérament éminemment nerveux. La plupart des enfants, pendant le travail de la dentition, ont le sommeil plus ou moins agité, se réveillent en sursaut, et beaucoup d'entre eux deviennent irascibles et colères à l'époque de la sortie des grosses molaires. Toutes ces circonstances locales et générales tendent donc à favoriser le développement de beaucoup de maladies, et à imprimer un caractère particulier à celles qui surviennent alors. Aussi toutes les affections de la poitrine ou des organes de la digestion se compliquent-elles souvent de symptômes nerveux et cérébraux à l'époque du travail de la dentition ; et quoiqu'on ne puisse pas savoir jusqu'à quel point la dentition influe sur la forme que prennent ces maladies, on ne peut révoquer en doute qu'elle leur imprime une tendance vers les affections cérébrales. Indépendamment de l'influence que la dentition exerce sur les maladies qui peuvent survenir pendant sa durée, elle provoque aussi d'autres maladies qui commencent avec l'irritation qu'elle produit, qui cessent après la sortie des dents, et qui ne reconnaissent évidemment pas d'autres causes que la dentition elle-même.

1° *Maladies causées par l'éruption des premières dents.* — Les maladies de la première dentition sont ou locales et bornées à la bouche, ou sympathiques et plus ou moins éloignées du lieu primitivement affecté : les unes appartiennent essentiellement au travail local de la dentition, et le décèlent évidemment ; les autres sont consécutives à ce travail, ou l'accompagnent.

A. *Maladies locales.* — Les premiers germes des dents commencent à paraître dès le troisième ou quatrième mois après la conception, et continuent à se développer jusqu'après la naissance ; mais ce n'est que plusieurs mois après cette époque que ce travail d'ossification se fait reconnaître au dehors par plusieurs signes sensibles. Le ptyalisme est le premier qui se manifeste : on le remarque dès que les os de la mâchoire commencent à se développer et que les alvéoles ont acquis une certaine étendue, longtemps avant que la dent soit au niveau du bord de la mâchoire et soit sortie de l'alvéole. L'écoulement abondant de salive, loin d'être un accident, est, au contraire, un effet naturel et très salutaire du travail de la dentition. Il tend à favoriser la souplesse et la dilatation du tissu des gencives et à prévenir la douleur et l'inflammation de ces parties ; et lorsque le ptyalisme cesse, l'enfant souffre davantage, et quelquefois les glandes sous-maxillaires s'engorgent. Ce ptyalisme naturel s'accompagne ordinairement d'une sensation que nous ne saurions définir, parce que nous ne pouvons plus nous ressouvenir de l'impression qu'elle nous a causée ; mais cette sensation, qui n'est pas d'abord douloureuse, porte l'enfant, comme tous les jeunes animaux, à mordre les corps qu'il peut saisir. Cette pression est sans doute utile pour aplatir le bord tranchant des mâchoires et faciliter l'écartement des deux tables entre lesquelles se développent les alvéoles, C'est alors que les hochets d'os, d'ivoire, de verre, de corail, de métal, etc., peuvent être utiles pour favoriser cet écartement, et par conséquent entr'ouvrir l'alvéole, tandis que plus tard ils deviennent nuisibles, lorsque le tissu des gencives est rouge et gonflé, et que la pointe de la dent presse sur le tissu fibreux des gencives. A cette époque on doit remplacer les hochets durs par des racines de guimauve, de réglisse, des figues sèches, des gimblettes ou des espèces de flûtes faites de la même pâte, comme on s'en sert à Londres. Toutes ces substances, humectées et ramollies par la salive, adoucissent le tissu des gencives, et préviennent l'inflammation de ces parties.

Jusqu'ici tout se passe dans l'ordre naturel : le ptyalisme, le gonflement du bord alvéolaire, la rougeur alternative des joues, les mouvements automatiques de l'enfant, qui porte tout à sa bouche, ne sont point des accidents et décèlent seulement le travail de la dentition. Beaucoup d'enfants n'éprouvent pas d'autres symptômes et font leurs dents presque sans s'en apercevoir. Mais chez d'autres, au contraire, le travail de la dentition s'accompagne de beaucoup de douleurs et d'un gonflement inflammatoire des gencives ; chez quelques-uns, ce sont des aphthes ou d'autres inflammations de la membrane interne de la bouche.

Du gonflement inflammatoire et douloureux de la gencive. — Le tissu de la gencive est souvent très tendu, d'un rouge vif et presque violet, sec et si douloureux, que l'enfant pousse des cris continuels, surtout lorsqu'on introduit le doigt dans sa bouche, et qu'il ne permet pas qu'on examine l'état des gencives. Ce gonflement s'accompagne de rougeur des pommettes, de gonflement de la face, d'une chaleur brûlante de la bouche, d'une soif ardente. L'enfant est dans un état d'accablement et de somnolence, interrompu par des sursauts, des mouvements d'agitation et des cris. La fièvre est continue ou intermittente, très irrégulière : on lui donne alors le nom de fièvre de dentition. Elle paraît ici symptomatique du gonflement douloureux des gencives.

Cette maladie exige des boissons adoucissantes et relâchantes. Si ces moyens ne suffisent pas pour entretenir la liberté du ventre, il faut recourir aux boissons laxatives miellées, à la décotion de pruneaux, et aux lavements adoucissants et laxatifs. Il faut aussi insister sur les dérivatifs qui peuvent diminuer la congestion cérébrale et prévenir l'assoupissement et les convulsions. Les pédiluves simples ou composés, les cataplasmes émollients ou très légèrement sinapisés, appliqués sur les extrémités inférieures, et enfin les sangsues derrière les oreilles, sont les moyens les plus convenables dans ce cas. Lorsqu'ils ont été inutilement employés, que le gonflement rouge et douloureux de la gencive ne diminue pas, et qu'elle paraît comme soulevée par la couronne de la dent, il est alors souvent utile de recourir à son incision pour faire cesser par ce débridement l'engorgement local, et prévenir les convulsions qui pourraient être provoquées par la douleur.

Pour faire cette incision, un aide assujettit la tête de l'enfant, tandis que l'opérateur écarte les mâchoires avec les doigts d'une main, et porte de l'autre, sur les gencives gonflées, un bistouri mousse dont la lame étroite est garnie d'un linge dans les deux tiers de sa lame. Il pratique d'abord une incision longitudinale et parallèle au bord alvéolaire ; et, en écartant les parois des joues et changeant complètement la direction de l'instrument, il fait une incision transversale à la première. Cette incision cruciale est nécessaire pour dégorger complètement la gencive, découvrir la dent et faciliter l'exploration des parties. Il est encore mieux d'enlever même un lambeau de la gencive afin d'empêcher la trop prompte cicatrice des incisions. On peut au reste, en portant l'extrémité du doigt dans la petite plaie, s'assurer si la dent fait saillie, ou si l'alvéole n'est pas resserrée ou fermée par une espèce d'opercule osseux, comme Hufeland en a cité un exemple. Dans ce cas, qui est très rare, il peut être nécessaire de briser le bord alvéolaire avec de forts ciseaux, ou même de perforer la lame osseuse qui ferme l'alvéole. Si une dent se trouvait enclavée entre deux autres, l'extraction de l'une d'elles deviendrait nécessaire ; mais ce cas est extrêmement rare à l'époque de la première dentition.

On a beaucoup exalté les avantages de l'incision des gencives ; et, sans parler de la résurrection presque miraculeuse opérée par ce moyen sous la main de M. Lemonnier, et qui paraît si extraordinaire qu'il est permis d'en douter (Robert, *Traité des principaux objets de médecine*), on a prétendu que cette opération avait sauvé la vie à plusieurs enfants. On ne peut, en effet, se dissimuler que ce débridement n'ait l'avantage de dégorger la gencive, de faire cesser la douleur, et de faciliter la sortie des dents molaires, qui paraît, en général, plus difficile. Je crois que ce moyen a été quelquefois utile, et a pu prévenir quelques accidents en dégorgeant le tissu gengivaire ; mais je suis loin d'être convaincu qu'il ait jamais sauvé la vie à aucun enfant. Il ne peut remédier qu'aux obstacles que les parties molles opposent à la sortie de la dent, et cette résistance ne peut jamais déterminer d'accidents mortels. L'incision est absolument inutile pour les incisives, qui paraissent sortir par une ouverture naturelle qui se dilate peu à peu et communique avec la capsule dentaire par un canal connu sous le nom d'*iter dentis :* elle est plus utile pour les dents molaires, dont les tubercules opposent plus de résistance au tissu des gencives, qui n'est pas naturellement percé comme pour les incisives. J'ai fait et vu faire plusieurs fois cette incision sans aucun avantage, mais d'autres fois avec un succès évident. Il ne faut recourir à l'incision que lorsque tous les moyens relâchants et calmants ont été employés inutilement. En pratiquant trop tôt l'incision, on peut retarder la sortie des dents loin de l'accélérer, parce qu'on peut ouvrir la capsule dentaire avant que la dent soit arrivée à son degré d'ossification parfaite. J'ai cru remarquer que les dents qui ont été ainsi mises à nu, par suite d'une incision prématurée, poussaient plus lentement que les autres.

Les aphthes et les plaques couenneuses des lèvres et des parois des joues accompagnent quelquefois le gonflement inflammatoire des gencives, et peuvent, comme cette inflammation, dépendre du travail de la dentition. On les voit naître au moment où l'irritation des gencives paraît portée à un certain degré, et cesser à mesure que l'inflammation diminue. On ne peut donc se refuser à croire que les aphthes ne soient sollicités par l'irritation inflammatoire des gencives. Le traitement qu'ils exigent dans cette circonstance n'est pas différent de celui qui leur convient dans toute autre circonstance.

B. *Maladies sympathiques.* — Les principaux accidents sympathiques qui dépendent du travail de la dentition sont les convulsions, les ophthalmies, plusieurs inflammations ou irritations des membranes muqueuses, des organes de la respiration et de la digestion, enfin plusieurs éruptions cutanées.

Les *convulsions* qui sont déterminées par le travail de la dentition ne se manifestent pas avant quatre à cinq mois ; celles qui ont lieu dans les premiers jours de la naissance dépendent des contusions que le cerveau a pu éprouver pendant l'accouchement, ou des épanchements qui en ont été la suite, ou de maladies entièrement étrangères à la dentition. Nous ne devons nous occuper ici que de celles qui sont dépendantes de ce travail. On les observe ordinairement chez les enfants d'un tempérament nerveux, mais de constitutions très différentes ; on les voit chez des enfants faibles, pâles, maigres, très irritables et sujets à la diarrhée. Tantôt, au contraire, elles affectent des enfants gras, frais, colorés, forts et naturellement constipés. Elles surviennent, chez les uns et les autres, quelquefois presque subitement, sans être précédées par des signes qui annoncent le travail de dentition. Le plus souvent, cependant, on observe avant les convulsions tous les symptômes d'un semblable travail, et plus ou moins d'agitation et de soubresauts la nuit. Ces convulsions sont plus ou moins étendues : tantôt elles sont bornées aux muscles des yeux et de la face ; tantôt elles se propagent aux membres supérieurs, et même quelquefois, mais plus rarement, jusqu'aux membres inférieurs. Quelquefois elles sont passagères et de très courte durée. L'enfant recouvre promptement ses facultés ; mais d'autres fois les accès se prolongent un quart d'heure et beaucoup plus. Si les sens sont émoussés ou abolis entre les accès, il est à craindre que les convulsions ne soient promptement mortelles, ou ne soient suivies de méningite, d'hydrocéphalie, de paralysie, et quelquefois même d'idiotisme. Lorsque des enfants meurent de convulsions pendant le cours de la dentition, on ne retrouve ordinairement aucune altération organique dans le cerveau ni dans la moelle, comme dans toutes les convulsions sympathiques. Si on observe quelquefois des traces de phlegmasie cérébrale, les convulsions ne peuvent plus être considérées comme sympathiques, mais comme *symptomatiques*. Au reste, le traitement des convulsions sympathiques de la dentition diffère peu de celui des convulsions essentielles, puisque les unes et les autres dépendent toujours d'une irritation ou d'une congestion vers cet organe. Il faut distinguer, dans l'un et l'autre cas, le traitement qui est convenable pendant les accès, de celui qu'il faut employer pour les prévenir. Pendant l'accès, les moyens qui peuvent produire une prompte dérivation sont ceux auxquels il faut d'abord recourir. Les pédiluves et les manuluves chauds, les cataplasmes irritants sur les extrémités, et les applications froides sur la figure et le front, sont ceux qu'on peut d'abord employer. On peut ensuite, si l'enfant n'est pas trop faible, appliquer quelques sangsues sur les parties latérales du cou ou derrière les oreilles. Les antispasmodiques ne sont pas à négliger ; mais ils sont plus utiles chez les enfants d'un tempérament faible ; et c'est alors qu'il faut faire attention à la grande différence des tempéraments des enfants affectés de convulsions. On peut cependant tirer aussi quelque avantage des antispasmodiques chez les enfants forts, mais après l'application des sangsues.

Les moyens qui tendent à éloigner ou à prévenir les accès sont pris d'abord parmi tous ceux qui peuvent s'opposer aux congestions cérébrales. Ainsi l'usage des boissons relâchantes et un peu laxatives doit être mis en première ligne. Les pédiluves souvent répétés, les sangsues même, chez les enfants sanguins, et les bains tièdes, sont les principales armes avec lesquelles on pourra combattre cette disposition convulsive. On a surtout recommandé, comme moyen prophylactique, chez les enfants faibles, la racine de valériane sauvage, les poudres de Guttète et de Carignan à la dose de quelques grains tous les jours. Ces moyens peuvent être utiles dans quelques cas ; mais cependant je ne sais trop jusqu'à quel point on peut avoir confiance dans ces prophylactiques. J'ai vu plusieurs fois des enfants affectés de convulsions pendant qu'ils faisaient usage de la poudre de Carignan. Quand les enfants ont eu quelque éruption à la face lors de la première apparition des dents, et que cette affection cutanée a disparu, il est avantageux d'établir un peu de suppuration derrière les oreilles, soit à l'aide de la pommade épispastique seulement, soit avec des vésicatoires. Cette légère irritation produit une dérivation très utile pendant le travail de la dentition.

Plusieurs *inflammations des membranes muqueuses*, particulièrement celles de la conjonctive, du larynx, de la trachée-artère et du gros intestin, surviennent au moment du travail de la dentition, et cessent dès que les dents se sont manifestées au dehors. On rencontre des enfants qui éprouvent constamment ces mêmes affections morbides à l'époque de la sortie de toutes les dents molaires et canines ; de sorte qu'il est impossible de ne pas admettre que, dans ce cas, ces maladies sont véritablement le résultat de l'irritation de la dentition. Mais toutes ces phlegmasies sont légères, et cèdent ordinairement à un traitement antiphlogistique et adoucissant. Si elles prennent un caractère plus grave, on a recours alors aux différents moyens qui conviennent spécialement dans les ophthalmies, les catarrhes, les entérites et les colites ou diarrhées inflammatoires ; car ces maladies quoique provoquées souvent par la dentition, ne diffèrent cependant pas, dans ce cas, des maladies semblables déterminées par d'autres causes.

Indépendamment de ces phlegmasies des membranes muqueuses, on retrouve souvent, à l'époque de la dentition, des affections sympathiques des organes gastro-intestinaux, qui ne sont point le résultat de véritables phlegmasies, mais d'irritations particulières de ces organes. Ainsi on observe des vomissements sans aucun des signes de la gastrite, et des diarrhées simplement séreuses ou des flux diarrhéiques sans aucune inflammation de l'intestin, ou avec ramollissement de la membrane muqueuse. Les boissons mucilagineuses, les bains, les cataplasmes émollients, les légers narcotiques, et le sous-nitrate de bismuth, qui convient particulièrement dans le flux diarrhéique, sont les principaux moyens à mettre en usage d'abord, sauf à recourir, suivant les circonstances, à des moyens plus énergiques.

CARREAU

OU PHTHISIE MÉSENTÉRIQUE

Nom vulgaire, métaphorique, donné à l'affection tuberculeuse des glandes du mésentère, et plus particulièrement à la péritonite tuberculeuse, à cause de la dureté et du volume que le ventre acquiert souvent dans ces maladies. On a désigné aussi le carreau sous les expressions de scrofules ou d'écrouelles mésentériques, d'atrophie, d'étisie de rachialgie mésentérique (*tabes mesenterica*). M. Baumes a proposé celle de physconie mésentérique, et dans ces derniers temps on a encore appliqué au carreau le nom d'*entéro-mésentérique*, que M. Petit avait déjà donné à la fièvre typhoïde ; mais cette dénomination est encore plus mauvaise que toutes les autres, en ce qu'elle réunit sous un même titre deux affections morbides très différentes l'une de l'autre.

Le carreau n'est point une maladie particulière à l'enfance ; on trouve des tubercules mésentériques dans tous les âges de la vie. Les médecins qui se livrent à l'anatomie pathologique en ont observé chez des fœtus de six à sept mois, chez des enfants morts en naissant ou peu de temps après la naissance, à tous les degrés de l'enfance, chez des adultes et des individus de cinquante, soixante ans et plus. Cette maladie est, à la vérité, plus commune depuis la première dentition jusqu'à douze et quinze ans, parce que les affections tuberculeuses en général sont plus fréquentes à cet âge ; mais il faut néanmoins bien se garder de croire que le carreau, même chez les enfants, soit une maladie aussi commune que le prétendent quelques écrivains. Bayle dit que sur cent cadavres, on en trouve à peine quatre qui offrent des tubercules mésentériques. Il parle, à la vérité, d'individus de tous les âges. A l'hôpital des Enfants, où tous les sujets qui sont reçus n'ont jamais moins d'un an ni plus de seize, la proportion des tubercules mésentériques est beaucoup plus considérable ; elle peut être de sept à huit pour cent, au moins chez les filles, qui me paraissent en général plus fréquemment exposées aux affections tuberculeuses pulmonaires et mésentériques que les garçons. La porportion est en raison de cinq ou de six pour cent chez ceux-ci. Je ne donne, au reste, ces résultats que comme de simples probabilités, parce qu'il faut une très grande masse d'observations pour arriver à quelque calcul positif, attendu qu'indépendamment des différences que présentent les âges et les sexes, on observe encore des disproportions, suivant les années, entre la mortalité des affections tuberculeuses pulmonaires et mésentériques. Il en est qui paraissent plus meurtrières les unes que les autres pour ces maladies.

Caractères du carreau. — Le carreau, comme toutes les maladies qui offrent des altérations organiques visibles et reconnaissables après la mort, présente deux sortes de caractères ; des caractères essentiels ou anatomiques, et des caractères physiologiques ou symptomatiques.

A. *Caractères anatomiques du carreau.* — Les altérations que l'on observe dans les glandes mésentériques des individus qui succombent au carreau offrent de très grandes différences, suivant l'époque à laquelle on les examine. Lorsque le malade périt avant que l'affection tuberculeuse ait fait beaucoup de progrès, et que les ganglions soient entièrement transformés en tubercules, on trouve ces organes dans deux états très distincts : ou ils sont enflammés, ou ils n'offrent aucune trace d'inflammation. Dans le premier état, le tissu des ganglions est rouge, gonflé, plus ou moins gorgé de sang, et plus résistant sous le scalpel que dans l'état sain ; la matière tuberculeuse est développée dans ce tissu sous la forme de petits grains arrondis ou irréguliers : dans quelques cas plus rares, elle se présente sous la forme de petites plaques ou de lames irrégulières et de stries qui se fondent d'une manière insensible avec le tissu même des ganglions, auquel elle est très adhérente. Dans d'autres circonstances, les ganglions ne sont ni rouges, ni gonflés, ni endurcis ; quelquefois même ils sont plus pâles que dans l'état sain ; la substance tuberculeuse est sous forme de grains ou de petites masses arrondies et inégales, ordinairement accolées aux ganglions, qui paraissent lui être étrangers ; le ganglion est seulement diminué de volume, en raison de l'étendue de la matière tuberculeuse. Les ganglions, qui ont presque toujours une forme elliptique analogue à celle des pepins de courge, ne présentent plus que les deux tiers ou le tiers seulement de cette forme, si le tubercule s'est développé vers l'extrémité de l'ellipse, ou une espèce de croissant, si, au contraire, il se trouve placé sur un des côtés. Le tissu ganglionnaire est ainsi peu à peu comprimé dans un sens ou dans un autre, et réduit à un très petit volume. La substance tuberculeuse adhère moins intimement dans ce cas au ganglion que lorsqu'il y a eu inflammation. Elle semble seulement interposée entre lui et la membrane péritonéale qui la recouvre.

Que les ganglions soient enflammés ou pâles et décolorés, que la matière tuberculeuse soit développée dans leur intérieur ou à leur surface seulement, elle est tantôt environnée d'une espèce de kyste plus ou moins distinct, et qu'on peut isoler facilement ; tantôt, au contraire, la couche du tissu cellulaire qui l'environne se confond avec le tissu même des ganglions, et est en partie en contact immédiat avec la membrane péritonéale qui lui sert de kyste. Lorsque l'affection tuberculeuse du mésentère existe depuis longtemps, et est portée à un très haut degré, les ganglions sont souvent complètement détruits, ou transformés en des masses de tubercules isolées ou agglomérées, de différente grosseur, depuis celle d'un pois jusqu'à celle d'un œuf ; on ne trouve plus alors aucune trace du tissu ganglionnaire. La matière tuberculeuse s'épanche quelquefois entre les lames du mésentère, et forme alors des plaques plus ou moins étendues, qu'on a prises pour des espèces d'abcès lorsque cette matière tuberculeuse était ramollie. Les véritables abcès entre les lames du mésentère sont très rares.

Les tubercules mésentériques passent par tous les états de dégénérescence qui sont propres à cette espèce de sécrétion morbide. Ils ont d'abord la consistance du marron cru, et sont alors d'un blanc mat, ou tirant sur l'opale, ou jaunâtres. Lorsque la matière tuberculeuse est peu abondante et comme infiltrée dans le tissu du ganglion, elle est quelquefois traversée par de petits vaisseaux capillaires très déliés, qui disparaissent à une époque plus avancée. On trouve dans la dernière période tous les degrés de ramollissement, depuis la pulpe de la châtaigne cuite jusqu'au pus très liquide et séreux. Il est rare cependant de trouver un pus très liquide dans les tubercules mésentériques, soit parce qu'il est en partie résorbé, soit parce que les malades succombent souvent avant que l'affection tuberculeuse soit arrivée à son dernier terme. On trouve quelquefois dans les tubercules mésentériques une matière sèche et plâtreuse, analogue à celle qu'on rencontre plus fréquemment dans les ganglions bronchiques tuberculeux.

A quelque degré que soient parvenus les tubercules mésentériques, le péritoine qui les recouvre plus ou moins immédiatement dans une certaine étendue est presque toujours sain, transparent, ou teint seulement d'une couleur ardoisée. Dans quelques cas cependant, il est rouge, enflammé et contracte même des points d'adhérence avec l'intestin. Ces adhérences peuvent donner lieu à des étranglements consécutifs, et, par suite, à des occlusions complètes de l'intestin, qui amènent promptement la mort, comme j'en ai vu des exemples.

Indépendamment de l'altération tuberculeuse, les ganglions dans le carreau sont parfois dégénérés, beaucoup plus gros que dans l'état sain ; leur tissu est gris pâle, presque entièrement décoloré, serré, lisse et résistant sous le scalpel ; mais il n'est ni aussi dense, ni aussi luisant et transparent que le squirrhe. Cette espèce d'induration est analogue à celle qu'on observe dans l'entéro-mésentérite, et paraît être le résultat d'une dégénérescence inflammatoire des ganglions ; car on l'observe de même dans les ganglions du cou, ceux des bronches et des autres parties du corps.

On observe quelquefois dans les ganglions mésentériques, et entre les lames du mésentère, du véritable squirrhe et de la matière cérébriforme, des kystes et des tumeurs de différente nature, qui peuvent, dans certains cas, être combinés avec des tubercules, et former ainsi des espèces de carreau composées : mais ces tumeurs compliquées ne se rencontrent presque jamais dans les enfants, chez lesquels le squirrhe et la matière cérébriforme sont assez rares.

La membrane muqueuse du canal intestinal est quelquefois rouge et évidemment enflammée dans le carreau, principalement vers la fin de l'intestin grêle, où les plaques et les cryptes muqueux sont le plus développés.

On y remarque aussi, dans certains cas, de petites ulcérations superficielles, arrondies, et des traces de cicatrices de ces ulcères, très reconnaissables à la manière dont la membrane muqueuse est grippée et ridée en forme d'étoile vers un point plus mince et plus obscur que les autres. Outre ces petites ulcérations, on en observe de profondes, qui envahissent toutes l'épaisseur des membranes muqueuses, celluleuses et musculeuses de l'intestin, jusqu'au péritoine, qui quelquefois même est ulcéré et perforé. Ces larges ulcérations sont disposées circulairement et parallèlement aux valvulves transversales de l'intestin iléum. Elles sont ordinairement garnies de bourgeons charnus, violets, saignants, au milieu desquels on retrouve quelquefois encore de petits tubercules arrondis, non suppurés, et qui adhèrent immédiatement à la face interne de la membrane péritonéale. Ces ulcérations se rencontrent très fréquemment dans le carreau ; on les observe sur plus de la moitié des individus qui sont affectés de cette maladie ; mais cependant elles ne sont pas essentiellement liées à l'altération tuberculeuse mésentérique, et n'en dépendent pas. La membrane muqueuse intestinale est souvent parfaitement saine dans toute l'étendue du canal intestinal, quoique les tubercules mésentériques soient très volumineux, et déjà en partie ramollis ; d'un autre côté, on les rencontre très fréquemment chez les phthisiques, quoique les glandes mésentériques ne soient souvent pas malades.

Après l'inflammation de la membrane muqueuse, du canal intestinal et des ulcères intestinaux, les altérations organiques abdominales les plus communes dans le carreau sont la rétraction, l'épaississement, l'induration des épiploons avec dégénérescence tuberculeuse, par suite d'épiploïtes, et la péritonite chronique tuberculeuse, qui est souvent prise pour l'affection tuberculeuse mésentérique elle-même, et souvent en effet se rencontre avec elle ; mais toutes ces lésions organiques ne peuvent être considérées comme le résultat de complications plus ou moins fréquentes des phlegmasies chroniques des organes abdominaux avec le carreau.

B. *Caractères physiologiques ou symptomatiques du carreau.* — L'anatomie pathologique nous a fait voir que les tubercules mésentériques se présentent sous deux états très distincts, qui doivent nécessairement avoir une influence très différente sur les organes abdominaux, et par suite sur les phénomènes vitaux qui en dépendent. Ou les tubercules sont dépourvus de toute espèce d'inflammation des parties environnantes, ou ils s'accompagnent d'une véritable phlegmasie des ganglions et quelquefois même d'une portion de la membrane muqueuse du canal intestinal et du péritoine vers les parties correspondantes aux ganglions malades. Dans le premier cas, ils sont indolents ; dans le second, ils sont ordinairement douloureux.

Le carreau indolent ne s'annonce par aucun symptôme ; les individus affectés de ces sortes de tubercules mésentériques occultes n'éprouvent aucune espèce d'altération dans leurs fonctions, à moins que d'autres maladies ne surviennent et n'y portent le trouble. Tout le monde connaît l'exemple de ce nègre dont parle Ingrassias, et qui a été rapporté par Morgagni : il

paraissait jouir d'une très bonne santé, lorsqu'il fut condamné à être pendu. A l'ouverture du cadavre on trouva soixante tumeurs strumeuses dans le mésentère, et à peu près autant à la surface des intestins ; elles étaient de la grosseur d'un pois jusqu'à celle d'un œuf de poule. Elles contenaient tantôt une matière liquide et muqueuse, tantôt une matière solide et gypseuse. Il est difficile de ne pas reconnaître ici une affection tuberculeuse mésentérique. Mais quand ce fait et celui qui est rapporté par Bennevius pourraient paraître douteux par rapport à la nature de l'altération tuberculeuse, Bayle nous en a laissé un qui est incontestable. Il rapporte, dans son *Mémoire sur les tubercules*, l'observation d'une petite fille de cinq ans, qui jouissait de la santé la plus florissante lorsqu'elle tomba dans le feu, et mourut cinq heures après, par suite des effets de la brûlure. On trouva, en ouvrant son cadavre, que tous les organes étaient parfaitement sains, qu'elle était très grasse, et que le mésentère lui-même, chargé de graisse, renfermait douze tubercules en partie suppurés, de différent volume, depuis la grosseur d'un pois jusqu'à celle d'une petite noix. J'ai vu plusieurs fois des tubercules mésentériques indolents chez des enfants qui succombaient à des maladies aiguës, et chez lesquels rien n'avait pu faire soupçonner cette maladie pendant la vie. Les exemples de tubercules pulmonaires indolents sont certainement beaucoup plus communs ; mais il n'en est pas moins constant que les tubercules mésentériques peuvent arriver jusqu'au dernier degré de ramollissement sans altérer notablement la santé, et sans se manifester par aucune douleur, ni aucun signe remarquable Les individus qui en sont atteints conservent leur appétit et leur embonpoint, et ce fait est aussi important à connaître sous le rapport de la physiologie que de la pathologie ; car il prouve que les ganglions mésentériques ne sont pas la seule voie par laquelle le chyle puisse passer dans le sang, et confirme indirectement l'absorption veineuse, qui est constatée d'ailleurs par des expériences et des observations positives.

C'est au carreau inflammatoire qu'il faut rapporter presque tout ce que les auteurs ont écrit sur cette maladie, puisque le carreau indolent ne peut être reconnu que par les ouvertures de cadavres ; mais la distinction du carreau inflammatoire est tout aussi difficile et aussi obscure dans l'origine que celle de l'espèce précédente ; et, quoi qu'en disent les auteurs qui, de nos jours, ont presque tous copié l'ouvrage de Baumes, les signes auxquels on prétend le reconnaître sont, pour la plupart, ou incertains ou douteux. On peut toutefois, par rapport aux symptômes du carreau inflammatoire, admettre deux périodes différentes. Dans la première, les tubercules ne sont pas assez volumineux pour être reconnus par le toucher, et alors les symptômes sont plus ou moins douteux. Dans la seconde période, le toucher fournit un caractère positif ; il ne peut plus y avoir de doute. Les caractères assignés par les auteurs au premier degré du carreau sont l'intumescence du ventre, les vomissements glaireux, la diarrhée alternant avec la constipation, la dyspepsie et les irrégularités dans les fonctions digestives, l'urine lactescente, l'odeur acide de la transpiration, la pâleur de la face, la

couleur livide et cernée au-dessous de la paupière inférieure, etc. Le volume
du ventre, d'après lequel le vulgaire prononce hardiment sur l'existence
du carreau dans les enfants, surtout quand la maigreur des extrémités
et la pâleur de la face se réunissent à ce caractère, est absolument insigni-
fiant ; la plupart des enfants, jusqu'à l'âge de trois ou quatre ans, ont le
ventre volumineux ; leur canal intestinal est proportionnellement plus long
que chez l'adulte ; il se rapproche davantage, à cet égard, du fœtus. Le colon
a surtout beaucoup d'étendue ; le colon gauche, qui n'est presque jamais à
gauche chez les jeunes enfants, décrit un grand arc à droite, et remonte
jusque dans l'épigastre. Lorsque les enfants ont le canal intestinal faible
et les digestions difficiles, les intestins sont souvent distendus par des gaz ;
le ventre est presque toujours ballonné et résonne comme un tambour.
Cette disposition est d'autant plus remarquable chez les enfants faibles, dont
la poitrine est étroite et se développe mal, que le foie est alors plus volumineux, et contribue encore à refouler le paquet intestinal. Les enfants rachitiques sont tous affectés de cette sorte de physconie, et très peu cependant
présentent des tubercules mésentériques. Je n'ai pas même remarqué, quoi
qu'on en ait dit, que ces enfants à gros ventre y fussent plus exposés que
les autres. Ils sont bien plus souvent affectés de flux diarrhéiques et surtout
de cette diarrhée glaireuse et sanguinolente qui dépend ordinairement d'une
cœco-colite, maladie si commune chez les jeunes enfants, qu'on peut affirmer que le cinquième au moins de ceux qui succombent depuis la naissance jusqu'à l'âge de cinq ou six ans, est atteint de cette affection, soit
seule, soit compliquée avec d'autres. L'intumescence du ventre se rencontre donc comme une disposition naturelle chez les enfants rachitiques et
faibles, et n'est point du tout particulière au premier degré du carreau. On
l'observe aussi dans plusieurs phlegmasies et irritations du canal intestinal,
et tout aussi fréquemment que dans le carreau ; elle n'est pas même à beaucoup près constante dans cette dernière maladie. J'ai vu plusieurs fois des
tubercules mésentériques à des degrés différents, sans aucune distension du
ventre, chez de jeunes enfants, et je ne l'ai jamais rencontrée dans le carreau chez les adultes, à moins que la maladie ne fût suivie d'épanchement
ou compliquée de péritonite.

Les vomissements et la diarrhée, qui ont été donnés comme un des caractères du carreau, sont souvent sympathiques du travail de la dentition, ou
dépendent d'une entérite ou d'une péritonite chronique ou d'ulcères intestinaux. Je n'ai jamais observé que les enfants affectés du carreau fussent
particulièrement sujets aux vomissements dans aucun temps de la maladie,
à moins qu'elle ne fût compliquée avec d'autres affections du ventre. La
dyspepsie et les irrégularités des fonctions digestives ne sont pas des caractères plus constants ; on retrouve ces symptômes, non seulement dans la
plupart des affections abdominales, mais aussi dans plusieurs maladies des
poitrine.

La couleur grise ou argileuse des matières fécales se rencontre également
dans les entérites chroniques, qu'on peut facilement confondre d'abord

avec le carreau au premier degré. La nature des matières intestinales, surtout chez les très jeunes enfants, est extrêmement variable : elles sont tantôt sèches, solides, liquides, séreuses ou muqueuses, grasses et tenaces comme de l'argile ; tantôt elles sont noires, brunes, bleuâtres, jaunes, blanches, grises, vertes, sanguinolentes. On retrouve alternativement toutes ces différences dans le cours d'une seule même et entérite, et quelquefois on en observe plusieurs réunies et en même temps dans le trajet du canal intestinal ; et ce qu'il y a de remarquable, c'est que souvent les nuances dans la consistance et la couleur se succèdent brusquement dans l'intestin, sans se fondre de l'un à l'autre par des degrés insensibles. Les caractères des matières fécales, qu'il faut toujours examiner avec un grand soin, parce qu'ils fournissent des signes certains pour reconnaître quelques phlegmasies, sont absolument nuls pour le carreau.

Quant à la couleur laiteuse des urines, à laquelle on a attaché une très grande importance dans plusieurs maladies des enfants, elle se retrouve toutes les fois que les urines sont peu abondantes, et séjournent longtemps dans la vessie, parce qu'alors elles sont très chargées de phosphate calcaire.

Je n'insisterai pas sur le peu de fondement des autres caractères assignés au carreau, tels que la tristesse, la pâleur de la coroncule lacrymale, l'odeur acide de la transpiration ; ils sont encore plus insignifiants que les autres.

Il en résulte que les symptômes qu'on a donnés comme caractéristiques du carreau au premier degré appartiennent en même temps à plusieurs maladies du ventre, et ne peuvent servir à le faire distinguer par eux-mêmes. On ne peut espérer de déterminer la présence des tubercules mésentériques qu'en comparant entre eux les caractères des maladies abdominales qu'on peut confondre avec le carreau, et en arrivant par la voie d'exclusion à des espèces de caractères négatifs.

Quand le malade affecté du carreau au premier degré est d'âge à exprimer ce qu'il éprouve, il se plaint presque continuellement de douleurs dont il rapporte le siège au milieu du ventre, mais qui ne sont jamais aiguës et analogues aux coliques, à moins que le carreau ne s'accompagne d'entérite ou d'ulcères intestinaux. La douleur augmente lorsqu'on exerce une pression un peu forte, d'arrière en avant, vers les vertèbres lombaires. Cette douleur n'est point superficielle et accompagnée d'une tension remarquable du ventre, de vomissements et de matité, comme dans la péritonite chronique, ou d'une diarrhée de matières grises et jaunâtres avec altération particulière des traits de la face, comme dans les ulcères intestinaux. Ces douleurs persistent souvent très longtemps, et quelquefois même plusieurs années, sans offrir d'autres caractères plus remarquables. Elle reviennent plus particulièrement au printemps et en automne, époques auxquelles les affections tuberculeuses s'exaspèrent et s'enflamment. Elles se dissipent presque constamment pendant les chaleurs de l'été. Quant aux matières fécales, elles sont plus ou moins liquides et diversement colorées mais jamais glaireuses et sanguinolentes, comme dans la cœco-colite et la dysenterie.

Jusqu'ici tous les caractères que nous venons d'indiquer conviennent à

peu près également à l'inflammation chronique de l'intestin grêle et à la mésentérique tuberculeuse, qu'il est d'ailleurs presque toujours impossible de
distinguer, parce que ces deux maladies, qui se trouvent le plus souvent réunies, présentent des caractères communs et semblables. Voici seulement les
légères différences qu'on peut établir pour les distinguer l'une de l'autre
quand elles se rencontrent séparément. Les plus petits écarts de régime
dans l'entérite chronique déterminent presque toujours de la diarrhée et
un peu plus de douleur abdominale à la pression, tandis que les courses,
les sauts, les hoquets ne produisent point cet effet. Dans les tubercules
mésentériques inflammatoires, au contraire, les secousses violentes impri-
mées au ventre augmentent la douleur, tandis que la distension des intestins par les aliments ne l'aggrave pas d'une manière remarquable. Peut-être
même le mésentère est-il moins douloureux à la pression lorsque le canal
intestinal est plein.

Quant aux symptômes généraux du carreau au premier degré, ils sont
peu remarquables ; mais comme presque toujours cette maladie se complique avec quelques autres, il est alors impossible d'isoler les symptômes qui
sont propres au carreau de ceux qui appartiennent aux maladies qui l'accompagnent ordinairement. Ainsi, la toux, la fièvre, l'amaigrissement, ne dépendent point de la mésentérite tuberculeuse, mais de la liaison de cette maladie
avec d'autres souvent plus graves, telles que la phthisie pulmonaire. Nous
avons vu, en effet, en parlant du *carreau indolent*, que, lorsque tous les
autres organes sont sains, le mésentère peut être farci de tubercules ramollis, sans que la santé en soit altérée. Il est donc vraisemblable que le carreau seul et sans complication entraînerait des accidents moins funestes,
et que peut-être même il serait rarement mortel par lui-même ; mais il
échappe dans cet état à l'observation des médecins ; le hasard seul peut
le leur offrir, parce que les individus affectés de cette altération organique
n'en éprouvent alors aucune incommodité, et ne réclament point les secours de l'art.

Nous admettons un second et dernier degré du carreau, qu'il est facile
de reconnaître, dès que l'affection tuberculeuse est assez développée pour
être palpée et distincte au toucher. Dans cette période, le ventre est constamment affaissé, à moins qu'il n'y ait en même temps péritonite chronique ou commencement d'épanchement dans le ventre ; mais, excepté dans
ce cas seulement, on sent presque toujours, en palpant le ventre avec soin,
des corps durs, arrondis, bosselés, placés profondément vers la partie
moyenne du ventre. On ne pourrait confondre ces tumeurs arrondies qu'avec
des scybales, et cette méprise a eu lieu quelquefois chez des sujets très
maigres et très constipés ; mais les tubercules, même les plus indolents,
sont toujours douloureux à la pression lorsqu'ils ont acquis un certain
volume ; les scybales, au contraire, ne causent jamais de douleur ; leur
position différente pourrait encore servir à les distinguer. Les tubercules occupent ordinairement les régions ilio-cœcale et ombilicale ; les scybales se
trouvent ordinairement dans la fosse iliaque gauche, ou dans la région

hypogastrique. Chez les très jeunes enfants cependant on peut aussi rencontrer des scybales vers la région ombilicale, à cause de l'étendue de l'arc du colon descendant. Cette méprise, facile à reconnaître, ne pourrait au reste arriver que très rarement, parce que la diarrhée accompagne presque toujours la dernière période du carreau.

Les symptômes généraux qu'on a assignés au dernier degré du carreau sont ceux de la fièvre hectique, de suppuration, avec amaigrissement, bouffissure des extrémités, et épanchement dans le ventre et les autres cavités ; mais tous ces symptômes ne sont point particuliers au carreau : ils se rencontrent dans une foule d'autres affections pulmonaires et intestinales, qui sont le cortège ordinaire des tubercules mésentériques. Tout ce qu'on a dit sur le danger et l'incurabilité du carreau dépend évidemment des maladies qui l'accompagnent. Je n'ai pas connaissance d'un seul cas dans lequel un enfant ait succombé au carreau seulement : tous ceux que j'ai vus périr avec cette maladie en avaient d'autres qui étaient mortelles par elles-mêmes. Le carreau était compliqué de maladies aiguës ou chroniques ; et parmi les dernières, les plus communes étaient la péritonite chronique avec ou sans tubercules sous-péritonéaux, les ulcères intestinaux, et surtout la phthisie pulmonaire tuberculeuse. Cette dernière maladie surtout se rencontre si souvent avec le carreau, que l'affection mésentérique semble n'en être qu'une sorte de dépendance. Dans les quatre observations de carreau rapportées par Baumes, et dans lesquelles on a fait l'ouverture du cadavre, il est à remarquer qu'on a reconnu sur trois d'entre elles des tubercules ou des foyers de suppuration dans les poumons ; et, dans la quatrième, l'examen a été fait si superficiellement, qu'on ne dit pas dans quel état étaient les organes de la respiration ; mais, en supposant qu'ils fussent sains, il s'ensuivrait toujours que, sur quatre enfants morts du carreau, trois avaient les poumons malades. Le résultat de mes observations à l'hôpital des Enfants m'a fourni une proportion bien plus considérable. J'ai trouvé des tubercules bronchiques ou pulmonaires sur les cinq sixièmes des enfants affectés du carreau ; de sorte qu'à quelques exceptions près, dans lesquelles le ventre seul est malade, on peut assurer que la plupart des individus qui succombent au carreau sont atteints en même temps de phthisie pulmonaire tuberculeuse ; les autres succombent à quelques maladies aiguës, ou à une péritonite chronique, ou à des ulcères intestinaux.

Il résulte de cette discussion sur les caractères physiologiques du carreau, que presque tous les symptômes qu'on a assignés jusqu'à ce jour à cette maladie ne lui appartiennent réellement pas, mais dépendent de plusieurs autres affections du ventre, avec lesquelles on la confond souvent, parce qu'elles l'accompagnent ordinairement et marchent avec elle. Le seul symptôme pathognomonique, le seul caractère positif auquel on puisse reconnaître le carreau dans son dernier degré seulement, est le toucher des tubercules ; tous les autres sont plus ou moins douteux, et masqués par ceux des maladies avec lesquelles il se complique. Le carreau est donc une de ces altérations organiques qui appartiennent presque exclusivement au domaine de l'anatomie pathologique : aussi ai-je par cette raison exposé d'abord ses caractères anatomiques. Il ne forme, dans la nosographie, qu'un genre purement artificiel, auquel il m'est impossible, au moins quant à présent, d'assigner des caractères physiologiques distincts de ceux des maladies avec lesquelles il se trouve presque toujours compliqué.

Causes du carreau. — On peut les distinguer en causes éloignées et primitives, et en causes prochaines ou secondaires : les unes sont prédisposantes, les autres sont efficientes. Tout ce qu'on a écrit et répété littéralement dans les ouvrages de médecine sur les causes éloignées du carreau se ressent beaucoup du jargon des écoles. On a attribué une grande influence à la mauvaise qualité de l'allaitement artificiel ou même naturel, et, dans un âge plus avancé, à une nourriture trop abondante et indigeste. Je ne suis pas éloigné de croire qu'une mauvaise alimentation, qu'un régime malsain, aient pu favoriser, dans beaucoup de cas, le développement des affections tuberculeuses mésentériques ; mais je ne les considère que comme des causes très secondaires. Peut-on en effet se refuser à croire qu'il n'existe pas de causes antécédentes et primitives, quand on voit les tubercules mésentériques se développer chez les fœtus et les vieillards, sur l'enfant bien soigné et pourvu d'une nourriture très saine, comme chez l'enfant indigent et qui manque des choses les plus nécessaires, et enfin, dans toutes les espèces d'animaux domestiques que l'homme rapproche de lui dans l'état de civilisation ? Il faut donc s'arrêter d'abord à des causes plus générales et d'un ordre plus élevé, et ce sont celles sans doute qui donnent naissance à l'affection tuberculeuse en général, et par conséquent aux tubercules mésentériques, comme à ceux de tous les autres organes.

En admettant toutefois un vice tuberculeux primitif, dont l'existence me paraît confirmée par les observations de tous les temps, et qui est, à mon avis, la cause première de toutes les affections strumeuses, je suis loin néanmoins de révoquer en doute les effets des causes secondaires, qui peuvent favoriser le développement de ces germes cachés dans le mésentère comme ailleurs. Indépendamment de l'influence de la mauvaise alimentation, toutes les causes débilitantes et irritantes pour les organes abdominaux peuvent provoquer le développement des tubercules mésentériques : parmi ces causes, qui ont une action très directe, l'influence du froid, et surtout du froid humide, la dépuration incomplète des maladies cutanées aiguës, comme celles de la variole, de la rougeole et de la scarlatine ; les répercussions de toutes ces maladies aiguës, et les rétrocessions de la plupart des maladies cutanées chroniques, si communes dans l'enfance, me paraissent être les causes efficientes les plus efficaces, en ce qu'elles déterminent plusieurs sortes de phlegmasies des organes abdominaux, et particulièrement des affections catarrhales de l'intestin. Ces phlegmasies intestinales répétées affaiblissent les organes, et doivent favoriser la production des tubercules mésentériques, comme toutes les causes débilitantes ; de même que nous voyons les tubercules pulmonaires et bron-

chiques se développer assez souvent à la suite des catarrhes bronchiques
et pulmonaires répétés, quoiqu'on ne puisse cependant pas considérer ces
phlegmasies comme la cause directe des tubercules, puisqu'on en rencontre
souvent dans le mésentère et dans beaucoup d'autres organes sans aucun
indice de phlegmasie antérieure ou concomittante.

Traitement du carreau. — Pour les praticiens qui voient le carreau dans
l'intumescence du ventre avec dyspepsie, flactuosité, diarrhée et constipation
alternative, accompaguée d'amaigrissement des extrémités, rien n'est plus
facile sans doute que de guérir cette maladie, qu'on regarde alors comme
étant au premier degré. Ces symptômes, qui dépendent tantôt d'un simple
embarras intestinal, tantôt d'une entérite ou d'une péritonite chronique commençante, tantôt seulement du relàchement du canal, peuvent cesser plus
ou moins promptement sous l'influence de méthodes curatives opposées :
les évacuants, les antiphlogistiques, les toniques, et toutes les préparations
pharmaceutiques les plus composées, peuvent réussir plus ou moins bien
suivant les cas ; chacun s'applaudit de ses succès et de sa manière de voir ;
et quand le malade guérit, même malgré les fautes du médecin (ce qui
arrive heureusement encore assez souvent), chacun a raison, peu importe
le nom qu'on donne à la maladie. Mais si l'on ne veut traiter le carreau que
là où il est réellement, pour tout homme qui cherche à se rendre compte
de ce qu'il fait, la chose est bien loin d'être aussi facile.

Toutes les fois que le carreau est bien constaté, et il ne peut l'être réellement que par le toucher, il est ordinairement mortel, non pas, comme on
l'avait cru, à cause des accidents qui dépendent du carreau lui-même, mais
de ceux qui sont une suite nécessaire des maladies qui le compliquent. Tous
les individus qui ont guéri de maladies intestinales qu'on a supposées appartenir au carreau au premier degré, étaient dans un état trop douteux
pour qu'on puisse en tirer aucune conséquence rigoureuse relative au traitement. Je n'ai donc rien à dire de positif sur les moyens qui peuvent être
utiles dans cette maladie.

Cependant si le carreau indolent était assez avancé pour être reconnu par
le toucher, et n'était compliqué d'ailleurs avec aucune autre maladie
comme dans les exemples que nous avons cités, il serait possible peut-être
de tenter alors les moyens résolutifs qu'on emploie dans les tumeurs strumeuses en général, et en particulier ceux qui ont été tant vantés par les
auteurs dans l'affection strumeuse du mésentère, tels que l'extrait de ciguë
l'acétate de potasse, le proto-chlorure de mercure, les frictions mercurielles,
les préparations iodées à l'intérieur et à l'extérieur ; les oxydes ferrugineux
seuls ou associés avec la rhubarbe ou des extraits amers, l'hydrochlorate
d'ammoniaque et de fer. Henke, d'après Goelis, vante beaucoup une poudre
proposée par Kaimpf, et composée : 1° de parties égales de baies de laurier
privées de leur âcreté par la torréfaction dans la mie de pain ; 2° de poudre
de noix muscade ; 3° de corne de cerf calcinée ; 4° de deux parties
de poudre de réglisse. On donne ces poudres à la dose de deux cuillerées à
café par jour. Je n'ai jamais employé cette composition, assez bizarre, sur

laquelle je compte beaucoup moins que sur les précédentes. Il faut dans cette affection tuberculeuse, comme dans toutes les autres, employer les bains sulfureux, iodés, et surtout les bains de mer, si justement recommandés par Russel, dans le premier degré de son *Tabes glandularis*. Ces moyens doivent être principalement secondés par le régime qui convient aux autres affections tuberculeuses. J'ai vu des effets très remarquables de l'usage de ces moyens réunis dans les affections évidemment tuberculeuses du péritoine : pourquoi la résolution des tubercules mésentériques, qui occupent des organes doués de peu de sensibilité, et dont les fonctions ne paraissent pas, quoi qu'on en ait dit, aussi nécessaires à la conservation de la vie, ne pourrait-elle s'opérer de la même manière ?

Dès qu'il est possible de reconnaître le carreau inflammatoire, ou la mésentérite tuberculeuse, et de la distinguer des autres maladies du ventre, il n'est ordinairement pas possible d'y porter remède. Le poumon est presque toujours déjà malade depuis longtemps. Le foie, la rate et tout le tissu cellulaire sous-péritonéal sont souvent envahis par des tubercules. Le malade est tourmenté d'une fièvre hectique ; on dit alors que le carreau est au troisième degré ; tous les moyens prétendus résolutifs seraient incendiaires et dangereux ; ils accéléreraient la mort du malade. Le médecin est réduit au triste rôle d'employer le traitement palliatif, qui convient au dernier degré de la phthisie pulmonaire, ou de la péritonite tuberculeuse, ou des ulcères intestinaux.

Il n'est cependant pas impossible de rencontrer des exemples de carreau inflammatoire sans aucune complication de phthisie pulmonaire : dans ce cas, le médecin, après avoir combattu les symptômes inflammatoires par les antiphlogistiques, les bains tièdes et la diète, comme dans une mésentérite simple, devrait alors, la douleur, la diarrhée, la fièvre et tous les signes d'irritation ayant cessé, traiter cette maladie comme un carreau indolent ; mais il est souvent nécessaire, dans ce cas, de revenir aux antiphlogistiques après avoir essayé les résolutifs, et d'alterner ainsi les moyens thérapeutiques pour arriver à une cure radicale du carreau.

DYSENTERIE

(De δὺς difficilement et de ἔντερον, intestin. *Tormina* (Celse) ; *Rhumatismus intestinorum cum ulcere* (Cœlius Aurelianus); *Fluxus cruentus cum tenesmo ; Difficultas intestinorum, etc.* de quelques auteurs latins.)

On donne généralement le nom de dysenterie à une des formes de l'entérite, dont les symptômes particuliers sont le besoin répété ou même presque continuel d'aller à la selle, des douleurs cuisantes et une chaleur vive au-dessus de l'anus, qui augmentent, dans les efforts, l'excrétion fréquente, laborieuse de mucus sanguinolent, quelquefois vitré, de sérosité rougeâtre, rendus presque toujours en petite quantité à la fois.

La dysenterie se montre le plus ordinairement d'une manière aiguë ; il est plus rare de la voir se prolonger sous forme chronique, et presque toujours, alors, elle est due à la présence d'ulcérations dans les intestins.

La dysenterie aiguë reconnaît un assez grand nombre de causes qui n'ont pas toutes, à beaucoup près, une influence également certaine et également active dans son développement. Quelques-unes agissent directement sur le canal intestinal lui-même, qui est le siège de la maladie : tels sont les aliments de mauvaise qualité, les fruits qui n'ont pas atteint la maturité, l'abus même des fruits mûrs, le pain mal cuit, ou préparé avec des grains déjà corrompus, les viandes à demi putréfiées, peut-être aussi les eaux stagnantes et bourbeuses. L'action de ces causes paraît surtout avoir été manifeste dans ces épidémies qui déciment les armées : ainsi l'usage du raisin vert fut la cause de la dysenterie qui, en 1792, moissonna l'armée prussienne en Champagne ; ainsi l'abus des oranges, des citrons et des fruits du Midi, amena des dysenteries assez graves parmi nos soldats qui traversaient, en 1830, la Provence, pour aller à la conquête d'Alger. Quant à la dysenterie sporadique, on l'a vue déterminée chez les individus faibles ou convalescents, par une simple erreur de régime, ou l'usage de quelque aliment indigeste, tel que la chair de porc, les œufs de poisson, le foie de la plupart des animaux, les graines enveloppées de leur épiderme. On doit joindre à ces causes la présence, dans le conduit intestinal, de corps étrangers qui l'irritent. Morgagni rapporte l'observation fort curieuse d'un individu qui, ayant mangé, au mois de juin, une grande quantité de pois, fut pris en octobre d'une dysenterie qui se prolongea jusqu'au commencement de décembre, époque à laquelle ce malade rendit par les selles environ deux livres de pois entiers. Il faut encore ranger parmi les causes les plus actives de la dysenterie, l'abus des purgatifs drastiques, des élixirs aloétiques, des liqueurs alcooliques et même des vins de toute espèce, et surtout de ceux qui sont ou très généreux ou mal fermentés, toutes substances manifestement propres à produire sur la membrane muqueuse des intestins une irritation inflammatoire.

Les émanations putrides qui s'élèvent des substances animales corrompues, sont encore une des causes qui produisent fréquemment la dysenterie. Pringle a rapporté le fait d'un individu qui fut atteint de cette affection après avoir flairé un flacon dans lequel était du sang putréfié. Parmi les médecins qui cultivent l'anatomie pathologique, il n'en est peut-être aucun qui n'ait vu quelquefois la dysenterie survenir chez plusieurs des personnes qui avaient assisté ou coopéré à l'ouverture d'un cadavre très infect. L'un de nous a vu en particulier cette maladie se développer dans l'espace de quelques heures chez plusieurs élèves qui avaient ouvert le corps d'un individu asphyxié dans une fosse d'aisance. Un médecin chargé de faire inhumer un grand nombre de cadavres restés depuis plusieurs jours sans sépulture, fut pris immédiatement après d'une dysenterie très intense. M. Desgenettes, lors de son séjour au Caire, fut, ainsi qu'un grand nombre d'autres personnes, attaqué de cette affection pour s'être exposé aux émanations qui se dégageaient de la peau putréfiée d'un énorme cerf (*Dictionnaire des sciences médicales*, t. x, pag. 333). Les faits de ce genre sont si fréquents, qu'il est inutile d'en multiplier ici le nombre. Mais de quelle manière agissent, dans la production de la dysenterie, les miasmes qui se dégagent des substances animales en putréfaction? Sont-ils portés avec la salive dans le conduit digestif, et mis en contact immédiat avec sa membrane interne? ou bien sont-ils absorbés par la membrane des voies aériennes? Portent-ils seulement leur action sur le système nerveux, sur les nerfs olfactifs particulièrement, et ces nerfs la transmettent-ils sympathiquement à ceux des intestins? Ces questions sont du nombre de celles qu'il n'est pas encore possible de résoudre d'une manière précise. Nous devons seulement faire remarquer ici que les personnes exposées à l'action de ces miasmes éprouvent, en même temps que la sensation d'une odeur très infecte, une impression désagréable dans la bouche, et bientôt après du malaise à l'épigastre, quelques nausées, des mouvements et des borborygmes dans le ventre, phénomènes qui semblent marquer le trajet d'un agent morbifique porté successivement dans ces diverses parties.

L'impression du froid humide sur le corps a été indiquée par quelques médecins, et par Pringle surtout, comme une cause presque spécifique de la dysenterie. Il a principalement fondé cette opinion sur un fait dont il fut témoin à la bataille de Dettingue. L'armée française fut exposée à une pluie abondante, et les soldats conservèrent pendant toute la nuit leurs vêtements mouillés. Un grand nombre d'entre eux furent atteints de la dysenterie, tandis qu'un corps de réserve qui se trouvait à quelque distance, et qui n'avait pas été soumis à la même cause, en fut exempt. Mais le froid humide, qui peut produire beaucoup d'autres affections, n'est en général qu'une cause occasionnelle qui exige toujours le concours d'une autre cause plus active, ou tout au moins d'une prédisposition spéciale.

Aucun âge, aucun sexe, aucun tempérament n'est à l'abri de cette affection, aucun n'y prédispose d'une manière manifeste. Si elle est plus commune parmi les hommes que parmi les femmes, et dans l'âge adulte qu'aux autres époques de la vie, c'est que les individus qui sont dans ces conditions s'exposent davantage à l'action des causes propres à la produire. Dans les armées, la dysenterie attaque plus généralement les recrues que les soldats aguerris, parce que l'habitude a émoussé chez ceux-ci l'influence qu'exercent chez ceux-là les conditions inséparables de la vie des champs.

L'habitation dans les lieux bas et marécageux est généralement considérée comme une cause propre à produire la dysenterie, qui est quelquefois endémique ; néanmoins il faut remarquer que la dysenterie règne moins parmi ceux qui habitent continuellement ces lieux, et qui y sont nés, que parmi les étrangers qui y séjournent quelque temps : c'est du moins ce qu'on observe dans la Nouvelle-Hollande et dans plusieurs parties de l'Amérique.

La dysenterie sporadique peut se montrer dans toutes les saisons, sous l'influence des causes précitées, et même sans cause manifeste. La dysenterie épidémique règne communément en été et en automne, surtout lorsque la température a été longtemps chaude et humide, et lorsqu'à des jours brûlants succèdent des nuits très froides. Ces conditions atmosphériques ont été indiquées par les praticiens qui ont observé ces épidémies, comme les principales causes auxquelles on dût les attribuer. Sur cinquante principales épidémies en Europe, dont l'histoire est consignée dans l'ouvrage d'Ozanam, trente-six ont régné en été, douze en automne, une en hiver et une au printemps. Sur 13,900 individus atteints de dysenterie au Bengale, de 1820 à 1825, le docteur Annesley a trouvé qu'il y en avait eu 1,400 pendant la saison froide, 4,500 pendant la saison chaude et sèche, et 7,000 pendant la saison chaude et humide (Andral, *Dict. de méd. et de chirur. prat.*, t. VII, p. 405).

Quelques médecins ont accordé aussi à l'accumulation du fluide électrique, et à une prétendue décomposition de l'eau dans l'atmosphère, une certaine part dans le développement de ces épidémies. De ces deux dernières suppositions, l'une est purement gratuite, l'autre est en opposition avec les lois de la chimie. Dans presque toutes les épidémies observées, soit dans les camps, dans les vaisseaux et les prisons, soit même (ce qui est plus rare) dans des provinces entières, les conditions atmosphériques n'ont été vraisemblablement que des causes accessoires ; l'introduction dans les voies digestives d'aliments de mauvaise qualité a été la cause la plus énergique, et surtout la moins incertaine.

Le climat n'est pas non plus sans influence sur la manifestation de la dysenterie. Cette affection est infiniment plus intense et plus meurtrière dans les pays chauds que dans les contrées septentrionales. En Égypte, où elle est endémique, et où elle alterne avec l'ophthalmie, en Amérique, dans le

Maryland, aux Antilles, dans les contrées équatoriales, elle est mortelle aux étrangers, tandis qu'elle épargne les indigènes. Tous les médecins anglais qui ont écrit d'après leurs propres observations sur les maladies des pays chauds, ont parlé de la dysenterie comme d'une affection qui frappait les Européens, plus ou moins longtemps après leur arrivée dans les pays voisins de l'équateur, et qui sévissait sur eux bien plus cruellement que sur les indigènes (Andral, *loc. cit.*).

Il ne faut pas oublier parmi les causes de la dysenterie épidémique les fatigues excessives, les marches forcées, les nuits longues et fraîches passées au bivouac, et surtout les souffrances morales, l'inquiétude, le découragement qui suit les défaites, la nostalgie qui prend au cœur les jeunes soldats dans les expéditions lointaines. Certes ils mouraient plus du mal du pays que de faim et de misère, ces qaatre cents Français de l'armée d'Égypte, qui, exténués par la dysenterie, furent embarqués expirants dans le port d'Alexandrie, et qui semblèrent revivre à mesure que le vaisseau les rapprochait de la terre natale (*Dictionnaire des sciences médicales*, t. x, p. 325). Mais tout en reconnaissant la valeur plus ou moins réelle de toutes ces causes, il faut aussi se hâter d'ajouter que, dans le plus grand nombre des cas, l'influence sous laquelle se développent ces épidémies, échappe presque complètement à nos moyens d'investigation ; souvent elles se montrent terribles, sans qu'il soit possible de se rendre compte de leur apparition, ni d'expliquer leur danger plus grand. Telle fut la cruelle épidémie dont parle Fernel (*De abditis rerum causis*), qui ravagea, en 1538, l'Europe tout entière, sans que les victimes du fléau pussent en découvrir la source, ni autour d'eux, ni au-dessus ni au-dessous.

Si l'on se rappelle toutes les causes que nous venons d'énumérer, et si l'on réfléchit en même temps combien les armées sont soumises à l'influence, tantôt d'une seule, tantôt de plusieurs réunies, l'on s'étonnera moins de la fréquence de la dysenterie et du nombre considérable d'épidémies dysentériques que nous trouvons consignées dans les auteurs. Cette maladie est une des plus désastreuses : connue dès la plus haute antiquité, observée et décrite par Hippocrate, Galien, Arétée, Celse, elle a traversé la suite des siècles pour arriver jusqu'à nous, presque toujours la même depuis le temps où elle faisait périr les Hébreux lors de la fuite d'Égypte, jusqu'à l'époque où elle décima les armées françaises en Italie et en Allemagne. L'histoire de la médecine est pleine de ces épidémies ; nous *nous bornerons* à noter les plus remarquables d'après Ozanam (*Hist. méd. gén. et part. des malad. épid.*, etc., t. iv, p, 90 et suiv.)

« Grégoire de Tours rapporte qu'en l'an 534, sous le règne de Childebert, il se manifesta dans toutes les Gaules une dysenterie des plus terribles, compliquée de fièvre, de vomissements et de douleurs de reins. »

« Henri V, roi d'Angleterre, perdit, en 1417, les trois quarts de son armée par la dysenterie, après avoir gagné la fameuse bataille d'Azincourt. »

« Après l'été de 1583, remarquable par sa chaleur et sa sécheresse,

Camérarius raconte que l'Allemagne fut désolée par une dysenterie maligne qui sévit principalement contre les enfants. »

« Zacutus Lusitanus parle d'une dysenterie contagieuse qui se manifesta, en 1600, à Lisbonne, et y fit un grand nombre de victimes. »

« A Lyon, en 1607, 1624 et 1625, une épidémie de dysenterie, qui fut aussi regardée comme contagieuse, attaqua surtout les enfants et les vieillards ; le hoquet et la suppression subite du flux de ventre étaient mortels. »

« On trouve dans Sennert (*Méd. prat.*, liv. III) l'histoire d'une dysenterie qui régna épidémiquement dans toute l'Allemagne, depuis le mois de mai 1625 jusqu'à l'automne suivant. Les émollients et les purgatifs doux furent les remèdes les plus efficaces. »

« L'année suivante, à la suite d'un printemps chaud et pluvieux, et d'un été sec et brûlant, la même affection se manifesta à Francfort-sur-le-Mein et dans les environs, plus terrible, dit Hoffmann, dans les lieux secs et montueux que dans les plaines humides. Elle parut contagieuse. »

« Dans une épidémie fort grave qui sévit en 1635, dans le Brabant-Hollandais, et dont a parlé Diemerbroëck, la rhubarbe et la cire fondue dans du lait chaud, guérissait les malades à la seconde ou troisième dose au plus. »

« En 1652, dit Th. Bartholin, aux fièvres intermittentes qui régnaient à Copenhague, succéda une dysenterie maligne qui, dans l'espace de trois mois, fit périr plusieurs milliers de personnes. »

« Dans l'automne de 1666, une dysenterie contagieuse dévasta Londres : Morton, qui l'a décrite, en fut atteint lui-même. Sa marche était si violente et si rapide, que chaque semaine on comptait près de cinq cents personnes attaquées à la fois : la mortalité fut très grande. Elle présentait souvent des alternatives de rémission et d'exacerbation dans ses symptômes : aussi se trouvait-on très bien de l'emploi du quinquina précédé des évacuants, tandis que les astringents et les opiacés réussirent mal. »

« En 1760, Sydenham vit à Londres la dysenterie remplacer au mois d'août le choléra-morbus, épargner les enfants plus que les adultes et les vieillards, s'assoupir en hiver pour reparaître au printemps, plus violente au début que dans son état et à son déclin. Le refroidissement des extrémités et les déjections abondantes de sang pur annonçaient la mort. Souvent les intestins furent trouvés gangrénés. »

« Dans une autre épidémie dysentérique qui décima l'armée danoise en Scanie, dans l'été de 1677, Paul Brandt *(Act. de Copenhague)* dit qu'on observa dans les selles un grand nombre de vers de différente espèce. La maladie fut attribuée surtout à l'eau croupie et à la bière corrompue que buvaient les soldats. »

« Degner a décrit très longuement une épidémie dysentérique qui régna à Nimègue en 1736 : elle avait été précédée par des diarrhées bilieuses ; elle parut s'étendre par contagion, et, tant qu'elle dura, fit taire toute autre maladie intercurrente. » — « Marteau et Navier ont décrit celle qui affligea la Normandie, la Picardie et la Champagne dans l'automne de 1750 : elle se présenta sous trois formes principales, bénigne, maligne et bilieuse. » — « Le professeur Ritter a observé dans l'espace de onze ans six épidémies dysentériques dans le canton de Berne : toujours elles se montrèrent dans les mois de juillet, août, septembre et octobre. » — « En 1757, seize cents individus furent traités dans les hôpitaux de Toulon et dans les environs, pour une dysenterie qui reconnut pour cause l'abus du vin de mauvaise qualité, récolté en 1755 (*Ancien journal de Vanderm.*, ann. 1757, t. vi, p. 223).»

« Après un été des plus chauds qu'on eût vu, dit Charles Strack (*Tentamen med. de dyssenteriâ*), une armée française ayant traversé, en 1757, l'électorat de Mayence, une dysenterie très grave se communiqua sur toute la ligne parcourue par les troupes. On vit des enfants apporter en naissant la dysenterie dont leur mère était atteinte au moment de l'accouchement. — Un autre fait semblable est cité par Zimmermann, — Dans celle qui régna à Gottingue en 1760, Rœderer et Vagler ont trouvé à l'autopsie les intestins enflammés, quelquefois gangrénés, surtout le cœcum et le rectum ; la *tunique interne des gros intestins* était noire et corrodée, comme si le feu y avait passé. — Une autre qui se manifesta à l'abbaye de Bival, près d'Amiens, en septembre 1760, attaqua d'abord quelques domestiques, puis gagna l'enceinte du cloître (Marteau de Grandvilliers, *Anc. journ. de Vanderm.*, ann. 1760, t. xii, p. 543). — Zimmermann a décrit celle qui ravagea la Suisse au mois de juin 1765. Il termine sa narration par les considérations suivantes : « Le hoquet dans le cours de la maladie est un signe mortel et annonçant la gangrène. C'est un signe également mortel, quand le sang rendu avec les matières, se change en une sérosité purulente. En général, plus les selles s'éloignent de la couleur naturelle, plus le mal est grave. Une couleur noire est un symptôme funeste ; les vers et les aphthes le sont aussi. » Il eut occasion de confirmer alors les observations de Sydenham sur la dépendance mutuelle des épidémies ; car la dysenterie compliquée de fièvre putride se manifesta après un bon nombre de fièvres de cette nature, qui avaient paru l'année précédente. — Une épidémie de dysenterie désola Forges, petite ville de Basse-Normandie, dans l'automne de 1768 ; Lepecq nota que ceux qui échappaient à la mort restaient pendant un certain temps perclus de leurs membres (*Collect. sur les maladies épidém.*, etc., t. i, p. 99). — Quant à la dysenterie qui, en 1792, nous délivra des armées alliées, après l'affaire mémorable de Grandpré, et dont Chamseru nous a laissé une histoire intéressante ; quant à celle qui régna en 1793 pendant la campagne d'Italie, et dont a parlé M. Desgenettes (*Notes pour servir à l'histoire de la médecine militaire de l'armée d'Italie*), nous en avons fait déjà mention à propos des causes. — Il nous resterait à indiquer encore bien des épidémies, si nous voulions être complets dans notre historique ; mais à mesure que nous nous rapprochons de ces dernières années, les descriptions affluent si nombreuses, et de toutes les provinces de France, que force nous est de choisir parmi tous ces matériaux et d'employer ceux-là seulement qui peuvent servir à éclairer l'étiologie et l'anatomie pathologique de la dysenterie.

M. Mondière a observé une épidémie de dysenterie qui eut lieu dans le canton de Loudun (Vienne) en 1825, année remarquable par sa forte chaleur et sa longue sécheresse : elle moissonna un grand nombre d'individus, tant dans la ville que dans les campagnes, choisissant surtout ses victimes parmi les enfants et les vieillards (*Journ. hebd. des sciences méd.*, 1835, n° 7, février, p. 194 et 195). — Dans un rapport sur une épidémie de dysenterie bilieuse qui régna pendant les mois de septembre et d'octobre 1825, dans quelques communes du département de Maine-et-Loire, M. Lachèze cite des faits de contagion, et entre autres celui d'un malade qui, porté dans un pays éloigné très salubre, transmit son mal non seulement à ses parents qui le soignaient, mais encore à presque tous les habitants de ce pays (*Arch. génér. de méd.*, t. xi, p. 639, ann. 1826). — Dans l'épidémie du département d'Indre-et-Loire, observée par MM. Trousseau et Parmentier, en 1826 (*Arch. génér. de méd.*, 1828, t. xiii, p. 377 ; t. xiv, p. 38), on vit des ouvriers qui ne passèrent que peu de temps dans les salles, pour des réparations urgentes, remporter la dysenterie, et la communiquer à leur famille. — Le docteur Peghoux a fait des recherches intéressantes sur les causes d'une épidémie de dysenterie qui se déclara, en 1826, à la Roche-Blanche, et dans d'autres villages du département du Puy-de-Dôme (*Arch. génér. de méd.*, 1827, t. xiv, p. 102). Les habitations de la Roche-Blanche consistent en des trous creusés dans le sol, en des caves humides et la dysenterie, qui y est endémique, devient souvent épidémique en automne, à cause de l'humidité de la vallée où est situé le pays, et de l'usage prématuré des raisins non mûrs. C'est ce qui est arrivé en 1826. Les jeunes sujets et les vieillards ont été surtout atteints. Sur deux ou trois cadavres on trouva le gros intestin gangrené. — Dans une autre épidémie qui régna aux mois de juillet, août et septembre, dans une partie du canton de Mornant (*Revue médicale*, 1831, t. i, p. 101), il fut impossible de remonter à la cause première du fléau qui sévit également sur les enfants à la mamelle, sur les adultes et les vieillards. Les maisons entièrement isolées, placées sur des hauteurs, battues par tous les vents, en furent le théâtre comme celles qui étaient situées dans des bas fonds ou renfermées dans les rues des villages ; et l'on compta autant de victimes parmi ceux qui s'abstinrent de fruits que parmi ceux qui en firent un grand usage. — M. Fallot a publié (*Arch. gén. de méd.*, t. xix, 1832, p. 293) un Mémoire sur une dysenterie très grave qui régna à l'hôpital de Namur pendant l'hiver de 1831 à 1832, et dans laquelle il a observé plusieurs faits qui semblent confirmer l'idée de la nature contagieuse de cette affection.

Nous voyons, dans ce court résumé des épidémies dysentériques, depuis les temps anciens jusqu'à nos jours, qu'il règne encore une grande obscurité dans les causes qui les produisent. La question de contagion présente aussi beaucoup d'incertitude.

Le développement simultané ou successif de la dysenterie chez un grand nombre d'individus a conduit beaucoup de médecins à la ranger parmi les maladies contagieuses. Cette opinion est celle de Lind, de Pringle, de Degner, de Zimmermann, de Cullen, de Frank, d'Hoffman, de Bosquillon, de Coste, de Pinel, de Desgenettes, de Gilbert, Latour, Lodibert, de presque tous les médecins enfin qui plus récemment ont observé la dysenterie épidémique ; et chacun d'eux a cité des faits qui semblent en effet établir la contagion. De pareils témoignages sont d'un grand poids, sans doute, et doivent rendre circonspects ceux qui seraient d'un avis contraire. Toutefois l'observation journalière est loin d'être favorable à cette opinion, du moins relativement à la dysenterie sporadique : en effet, dans nos hôpitaux, où le même vase est commun à deux malades, où les latrines sont les mêmes pour tous, où les mêmes garnitures servent à tous ceux qui se succèdent dans le même lit, la dysenterie se transmettrait, au moins dans quelques cas, d'un individu à l'autre, si elle était contagieuse, si elle se transmettait, ainsi qu'on l'a prétendu, par les émanations qui s'échappent des matières excrétées. Or, depuis vingt-cinq ans que l'un de nous est attaché aux hôpitaux de Paris, il n'a pas vu un seul cas dans lequel la dysenterie ait paru se transmettre d'un malade à un autre, bien que cette affection ne soit point rare. On aurait tort, il est vrai, de prétendre qu'une maladie n'est pas contagieuse parce qu'elle n'attaque pas tous ceux qui s'exposent à la contracter ; mais lorsqu'on a vu mille circonstances dans lesquelles la maladie aurait pu être transmise et ne l'a point été, et qu'on n'a vu aucun cas dans lequel la contagion ait eu lieu, il est permis peut-être d'élever un doute que d'autres considérations encore viennent confirmer.

Si l'on compare la dysenterie aux affections contagieuses, telles que la variole, la rougeole, la scarlatine, la peste, le typhus, on trouve qu'elle ne présente pas les caractères qui sont communs à ces affections. Toutes, en effet, ont un cours déterminé, une durée fixe : chacune d'elles reconnaît une cause unique qui la reproduit ; chacune présente vers la surface du corps un phénomène remarquable et même caractéristique. La dysenterie diffère, sous tous ces rapports, des maladies contagieuses ; ajoutons même qu'il n'est aucune inflammation des membranes muqueuses qui soit bien évidemment contagieuse, à moins qu'elle ne soit liée à quelque autre maladie, comme le coryza à la rougeole, l'angine à la scarlatine, la blennorrhagie à la syphilis. Il en est de même de la dysenterie, quand elle est liée au typhus : presque tous les médecins admettent cette contagion; mais ils reconnaissent aussi qu'elle n'appartient pas plus à la dysenterie dans le typhus qu'au coryza dans la rougeole. Enfin, nous ferons remarquer que la dysenterie n'a paru être contagieuse que dans les grands rassemblements d'individus placés tous dans des conditions pareilles, soumis aux mêmes influences, et disposés par conséquent à des maladies semblables. Or, on sait combien il est difficile, dans de telles circonstances, de distinguer les maladies contagieuses de celles qui sont simplement épidémiques.

Tels sont les motifs qui nous portent à regarder la dysenterie comme n'étant pas contagieuse, quand elle règne d'une manière sporadique, en attachant à ce mot le véritable sens qu'il doit avoir. Mais nous devons dire aussi que, s'il est démontré que la dysenterie peut être produite par les émanations qui se dégagent des matières animales en putréfaction, on doit reconnaître que, dans quelques circonstances, les déjections des dysentériques, amassées en grande quantité dans des espaces étroits, peuvent produire, surtout dans les saisons et dans les climats chauds, où leur décomposition est plus rapide, l'effet que produisent, dans des conditions analogues, les autres substances animales. C'est ici une infection, et non pas une contagion : cette manière d'interpréter les faits observés nous paraît de nature à les concilier tous. Quant à la dysenterie épidémique, un si grand nombre de médecins honorables la regardent comme contagieuse, qu'il est impossible de rejeter complètement leur témoignage.

Avant de terminer ce qui a trait à l'étiologie de la maladie dont il est question, nous devons dire quelques mots de l'hypothèse émise par Linné sur la cause première et sur la transmission de la dysenterie. Ce célèbre naturaliste a inséré dans les *Aménités académiques* une dissertation intitulée *Exanthemata viva*, dans laquelle il suppose que chaque maladie réputée contagieuse est due à un animalcule parasite d'un genre particulier. D'après deux observations, dont l'une a été faite par Rolander, entomologiste hollandais, et dont l'autre a été publiée par Bartholin, à qui elle fut communiquée par un médecin danois, l'animalcule de la dysenterie existerait dans les excréments des malades, et serait semblable à l'*acarus farinæ*. Il y serait en très grand nombre, et l'on aurait reconnu qu'il peut vivre impunément dans l'huile, tandis que la teinture de rhubarbe serait un poison pour lui. Au milieu des progrès qu'a faits l'histoire naturelle depuis Linné, nous ne sachons pas qu'aucun entomologiste ait reconnu l'existence de l'*acarus dysenteriæ* et la théorie des *Exanthemata viva*, devenue étrangère à la description et au traitement des maladies, n'est plus guère aujourd'hui qu'un épisode ingénieux du roman de la médecine.

La dysenterie est quelquefois précédée d'un malaise qui porte spécialement sur les fonctions digestives : l'inappétence, la soif, des douleurs vives à l'estomac et vers l'ombilic, quelquefois une diarrhée intense, peuvent avoir lieu pendant plusieurs jours avant l'apparition des symptômes qui la caractérisent.

L'invasion est quelquefois lente, quelquefois rapide : dans ce dernier cas elle est marquée ordinairement par un frisson, par une douleur aiguë, par une sorte de commotion dans le trajet du colon, d'où elle se propage vers le rectum, quelquefois par un sentiment de faiblesse dans la région lombaire.

Les symptômes de la dysenterie légère sont trop différents de ceux de la dysenterie grave, pour les confondre dans une seule description : nous les exposerons successivement.

Dysenterie légère. — Elle est presque toujours sporadique ; cependant elle a quelquefois régné épidémiquement, en 1793, à Bicêtre, par exemple, où elle a été observée et décrite par le professeur Pinel. Elle débute, en général, par des douleurs abdominales médiocrement intenses, et que la pression n'augmente pas beaucoup : ces douleurs s'adoucissent et s'exaspèrent alternativement ; elles ont aussi quelque mobilité ; elles se rapprochent du rectum, et finissent en général par se concentrer vers l'anus : elles ne se font plus alors sentir dans le ventre que dans les instants qui précèdent les évacuations, tandis qu'elles ont lieu d'une manière constante dans la région du rectum. Le malade éprouve au-dessus de l'anus la sensation d'un poids ou d'un corps étranger qui l'entraîne à faire des efforts fréquents quelquefois continuels, presque toujours inutiles et constamment très douloureux pour aller à la selle ; le passage des matières est accompagné de chaleur, d'une cuisson vive, quelquefois d'une sensation de déchirement et souvent, chez les enfants, de la chute du rectum. Le nombre des évacuations est ordinairement de dix à douze en vingt-quatre heures ; quelquefois il est double et triple, bien que le malade ne cède qu'à un besoin devenu irrésistible. Les premières matières évacuées sont ordinairement en partie stercorales et en partie muqueuses ; mais bientôt le malade ne rend plus qu'un mucus sanguinolent ou blanchâtre, rarement puriforme, quelquefois mêlé à une sérosité rougeâtre, à des concrétions membraneuses ou globuleuses, à du sang pur, à de la bile, à des gaz. La quantité de ces matières est communément très peu considérable ; et, lors des premières évacuations, les malades sont surpris, après des efforts prolongés et douloureux, de n'avoir rendu que quelques pelotons de mucus. Toutefois il n'est pas rare de voir des dysentériques qui, de temps à autre, et même après plusieurs jours de maladie, rendent encore des matières stercorales fort dures, et quelquefois très abondantes. Dans quelques cas, l'irritation se propage vers la vessie, et y donne lieu à une sorte de ténesme caractérisé également par le besoin continuel et douloureux d'uriner, et quelquefois à une exhalation de mucus, soit dans la vessie elle-même, soit dans le canal de l'urètre : chez les femmes, le vagin est quelquefois le siège de phénomènes analogues. A ces symptômes locaux se joignent des désordres remarquables dans le reste de l'économie : la face est pâle ; dans l'intervalle des excrétions, les traits expriment le malaise et le découragement ; pendant les excrétions, la contraction convulsive des muscles exprime la douleur aiguë à laquelle le malade est en proie. La dysenterie la plus légère donne toujours lieu à un sentiment de faiblesse, et, dans la plupart des cas, à l'insomnie et à l'inappétence, à la petitesse du pouls, souvent à son accélération, à la sensibilité au froid extérieur, quelquefois à des nausées, à des vomituritions. Lorsque ces symptômes ont augmenté ou persisté pendant quelques jours, les douleurs abdominales, le besoin d'aller à la selle, ne se font plus sentir qu'à des intervalles progressivement plus éloignés ; les excrétions sont moins douloureuses, les matières évacuées, plus abondantes, cessent d'être muqueuses et redeviennent stercorales ; l'altération des traits s'efface, le malade retrouve le sommeil et le sentiment de bien-être qu'il avait perdus ; une simple diarrhée succède à la dysenterie, et annonce le rétablissement prochain. Telle est communément la marche de la dysenterie légère, dont la durée moyenne est de quatre à huit jours.

Dysenterie intense. — Cette espèce de dysenterie a été particulièrement observée dans les camps, dans les vaisseaux, dans les prisons, dans les villes assiégées, où les causes les plus actives sont réunies, telles que l'usage d'aliments de mauvaise qualité, les affections morales tristes, l'exposition fréquente aux intempéries, ou la stagnation de l'air, les fatigues successives ou l'inaction. La dysenterie qui se développe dans de telles conditions est rarement bénigne : elle est presque toujours accompagnée, dès son début, d'un appareil fébrile plus ou moins intense, de la nécessité de garder le lit ; les douleurs de ventre sont aiguës au point quelquefois d'arracher des cris ; les efforts pour aller à la selle sont très fréquents ; la plupart des malades ont, à toutes les heures du jour et de la nuit, des évacuations : quelques-uns en ont eu jusqu'à deux cents en vingt-quatre heures ; les matières excrétées sont plutôt séreuses que muqueuses, ordinairement rougeâtres, quelquefois brunes, noires, puriformes, mélangées, et souvent d'une extrême fétidité : ce dernier phénomène a été indiqué par les auteurs comme étant commun à toutes les dysenteries ; mais il n'a pas lieu dans la dysenterie légère, où les matières sont même presque inodores. En même temps la physionomie offre une altération profonde ; l'attitude exprime un abattement considérable ; la soif est vive ; les boissons introduites dans l'estomac provoquent presque à l'instant le besoin d'aller à la selle ; la respiration est souvent petite, accélérée, le pouls fréquent, faible et irrégulier ; la sensibilité au froid extérieur est augmentée ; la peau est sèche, rugueuse, et se couvre, après quelques jours, d'un enduit terreux, quelquefois d'une espèce de vernis, comparé, par le professeur Desgenettes, à la patine qui recouvre les bronzes antiques. Cette espèce de dysenterie peut se terminer d'une manière heureuse ; la diminution progressive des symptômes, et quelquefois l'apparition d'un exanthème, le retour d'un rhumatisme, une métastase inflammatoire sur la vessie ou sur quelque autre organe, annoncent cette heureuse issue. Mais souvent la mort en est la terminaison : elle peut avoir lieu en peu de jours dans les cas les plus graves, en quelques semaines dans ceux qui le sont moins. Quand la mort a lieu promptement, elle est ordinairement annoncée par une altération nouvelle de la face, qui devient cadavéreuse ; par le hoquet, le gonflement du ventre, la cessation des douleurs, le refroidissement des extrémités, la petitesse du pouls, qui devient irrégulier, puis insensible. Si la mort est plus tardive, les selles acquièrent une fétidité insupportable, la maigreur et la faiblesse augmentent de jour en jour, les membres s'infiltrent, la chaleur est au-dessous du degré ordinaire, les malades se tiennent continuellement sur un des côtés, les cuisses fléchies sur le bassin, les jambes fléchies sur les cuisses, les bras rapprochés du tronc, et quelquefois la la tête enfoncée sous le drap du lit. Quelques-uns désirent encore vivement prendre des aliments, qui traversent, presque sans subir d'altération, le conduit digestif, et sont reconnaissables dans les selles. Presque toujours le ténesme cesse un certain temps avant la mort.

Quelques auteurs assurent avoir vu survenir, à la suite d'une dysenterie grave, une paralysie analogue à celle qu'on observe à la suite de la colique de plomb. Les cas dans lesquels ce phénomène consécutif a été observé n'appartiennent-ils pas à la colique végétale, qui le produit fréquemment, plutôt qu'à la dysenterie, à la suite de laquelle il serait au moins très rare ?

Indépendamment de ces deux formes très distinctes qu'affecte la dysenterie, elle en présente encore d'autres, à raison des phénomènes généraux qui l'accompagnent. Ces phénomènes sont quelquefois ceux de la fièvre inflammatoire, plus fréquemment ceux de la fièvre bilieuse ou putride. Degner avait créé, d'après la couleur des matières excrétées, un grand nombre de variétés qui ne sont plus reconnues aujourd'hui. Quelques auteurs admettent encore une dysenterie *sèche*, dans laquelle le malade éprouve le ténesme sans avoir d'évacuations.

La *dysenterie chronique* n'est guère observée qu'à la suite des épidémies, dans les camps, les hôpitaux militaires, les prisons, etc.; la nature des matières évacuées, la fréquence des selles et le ténesme, ne laissent aucun doute sur le caractère de cette affection, qu'on a vue quelquefois se prolonger pendant plusieurs mois, entretenue par les erreurs de régime, et presque toujours par l'ulcération de la membrane muqueuse du gros intestin. L'amaigrissement progressif, la teinte pâle et plombée de la face, la sécheresse et l'aridité de la peau, et assez souvent l'anasarque, sont ordinairement les symptômes qui précèdent la mort.

Le *diagnostic* de la dysenterie offre rarement de l'obscurité. Les douleurs abdominales, le ténesme, l'excrétion laborieuse de mucus ordinairement sanguinolent, sont des symptômes qui ne se rencontrent guère réunis que dans l'affection qui nous occupe, et qui, lorsqu'ils existent dans quelque autre maladie, telles que les hémorrhoïdes et le cancer du rectum, sont toujours joints à d'autres signes propres à éloigner toute erreur.

Le *pronostic* est favorable dans la dysenterie légère ; il est toujours sérieux dans la dysenterie intense : il l'est d'autant plus, que, dans beaucoup de cas, il n'est pas au pouvoir du médecin d'éloigner les causes qui ont donné lieu au développement de la maladie, et qui tendent incessamment à l'aggraver : c'est ce qui a lieu dans les camps, dans les vaisseaux, dans les villes assiégées, où la mauvaise qualité des aliments, l'exposition au froid et à l'humidité continuent à agir sur les malades, et dans certaines épidémies dysentériques. Dans ces conditions la dysenterie exerce de si grands ravages, que plusieurs médecins l'ont considérée comme plus meurtrière que le typhus, et même que la fièvre jaune et la peste. La dysenterie sporadique, au contraire, est presque toujours exempte de danger. Des douleurs excessivement intenses, ou l'absence complète de douleurs, comme dans l'épidémie de 1669, dont parle Wolfang Wedel (*Act. nat. cur.*, déc. 11), des évacuations continuelles, la fétidité cadavérique des matières, le hoquet, l'altération des traits, la sécheresse de la peau, le refroidissement des extrémités, sont, parmi les symptômes, ceux qui annoncent le plus de danger. L'excrétion de sang pur en certaine quantité, surtout chez les sujets robustes, n'a point ordinairement de conséquences fâcheuses. — Dans le cours des épidémies, on observe quelquefois que la gravité des symptômes, et le nombre des malades sont très grands dans le lieu où le mal a commencé, et qu'à mesure qu'on s'éloigne de ce lieu, la proportion des individus affectés diminue en même temps que l'intensité de la maladie.

L'*ouverture des cadavres* a montré, chez les dysentériques, des traces manifestes d'inflammation dans le conduit digestif, et plus particulièrement dans le gros intestin. Ainsi la membrane muqueuse de ces parties, recouverte d'une certaine quantité de matières semblables à celles qui étaient excrétées pendant la vie, offre une coloration d'un rouge plus ou moins foncé ; en même temps elle est gonflée, épaissie, et quelquefois tapissée par une fausse membrane réticulée, granuleuse, au-dessous de laquelle la muqueuse existe encore, mais rouge et plus ou moins tuméfiée. Plus rarement dans la dysenterie sporadique, mais constamment chez les individus qui succombent à la dysenterie épidémique, il existe en outre de nombreuses ulcérations dans les dernières portions du colon et dans le rectum : ces ulcérations sont d'autant plus remarquables, que cette phlegmasie est presque la seule maladie aiguë, si l'on excepte l'affection typhoïde et la variole, dans laquelle on voie survenir ce mode d'altération. D'abord petites et arrondies, peu à peu elles s'étendent, se réunissent, forment des ulcères irréguliers, à bords taillés à pic ; à leur surface il se dépose quelquefois une . concrétion pelliculaire, espèce de fausse membrane mince, jaunâtre ou verdâtre, qu'on pourrait prendre pour une escarre, et au-dessous de laquelle la tunique celluleuse est épaissie, rouge, la tunique musculaire hypertrophiée, et offrant jusqu'à plusieurs lignes d'épaisseur. Plus tard, la presque totalité du colon et du rectum est dépouillée de la membrane muqueuse, qui forme seulement çà et là des espèces d'îles plus ou moins saillantes, et cette portion du tube digestif ne présente plus en quelque sorte qu'un vaste ulcère, recouvert d'une couche mince, uniforme, de bourgeons charnus simulant la membrane détruite (Leclerc, *Mém. inéd. sur le siège de la dysenterie et les lésions qu'elle produit*). Quelquefois la tunique musculaire est à nu ; ses faisceaux sont disséqués, dégarnis de tissu cellulaire et tapissés d'une couche purulente concrète ; enfin l'ulcération finit par envahir cette tunique elle-même, s'étend en largeur et en profondeur, la membrane séreuse est atteinte, quelquefois même perforée, accident heureusement fort rare, mais qui a été observé quelquefois et en particulier par le docteur Smith, dans une dysenterie qui régnait épidémiquement dans la maison de travail d'Édimbourg *(Gaz. méd. de Paris*, t. III, p. 83, 1835). Dans un certain nombre de cas, l'inflammation dysentérique se termine par gangrène. M. Billard en a cité un exemple fort curieux observé chez une petite fille âgée de neuf jours seulement, qui succomba après deux jours de maladie. La membrane muqueuse du cœcum et du colon, rouge et épaissie, offrait un aspect rugueux, et çà et là des taches noirâtres avec ramollissement en bouillie, et odeur de gangrène très évidente. Cet état était surtout remarquable au rectum, où se trouvait accumulée une grande quantité de sang mélangé avec des débris membraniformes et noirs comme les escarres qui existaient au-dessus (*Traité des maladies des enfants nouveau-nés*, 2° édit., 411.)

Chez les sujets morts du huitième au vingtième jour, les ganglions mésentériques sont rouges, quelquefois ramollis et le plus souvent doublés de volume. Après le vingtième jour, ils sont noirs, comme carbonisés, mais jamais en suppuration. En général, le foie n'offre aucune altération sensible ; la vésicule est pleine d'une bile noire, verdâtre, très épaisse, et comme grumeleuse (Thomas, *Recherches sur la dysenterie*, Archives gén. de méd., 1835, 2° sér., t. VII, p. 455 et suiv.).

Quelques médecins ont pensé que le siège de la dysenterie n'était pas borné aux gros intestins, qu'elle pouvait occuper à la fois tout le conduit intestinal, s'étendre même à l'estomac et à l'œsophage, et que ses symptômes ne se prononçaient davantage vers le rectum qu'à raison de sa sensibilité plus exquise et de l'âcreté plus grande des matières parvenues à l'extrémité du canal digestif. Mais il est évident que, dans les cas où l'inflammation s'étend au delà de son siège ordinaire, et surtout lorsqu'elle occupe l'estomac et l'œsophage, la dysenterie n'est qu'une partie de la maladie. Si après avoir trouvé chez un dysentérique des traces d'inflammation depuis la bouche jusqu'à l'anus, on en concluait que la dysenterie occupe toutes ces parties, on trouverait tel autre cas duquel il faudrait conclure que la gastrite ou l'angine peuvent s'étendre jusqu'au rectum.

Une dernière question se présente avant de terminer ce point de l'histoire de la dysenterie. Cette inflammation est-elle bornée à la membrane muqueuse, ou s'étend-elle à quelques-unes des tuniques subjacentes, et spécialement à la tunique musculeuse ? Cette dernière opinion avait été émise ou adoptée par quelques médecins à raison du ténesme, qui est un des symptômes constants de la dysenterie, et qui paraît dû à la contraction morbide des fibres musculaires du rectum. Mais est-il rigoureusement nécessaire que l'inflammation s'étende aux fibres musculaires elles-mêmes, pour qu'elles soient le siège de cette contraction, et l'irritation de la membrane muqueuse ne suffit-elle pas, dans beaucoup de circonstances, pour la produire ? Toutefois, avant même que l'anatomie pathologique eût jugé cette question, il était permis de croire, moins encore d'après le ténesme que d'après la couleur sanguinolente du mucus excrété, que l'inflammation s'étendait au delà de la membrane muqueuse. En effet, dans tous les autres points de l'économie, l'exhalation de mucus sanguinolent est liée à une maladie dans laquelle l'inflammation occupe à la fois la membrane muqueuse et un ou plusieurs des tissus sous-jacents : c'est ce qu'on observe particulièrement dans la pneumonie, et plus rarement dans la métrite, dans la cystite, dans l'entérite phlegmoneuse elle-même.

Traitement. — Dans les siècles qui ont précédé le nôtre, la plupart des médecins s'étaient fait ou avaient adopté sur la nature de la dysenterie des opinions erronées, d'après lesquelles ils avaient établi des méthodes diverses de traitement, presque toutes plus ou moins dangereuses. Les purgatifs et les toniques ont été longtemps et sont encore pour quelques médecins les principaux remèdes à opposer à cette maladie, parce qu'ils sont les plus propres à évacuer les matières irritantes, ou à corriger les matières putrides qui, dans leur théorie, sont la cause immédiate de la dysenterie. Aujourd'hui, qu'on a reconnu dans la dysenterie une affection inflammatoire, on la combat en général par des moyens analogues à ceux qu'on oppose aux autres phlegmasies.

La dysenterie légère est, comme nous l'avons vu, exempte de danger : l'éloignement des circonstances qui pourraient l'entretenir ou l'aggraver suffiraient, sans doute, pour conduire la maladie à une terminaison heureuse ; mais comme l'expérience a prouvé qu'on peut, dans la plupart des cas, à l'aide de quelques autres moyens, diminuer l'intensité des douleurs et abréger la durée de la maladie, il est du devoir du médecin d'y recourir.

En conséquence, en même temps qu'on recommande au malade l'abstinence complète de toute espèce d'aliments, le séjour dans un lieu chaud et sec, on doit lui prescrire l'usage d'une boisson mucilagineuse, telle que l'eau d'orge ou de riz, la décoction blanche, la solution de gomme arabique, édulcorées avec le sirop de guimauve ou de violette ; lui faire prendre, plusieurs fois, chaque jour, des demi-lavements ou des quarts de lavements mucila, gineux et onctueux, préparés avec la décoction de graine de lin, de son, d'amidon, de racine de guimauve ou de fraise de veau. Les lavements ont le double avantage d'agir comme topique émollient sur la membrane phlogosée, et d'entraîner, en une fois et avec facilité, les mucosités sanguinolentes qui, pour être expulsées, nécessiteraient à plusieurs reprises des efforts très douloureux. Les cataplasmes émollicuts sur le ventre, les bains tièdes et les demi-bains procurent aussi quelque soulagement, quand le malade est entouré de tous les soins propres à le préserver du froid ; dans le cas contraire, les bains et les cataplasmes ont plus d'inconvénients que d'avantages, et l'on doit s'en abstenir.

Un des remèdes les plus utiles dans l'espèce de dysenterie dont nous parlons, et particulièrement dans celle qui est apyrétique, est sans contredit l'opium, moyen tour à tour préconisé comme très salutaire, et proscrit comme constamment nuisible. Dans cette circonstance, comme dans mille autres, on n'a pas assez tenu compte, dans l'appréciation du remède, des formes variées qu'affecte la maladie à laquelle on l'opposait. Il paraît certain, d'après le témoignage de plusieurs médecins, de Pringle particulièrement, que dans quelques dysenteries épidémiques, et peut-être dans celles qui sont liées au typhus, l'opium peut produire de mauvais effets ; mais il est bien démontré aussi que dans la dysenterie légère ou apyrétique, et même dans toutes les dysenteries où la douleur prédomine sur les autres symptômes, l'emploi de l'opium est suivi d'un soulagement très marqué, et presque toujours d'une guérison très prompte. S'il fallait, pour confirmer cette vérité pratique, joindre aux témoignages de Willis, de Ramazzini, de Wepfer, de Latour, les résultats de notre propre expérience, nous ajouterions que chez presque tous les individus auxquels nous avons administré l'opium dans les premiers jours de la dysenterie, nous avons vu la

maladie, non pas seulement s'amender, mais disparaître presque complètement dans l'espace de vingt-quatre à quarante-huit heures. Des diverses
préparations d'opium, celle qui nous paraît devoir être préférée est l'extrait
gommeux. On le prescrit à la dose d'un grain dissous dans quatre onces
d'eau sucrée, et l'on fait prendre cette potion par cuillerées à des intervalles d'une demi-heure à deux heures suivant que l'exige l'intensité des
douleurs. Quelques personnes ont proposé d'administrer l'opium à la même
dose en lavement, mais son action est peut-être alors moins uniforme, la
quantité d'opium absorbée étant très inégale, et le plus souvent difficile à
apprécier. Toutefois, dans les cas où les douleurs sont excessivement aiguës,
il convient de joindre à l'usage des potions celui des lavements opiacés.

Les évacuations sanguines ne sont pas ordinairement nécessaires dans
l'espèce de dysenterie dont nous parlons ; elles ne le deviennent que dans
les cas où la suppression d'une hémorragie habituelle, la constitution pléthorique du sujet, la fréquence du pouls, les indiquent : elles doivent précéder l'administration de l'opium. Les saignées locales sont alors généralement préférables à l'ouverture de la veine : on applique des sangsues, en
nombre proportionné à la force du sujet et à l'intensité du mal, sur le
ventre ou mieux à la marge de l'anus.

L'emploi des vomitifs et des purgatifs préconisés sans distinction dans le
traitement de la dysenterie, exige beaucoup de discernement : des signes
non équivoques d'embarras gastrique et intestinal peuvent autoriser à y
recourir dans quelques cas. Ajoutons aussi que dans un certain nombre
d'épidémies, ces moyens ont paru produire les plus heureux effets, tandis
que dans d'autres ils ont été plutôt nuisibles qu'avantageux, sans qu'il fût
toujours possible de se rendre compte de résultats si opposés. L'ipécacuanha,
administré à dose vomitive dès le début de la dysenterie légère, suffit souvent pour en arrêter complètement la marche : M. Andral l'a souvent employé avec avantage. Dans une épidémie qui régna à Bicêtre, il y a sept à
huit ans, M. Rullier fut conduit par l'insuffisance des autres méthodes de
traitement à recourir aux purgatifs, qui produisirent d'excellents effets. Pendant l'épidémie qui régna à Tours en 1826, M. Bretonneau traita plus des
quatre cinquièmes des malades par les purgatifs salins (sulfate de soude ou
de magnésie) à la dose de deux à quatre gros, matin et soir, en potion et en
lavement ; et ce traitement, continué jusqu'à ce qu'on observât une amélioration notable, fut suivi des meilleurs effets (Meunier, *Thèse sur la dys.
épid.*, etc.). En 1813, pendant l'épidémie dysentérique qui sévit à Gibraltar
sur la garnison, M. Amiel ayant vu échouer successivement les saignées
locales et générales, les opiacés, les vomitifs et les purgatifs ordinaires, se
décida à donner le calomel à haute dose (un demi-gros en une seule prise
matin et soir), et quelques jours de ce mode de traitement suffirent pour
obtenir la guérison (même Thèse). Ce fut aussi à l'emploi du calomel, seul
ou associé à l'opium, qu'eut recours M. le docteur Smith dans l'épidémie
d'Édimbourg déjà citée. L'effet immédiat de ce moyen était le rétablissement
du cours de la bile dans les intestins et la diminution progressive du

ténesme et des douleurs abdominales ; la peau devenait ensuite chaude et moite, le pouls prenait de la plénitude et un certain degré de mollesse ; la guérison enfin ne tardait pas à avoir lieu.

La dysenterie grave présente, comme la précédente, pour première indication, de soustraire les malades aux causes sous l'influence desquelles l'affection s'est développée. Malheureusement il est souvent très difficile de satisfaire à cette indication, parce qu'une impérieuse nécessité retient les malades dans les conditions qui l'ont produite : c'est ce qui a généralement lieu dans les camps, dans les vaisseaux, dans les prisons ; le danger est alors beaucoup plus grand, et les secours de la matière médicale souvent impuissants.

Si la dysenterie grave se montre avec les phénomènes généraux de la fièvre inflammatoire, elle réclame l'emploi des saignées générales et locales, plus ou moins nombreuses et plus ou moins abondantes, les boissons mucilagineuses, émulsionnées, les bains, les fomentations émollientes sur le ventre. Les préparations opiacées, les vomitifs et les purgatifs sont alors généralement contre-indiqués. L'introduction des lavements exaspère, chez quelques individus, les douleurs, au lieu de les calmer ; il faut alors s'en abstenir. Si la dysenterie se montre avec les symptômes de la fièvre bilieuse, il convient d'aciduler les boissons ordinaires, et de satisfaire à l'indication d'évacuer par haut ou par bas, lorsqu'elle existe clairement. Si la dysenterie est accompagnée, dès son principe, d'une prostration considérable des forces, de la sécheresse de la langue, de l'altération de la physionomie, elle est le plus souvent mortelle, quels que soient les moyens qu'on lui oppose. Quelques médecins de nos jours n'hésiteraient pas à attaquer cette espèce de dysenterie par les évacuations sanguines : elles ont été reconnues et signalées comme nuisibles par ceux qui nous ont précédés, et leur expérience ne doit pas être perdue pour nous. Les vomitifs n'ont pas eu de meilleurs effets, et les moyens qui ont encore paru les plus avantageux, sont les astringents aromatiques, tels que le quinquina, le sima rouba, le cachou, le ratanhia, le diascordium, les vins généreux, auxquels il est utile de joindre les lavements opiacés ou aromatiques, les onctions camphrées, les bains chauds, quelquefois l'application d'un vésicatoire sur le ventre, et l'emploi de l'hydrochlorate de morphine par la méthode endermique. Le docteur Gouzée dit s'être plusieurs fois convaincu des succès de ce dernier moyen, lorsque le vésicatoire seul, et les opiacés à l'intérieur avaient échoué (*Archives gén. de méd.*, t. xxx, p. 102, 1832). Il convient aussi, dans cette espèce de dysenterie, de faire dans la chambre du malade des fumigations aromatiques, ou mieux encore d'y dégager du chlore, afin de détruire les miasmes qui s'exhalent des matières évacuées.

C'est particulièrement dans les formes les plus graves de la dysenterie qu'on a préconisé certains moyens plus ou moins énergiques, dont la valeur est loin d'être jugée. Le docteur Geddings ayant rencontré fréquemment, surtout pendant l'automne, des cas de dysenterie qui restaient rebelles à tous les moyens, fut porté à essayer la noix vomique, recommandée déjà par Hagtrom, médecin suédois, Hufeland, Muller, Thomann et Richter, comme particulièrement efficace pour calmer les épreintes et les coliques si douloureuses dans cette affection. Les résultats qu'il en obtint furent si avantageux qu'il a cru devoir les rendre publics (*North american arch. of med. and surg. science*, novembre 1834. *In* Gaz. méd. de Paris, 1835, p. 231). Il l'administre en poudre à la dose de *sept grains, trois fois par jour*, ou sous forme d'extrait alcoolique à la dose de *deux grains, trois fois le jour*, associé à un peu d'opium.

Le nitrate de soude a été vanté par le docteur Velsen, contre la dysenterie. Le docteur Meyer, l'ayant administré dans une épidémie grave, perdit à peine deux malades sur cent, et *six cents individus lui durent la vie...* Il l'administrait journellement à la dose d'une demi-once à une once, dans huit onces d'eau de gomme ou de décoction de racine de guimauve. Il le regarde comme rafraîchissant, purgatif et diaphorétique (*Journ. des praktischein heilkünde. — In* Nouv. Bibl. méd. 1839, t. ii, p. 126).

L'efficacité d'un mélange d'acide nitreux et d'opium, dans les proportions suivantes : acide nit., ℥j, mixture camphrée, ℥viij, teint. d'opium, gr. xl, a été préconisée par M. Th. Hope dans la dysenterie grave. Il fait prendre cette mixture par quart de quatre en quatre heures (*Edimb. med. and. surg. journ. — In* Bibl. méd., t. iii, p. 308, 1828).

L'acétate de plomb, associé à la teinture thébaïque, a été recommandé par le docteur Alison, par le docteur Ulic Burke, de Dublin (*Nouv. biblioth. méd.*, t. iii et iv, 1828), et enfin par M. Monin dans la dysenterie putride qui a régné épidémiquement dans une partie du canton de Mornant pendant l'été de 1830. Vainement il avait eu recours aux diverses méthodes vantées contre cette affection : saignées, évacuants, opium, astringents, lavements d'eau froide, tout échouait. Ce fut alors qu'il prescrivit la mixture suivante : acétate de plomb, gr. iv ; eau distillée, ℥ij ; ext. aq. d'opium, de 2 à 4 gr. une cuillerée de deux en deux heures. « Le succès de cette médication, dit M. Monin, fut on ne peut plus prompt et assuré, l'excrétion sanguinolente et le ténesme disparaissaient comme par enchantement dès la première administration du remède. » Il la répétait pour l'ordinaire le surlendemain, afin d'assurer la guérison ; mais il pourrait à peine citer deux cas où il fût nécessaire d'y revenir une troisième fois. Une remarque qu'il a constamment faite, c'est que le médicament agissait d'autant mieux que l'effet de l'opium sur le cerveau avait été plus marqué et son action plus prolongée : aussi ceux dont la guérison fut la plus prompte et la plus solide, furent ceux qui restèrent le plus longtemps plongés dans le narcotisme. Un adulte et un enfant auxquels il avait fait prendre, au premier, quatre grains, et au second, deux grains d'opium, restèrent, l'un, vingt-quatre heures, le dernier, près de trente-six heures dans un état voisin de l'ivresse, et sortirent de cet état entièrement guéris de la dysenterie, ne se rappelant leurs douleurs que comme un songe. » (*Journ. clin. des hôpitaux de Lyon*, octobre 1831. — *Revue médicale*, t. xxix, 1831, p. 101). Dans tous ces cas, l'opium paraît avoir été l'agent le plus actif de la guérison. La faible dose à laquelle l'acétate de plomb a été employé, porte au moins à croire qu'il n'a eu que peu de part au succès.

Les affusions d'eau fraîche ou froide essayées dans ces derniers temps contre un si grand nombre de maladies, ont été tentées aussi dans quelques cas où la dysenterie avait résisté à tous les moyens usités, et marchait évidemment vers une terminaison fâcheuse. Dans un cas de ce genre, chez un sujet jeune, dont la position paraissait désespérée, nous avons vu ce moyen, employé par M. Récamier, être couronné d'un plein succès.

Lorsque la dysenterie vient à passer à l'état chronique, son traitement diffère peu de celui qu'elle réclame à l'état aigu : un régime sévère, composé presque exclusivement des aliments qui laissent le moins de résidu possible, l'usage des boissons féculentes ou gommées, l'emploi de l'eau albumineuse vantée tout récemment par M. Bodin (*Journal des connaissances médico-chirugicales*, t. II, p. 309), les opiacés et les astringents ; les vêtements de flanelle portés immédiatement sur la peau, les ventouses sèches appliquées sur le trajet du colon, sur les lombes ou au périnée, et les vésicatoires volants promenés sur divers points des parois abdominales, tels sont les moyens dont on pourrait retirer alors le plus d'avantages. On y joindrait le changement d'air et l'habitation d'un climat différent, si la dysenterie avait été contractée dans un pays malsain.

Dans la convalescence de toute espèce de dysenterie, on doit insister sur l'usage des moyens auxquels la maladie a cédé. Une erreur de régime ou l'impression du froid provoqueraient presque inévitablement une rechute, et doivent être scrupuleusement évités.

Tels sont les moyens variés de traitement que réclame la dysenterie dans les principales formes qu'elle peut offrir. L'expérience a fait connaître que la plupart des remèdes qu'on avait préconisés comme *antidysentériques* sont si loin de mériter ce titre, qu'employés indistinctement, ils seraient nuisibles dans les neuf dixièmes des cas.

VERS INTESTINAUX

Nous nous bornerons ici à traiter du trichocéphale dispar, de l'oxyure vermiculaire et de l'ascaride lombricoïde, qui sont, avec les tænia, les seuls vers intestinaux qui se trouvent chez l'homme dans les cavités gastro-intestinales.

Trichocéphale dispar, Rudolphi, Bremser ; *Trichuride*, Rœderer et Wagler. Corps capillaire dans la plus grande partie de son étendue, de la longeur de 2 à 4 centimètres, tête aiguë, presque imperceptible à l'extrémité la plus déliée, percée d'une très petite ouverture œsophagienne qu'on peut à peine apercevoir à la loupe. Corps du mâle, plus petit que celui de la femelle, roulé en spirale. Corps de la femelle un peu plus long et simplement arqué. Cette espèce de vers a d'abord été observée par Morgani, qui en parle (*Epistol. anatom.*, xiv, art. 42), et décrite par Rœderer et Wagler (*De morbo mucoso*).

On trouve le trichocéphale assez fréquemment, chez les enfants et les adultes, dans le cœcum, au-dessous de la valvule iléo-cœcale, et quelquefois, mais beaucoup plus rarement, au-dessus de la valvule, vers la fin de l'intestin grêle. Cette espèce de vers se rencontre dans diverses maladies, mais principalement dans les entérites folliculaires, et très souvent aussi, d'après M. Cruveilhier, dans les péritonites puerpérales.

En quelque quantité que soit le trichocéphale dispar dans le gros intestin, et on en observe quelquefois plusieurs dizaines, il ne paraît déterminer aucun accident, aucun symptôme morbide, aucun phénomène appréciable qui puisse attirer l'attention du médecin, et par conséquent solliciter l'intervention de la thérapeutique.

Oxyure vermiculaire, Rudolphi, Bremser ; *Ascaride* des autres auteurs. Corps filiforme blanc, cylindrique, de la longueur de 5 à 8 ou 10 millimètres au plus, tête obtuse, comme vésiculeuse, percée d'une ouverture œsophagienne cylindrique. Mâle moitié plus petit que la femelle, à extrémité caudale droite capillaire extrêmement fine, en forme d'alène et presque imperceptible. L'oviducte entoure de toute part l'intestin.

L'oxyure vermiculaire se trouve très souvent chez les enfants, plus rarement chez les adultes, et plus rarement encore chez les vieillards qui en sont cependant aussi quelquefois incommodés. Ces vers n'occupent ordinairement que l'intestin rectum, mais ils se développent fréquemment en quantité prodigieuse et par centaines dans les replis de cet intestin, au-dessus et au-dessous des sphincters jusqu'à l'anus, d'où on les voit souvent sortir, et d'où il est très facile de les extraire, à l'aide du stylet ou d'une épingle noire. En sortant spontanément du rectum où ils prennent d'abord naissance, les oxyures se portent parfois vers la vulve, chez la femme, et pénètrent jusque dans le vagin.

Les symptômes auxquels les oxyures donnent principalement lieu sont une démangeaison autour de l'anus et un sentiment de fourmillement dans le rectum qui se manifeste surtout vers le soir et par l'effet de la chaleur du lit. Cette démangeaison est quelquefois très vive, trouble le sommeil, détermine des réveils en sursaut, des cauchemars, arrache des cris aux enfants et donne quelquefois lieu à des mouvements convulsifs chez ceux qui sont très irritables. Ces accidents se manifestent particulièrement le soir et d'une manière presque périodique. Ils s'accompagnent souvent d'agitation et de chaleur à la peau qui pourraient en imposer pour un accès de fièvre intermittente, ainsi qu'il est arrivé une fois à M. Cruveilhier, qui reconnut bientôt son erreur en voyant sortir plusieurs oxyures de l'anus. On cite aussi des exemples de pollutions nocturnes, d'incontinence d'urine et de priapisme déterminés par les oxyures. Pendant le jour les démangeaisons et le fourmillement dans le rectum diminuent ou cessent même entièrement après une évacuation alvine ; mais si les malades ont été agités la nuit, ils ont le lendemain la figure pâle, les yeux cernés. Les enfants éprouvent même parfois des malaises, des défaillances qui vont jusqu'à la syncope. Cependant il faut dire que les derniers accidents que nous venons de signaler, comme produits par les oxyures vermiculaires, se rencontrent très rarement, qu'ils sont l'exception, et que dans le plus grand nombre de cas ces vers se trouvent chez des enfants, et même quelquefois chez des personnes âgées, sans causer d'autre incommodité qu'un peu de démangeaison, et souvent même sans déterminer aucune espèce de gêne qui puisse avertir de leur présence.

Lorsque les oxyures se portent du côté de la vulve, les malades en éprouvent presque toujours une irritation incessante qui augmente davantage quand elles sont couchées, et tantôt cette irritation locale agit sur tout le système nerveux, et les jette dans une sorte d'excitation générale accompagnée, chez les enfants, de pleurs et de cris, tantôt détermine des leucorrhées et les porte d'autres fois à l'onanisme.

Ces vers n'occupant ordinairement que le rectum et la vulve, les agents médicamenteux qu'on introduit par la bouche n'ont presque aucune action sur eux; les moyens topiques sont les seuls qui puissent être utiles et vraiment efficaces. Les plus recommandables sont les frictions mercurielles, les suppositoires avec l'extrait d'absinthe et le calomel incorporés dans du beurre de cacao, les lotions, les injections, les lavements d'eau froide ou les lavements préparés avec de fortes infusions d'absinthe, de tanaisie, ou avec 50 ou 60 centigrammes de sulfure de potasse, dissous dans 150 ou 200 grammes d'eau tiède, enfin les bains sulfureux quand les oxyures pénètrent dans la vulve.

Ascaride lombricoïde (*lombric*). Corps cylindrique du diamètre de 3 à 4 millimètres, de la longueur de 8 à 30 centimètres, de couleur d'un rouge pâle ou plus ou moins brun, aminci à ses deux extrémités, un peu moins du côté de la queue, et présentant deux sillons presque imperceptibles sur toute la largeur du corps. Tête au sommet de l'extrémité la plus pointue, offrant une très légère dépression circulaire, surmontée de trois petites opercules mobiles qui ferment l'ouverture de l'œsophage. Mâle, à extrémité caudale recourbée, et deux petits pénis quelquefois saillants, dans la concavité de la courbure caudale près de l'extrémité. Femelle, extrémité caudale droite, deux oviductes blancs qui tranchent par leur couleur à travers les parois du corps avec la couleur brune de l'intestin.

C'est à la présence des ascarides lombricoïdes dans le canal intestinal que se rapporte presque tout ce qu'on a écrit sur les maladies vermineuses.

Des affections vermineuses en général causées par les ascarides lombricoïdes. — La pathologie des vers intestinaux est beaucoup moins avancée que leur histoire naturelle, et les progrès qu'a faits dans ces derniers temps l'helminthologie n'ont eu que très peu d'influence sur la connaissance des maladies vermineuses. Malgré les observations et les recherches de plusieurs médecins, et en particulier celles de M. Mondière, qui ont cependant fait faire quelques progrès à cette partie de la pathologie, l'appréciation exacte des symptômes auxquels les vers intestinaux peuvent donner lieu, et des moyens de distinguer les accidents qu'ils produisent de ceux qui dépendent d'autres causes, sont encore entourés de beaucoup d'obscurité. On trouve dans la plupart des auteurs beaucoup d'erreurs ou même de relations fabuleuses sur ce sujet, et peu de notions précises. Plusieurs praticiens ont été tellement frappés de cette vérité, qu'ils sont tombés dans une sorte de scepticisme relativement aux maladies vermineuses, et les ont à peu près rayées du catalogue de la pathologie, tout en considérant néanmoins l'étude des vers intestinaux comme très curieuse, et même importante sous le rapport de l'anatomie pathologique et de l'histoire naturelle de l'homme. Cette opinion est celle de plusieurs hommes très distingués, et même de ceux qui, comme Rudolphi, Brera, Bremser, se sont le plus occupés des affections vermineuses. Sauf quelques exceptions, j'engage les praticiens, dit Bremser, à ne pas attacher trop d'importance à la présence des vers, et encore moins à une évacuation de ces animaux, quand il s'agit de déterminer la cause d'une maladie. C'était aussi la manière de voir d'Albers de Bremen, qui s'en expliquait avec moi dans une conversation que nous eûmes lors du dernier voyage qu'il fit à Paris. Il est certain, en effet, qu'on a très souvent attribué à la présence des vers plusieurs maladies auxquelles ces animaux sont entièrement étrangers. C'est surtout dans l'étude de la pathologie des enfants qu'on est le plus à même de se convaincre de cette vérité. On a toujours fait jouer un rôle beaucoup trop important aux entozoaires dans les maladies du premier âge. A mesure que cette partie de la pathologie se perfectionne, on reconnaît que la plupart des enfants qui succombent après avoir rendu des vers, ou même en en ayant encore, sont affectés de maladies aiguës ou chroniques qui laissent après la mort des traces incontestables de leurs effets, et qui par elles-mêmes sont nécessairement mortelles.

Indépendamment de cette source fréquente d'erreurs, beaucoup de praticiens, peu versés dans l'étude de l'helminthologie, ont très souvent pris pour des vers intestinaux une foule de corps qui n'en sont pas. La classe des pseudo-helminthes, comme les désigne Bremser, est assez nombreuse. L'ouvrage de Brera renferme un catalogue assez complet d'observations sur ce sujet. On peut diviser les pseudo-helminthes en substances animales et végétales. Il n'est pas très rare de voir sortir du canal intestinal des larves de mouches qui ont été introduites avec les aliments, et qui ensuite ont été décrites comme des vers particuliers. Brera lui-même est tombé dans cette erreur, en désignant sous le nom de cercosome une larve d'éristale qu'il avait prise pour un ver intestinal. Dans certains cas, de simples concrétions fibrineuses, à la suite d'hémorrhagies internes, des portions de larynx d'oiseaux rejetées par les vomissements, ou rendues par les selles, ont été prises pour des vers intestinaux ; et des corps savants ont même été la dupe de semblables erreurs. Dans d'autres circonstances, des insectes tombés accidentellement au milieu des matières fécales, ou dans les vases de nuit, ont été regardés comme sortis du canal intestinal ou de la vessie. Parmi les subtances végétales qui ont été décrites comme des vers, on peut citer d'abord le diacanthus polycéphale de Stiebel qui ne paraît être autre chose qu'une rafle de raisin ; les prétendus vers des dents, qui, comme l'a très bien prouvé Bremser, ne sont que des graines germées de jusquiame et même le ditrachyceros de Stulzer (bicorne hérissé de M. Blainville), qui n'est peut-être lui-même aussi qu'une graine, quoique cette opinion ne soit pas généralement adoptée par tous les naturalistes.

Les praticiens pourront éviter le plus souvent ces méprises, en observant avec grand soin les différents corps rendus avec les crachats, les selles, les urines et les divers écoulements utérins. Après les avoir d'abord lavés dans l'eau tiède pure ou légèrement acidulée, et les avoir séchés dans un linge, il sera facile de s'assurer si ces corps appartiennent aux végétaux ou aux animaux ; la plus simple combustion, à l'aide d'une bougie, suffira pour décider la question. Je me suis servi plusieurs fois de ce moyen, et particulièrement dans un cas où je voulais prouver à un de mes confrères que des fragments de betterave rendus par les selles, et qu'il avait pris pour des vers intestinaux, n'en étaient pas. Lorsqu'il est reconnu que les corps qu'on observe appartiennent réellement au règne animal, il ne s'agit plus, pour constater si ce sont de véritables helminthes, que de vérifier si ces corps sont réguliers, symétriques, mous, dépourvus d'organes articulés, caractères communs à tous ces animaux.

Au reste, quoique les méprises soient souvent possibles, et qu'on ait, dans beaucoup de cas, pris des corps particuliers pour des vers intestinaux ; quoique d'une autre part on ait aussi rangé à tort, dans le catalogue des maladies vermineuses, beaucoup d'affections cérébrales, pulmonaires, ou gastro-intestinales très tranchées, qui étaient tout à fait indépendantes de la présence des vers, il est toutefois incontestable que le développement de ces animaux dans les cavités gastro-intestinales et abdominales donne quelquefois lieu à des phénomènes morbides très variés, et parfois même assez graves pour entraîner la mort. C'est donc à tort que l'on prétendrait devoir borner la partie médicale de l'étude des vers à celle de l'anatomie pathologique : la *pathologie* des affections vermineuses est très importante à connaître.

Des signes de la présence des ascarides lombricoïdes. — Les signes qui peuvent servir à indiquer la présence des ascarides lombricoïdes dans les intestins dépendent des altérations physiologiques de l'appareil gastro-intestinal ou des autres appareils. Parmi les premiers, on remarque surtout ceux-ci : la langue est blanche ou saburrale, la salive épaisse, plus abondante que dans l'état de santé parfaite, l'haleine à jeun est acide ou fade, comme à la suite d'un accès fébrile. Le malade se plaint quelquefois d'une espèce de resserrement au pharynx, d'une sensation de reptation le long de l'œsophage, qui s'accompagne dans certains cas d'une sorte de picotement vers la gorge. L'appétence pour les aliments est nulle ou très vive, et en général très variable. Souvent le malade a des nausées, des éructations avant le repas, et parfois ces nausées sont suivies d'un vomissement de matières liquides et purement muqueuses ; des coliques de différentes espèces, tantôt sourdes, tantôt aiguës, se font souvent sentir, principalement vers la région ombilicale. Au lieu de coliques, les malades se plaignent quelquefois de gargouillements, de picotements et de morsures dans l'intestin ; mais il faut bien se garder de s'en laisser imposer par de prétendues sensations souvent imaginaires, sur lesquelles le malade s'abuse lui-même ; car, comme l'observe très bien Bremser, presque toutes ces sensations sont le résultat de l'imagination des malades, qui ont entendu parler de la morsure des vers, des accidents graves qu'ils peuvent produire, et qui se persuadent qu'ils sont tourmentés par ces animaux lors même qu'ils n'en ont point. Le ventre, chez les individus affectés de vers, est quelquefois ballonné, plus ou moins dur et douloureux à la pression ; les matières fécales sont liquides ou solides, et souvent accompagnées, surtout chez les enfants, de matières glaireuses, quelquefois mêlées de sang, et de couleur d'un vert jaunâtre. Enfin, les matières stercorales, ainsi que celles qui sont rejetées par le vomissement, contiennent souvent des vers ou des portions de vers. Ce dernier caractère est le seul vraiment certain. Tous les autres, même réunis, peuvent appartenir à des maladies différentes, et ne dénotent pas d'une manière positive la présence des lombrics dans le canal intestinal. Ces vers, d'ailleurs, ne donnent souvent lieu à aucune altération des fonctions digestives.

Quant aux signes tirés de l'état général ou dépendant des autres appareils, ils sont ordinairement peu prononcés, excepté quelquefois du côté de l'appareil cérébro-spinal ; mais pour éviter des répétitions inutiles, nous renverrons ce qui est relatif à cette partie de la séméiotique à ce que nous dirons des *Névroses vermineuses.*

Lorsque les ascarides lombricoïdes sont en certain nombre, ils donnent parfois lieu à des symptômes généraux : alors le corps maigrit, la face est pâle, hâve, les paupières cernées, les pupilles très dilatées et souvent inégalement ; une démangeaison très incommode, et revenant par accès, se fait sentir vers l'orifice des fosses nasales ; les ailes du nez sont quelquefois gonflées. Il ne faut cependant pas attacher trop d'importance à la démangeaison du nez, surtout chez les très jeunes enfants, parce qu'ils se frottent presque toujours cette partie, quelle que soit la nature de la maladie dont ils sont atteints, par la raison que ne sachant pas encore se moucher, il leur est impossible de rejeter au dehors les mucosités qui se concrètent dans le nez, et qui par leur présence causent une démangeaison désagréable.

Le pouls est parfois fréquent et irrégulier chez les enfants affectés d'ascarides ; cependant la fièvre est rarement causée par la présence des vers dans l'intestin, à moins toutefois qu'ils ne soient en très grand nombre, et alors ils déterminent une sorte d'entérite ou d'entéro-colite.

On a regardé la toux sèche qui survient principalement à jeun ou avant le repas, comme un signe indicatif de la présence des vers ; ce signe se rencontre quelquefois, en effet, mais il est loin d'être constant. En général les vers intestinaux n'agissent que très rarement sur les organes de la respiration, Cependant, quand les ascarides lombricoïdes remontent de l'estomac dans l'œsophage, ils produisent le plus souvent une toux sèche sympathique, qui peut être suivie de vomissements ou de l'expulsion de ces animaux par la bouche et même par les fosses nasales. Les ascarides lombricoïdes s'introduisent aussi quelquefois dans le larynx, et peuvent donner lieu à des accidents particuliers dont il sera question plus loin.

En résumant les divers phénomènes pathologiques qui sont le plus souvent déterminés par la présence des ascarides lombricoïdes, on voit qu'ils sont très variables, et qu'il n'est pas possible d'en tirer des symptômes assez caractéristiques pour établir l'existence certaine des vers ; on peut tout au plus la soupçonner quand l'ensemble des signes que nous venons d'indiquer se rencontre ; mais le diagnostic des affections vermineuses est toujours incertain et obscur, même quand les malades ont rendu des ascarides ; car ces entozoaires sont souvent isolés, et, quand ils se développent en certain nombre, ils sont, dans la plupart des cas, entièrement étrangers à une foule de maladies dans lesquelles on les observe ou comme simple épiphénomène ou comme complication ; c'est ce qu'on voit fréquemment, surtout chez les enfants où l'on retrouve des ascarides dans les méningites, les fièvres typhoïdes, les entérites, les pneumonies, etc. La grande difficulté est de caractériser les maladies essentiellement vermineuses, et de les distinguer de leurs congénères qui dépendent de toute autre cause.

Des altérations pathologiques produites dans le canal intestinal par les lombrics. — Lorsque les ascarides lombricoïdes sont en grand nombre, souvent entrelacés sous forme de pelotes, ils donnent lieu à l'injection capillaire de tous les vaisseaux qui pénètrent dans les parois de l'intestin. La membrane muqueuse, dans ce cas, est d'une couleur violacée, uniforme, qui n'est pas celle des entérites ordinaires ; elle présente au-dessus et au-dessous de ces agglomérations une plus ou moins grande quantité d'un mucus écumeux, d'un jaune verdâtre, analogue par sa couleur au nostoc ou aux conferves qui flottent dans les eaux dormantes, ou au mucus intestinal qui est le produit de l'action du calomel. Lorsque les ascarides sont isolés ou en très petit nombre, on n'observe pas ordinairement d'injection notable de la membrane muqueuse ; mais les liquides contenus dans l'intestin sont écumeux et dégagent souvent, comme dans le premier cas, une odeur alliacée. Les ascarides lombricoïdes parcourent facilement toute l'étendue du tube digestif et sortent souvent par la bouche. Après la mort on les trouve quelquefois engagés dans l'œsophage ou dans l'estomac ; mais ils séjournent plus ordinairement dans l'intestin grêle, plus rarement dans le gros intestin. Leurs extrémités pointues, érectiles et assez résistantes leur permettent de s'introduire facilement par les ouvertures les plus étroites. J'en ai plusieurs fois rencontré un ou deux dans l'appendice cœcal. Philibert Gmelin en a trouvé un de 3 pouces de long engagé dans le canal pancréatique. Laennec a observé sur un individu les canaux biliaires distendus par un grand nombre de ces vers, dont plusieurs remplissaient la vésicule biliaire ; d'autres étaient logés dans de petites cavités qu'ils s'étaient pratiquées dans le parenchyme du foie. M. le professeur Cruveilhier a eu l'occasion de rencontrer une disposition à peu près semblable. J'ai trouvé dans un cas deux ascarides lombricoïdes de 8 pouces de longueur, qui avaient pénétré en entier par le canal hépatique dans les canaux biliaires. On rencontre quelquefois même aussi des ascarides lombricoïdes dans la cavité du péritoine, comme nous le verrons plus bas.

Des maladies vermineuses en particulier, causées par les ascarides lombricoïdes, et des altérations organiques qu'ils peuvent déterminer. — Beaucoup de phénomènes morbides très différents se rattachent évidemment à la présence des ascarides lombricoïdes dans les organes gastro-intestinaux, et ne cèdent que lorsque ces vers sont expulsés. M. Mondière a réuni un grand nombre de faits sur les maladies vermineuses, et y a ajouté plusieurs observations particulières (*Mémoire sur les accidents que peut produire chez l'homme la présence des vers intestinaux* ; *Gazette des hôpitaux*, depuis le t. v, 2ᵉ série, n° 35, jusqu'au t. vi, 2ᵉ série, n° 40). Nous mettrons principalement à profit cet intéressant travail. Nous grouperons les principales maladies vermineuses sous cinq chapitres : l'*entérite vermineuse*, les *abcès vermineux*, les *perforations intestinales*, les *névroses vermineuses*, et l'*asphyxie vermineuse*.

A. *De l'entérite vermineuse.* — La présence des ascarides lombricoïdes dans le canal intestinal donne quelquefois lieu à des embarras gastriques ou intestinaux ; d'autres fois, des entérites on entéro-colites peuvent se trouver compliquées de ces vers, et alors il est souvent impossible de dire si l'inflammation intestinale est primitive ou consécutive, si les ascarides sont cause ou effet, ou s'ils ne s'y rencontrent qu'accidentellement. Mais ce n'est pas de ces cas douteux dont il doit être question ici ; nous ne nous occuperons que des inflammations intestinales évidemment déterminées par la présence des lombrics ; nous placerons dans cette catégorie, 1° l'observation de M. Bretonneau (ouvrage sur la diphthérite), dans laquelle l'enfant fut pris de serrement à l'œsophage, de nausées, de mouvements convulsifs et de douleurs aiguës dans le ventre, qui lui arrachaient des cris et lui faisaient dire, en mourant, qu'une bête le dévorait intérieurement ; 2° celle de M. le professeur Charcelay (extrait du *Recueil des travaux de la Société médicale d'Indre-et-Loire*, 1er trimestre 1839). Cette maladie a été caractérisée d'abord par des coliques violentes, le ventre douloureux à la pression, des selles liquides rougeâtres, et ensuite sanguinolentes et comme fibrineuses, puis, vers la fin, noires et involontaires, accompagnées d'épreintes, et suivie de l'expulsion de vers lombrics par l'anus ; la face était contractée, souffrante ; enfin l'enfant, le cinquième jour, était agité, poussait des cris plaintifs, il avait du hoquet, il vomit des matières noires et fétides et mourut. Dans la première observation, M. Bretonneau a trouvé une pelote de lombrics entrelacés, bouchant l'intestin, et la membrane muqueuse correspondante à cet obstacle comme meurtrie, ramollie et détruite par le froissement et l'attrition causés par ces vers. Dans le cas rapporté par M. Charcelay, la membrane muqueuse de l'intestin grêle était fortement épaissie, granulée, remplie de sang noir et renfermait trente-sept vers lombrics, réunis par pelotons et obstruant le calibre de l'intestin. La seconde portion du duodénum contenait un paquet de lombrics encore roulés en pelote, et immédiatement au-dessus, dans la première partie, M. Charcelay trouva un caillot adhérent à la paroi membraneuse, et cachant une sorte d'ulcération arrondie, au fond de laquelle on découvrait une petite artériole béante qui avait donné lieu à l'hémorrhagie.

L'entérite vermineuse ne se présente pas toujours sous une forme aussi aiguë que dans les deux exemples précédents ; elle marche quelquefois plus lentement, avec des symptômes adynamiques, comme dans un cas qui s'est offert à nous à l'hôpital des Enfants. Un garçon de huit ans nous a présenté pendant près de quinze jours, de la fièvre, de la sécheresse à la peau, des douleurs abdominales avec diarrhée muqueuse accompagnées de la sortie de quelques ascarides. Cette entéro-colite était surtout remarquable par la profonde altération des traits, la pâleur de la face, l'état de souffrance, d'abattement général et de la maigreur excessive de l'enfant, qui ne paraissait pas d'ailleurs en rapport avec le petit nombre des selles : il s'est éteint dans un état de maigreur des plus prononcés, sans agitation et sans délire. A l'ouverture du cadavre, nous avons trouvé soixante-huit ascarides lombricoïdes dans l'intestin grêle, et deux seulement dans le gros intestin. Les ascarides dans l'intestin grêle étaient la plupart agglomérés et par pelotes, autour desquelles la membrane muqueuse était violacée, fortement injectée et comme épaissie, mais non ramollie ; elle était recouverte d'un mucus ressemblant à des conferves ou à celui qui résulte de l'action du calomel administré à l'intérieur. Les plaques de Peyer étaient à peine saillantes et dans l'état normal, les ganglions mésentériques sains. On remarquait peu d'altération sur la muqueuse du gros intestin, qui paraissait beaucoup moins malade que celle de l'intestin grêle. Une odeur alliacée très remarquable se dégageait du canal intestinal et des matières fécales qui y étaient contenues ; on observait un peu d'engorgement à la base des deux poumons, surtout du côté droit.

Les entérites vermineuses sont très rarement aussi graves, et elles guérissent le plus souvent sous l'influence des purgatifs et des anthelminthiques qui provoquent l'expulsion d'une quantité plus ou moins considérable d e vers, soit isolés, soit quelquefois même agglomérés et entrelacés sous forme de pelotes arrondies et enveloppées de mucus.

B. *Des abcès vermineux.* — On a rencontré quelquefois, mais très rarement, des abcès vermineux dans le pharynx et les fosses nasales, déterminés par des lombrics qui avaient remonté par l'œsophage et qui avaient ensuite pénétré dans l'oreille interne par la trompe d'Eustache ; mais le siège le plus ordinaire des abcès vermineux est l'abdomen. Nous ne nous occuperons ici que des abcès vermineux abdominaux. L'observation conduit à établir deux sortes d'abcès vermineux abdominaux, différents par leur origine et par la marche des symptômes qu'ils présentent : les abcès vermineux stercoraux, et les abcès vermineux non stercoraux.

Les *abcès vermineux stercoraux* offrent des caractères particuliers auxquels il est souvent possible de les reconnaître. Ils sont ordinairement précédés des symptômes locaux et généraux d'une entérite ou au moins d'un embarras gastro-intestinal. Au milieu de ces symptômes plus ou moins tranchés, survient tout à coup une douleur vive, profonde, et comme pongitive dans un des points quelconques de la cavité abdominale, et peu de temps après, on aperçoit, soit à la région inguinale, soit à l'ombilic, une tumeur arrondie très douloureuse au toucher, rénitente d'abord, rouge ensuite et fluctuante, qui suit la marche d'un véritable phlegmon. L'abcès ouvert, soit spontanément, soit par l'instrument tranchant, il s'écoule du pus, plus ou moins phlegmoneux, accompagné de liquides fétides qui ont tous les caractères des matières stercorales et qui quelquefois même sont mélangées de débris d'aliments. Au milieu de ces liquides sortent un ou plusieurs lombrics, et bientôt la tumeur s'affaisse, mais conserve toujours une espèce de bourrelet plus ou moins étendu et dur, au milieu duquel se trouve une fistule stercorale. Quelquefois elle guérit spontanément; d'autres fois elle ne s'oblitère jamais. Il serait possible, dans cet état, de la confondre avec une fistule stercorale produite par une hernie étranglée, d'autant plus qu'on a vu quelquefois des anus contre nature donner passage à des lombrics ; mais la grande différence de ces deux maladies dans leur origine ne permettra pas de les confondre. Tel est le résumé de la marche des symptômes des abcès vermineux stercoraux, d'après l'ensemble des observations qui appartiennent à cette catégorie, mais dans les détails desquelles l'espace ne nous permet pas d'entrer. Voyez, pour les observations particulières, la seconde partie du mémoire de M. Mondière, de Loudun, intitulé : *Recherches pour servir à l'histoire de la perforation des intestins par les vers ascarides et des tu-meurs vermineuses des parois abdominales (l'Expérience, 1838, n° 47).*

Les *abcès vermineux non stercoraux* ont beaucoup d'analogie avec les précédents, quoiqu'ils en diffèrent néanmoins par quelques symptômes; on peut y distinguer de même plusieurs périodes. La première période ne présente pas les caractères locaux ou généraux de l'entérite comme dans les abcès stercoraux. Il sont aussi, en général, moins rapides dans leur marche, et ils succèdent plus souvent à des maladies chroniques qu'à des maladies aiguës de la cavité abdominale. Cependant, parmi les observations qui appartiennent à cette catégorie et qui sont en partie relatées dans la première partie du mémoire de M. Mondière, déjà cité, il rapporte une observation consignée dans le *Journal des progrès,* 1834, t. I, p. 381, dans laquelle un petit nègre fut pris d'un abcès vermineux non stercoral au nombril, dans le cours d'une dysenterie, ce qui est une exception pour ce genre d'abcès. Dans la seconde période, le phlegmon se développe sans être précédé, en général, de cette douleur vive, pongitive, profonde, qui se manifeste dans l'abcès vermineux stercoral au moment où il est probable que s'opère la rupture des parois de l'intestin; enfin, dans la troisième période, la sortie des lombrics n'est pas accompagnée de matières fécales, mais seulement de pus, ce qui caractérise essentiellement ces sortes d'abcès.

C. *Des perforations intestinales par les lombrics.* — Comme il est impossible que les ascarides lombricoïdes se développent primitivement ailleurs que dans le canal intestinal, lorsqu'on les trouve dans la cavité du péritoine, ou qu'ils en sortent par des abcès qui se forment dans les parois abdominales, et sans qu'il y ait eu primitivement fistule stercorale, il faut nécessairement admettre qu'il s'est établi une communication entre la cavité intestinale et la cavité du péritoine qui leur a livré passage; mais comment peut se faire cette communication? Il paraît certain qu'elle ne s'opère pas toujours de la même manière. La distinction que nous avons admise entre les abcès vermineux stercoraux et les abcès vermineux non stercoraux, nous indique une différence assez notable dans le mode de communication.

Dans les abcès vermineux stercoraux, l'ouverture qui s'est établie entre l'intestin et le foyer purulent est assez large pour ne pas se fermer immédiatement, puisqu'elle livré passage aux matières fécales, et même quelquefois aux débris d'aliments mal digérés, jusqu'à ce qu'il ne sorte plus de lombrics par l'ouverture, et même souvent longtemps après, ces fistules stercorales restant quelquefois incurables ou au moins plus difficiles encore à guérir que les anus contre nature dépendants d'étranglement intestinal. Les abcès vermineux stercoraux succédant presque toujours, ainsi que nous l'avons vu, à une entérite partielle ou à l'engorgement d'une anse intestinale déterminée par l'agglomération de vers lombrics, on peut supposer que les membranes intestinales ont été ramollies, macérées par l'abondante sécrétion de mucus qui enveloppe ordinairement les pelotes vermineuses; alors il est facile de concevoir que ces animaux, en s'agitant sans cesse par suite des mouvements qui leur sont propres, ont pu déchirer les membranes,

précédemment déjà ramollies ou ulcérées, et pénétrer dans la cavité péritonéale par une ouverture plus ou moins large faite aux parois intestinales.
On conçoit encore qu'il est possible que cette perte de substance de l'intestin et l'épanchement des matières fécales qui en résulte dans le péritoine,
ne déterminent pas constamment une péritonite générale mortelle, quand
une inflammation adhésive antécédente qui s'est établie entre l'intestin déjà
malade et les parties voisines, a circonscrit le siège du mal ; on s'explique
naturellement ensuite la marche du phlegmon vermineux qui est la conséquence de cette péritonite partielle, et la sortie des lombrics par l'ouverture
de cet abcès n'offre plus rien d'extraordinaire.

Mais dans les abcès non stercoraux, les choses ne se présentent pas
d'une manière aussi facile à concevoir ; l'ouverture par laquelle est passé
le lombric est tellement étroite, qu'elle ne laisse pas échapper de matières
fécales dans le foyer de l'abcès, ou au moins qu'elles y sont en si petite
quantité qu'elles sont imperceptibles. Le mode de communication est, dans
ce cas, d'autant plus obscur qu'on ne retrouve plus aucune trace du passage des lombrics, ainsi que l'a constaté avec soin M. Velpeau, dans l'observation qu'il a publiée d'un abcès vermineux non stercoral (*Mémoire sur
quelques altérations de la moelle épinière ; Arch. gén. de méd.*, t. VII, p. 329,
1823). Dès qu'on ne retrouve plus la trace des ouvertures faites à l'intestin
par le lombric, il faut qu'elles puissent se refermer après qu'il a pénétré
dans la cavité du péritoine, ce qui nous conduit nécessairement à admettre
une véritable perforation de l'intestin par l'ascaride lombricoïde, sans ramollissement ou ulcération préalable des membranes. Cette espèce de perforation avait déjà été admise par plusieurs observateurs, et paraissait
fondée sur des faits consciencieusement observés, comme celui rapporté
par M. Gaultier de Claubry père. Néanmoins la plupart des anatomistes
qui se sont occupés de l'étude des vers, tels que Rudolphi Bremser, M. Jules
Cloquet, etc. (à l'exception cependant de M. de Blainville), pensaient que
la tête et la bouche des lombrics n'offraient pas assez de résistance pour
pouvoir percer les parois d'un intestin sain. Je partageais entièrement cette
opinion avec MM. Cruveilhier, J. Cloquet et la plupart de mes confrères,
lors de la publication de la première édition du Dictionnaire : l'explication
ingénieuse donnée depuis par M. Mondière dans son Mémoire déjà cité, ne
m'avait pas complètement satisfait ; mais deux observations que j'ai eu
occasion de faire en 1841 dans mon service à l'hôpital des Enfants, ont
achevé de me tirer de l'erreur où j'étais et de me dessiller les yeux : ces
deux observations ont déjà été publiées par M. Becquerel, alors mon interne,
et ont été insérées dans le n° 3 de la *Clinique des hôpitaux des enfants*, 1841.
Dans ces deux observations, l'appendice iléo-cœcale avait été perforée par
des lombrics ; dans une des observations, ces vers avaient été en quelque
sorte surpris sur le fait. Deux lombrics étaient engagés à moitié dans l'appendice et à moitié dans la cavité péritonéale. Trois autres vers avaient
déjà passé par la même ouverture, et avaient pénétré entre les deux feuil-
lets du grand épiploon par l'hiatus de Winslow, sans perforer les membranes

et, ce qu'il y a de plus remarquable, sans déterminer aucune trace d'inflammation du péritoine. Il est impossible cependant d'admettre que cette perforation de l'appendice cœcale et le trajet qu'ont parcouru les trois vers qui ont pénétré dans la cavité du grand épiploon, aient lieu après la mort. Cet enfant avait succombé à une broncho-pneumonie adynamique. L'autre enfant avait été victime d'une péritonite aiguë produite par une perforation de l'intestin colon, qui offrait plusieurs ulcérations. Les trois lombrics qui se trouvaient au milieu du liquide sous-purulent contenu dans l'abdomen étaient-ils sortis par la perforation du colon ou par la perforation de l'appendice iléo-cœcale? C'est ce qu'il est impossible de savoir ; mais, ce qu'il y a de certain, c'est que la perforation de l'appendice offrait les mêmes caractères que dans l'observation précédente. Dans les deux cas, l'appendice iléocœcale était percé à son extrémité par une ouverture étroite de forme conique ; les membranes étaient lisses, amincies, taillées en biseau de dedans en dehors, et les deux vers qui étaient sortis à moitié par cette ouverture y étaient tellement serrés qu'on avait peine à les tirer sans les rompre ; rien ne dénotait les traces d'une ulcération antécédente.

Ces deux observations intéressantes prouvent que les lombrics peuvent dans certains cas perforer l'appendice iléo-cœcale, comme l'avait soupçonné déjà M. Destrez (*Propagateur des sciences médicales* 1823-27, p. 81 ; et quand on y réfléchit on conçoit facilement comment peut s'effectuer cette perforation et on s'étonne même qu'elle n'ait pas lieu plus souvent. En effet, les lombrics ont une grande tendance et on pourrait dire une sorte d'attrait à pénétrer dans les conduits les plus étroits, qu'ils dilatent facilement à cause de la forme aiguë et contractile de leur corps. Indépendamment de cette tendance et de cette facilité à pénétrer dans les canaux les plus petits et à se projeter constamment en avant, la forme de la tête de ces vers les rend propres à perforer les corps qui, comme des membranes molles et humides, se laissent pénétrer assez facilement. La tête des lombrics est fort pointue, presque acérée et résistante, quand tous les muscles de l'animal sont en contraction. Cette pointe, constamment dirigée vers le cul-de-sac de l'appendice, est sans cesse agitée par une sorte de mouvement de reptation et de rotation que lui imprime la contractilité de tous les muscles du corps, de sorte qu'elle agit à la fois comme un poinçon et comme une espèce de vrille : on conçoit que ces manœuvres incessamment répétées puissent finir par écarter les mailles de la trame membraneuse, et se frayer un passage sans rien déchirer. Si, comme on n'en peut plus douter maintenant, les lombrics peuvent ainsi perforer le cul-de-sac de l'appendice iléo-cœcale, pourquoi n'en pourrait-il pas être quelquefois de même pour quelques anses intestinales qui, par quelques dispositions faciles à admettre, peuvent se présenter à l'action des vers comme une espèce d'impasse ? La perforation des parois intestinales par les lombrics paraît donc maintenant beaucoup moins difficile à comprendre.

Mais comment concevoir que les trous formés par ces vers se referment quelquefois et s'oblitèrent sans donner lieu à un épanchement dans le péritoine, comme si ces lombrics passaient à travers les intestins de même que des aiguilles. Les lombrics ont au moins 4 à 5 millimètres d'épaisseur dans le milieu de leurs corps, et il est difficile de comprendre qu'une ouverture de ce diamètre ne laisse pas échapper des liquides et des gaz intestinaux. Cependant les faits sont constants, les ouvertures s'oblitèrent, et on ne retrouve aucune trace de la perforation. Voici, ce me semble, comment on peut s'expliquer ce fait. Les deux extrémités du corps du lombric sont extrêmement aiguës ; il n'agit que lentement sur les membranes, et quand il est parvenu à les perforer, il ne franchit que par degrés et avec effort le passage qu'il s'est frayé, de telle sorte que les membranes, par leur contractilité naturelle, reviennent promptement sur elles-mêmes à mesure que l'extrémité caudale diminue, et à peine la petite pointe de la queue est-elle sortie que déjà l'ouverture est fermée. Le mucus intestinal, qui devient très abondant et très visqueux par la présence même des lombrics, ne peut-il pas aussi favoriser l'occlusion du petit pertuis, car il n'en est pas ici comme dans les cas d'une perforation par suite d'ulcérations, où il y a perte de substance : il n'y a pas de perte de substance dans ces perforations, qui se font plutôt par écartement des fibres que par rupture ou déchirure.

D. *Des névroses vermineuses.* — Le système nerveux est, surtout chez les enfants, souvent affecté sympathiquement par la présence des vers lombrics dans l'estomac et les intestins. Les malades présentent alors les phénomènes morbides les plus graves, et qui, dans quelques cas, simulent des maladies nerveuses essentielles, et peuvent jeter le praticien le plus exercé dans des erreurs fâcheuses.

Les convulsions déterminées par les vers sont un des symptômes nerveux les plus ordinaires. Elles sont quelquefois seulement partielles, et ne s'observent que dans les muscles de la face, simulent dans certains cas l'amaurose, et sont en général passagères, sans danger, et cèdent plus ou moins promptement à l'expulsion des vers ; mais dans d'autres cas les convulsions sont générales, plus ou moins violentes, et peuvent même déterminer la mort, comme j'en ai observé un cas à l'hôpital des Enfants. Un garçon qui n'était entré à l'hôpital que pour une affection cutanée très légère, se plaignit dans l'après-midi de coliques très vives qu'il rapportait à l'épigastre, et qui allèrent en augmentant vers le soir. Un cataplasme laudanisé appliqué sur l'épigastre parut d'abord le calmer ; mais dans la nuit il fut pris de nouvelles coliques et de convulsions générales, et succomba au moment où l'on réveillait l'interne de garde pour lui porter secours ; il le trouva mort à son arrivée. L'ouverture du cadavre ne nous présenta aucune altération appréciable dans l'appareil cérébro-spinal : mais nous fûmes singulièrement étonnés de trouver que deux ascarides lombricoïdes avaient pénétré du canal hépatique, où ils étaient encore engagés dans deux divisions des canaux biliaires. L'absence de toute autre altération appréciable nous a porté à conclure que l'introduction brusque de ces deux ascarides dans les voies biliaires avait été la cause des convulsions auxquelles avait succombé cet enfant. M. Cruveilhier n'admet pas cette conséquence, et croit que la sensibilité propre aux voies biliaires suffût pour s'opposer à l'introduction des ascarides dans les canaux hépatiques pendant la vie, et que, d'ailleurs, des convulsions peuvent être mortelles et ne laisser aucune trace de leur cause appréciable après la mort. Ces objections ne sont pas difficiles à réfuter. D'abord l'appareil des canaux biliaires n'est point sous l'empire d'organes soumis à la volonté et qui puissent repousser les corps qui tenteraient à s'y introduire et pourquoi les ascarides ne pénétreraient-ils pas facilement pendant la vie dans le canal cholédoque où on les a déjà rencontrés, et où ils séjournent parfois longtemps, comme le prouve une observation curieuse de M. Tonnellé, dans laquelle un lombric se trouvait au milieu d'un abcès du foie ? (*Journal hebdom.*, t. IV, p. 189.) D'un autre côté, si on admet l'introduction possible de ces animaux dans les canaux biliaires pendant la vie (ce qui ne me paraît pas devoir faire l'objet d'un doute), pourquoi cette brusque introduction ne pourrait-elle pas donner lieu à des convulsions mortelles, quand on a vu plusieurs fois des parcelles d'aliments mal digérées en provoquer d'aussi fâcheuses ?

On trouve dans les recueils périodiques anciens et modernes beaucoup d'observations d'hydrophobie, d'hystérie, d'épilepsie, qui avaient résisté à l'emploi des moyens thérapeutiques conseillés dans ces maladies, et qui ont été combattues avec succès par les anthelminthiques, et ont cessé promptement à la suite de l'expulsion d'un certain nombre de vers lombrics. M. Mondière, dans son mémoire déjà cité, inséré dans la *Gazette des hôpitaux*, a fait un choix de ces observations, qui sont bien dignes de fixer l'attention des praticiens. L'espace nous manque pour entrer dans le détail de ces observations importantes ; nous nous bornerons, pour terminer cette simple notice sur les névroses vermineuses, à citer un cas curieux de manie furieuse qui semble avoir été déterminée par des ascarides, et qui, après avoir résisté à l'emploi de la saignée et des bains, a cédé instantanément après l'expulsion de trois lombrics par le vomissement (voy. *Gazette des hôpitaux*, septembre 1843, n° 110, extrait d'une observation de M. le docteur Roland de Tarn-et-Garonne, insérée dans le journal de Toulouse).

E. *De l'asphyxie vermineuse.* — Lors de la première édition du *Dictionnaire de médecine*, en 1828, j'avais déjà plusieurs fois rencontré chez des enfants morts de maladies différentes, des ascarides lombricoïdes dans la trachée-artère et les bronches. Comme ces enfants n'avaient présenté dans les derniers jours de leur maladie aucun signe de suffocation, j'avais pensé que cette erreur de lieu ne s'était produite qu'après la mort. D'un autre côté, la sensibilité naturelle de la glotte qui ne peut supporter le contact d'aucun corps étranger sans déterminer instantanément une toux convulsive, m'avait porté à croire que l'introduction des lombrics dans les voies aériennes pendant la vie ne pouvait avoir lieu que lorsque les malades étaient dans un état de prostration et de faiblesse extrême. M. Cruveilhier et plusieurs autres praticiens partageaient cette manière de voir ; mais les observations qui depuis dix-sept ans sont parvenues à ma connaissance ont beaucoup modifié mes idées sur cette espèce de maladie vermineuse : je pense maintenant, avec mes honorables confrères MM. Arronssohn, Blandin,

Tonnellé, Mondière, etc., que les lombrics, en remontant de l'estomac dans l'œsophage, peuvent, s'ils sont roulés en pelotes, comme cela est arrivé dans l'observation rapportée par M. Tonnellé, comprimer la trachée-artère, donner lieu à des accès de suffocation et même d'asphyxie. Et, dans le cas où les lombrics arrivent isolément jusqu'au pharynx, ils peuvent n'être pas rejetés par le vomissement, mais s'insinuer plus ou moins rapidement par la glotte dans le larynx et les voies aériennes, et provoquer l'asphyxie et même quelquefois la mort.

Les symptômes caractéristiques de cette maladie vermineuse dans les différents cas qui ont été soumis jusqu'ici à l'observation sont ceux-ci : anxiété, agitation, toux sèche, cris, menace de suffocation, douleurs déchirantes, picotements, sensations de brûlures dans le trajet de la trachée et vers l'origine des bronches où les malades portent toujours la main. Dans le seul cas de nécropsie qu'on doit à M. Arronssohn, on trouva un lombric placé en travers sur la bifurcation des bronches ; la membrane muqueuse des voies aériennes était injectée et présentait une légère érosion superficielle.

La marche des symptômes et le caractère de la toux suffisant pour ne pas confondre l'œdème de la glotte et la laryngite pseudomembraneuse avec l'asphyxie vermineuse. Comme moyens curatifs, M. Arronssohn propose de tenter d'abord d'extraire le ver s'il fait encore saillie hors de la glotte. Dans les cas où il n'est plus possible de recourir à ce moyen, il prescrit les vomitifs et les sternutatoires ; enfin, lorsque l'asphyxie est portée au plus haut degré, il conseille de recourir à la trachéotomie.

Étiologie des affections vermineuses. — Les causes qui président à la formation des vers intestinaux sont ou prédisposantes et plus ou moins éloignées, ou prochaines et efficientes. Les premières sont relatives à l'âge, au sexe, à la constitution, au climat et à la manière de vivre.

Les très jeunes enfants à la mamelle sont rarement affectés des vers intestinaux avant l'âge de six mois. Les exemples qu'on cite comme contraires à cette observation ne sont que des exceptions. Au-dessus de l'âge de six mois, on les rencontre déjà, mais très rarement ; à peine trouve-t-on un ou deux ascarides sur plusieurs centaines d'enfants du premier âge ; tandis que depuis trois ans jusqu'à dix, on en trouve sur un vingtième, et dans quelques saisons même sur un plus grand nombre. Dans l'adolescence les vers intestinaux sont plus rares, et encore plus rares dans la vieillesse. Mais si on rencontre moins souvent des vers dans le canal intestinal des adultes et des vieillards que dans celui des enfants, d'un autre côté c'est plutôt sur les hommes d'un âge mûr et chez les vieillards, qu'on observe des acéphalocystes et cysticerques qui compliquent souvent chez eux les affections organiques des viscères abdominaux.

Les femmes, parmi les adultes, sont plus fréquemment exposées aux ascarides que les hommes ; et on remarque que les hommes qui ont la peau très blanche, les cheveux blonds et une constitution efféminée, sont en général plus fréquemment atteints de ces vers intestinaux que les autres.

Une constitution sèche, robuste, un tempérament bilieux, semblent s'opposer au développement des vers intestinaux, tandis qu'au contraire le tempérament lymphatique et surtout celui dans lequel prédomine le système muqueux en général est surtout favorable à la production de ces animaux. Cette constitution, qui dispose primitivement aux affections vermineuses, peut être même transmise par la génération : on a souvent remarqué que les enfants de ceux qui étaient affectés de maladies vermineuses, en étaient eux-mêmes atteints comme leurs parents.

Le climat influe certainement sur le développement des vers intestinaux. On les observe en général plus fréquemment, toutes choses égales d'ailleurs, dans les pays humides et froids ou chauds et humides, que dans les climats dont la température est entièrement différente. Les ascarides sont très communs en Hollande, dans l'Orient et le midi de la France.

De toutes les causes éloignées prédisposantes, il n'en est peut-être pas de plus efficaces que celles qui dépendent de la manière de vivre. Tous les médecins ont remarqué depuis longtemps que les ascarides lombricoïdes sont beaucoup plus communs en été et en automne, dans tous les pays où l'on mange une grande quantité de fruits et de légumes, surtout lorsque l'influence de ce régime végétal n'est pas contre-balancée par l'usage des boissons vineuses et du sel. C'est par cette raison sans doute que dans plusieurs cantons de la Normandie, où les enfants des campagnes vivent presque exclusivement de laitage et de pommes, et ne boivent que du cidre ou de l'eau, les affections vermineuses sont en général très fréquentes.

Toutes les causes que nous venons d'indiquer prédisposent prochainement au développement des vers intestinaux, et surtout à celui des ascarides ; mais il est en outre une cause cachée, qui favorise plus particulièrement chez tel individu plutôt que chez tel autre la formation de ces animaux, et qui les fait naître : c'est la disposition organique favorable à la production des germes, et c'est précisément ce que nous ne pouvons pas connaître. C'est à cette cause latente, qui dépend de plusieurs circonstances qui sans doute échappent à nos sens, qu'appartient véritablement la production des affections vermineuses ; et toutes les causes prédisposantes peuvent se rencontrer réunies et être sans effet, lorsque celle-ci, qui est vraiment efficiente et prochaine, ne se retrouve pas.

Thérapeutique des affections vermineuses. — C'est seulement contre les vers qui se rencontrent dans le canal intestinal que les moyens thérapeutiques peuvent être dirigés avec quelque espérance de succès. Tous les vers qui se développent dans le tissu de nos organes, et aux dépens mêmes de ces tissus, qui le plus souvent leur servent de kystes, ne sont point attaquables à l'aide de moyens directs ; à moins qu'ils ne se fassent jour au dehors par des abcès, ou ne se développent dans un organe qui offre quelque communication extérieure, comme l'utérus, ou enfin n'apparaissent sous la peau comme le fillaire. Mais dans tous les autres cas, les agents thérapeutiques vermifuges qui ont été vantés, comme les mercuriaux, et qui ne peuvent pénétrer que par absorption, n'agissent en général que très faiblement sur les vers intestinaux.

Les moyens que l'art nous fournit pour combattre les vers qui se développent dans le canal intestinal sont ou médicamenteux ou hygiéniques. Parmi les premiers se trouvent d'abord ceux qui jouissent de quelques propriétés spécifiques ; les autres, qui n'ont qu'une action secondaire, appartiennent particulièrement à la classe des purgatifs, des toniques et des excitants. C'est souvent à la combinaison de ces divers moyens réunis que sont dus les succès des traitements antivermineux ; mais les mêmes substances n'agissent pas de la même manière sur les différentes espèces de vers : chacune d'elles réclame un mode de traitement particulier. Les ascarides lombricoïdes occupant toute l'étendue du canal intestinal, et remontant quelquefois jusque dans l'estomac et l'œsophage, il est utile, pour les combattre, d'administrer les médicaments par la bouche. Parmi les différents moyens qu'on peut mettre en usage, se rencontrent particulièrement le semen-contra, la cévadille, le calomel, l'huile empyreumatique de Chabert, l'huile animale de Dippel, etc., etc. Le semen-contra n'agit comme vermifuge contre les ascarides qu'à une très forte dose, et seulement quand les fleurs sont très odorantes ; il en est de même de la tanaisie, de l'absinthe. La cévadille, qui jouit de propriétés plus énergiques, ne peut être employée qu'avec beaucoup de ménagements, à cause de son action fortement purgative, chez les enfants et les adultes, dont l'intestin est très irritable. Le calomel, qu'on peut facilement administrer sous toute sorte de formes, en pastilles, en bonbons, dans des biscuits, dans des macarons, etc., et qui, par cette raison, est très usité, offre le grand inconvénient d'être un médicament infidèle, et a de plus celui de provoquer, quelquefois à très petites doses, une salivation opiniâtre. On peut, avec plus d'avantage, recourir à de fortes décoctions de mousse de Corse bien choisie, qu'on peut administrer chez de jeunes enfants, sous forme de confitures. Si tous ces moyens sont insuffisants, on aura recours à l'huile de térébenthine, ou à l'huile empyreumatique de Chabert édulcorée avec du sirop de limons pour la rendre moins désagréable ; on peut encore les combiner avec différentes poudres vermifuges sous formes d'électuaire. On pourra enfin recourir aux électuaires composés de vermifuges et de purgatifs, analogues à ceux qu'a proposés Bremser ; mais la plupart de ces moyens sont peu praticables chez les enfants, à cause de la difficulté de les leur faire avaler. Le traitement qui convient aux ascarides lombricoïdes serait également applicable aux fascioles, si on en avait observé dans les évacuations alvines.

Tous ces moyens vermifuges peuvent être mis en usage sans inconvénients, lorsque les vers intestinaux ne sont compliqués d'aucune espèce de maladie ; mais s'il existe une complication quelconque, il faut avant tout combattre la maladie principale par les remèdes appropriés ; car les vermifuges spécifiques ou accessoires jouissent toujours de propriétés générales astringentes, stimulantes ou purgatives, etc., etc., qui ne pourraient être que très nuisibles dans la plupart des maladies aiguës, et surtout dans les affections intestinales. La maladie principale détruite, on peut alors employer les vermifuges, sans craindre de nuire ; mais dans tous les cas douteux, il vaut mieux s'abstenir. Il n'est pas rare de rencontrer dans la pratique des exemples funestes de l'oubli de cette sage précaution : j'ai vu souvent des affections intestinales aggravées par l'administration imprudente des vermifuges. On peut en dire autant des complications des vers avec des affections de poitrine et du cerveau. Toutes les fois qu'il existe des caractères tranchés d'entérite, de pneumonie, accompagnés de la présence de vers, il faut négliger la complication vermineuse, même dans les épidémies, jusqu'à ce que les symptômes de l'affection principale soient détruits. Il y a quelques cas, cependant, où une affection gastro-intestinale peu inflammatoire peut être entretenue par la présence d'une grande quantité d'ascarides, et alors il devient nécessaire, pour combattre même la phlegmasie, d'expulser les vers intestinaux. Dans cette circonstance délicate, il est prudent d'abord de commencer par l'emploi des vermifuges appliqués extérieurement ; on se servira avec succès des onctions faites sur le ventre avec les huiles essentielles de semen-contra, de tanaisie, dissoutes dans des huiles fixes camphrées, on pourra recourir également aux cataplasmes préparés avec la tanaisie, l'absinthe, l'ail pilé, et aux autres substances réputées pour vermifuges. J'ai vu dans plusieurs cas, où l'on avait lieu de craindre l'emploi des vermifuges à l'intérieur, à cause d'une phlegmasie intestinale, ces différents topiques procurer l'expulsion des vers, sans augmenter l'irritation des organes abdominaux.

VERMIFUGES. — Les vermifuges, considérés d'une manière générale, sont extrêmement nombreux ; si nous jetons, en effet, un simple coup d'œil sur la liste des médicaments qui ont été, à tort ou à raison, décorés de ce nom, nous y trouvons des émollients, des astringents, des toniques, des excitants, des diffusibles, des purgatifs et des narcotiques, on peut donc dire que toute la pharmacologie a été mise à contribution pour combattre les vers intestinaux ; et les faits ne manquent jamais, comme de raison, pour confirmer les croyances populaires sur ce sujet, de même que sur beaucoup d'autres ; mais cependant tous les moyens thérapeutiques qui peuvent concourir à l'expulsion des vers ne doivent pas être considérés comme vermifuges. Ces animaux se rencontrent souvent dans différentes sortes de maladies, et les moyens particuliers qui sont employés pour combattre ces affections morbides peuvent souvent agir secondairement en déterminant l'expulsion des vers intestinaux. Ainsi, supposez le développement des ascarides lombricoïdes avec une entérite aiguë ; les moyens antiphlogistiques, les boissons émollientes, qui tendent à diminuer cette inflammation en calmant l'irritation intestinale et les vomissements, ramènent nécessairement le mouvement péristaltique naturel, et favorisent l'expulsion des matières fécales et des vers intestinaux ; les émollients et les saignées deviennent donc, dans ce cas, des espèces de vermifuges, sans cependant avoir aucune action directe sur les vers. Dans des circonstances opposées, lorsqu'un simple état saburral compliqué de vers intestinaux, a lieu, les purgatifs, en provoquant les contractions de l'intestin, expulsent les vers intestinaux, comme les autres corps étrangers qui peuvent s'y rencontrer. Enfin, dans le cas d'une atonie remarquable des organes gastro-intestinaux, compliquée d'ascarides, les toniques et les stimulants peuvent à leur tour passer pour des espèces d'anthelminthiques. Ces divers moyens thérapeutiques ne peuvent cependant pas être considérés comme de véritables vermifuges; ils n'agissent que secondairement sur les vers intestinaux. Les vermifuges proprement dits ont une action plus ou moins directe sur ces animaux, une sorte de spécificité antivermineuse. Il est à la vérité assez difficile de bien constater cette propriété: en effet, les vers intestinaux meurent spontanément comme ils se développent, et sont souvent expulsés, même vivants, du canal intestinal ou des autres organes par les seuls efforts de la nature. Il est en conséquence presque impossible de faire la part de ce qui peut être attribué à l'action du médicament, et de ce qui dépend de toute autre cause. Ensuite, les agents thérapeutiques qui agissent comme vermifuges ne le sont pas également pour toutes les espèces de vers; certaines substances n'agissent que contre le tænia, d'autres que contre les ascarides : néanmoins, quand des aliments médicamentaux sont employés contre les mêmes espèces dans des circonstances différentes, et favorisent constamment l'expulsion des vers, il n'est pas possible alors de se refuser à admettre une sorte d'action spécifique. Mais comment agissent-ils sur chaque espèce? c'est ce qui est extrêmement obscur; les expériences qui ont été faites par Andry, Brera, et beaucoup d'autres, pour apprécier la manière d'agir des différents vermifuges hors du corps de l'homme n'ont pas conduit à des résultats satisfaisants. La plupart des vers intestinaux meurent à l'instant même, ou peu de temps après qu'ils sont sortis de l'intestin; les expériences sont donc à peu près insignifiantes pour ceux-ci : et quant aux ascarides lombricoïdes, qui sont les seuls dont la vie se prolonge quelque temps, l'action de l'air, ou de l'eau dans laquelle on les plonge, accélère toujours leur mort. Ils ne sont plus aussi impressionnables par les mêmes stimulants; les médicaments avec lesquels on peut les mettre en contact ne sont plus d'ailleurs modifiés comme ils le sont dans l'intestin par leur mélange avec une foule de substances très différentes. Il est donc impossible de comparer la manière d'agir des vermifuges dans l'intestin ou hors de l'intestin: nous sommes réduits à observer leurs effets sur l'homme sain ou malade. Il est bien évident qu'on ne peut rapporter cette propriété vermifuge ni à une action mécanique (il n'y a point d'agent médicamenteux qui agisse dans l'intestin d'une manière purement mécanique), ni à une simple propriété stimulante, purgative ou autre. La propriété vermifuge est en dehors des autres propriétés immédiates des agents médicamenteux, et entièrement indépendante de celle-ci. Les médicaments les plus stimulants, comme les alcoolats de mélisse, de cannelle, de gingembre, et les purgatifs les plus énergiques, tels que le jalap, la gomme-gutte, l'aloès, etc., n'ont qu'une action très faible sur les vers intestinaux, et comparable à celle de beaucoup d'autres médicaments; tandis que la mousse de Corse, la fougère mâle, l'écorce de la racine de grenadier, qui jouissent certainement de propriétés immédiates bien moins prononcées, présentent néanmoins la propriété vermifuge à un très haut degré, et d'une manière incontestable. Il n'est donc pas vraisemblable que cette propriété vermifuge consiste dans la manière d'agir du médicament sur nos organes, mais plutôt sur les vers eux-mêmes, qu'ils affectent d'une manière désagréable, qu'ils irritent, qu'ils font fuir ou qu'ils tuent par une action directe et particulière encore peu connue.

D'après ces considérations, nous restreindrons à un très petit nombre de substances les anthelminthiques ; encore dans ce nombre peut-être en est-il dont l'action directe sur les vers est très faible, et doit être de nouveau constatée par l'expérience. On peut ranger provisoirement au nombre des vermifuges, parmi les substances minérales, le zinc, l'étain, le deutochlorure de mercure, le sulfate de potasse, les eaux salines et sulfureuses, et l'eau glacée. Dans les végétaux se trouvent l'ail, l'assa-fœtida, l'absinthe, la tanaisie, et la plupart des corymbifères aromatiques, le chénopode anthelminthique, le camphre, la cévadille, le semen-contra, la fougère mâle, la mousse de Corse, l'écorce de racine de grenadier, le brou de noix, l'huile de térébenthine, et la plupart des huiles essentielles. Parmi les substances mixtes minérales et végétales, l'éther n'est pas sans effet. Enfin, au nombre des substances animales vermifuges, on range l'huile animale de Dippel, et l'huile empyreumatique de Chabert.

Les moyens médicamenteux que nous venons d'indiquer doivent être secondés par un régime approprié ; on évitera dans le traitement des affections vermineuse l'usage des aliments relâchants, et particulièrement celui du laitage, des fruits, des corps gras, des farineux ; et après l'expulsion des vers, on aura recours à un régime tonique et excitant. On permettra les viandes bouillies et rôties, le vin, les amers. Le changement de régime seul suffit souvent pour procurer l'expulsion des vers. J'ai observé des enfants qui étaient tourmentés par des ascarides lombricoïdes, pendant le temps qu'ils étaient à la campagne nourris de lait et de fruits ; de retour à la ville, et mis à l'usage des potages, au bouillon de viande, ils rendaient des quantités considérables de vers, et en étaient ensuite complètement débarrassés.

Les moyens préservatifs des affections vermineuses consistent principalement dans l'éloignement de toutes les causes prédisposantes qui peuvent les faire naître, et que nous avons indiquées en traitant de leur étiologie ; mais c'est surtout dans l'emploi du régime animal et d'une administration bien réglée des toniques et des excitants, qu'on trouvera le plus sûr moyen prophylactique des affections vermineuses.

CORYZA

Mot grec latinisé et francisé, par lequel on désigne l'inflammation catarrhale de la membrane muqueuse qui tapisse les fosses nasales et leurs dépendances. Les mots *catastagmos, destillatio, gravedo, catarrhus ad nares, catarrhe nasal, rhume de cerveau, enchifrènement,* ont été, ou sont encore employés pour désigner la même maladie. Quelques auteurs ont établi une différence pour le sens entre les mots *coryza* et *gravedo :* selon eux, celui-ci désignerait spécialement le catarrhe à sa première période, et celui-là la même affection parvenue à la seconde et accompagnée d'un écoulement abondant; mais la plupart des auteurs ont employé ces deux mots comme synonymes.

Le coryza survient fréquemment après l'impression du froid, qui, sans être une cause spécifique de cette affection, en est certainement la cause occasionnelle la plus ordinaire. On a cru remarquer que le refroidissement partiel des pieds et de la tête, surtout chez ceux qui tiennent habituellement cette dernière partie couverte, produisait plus spécialement le coryza que toute autre espèce de catarrhe. Quelques personnes en sont atteintes chaque année, pendant presque toute la mauvaise saison: d'autres n'en sont jamais prises, bien qu'elles s'exposent journellement à toutes les variations atmosphériques et à l'action des causes qui viennent d'être indiquées. On sait qu'au début des fièvres exanthématiques, et spécialement de la rougeole, il existe un coryza qui cesse, en général, avec l'éruption. C'est aussi l'un des phénomènes les plus constants de la grippe, et de la plupart des épidémies de catarrhe pulmonaire.

L'introduction, dans les fosses nasales, de vapeurs ou de poudres irritantes, l'arrachement des poils qui existent dans ces cavités, la présence d'un corps étranger dans le nez, les contusions de cet organe, peuvent aussi donner lieu à une inflammation accidentelle de la membrane muqueuse, qui ne doit pas être confondue avec le catarrhe.

Le coryza peut occuper toute l'étendue des fosses nasales ; il peut être borné à une de ces cavités, à quelques sinus, ou même à un seul. Ses symptômes offrent quelques différences dans ces divers cas.

Le catarrhe des fosses nasales débute par un sentiment incommode de sécheresse, de plénitude et de gonflement dans ces parties; l'air les traverse moins librement que de coutume dans l'inspiration ; les yeux sont rouges, humides, et leurs mouvements accompagnés d'une sorte de raideur ; la voix est nasonnée ; l'odorat et quelquefois le goût sont émoussés ou même complètement abolis ; une douleur plus incommode que vive, une chaleur quelquefois prurigineuse, se font sentir dans les fosses nasales ; le front est le siège d'une pesanteur qui est pour beaucoup de malades le symptôme principal (*gravedo*). Il n'est pas rare d'observer, à cette époque, des éternuments répétés, produits par le chatouillement de la membrane pituitaire, et un besoin presque continuel de se moucher, qui entraîne à des efforts à peu près inutiles pour expulser les matières que le malade croit sentir dans les fosses nasales. La membrane muqueuse est manifestement rouge dans les parties que l'œil peut atteindre, et plusieurs des phénomènes précités, tels que la difficulté du passage de l'air, l'altération de la voix, semblent attester qu'elle est tuméfiée. Dans les cas où l'inflammation est très vive, la rougeur, le gonflement se propagent vers les parties extérieures, et se montrent sur les téguments du nez et de la joue, qui deviennent quelquefois sensibles à la pression. L'exhalation dont la membrane phlogosée est le siège offre aussi des changements remarquables : dans le principe, elle est supprimée chez quelques sujets ; chez le plus grand nombre, elle fournit une matière aqueuse, abondante, chaude, douée d'une saveur salée et d'une sorte d'âcreté qui produit l'excoriation de la lèvre supérieure dans l'endroit sur lequel elle passe. Plus tard, cette matière acquiert progressivement de la consistance ; elle devient vitrée, blanche, jaunâtre ou verdâtre, opaque, et prend une odeur fade, quelquefois spermatique, ou même plus ou moins fétide. A cette époque, elle se dessèche pendant la nuit, et est entraînée le matin sous forme de croûtes aplaties ou de petites masses globuleuses. Celles-ci existent principalement près des ouvertures postérieures des fosses nasales ; elles sont rejetées par la bouche, après y avoir été amenées par une sorte de *reniflement*.

Le coryza est presque toujours accompagné d'un état de malaise général, qui rend le sujet peu propre à la plupart des actions ordinaires et spécialement au travail d'esprit. Lorsque l'inflammation occupe toute l'étendue de la membrane pituitaire, et qu'elle y est très intense, elle donne lieu à un mouvement fébrile, qui persiste pendant plusieurs jours avec des exacerbations, dans l'intervalle desquelles les malades éprouvent des frissons fréquents ; un mal de tête très intense, l'insomnie, l'inappétence, des douleurs contusives dans les membres, accompagnent souvent alors la maladie.

Lorsque le coryza est borné à une portion des fosses nasales, les symptômes généraux offrent moins d'intensité, comme les phénomènes locaux moins d'étendue. S'il a son siège dans les sinus frontaux, par exemple, il donne lieu à une douleur gravative qui occupe le front, d'où elle s'étend aux arcades sourcilières et aux yeux, qui sont rouges et larmoyants. S'il affecte un des sinus maxillaires, la douleur se fait sentir dans l'espace compris entre le bord alvéolaire supérieur et l'orbite ; la joue correspondante est chaude, douloureuse, quelquefois sensible à la pression, ainsi que les gencives et les dents : le mucus s'y accumule, et en sort par intervalles en masses plus ou moins volumineuses : certaines attitudes, et spécialement le décubitus sur le côté opposé, en favorisent ordinairement la sortie.

La marche du coryza est presque toujours rapide ; sa durée ordinaire est de quatre à sept jours. Dans ce court espace de temps, on voit survenir dans l'exhalation de la membrane tous les changements qui se succèdent plus lentement dans d'autres catarrhes. Toutefois, chez quelques sujets cette affection se prolonge pendant plusieurs semaines, pendant des mois entiers, et même des années, la matière qui s'écoule restant claire et aqueuse : c'est un vice de sécrétion plutôt qu'une phlegmasie, ou c'est une succession de phlegmasies aigues, entées les unes sur les autres, plutôt qu'une inflammation chronique. Morgagni parle d'une femme chez laquelle, à la suite d'un coryza qui avait été borné à la narine gauche, il existait depuis plusieurs mois par la même narine un écoulement de liquide transparent, « *instar aquæ purissimi fontis*, » et si abondant, « *ut unciæ dimidium singulis æquaret horis.* » *Muliere quidem non decumbente*, ajoute-t-il ; *nam decumbente, per nasi posteriora foramina in fauces multo minori quantùm conjicere licebat, copia divertebat.* (*De sedibus*, etc., t. II, p. 119, édit. Chaussier et Adelon). Le même auteur cite aussi, d'après Bidloo, l'exemple d'un écoulement beaucoup plus abondant, « *ut spatio vigenti quinque horarum, circiter viginti purissimi laticis unciæ de narium dextra destillaverint* » (loc. cit., p. 120). Morgagni fait observer, d'ailleurs, que ce dernier coryza dépendait d'une cause externe, et qu'il se termina plus tard par suppuration.

La résolution est la terminaison presque constante du coryza. Quelques auteurs ont admis des terminaisons par suppuration, gangrène, ulcération, épaississement cancéreux. Mais l'ulcère et la dégénérescence cancéreuse de a membrane pituitaire ne commencent pas comme un coryza ; la gangrène de cette membrane, qui a lieu dans quelques scarlatines très graves ou angines gangréneuses, n'appartient pas à l'histoire du coryza. Quant à la suppuration, il y a une distinction à établir. L'exhalation d'un liquide purulent par la surface libre de cette membrane n'est point très rare dans le coryza ; mais elle ne doit pas être confondue avec la suppuration qui aurait lieu dans son épaisseur ou dans le tissu cellulaire qui l'unit aux os. Celle-ci n'a guère été observée que dans l'inflammation produite par l'action d'une cause extérieure, par une blessure de la membrane pituitaire, par exemple. Lors même qu'elle se développerait sans cause extérieure, comme dans les cas observés par M. Jules Cloquet (*Journ. hebdom.*, t. VI), elle constituerait une maladie essentiellement différente du coryza.

Le coryza est, dans le plus grand nombre des cas, une affection si légère, sa terminaison est si constamment heureuse et prompte, que, bien qu'il soit très fréquent, il est assez rare que le médecin soit consulté pour une indisposition à laquelle on ne donne pas ordinairement le nom de maladie. Les personnes qui en sont atteintes se bornent à se garantir de l'impression du froid ; plusieurs ne prennent même pas cette précaution : le plus grand nombre en est délivré dans l'espace de peu de jours. Mais si le coryza est plus intense, ou si, sans offrir une grande intensité, il se prolonge beaucoup au delà du terme ordinaire, les malades sont obligés de réclamer les secours de l'art.

Lorsque le coryza est récent, on prescrit le séjour à la chambre, dans une température douce et uniforme. On recommande au malade que des affaires urgentes obligent à sortir de chez lui, de le faire seulement au milieu du jour, de se vêtir chaudement, et de préserver les parties affectées de l'impression irritante de l'air froid, du vent, de la poussière, en respirant au travers d'un mouchoir tenu sous les narines ; on lui prescrit l'usage fréquemment répété des bains de pieds chauds, ou rendus irritants par l'addition de sel commun, de cendres ou de savon. Les vapeurs émollientes, dirigées dans les fossés nasales, ont des effets variés : elles soulagent quelques malades, elles donnent lieu chez d'autres à une exaspération plus ou moins grande du mal de tête, qui est souvent le symptôme le plus pénible du coryza. En conséquence, on doit s'en abstenir lorsque la céphalalgie est très forte, et y recourir spécialement dans les cas où la sécheresse de la membrane pituitaire est le phénomène le plus incommode pour le patient. Quelques praticiens conseillent l'emploi populaire de corps gras étendus sur le nez et dans la direction des sinus, avec ou sans addition de quelque substance narcotique. D'autres font pénétrer dans les narines, par inspiration, de la gomme arabique en poudre pour adoucir l'âcreté du mucus nasal ou en augmenter la consistance. Dans tous les cas, il convient que la tête soit élevée dans le lit, que le malade prenne une boisson diaphorétique, comme l'infusion chaude de feuilles de bourrache et de fleurs d'œillet, et qu'il diminue la quantité de ses aliments, à raison de l'intensité et de l'étendue de l'inflammation. Lorsqu'il y a un mouvement fébrile, l'abstinence des aliments solides est nécessaire. Quant à la saignée, il est bien rare qu'elle soit indiquée, lorsque le catarrhe ne s'étend pas au delà de la membrane pituitaire.

Si le coryza se prolonge beaucoup au delà de sa durée ordinaire, des moyens différents doivent être employés. Quelques personnes s'en sont délivrées en provoquant, par un exercice violent, soutenu pendant plusieurs heures, une sueur abondante ; d'autres par un excès de table. On a conseillé quelquefois avec succès l'emploi de purgatifs, celui de masticatoires irritants, l'établissement d'un vésicatoire à la nuque ou derrière l'oreille, des bains de vapeurs, des fumigations aromatiques, résineuses, dirigées dans les fosses nasales, et dans ces derniers temps la cautérisation de la membane pituitaire à l'aide du nitrate d'argent (Cazenave, de Bordeaux). Avant de se décider à l'emploi de ces moyens, et particulièrement de ceux qui ont une action irritante sur la membrane affectée, il faut s'assurer que le coryza qui date d'un ou de plusieurs mois n'est pas un coryza aigu, plusieurs fois renouvelé par des causes extérieures. Dans ce dernier cas, les moyens adoucissants seraient encore les seuls qui fussent convenables. Il est à peine nécessaire de dire que si le coryza paraissait lié à une disposition scrofuleuse, syphilitique, ou herpétique, on lui opposerait le traitement ordinaire de ces maladies; que s'il se montrait sous forme intermittente, ou lui opposerait le quinquina, comme on le fit avec succès dans un coryza intermittent, dont l'observation est rapportée dans l'ancien *Journal de médecine* cité par Pinel.

Coryza des nouveau-nés. — Cette forme de coryza, parfaitement décrite par MM. Rayer et Billard, mérite une description spéciale. Voici quels en sont les symptômes : éternuments fréquents, tuméfaction plus ou moins prononcée du nez et des paupières dont la peau offre une couleur luisante, bouche constamment béante, respiration bruyante accompagnée d'un sifflement qui se passe dans les fosses nasales. Ce bruit se prononce davantage, et la difficulté de respirer augmente à mesure que les mucosités nasales deviennent plus visqueuses et plus abondantes, et que la membrane est elle-même tuméfiée davantage. Alors l'agitation, les cris et la physionomie de l'enfant expriment la gêne excessive qu'il éprouve. La déglutition des liquides est encore facile s'ils sont donnés à la cuillère, mais la succion prolongée est devenue tout à fait impossible : l'enfant prend le sein, mais à peine a-t-il fait une ou deux succions, que son état d'anxiété et de suffocation redouble, la face devient violette, il abandonne le mamelon, pousse des cris, ou bien éprouve une forte quinte de toux. Ces accidents se calment un peu ensuite, mais ils se renouvellent toutes les fois qu'on veut faire téter l'enfant, ou qu'on lui met le doigt dans la bouche. Lorsque l'inflammation est portée à un haut degré, il n'est pas rare de voir les petits malades succomber assez promptement, épuisés tout à la fois de fatigue, de douleur et d'inanition. M. Billard dit en avoir vu périr ainsi dans l'espace de trois ou quatre jours. M. Dupuch-Lapointe a également rapporté l'observation d'un enfant dont le coryza s'est terminé par la mort (*Lanc. franç.*, 1831, t. v, p. 246).

L'inflammation de la membrane pituitaire, chez les enfants, donne quelquefois lieu à la formation de concrétions pseudomembraneuses, qui tapissent toute la surface des fosses nasales. Les sinus et les cornets adhèrent d'une manière plus ou moins intime à la membrane pituitaire, devenue rouge, épaisse et très friable. La formation de ces fausses membranes est généralement précédée de tous les symptômes propres au coryza ; elle est accompagnée d'une sécrétion abondante de mucosités épaisses, au milieu desquelles flottent des débris ou des rudiments pseudo-membraneux. La maladie a presque toujours une issue funeste, quelquefois précédée de convulsions, et ce n'est le plus souvent qu'à l'autopsie qu'on reconnaît l'existence des fausses membranes. On doit la regarder comme très probable, lorsqu'on observe à la fois les symptômes d'un coryza et la présence de fausses membranes sur l'isthme du gosier.

Lorsque le coryza attaque un enfant à la mamelle avec assez d'intensité pour l'empêcher de téter, on doit suspendre toute tentative d'allaitement et tâcher de faire boire l'enfant avec précaution en lui versant dans la bouche, à l'aide d'une petite cuillère, un peu de lait tiède pur ou coupé avec une

décoction d'orge ou de gruau. Si l'inflammation est très violente, et surtout s'il existe des symptômes de congestion sanguine vers le cerveau, il
peut devenir nécessaire d'ôter un peu de sang, d'administrer des lavements
laxatifs et même quelques grains de calomel, pour combattre la constipation et opérer une légère révulsion. Les fumigations émollientes, conseillées
par quelques médecins, nous paraîtraient dans ce cas plus nuisibles qu'utiles, parce qu'elles ne feraient qu'accroître la dyspnée, en augmentant la
tuméfaction de la membrane pituitaire.

Si l'enfant est faible et plongé dans l'assoupissement, on fait placer un
vésicatoire à la nuque ou aux jambes. Enfin, si l'on voyait se former quelques plaques diphthéritiques, il faudrait tâcher d'en arrêter le développement, à l'aide d'insufflations d'alun ou de calomel porphyrisés et mélangés
avec la poudre de gomme arabique, ou, si la chose était possible, toucher
les concrétions pseudo-membraneuses avec un pinceau imbibé d'une solution de nitrate d'argent plus ou moins concentré.

ANGINE

Les anciens désignaient sous le nom d'*angine* de αγχω, j'étrangle, toute difficulté d'avaler ou de respirer, produite par une cause placée au-dessus des poumons et de l'estomac ; mais aujourd'hui on n'appelle angines que les phlegmasies des membranes muqueuses, comprises entre l'arrière-bouche d'une part, le cardia et l'origine des bronches de l'autre. Les angines se présentent sous des formes variées, dont les principales sont relatives aux siège spécial qu'affecte l'inflammation, à son mode de terminaison et à l'altération pathologique qui la constitue. On leur a donné les dénominations particulière d'angines *gutturale, pharyngée, œsophagienne, laryngée, trachéale, œdémateuse, gangréneuse, pseudo-membraneuse.*

§ I. ANGINES SIMPLES. — Ces affections, considérées en général, reconnaissent un certain nombre de causes qui leur sont communes. Elles règnent souvent d'une manière épidémique, au printemps, lorsque la chaleur vient à s'élever rapidement : Sydenham, à Londres, en 1665 ; Pringle, en 1744, dans l'armée espagnole ; et Stoll, à Vienne, en 1779, en ont observé des épidémies vers cette époque de l'année. Les autres saisons n'en sont pas d'ailleurs exemptes, comme il est facile de s'en assurer en parcourant l'ouvrage de Lepecq de la Clôture. L'une des épidémies d'angines les plus remarquables est celle dont il a déjà été question à l'article inflammation des AMYGDALES, et qui régna pendant l'automne de 1818 dans quelques communes du département du Lot. Indépendamment de l'amygdalite, le docteur Meinenc observa des angines gutturales, pharyngées et laryngées ; ces inflammations étaient isolées ou réunies entre elles, avec ou sans fièvre, simples ou diversement compliquées. La plupart des villages situés à l'abri des vents, et surtout du vent du midi, furent épargnés par la maladie, qui sévit, au contraire, avec violence, dans les villages placés sur les montagnes et exposés à tous les courants. Qu'elles soient épidémiques ou sporadiques, elles affectent tous les âges et tous les tempéraments ; mais elles sont plus communes dans la jeunesse et chez les individus d'un tempérament sanguin ou lymphatique sanguin. L'impression du froid sur le corps échauffé en est la cause occasionnelle la plus fréquente. Elles ne sont pas produites par la contagion, à moins qu'elles n'accompagnent une maladie contagieuse, telle que la scarlatine, la rougeole ou la variole. Dans quelques cas, elles sont produites immédiatement par un agent morbifique porté sur les parties mêmes qui sont le siège de la maladie, tel qu'un liquide très froid, très chaud, chargé de principes âcres ou caustiques, alcooliques, acides, alcalin, un air mêlé de vapeurs irritantes. On les a vues se manifester quelquefois chez les femmes, au moment de l'apparition des règles, ou pendant leur cours, sous l'influence de l'immersion passagère des mains dans l'eau froide, ou lors d'un léger refroidissement des pieds, des bras, des épaules ou du cou. Mais le plus souvent l'angine, comme la plupart des autres phlegmasies, est due à des causes indirectes, et l'on est réduit à supposer dans celui qui en est frappé une prédisposition inexplicable à en être atteint.

L'angine gutturale, *angina faucium*, a son siège dans la membrane muqueuse qui revêt l'isthme du gosier, le voile du palais, ses piliers et les amygdales. Ses principaux symptômes sont, dans le début, la gêne de la déglutition, l'accent nasonné de la voix, le reflux des boissons par les narines, la rougeur, la sécheresse et l'aspect luisant de la membrane phlogosée, un gonflement médiocre et à peu près uniforme des parties qu'elle revêt, gonflement plus apparent à la luette dont la pointe chatouille la base de la langue, provoque le besoin d'avaler, détermine souvent des nausées et quelquefois même de la toux. A une époque plus avancée, une exhalation plus ou moins abondante de mucus filant succède à la sécheresse de la membrane affectée. C'est surtout dans cette espèce d'angine, bien plus que dans l'amygdalite, que la membrane des tonsilles est couverte d'un mucus grisâtre, ou parsemée de concrétions blanches, sébacées. Quelques malades ont de la peine à respirer par le nez ; ils sont obligés de tenir la bouche ouverte pendant le sommeil, ce qui produit le dessèchement de sa membrane et du fluide qu'elle sécrète, et donne lieu, au moment du réveil, à des efforts très pénibles d'expuition, à la suite desquels le malade rejette des pelotons durcis, et quelquefois mêlés de caillots de sang noirâtre. La durée de cette angine est ordinairement courte. Les symptômes s'accroissent pendant quelques jours, en présentant chaque soir une légère exacerbation : ils diminuent ensuite peu à peu. La maladie se termine presque toujours par résolution ; dans quelques cas cependant un abcès se forme, soit dans la luette, soit dans le voile du palais. On reconnaît qu'il se formera, au gonflement considérable que présentent ses parties, et si l'abcès occupe le voile, à la disposition différente de ses moitiés, dont l'une est déprimée et convexe, l'autre relevée et concave : l'extrémité du doigt porté sur la partie saillante distingue une résistance morbide, et à une époque plus avancée, la fluctuation peut y être perçue. Souvent cet abcès s'ouvre de lui-même dans la bouche, par une et quelquefois par plusieurs ouvertures. Dans certains cas, on a dû l'ouvrir avec l'instrument tranchant.

Le diagnostic de l'angine gutturale n'offre en général rien de bien remarquable. L'exploration facile des parties malades, toujours accessibles à l'œil, et le siège de la douleur, ne permettent d'erreur dans presque aucun cas. Toutefois il ne serait pas impossible qu'on ne reconnût pas d'abord cette phlegmasie chez les très jeunes enfants ; l'isthme du gosier et le voile du palais se présentent alors en effet dans un état de congestion dont l'aspect, comme l'a dit avec raison Billard (*Traité des mal. des enf.*), a la plus grande ressemblance avec la rougeur inflammatoire. Mais lorsque cette teinte rouge dépasse douze à quinze jours, terme ordinaire de sa disparition naturelle ; lorsque, au lieu d'être étendue uniformément sur tous les points de l'arrière-gorge, elle n'en occupe qu'une surface isolée ; lorsqu'on la rencontre à une époque plus éloignée de la naissance, et où elle n'est plus naturelle ; ou bien, enfin, lorsqu'à cette rougeur viennent se joindre un mouvement fébrile, de la difficulté dans la déglutition, quelques regurgitations, ou un peu d'altération dans le cri de l'enfant, il n'est plus guère possible de conserver le moindre doute sur l'existence d'une angine gutturale. Cette affection a quelquefois une marche chronique ; elle est caractérisée alors par une gêne médiocre de la déglutition, une sensation habituelle de douleur et de sécheresse dans l'isthme du gosier, et une rougeur légère de la membrane qui le tapisse.

L'*angine pharyngée* peut occuper la partie supérieure du pharynx, que l'œil aperçoit au fond de la bouche, ou sa partie inférieure, qui se dérobe entièrement à la vue. Les symptômes sont différents dans les deux cas. Dans le premier, ils sont les mêmes, au siège près, que dans l'angine gutturale. Le malade éprouve d'abord une sensation de chaleur ou de sécheresse dans la gorge et une gêne plus ou moins grande dans la déglutition. Si l'on examine à la lumière les parties affectées, on voit la portion supérieure du pharynx qui répond aux premières vertèbres cervicales, plus rouge que dans l'état sain, souvent luisante, sèche et recouverte, dans quelques points, d'un mucus très collant, qui ne s'en sépare que très difficilement dans les efforts d'expuition ou de déglutition, ou à l'aide de gargarismes ; la couleur grisâtre de ce mucus pourrait le faire prendre pour un ulcère syphilitique, si l'on n'était pas prémuni contre cette erreur. L'exhalation muqueuse n'est pas toujours augmentée, même à une période avancée de la maladie ; il n'est pas rare de voir la membrane muqueuse sèche pendant tout son cours. La gêne dans l'action d'avaler n'est pas ordinairement aussi grande que dans l'angine gutturale ; la déglutition est plus douloureuse que difficile ; la respiration reste libre ; la voix est peu altérée, ainsi que l'articulation des sons. La toux gutturale et une expuition laborieuse sont aussi des symptômes ordinaires de l'angine pharyngée, qui, chez la plupart des sujets, ne provoque pas de mouvement fébrile. La durée de cette angine est variable ; elle peut cesser en peu de jours, ou se prolonger pendant quelques semaines ; il arrive quelquefois qu'elle passe à l'état chronique. Elle se termine presque toujours par résolution ou par métastase. Les autres modes de terminaison y sont au moins assez rares.

L'inflammation de la *partie inférieure du pharynx* est bien moins fréquente

que celle qui vient d'être décrite. Ici, comme dans le cas précédent, il y a
difficulté et douleur en avalant ; mais ces symptômes se font sentir dans un
autre lieu, vers la partie supérieure du cou, à la hauteur du larynx ; chez
quelques sujets le bol alimentaire semble s'arrêter dans ce point ; la douleur est exaspérée par les mouvements de cet organe et par la pression
exercée sur les parties latérales du cou, qui offrent quelquefois un peu de
gonflement, et même une rubéfaction obscure. La voix est parfaitement
libre. En examinant le fond de la bouche, on n'aperçoit aucun changement
dans la couleur et l'épaisseur de la membrane muqueuse du pharynx, aucune altération dans la nature du fluide qui la lubrifie. La marche et la
durée de cette angine sont à peu près les mêmes que celles de la précédente.
La résolution en est la terminaison ordinaire : nous l'avons vue deux fois
se terminer par suppuration : l'expuition d'une certaine quantité de pus
par la bouche fit cesser la difficulté d'avaler que les malades avaient éprouvée pendant plusieurs jours.

Les angines pharyngée et gutturale sont des maladies généralement
exemptes de danger ; aussi a-t-on bien peu d'occasions d'examiner après la
mort les parties phlogosées, et de constater les altérations dont elles sont
le siège. Quelques auteurs néanmoins rapportent que, dans ces cas, la
membrane muqueuse est d'un rouge plus ou moins brun, que son épaisseur
est augmentée, qu'elle peut être infiltrée de pus : ces lésions peuvent être
facilement reconnues pendant la vie. on ne les a pas toujours retrouvées,
dans les cas très rares où les malades ont succombé, parce que le plus
souvent la mort a été due à une autre maladie, et que l'angine avait disparu
avant ou pendant l'agonie.

Les angines gutturale et pharyngée se présentent sous diverses formes ;
les principales ont été décrites sous les noms de *catarrhale, inflammatoire*
et *bilieuse*. On a nommé *catarrhale* l'angine superficielle, accompagnée
d'une augmentation considérable dans l'exhalation muqueuse. C'est à cette
forme qu'il faut rapporter ce que quelques auteurs ont appelé *angina pitui-
tosa, mucosa, lymphatica, notha*. Cette variété affecte de préférence les
personnes faibles ; les parties qu'elle occupe sont plutôt tuméfiées que
rouges, et il s'en écoule un liquide séro-muqueux très abondant. L'angine
inflammatoire est celle dans laquelle le gonflement et la rougeur sont plus
considérables, et l'angine *bilieuse* celle qui est accompagnée des symptômes
généraux de la fièvre de ce nom. On a aussi admis une angine *périodique*,
qui affecte particulièrement les amygdales et la membrane qui recouvre
l'arrière-bouche. Cette angine, qui se reproduit à des intervalles à peu près
semblables, une ou plusieurs fois l'année, a offert, chez quelques sujets,
dans chacune de ses réapparitions, les mêmes symptômes et la même
marche ; mais le plus souvent elle a présenté à cet égard de grandes variétés. On a encore admis des angines *simples* et *compliquées*, selon que cette
affection se montre seule ou accompagnée d'une autre maladie. Quelques-
unes sont *symptomatiques ;* telle est celle qui a lieu dans la scarlatine, et
qui est due au même agent morbifique qui produit la rougeur et le gonfle-

ment de la peau ; et telle est encore celle qui existe quelquefois dans la syphilis. On a décrit enfin sous le nom d'*angina rheumatica, arthritica, rheumatismus faucium,* une variété de l'angine gutturale, caractérisée par des symptômes locaux peu intenses, à l'exception de la douleur qui est très vive et occupe plus particulièrement le voile du palais : elle alterne ou coïncide avec des douleurs rhumatismales et goutteuses.

Le traitement des angines gutturale et pharyngée offre pour première indication d'éloigner tout ce qui pourrait en augmenter la violence. A cet effet, on recommande expressément au malade d'éviter tout effort inutile de déglutition ou d'expuition, de résister au besoin presque continuel qu'il éprouve d'exercer ces deux actes. On doit aussi lui défendre de parler lorsque l'angine occupe l'arrière-bouche ou le fond du pharynx ; par le même motif, on a soin que l'air qu'il respire ne soit ni très chaud ni très froid, et que ses aliments et ses boissons n'aient rien d'irritant, soit dans leur température ou leur consistance, soit dans leur saveur ou leur composition chimique. On joint à ces moyens la situation élevée de la tête, qui diminue l'afflux du sang vers les parties enflammées, et le repos du corps et de l'esprit qui convient dans toutes les phlegmasies, les boissons mucilagineuses et quelquefois les gargarismes semblables, les saignées locales et générales, l'application sur le cou de linges chauds, de fomentations, de cataplasmes émollients, d'éponges imbibées d'eau, ou de vessies remplies de lait, les fumigations, les révulsifs sur l'extrémité des membres pelviens, sur le conduit intestinal, et quelquefois même sur l'estomac. Parmi ces moyens, tous n'ont pas une importance égale, et plusieurs ne conviennent pas dans tous les cas. Lorsque l'angine est très légère, et que rien n'indique qu'elle doive prendre prochainement une grande intensité, les évacuations sanguines sont inutiles, et l'on doit se borner à l'usage des pédiluves légèrement irritants et des boissons adoucissantes, telles que l'eau d'orge, l'infusion de fleurs de violettes, de mauve, de guimauve, édulcorées avec le miel, le sucre, un sirop mucilagineux ou acidule, qu'on fait prendre tièdes ou froides, selon qu'elles sont plus facilement avalées.

Si la maladie a une intensité médiocre, on doit recourir à l'application de sangsues au cou, le plus près possible de la partie affectée, et en nombre plus ou moins grand, selon l'âge et la force du sujet et le degré de violence de la maladie ; on les applique sous les angles des mâchoires dans l'angine gutturale, sur les côtés du larynx, ou à la partie inférieure du cou, dans l'angine du pharynx : on emploie en même temps les boissons laxatives et les pédiluves sinapisés. Si l'angine est très violente et accompagnée d'un appareil fébrile très marqué, on joint à ces moyens la saignée générale, et surtout la saignée du pied, l'usage des topiques émollients sur le cou, l'abstinence complète des aliments, même liquides. Si, malgré cela, le mal fait des progrès, on revient aux évacuations sanguines, on a recours aux ventouses scarifiées, placées sur le cou, aux sinapismes aux pieds, aux lavements purgatifs. Les gargarismes ne conviennent que dans les cas où l'inflammation occupe l'isthme du gosier, encore ne conviennent-ils pas toujours dans cette espèce d'angine : les contractions qu'ils nécessitent déterminent quelquefois une augmentation très grande de la douleur, et il est rationnel alors de s'en abstenir ; c'est surtout lorsque l'inflammation est légère, superficielle, commençante, qu'ils apportent du soulagement, et c'est alors aussi qu'il faut les prescrire. Dans les autres cas, on ne doit les conseiller que conditionnellement. Les topiques dont on enveloppe le cou n'ont en général qu'une action obscure et douteuse : on ne doit pas y renoncer dans les angines graves ; mais, dans celles qui sont légères, on aurait tort de soumettre sans nécessité les malades à l'usage d'un moyen aussi incommode : parmi ces topiques, les cataplasmes de mie de pain, de farine de riz et de graine de lin, sont préférables aux fomentations, aux éponges, aux vessies. Les laxatifs doux, tels que l'eau de veau, la décoction légère de tamarin, les lavements de mercuriale, sont généralement utiles, quand rien ne les contre-indique ; ils le sont surtout dans les cas de constipation ou d'embarras intestinal. Quant aux vomitifs, leur emploi est suivi tantôt d'une amélioration prompte, tantôt d'une exaspération très prononcée : leur effet principal est de provoquer des contractions fortes et plus ou moins prolongées dans l'œsophage et le pharynx; un autre effet aussi est d'augmenter l'afflux ou la stase du sang vers les parties supérieures ; leur emploi exige, par conséquent, de la circonspection et du discernement. Ils sont le plus souvent nuisibles dans la période d'accroissement de l'angine profonde ; ils sont quelquefois utiles dans l'angine qui est à son déclin, ou qui s'est terminée par la formation d'un abcès, dont les secousses du vomissement peuvent provoquer la rupture. Les vomitifs enlèvent parfois aussi, dès le début, des angines superficielles ; ils dissipent promptement le *mal de gorge* qui accompagne, chez quelques sujets, l'embarras gastrique. Les métastases de l'angine, si redoutées autrefois, avaient fait proscrire les moyens propres à la déplacer, et notamment les pédiluves ; mais ces craintes sont aujourd'hui regardées comme dénuées de fondement. Quant au régime des malades, on le varie à raison de l'intensité de l'inflammation, et des phénomènes généraux qui l'accompagnent; dans tous les cas on choisit les substances nutritives parmi celles dont le contact sur les surfaces enflammées est plus doux, telles que le lait, le bouillon, les potages, les gelées végétales ou animales, les fruits cuits, etc. Si l'angine passe à l'état chronique, les indications à remplir sont souvent obscures ; c'est le plus souvent le genre même de vie du sujet ou les maladies antécédentes qui les fournissent. Il en est à peu près de même de l'angine périodique. Il est presque impossible d'indiquer, d'une manière générale, les moyens propres à en empêcher la reproduction : toutefois, dans plusieurs cas, cette maladie a été prévenue par l'emploi des saignées ou des purgatifs vers les époques où l'angine reparaissait, comme Van Swieten en a vu quelques exemples. L'établissement d'un exutoire au bras a suffi, dans quelques circonstances analogues, pour obtenir le même résultat. C'est particulièrement dans l'angine rhumatique que les vésicatoires placés soit au-devant du cou, soit à la nuque, ont produit les plus heureux effets.

Nous ne pouvons point terminer ce qui a rapport à l'angine sans parler de cette forme particulière, la plus grave de toutes, qu'on a nommée *angine générale*, parce qu'elle affecte à la fois toute la partie supérieure du tube digestif et des voies respiratoires.

Elle a quelquefois régné d'une manière épidémique et attaqué spécialement les jeunes gens robustes, adonnés à la bonne chère, et habitués à un genre de vie très active. Souvent elle débute, comme les maladies graves, par un frisson violent, auquel succèdent une chaleur intense, l'accélération du pouls, l'accablement et les autres phénomènes qui constituent l'appareil fébrile. Dans le même temps ou peu après, la gorge devient le siège d'une douleur vive, d'une chaleur brûlante ; le fond de la gorge est rouge, tuméfié, quelquefois même la rougeur s'étend à la surface interne de la bouche, et le gonflement gagne les parties extérieures du cou ; la déglutition est difficile ou impossible, la voix altérée, la parole difficile et douloureuse; le passage de l'air dans le larynx est accompagné de sifflement ; le malade tousse souvent : il fait des efforts répétés pour débarrasser le larynx et le pharynx des mucosités qu'ils contiennent ; la toux a un son aigu ou rauque. A ces symptômes, qui sont le résultat immédiat du gonflement des parties affectées, s'en joignent d'autres qui dépendent de l'espèce de compression exercée de l'intérieur vers l'extérieur, par le gonflement inflammatoire, sur les vaisseaux du cou. Cette compression, qui porte également sur les vaisseaux destinés à conduire le sang du cœur vers la tête et sur ceux qui le ramènent de la tête vers le cœur, donne lieu à deux ordres différents de symptômes. La distension des veines frontales, l'injection des vaisseaux capillaires de la face qui devient bleuâtre, livide, la rougeur et la saillie des yeux, le gonflement des lèvres qui ne peuvent plus se toucher, celui de la langue qui sort de la bouche, le trouble des sensations, le délire même, paraissent dus à la stagnation du sang dans les parties supérieures, d'où il ne revient qu'avec difficulté. Les pulsations très fortes des artères superficielles du cou et de la partie voisine du thorax semblent être dues aux obstacles qu'éprouve le sang projeté par le cœur à traverser les vaisseaux qui avoisinent les parties phlogosées ; les contractions violentes et convulsives des muscles de la respiration, la situation assise que le malade est obligé de garder constamment, sont la conséquence du rétrécissement du conduit aérien. Quant aux symptômes généraux, les principaux sont une anxiété extrême, la crainte continuelle de suffoquer, une soif pressante à laquelle le malade ne peut satisfaire, l'accélération et la petitesse du pouls, l'engourdissement des extrémités. Cette affection se termine souvent par la mort, surtout lorsqu'elle se présente avec le degré de violence que nous venons de décrire. Cette terminaison fatale peut alors avoir lieu en quelques jours, et même en vingt-quatre heures ; mais lorsque la maladie n'a qu'une intensité médiocre, elle se juge ordinairement d'une manière heureuse ; c'est plus encore la violence de l'inflammation que son étendue qui donne ici la mesure du danger.

Le traitement de cette angine consiste essentiellement dans l'emploi très

énergique de la méthode antiphlogistique ; les saignées générales répétées
plusieurs fois à de courts intervalles, l'application d'un grand nombre de
sangsues autour du cou, les révulsifs portés sur les pieds et sur la membrane muqueuse du rectum, les boissons adoucissantes, les gargarismes
mucilagineux, les fumigations aqueuses, les cataplasmes émollients, les
vésicatoires au cou, et dans quelques cas surtout les vomitifs, sont autant
de moyens auxquels on a généralement recours : employés avec énergie, ils
sont souvent couronnés de succès ; mais il est des cas où malheureusement
l'inflammation est si violente qu'ils ne peuvent retarder que de quelques
instants le terme fatal.

II. Angine couenneuse. — pseudo-membraneuse (*angine plastique, ulcère
syriaque des anciens, angine maligne, angine gangréneuse* ou *mal de gorge
gangréneux des modernes, angine diphtéritique* de M. Bretonneau). — Nous
réunirons dans ce chapitre les différentes variétés d'angines pseudo-membraneuses, et nous prendrons pour type de ce genre l'angine diphtéritique
dont nous rapprocherons ensuite l'angine de Fothergill, et l'angine
pseudo-membraneuse commune. Quant à l'angine *mercurielle*, qui ne se
rencontre jamais seule, elle n'est qu'une extension de la stomatite produite
par la même cause.

L'*angine pseudo-membraneuse* débute, comme la plupart des inflammations gutturales, par une rougeur plus ou moins vive du pharynx, et le gonflement de l'une des deux amygdales, ou plus rarement des deux. La déglutition est ordinairement moins douloureuse dans cette maladie que dans
la plupart des autres espèces d'angines ; la fièvre est le plus souvent à
peine sensible, et les jeunes malades jouent comme à l'ordinaire. Souvent
ils avalent presque aussi facilement que s'ils n'avaient point d'angine.
Quelques malades cependant se plaignent d'une cuisson et d'une chaleur
désagréable dans la gorge, comme si on y avait soufflé du poivre. Chez
quelques-uns, la fièvre est intense dès son début, et tous les mouvements
du cou et ceux de la déglutition sont, parfois, très douloureux. Après la
période d'invasion, qui est souvent si courte et si légère que le médecin
n'en est presque jamais témoin, les différentes parties des fosses gutturales,
telles que les amygdales, la luette, le voile du palais, la face postérieure
du pharynx, présentent de petites plaques irrégulièrement circonscrites,
blanches, ou d'un blanc jaunâtre, lisse, luisantes, et d'un aspect lardacé.
Ces plaques paraissent plus saillantes et comme convexes dans leur milieu ;
elles sont amincies sur les bords. Dès leur apparition, les ganglions cervicaux et sous-maxillaires sont plus ou moins gonflés et douloureux, et la
gêne de la déglutition est plutôt en raison du volume de ces ganglions que
de l'étendue des plaques qui se sont développées dans le pharynx.

Dans quelques épidémies d'angine maligne, le gonflement des ganglions
cervicaux était accompagné de celui des parotides (Bard, épidémie de New-
York). C'est au milieu d'une épidémie d'oreillons que l'angine pseudo-
membraneuse s'est manifestée au pensionnat de la Légion-d'Honneur, à

Saint-Denis (*Mémoire* de M. Bourgeois, lu à l'Académie de Médecine). L'accroissement des plaques est plus ou moins rapide : quelquefois, dans l'espace de quelques heures, toutes les fosses gutturales sont envahies par cette exsudation qui les recouvre complétement. Le plus ordinairement, elles s'étendent irrégulièrement sur les amygdales, le voile du palais et la luette. Tantôt la luette est enveloppée en entier comme dans un petit doigt de gant, et semble très gonflée et œdémateuse, à cause de la demi-transparence de la membrane : d'autres fois elle n'est envahie que d'un seul côté, et courbée du côté malade en forme de crochet ; les amygdales sont presque toujours très inégalement prises, et c'est constamment du côté où les plaques sont les plus nombreuses et les plus épaisses que les amygdales sont plus développées, et que les ganglions cervicaux et sous-maxillaires sont les plus volumineux. Presque aussitôt après l'extension des plaques, elles se circonscrivent d'un cercle rouge, se boursouflent, se décollent ; et en se détachant ainsi par lambeaux, laissent suinter quelques gouttelettes de sang qui se mêlent à une salive plus ou moins abondante, écumeuse et extrêmement fétide, comme dans la stomatite gangréneuse.

On observe très fréquemment à cette époque de la maladie, ou dès le début, un écoulement par les narines d'un liquide séreux, jaunâtre ou sanguinolent, d'une odeur nauséeuse très fétide, ce qui est presque toujours l'annonce de l'invasion de la maladie dans les fosses nasales. L'expuition sanguinolente est souvent accompagnée d'épistaxis, et dans un cas cette hémorrhagie, chez un adulte, a été tellement abondante que M. Ribes a été obligé de recourir au tamponnement, qu'il a cependant été forcé d'abandonner ensuite, à cause de la douleur qu'il déterminait. Pendant le travail de l'exfoliation pseudo-membraneuse, qui dure ordinairement huit à dix jours, le mucus buccal mêlé à la salive prend plus ou moins de consistance, et facilite l'expuition des lambeaux membraneux ou leur déglutition. Le plus souvent, à mesure que les plaques se détachent elles se renouvellent dans l'espace de quelques heures. Celles de seconde ou troisième formation sont ordinairement plus blanches et plus minces que les autres ; enfin elles cessent de se renouveler. Mais ce n'est pas toujours ainsi que la maladie marche vers la guérison : les plaques tombent quelquefois dans une sorte de *deliquium* ou se ramollissent en partie comme de la bouillie, elles sont ensuite expulsées avec des fragments de membrane et un mucus sanguinolent. Ces deux moyens de guérison ne sont pas les seuls qu'emploie la nature, et j'ai observé que, dans quelques cas d'angine pseudo-membraneuse sporadique, surtout lorsque les plaques sont peu étendues, la fausse membrane, au lieu de se soulever, adhère fortement au corps muqueux, toujours recouverte de l'épithelium, et que, dans cette juxtaposition, elle est peu à peu résorbée couche par couche, de manière à disparaître progressivement. A mesure que la résolution de la maladie s'opère ainsi dans le pharynx, les ganglions diminuent de volume et cessent d'être douloureux, à moins qu'ils ne viennent à suppurer.

Aux signes locaux pathognomoniques que nous venons d'exposer, se joignent des symptômes généraux dépendants de la lésion sympathique ou directe de plusieurs autres appareils : la pâleur et la bouffissure de la face, l'altération plus ou moins profonde des traits. Dans quelques cas, surtout lorsque la maladie règne épidémiquement, on remarque sur diverses parties du corps des exsudations pseudo-membraneuses ou des plaques analogues à celles qu'on observe sur les parois des fosses gutturales. Ces exsudations ont leur siège surtout sur les lèvres, autour des ailes du nez, derrière les oreilles, au pourtour de l'anus, de la vulve, des mamelons et sur les vésicatoires que portent les malades.

Lorsque l'angine pseudo-menbraneuse coïncide avec la scarlatine épidémique, on observe quelquefois sur la peau de grosses pustules remplies d'une exsudation lardacée au lieu de pus ; d'autrefois des pustules gangréneuses ou de véritables escarres. Les organes gastro-intestinaux sont alors presque toujours affectés secondairement, la langue est gonflée, couverte d'un enduit muqueux très épais ; elle est souvent rouge sur ses bords ; des vomissements fréquents ont lieu : ils sont presque toujours déterminés par les efforts de l'expuition. La constipation se remarque ordinairement au début de la maladie et est ensuite souvent remplacée par une diarrhée fétide. Le pouls, toujours plus ou moins fébrile dès le début de la maladie et souvent fort et plein, devient ordinairement plus grêle et plus petit lorsque l'angine a pris beaucoup d'intensité, et qu'elle se prolonge jusqu'au deuxième ou troisième septennaire, comme il arrive quelquefois. Lorsque la fièvre est assez prononcée, elle offre toujours deux ou trois exacerbations irrégulières dans les vingt-quatre heures.

Les organes de la respiration sont souvent envahis par l'exsudation pseudo-membraneuse qui s'étend du larynx à la trachée-artère et aux bronches. Cette extension de la maladie se manifeste dans quelques cas presque instantanément au moment même du développement des plaques dans le pharynx ; d'autrefois, c'est du troisième au septième ou huitième jour de la maladie que cette invasion a lieu. Dès que l'exsudation pseudo-membraneuse arrive à la glotte, il survient une petite toux sèche, sifflante, par quintes courtes, qui bientôt s'accompagne d'aphonie et de suffocation ; c'est ce qui caractérise le croup. Le croup n'est pas la seule affection des organes de la respiration qui s'observe dans l'angine pseudo-membraneuse ; il survient quelquefois du troisième au septième jour de la maladie une broncho-pneumonie ou pneumonie catarrhale qui est incidieuse dans son début, et masquée en partie par les signes locaux de l'angine, à laquelle on est porté à attribuer la fièvre et la toux. Celle-ci n'est pas, dans ce cas, sèche, gutturale avec aphonie comme dans le croup : le mucus expectoré offre souvent des stries sanguinolentes, et l'auscultation et la percussion donnent tous les signes d'un engouement catarrhal plus ou moins prononcé dans les poumons. La fièvre est plus ou moins intense et s'accompagne de redoublements irréguliers. Cet état est d'autant plus grave que l'altération des poumons est plus étendue ; et cependant il est malheureusement souvent facile de se tromper sur les conséquences de ces inflammations pulmonaires, qui cheminent sourdement lorsque les malades paraissent complètement guéris de l'angine couenneuse et qu'on croit toucher à la convalescence.

L'angine pseudo-membraneuse n'offre souvent point de gravité par elle-même et se termine ordinairement d'une manière favorable, soit à l'aide des secours de l'art, soit spontanément dans l'espace de quinze à vingt-cinq jours. Elle ne devient véritablement dangereuse que dans les cas où la maladie se propage vers les organes de la respiration et donne lieu au croup ou à l'espèce particulière de pneumonie dont nous avons parlé. Pendant toute la durée de l'angine couenneuse, excepté dans les cas de complication avec la scarlatine, le cerveau et les organes des sens restent presque constamment étrangers au désordre qu'on observe dans les autres appareils, et on ne remarque même presque jamais de délire fébrile au moment des exacerbations.

Les altérations pathologiques qu'on trouve dans les cavités gutturales pendant la durée de l'angine pseudo-membraneuse sont différentes suivant l'époque de la maladie à laquelle on les examine. Dans la première période, avant le développement des plaques, la membrane muqueuse du pharynx est seulement rouge, injectée ; les vaisseaux capillaires sont plus ou moins développés, comme dans l'angine pharyngienne la plus simple. Après le développement des plaques, on remarque que l'épithelium recouvre l'exsudation dans les endroits où les lambeaux pseudo-membraneux ne sont pas détachés. La fausse membrane est plus ou moins ferme, épaisse, et adhère fortement, avant l'exfoliation, au tissu muqueux, à la manière de la fausse membrane que produit l'inflammation cantharidique. Le tissu muqueux est injecté, rouge, plutôt desséché que boursouflé. Il est infiltré de sang disposé par lignes ponctuées ou par petites ecchymoses noires, inégales, oblongues ; cette disposition se remarque surtout sur le pharynx et le voile du palais. Sur les amygdales et la luette, la membrane muqueuse est infiltrée de sang ou de mucus et parsemée d'ecchymoses arrondies. Indépendamment de cette altération, on remarque souvent dans le tissu muqueux même des taches oblongues, grises, sèches, dans lesquelles la membrane muqueuse paraît comme cautérisée avec un acide. Ces taches tranchent très bien avec les autres parties qui sont rouges ou noirâtres ; mais dans aucun cas je n'ai trouvé le tissu ramolli, noir ou gris et présentant précisément l'aspect et l'odeur de la gangrène. Mes observations sont d'accord, à cet égard, avec celles de M. Bretonneau, de M. Deslandes et de tous ceux qui, dans ces derniers temps, ont examiné ces altérations pathologiques sans prévention. J'ai vu seulement, dans quelques cas, la membrane muqueuse un peu plus molle et comme érodée à sa surface, mais jamais de véritables escarres. Dans la seconde période de l'angine gangréneuse, les ganglions cervicaux et sous-maxillaires sont très développés, rouges violacés, ou déjà ramollis dans leur centre, et même quelquefois transformés en entier en un liquide sanieux couleur lie de vin.

Lorsque la maladie se termine d'une manière favorable, la membrane

muqueuse des fosses gutturales est ordinairement recouverte d'un mucus
épais ou puriforme ; toutes les plaques grises ou noirâtres ont disparu pour
faire place à une teinte rosée uniforme ; les amygdales sont un peu rétrac-
tées sur elles-mêmes, à moins qu'elles ne renferment quelque foyer purulent ; on ne trouve aucune trace de cicatrice ou de perte de substance à la
surface des membranes muqueuses qui tapissent les fosses gutturales :
mais sur les parties où les fausses membranes ont été plus adhérentes, plus
épaisses et ont persisté plus longtemps, on serait porté à croire qu'il y a eu
érosion ; le bord du voile du palais, la luette, paraissent, dans quelques
cas, comme échancrés, et avoir perdu une portion de leur tissu. Ce n'est
pourtant qu'une illusion qui a souvent donné lieu à plus d'une erreur :
quand on observe, en effet, avec une grande attention, on reconnaît que
ces parties ne présentent aucune apparence de cicatrice, mais que leur
tissu plus dense est rétracté sur lui-même. Si la luette a été enveloppée en
entier par la fausse membrane, elle est uniformément rapetissée, et son
volume quelquefois diminué des trois quarts ; lorsqu'au contraire elle n'a
été recouverte que d'un seul côté par une plaque membraneuse, elle est
alors recourbée en forme de crochet de ce même côté ; l'échancrure du
voile du palais est due à la même cause. Lorsqu'une amygdale a été recouverte immédiatement en entier par une plaque très épaisse, et qui a adhéré
longtemps, elle est, après la guérison, tellement resserrée, qu'on l'aperçoit
à peine entre les piliers du voile du palais. J'ai été plusieurs fois surpris
de voir ainsi la rétraction d'amygdales qui étaient si volumineuses avant
l'invasion de la maladie qu'elles gênaient la prononciation et qu'il avait
été question de les extraire. Ces déformations des parties qui ne s'effacent
que très lentement après la guérison de l'angine pseudo-membraneuse ont
dû contribuer beaucoup à accréditer l'opinion des anciens, qui regardaient
les plaques comme des escarres auxquelles succédaient nécessairement des
suppurations et des pertes de substance.

Les altérations pathologiques qu'on observe dans les autres organes que
les fosses gutturales, lorsque l'angine maligne se termine par la mort, se
rapportent presque toutes aux lésions des bronches et des poumons et
appartiennent au Croup.

Tout ce que nous venons d'exposer concerne presque exclusivement
l'angine diphtéritique de M. Bretonneau ; nous rapprocherons de cette
maladie le mal de gorge gangréneux, de Fothergill et d'Huxam, bien que
nous ne regardions pas cette maladie comme absolument semblable, ainsi
que le pense M. Deslandes. J. Bar avait déjà entrevu que l'angine de Fothergill était distincte de son angine suffocative. Albers de Brémen, qui n'a pas
admis cette différence, convient cependant que dans les cas d'angine gangréneuse avec la scarlatine, les ouvertures de cadavres qu'il a pratiquées
ne lui ont jamais fait voir la gangrène propagée jusqu'à la trachée-artère.
M. Bretonneau a de son côté confirmé cette vérité par l'observation ; et il
a cru, par cette raison, devoir assigner à cette variété d'angine pseudo-
membraneuse, le nom de scarlatineuse : mais plusieurs sortes d'angines

très différentes se rencontrent avec la scarlatine ; et l'angine qu'on observe le plus communément pendant la durée de cette maladie éruptive, et qui est presque caractéristique, n'est point l'angine de Fothergill ; il nous semble donc qu'il vaudrait peut-être mieux désigner la maladie dont nous nous occupons maintenant sous le nom de l'auteur qui l'a décrite le premier.

L'angine de Fothergill, si connue sous le nom de *mal de gorge gangréneux* et décrite sous le même nom par Huxam, se manifeste avec la scarlatine, soit sporatique, soit épidémique : elle apparaît avant ou pendant l'éruption, ou même quelquefois à son déclin. Dans cette variété d'angines, le gonflement des ganglions sous-maxillaires est considérable ; ils sont souvent plus volumineux, plus douloureux et plus disposés à se terminer par la suppuration, que dans l'angine diphtéritique. Les plaques pseudo-membraneuses, d'ailleurs très analogues à celles de la diphtérite, se développent à la fois sur les deux tonsilles et envahissent plus ou moins rapidement les autres parties des fosses gutturales ; leur développement est uniforme et n'a rien d'irrégulier et de serpigineux dans sa marche comme dans la diphtérite. La maladie semble se borner aux fosses gutturales ; la voix est nasillarde, tout à fait gutturale, mais jamais laryngée et striduleuse ; la prononciation est quelquefois absolument impossible ; la respiration souvent gênée à cause de la difficulté que l'air éprouve à franchir le gosier, mais cependant on ne retrouve presque jamais les caractères essentiels du croup. Un liquide sanieux et fétide s'écoule par les narines ; les malades éternuent assez souvent et rejettent par l'expuition un mucus d'abord sanguinolent et séreux, et ensuite un liquide puriforme mêlé de flocons membraneux. Dans quelques cas même, ce mucus est noirâtre gris, et offre tout à fait la couleur et l'aspect de la gangrène, ce qui peut faire croire que dans certaines circonstances elle coïncide avec le développement des fausses membranes. Je n'ai jamais vu de véritables escarres gangréneuses dans le pharynx, mais j'ai observé plusieurs fois sur la peau, à la face et ailleurs, des plaques pseudo-membraneuses et gangréneuses, de sorte que je suis très porté à admettre que la même altération peut se rencontrer dans le pharynx comme ailleurs. La marche de cette angine est, en général, assez rapide et, dans l'espace de huit à douze jours, elle a ordinairement parcouru toutes ses périodes ; mais comme la gravité de cette maladie ne dépend pas, comme dans l'angine diphtéritique, de la propagation plus ou moins rapide de l'affection pseudo-membraneuse dans les voies aériennes, mais bien de la gravité des lésions des autres appareils qui rendent la scarlatine plus ou moins dangereuse, il arrive souvent que les malades succombent soit à une entérite, soit à une pneumonie, soit à une maladie du cerveau, lorsque l'angine pseudo-membraneuse est déjà complètement terminée. Lorsque la mort survient avant la terminaison complète de cette angine, on observe que la membrane muqueuse est presque uniformément violacée et injectée, et plus ou moins gonflée ; mais elle n'offre pas les taches et les lignes ecchymosées et ponctuées qu'on remarque dans la diphtérite. Les plaques pseudo-membraneuses sont aussi moins fermes, moins adhérentes, se

détruisent plus facilement, et les amygdales sont aussi plus molles et infiltrées de mucus et de pus. Il ne faut pas confondre l'angine pseudo-membraneuse de Fothergill avec l'angine pultacée décrite par Planchon dans le
Journal de Vandermonde. Celle-ci, quoique souvent symptomatique de la
scarlatine comme l'angine de Fothergill, n'offre rien de pseudo-membraneux.

L'angine pseudo-membraneuse commune sporadique est souvent moins
distincte encore de l'angine diphtéritique que celle de Fothergill. Les
plaques pseudo-membraneuses sont, en général, dans cette variété d'angines, bien circonscrites, irrégulièrement arrondies, non serpigineuses, non
envahissantes, ordinairement très douloureuses ; les ganglions sont presque
toujours très peu développés, et quelquefois même ne le sont point du tout
quand la maladie est bornée au voile du palais. Cette maladie peut succéder à l'*herpès labialis*, ou coïncider avec cette éruption ou avec le développement de quelques plaques pseudo-membraneuses sur les parois de la
bouche : cette variété d'angine se termine comme les précédentes par l'exfoliation ou le ramollissement, et quelquefois par résorption de la fausse
membrane. On observe après la guérison que le tissu muqueux est à peine
injecté et sans aucune trace de cicatrice. Des trois variétés que nous établissons, celle-ci est évidemment la moins tranchée, et il est facile de la
confondre avec la diphtérite légère, surtout à son début. Mais tout en admettant dans ces maladies des variétés quelquefois très distinctes, il est impossible aussi de ne pas reconnaître que les différences qui les constituent
s'affaiblissent par des nuances intermédiaires, quelquefois imperceptibles,
à tel point que les démarcations nosographiques deviennent presque nulles
entre les diverses variétés d'angines pseudo-membraneuses, comme elles
le sont souvent dans la variole, par exemple, et dans beaucoup d'autres maladies.

L'angine pseudo-membraneuse maligne ou diphtéritique qui nous sert
toujours ici de type, se rencontre dans toutes les saisons, sous tous les
climats, principalement dans les pays humides. On l'observe soit à l'état
épidémique, soit sous forme sporadique ; elle est presque endémique dans
quelques contrées, comme en Picardie et en Touraine. On la rencontre
presque toujours dans les grandes villes, qui sont de vastes foyers de toutes
les maladies. A Paris, par exemple, nous en trouvons quelques cas dans
toutes les saisons, par toutes les températures. Mais indépendamment de ces
exemples sporadiques, cette maladie tend souvent à surgir sous la forme
de petites épidémies partielles, dans des pensionnats ou des maisons particulières : ainsi il n'est pas rare de voir quatre, cinq, six ou sept personnes
prises quelquefois en même temps de l'angine maligne, et l'explosion de
cette maladie se borner à une seule famille, à une seule maison, comme
autrefois au couvent de la Visitation, du temps de Chomel. Dans d'autres
cas cependant, l'invasion épidémique de l'angine pseudo-membraneuse
n'est pas aussi circonscrite, et, comme dans les épidémies dont nous ont
parlé Baillou et Malouin, la maladie se répand dans plusieurs quartiers

différents et envahit plusieurs familles. Ainsi, par exemple, à Saint-Denis, pendant l'épidémie de 1827 à 1828, tandis que 57 personnes étaient affectées de l'angine pseudo-membraneuse dans la maison de la Légion-d'Honneur, on en observait aussi quelques cas isolés dans d'autres pensionnats et dans d'autres maisons particulières de la ville. L'angine diphtéritique a, en général, une grande tendance à se répandre d'une manière épidémique ; elle s'est fréquemment offerte à l'observation sous cette forme dans presque toutes les contrées de l'Europe, en Espagne, en Sicile, à Naples, en Italie, en Suisse, en Allemagne, en Suède, en France, en Angleterre et dans différentes parties des États-Unis. Ces épidémies ont donné lieu, depuis le xvi° siècle jusqu'à nos jours, à un très grand nombre de travaux, de mémoires et de traités, qui tous nous représentent la maladie avec les mêmes caractères. Comparez les descriptions données par Mercatus, par J. Carnevale, par Ghisi, par Marc-Aurèle Severin, et beaucoup d'autres qui ont observé l'angine gangréneuse dans les climats chauds de l'Espagne et de l'Italie, avec les écrits de S. Bard, de Starr, de Marteau de Granvilliers et de plusieurs autres qui ont vu la maladie dans le nord de l'Europe ou dans les États-Unis : partout mêmes symptômes, même altération pathologique. Lisez avec attention ce que l'un de nos plus anciens auteurs, Arétée, a écrit sur les ulcères syriaques, et rapprochez cette description remarquable des traits qui caractérisent la maladie dans les épidémies plus récentes de Tours, de Sologne, de Saint-Denis ; dans tous les cas, vous retrouvez les symptômes d'une maladie absolument semblable.

Tout ce que nous venons de dire relativement à l'identité de la maladie dans les différentes épidémies d'angine gangréneuse se rapporte uniquement à l'angine diphtéritique. Dans ces sortes d'épidémies, le mal de gorge est la maladie principale, et la gravité de l'affection ne dépend que de l'extension de la pseudo-membraneuse dans les voies aériennes, comme le prouvent les caractères divers indiqués par les auteurs, et le petit nombre d'histoires particulières rapportées dans les écrits. Mais nous trouvons un groupe d'épidémies de maux de gorge gangréneux dans lesquelles l'affection locale des fosses gutturales, vers lesquelles s'est d'abord dirigée toute l'attention, n'est qu'un accessoire à la maladie principale, qui est une affection générale de toute l'économie, très différente par sa nature des épidémies diphtéritiques simples. Dans ces épidémies qui ont un caractère plus putride, comme le dit, avec raison, M. Deslandes dans son excellent Mémoire historique, l'angine, quoique offrant les caractères d'une pseudo-membraneuse, présentait cependant quelquefois de véritables escarres gangréneuses ou dans le pharynx ou ailleurs : cette tendance à la véritable gangrène dépend d'un état général typhoïde qui caractérise spécialement ces épidémies graves, toujours d'ailleurs accompagnées de la scarlatine. Dans ces maux de gorge, qu'on avait regardés comme le type de l'angine gangréneuse, l'affection des fosses gutturales est au contraire purement secondaire, et n'est qu'une simple complication de la scarlatine, qui est la maladie principale. C'est donc à l'article de la scarlatine qu'il faut renvoyer l'histoire de ces espèces d'épidémie. Mais il n'était pas possible de n'en pas parler ici, puisqu'on avait toujours, jusqu'aux observations de M. Bretonneau, considéré ces maladies comme identiques avec les maux de gorge d'Espagne, de Sicile et de l'Italie, ainsi que l'avait fait Fothergill, qui, le premier, a été la cause de cette erreur. Il faut ranger dans ce groupe d'épidémies de scarlatine avec maux de gorge gangréneux, d'abord celle de Londres décrite par Fothergill, celle de Plimouth, exposée par Huxam, et quelques autres épidémies particulières, telles que celles indiquées par Le Pecq de la Cloture dans son *Traité général sur les épidémies de Normandie,* et beaucoup d'autres épidémies scarlatineuses observées en France ou en Allemagne.

L'angine maligne si anciennement connue, plus récemment observée depuis deux siècles, surtout sous la forme épidémique, affecte tous les âges, mais particulièrement les enfants qui, par leur constitution, sont plus exposés aux inflammations des membranes muqueuses. Plus les enfants sont jeunes, plus la maladie est grave chez eux et peut devenir promptement mortelle, si elle envahit les voies aériennes. L'angine maligne affecte plus rarement les adultes et les vieillards, qui cependant n'en sont pas toujours exempts. La constitution individuelle prédispose souvent à cette maladie comme à beaucoup d'autres. Je l'ai vue atteindre deux fois les mêmes individus dans l'intervalle de quelques années. Si donc elle se manifeste à la fois sur plusieurs enfants d'une même famille, ce qu'on observe assez fréquemment, ne nous hâtons pas d'en conclure que cette invasion coïncidente est une preuve de la nature contagieuse de la maladie, car elle est plus souvent alors le résultat d'une simple analogie dans l'organisation des enfants nés des mêmes parents et placés dans des circonstances semblables. Quelques faits semblent au moins confirmer cette opinion. Quand l'angine pseudo-membraneuse atteint plusieurs enfants dans la même famille, elle borne ordinairement ses ravages à ces jeunes victimes, et elle ne s'étend pas toujours aux personnes qui leur donnent des soins. L'angine pseudo-membraneuse se manifeste aussi quelquefois presque en même temps chez des frères et sœurs qui n'ont entre eux aucune communication. Une sœur et un frère qui tous deux habitaient Paris, mais dans des maisons différentes, et n'avaient eu entre eux aucune espèce de rapports depuis quinze jours, ont été atteints presque en même temps, et sont revenus chez leurs parents, à trois jours de distance l'un de l'autre, affectés de l'angine maligne, à laquelle la fille a succombé. Ici l'analogie d'organisation s'est fait connaître simultanément, quoique les deux malades ne fussent pas dans des circonstances semblables ; mais, dans d'autres cas, l'influence de l'organisation est loin d'agir d'une manière simultanée. J'ai vu plusieurs fois dans une famille deux enfants frappés d'angine pseudo-membraneuse à un an et plus d'intervalle l'un de l'autre, et ce fait, comme le précédent, repousse toute supposition de contagion, autrement il faudrait alors admettre un an et plus d'incubation pour le principe contagieux, ce qui est contre toute vraisemblance.

Quoique ces faits ne paraissent pas favorables à l'idée de la contagion de l'angine maligne, quelques autres, qui ne sont pas moins exacts, semblent, au contraire, rendre cette cause très vraisemblable, au moins dans certaines circonstances. Pendant l'épidémie de diphtérite observée par M. Trousseau, en Sologne, il a vu une mère qui allaitait son enfant atteint de la maladie, porter sur les deux seins des plaques de fausses membranes. Au collège de la Flèche, où régnait l'angine maligne épidémique, un enfant affecté d'engelures ayant marché pieds nus sur le pavé de l'infirmerie imprégné des crachats d'un camarade qui couchait près de lui et qui était malade de la diphtérite, cet enfant présenta bientôt entre les doigts des pieds des escarres membraneuses. N'est-ce pas aussi à une contagion directe et immédiate et à une sorte d'inoculation qu'on peut attribuer divers exemples de communication dans lesquels des médecins, comme notre confrère M. Bourgeoise de Paris, ont contraté la maladie en explorant les fosses gutturales de ceux auxquels ils donnaient des soins ? On sait, en effet, combien il arrive fréquemment dans ces explorations que les malades en toussant rejettent à la face de l'observateur des crachats et des lambeaux de membranes. Ne doit-on pas rapprocher de ces exemples celui que cite Cortesius ? Un jeune bachelier mourut de la maladie après s'être approché de la bouche d'un religieux affecté du même mal, ce malade l'ayant prié de s'assurer si son haleine était réellement aussi fétide que lui-même le croyait. Quand bien même on n'admettrait pas dans ces différents cas, qui se rencontrent à la vérité très rarement, des exemples d'une véritable contagion, on est néanmoins forcé d'y reconnaître un mode de transmission quelconque. Il est d'ailleurs établi d'une manière incontestable, par un assez grand nombre d'exemples de communication de la maladie, soit aux personnes qui donnent des soins aux malades, soit à celles qui viennent les visiter. Je n'en citerai que quelques-uns seulement, pris dans les épidémies : ils sont plus rares et moins tranchés dans les cas d'angine sporadique. Je n'ai vu, à l'Hôpital des Enfants, qu'un seul exemple de communication bien évidente : c'est une religieuse qui contracta la maladie en soignant une petite fille affectée d'angine maligne ; mais aussi je dois dire que je n'ai jamais vu cette maladie se présenter d'une manière épidémique dans cette hôpital. M. Bretonneau rapporte que, lors de l'épidémie de Tours, un infirmier, deux sœurs hospitalières et deux élèves, attachés au service médical, ont contracté l'affection diphtéritique. Douze enfants, externes dans un pensionnat de la même ville où s'était manifestée la maladie, présentèrent les symptômes de l'épidémie dans le cours de la même semaine : cinq succombèrent chez leurs parents, et transmirent la maladie à d'autres enfants. Pendant l'épidémie de Saint-Denis une mère vint visiter sa fille avec un autre de ses enfants, âgé de cinq à six ans, elle ne resta à l'infirmerie que pendant une heure seulement ; mais peu de jours après, et à très peu de distance l'une de l'autre, la mère et la petite fille furent prises de l'angine maligne, et l'enfant succomba. Une maîtresse de dessin, qui venait seulement tous les deux jours donner sa leçon dans la maison, et

qui n'avait eu aucune communication avec l'infirmerie, fut néanmoins
frappée de la maladie, et en fut victime. Aucune de ces malades n'a transmis la maladie chez elle ; c'est au reste ce qu'on observe le plus ordinairement dans la contagion de l'angine maligne, comme dans celle du typhus :
elle passe rarement d'un second à un troisième individu. Quand les personnes qui donnent des soins aux malades, comme les mères, les médecins,
les domestiques, les gardes-malades, ou ceux qui vont les visiter, contractent la maladie, la transmission parait presque toujours se borner à
cette première communication. Qu'on donne le nom d'infection ou tout
autre à ce mode de communication, c'est toujours une espèce de contagion,
qui n'est à la vérité aucunement comparable à celle de la variole ou de la
scarlatine. M. Bretonneau a fait des tentatives inutiles pour inoculer la
diphtérite à des animaux, jamais il n'a pu y réussir ; mais plusieurs maladies bien évidemment contagieuses, comme la rougeole, le typhus des
armées, ne se prêtent pas davantage à l'inoculation.

L'angine pseudo-membraneuse est, comme nous l'avons vu, une affection primitivement locale ; et si, dans quelques cas, elle envahit plusieurs
organes importants et même essentiels à la vie, c'est presque toujours en
agissant de dehors en dedans et en s'étendant des membranes muqueuses
le plus en rapport avec l'air extérieur vers celles qui sont situées plus profondément.

Le traitement topique est donc d'abord celui qui doit fixer l'attention,
d'autant plus que s'il est promptement appliqué, et d'une manière convenable, il peut enrayer la maladie, et l'empêcher de se propager vers les
organes de la respiration, et par conséquent prévenir tout danger. Il n'est
ici question que de l'angine maligne ou diphtéritique, les autres inflammations pseudo-membraneuses ne participant pas de cette tendance serpigi-
neuse qui est particulière à la diphtérite. L'action des acides, dont le but
est principalement de modifier l'inflammation pelliculaire, occupe le premier rang parmi les moyens topiques : l'acide hydrochlorique a, comme le
prouve l'expérience, un grand avantage sur l'acide sulfurique et sur tous
les autres acides. La proportion de cette espèce de caustique doit être modifiée suivant le degré de l'inflammation de la membrane muqueuse sur
laquelle les plaques sont développées, et suivant la rapidité de leur accroissement. Lorsque l'affection pseudo-membraneuse diphtéritique marche rapidement, il faut promptement cautériser d'une manière énergique avec
de l'acide pur ou presque pur, surtout si les parties sont peu douloureuses.
Mais si la maladie marche lentement, on peut mitiger l'action de l'acide
avec un tiers ou un quart de miel rosat. On porte les solutions acides sur les
parties malades à l'aide d'une éponge fixée sur une baleine, ou au moyen
d'un pinceau de charpie. On peut également employer avec avantage, et
de la même manière, les solutions très concentrées de sulfate acide d'alumine, faites avec une partie de ce sel pour deux ou trois parties d'eau. Le
chlorure d'oxyde de sodium dissous dans un cinquième ou dans un sixième
de son poids d'eau remplace la solution d'alumine. Quand l'inflammation

pseudo-membraneuse est fort étendue, que les ganglions sont tellement gonflés que le malade ne peut se gargariser, il faut injecter les liquides dans le pharynx à l'aide de la seringue, le malade ayant devant lui une cuvette. Si l'inflammation diphtéritique a pénétré dans les fosses nasales et derrière le voile du palais, il est nécessaire de garnir la canule de la seringue de manière à fermer exactement la narine, afin que le liquide injecté puisse pénétrer plus avant et ne pas revenir immédiatement après l'injection. Les solutions de nitrate d'argent concentrées, qu'on peut composer dans la proportion d'une partie sur cinq à six d'eau, peuvent être également employées et portées dans le pharynx avec l'éponge ou le pinceau. Il est possible aussi de toucher les parties avec un crayon de nitrate d'argent qu'on dirige sur le siège même du mal, à l'aide du porte-pierre, après qu'on a eu préalablement la précaution de mouiller légèrement la pierre afin que le caustique agisse instantanément. Cette manière d'employer le nitrate d'argent est commode, mais n'est cependant pas sans inconvénients : lorsque les parties sont très douloureuses, le crayon les blesse et les irrite ; il est en outre à craindre que le crayon de nitrate ne se brise et qu'il ne s'en échappe un morceau : cet accident, qui serait mortel si un fragment un peu volumineux tombait dans l'œsophage et de là dans l'estomac, est arrivé à ma connaissance chez l'enfant même d'un confrère, qui eut heureusement l'instinct de rejeter au dehors le fragment qui s'était détaché. Pour prévenir cet inconvénient, il est essentiel de ne laisser saillir qu'une très petite portion du crayon, après s'être assuré qu'il est bien solidement fixé.

Indépendamment des solutions liquides dont nous venons de parler, on insuffle avec succès sur les parties malades le sulfate acide d'alumine réduit en poudre impalpable, ou le calomel préparé à la vapeur : ces poudres peuvent être associées à la gomme arabique pulvérisée. On se sert pour ces insufflations d'un tube de verre ou d'un tuyau de plume, ou mieux encore d'une espèce de souffloir imaginé par M. Bretonneau et perfectionné par M. Guillon. Ces insufflations ont quelquefois l'inconvénient d'exciter la toux et de déterminer la sécheresse du gosier : on ne peut pas d'ailleurs toujours les diriger facilement vers le lieu le plus malade. Je préfère donc, surtout chez les enfants qui se prêtent difficilement à ces insufflations, employer les poudres dans une confiture difficile à fondre, comme la gelée de pomme, la marmelade d'abricots ou le miel, en leur recommandant de laisser fondre les confitures dans la bouche. Ce n'est en effet que lorsque ces substances sont longtemps en contact avec les parties affectées qu'elles produisent une modification remarquable dans la marche de l'inflammation ; le calomel lui-même n'agit point alors comme révulsif sur le canal intestinal ; l'action laxative de ce sel n'est d'aucun avantage dans cette maladie.

Il est souvent nécessaire de calmer l'irritation locale produite par les topiques caustiques ou excitants, et de faire alterner ces applications avec les gargarismes adoucissants de racine de guimauve, de lait. Les lotions émollientes sont même souvent les seules qui puissent convenir dans beaucoup de cas d'angines pseudo-membraneuses communes, où les parties sont ordinairement beaucoup plus douloureuses que dans l'angine diphtéritique. Lorsque la douleur et l'inflammation des parties sont légères, on se sert avec avantage de gargarismes peu acidulés, composés d'un gros de sulfate acide d'alumine pour six onces d'eau édulcorée avec le sirop de mûres ou de miel rosat. Les topiques trop irritants ne réussissent pas très bien en général dans l'angine commune ; il faut habilement modifier les moyens locaux dans cette variété, qui est souvent beaucoup plus rebelle que les autres.

Dans l'angine de Fothergill, qui complique la scarlatine, M. Bretonneau s'est bien trouvé de l'emploi d'un gargarisme composé de quatre onces d'eau, de quatre gros d'alcool, de deux gros de vinaigre et de dix grains d'acétate de plomb. Quand cette maladie s'accompagne d'escarres gangréneuses, ou d'expuition sanguinolente, avec une grande fétidité, j'ai souvent recours aux gargarismes de quinquina avec ou sans alcool camphré, ou avec addition d'un quart de la solution de chlorure d'oxyde de sodium.

Après l'emploi des moyens topiques qui sont les plus importants, viennent ensuite les moyens thérapeutiques généraux, que quelques praticiens regardent en général comme si peu nécessaires, qu'ils les excluent presque du traitement de l'angine pseudo-membraneuse. Je suis loin de partager cette opinion : je crois qu'on doit toujours avoir recours aux moyens généraux, et je suis même convaincu que des angines pseudo-membraneuses graves ont cédé uniquement à cette espèce de médication. L'observation seule de la maladie de notre confrère M. Bourgeoise, rapportée par lui-même, suffirait pour prouver cette vérité, quand bien même elle ne serait pas confirmée par d'autres exemples.

Les boissons adoucissantes, mucilagineuses les émulsions, le petit-lait, sont souvent les seuls liquides qui puissent être supportés par les malades dans la première période ; mais, lorsque la période d'irritation a diminué, les boissons acidulées doivent être adoptées de préférence.

La saignée générale ne doit pas être négligée, surtout chez les hommes forts et sanguins ; elle nous paraît indispensable même chez les enfants, quand il y a beaucoup de fièvre dès le début de la maladie, et même dans la seconde période, si la fièvre ne cède pas et s'accompagne d'une toux assez fréquente qui puisse faire craindre une de ces inflammations insidieuses des bronches. Dans les cas où la fièvre est modérée, et chez les enfants surtout, on peut remplacer les saignées générales par l'application des sangsues sur les parties latérales du cou. M. Ribes a eu plusieurs fois recours, avec succès, à cette saignée locale, faite sur la région épigastrique ; j'adopterais de préférence cette région, s'il survenait des vomissements dès le début de la maladie, et surtout si ces vomissements s'accompagnaient d'ailleurs d'autres symptômes qui pussent faire soupçonner une inflammation de l'estomac. Lorsque cet organe ne participe en rien de la phlegmasie, du pharynx, les vomitifs peuvent être employés avec avantage : M. Ribes cite dans son Mémoire sur l'angine couenneuse plusieurs observations dans lesquelles ce moyen thérapeutique a été évidemment utile : les vomitifs peuvent être surtout avantageux dans la seconde et la troisième période de la maladie, pour faciliter l'expulsion des fausses membranes, en sollicitant les contractions musculaires de toutes les parties du pharynx. Les vomitifs ont d'ailleurs le grand avantage de déterminer une double révulsion sur les organes gastro-intestinaux et sur les organes cutanés ; les purgatifs ne fournissent pas une médication aussi favorable : ils augmentent les dispositions à l'entéro-colite, et occasionnent souvent une diarrhée qui épuise les malades.

Les rubéfiants et les vésicants même sont sans effet pour combattre l'angine pseudo-membraneuse commune et diphtéritique ; les premiers seuls peuvent être de quelque utilité lorsque la maladie se propage vers les voies aériennes et donne lieu, soit à des catarrhes, soit à des pneumonies ou au croup ; mais alors ce n'est pas contre l'angine pseudo-membraneuse qu'il sont mis en usage.

Les bains tièdes, qui agissent à la fois comme révulsifs doux à la peau et comme calmant l'état fébrile et les douleurs locales, m'ont paru toujours très recommandables dans beaucoup d'angines pseudo-membraneuses communes, et même dans quelques cas de diphtérite.

Angine gangréneuse. — D'après tout ce que nous avons exposé dans le chapitre précédent, les escarres gangréneuses décrites par tous les auteurs depuis Arétée jusqu'à nos jours, dans les maux de gorge improprement appelés gangreneux, ne sont que des productions pseudo-membraneuses, et la véritable gangrène ne se rencontre que très rarement et accidentellement avec ces plaques pseudo-membraneuses, dans quelques épidémies de scarlatine compliquées de maux de gorge. Il est incontestable cependant qu'on observe quelquefois la gangrène dans les fosses gutturales, sans aucune exsudation membraneuse. Dans la première édition de cet ouvrage nous avions même cru devoir admettre une angine gangréneuse, comme distincte des autres espèces d'angines ; mais de nouvelles observations m'ont convaincu que toutes les inflammations gutturales peuvent offrir dans leur dernière période des escarres véritablement gangréneuses sans changer pour cela de caractère. Ainsi l'amygdalite se termine quelquefois, quoique très rarement, d'un côté ou même des deux côtés, par une gangrène partielle ou complète du tissu de l'amygdale. On rencontre aussi dans les recueils périodiques quelques exemples isolés d'angine inflammatoire terminée par gangrène. J'ai vu plusieurs fois des portions du voile du palais ou de la luette tomber en gangrène à la suite d'angines, qui étaient toujours accompagnées des maladies graves ou des organes de la respiration, ou des organes gastro-intestinaux, et qui se présentaient sous forme de typhoïde. La gangrène des fosses gutturales paraissait être toujours, dans ce cas, déterminée par l'état général, et s'accompagnait souvent de gangrène dans d'autres parties : ces sortes d'angines ne différaient réellement de l'angine ordinaire que par leur

mode de terminaison. Lorsque les malades guérissaient, on trouvait dans le
pharynx les traces évidentes des ulcérations qui avaient succédé à la chute
des escarres gangréneuses ; on reconnaissait de véritables pertes de substance à la luette ou au voile du palais, qui étaient en partie détruites ou
perforées, comme à la suite des ulcères syphilitiques. La maladie locale des
fosses gutturales se rattachait dans toutes ces circonstances à une maladie
générale plus ou moins grande, dont elle n'était qu'un des symptômes. La
grangrène n'était donc ici, je le répète, qu'un mode de terminaison, qu'une
complication accidentelle. Je ne pense pas en conséquence que, dans l'état
actuel de la science, on puisse admettre encore une angine gangréneuse,
comme espèce distincte, ayant des caractères différents de toutes les autres
et une marche qui lui soit propre ; toutes les espèces d'angines, celles même
qui sont pseudo-membraneuses, pouvant se terminer par gangrène.

CROUP

Cette dénomination écossaise, employée d'abord par Home pour désigner
une inflammation aiguë du larynx et de la trachée-artère caractérisée par
la prompte format on d'une fausse membrane, est devenue un nom populaire,
maintenant généralement adopté par les médecins de tous les pays, et commun à toutes langues. C'est a même maladie que la *garotillo* des Espagnols,
et le *male in canna* des Italiens. Les auteurs lui ont assigné une foule de
noms scientifiques différents, qu'on peut considérer comme synonymes ;
les principaux sont ceux-ci : *strangulatorius affectus*, Carnavale ; *cynanche
stridula*, Wahlbom ; *morbus strangulatorius*, Starr ; *suffocatio stridula*, F.
Home ; *angina stridula*, Crawford ; *angina suffocativa*, S. Bard ; *angina
polyposa sive membranacea* Michaelis ; *cynanche trachealis*, Cullen ; *tra-
cheitidis infantum*, Albers ; *angina laryngea exsudatoria*, Hufeland ; *diphtérite trachéale*, Bretonneau.

Le croup n'est certainement point une maladie nouvelle ; mais les passages des auteurs les plus anciens qui paraissent lui appartenir sont
d'autant plus obscurs pour la plupart de nos écrivains modernes, que ces
premiers observateurs ont décrit les symptômes de l'angine gangréneuse et
du croup, tels qu'ils se rencontrent le plus souvent dans la nature ; c'est-
à-dire réunis, ou se succédant comme dans des degrés différents d'une
même maladie ; c'est ce qu'on reconnaît très bien dans la belle description
de l'ulcère syriaque, par Arétée. Il présente une peinture fidèle des altérations qu'on peut apercevoir dans le pharynx, et décrit avec une admirable vérité
les phénomènes de cette pénible asphyxie, qui termine le plus souvent cette
fâcheuse maladie ; mais, dans l'impossibilité où il était, et où on a été pendant longtemps après lui, d'ouvrir les cadavres, il n'a pas dû connaître les
véritables causes de cette mort par strangulation, et cependant il est évident,
par la description même d'Arétée, que les malades succombaient dans cette
maladie alors comme aujourd'hui, et de la même manière. Ce n'est toutefois
qu'en 1576, que Baillou, dans la 7e note qu'on trouve à la fin de la Constitution
de cette année, pag. 148, t. I, édit. de Genève, parle le premier, d'après un
chirurgien, d'une espèce de fausse membrane trouvée dans la trachée-
artère d'un enfant qui avait succombé à une maladie promptement suffocante, alors inconnue, parce qu'on n'avait pas sans doute pensé à la

rapprocher de l'angine gangréneuse. Cette maladie régnait cependant presque à la même époque, d'une manière épidémique en Espagne et en Italie, où elle moissonnait beaucoup de malades. Toutes les descriptions des auteurs du temps, Carnavale, Nola, Heredia, Mercatus, Marc-Aurèle Severino, etc., s'accordent parfaitement ; elles semblent copiées sur celle de l'ulcère syriaque d'Arétée. Tous les malades périssaient comme suffoqués, *instar laqueo suffocati.* Personne, cependant, autre que le chirurgien dont parle Baillou, n'avait encore constaté d'altération cadavérique, et Morgagni s'indigne avec raison de cette indifférence. Marc-Aurèle Severino, seul parmi tous les médecins qui avaient eu occasion d'observer cette cruelle maladie, avait ouvert un cadavre, et, en parlant du résultat de ses recherches, il dit : « *Larynge investigata, contecta erat pituita quidam crustacea, citra ulceris speciem.* » Cette observation anatomique était toutefois restée inaperçue, comme celle du chirurgien de Baillou, quand Ghisi, pendant l'épidémie d'angine gangréneuse qui régnait à Crémone en 1747, ayant constaté la présence d'une fausse membrane dans le larynx de l'enfant du pharmacien Scotti, mort de cette épidémie, eut le premier l'idée de distinguer ce mode de terminaison, comme une maladie particulière, qu'il désigna sous le nom d'angine perfide et mortelle, pour la séparer de l'angine gangréneuse ordinaire, qui ne se termine pas par suffocation.

Jusque-là, tous les observateurs n'avaient vu qu'une seule angine gangréneuse. L'erreur de Ghisi entraîna celle de la plupart de ses successeurs. On oublia pour ainsi dire les altérations du pharynx, dans l'angine gangréneuse, pour ne plus voir que celle du larynx. Le mémoire du docteur Home, en donnant beaucoup d'importance à la distinction de Ghisi, et en assignant le nom vulgaire de croup à cette maladie, détourna de plus en plus les médecins de la route de la vérité. Néanmoins, le travail de Home fut très utile, comme l'a fort bien remarqué M. Deslandes ; il donna le premier une bonne description de cette maladie. La monographie de Michaelis confirma de plus en plus les médecins dans les idées de Ghisi et de Home. Plusieurs ouvrages plus ou moins remarquables furent publiés sur le même sujet, principalement au commencement de ce siècle, à l'occasion du concours proposé par le gouvernement français sur le croup, et les travaux de Vieusseux, de Jurine, de Schwilgué, d'Albers de Bremen, de Double, de Royer-Collard, etc., contribuèrent beaucoup sans doute à mieux faire connaître le croup, considéré isolément. Néanmoins on s'était éloigné du vrai point de départ ; on avait perdu de vue la tradition des anciens : Jonhston avait bien dit que l'angine maligne et le croup étaient des maladies de la même nature ; Starr et M. Double avaient prouvé que ces maladies étaient souvent réunies ; mais la plupart des médecins rejetaient les idées de Jonhston. M. Bretonneau, à l'aide d'excellentes observations, rapprochées des documents historiques les plus authentiques, a maintenant dissipé tous les doutes à cet égard. Il a démontré que l'angine maligne épidémique n'est point de nature gangréneuse, comme on l'avait cru jusqu'alors, que c'est une véritable inflammation pelliculaire semblable

à celle du croup ; il a prouvé que ces deux altérations morbides, considérées à tort comme très différentes, sont identiques sous le rapport de l'anatomie pathologique, et ne diffèrent que quant au siège qu'elles occupent.
Enfin, il a établi d'une manière incontestable que l'angine gangréneuse et
le croup se sont presque toujours présentés réunis dans toutes les épidémies
d'angine maligne dont ont parlé les anciens auteurs et les modernes, comme
elles l'ont été dans celles de Tours et des pays voisins qu'il a eu occasion
d'observer. Les travaux de M. Bretonneau ont donc répandu une grande
lumière sur la pathologie de l'angine gangréneuse et du croup. Les observations que j'ai été à portée de faire de mon côté depuis plus de quinze
ans, et qui ont été publiées, soit comme extrait de mes cours de clinique,
soit dans la première édition du dictionnaire, sont entièrement confor-
mes à celles de mon ami.

Néanmoins je conviens qu'il reste encore beaucoup d'incertitude et même
d'obscurité sur la distinction du croup et de certaines maladies qui s'en
rapprochent le plus. Presque dans le même temps où Home publiait sa
dissertation sur la suffocation striduleuse, Millar s'efforçait de distinguer
du croup une maladie très voisine, qu'on peut très facilement confondre
avec lui. Les caractères peu précis qu'il assigna à son asthme aigu des enfants ne servirent qu'à embrouiller davantage la matière. Les uns admi-
rent, chacun à leur manière, l'asthme de Millar, sans trop le connnaître :
les autres le réunissent avec le croup (*voyez* ce que nous avons dit de la
confusion qui règne à cet égard dans la plupart des ouvrages à l'art.
Asthme aigu). Les efforts que Wichmann, Dreysig, et M. Double, ont fait
pour donner un caractère plus tranché à l'asthme de Millar, n'ont pas
beaucoup éclairé ce sujet. Dans la première édition du dictionnaire, nous
avons tâché de mieux préciser le diagnostic, qui a été depuis également
bien présenté dans l'ouvrage de M. Bretonneau.

Quoique la laryngite striduleuse soit maintenant admise par plusieurs
praticiens, elle est encore repoussée par beaucoup d'autres qui s'obstinent à
confondre le croup et l'asthme aigu, et qui ne font pas de difficultés de reconnaître des croups avec ou sans fausse membrane, comme simples variétés
d'une même affection. Nous ne pensons pas que dans l'état actuel de nos
connaissances, il soit possible d'admettre comme absolument identiques
des maladies qui présentent des symptômes différents et des caractères anatomiques aussi dissemblables. La présence de la fausse membrane dans le
croup, est un caractère qui lui appartient aussi essentiellement que l'exsudation purulente et pseudo-membraneuse à l'inflammation des membranes
séreuses. Ces faits sont incontestables ; mais, ne pouvant pas récuser les
faits, on a essayé de faire une guerre vive aux mots. J'y attache, pour compte,
fort peu d'importance. Le nom de *faux croup* que j'avais introduit dans la
première édition du dictionnaire, pour remplacer celui d'asthme aigu de
Millar que j'avais cru devoir retrancher parce qu'il a donné lieu à la confusion et à l'erreur, est assurément, comme l'ont dit les critiques, très peu
scientifique ; mais mon intention, en le proposant, était précisément d'as-

socier un mot très facile à vulgariser, à celui de croup, déjà devenu populaire, afin de faire passer, dans le langage du monde, cette distinction que
je crois absolument nécessaire. J'adopterai plus volontiers, pour les médecins,
l'expression de laryngite striduleuse, admise par M. Bretonneau. Quelle que
soit au reste la valeur des mots, attachons-nous plutôt à celle des choses qu'ils
expriment. La seule objection qu'on oppose à la distinction entre les croups
pseudo-membraneux, est tirée d'une simple induction théorique : il résulte,
disent les critiques, des expériences faites sur les animaux, qu'un acide appliqué sur la glotte ou à la partie interne du larynx, au même degré de
concentration, détermine, tantôt une exsudation couenneuse, tantôt une
simple inflammation sans exsudation ; donc le croup et le pseudo-croup ne
sont que des degrés différents d'une même maladie. La réponse à cette objection, à peine spécieuse, est facile. Quoique l'action d'un agent chimique
et celle d'une cause organique spontanée soient peu comparables, ces expériences prouvent seulement ce que l'observation confirme tous les jours,
c'est qu'une même cause peut donner lieu à des effets très différents, suivant
l'état particulier des individus sur lesquels elle agit. Ainsi, une même
boisson glacée prise par plusieurs personnes en sueur, donnera à l'une une
simple aphonie, à l'autre un rhume, à une troisième une laryngite très
grave, etc. ; ces maladies toutefois ne sont pas pour cela semblables : ce
sont de ces vérités que personne ne peut contester. Nous sommes donc très
convaincus que les croups couenneux et non couenneux sont produits par
les mêmes causes, car nous les retrouvons dans les mêmes circonstances,
dans les mêmes épidémies, mais l'indentité des causes ne peut suffire pour
établir une similitude entre les symptômes morbides, entre les altérations
organiques qui s'y rapportent, et par conséquent entre les moyens thérapeutiques qui leur conviennent, car c'est là le point très important de la question. La confusion qu'on prétend établir entre des maladies incontestablement différentes, sous prétexte qu'elles sont nées des mêmes causes,
entraîne à des conséquences d'autant plus graves, qu'elles réclament des
traitements différents, comme nous le ferons voir, et que par conséquent
les méprises peuvent avoir ici les résultats les plus fâcheux. Il suffit, pour
prouver cette vérité, de rappeler que dans plusieurs cas, et tout récemment
encore, des médecins très distingués ont pratiqué la trachéotomie sur des
individus affectés de suffocation et de voix croupale, qu'ils regardaient
comme atteints du croup : les suites de l'opération et l'ouverture du cadavre
ont démontré qu'il n'y avait pas de fausse membrane, et par conséquent
pas de croup. Cette méprise, qui a déjà eu lieu plusieurs fois, doit seule
faire sentir la nécessité d'insister plus que jamais sur le diagnostic des maladies qu'on confond fréquemment avec le croup, afin d'en faire mieux
saisir les différences et les rapports.

Nosographie des maladies désignées vulgairement sous le nom de croup. —
Lorsqu'on jette un coup d'œil général sur les maladies désignées ordinairement sous le nom de croup, on reconnaît qu'elles se présentent, par rapport à leurs caractères anatomiques, sous deux aspects principaux très

différents : ou la face interne du pharynx, et par suite, celle du larynx, de la trachée et des bronches, sont recouvertes de concrétions couenneuses ou pseudo-membraneuses, qu'on aperçoit facilement sur toutes les parties où la vue peut atteindre, et que l'expectoration met ensuite en évidence ; ou toutes ces parties sont simplement rouges et très peu tuméfiées, comme dans les angines pharyngiennes et laryngées les plus légères, et on ne retrouve alors aucune production plastique. Nous assignerons aux premières maladies le nom de pharyngo-laryngites couenneuses ou pseudo-membraneuses, ce sont les croups vrais ; les secondes porteront le nom de laryngites striduleuses ou pseudo-croups.

Des pharyngo-laryngites couenneuses, ou pseudo-membraneuses, croups vrais. — Dans les épidémies générales ou partielles, et même dans la plupart des croups sporadiques, la maladie se présente presque toujours sous les mêmes formes, et suit à peu près la même marche, à quelque différence près. On peut y reconnaître trois périodes bien distinctes. Lors de l'invasion de la maladie, les dix-neuf vingtièmes de ceux qui en sont atteints sont ordinairement pris de légers frissons, suivis de plus ou moins de fièvre et d'un mal de gorge rarement d'abord très intense, mais assez souvent accompagné d'un peu de douleur des parties antérieures du cou et d'un gonflement plus ou moins considérable des ganglions sous-maxillaires. Le pharynx, qu'il faut toujours se hâter d'explorer dans toutes les espèces d'angines, et plus particulièrement encore dans celle-ci, offre ordinairement une rougeur manifeste avec plus ou moins de gonflement des amygdales, et plus généralement d'un côté que de l'autre ; mais, ce qui doit surtout fixer l'attention, ce sont les petites plaques blanches que l'on observe sur les tonsilles, le voile du palais, la luette, et quelquefois sur toutes ces parties à la fois. On remarque aussi assez souvent un léger suintement séreux, jaunâtre et fétide par les narines, et des escarres pseudo-membraneuses sur diverses parties du corps. Cette première période du croup est en un mot absolument semblable à celle de l'angine gangréneuse ou couenneuse. Elle dure le plus souvent quatre à cinq jours, quelquefois sept ; mais dans quelques cas où la maladie marche avec une grande violence et envahit promptement le larynx, à peine comprend-elle l'espace de vingt-quatre heures, les deux premières périodes semblent alors se confondre.

La seconde période s'annonce d'abord par une petite toux sèche, qui revient par quintes très courtes, à des intervalles plus ou moins rapprochés, et qui s'accompagne, dès le début, d'aphonie et de signes de suffocation. Ces symptômes prennent ensuite plus ou moins rapidement beaucoup d'intensité. La toux et la voix ont alors des caractères tout particuliers qu'il est très important de bien saisir, et qu'on reconnaît facilement quand on les a observés une fois, mais qu'il est difficile de bien décrire. Les comparaisons grossières qu'on a voulu établir avec le cri du coq, l'aboiement du chien, etc., en donnent une idée d'autant plus fausse, qu'on a réuni dans ces rapprochements les deux sortes de toux et de voix qu'on observe

dans les laryngites couenneuses et striduleuses, très différentes les unes
des autres. La toux, dans la laryngite couenneuse, n'est pas sonore et éclatante, comme dans la striduleuse ; elle est, au contraire, rauque, sourde,
sèche et comme rentrant dans le larynx. Elle paraît presque étouffée par
une inspiration brusque et plus ou moins profonde ; chaque secousse de
toux est suivie d'une inspiration courte, sèche et sifflante, comme si l'air
passait dans un tube sec et métallique : indépendamment de ce sifflement
court et prononcé, qui se remarque à la suite de chaque secousse de toux,
on observe toujours, dans l'intervalle des quintes, un sifflement laryngo-
trachéal à chaque inspiration qui s'entend très bien à distance et qu'on
perçoit encore mieux en appliquant le sthétoscope ou l'oreille à nu sur le
trajet de la trachée ou à la partie postérieure du thorax. Il est ordinairement tellement fort qu'il masque complètement le bruit de l'expansion
vésiculaire qu'il est impossible de reconnaître. La quinte de toux détermine
le plus souvent de la douleur au larynx, à la trachée-artère et à la partie
antérieure du sternum ; elle s'accompagne le plus ordinairement, dès
le début, d'une grande anxiété. Le malade s'élance à son séant, et
semble saisi d'un sentiment de suffocation qui n'est pas en rapport avec
la courte durée de la quinte. La voix offre dans le croup un caractère qui
n'est pas moins remarquable que celui de la toux ; elle n'est pas simplement enrouée, comme dans l'angine striduleuse, elle est éteinte ; le malade est presque complètement aphone, et le timbre de sa voix a quelque
chose de métallique comme la toux. Chaque mot est suivi d'un petit sifflement
très court, de sorte que l'articulation des mots semble se former dans les inspirations, ce qui donne à la voix un peu du caractère de celle des ventriloques, quoiqu'elle soit beaucoup plus basse et plus faible. Aux signes
caractéristiques de la toux et de la voix, se joignent une fréquence plus ou
moins grande de la respiration et du pouls, une teinte violacée des lèvres,
la bouffissure, la pâleur et une lividité de la face très remarquable, excepté
pendant le temps des exacerbations fébriles. Le malade est disposé à la
somnolence et à la tristesse ; on n'observe jamais ni de délire ni de mouvements convulsifs, même chez les enfants. Les quintes de toux sont quelquefois suivies de vomissements de matières muqueuses et de lambeaux membraneux. Après ces vomissements spontanés ou sollicités par l'art, la gêne
de la respiration diminue momentanément, l'abattement cesse, et le malade
revient pour un temps plus ou moins court à sa gaîté naturelle ; mais il
garde le silence et redoute de parler à cause de la gêne qu'il éprouve. Lorsque le croup tend à se terminer d'une manière favorable, les intervalles
entre les quintes se rapprochent, la toux est moins sèche, le pharynx se
remplit de mucosités transparentes, et le malade regurgite ou expectore des
crachats visqueux, transparents ou opaques, mêlés de petits lambeaux membraneux. On voit cependant quelquefois de longs intervalles de calme après
l'expectoration de tubes membraneux, suivis de nouveaux accès de suffocation promptement funestes.

La troisième période du croup survient plus ou moins promptement, quelquefois au bout de vingt-quatre heures, à peine, à dater du moment de l'invasion des premiers symptômes ; d'autrefois, seulement, aprèsplusieurs jours de durée de la maladie. Mais dans les cas où elle marche le plus lentement, cette dernière période survient toujours peu après le premier septenaire. Elle est caractérisée par l'accroissement de tous les symptômes. L'aphonie est presque complète, les quintes de toux sont rares et absolument sèches ; le sifflement laryngo-trachéal, très sec, métallique et sonore, se fait entendre à une très longue distance. Les inspirations sont très accélérées et presque aussi bruyantes que chez les asthmatiques. Tous les muscles qui concourent à la respiration sont dans une contraction convulsive. Le pouls, très fréquent et quelquefois irrégulier, est en rapport avec la respiration ; la face est pâle, les lèvres violettes, et la tête renversée en arrière. Dans ce dernier degré de la maladie, l'assoupissement est presque continuel, et le malade n'en sort que lorsqu'il est tourmenté par les angoisses de la suffocation, qui sont presque toujours provoquées par la toux. Alors il s'agite avec effort pour respirer, en se levant sur son séant, le corps renversé en arrière et couvert de sueur ; quelquefois le pauvre petit malade porte sa main à la partie antérieure du cou, comme pour arracher quelque chose qui l'étouffe ; d'autrefois il s'élance hors de son lit, court quelques pas pour chercher l'air qui lui manque, et retombe pour périr, dans une crise de suffocation. Les efforts que fait le malade pour inspirer sont si violents, que dans un cas de croup chez un adulte, cité par M. Bretonneau, il y eut déchirure des vésicules pulmonaires et passage de l'air dans les gros vaisseaux. Si les malades ont été fort affaiblis par des maladies antécédentes ou par un traitement très débilitant, les angoisses de l'agonie ne sont pas accompagnées de ces signes d'agitation et de violente strangulation ; ils s'éteignent alors par degrés dans une sorte d'état d'asphyxie calme et sans crises.

Lorsque le malade guérit spontanément, ce qui est fort rare, ou par les efforts de l'art réunis à ceux de la nature, c'est ordinairement dans le cours de la seconde période. Il n'y a presque pas d'exemple que des malades aient échappé, au moins sans opération, lorsque le croup est arrivé à son dernier degré ; cependant Jurine en cite un cas très remarquable. Si la maladie marche d'une manière favorable et tend à guérir, la toux devient par degrés plus humide, le sifflement laryngo-trachéal cesse d'être aussi sec ; on reconnaît dans les bronches un râle muqueux plus ou moins abondant ; on perçoit très bien l'expansion vésiculaire ; les accès de suffocation disparaissent, et le malade entre en convalescence peu de jours après que ces symptômes d'amélioration se sont présentés, à moins qu'il ne survienne une pneumonie ou d'autres maladies consécutives. Pendant la convalescence, le pouls reste toujours plus ou moins fréquent, et l'aphonie persiste quelquefois plus de deux mois après la maladie. La guérison ne paraît s'effectuer dans le croup, comme dans l'angine couenneuse, que sous l'influence de l'expuition et de l'expectoration des fausses membranes, ou par suite d'une espèce de dissolution des concrétions plastiques dans le mucus des bronches, l'inflammation croupale spécifique cessant toutefois d'agir. Mais je suis porté à croire qu'il peut y avoir, en outre, un troisième mode de terminaison favorable, par résorption de la fausse membrane, lorsqu'elle adhère fortement dans tous les points à la membrane muqueuse, et que cette résorption peut avoir lieu couche par couche à la surface interne du larynx, comme nous l'avons observée sur le voile du palais, dans l'angine couenneuse. Plusieurs faits d'anatomie pathologique, qui seront indiqués plus bas, donnent un certain degré de probabilité à cette opinion.

Le croup ne présente pas toujours une marche aussi régulière, et ne s'étend pas toujours en descendant du pharynx vers le larynx : quelquefois le développement de l'inflammation plastique se fait instantanément sur les surfaces pharyngienne et laryngienne ; les deux premières périodes sont confondues en une seule, et la maladie marche très rapidement vers une terminaison funeste. D'autrefois, dans quelques croups sporadiques, la maladie, au lieu de commencer par le larynx, débute de suite par le pharynx et la trachée-artère, et alors la première période de la maladie manque complètement. Le nombre de ces cas dans lesquels le croup n'est pas précédé de l'angine couenneuse et se présente dans son plus grand état de simplicité, est, au reste, beaucoup plus restreint qu'on ne le pensait autrefois, et que je ne le croyais moi-même il y a quelques années. Peut-être s'élève-t-il au plus à un vingtième ? Car, depuis qu'on porte une attention plus scrupuleuse à explorer le pharynx dans ces maladies, on y trouve presque constamment, au début, quelques traces de fausse membrane. Pendant l'épidémie de Tours, M. Bretonneau n'a vu qu'un seul malade qui n'ait pas présenté de concrétions plastiques dans le pharynx. Il peut arriver aussi dans certains cas, beaucoup plus rares encore, que la maladie, en commençant par les bronches et la trachée, remonte en sens inverse vers le larynx. J'en ai vu au moins un cas bien remarquable. Une petite fille, atteinte de pneumonie lobulaire, ayant été prise d'une toux sèche et croupale, attira de suite mon attention. L'examen du pharynx, fait avec le plus grand soin, et à plusieurs reprises, ne me fit apercevoir aucune espèce d'altération ; mais, l'isthme du pharynx étant très large chez cette enfant, je pus, en abaissant la langue, observer facilement la glotte et la surface de l'épiglotte, et pendant trois à quatre jours que la petite malade lutta contre cette maladie, il me fut facile de me convaincre que la fausse membrane s'étendait progressivement des bords de la glotte sur la surface supérieure de l'épiglotte. A l'ouverture du cadavre nous trouvâmes que les concrétions pelliculaires occupaient les bronches principales, la trachée et le larynx, jusqu'à la surface convexe de l'épiglotte où elles s'arrêtaient.

Quelle que soit la marche du croup, qu'il débute d'abord par le pharynx seulement, ou par le larynx, ou par la trachée, ou qu'il envahisse tous ces organes à la fois, ou successivement, les caractères physiologiques que présente cette maladie, lorsqu'elle est confirmée, n'en sont pas moins les mêmes, et ses caractères anatomiques sont encore plus positifs et plus constants. Au début de la maladie, lorsqu'elle commence par le pharynx, ce qui est la marche la plus ordinaire, on trouve des plaques couenneuses sur les amygdales, le voile du palais ou la luette, etc. Dans la seconde ou troisième période, lorsque le malade succombe, on n'observe quelquefois plus de concrétions plastiques dans le pharynx au moment de la nécropsie, même lorsque le croup a débuté par cette région, parce qu'elles ont été détruites par les applications topiques, ou par les efforts même de la nature, surtout lorsque les plaques pseudo-membraneuses sont peu étendues ; mais elles sont toujours plus ou moins considérables dans le pharynx. La concrétion plastique est quelquefois bornée à l'orifice de la glotte et à l'épiglotte ; elle est toujours très adhérente sur ces parties, et paraît recouverte de l'épithélium, surtout si le malade a succombé promptement. Mais si la mort n'arrive que plusieurs jours après que la maladie est bien confirmée, l'épithélium est souvent ramolli et détruit, et la fausse membrane est alors à nu. Dans le larynx, les plaques couenneuses sont aussi toujours plus ou moins adhérentes, mais jamais recouvertes d'épithélium, et seulement enduites d'un mucus écumeux, quelquefois puriforme. Tantôt toute la face interne du larynx est exactement incrustée d'une fausse membrane qui pénètre jusque dans les ventricules, où elle adhère plus fortement qu'ailleurs ; tantôt on ne retrouve que quelques lambeaux membraneux à la face postérieure du cartilage thyroïde, ou seulement sur les arythénoïdes. Le plus souvent la fausse membrane pénètre dans la trachée-artère sous la forme d'une lame plus ou moins étendue, appliquée à la face antérieure ou postérieure de cet organe, ou, plus rarement, sous la forme d'un cylindre complet. Dans quelques cas, elle se prolonge dans une partie des grosses bronches, et quelquefois même jusque dans les dernières ramifications, tantôt sous la forme tubulée, tantôt sous celle de rubans plus ou moins étroits et presque linéaires. La fausse membrane est presque toujours un peu adhérente dans la trachée, vers la partie supérieure du côté du larynx, et flottante dans le reste de son étendue, entre deux couches de matières muqueuses, et puriformes, ou floconnées. Cependant je l'ai trouvée plusieurs fois intimement adhérente à la face antérieure de la trachée-artère ; la membrane muqueuse, sèche, offre alors des stries longitudinales et des points rouges qu'on ne retrouve pas aussi constamment lorsque la concrétion pelliculaire est flottante, et la surface de la membrane lubrifiée par des mucosités. Les points rouges pénètrent quelquefois dans le tissu même de la concrétion plastique, et ne sont pas le produit de simples taches sanguines, car elles persistent après la macération dans l'eau. L'un de nous en cite un exemple dans son mémoire sur le croup (*Archives générales de médecine*, t. XVII). Ces petits points sont sans doute le commencement de ces linéaments vasculaires, qui ont été indiqués par quelques observateurs, que j'ai observés aussi moi-même, et qui sont constatés par les pièces d'anatomie pathologique que Sœmmering a conservées dans son cabinet. On ne retrouve pas de stries rougeâtres, ni des points rouges dans les bronches comme dans la trachée-artère : la membrane muqueuse est simplement rosée, ou quelquefois même décolorée, principalement chez les sujets débilités par des maladies antécédentes ou des saignées. Les bronches contiennent aussi plus ou moins de mucus d'un blanc verdâtre ou puriforme. La proportion relative des concrétions plastiques dans le larynx, la trachée et les bronches est importante à connaître, surtout à cause des chances que peut offrir l'opération de la trachéotomie. On trouve, sur cet article de l'anatomie pathologique du croup, des résultats curieux dans la thèse de M. Hussenot, sur le croup et la trachéotomie (Paris, 1833, in-4°, n° 63). Il a fait, dans différents auteurs, le relevé de cent dix-sept autopsies. Sur tous ces sujets où des symptômes de croup avaient existé, et où la mort était arrivée par suffocation, on a trouvé, à l'ouverture des cadavres, des fausses membranes dans le larynx seulement ou descendant de quelques lignes dans la trachée-artère, quinze ; ne dépassant pas la trachée, trente ; dans les grosses divisions des bronches, dix ; dans les petites bronches, par plaques et entremêlées de mucus, cinq ; arrivées dans les petites bronches, sous forme de ramifications, quatre ; dans le larynx ou la trachée, sans que l'auteur fasse mention des bronches, trente ; rien dans les voies aériennes, ou bien quelques altérations sans fausses membranes, vingt-un. Dans cinquante-quatre autopsies, M. Bretonneau a trouvé les fausses membranes se terminant à différentes hauteurs dans la trachée, trente-un ; pénétrant dans les grosses bronches, seize ; arrivant jusqu'aux dernières bronches, sept. En réunissant les exemples recueillis dans les auteurs, à ceux de M. Bretonneau, on trouve donc pour cent soixante-onze autopsies, les résultats suivants :

Fausses membranes ne dépassant pas la trachée-artère,	78
Fausses membranes envahissant les bronches,	42
Fausses membranes dans le larynx ou la trachée, l'état	
des bronches n'étant pas mentionné,	30
Pas de fausses membranes,	21
	171

Voilà donc, sur 171 autopsies de croup, 150 sujets sur lesquels la présence des fausses membranes dans les voies aériennes a été constatée, et soixante-dix-huit cas dans lesquels ces fausses membranes ne dépassaient pas la trachée pour quarante seulement, dans lesquels elle pénétrait jusqu'aux bronches, résultats très favorables, comme on le voit, au succès de la trachéotomie. J'aurais pu ajouter une trentaine de cas analogues ; mais comme plusieurs observations que je possède ont déjà été publiées dans différents ouvrages par les médecins et les élèves qui ont suivi l'Hôpital des enfants, je me serais exposé à un double emploi, qui aurait nécessairement atténué les résultats du relevé de M. Hussenot, au lieu de les étendre ; et j'ai dû, par cette raison, m'abstenir d'en faire mention.

Les caractères de ces fausses membranes varient beaucoup. Elles sont quelquefois minces comme la membrane externe de l'œuf. Celles de se-

conde ou troisième formation sont, en général, plus minces que celles qui se
développent au début de la maladie ; cependant je les ai, dans plusieurs
cas, trouvées très ténues chez des malades qui avaient succombé dans l'espace de quarante-huit heures à des croups sporadiques : le plus ordinairement elles sont, lors de l'invasion, épaisses, blanches, jaunâtres, opaques.
Elles ont souvent presque l'épaisseur d'une ligne ; d'autrefois beaucoup
moins. La face qui regarde la membrane muqueuse est quelquefois piquetée de petits points rouges ; d'autrefois on observe des lignes rougeâtres.
Les fausses membranes n'offrent pas toujours dans leur texture un tissu
homogène : elles sont composées souvent de petits flocons arrondis, agglomérés, opaques, disséminés dans une trame plus claire et plus transparente. Leur consistance est très variable : dans la plupart des cas, elle est
ferme et presque coriace ; dans d'autres, au contraire, elle est molle et
diffluente, surtout à mesure qu'elle s'éloigne du larynx.

Quelles que soient d'ailleurs les différences que présentent les concrétions pseudo-membraneuses du croup dans leur texture et leur consistance, les résultats de l'analyse chimique sont les mêmes. Elles sont toutes
insolubles dans l'eau froide, et même dans l'eau chaude. Les acides sulfurique, nitrique, hydrochlorique, affaiblis, crispent et durcissent ces
productions plastiques. L'acide acétique concentré, l'ammoniaque liquide,
les solutions alcalines, les dissolvent et les convertissent, dit M. Bretonneau, en un mucus diffluent et transparent, exactement dans le même
temps, dans les mêmes vases, et à la même température. Cet excellent observateur a constaté qu'elles se ramollissent et qu'elles se fondent aussi
dans une forte solution de nitrate de potasse. Les concrétions croupales
fournissent par l'incinération du sulfate de chaux et du carbonate de
soude.

On observe dans le croup, comme dans la plupart des maladies un assez
grand nombre de variétés auxquelles nous nous garderons bien de donner
autant de noms différents, comme l'ont fait certains auteurs. Les plus importantes de ces variétés sont celles qui sont relatives aux différentes formes
sous lesquelles se présente la maladie, et à ses diverses complications.
Quelques auteurs, et en particulier Jurine, ont admis des croups intermittents. Dans les trois observations sur lesquelles il a fondé cette distinction,
les malades avaient une espèce de voix croupale, mais on n'a trouvé sur le
seul individu qui ait été ouvert que des mucosités épaisses dans les bronches. Ainsi les observations de Jurine se rapportent à des catarrhes avec
rémittences dans les accès de toux et les exacerbations fébriles. Je ne connais pas un seul exemple bien constaté de croup vraiment intermittent :
il ne faut pas prendre pour tels ceux qui offrent une véritable intermittence
entre la première et la second période, quand le croup n'est pas encore confirmé. Les exemples de ces sortes d'intermittences ne sont pas très rares.
J'ai eu occasion d'en voir un bien prononcé. Un enfant, après avoir peu
toussé et éprouvé un accès de voix croupale pendant a nuit, avait repris
complètement ses habitudes et sa gaieté, et avait été se promener et jouer

jusqu'à la fin du jour au jardin du Luxembourg ; la nuit suivante, tous les caractères du croup se déclarèrent, et, malgré les secours les plus actifs, administrés pendant la nuit même par M. Magendie, l'enfant était agonisant à dix heures du matin, quand je fus appelé. Tous les moyens ayant été mis en usage, et la mort de l'enfant étant très prochaine, nous proposâmes la trachéotomie, qui fut pratiquée à l'instant même sous nos yeux par M. Magendie. Nous pûmes extraire, à l'aide des barbes d'une plume introduite dans la trachée, plusieurs lambeaux membraneux très minces, qui s'étendaient facilement dans l'eau. L'amélioration ne fut cependant que momentanée ; l'enfant succomba dans les vingt-quatre heures. L'intermittence avait été ici très évidente, mais c'était entre la première et la seconde période. Lorsque le croup est confirmé, on observe aussi quelquefois des rémittences plus ou moins longues entre les accès de toux et de suffocation ; mais alors le malade conserve toujours pendant ces intervalles de l'aphonie et un peu de sifflement laryngo-trachéal : l'intermittence n'est réellement pas complète ; ce n'est qu'une sorte de rémission due sans doute à ce que les membranes, n'étant pas encore flottantes dans la trachée, ne se détachent qu'en partie par les secousses de la toux. Il serait difficile de concevoir, en effet, une suspension absolue de tous les symptômes, dès que la fausse membrane est une fois formée.

Quant aux croups chroniques, je ne pense pas que cette distinction puisse être admise : on a donné ce nom à des trachéites et bronchites chroniques pseudo-membraneuses, qui sont des maladies très différentes du croup, ou à des maladies chroniques qui se sont terminées plus ou moins promptement par des espèces de croups adynamiques. Mais il n'y avait réellement rien de chronique dans ces derniers croups, pas plus que dans toutes les autres variétés de cette maladie qui est toujours essentiellement aiguë. C'est à ces prétendus croups chroniques qu'il faut rapporter ce que dit M. Dugès, article *Croup* du *Dict. de méd. et de chir. prat.*, et les observations de M. Guibert, dans son ouvrage sur le *croup*. Les croups latents ou adynamiques, dans lesquels il n'y a presque point de suffocation, ne se manifestent, en général, que chez les sujets très affaiblis par des maladies antécédentes.

Indépendamment des variétés que présente le croup dans sa marche, il est essentiel de faire connaître les différentes maladies avec lesquelles il peut se compliquer, parce qu'elles peuvent apporter des modifications importantes dans le traitement. La complication la plus fréquente du croup est celle de l'angine pharyngienne couenneuse, puisque dans presque tous les cas, c'est par cette maladie qu'il commence, ou plutôt par le pharynx qu'il débute, car c'est évidemment la même maladie, et nous ne l'indiquons ici comme distincte que pour nous conformer à la marche consacrée dans la plupart des nosographies. Le coryza couenneux, qui n'est aussi qu'une simple extension de la diphtérite laryngo-trachéale, coïncide assez souvent avec elle, et ajoute encore à sa gravité, mais il est beaucoup moins fréquent que l'angine pseudo-membraneuse. L'œsophagite diphtéritique doit être rare;

je ne l'ai jamais rencontrée, et je ne sache pas qu'aucun auteur en ait parlé : l'inflammation diphtéritique s'arrête ordinairement aux limites du pharynx ; mais je l'ai retrouvée plusieurs fois dans l'estomac : la face interne de cet organe était en partie recouverte d'une fausse membrane absolument semblable à celle qu'on observait dans le larynx. Lorsque le docteur Albers de Bremen vint, en 1823, visiter l'hôpital des Enfants, je fis faire sous ses yeux la nécropsie d'une petite fille qui avait succombé au croup et à cette espèce de gastrite pseudo-membraneuse, qu'il n'avait jamais eu occasion d'observer. Les entérites et les entéro-colites surtout, si fréquentes chez les enfants, compliquent quelquefois le croup, mais je n'ai pas remarqué qu'elles prissent alors le caractère pseudo-membraneux que je viens d'indiquer dans la gastrite. La bronchite, plus ou moins étendue, se rencontre assez fréquemment avec le croup, et cette complication n'est pas aussi fâcheuse que je l'avais cru d'abord. Il m'a paru même qu'elle était parfois favorable, parce qu'elle favorise le décollement et l'espèce de dissolution des concrétions plastiques. Il peut arriver même quelquefois que l'abondance des mucosités dans les bronches et le larynx masque entièrement la toux croupale. J'ai vu succomber, à l'hôpital des Enfants, une jeune fille phthisique à un croup très intense, qui ne dura que quatre jours. La fausse membrane s'étendait dans le pharynx et le larynx, et descendait, sous forme de bande, dans la trachée-artère ; et cependant la toux n'avait pas été une seule fois croupale, à cause de la grande quantité de mucus et de pus qui était rejetée à chaque fois dans les secousses de la toux. Dans ce cas remarquable, l'aphonie et le sifflement laryngo-trachéal réunis à l'angine couenneuse, étaient les seuls symptômes qui pussent faire soupçonner le croup, car la toux était aussi humide que dans un simple catarrhe. Indépendamment de cet exemple, j'ai rencontré plusieurs fois le croup dans une période avancée de la phthisie pulmonaire, et il a toujours alors été très promptement mortel. Les auteurs n'ont pas assez insisté sur la complication du croup avec les pleuro-pneumonies et les pneumonies partielles ou mamelonnées. Ces complications sont cependant très fréquentes, et ajoutent encore à la gravité de la maladie. Le croup peut survenir pendant le cours d'une pleuro-pneumonie, comme M. Blache en rapporte un exemple dans son Mémoire sur le croup, déjà cité. D'autrefois la pneumonie peut se développer à la fin de la maladie, ou même après, et déterminer la mort, lorsque le malade avait déjà échappé aux dangers du croup. La coqueluche complique quelquefois la laryngite pseudo-membraneuse. Joseph Frank en cite plusieurs cas d'après les auteurs ; et le docteur Finaz a consigné, dans le 2ᵉ volume de la *Revue médicale*, p. 55 et suiv., une observation curieuse de cette complication dans laquelle le petit malade, âgé de dix ans, a guéri. Il observe, avec raison, que les secousses répétées de la coqueluche, en favorisant l'expuition des fausses membranes, ont dû concourir à la terminaison favorable de la maladie. La complication est devenue en effet ici une circonstance favorable.

Le croup peut se compliquer avec toutes les maladies éruptives, et se développer pendant leur durée ou vers leur terminaison. On a même cru que les éruptions cutanées aiguës pouvaient être rangées dans les causes occasionnelles du croup : c'est évidemment une erreur : les exemples de croup avec la rougeole, la variole et la scarlatine sont assez rares, quoiqu'on en trouve quelques cas dans les auteurs, et dans les recueils périodiques de médecine. On a souvent pris pour une complication du croup et de la rougeole une atteinte de la laryngite striduleuse qu'on observe assez souvent au début de l'affection morbilleuse. Je n'ai vu le croup que deux fois pendant la scarlatine, et, dans un des cas, j'ai fait faire l'opération de la trachéotomie qui a favorisé l'expulsion de quelques lambeaux membraneux ; mais l'amélioration n'a été que momentanée. Dans trois cas de variole que j'ai eu occasion d'observer, le croup a compliqué la maladie qui s'est terminée d'une manière funeste. Il ne faut pas confondre avec le croup une espèce de laryngo-trachéite qui n'est pas rare pendant le cours de la variole. Dans cette espèce de laryngite la toux est sèche, aiguë, douloureuse et même déchirante ; mais elle n'est point accompagnée de ce sifflement particulier et de ces accès de suffocation qu'on remarque dans le croup. On n'observe aucune trace de fausse membrane dans le parhynx, ni de gonflement des ganglions du cou. La voix est simplement enrouée, éteinte, et n'offre rien du timbre de celle des ventriloques. A l'ouverture des cadavres, on trouve la base de l'épiglotte et une partie du larynx, et quelquefois même de la trachée, couvertes de petites taches arrondies ou oblongues, d'une couleur grise, livide, comme si ces parties avaient été cautérisées avec des gouttes d'acide hydrochlorique. Cette altération pénètre dans toute l'épaisseur de la membrane muqueuse, qui est d'ailleurs plus ou moins rouge, souvent sèche, d'autrefois recouverte d'un peu de mucus grisâtre, floconneux, pultacé ou même quelquefois mélangé de petits lambeaux membraniformes. Il est vraisemblable que cette inflammation est due au développement de pustules varioliques dans le larynx et la trachée. Cette laryngite variolique est une de celles qui se rapprochent certainement le plus du croup.

On peut confondre le croup avec plusieurs autres maladies. La laryngite ordinaire, simplement muqueuse, est, pour beaucoup de médecins, un croup à un degré seulement moins aigu : elle en diffère cependant essentiellement par plusieurs caractères : la toux n'est point sifflante, comme dans le croup ; elle est plus sonore, plus aiguë, moins sèche, très douloureuse. La gêne et la suffocation sont constantes, mais ne se renouvellent point par accès, comme dans la laryngite couenneuse. La voix est basse, à cause de la douleur que le malade éprouve en parlant, mais elle n'a rien du timbre particulier à celle du croup ; enfin elle en diffère par tous les antécédents. L'angine œdémateuse de la glotte se rapproche de la laryngite couenneuse, par l'aphonie et une espèce de sifflement laryngien ; mais la toux croupale manque, la voix non plus n'est pas croupale, la suffocation est permanente, et ne revient pas par accès précédés de toux, comme dans le croup ; enfin le boursoufflement de l'orifice de la glotte et des

bords de l'épiglotte, qu'on peut reconnaître au toucher, fournit un caractère pathognomonique.

La laryngite aiguë et l'œdème de la glotte, quoique présentant des symptômes assez analogues à ceux du croup, s'en éloignent néanmoins l'une
et l'autre par l'absence de la fausse membrane, tandis que d'autres maladies voisines, mais toutefois très distinctes, s'en rapprochent, au contraire,
précisément par la présence de la concrétion plastique. L'expuition d'une
fausse membrane formée dans la trachée ou les bronches, ne suffit pas, en
en effet, pour caractériser seule le croup : plusieurs inflammations de ces
parties peuvent se terminer par une concrétion couenneuse, et cependant
ne pas offrir les symptômes de l'affection diphtéritique du larynx. Le principal caractère anatomique est ici le même que celui du croup ; mais les
phénomènes physiologiques qu'on observe dans ces différents cas sont essentiellement distincts. La trachéite pseudo-membraneuse non diphtéritique n'est pas très rare : j'en ai vu plusieurs exemples sans complication
d'autres maladies, ou compliquées avec la rougeole. Cette maladie n'offre
rien des signes de la première période ordinaire du croup : elle débute par
une fièvre plus ou moins intense, et une toux sèche aiguë, qui cause une
douleur plus ou moins déchirante dans la trachée ; le malade parle à voix
basse, à cause de la douleur vive qu'il éprouve en parlant ; mais il n'y a ni
extinction de la voix, comme dans le croup, ni sifflement laryngo-trachéal
entre les secousses de toux et l'articulation des mots ; il est évident que
le larynx est libre. Dans la seconde période de la trachéite couenneuse, la
toux devient plus humide, la respiration, quoique gênée et râlante après
les quintes de toux, et entre les quintes, n'offre rien de comparable au râle
sec et métallique du croup, et aux accès de suffocation croupale. Dans la
troisième période de cette maladie, le râle et la gêne de la respiration augmentent, et les malades rejettent ordinairement, après de fortes quintes
de toux, des lambeaux membraneux rubanés, plus ou moins étendus. Si
l'inflammation est bornée à la trachée, l'expuition de cette fausse membrane
fait ordinairement cesser tous les accidents, et le malade entre presque de
suite en convalescence, parce qu'on n'a pas à craindre ici, comme dans le
croup, de recrudescence de la fausse membrane. Mais si la trachéite est
compliquée de bronchite et de rougeole, comme je l'ai vu dans une épidémie
qui a frappé surtout sur les enfants orphelins, il y a plusieurs années, alors
les malades succombent souvent avec tous les signes d'une bronchite des
plus graves et des plus étendues, et on trouve à l'ouverture des cadavres
un mucus puriforme, qui se propage quelquefois depuis la trachée jusqu'à
l'extrémité des bronches, et au milieu duquel flottent quelques flocons
épaissis ou des petits lambeaux de fausses membranes. Cette maladie peut
passer à l'état chronique.

La bronchite pseudo-membraneuse aiguë est encore plus facile à distinguer du croup que la trachéite. Ses caractères sont d'abord ceux ou d'une
bronchite simple, ou d'une pneumonie, si elle est compliquée de cette dernière maladie ; mais elle en diffère bientôt par les suffocations que déter-

minent les quintes de toux, et par l'expuition de fausses membranes tubuleuses. J'ai observé un de ces cas bien remarquable à l'hôpital des enfants.
Un jeune garçon de treize ans présentait tous les symptômes d'une pleuro-
pneumonie droite ; quoique la maladie parût, à l'auscultation, peu étendue
et circonscrite au sommet du poumon droit, les inspirations étaient très
accélérées ; le malade se plaignait de beaucoup d'oppression, et les quintes
de toux déterminaient une grande anxiété, et presque des signes de suffocation, suivis de crachats simplement muqueux et sanglants, jusqu'au cinquième jour, comme au premier degré de la pneumonie. Après une de ces
quintes très fortes, accompagnées de vomissements, il expectora plusieurs
morceaux de tubes membraniformes ramifiés, de la longueur de deux pouces
environ. Dès le lendemain de cette expuition, les signes de la pneumonie
se dissipèrent, le râle crépitant se convertit en râle muqueux ; la matité
diminua progressivement, et la maladie marcha promptement vers la convalescence. Quant aux bronchites couenneuses chroniques, qu'on a considérées à tort, ce me semble, comme des croups chroniques, elles n'ont,
comme la bronchite aiguë pseudo-membraneuse, d'autres rapports
avec le croup que celui de la production plastique ; elles en diffèrent par
tous les caractères physiologiques. Les exemples de cette variété singulière
de bronchite chronique ne sont pas très rares. Horstius a décrit cette maladie sous le nom d'*asthma rarum*. On en trouve aussi un autre exemple dans
les *Transactions philosophiques de Londres*. J'ai vu, avec plusieurs de mes
confrères à la Clinique du professeur Corvisart, un militaire sujet à de
accès d'étouffement et de toux, qui, pendant deux ou trois mois qu'il sé-
journa à l'hôpital de la Charité, expectorait, à plusieurs reprises et après
de violents accès de suffocation, des portions assez longues de tubes membraneux ramifiés. Une observation très remarquable de bronchite couenneuse
chronique est celle qui a été communiquée à l'ancienne Société de l'École
de médecine, par le Dr Raickem, et qui est consignée dans les *Bulletins de
la Faculté* (t. IV, p. 38). Dans ce cas la malade était presque toujours sans
fièvre. La toux, plus ou moins sonore et glapissante, revenait par quintes.
Ces quintes à des intervalles plus ou moins éloignés, étaient accompagnées de
dyspnée, d'un sentiment extrême d'oppression : la respiration devenait sibi-
lante. Néanmoins la poitrine était saine dans tous les points, la malade pouvait se coucher des deux côtés pourvu que le tronc fût élevé. Enfin, après des
quintes longues et pénibles d'une toux presque convulsive, elle parvenait,
avec beaucoup d'efforts, à expectorer quelquefois jusqu'à vingt-cinq ou
ving-six concrétions ramifiées et tubuleuses. M. Raickem avait accompagné
son observation d'une grande quantité de ces membranes tubuleuses qui se
distinguent facilement des concrétions fibrineuses, denses et ramifiées qui
sont quelquefois rejetées par l'expectoration, à la suite d'accès d'hémoptysie. Cette malade a guéri comme le militaire de la Clinique de Corvisart.

Laryngites striduleuses ou *pseudo-croups*. — C'est à ce genre de maladie
qu'appartiennent l'asthme de Millar et plusieurs observations de prétendus

croups consignées dans les ouvrages modernes et confondus avec le vrai croup par tous ceux qui n'observent que très superficiellement ou avec prévention, ce qui est encore plus fâcheux, et qui ne voient presque jamais par eux-mêmes, tant ils ont les yeux fascinés par les idées des autres. A ce nombre d'observateurs dangereux ou crédules, qui n'ont pas peu contribué à embrouiller l'histoire de la laryngite striduleuse, se joignent encore ceux qui ne pratiquent la médecine que dans les bibliothèques, et font des livres avec d'autres livres. Gardons-nous de nous égarer avec de pareils guides : plus le diagnoctic est difficile, plus nous devons nous attacher à l'examen seul des faits, afin d'arriver à la connaissance de la vérité. Toutes les observations d'angines striduleuses peuvent se classer en deux groupes distincts, l'angine striduleuse simple, et l'angine striduleuse compliquée.

A. La *laryngite striduleuse simple* ou *pseudo-croup simple* est une maladie beaucoup plus commune que le croup. On peut y reconnaitre deux périodes ; elle débute ordinairement pendant le sommeil. L'enfant est réveillé tout à coup vers le soir ou dans le milieu de la nuit, très rarement le matin, par une toux sèche, sonore, rauque, sifflante, simulant quelquefois l'aboiement d'un petit chien. Cette toux est toujours très éclatante et semble formée par la sortie de l'air poussé avec force, tandis que dans le croup, la toux est, au contraire, sourde, métallique, étouffée, rentrant en dedans comme si elle était formée pendant le moment de l'inspiration. Dans cette première quinte, l'enfant parait près de suffoquer comme s'il avait avalé un corps étranger qui aurait passé dans la trachée-artère. Si cette toux survient au moment où il est le plus profondément endormi, ce qui est le cas le plus ordinaire, la frayeur se joint à l'angoisse qu'il éprouve, et les cris qu'il cherche à pousser et qui sont étouffés par les secousses de la toux, semblent encore ajouter à la suffocation et à l'essoufflement. Vers la fin de l'accès, la figure de l'enfant, qui d'abord était très rouge, devient extrêmement pâle, froide et couverte de sueur ; ses lèvres sont violettes comme dans les quintes de toux qu'on observe vers le dernier degré du croup. Les accès de toux qui succèdent à cette première quinte sont ordinairement moins graves et moins effrayants pour les spectateurs : le calme renait peu à peu, et les signes de la suffocation qui paraissait imminente se dissipent, de sorte que la laryngite striduleuse commence comme le croup finit, mais en diffère d'autant plus qu'elle s'éloigne le plus de son début. Ces deux affections morbides, quoique ayant un seul moment quelque analogie, présentent cependant dans la série de leurs symptômes une marche entièrement inverse. Dès que les premières quintes sont passées et permettent à l'enfant de parler, on reconnaît de suite qu'il n'est point aphone comme dans le croup : sa voix est simplement un peu enrouée, mais très distincte ; elle n'est pas basse, entrecoupée et accompagnée d'un léger sifflement de ventriloque comme dans le croup. Si on se hâte d'examiner le pharynx, ce qui est très important, on n'aperçoit ordinairement ni gonflement, ni pseudo-membrane et à peine un peu de rougeur;

qui est le produit des secousses de la toux : les ganglions du cou sont dans l'état normal. Après plusieurs quintes décroissantes la voix reste toujours un peu enrouée, et la respiration s'accompagne ordinairement d'un léger sifflement laryngo-trachéal assez analogue à celui du croup, et qui se continue entre les quintes. Lorsque l'enfant est atteint de la maladie étant tout éveillé, et en jouant, comme je l'ai observé, les premiers accès sont en général moins violents que lorsqu'il est endormi. Dans tous les cas, .es symptômes se dissipent ordinairement au bout d'une ou plusieurs heures. Le malade reprend sa gaieté, et ne tousse plus pendant le jour que de loin en loin ; mais la toux conserve toujours quelque chose de rauque et de sonore. Vers le soir, ou la nuit suivante, l'enfant est ordinairement pris à peu près de la même manière ; toutefois les accès sont moins forts. Pendant toute cette première période, le petit malade n'a que peu ou point de fièvre, comme au commencement d'un rhume ; son pouls est seulement fréquent pendant et après la quinte ; il revient peu à peu à son état naturel ; la chaleur de la peau n'est point ordinairement augmentée, l'enfant n'est point assoupi, et conserve toutes ses habitudes.

La laryngite striduleuse simple se présente presque constamment sous la forme que nous venons de décrire ; mais dans quelques cas, cependant, la toux dite improprement croupale ne se manifeste pas dès le début : elle est précédée de la fièvre ou d'une toux simplement catarrhale et d'autres symptômes, mais alors le pseudo-croup est compliqué d'une autre maladie.

La seconde période de la laryngite striduleuse commence quelquefois dès le premier jour, ou au plus tard dès le troisième : elle se distingue facilement aux caractères de la toux, qui n'est plus aussi sèche, et qui s'humecte vers la fin des quintes. Celles-ci deviennent de plus en plus courtes, et le sifflement laryngo-trachéal qui leur succède prend peu à peu le caractère du râle muqueux. Enfin, cette maladie suit entièrement la marche d'un simple rhume, et se termine de la même manière tantôt dans l'espace de trois à quatre jours, tantôt au bout de douze à quinze au plus. Si l'affection catarrhale est assez grave, elle s'accompagne quelquefois de fièvre dans une partie de son cours, et quelquefois même d'un peu de gêne dans la respiration ; mais alors on ne peut confondre cette maladie avec le croup, parce que la toux dite faussement croupale s'affaiblit de jour en jour, ou même n'existe plus, et est remplacée par la toux catarrhale ordinaire. Le plus souvent, au reste, la fièvre et la durée de cette maladie sont le résultat de toutes les médications plus ou mois actives qu'on ne manque jamais de mettre en usage pour la combattre, parce qu'on la confond généralement avec le croup. Quand on n'emploie que des moyens simples, elle se juge assez facilement d'elle-même, presque toujours par une légère expectoration.

Comme je n'ai jamais vu succomber un seul individu à cette maladie, à moins qu'elle ne fût compliquée, je ne puis donner les caractères anatomiques du pseudo-croup simple, qui me sont inconnus.

B. *Des laryngites striduleuses compliquées.* — La laryngite striduleuse se complique quelquefois avec la pneumonie, et alors les signes propres à cette dernière maladie chez les enfants se trouvent réunis à ceux du pseudo-croup, qui se manifestent ordinairement dès le début, et se continuent au moins pendant toute la première période de la pneumonie. Si l'enfant succombe, c'est avec tous les symptômes des pneumonies graves, mais jamais avec les angoisses de la suffocation croupale, même lorsqu'il conserve les caractères de la toux striduleuse. A l'ouverture du cadavre, on retrouve les altérations pathologiques propres à la pneumonie, et quelquefois un peu de rougeur dans les bronches correspondantes au côté malade ; mais je n'ai jamais observé alors dans le larynx ou la trachée artère rien qui puisse expliquer la cause de la toux striduleuse. M. Guibert, dans sa thèse sur le croup, rapporte une observation intéressante de M. Nauche, qui appartient à cette complication de la laryngite striduleuse. J'ai vu plusieurs cas semblables, qui avaient été pris pour de vrais croups.

Une complication plus rare et plus embarrassante pour le diagnostic et le prognostic, est celle du pseudo-croup avec l'angine couenneuse. Comme cette dernière maladie précède souvent ou accompagne le croup proprement dit, et que la présence des fausses membranes dans le pharynx est déjà une forte présomption en faveur du croup, il est très difficile, dans ce cas, de ne pas s'y tromper lorsque la toux striduleuse et l'enrouemement surviennnent ; mais comme, au reste, le traitement est tracé par les caractères de l'angine couenneuse, qui sont évidents, et qu'il est le même, que la maladie soit simple ou compliquée avec le croup, l'erreur ne peut être ici d'aucune conséquence.

C'est aussi à la laryngite striduleuse compliquée que je crois devoir rapporter, quant à présent, les prétendus croups nerveux dans lesquels on ne trouve aucun vestige de fausse membrane, ni même aucune trace de phlegmasies pointillées par taches analogues à celle du croup proprement dit. Tous ces pseudo-croups nerveux, graves et mortels, s'accompagnent de deux sortes de symptômes, adynamiques ou ataxiques. C'est dans la première variété qu'on doit ranger d'abord les trois cas cités par Vieusseux, dans son chapitre intitulé : *Des croups suivis d'accidents nerveux graves.* On doit aussi, à ce qu'il me semble, rapprocher des observations de Vieusseux l'histoire très remarquable du jeune Despaillerets, publiée par le docteur Rogery, dans le *Journal général de Médecine,* t. xxxviii, p. 153. Dans ces exemples, les malades, après avoir présenté les caractères décrits dans la première période de la laryngite striduleuse simple, éprouvèrent ou des vomissements ou des angoisses, un refroidissement des extrémités, et succombèrent dans un état de prostration plus ou moins considérable, le corps couvert d'une sueur froide et la face extrêmement pâle, comme à la suite d'émissions sanguines trop abondantes, quoique les malades cependant n'eussent point perdu une grande quantité de sang. Vieusseux considère ces malades comme guéris du croup, et comme victimes d'accidents nerveux consécutifs ; mais sur quels caractères peut-on se fonder pour admettre ici l'existence du croup, lorsque les malades n'ont rejeté pendant la vie aucun lambeau membraneux, ni même aucune mucosité épaisse qu'on puisse supposer dépendre de la dissolution de la fausse membrane ? L'observation d'asthme aigu de Wichman paraît appartenir aussi à cette variété de pseudo-croup nerveux. Je crois devoir rapprocher de ces observations celle que j'ai été à portée de faire depuis la première édition du Dictionnaire. Un jeune enfant délicat, qui avait été atteint l'année précédente d'une coqueluche grave, mais qui était complètement guéri de cette maladie, et paraissait d'ailleurs jouir d'une assez bonne santé, est pris tout à coup d'un léger mal de gorge et d'une toux sèche, sonore, avec aphonie : nous l'examinons avec plusieurs confrères, et nous reconnaissons que les amygdales sont gonflées, recouvertes de deux petites plaques couenneuses, que les ganglions sous-maxillaires sont légèrement développés ; la fièvre et la dyspnée sont considérables ; la poitrine, explorée avec soin, à l'aide de la percussion et de l'auscultation, ne nous offre aucun signe appréciable d'altération morbide, autre que la fréquence des inspirations. Nous croyons à un croup, et nous adoptons en conséquence une méthode active de traitement, saignées, révulsifs, mercuriaux, etc. La toux devient plus rare, la dyspnée et la fièvre augmentent ; l'enfant succombe le cinquième jour, conservant toutes ses facultés intellectuelles, mais dans un état de somnolence, couvert d'une sueur froide et avec les signes de la suffocation et d'une sorte d'asphyxie. A la nécropsie faite avec tout le soin possible, nous trouvâmes le larynx et les bronches dans l'état normal, très peu de mucus bronchique, les deux poumons parfaitement crépitants, quelques granulations tuberculeuses dans les poumons, et des tubercules dans les ganglions bronchiques ; les autres organes parfaitement sains. Cette très légère altération tuberculeuse ne peut sans doute pas être considérée comme la cause de cette dypsnée si promptement mortelle. Qu'est-ce qui a pu déterminer ici la mort comme dans les cas rapportés par Vieusseux, Wichman, Royer ? Ce n'est certainement pas la fausse membrane ; il y en avait aucune trace. L'observation onzième du mémoire de M. Lobestin, insérée dans ceux de la *Société médicale d'émulation*, 8° année, 2° partie, page 560, est encore plus singulière et plus remarquable que les précédentes, car l'enfant dont il parle avait eu bien évidemment le croup ; plusieurs fausses membranes avaient été expulsées par la toux, et cependant, à l'ouverture du cadavre, on ne trouva plus aucune espèce d'altération mobide dans les voies aériennes, le petit malade avait succombé à de simples phénomènes d'asphyxie par cause nerveuse. Ce sera si l'on veut un croup nerveux, mais une maladie bien différente au moins du croup pseudo-membraneux, et qu'on ne peut raisonnablement pas traiter de la même manière. Il faut surtout se garder de confondre ces exemples de laryngites striduleuses simplement nerveuses, ou même pseudo-membraneuses, suivis de pneumonies graves, avec ces mêmes maladies compliquées de phénomènes qui quelquefois deviennent consécutivement mortels, même lorsque la maladie primitive est guérie.

Étiologie du croup et des maladies improprement appelées croups. — Toutes ces maladies de la membrane muqueuse des voies aérifères avec ou sans fausses membranes, avec ou sans symptômes nerveux, s'observent plus fréquemment dans les pays froids, tempérés et humides. On ne les rencontre presque jamais dans les pays chauds ; elles sont plus fréquentes sur les bords de la mer et des lacs, ou dans l'intérieur des terres et des vallées humides, que dans des pleines élevées et sur les montagnes. On ne connaît presque point le croup dans les montagnes de l'Auvergne : M. Bertrand, médecin des eaux du Mont-d'Or, m'a dit ne l'avoir observé qu'une seule fois à Clermont, pendant une pratique de vingt-cinq ans, tandis qu'on le trouve sur les bords de l'Allier, du Cher et de la Loire à l'état sporadique, et assez fréquemment même sous la forme épidémique. Les laryngites couenneuses et striduleuses règnent presque constamment à Paris pendant toutes les saisons de l'année, et quelle que soit d'ailleurs la température. Ces affections peuvent donc y être considérées comme endémiques, ainsi que dans toutes les grandes villes plus ou moins humides. Le croup s'y présente le plus souvent à l'état sporadique, mais aussi quelquefois sous la forme de petits groupes épidémiques. Dans ces épidémies très circonscrites, comme dans celles qui étaient beaucoup plus étendues, et qui ont été décrites par les auteurs, le croup a toujours été compliqué avec l'angine couenneuse, et c'est alors qu'on a cru observer que cette maladie devenait quelquefois contagieuse. Les épidémies partielles de croup qu'on observe à Paris et dans les grandes villes, dépendent sans doute des mêmes causes que celles qui occupent des contrées tout entières. Une vaste cité est formée en quelque sorte par la réunion de petites villes agglomérées qui présentent nécessairement de grandes diversités dans les effluves atmosphériques, suivant les localités ; ce qui explique pourquoi les influences épidémiques peuvent être circonscrites à un quartier, à un établissement public, à une maison particulière. L'entassement des individus, surtout chez les enfants, ne peut-il pas concourir aussi, avec d'autres causes, au développement du croup ? Nous avons fait remarquer, à l'article ANGINE COUENNEUSE, que c'était souvent dans les pensionnats, dans les couvents, dans les casernes, que cette maladie se présentait sous la forme de petites épidémies. Nous n'en avons jamais eu à l'hôpital des Enfants ; mais chaque année il se présentait dans cet hôpital six à dix croups, dont la moitié au moins ne venaient pas du dehors, mais se développaient sur des enfants déjà placés dans cette maison pour d'autres maladies. Depuis deux ans il ne s'en est offert que deux du dehors et un seul dans la maison. Il y a plus de quatre ans qu'aucun croup ne s'est développé dans mon service, tandis que tous les ans, avant cette époque, j'en avais soigné plusieurs. Il est facile de s'expliquer pourquoi nous recevons moins de croups du dehors, quoique cette maladie continue également de sévir dans la ville ; c'est que plusieurs médecins, se livrant plus particulièrement à l'étude de cette maladie, engagent les parents à retenir eurs enfants chez eux pour recevoir leurs soins : ainsi M. Trousseau, pour son compte, a, depuis quatre ans, traité à Paris une trentaine d'enfants dont quelques-uns ont été vus par moi avec M. Blache et mon fils. Huit ou dix autres ont été observés par MM. Sanson, Gerdy, Blache, mon fils et moi ; or, sur ces quarante croups survenus en ville depuis quatre ans environ, un quart aurait été probablement apporté autrefois à l'hôpital. On conçoit donc facilement pourquoi cette maladie se retrouve moins fréquemment à l'hôpital des Enfants. Mais pourquoi ne se développe-t-elle plus aussi fréquemment dans les salles de cet hôpital, les lieux et le régime n'ayant pas changé ? Nous pensons qu'on peut l'attribuer à ce que le nombre des lits a été diminué dans presque toutes les salles, qui sont en général plus assainies, et moins encombrées de malades. Il est bon de remarquer, à l'appui de cette opinion, que la plupart des croups qui ont été observés chez les adultes dans d'autres hôpitaux de Paris, s'étaient aussi développés sur des malades déjà placés dans les salles pour d'autres maladies. Ainsi, il paraît vraisemblable que la réunion d'individus malades, et que l'encombrement des salles dans lesquelles ils sont placés, surtout quand ils sont jeunes, est une des causes du croup même sporadique, comme elle est certainement cause du développement de plusieurs autres maladies.

Toutes les maladies désignées sous le nom général de croup peuvent naître dans les mêmes circonstances, et se propager sous la même influence. Les pseudo-croups règnent en même temps que les croups vrais, et au milieu même des épidémies d'angines couenneuses et de croupe. M. Bretonneau a vu, pendant l'épidémie de Tours, plusieurs pseudo-croups très légers au milieu des croups les plus graves. A Paris, j'ai observé plusieurs fois le pseudo-croup en même temps que le croup, et dans un cas même j'ai vu ces deux maladies régner concurremment dans la même maison ; mais les pseudo-croups ne se rencontrent jamais sous forme épidémique.

Le croup et le pseudo-croup ne sévissent pas également sur les individus qui sont placés dans des conditions très différentes ; le premier même, lorsqu'il n'est pas épidémique, me paraît être proportionnellement plus commun dans la classe du peuple et chez les enfants mal soignés et mal vêtus. Le second, au contraire, se rencontre beaucoup plus fréquemment chez les enfants de la classe aisée ou riche, qui sont bien vêtus, tenus chaudement, et élevés, en général, plus mollement. Aussi, comme l'observe avec raison M. Blache (Mémoire déjà cité), le croup vrai est-il plus commun à l'hôpital des Enfants que le pseudo-croup. Ce n'est pas, au reste, dans ce cas seulement qu'on a pu remarquer la fâcheuse influence de l'inégalité des conditions sur la production des maladies.

Le croup pseudo-membraneux ne se rencontre que très rarement chez les enfants nouveau-nés. Cependant, MM. Bretonneau, Deweese et Billard en ont vu des cas. Les exemples sont un peu plus fréquents à une époque plus avancée de la naissance : on trouve dans les auteurs beaucoup de croups vrais depuis 4 mois jusqu'à 1 an. Mais c'est particulièrement chez les enfants de 2 à 7 ans que cette maladie est le plus fréquente : elle redevient

plus rare de 8 à 15 ans quoiqu'elle atteigne tous les âges, même les vieillards. M. Bretonneau a consigné dans son ouvrage des observations de
croup depuis de l'âge 15 ans jusqu'à 62 ans ; M. Louis *Mém. sur le croup des
adultes*) rapporte huit observations d'individus atteints de croup depuis l'âge
de 15 ans et demi jusqu'à 72. M. Caraut, médecin à Sens, dans un Mémoire
sur le même sujet, adressé à l'Académie de Médecine en 1834, cite aussi
huit exemples de croup depuis l'âge de 21 ans jusqu'à 50 ans. On trouve
enfin dans les ouvrages périodiques de médecine, quelques observations
isolées de croups couenneux bien constatés sur des adultes et des vieillards.

La laryngite striduleuse, au contraire, n'affecte que les très jeunes enfants depuis 1 an jusqu'à 6 ou 7 : je ne l'ai observé que deux fois seule-
lement au delà de cet âge ; ce qui semblerait prouver que l'étroitesse relative du larynx dans l'enfance est cause prédisposante de cette maladie.
L'organisation primitive du larynx influe tellement sur la production de la
laryngite striduleuse, qu'on l'observe fréquemment chez tous les enfants
d'une même famille. Certains individus sont organisés de manière à avoir
plusieurs fois cette maladie : je l'ai vue deux, trois et quatre fois sur les
mêmes enfants, et chez ces enfants les attaques allaient toujours en diminuant d'intensité, à mesure qu'ils avançaient en âge. Cette marche décroissante n'est pas, au reste, toujours constante. Il est certains enfants
chez lesquels tous les rhumes débutent par un ou deux accès de pseudo-
croup. Je suis convaincu que les exemples de récidive de croup cités par
les auteurs appartiennent au pseudo-croup simple ; et quoique Jurine
assure avoir vu sept fois le croup sur le même individu, et Albers neuf
fois je ne crois pas qu'il y ait un seul cas bien constaté de récidive de vrai
croup. La cause de l'erreur à cet égard dépend de ce qu'on a confondu
des maladies différentes.

La laryngite couenneuse ne se rencontre pas dans les mêmes proportions
sur les deux sexes : elle est constamment bien plus fréquente chez les enfants et chez les adultes du sexe masculin que chez ceux du sexe féminin.
L'ouvrage de M. Bretonneau contient 54 observations de croup : 34 appartiennent au sexe masculin, et 20 seulement au sexe féminin ; sur 31 croups
que M. Trousseau a opérés, il y a 23 garçons et 8 filles : en réunissant les
observations de MM. Bretonneau et Trousseau on trouve, sur 85 cas de
croup, 57 garçons et 28 filles, ce qui donne pour celles-ci un peu plus du
tiers. La disproportion entre les deux sexes paraîtrait être un peu moins
grande pour les adultes que pour les enfants : sur 26 observations de
croup depuis l'âge de 15 ans jusqu'à 72 ans, recueillies par MM. Bretonneau, Louis et Cartaut, on trouve 15 hommes et 11 femmes. Quant aux
laryngites couenneuses et striduleuses réunies, si nous comparons les
relevés publiés par les auteurs chez lesquels ces deux maladies ont toujours été confondues, nous trouvons que la proportion des garçons affectés
de cette maladie est toujours plus considérable que celle des filles, ce qui
fait présumer que les rapports sont les mêmes pour l'angine striduleuse

que pour le croup vrai. En additionnant les résultats fournis par J. Frank, 39 cas recueillis par Albers, 119 par Jurine, 133 par le D' Haase, et 252 par Goëlis, on trouve, en définitive, sur 543 cas de croups vrais ou faux, 293 individus du sexe masculin, 218 du sexe féminin, et 32 individus sur lesquels le sexe n'a pas été précisé.

Quand on compare les résultats de la mortalité du croup dans les différents auteurs, on est frappé de l'énorme différence qu'on y remarque. Zobel dit que, dans l'épidémie de Wertheim, à peine a-t-il échappé 3 ou 4 enfants sur 40. En 1825, 60 enfants, presque tous garçons, ont été affectés du croup dans un hameau près La Ferté-Gaucher, et pas un seul n'a échappé à la mort (*Voy.* la *Bibliographie*, Thèse de M. Férand). Autenrieth, au contraire, prétend avoir guéri presque tous les enfants qu'il a traités dans l'épidémie de Tubingen. On peut supposer, sans doute, de grandes différences dans la gravité de deux épidémies qui ne règnent point dans les mêmes contrées ; mais, lorsque la maladie est endémique, comme dans presque toutes les grandes villes, on ne peut plus admettre cette différence. Il faudrait, pour expliquer les prodigieuses disproportions dans la mortalité du croup, au milieu d'une même ville et dans le même espace de temps, supposer des méthodes de traitement entièrement opposées, dont les unes seraient admirablement curatives, et les autres sans aucun succès ; ce qu'il n'est pas possible d'admettre : à Genève, par exemple, où la médecine a toujours été pratiquée par des hommes éclairés, et où les méthodes thérapeutiques sont absolument semblables ; deux médecins également recommandables de cette ville, exerçant l'un et l'autre à la même époque, nous ont fourni cependant des résultats très opposés. Vieusseux évalue la mortalité du croup à la moitié des malades ; Jurine, au contraire, dans un tableau où il a rapproché vingt-huit exemples du croup, ne cite que trois terminaisons par la mort ; ce qui donne à peu près, pour terme moyen de la mortalité, un sur neuf. Il est évident qu'une aussi grande disproportion, au milieu d'une ville où les méthodes de traitement sont les mêmes, ne peut dépendre que de la grande différence qui existe réellement entre les maladies auxquelles on donne le même nom. En effet, le croup proprement dit est une maladie des plus graves, et le plus souvent mortelle. Le pseudo-croup simple, au contraire, est une maladie très légère. J'ai vu certainement plus de cent enfants affectés de cette dernière maladie, et je n'en ai pas vu succomber un seul, tandis que sur dix enfants atteints réellement du croup, à peine peut-on seulement en sauver deux. Cette énorme différence dans la gravité de ces deux maladies ne nous paraîtra plus maintenant aussi extraordinaire, puisque l'une est une phlegmasie passagère, qui ne laisse aucune trace après elle, tandis que l'autre, au contraire, est une inflammation spécifique dont le résultat est toujours de déterminer la formation d'une fausse membrane qui cause par sa présence tous les phénomènes d'une asphyxie plus ou moins prompte. On ne peut douter de la rapidité avec laquelle elle se produit, puisqu'on la trouve déjà toute formée au bout de quelques heures d'invasion de la maladie. Je l'ai vue s'étendre presque à vue d'œil, d'une heure à l'autre, sur le voile du palais, dans l'angine couenneuse. Il est vraisemblable que ses progrès sont au moins aussi rapides dans le larynx.

La gravité de la phlegmasie dans le croup tient certainement à la production de la fausse membrane ; mais elle n'est pas, comme on l'a fort bien observé, la cause directe de la mort et de l'espèce d'asphyxie à laquelle succombe le malade, puisque, dans les cas même où elle est très épaisse et le larynx fort étroit, il reste toujous assez de passage pour que l'air puisse pénétrer dans la trachée-artère. La véritable cause de l'asphyxie croupale est due à une espèce de spasme du larynx et de la trachée-artère, qui s'étend sur tous les organes de la respiration, entrave et paralyse les fonctions de l'hématose. Ce spasme n'est pas même toujours en raison de l'étendue de l'obstacle qui peut se former dans la trachée-artère. Nous avons plusieurs fois remarqué que des individus succombent dans des angoisses extrêmes, quoiqu'ils n'aient que quelques lambeaux membraneux dans le larynx, tandis que d'autres s'éteignent tranquillement, lors même que les productions pseudo-membraneuses se prolongent jusque dans les dernières ramifications des bronches. Si nous rapprochons de ces faits ceux du pseudo-croup, il est encore plus évident que ce spasme des organes de la respiration et l'asphyxie, qui sont les véritables causes de la mort, ne sont pas toujours des conséquences directes de la concrétion croupale.

Quoique l'anatomie pathologique n'ait encore rien appris sur la cause et le siège du pseudo-croup, il est difficile de ne pas admettre dans cette maladie, quelque légère qu'elle soit, une sorte d'irritation ou de phlegmasie éphémère du larynx. J'ai vu cette maladie survenir tout à coup chez un enfant qui, en mangeant, avait avalé une arête qui avait simplement éraillé la glotte à son passage : la maladie a duré cinq jours, et a suivi sa marche ordinaire. Je suis porté à croire qu'il y a toujours phlegmasie de la glotte dans le pseudo-croup. Elle s'accompagne, lorsqu'il est simple, d'un spasme aussi fugace que la cause qui l'a produit ; elle devient, au contraire, plus ou moins fâcheuse quand le spasme est très grave, comme dans le pseudo-croup nerveux.

L'affection laryngée, que nous regardons comme constituant le pseudo-croup, et comme très différente de celle de croup proprement dit, n'est-elle pas cependant le premier degré de cette dernière maladie ? le pseudo-croup ne peut-il jamais passer à l'état de croup ? Ce qu'il y a de certain, c'est que je ne l'ai jamais observé ; mais je ne prétends pas néanmoins que cela soit impossible ; il est probable même que le pseudo-croup simple dispose au croup proprement dit, puisqu'on remarque dans les auteurs que plusieurs enfants ont succombé à une dernière attaque de cette maladie, après en avoir eu plusieurs légères, qui très vraisemblablement n'étaient que des accès de pseudo-croup. M. Desormeaux m'a dit avoir vu un enfant qui, après avoir présenté une toux croupale pendant plusieurs mois, a fini par périr d'un véritable croup. Nous ne savons pas comment s'opèrent la transformation et la succession des maladies ; il nous est même difficile de saisir les nuances qui les séparent. Une pneumonie grave et mortelle commence souvent par une bronchite légère : il est donc probable qu'une laryngite peut être suivie d'un croup. On ne saurait donc apporter une trop grande attention dans l'examen de toutes ces maladies voisines ; et, dans les cas douteux, la prudence commande d'agir comme si on avait lieu de soupçonner l'affection la plus grave.

Thérapeutique des maladies désignées sous le nom de croup. — La plupart des auteurs ayant confondu jusqu'à ce jour, sous ce nom, des maladies légères et d'autres très graves, les moyens thérapeutiques qu'on a employés contre elles ont dû se ressentir de cette confusion. Aussi voit-on que certaines de ces maladies guérissent spontanément, et par conséquent sous l'influence de toutes les médications les plus différentes, tandis que les autres ne guérissent presque jamais, lorsqu'elles sont abandonnées aux seules ressources de la nature, et résistent même le plus souvent à toutes les méthodes curatives les plus actives et les plus énergiques. Nous suivrons, dans la partie thérapeutique des croups, la méthode inverse de celle que nous avons adoptée pour leur description : nous traiterons d'abord de la curation des laryngites striduleuses, parce qu'elles se rencontrent plus fréquemment que le croup, surtout dans les grandes villes, et ensuite nous passerons à l'examen des moyens curatifs qu'on doit employer dans les laryngites couenneuses.

Thérapeutique des laryngites striduleuses ou pseudo-croups. Dans le pseudo-croup simple, les tisanes et les potions adoucissantes et relâchantes, les pédiluves et manuluves excitants sont, comme dans les rhumes légers, les principaux moyens à employer. Les sangsues et les vomitifs, auxquels on a presque constamment recours dans cette maladie, parce qu'on la confond généralement avec le croup, doivent être rarement mis en usage. J'ai partagé l'opinion commune, et employé contre ces prétendus croups plusieurs médications différentes, qui heureusement n'ont jamais été suivies de fâcheux effets ; tous les malades ont guéri, quelques moyens que j'aie employés, et cela devait être, puisque le pseudo-croup simple guérit presque toujours spontanément. J'avoue que pendant plusieurs années je croyais réellement avoir souvent arrêté les progrès du croup, qui me paraissait être alors une maladie assez commune. Cependant, à mesure que les exemples se sont multipliés, j'ai reconnu mon erreur, et simplifié les moyens curatifs de ces prétendus croups : en les traitant comme de légers rhumes, la maladie s'est alors terminée beaucoup plus promptement. Parmi les exemples qui ont contribué à me tirer d'erreur, j'en citerai un seul, qui suffira pour éclairer sur de semblables méprises. Un enfant de trois ans, de la santé la plus florissante, est pris tout à coup, à sept heures du soir, en jouant dans une cour froide et humide, d'une toux croupale avec suffocation. La mère, effrayée, envoie successivement chercher plusieurs médecins. Deux de mes confrères, qui étaient arrivés avant moi, et que je trouvai auprès de l'enfant, avaient déjà fait appliquer des sangsues. L'enfant avait une toux sonore, de l'enrouement, un grande anxiété dans la respiration, qui avait été sans doute augmentée par les cris pendant l'application des sangsues. Je crus, comme mes confrères, à l'existence du croup. Un vomitif fut administré après la saignée, et plusieurs heures de calme succédèrent à l'agitation et à la fatigue produites par nos médications ; mais les mêmes accidents se renouvelèrent la nuit, et la toux croupale, l'oppression et la fièvre se prolongèrent pendant plusieurs jours. Les sinapismes, les vésicatoires et les autres moyens qui furent mis en usage ne contribuèrent pas peu à la durée de la maladie, qui se termina vers le huitième ou dixième jour comme un simple rhume. Quelques mois après, l'enfant fut pris tout à coup de la même manière au milieu de la nuit. La mère, étant à la campagne, fit appeler le chirurgien du village, qui, plus sage que nous, ne vit point du croup dans cette affection. La mère néanmoins étant très effrayée, et reconnaissant bien la même maladie que son enfant avait eue à Paris, voulut qu'il fût traité de la même manière. Les sangsues, les vomitifs, les vésicatoires furent mis en usage ; la maladie dura sept à huit jours, et se termina de la même manière que dans le cas précédent. Deux ans après, pendant l'hiver l'enfant étant de retour à Paris, éprouva pour la troisième fois, au milieu de la nuit, les accidents que nous avons décrits plus haut. Lorsque je le vis, à six heures du matin, il avait la toux sèche et sonore, et un sifflement laryngo-trachéal assez prononcé ; la face était pâle et couverte de sueur ; le pouls était fréquent, ainsi que la respiration : on n'observait ni gonflement ni rougeur dans le pharynx. Je rassurai la mère en lui annonçant que cette maladie, que j'avais moi-même confondue avec le croup, n'était qu'un faux croup : je conseillai seulement une infusion pectorale, un bain de pieds et la chaleur du lit. Une heure après, l'enfant jouait et demandait à manger. La toux croupale revint plusieurs fois pendant le jour, et s'accompagna encore la nuit suivante de quelques accès de suffocation ; mais dès le lendemain la toux était plus humide, et l'enfant n'avait plus qu'un léger rhume, qui était complètement terminé quatre jours après. Il est bien évident, à ce qu'il me semble, que les deux premières attaques de cette maladie auraient été tout aussi légères que la dernière, si elles avaient été traitées de la même manière, et qu'elles ne se sont prolongées que par l'effet des médications mises en usage. Que de cas semblables ont été pris pour des croups ! et que de guérisons revendiquées par beaucoup de médecins, et acquises avec beaucoup de peine à l'aide d'un grand nombre d'agents médicamenteux qu'on aurait obtenues plus promptement avec de simples infusions mucilagineuses ! Je ne pense pas cependant qu'il faille toujours s'en tenir à une médication purement adoucissante. Quand la toux s'accompagne de fièvre et d'une grande gêne dans la respiration, il faut avoir quelquefois recours aux saignées, et, dans certains cas même aux vomitifs, pour arrêter les progrès de cette phlegmasie et les symptômes de suffocation qui l'accompagnent chez les sujets sanguins et irritables. Il est très important, lorsque la fièvre se développe au début de la maladie, d'explorer avec soin la poitrine, afin de s'assurer si la laryngite

striduleuse ne s'accompagne pas d'une bronchite ou d'une pneumonie, ce qui arrive quelquefois. Dans ces complications, il faut s'occuper de
la maladie principale et la combattre suivant les cas et les circonstances
qui se présentent, sans faire une attention particulière à la toux croupale,
qui est ici de peu d'importance et ne doit engager à modifier en rien le
traitement. Lorsque le pseudo-croup coïncide avec une pharyngite couenneuse, comme il est alors fort difficile de distinguer cette maladie du croup
lui-même, il n'y a pas à hésiter : les moyens thérapeutiques qui conviennent au croup doivent être mis en usage. Mais autant il est prudent d'agir
dans un cas douteux, autant il est souvent dangereux de multiplier les
médications actives dans la laryngite striduleuse simple. J'ai vu plusieurs
exemples fâcheux de cette fréquente méprise. Des enfants, après des saignées abondantes faites pour de prétendus croups, sont restés étiolés pendant plusieurs années ; d'autres, pâles, infiltrés, ont langui pendant plusieurs mois ; enfin j'ai été témoin de la mort d'un enfant qui, après avoir
été exténué par beaucoup de sangsues dans un cas semblable, a succombé,
couvert de vésicatoires qui s'étaient gangrénés.

Quant au traitement du pseudo-croup nerveux, il exige la plus grande
attention : la méthode expectante qui convient dans le pseudo-croup simple
serait ici très dangereuse. Il faut lui opposer des médications actives, mais
sagement dirigées. Les idées thérapeutiques de Millar sur l'asthme aigu
retrouvent ici leur application ; car le pseudo-croup nerveux est certainement une des maladies qu'il avait désignées sous le nom d'asthme. Il avait
très bien observé en praticien que les saignées sont généralement nuisibles
dans cette maladie, tandis qu'elles sont souvent utiles dans le croup. Il est
rare en effet qu'elles diminuent les accès de suffocation dans le pseudo-
croup nerveux, et quand elles produisent cet effet, ce n'est que momentanément. Les accès suivants sont ordinairement plus forts. Le plus souvent elles n'ont d'autre résultat que d'affaiblir le malade et d'accélérer la
période adynamique : aussi est-il bien important de tâcher de distinguer
cette espèce de pseudo-croup du croup proprement dit, car les moyens qui
réussissent dans l'un sont ordinairement nuisibles dans l'autre. Si cependant la gêne de la respiration, la rougeur de la face, la force du pouls,
obligeaient de recourir à une saignée, il vaudrait mieux faire dans ce cas
une très petite saignée générale qu'une saignée des capillaires; et si
enfin celle-ci était la seule praticable à cause de l'âge du sujet, il faudrait
bien se garder alors de la faire à la partie antérieure du cou ou sur la poitrine, parce qu'elle augmenterait encore, par l'irritation locale qu'elle produirait, le spasme des organes de la respiration ; il vaut mieux dans ce
cas l'employer comme révulsive sur les extrémités. C'est aussi dans la même
intention qu'on ne doit faire usage des dérivatifs que sur les parties les
plus éloignées du siège de la maladie : les sinapismes mitigés et les vésicatoires, quand ils sont indiqués par l'état de faiblesse du malade, ne doivent
être appliqués que sur les jambes et les cuisses. Les vomitifs, souvent
utiles dans le croup, seraient ici presque constamment nuisibles, et ne doi-

vent pas être employés sans de fortes raisons, parce qu'ils irriteraient et affaibliraient le malade ; les mercuriaux n'auraient aucune utilité. Les laxatifs doux et les lavements purgatifs, en déterminant une action dérivative vers le canal intestinal, peuvent, au contraire, offrir quelques avantages. Mais pendant l'action des dérivatifs, on doit surtout employer dans cette maladie les antispasmodiques. C'est sur ces derniers moyens qu'il faut principalement insister, en les administrant sous toutes les formes, en potions, en lavements, en vapeurs. Le malade doit être placé dans une atmosphère chargée d'émanations de camphre, d'éther succciné, etc. Millar a surtout recommandé l'assa-fœtida en lavement : il n'est guère possible de le faire prendre sous d'autres formes aux enfants. Les bains tièdes ne doivent pas être négligés : ils sont, dans ce cas, plus avantageux que dans aucune autre maladie croupale ; mais les affusions froides peuvent trouver ici surtout une application beaucoup plus utile que dans le croup.

B. *Thérapeutique des laryngites pseudo-membraneuses ou couenneuses, croups vrais.*—Lorsque le croup commence par le pharynx, ce qui a lieu le plus fréquemment, le traitement indiqué dans cette première période pour arrêter les progrès de la maladie est d'abord celui de l'angine couenneuse. Il faut recourir sur-le-champ à la cautérisation des parties malades, soit avec l'acide hydrochlorique affaibli, soit avec l'acide citrique presque pur, soit, et mieux encore, avec une solution de nitrate d'argent, portée sur les parties malades à l'aide d'une éponge fixée sur une baleine flexible. Relativement à la solution de nitrate d'argent, lorsqu'on a lieu de craindre le croup, comme alors il est quelquefois nécessaire de cautériser très profondément dans le pharynx, et de porter les éponges imbibées jusque sur la glotte, afin que quelques gouttes du liquide caustique puissent pénétrer dans le larynx, il ne faut pas l'employer à aussi forte dose que nous l'avons recommandée à l'article angine couenneuse pour la simple cautérisation des amygdales. Les solutions trop concentrées de nitrate d'argent produisent elles-mêmes une sorte de fausse membrane, une espèce de croup factice : elles coagulent le mucus à la manière de l'albumine, comme il est facile de s'en convaincre par l'expérience, en agitant du mucus avec une solution très chargée de ce sel. Il suffira pour modifier l'inflammation plastique sur les parois du pharynx et à l'orifice de la glotte, de se servir d'une solution de quatre grains de nitrate d'argent pour une demi-once d'eau distillée. Voyez, au reste, pour les insufflations d'alun et les autres moyens qui peuvent être mis en usage, ce que nous avons dit à l'article Angine couenneuse.

Si le croup, au lieu de commencer par le pharynx, débute par le larynx, ce qui est rare, ou même par la trachée-artère en remontant vers le larynx, ce qui est encore beaucoup plus rare, la première période manque complètement. Le traitement topique, si utile quand la maladie commence par le pharynx, est nul à cette époque. Chez quelques individus seulement, qui ont l'isthme du gosier très large, et chez lesquels on peut facilement apercevoir la surface de l'épiglotte en abaissant la langue, il serait peut-être possible, en relevant l'épiglotte, de porter l'éponge imbibée de la solution caustique dans le pharynx ou d'y insuffler l'alun en poudre ; mais toutes les fois que le larynx est très resserré, il serait fort difficile de pénétrer dans le larynx, et on fatiguerait le malade sans aucun résultat utile : il faut donc, renoncer, au moins pour le moment aux agents topiques, et recourir aux moyens thérapeutiques généraux, comme dans le cas où la maladie a cheminé régulièrement du pharynx dans le larynx.

Les moyens thérapeutiques généraux qui peuvent être mis en usage pour combattre les laryngites pseudo-membraneuses ont, sans doute, une action bien bornée : mais vouloir les repousser complètement ou les retrancher même du traitement du croup, et n'admettre alors d'autre espoir de salut que dans la trachéotomie, comme le prétendait le docteur Caron, serait tomber dans un excès aussi dangereux et blâmable que celui des médecins qui rejettent de la thérapeutique du croup tous les topiques. L'expérience prouve que des enfants et des adultes, bien évidemment affectés de laryngo-trachéite couenneuse, ont guéri sous l'influence seule des moyens généraux, et sans aucun traitement topique. Les partisans exclusifs du traitement topique diront sans doute qu'ils ont alors guéri spontanément, et, malgré les moyens généraux. Soit, mais au moins il est évident qu'alors ils n'ont pas été nuisibles, et pour tout observateur impartial, il est vraisemblable qu'ils ont secondé les efforts de la nature, qui, dans cette maladie, n'a peut-être jamais guéri spontanément. Il y a deux indications principales à remplir dans la seconde période du croup ; borner, s'il est possible, les progrès de la phlegmasie et faciliter l'expuition des fausses membranes, si la maladie ne se termine pas par l'adhérence de la membrane elle-même, ce qui est le cas le plus rare de guérison possible. Les moyens de borner la phlegmasie lorsqu'elle a pénétré dans les voies aériennes sont à peu près nuls, il faut en convenir, parce qu'il devient impossible d'y porter des caustiques, sans s'exposer à plusieurs accidents graves, comme nous le verrons plus bas, et quoiqu'on ait prétendu et qu'on soutienne encore le contraire, les saignées n'ont certainement pas l'effet d'arrêter les progrès de cette phlegmasie toute spécifique, comme elles l'ont incontestablement dans la plupart des inflammations ordinaires. Tant que la maladie est bornée au pharynx, on voit les fausses membranes s'étendre et se renouveler malgré les saignées, et lorsque la maladie a pénétré dans le larynx, ce moyen thérapeutique n'est pas plus efficace pour en borner l'étendue. Il suffit, pour se convaincre de cette vérité, de relire sans prévention la plupart des observations de vrais croups publiées jusqu'à ce jour : on voit que la maladie marche avec plus ou moins de rapidité sous l'influence des saignées générales et locales, et se termine presque toujours d'une manière fatale, quoique les émissions sanguines aient été souvent poussées le plus loin possible. Je ne pense cependant pas qu'il faille non plus toujours proscrire ce puissant agent thérapeutique du traitement du croup. Il me paraît même utile de recourir aux saignées générales et locales chez les adultes, et chez les enfants forts et vigoureux lorsque des symp-

tômes de suffocation imminente se manifestent dès le début, afin de suspendre, au moins momentanément, les angoisses de l'asphyxie, et de permettre, en rétablissant les fonctions de l'hématose, aux autres moyens d'agir.
J'ai vu guérir du croup une jeune religieuse de l'hôpital des Enfants, sous
l'influence seule d'une saignée, car elle se refusa constamment à l'emploi
de tous les autres moyens. Elle expectora, après des efforts inouïs, plusieurs
lambeaux de concrétions membraneuses, et resta presque entièrement
aphone pendant un mois après sa guérison. Les saignées sont surtout indiquées lorsque le croup est compliqué dès le début avec la pleurésie ou la
pneumonie, ou avec d'autres maladies inflammatoires ; mais autant la saignée peut être utile dans tous ces cas, autant elle serait nuisible chez les
individus faibles, et qui ne présentent pas les symptômes d'une forte réaction ; car il ne faut pas perdre de vue qu'en affaiblissant ces malades on
accélère évidemment leur perte, et qu'il n'y a pour eux quelque chance d'é-
chapper au danger qu'en conservant leurs forces.

Un moyen thérapeutique très recommandable qui ne doit jamais être négligé dans le croup confirmé, quand on est appelé dès l'origine de la maladie,
et que les accidents ne sont pas trop pressants ou le malade très affaibli,
c'est l'emploi des mercuriaux ; ils échouent souvent sans doute, mais on
leur doit bon nombre de succès. J'ai vu guérir trois croups sous l'influence
des frictions mercurielles, et dans un de ces cas, les accidents cessèrent
comme par enchantement au moment où commença la salivation. M. Bretonneau a recueilli sept observations de guérison par les mercuriaux. Les
frictions sur les parties latérales du cou, les aisselles, les parties internes
des bras et le bord des gencives, doivent être employées presque simultanément, et concurremment avec le calomel à l'intérieur. Mais ce dernier
médicament ne doit être administré que comme altérant, et jamais dans
l'intention de produire un effet purgatif ; s'il purge abondamment, il affaiblit,
et c'est surtout ce qu'il faut tâcher d'éviter. Pour obvier à cet inconvénient,
il est bon de donner d'abord le calomel à doses très fractionnées d'un quart
de grain ou d'un demi-grain, de demi-heure en demi-heure ou d'heure en
heure, et de l'incorporer dans de la pâte de guimauve, de la gomme en
poudre, du sucre ou des confitures, en recommandant aux malades de laisser
fondre ces sucreries dans la bouche. Si ces petites doses ne produisent aucun
effet laxatif, on l'administre alors dans des proportions plus considérables,
mais toujours de la même manière. Il ne faut pas toutefois se dissimuler
que les mercuriaux, surtout lorsqu'ils déterminent la salivation, jettent
souvent les malades dans un état très fâcheux de débilité qui peut devenir
mortel. M. Bretonneau en cite plusieurs exemples. Il est donc prudent de
ne jamais tenter ce mode de médication sur des sujets d'une constitution
débile, ou affaiblis par des maladies antécédentes, et de suspendre même
l'emploi des mercuriaux, dès qu'on s'aperçoit de leurs effets nuisibles, pour
recourir à l'usage des toniques. Il vaut mieux, par cette raison, recourir à
ce genre de médication en été qu'en hiver, et peut-être même s'en abstenir
tout à fait pendant les saisons humides.

En essayant de modifier la phlegmasie diphtéritique par les mercuriaux, il faut tenter, d'un autre côté, de favoriser le décollement et l'expuition des fausses membranes par tous les moyens possibles. Les expectorants et les vomitifs surtout doivent être mis en usage. L'hydrosulfure d'antimoine et le tartrate d'antimoine et de potasse sont surtout préférables à tous les autres moyens pour produire ces effets. On peut ajouter encore à l'efficacité de l'émétique en l'administrant dans une forte décoction de polygala édulcorée avec le sirop d'ipécacuanha L'oxymel scillitique peut être aussi associé avec avantage aux potions vomitives et expectorantes. On seconde quelquefois l'action de ces agents thérapeutiques en titillant le pharynx avec les barbes d'une plume. Tous ces moyens, qui tendent à provoquer les secousses du vomissement, ne doivent jamais être négligés. Quant au sulfure de potasse, tant vanté pendant quelque temps comme un prétendu spécifique et maintenant presque généralement abandonné avec raison, il n'agit qu'en provoquant des nausées et la regurgitation des liquides sécrétés dans le pharynx ; s'il était ingéré dans l'estomac en certaine proportion, il pourrait déterminer, comme je l'ai observé, une gastrite plus ou moins intense.

Les sternutatoires en poudre ou en vapeurs, les fumigations irritantes avec le vinaigre, ont certainement été quelquefois utiles, mais les secousses produites par ces moyens comme par les vomitifs ne peuvent avoir quelque succès que lorsque des mucosités abondantes sont sécrétées dans les bronches, soulèvent les fausses membranes et en facilitent l'expuition Tous ces agents thérapeutiques échouent quand la toux est constamment sèche.

Les purgatifs énergiques, et surtout les lavements purgatifs tant préconisés par quelques praticiens, peuvent bien momentanément diminuer la gêne de la respiration ; mais je suis convaincu, pour mon compte, qu'on ne leur doit pas la guérison d'un seul vrai croup, et qu'ils ont, au contraire, hâté la mort de plusieurs malades en les affaiblissant.

Les affusions froides, employées dans la dernière période du croup par le docteur Harders, de Saint-Pétersbourg, et essayées par d'autres praticiens en Allemagne et en France, ont manifestement sollicité, dans quelques cas, une vive réaction, et excité des accès de toux qui ont facilité l'expulsion de plusieurs lambeaux membraneux ; cependant on ne cite aucun exemple de guérison bien constatée par ce seul moyen, qui me paraît d'ailleurs offrir de graves inconvénients dans une maladie qui se complique si souvent d'inflammation du poumon.

Lorsque les moyens thérapeutiques généraux les plus énergiques que nous avons passés en revue ont été mis en usage d'une manière convenable, suivant les indications particulières qui se présentent dans les différents cas, et que cependant le croup fait des progrès rapides, et arrive à la dernière période, il faut alors renoncer à tous les agents médicamenteux qui ne font que fatiguer et affaiblir les malades et recourir au seul moyen qui offre encore quelques chances de succès, c'est-à-dire à la trachéotomie. M. Dupuytren, dans le dernier degré d'un croup chez le fils du Mameluck de Bonaparte, en avait employé un plus simple ; il avait tenté de détacher les fausses membranes du larynx et de les extraire en égouvillonnant avec rapidité l'intérieur de ce conduit à l'aide d'une éponge fixée sur une baleine. Il parvint, en effet, quoique avec une grande difficulté, à extraire quelques lambeaux membraneux, et cette opération, pénible et délicate, fut suivie d'un calme momentané, mais néanmoins l'enfant succomba, et on reconnut, lors de la nécropsie, que la concrétion pelliculaire s'étendait jusque dans les bronches. Cette opération, très difficile et qui exige une grande dextérité, ne pourrait, au reste, être tentée avec quelque probabilité de succès, que lorsque les concrétions membraneuses sont bornées à la glotte, ce qui est le cas le plus rare, ainsi qu'on l'a vu plus haut en parlant de l'anatomie pathologique. Mais comme, dans la plupart des croups, les fausses membranes se prolongent plus ou moins dans la trachée, et qu'il est impossible d'apprécier leur étendue, on s'exposerait, en portant ainsi une éponge dans le larynx, à refouler les fausses membranes dans les bronches, et à déterminer une asphyxie qui pourrait être promptement mortelle. Il est donc plus prudent de renoncer à cette opération, et de s'en tenir à la trachéotomie qui fait cesser à l'instant même tous les accidents de l'asphyxie, et prolonge incontestablement la vie des malades, lorsqu'elle ne les arrache pas à une mort certaine. Toutes les fois que j'ai vu faire cette opération, même sans succès, j'ai constaté une amélioration sensible, au moins pendant plusieurs heures, et quelquefois pendant plusieurs jours.

La nécessité de l'opération me paraît évidente toutes les fois que le croup est arrivé à sa troisième période et que la toux est très rare et très sèche, la voix éteinte, le râle laryngo-trachéal sec et métallique, les inspirations hautes, fréquentes, avec une contraction violente des muscles du cou, des ailes du nez, et le soulèvement de l'abdomen. Il ne faut pas attendre que l'asphyxie soit imminente et la faiblesse trop grande : les chances favorables à l'opération dépendant principalement, comme nous l'avons dit, des forces du malade. Quoique les signes que nous venons d'exposer indiquent le danger le plus pressant et la nécessité de l'opération, il faudrait y renoncer si le malade était évidemment phthisique, ou affecté d'une double pneumonie très étendue : la mort étant certaine dans ces deux cas, il ne faudrait pas faire supporter au malade les angoisses d'une opération inutile. S'il n'y avait pneumonie que d'un seul côté, je conseillerais encore l'opération dans ce cas, quoiqu'elle offre bien peu de chances ; mais j'ai la certitude qu'elle n'ajoute point à la gravité de la maladie. Mon fils a fait quatre fois l'opération de la trachéotomie dans le croup, et deux fois dans des complications avec la pneumonie : dans un des cas le malade a vécu jusqu'au huitième jour, et dans le second jusqu'au quatorzième, la plaie étant presque cicatrisée. Plus les enfants sont jeunes, plus il faut se hâter d'opérer, parce que la maladie marche beaucoup plus rapidement chez eux que chez ceux qui approchent de la puberté et que chez les adultes. Le danger est moins pressant, chez les jeunes enfants, si le croup est compliqué de coqueluche ou de catarrhe.

La trachéotomie a été indiquée dès la plus haute antiquité, dans les angines graves (*voy.* l'article Bronchotomie), et plus particulièrement conseillée au xv° siècle par René Moreau, répondant à Bertholin, qui lui avait demandé des conseils pendant l'épidémie d'angine gangréneuse qui régnait en Italie. Cette opération a été tentée dans le croup un grand nombre de fois depuis des siècles. Plusieurs praticiens distingués l'ont pratiquée surtout depuis quarante ans en Angleterre, en France, à Genève, en Allemagne, et cependant on ne citait jusqu'en 1825, à l'époque du premier succès de M. Bretonneau, qu'un seul exemple antérieur de réussite, c'est celui du docteur André de Londres, rapporté d'abord dans Borsieri. Après six opérations infructueuses, M. Bretonneau a eu le courage de la pratiquer une septième fois, et cette septième opération fut enfin couronnée de succès. Il a fait en tout cette opération dix-sept fois, et a réussi cinq. Le service que M. Bretonneau a rendu dans le traitement du croup, en démontrant l'utilité de la trachéotomie, est immense, et n'a pas encore été aussi bien apprécié qu'il le mérite. La trachéotomie ne réussissait pas ordinairement dans le croup, parce qu'on ne prenait, ensuite, aucune précaution pour en assurer les avantages. L'opération faite n'est rien pour la guérison. Le succès dépend essentiellement de tous les moyens à employer pour faciliter le passage libre de l'air à l'aide d'une large canule bien disposée pour favoriser l'expuition des lambeaux membraneux, en même temps qu'on s'oppose, par l'emploi des topiques, au renouvellement de la fausse membrane. Je dois toutefois observer à cet égard qu'il faut être très réservé sur l'usage des solutions caustiques, même affaiblies, dans l'intérieur du larynx et de la trachée ; car ces moyens sont rarement nécessaires, et s'ils étaient employés sans une grande précaution et que quelques gouttelettes d'une liqueur très caustique ou même quelques parcelles de calomel ou d'alun pénétrassent dans les dernières bronches, ces substances donneraient infailliblement lieu à des pneumonies mortelles. Les expériences faites sur les animaux par M. Bretonneau, et répétées depuis par M. Miquel d'Amboise, ont démontré cette vérité de la manière la plus évidente. Depuis les succès de M. Bretonneau, un de ses élèves les plus distingués, M. Trousseau, a eu occasion de pratiquer un grand nombre de fois la trachéotomie dans le croup, et en suivant les procédés de son maître, il a réussi neuf fois dans trente-quatre cas. M. Scouteten, à Metz, M. Gerdy, à Paris, comptent aussi chacun un succès, et au rapport de Samuel Cooper, M. Chevalier, chirurgien anglais, les docteurs Lawrence, Blicke et lui, ont eu les mêmes avantages. On peut donc maintenant compter plus de vingt exemples de réussite de la trachéotomie dans le croup.

Prophylactique des maladies désignées sous le nom de croup. — Les moyens de prévenir l'invasion des maladies sont en entier dans les précautions hygiéniques. Tout ce qu'on a dit de l'utilité des exutoires n'est appuyé sur aucune expérience positive : on cite, au contraire, des exemples de croups mortels sur des individus qui portaient des cautères ou des vésicatoires. Les suppurations spontanées n'en préservent pas davantage : j'ai vu périr du croup des enfants qui avaient la teigne et des dartres, d'autres des ulcères scrofuleux, et plusieurs même qui étaient phthisiques au dernier degré.

L'usage fréquemment répété des vomitifs et des purgatifs, qu'on a conseillé comme prophylactique, est tout aussi inutile que les exutoires, et peut avoir de plus le grand inconvénient de déterminer des phlegmasies du canal intestinal, auxquelles les enfants sont naturellement très disposés. On ne doit pas avoir plus de confiance dans les autres médications qui ont été proposées ; les uns ont recommandé l'emploi des débilitants, et particulièrement les applications souvent renouvelées de sangsues au cou, les bains tièdes, etc.; les autres, au contraire, les excitants et les diaphorétiques. Tous ces moyens peuvent être utiles, sans doute, si l'enfant est malade, et s'ils sont d'ailleurs administrés dans les cas convenables ; mais ils seront toujours plus ou moins dangereux et nuisibles si l'enfant se porte bien, parce qu'ils altèrent la santé ; et nous avons vu que les maladies ne garantissent pas plus du croup que la santé la plus florissante. Il faut donc rejeter de la prophylactique du croup tous les moyens thérapeutiques qui n'ont été proposés que d'après des observations isolées, insignifiantes et entourées du prestige des illusions, dont il est si difficile de se défendre lorsqu'on a le désir d'être utile.

On ne peut soustraire les enfants aux affections croupales qu'en les éloignant des pays humides ou froids, où ces maladies catarrhales sont fréquentes et règnent d'une manière endémique, ou même épidémique. M. Valentin cite l'exemple d'un négociant qui quitta Genève parce que ses enfants y avaient eu plusieurs fois le croup (plus probablement la laryngite striduleuse), pour venir habiter Marseille, où ils jouissaient, depuis quatre ans, d'une parfaite santé. L'observation prouve, en effet, que ces maladies sont inconnues, ou au moins très rares, dans certains pays. Mais, lorsqu'il est impossible d'user de ce moyen prophylactique, qui, à bien dire, est le seul connu, quelles sont, dans les pays humides et froids, les précautions à prendre pour diminuer au moins l'influence des causes qui donnent lieu aux maladies croupales ? Ces précautions sont les mêmes que celles qui conviennent pour préserver de toutes les affections catarrhales en général. Il est cependant nécessaire de se rappeler ici la distinction que nous avons établie entre la fréquence de ces maladies dans les différentes classes de la société. Quoique la laryngite couenneuse soit peut-être plus commune, comme nous l'avons avancé, dans la classe indigente que dans la classe aisée, parce que toutes les causes qui peuvent déterminer des affections catarrhales graves se trouvent plutôt réunies dans cette partie de la société que dans les autres, et que, lorsque cette maladie règne épidémiquement et devient quelquefois contagieuse, il soit bien plus difficile au pauvre de s'y soustraire qu'au riche, il y a cependant dans la manière dont cette maladie se manifeste et se propage quelque chose de spécifique, comme dans la maladie elle-même, et qui semble indépendant des causes qui produisent ordinairement les autres affections catarrhales. Le croup frappe en effet dans toutes les classes de la société, et sur des individus qui ont des manières de vivre et des habitudes très différentes ; et la cause principale de ces attaques imprévues et si insidieuses est entièrement cachée.

Comment serait-il donc possible de se garantir des atteintes d'une maladie dont la cause n'est pas connue? Il faut s'en tenir aux précautions générales qui tendent à éloigner les affections catarrhales ; mais, on doit en convenir, ces précautions ne sont pas toujours suffisantes lorsque la maladie règne d'une manière épidémique : elle peut alors, dans certains cas, devenir contagieuse. Il est donc toujours prudent d'isoler les malades ; et, pour ceux qui le peuvent, le plus sûr de tous les moyens prophylactiques est de fuir les lieux où règne la maladie.

Quant aux laryngites striduleuses (pseudo-croup), nous avons vu qu'elles étaient, en général, plus communes dans la classe moyenne et dans la classe riche, parce que les enfants, dans ces conditions, sont en général élevés plus mollement, plus chaudement, habitent des chambres chaudes, et sont par cette raison beaucoup plus susceptibles de l'impression des variations de l'atmosphère, et par conséquent beaucoup plus exposés aux rhumes que les enfants continuellement exposés à l'air. Il en résulte que les causes des pseudo-croups étant les mêmes que celles des affections catarrhales ordinaires, il est en général plus facile d'en préserver les enfants que du croup. On peut, jusqu'à un certain point, prévenir les pseudo-croups, en fortifiant la constitution des enfants, en les exposant à un air sec et vif lorsqu'ils peuvent y être dans un mouvement continuel. Mais, parmi les précautions dont les avantages sont incontestables, celle qui m'a paru la meilleure est de faire coucher continuellement les enfants dans des chambres bien aérées, sèches, closes avec soin, exposées au midi, et toujours sans feu. J'ai constaté plusieurs fois l'utilité de cette habitude dans des familles où les enfants étaient sujets à cette espèce de catarrhe.

APHONIE

On désigne par ce nom la perte plus ou moins complète de la voix. L'aphonie diffère du mutisme, avec lequel on l'a souvent confondue, en ce que, dans cette dernière affection, il y a impossibilité de former des sons articulés ; tandis que dans l'aphonie les sons ne peuvent être produits, ou sont considérablement affaiblis, mais le malade conserve encore quelquefois la faculté de les articuler : chez la plupart des personnes aphones, en effet, la voix n'est pas entièrement abolie, elle est seulement plus ou moins éteinte : ils parlent à voix basse. L'aphonie diffère aussi de la mussitation, dans laquelle les lèvres et la langue se meuvent comme dans l'acte de la parole, mais sans faire entendre aucun son appréciable.

Les causes de l'aphonie sont nombreuses et variées. Dans le plus grand nombre des cas, elle n'est que le symptôme d'une autre maladie. C'est ainsi qu'on l'observe dans la plupart des affections des organes vocaux, et surtout dans l'inflammation aiguë ou chronique, simple ou pseudo-membraneuse de la membrane muqueuse qui tapisse les voies aérifères ; après la section ou la ligature des nerfs récurrents, soit à la suite d'une plaie accidentelle du larynx, soit dans une opération chirurgicale. Dans la phthisie pulmonaire, où elle est si commune, elle tient ordinairement à la présence d'ulcérations, qui tantôt occupent les cordes vocales, et tantôt le fond des ventricules ou les cartilages eux-mêmes. Chez un malade cité par M. Louis l'aphonie datait de six mois : à l'ouverture du cadavre, le larynx fut trouvé parfaitement sain, mais il y avait une ulcération superficielle à la face inférieure de l'épiglotte et une autre au commencement de la trachée-artère. Le ramollissement des muscles thyro-arythénoïdiens, un abcès, des végétations, des fongosités, des hydatides, du mucus solidifié, un caillot de sang, un calcul existant dans le larynx, ou la compression par une tumeur située à l'extérieur de ce conduit ont suffi dans une foule de cas, rapportés par les auteurs, pour produire l'aphonie. Il en est de même des affections syphilitiques, si fréquemment accompagnées de laryngite chronique.

Dans les efforts de chant ou de déclamation, ou après des cris prolongés, il n'est pas rare de voir survenir une aphonie plus ou moins complète : dans les maladies de longue durée, la voix s'affaiblit et souvent même aussi finit par s'éteindre tout à fait, par suite de l'affaiblissement des puissances expiratrices et par la diminution de la contraction des muscles intrinsèques du larynx.

Il n'est pas rare non plus d'observer l'aphonie sans que l'appareil vocal soit le siège d'aucune lésion appréciable ; elle paraît alors provoquée sympathiquement par l'altération d'un autre organe. Ainsi on l'a vue dans certaines phlegmasies gastro-intestinales, ou lors d'un dérangement quelconque survenu dans les fonctions digestives, par suite de la présence de vers dans le conduit alimentaire, et dans un cas de colique des peintres (Portal). On connaît les relations qui existent entre le larynx et les organes génitaux : aussi les exemples d'aphonie due à l'altération de ces derniers sont-ils nombreux. A l'approche des règles, pendant leur durée ou à leur cessation, pendant la grossesse et après l'accouchement, il arrive assez souvent que la voix vient à s'éteindre, sans qu'on puisse l'attribuer à toute autre cause ; M. Tanchou (*Considérations sur l'influence réciproque des organes génitaux et urinaires sur la voix*) parle d'un malade qui, atteint d'une inflammation urétro-vésicale, fut pris d'une aphonie complète, qui ne cessa qu'avec l'écoulement blennorrhagique. Un autre individu, dit-il, eut la voix également éteinte pendant un mois que dura une orchite, survenue à la suite de la cautérisation du canal. M. Piorry (*Dict. des Sc. méd.*, art. *Voix*) cite le cas d'une jeune dame chez laquelle l'application d'un pessaire, en faisant cesser un prolapsus de l'utérus, rétablit instantanément la voix qui avait baissé sensiblement depuis l'apparition de cet accident. Dans quelques maladies du cerveau, on voit quelquefois survenir l'aphonie, sans qu'on puisse connaître au juste la modification organique qu'éprouve alors ce viscère, l'anatomie pathologique n'en rendant point toujours compte d'une manière satisfaisante : telles sont la méningite, l'encéphalite, l'hydrocéphale aiguë, l'apoplexie, l'hystérie, la mélancolie, l'épilepsie, la catalepsie, et en général tous les grands troubles de l'innervation. On sait qu'elle fut l'un des symptômes les plus constants de cette affreuse épidémie de choléra qui, naguère encore, sévissait avec tant de violence parmi nous. L'ivresse un peu forte y donne lieu quelquefois ; l'usage abusif des liqueurs alcooliques et des substances narcotiques détermine aussi parfois le même résultat. J. Frank dit avoir vu à l'hôpital de Vienne un malade devenir aphone, par suite de l'emploi de la belladone. Sauvages avait déjà fait cette observation ; il parle aussi d'un individu qui perdit la voix pour avoir mangé de la soupe dans laquelle on avait mis des feuilles de jusquiame ; enfin on connaît l'histoire qu'il rapporte de ces voleurs qui, dans les environs de Montpellier, ôtaient la voix à ceux qu'ils voulaient dépouiller, en leur faisant boire du vin où ils avaient infusé des semences de stramonium. Le même fait, dit-on, a été observé à Paris tout récemment et **dans un cas à peu près semblable Sauvages cite, d'après Galien, un exemple** d'aphonie produite par l'opium injecté dans l'oreille pour apaiser une violente douleur. M. le docteur Joly a rapporté dans la *Bibliothèque médicale* le fait singulier d'une aphonie qui avait succédé à un hoquet des plus violents, et qui était accompagnée d'une céphalalgie circonscrite à la partie postérieure de la tête. La colère et la frayeur produisent quelquefois subitement l'extinction de la voix : Vanderhout parle d'une femme qui, surprenant son mari en flagrant délit d'adultère, perdit la voix tout à coup. Une dame, à laquelle M. Chomel et moi donnions des soins, fut privée de la voix pendant plusieurs années, par suite d'un excès de joie succédant immédiatement à une vive inquiétude. Cette aphonie qui, du reste, avait résisté à tous les moyens dirigés contre elle, disparut au moment où l'on s'y attendait le moins, après une violente émotion : deux fois depuis lors des causes analogues ont ramené et suspendu cette affection. M. le docteur Rennes, de Strasbourg, a fait insérer dans les *Archives génér. de méd.*, t. xx, une observation très remarquable d'aphonie intermittente, revenant chaque année à la même époque, depuis dix-sept ans, en se prononçant tous les jours à midi précis, pendant un temps qui variait de trois à sept mois. On lit dans les *Mélanges de l'Académie des curieux de la nature*, t. vii, p. 425, un fait qui mérite d'être rapproché du précédent. Il s'agit d'un jeune Wurtembergeois qui, durant l'espace de quatorze ans, ne parlait chaque jour que depuis midi jusqu'à deux ou trois heures de la journée.

Dans quelques circonstances l'aphonie survient après la disparition d'un exanthème cutané, ou à la suite d'une suppression d'hémorragie habituelle, après un bain froid ou lors du passage brusque d'une température à une autre.

Nous avons dit que l'aphonie pouvait être complète ou incomplète ; dans ce dernier cas, elle est en général beaucoup moins grave. Celle qui survient d'une manière accidentelle et qui ne tient qu'à une affection aiguë, guérit pour l'ordinaire assez facilement. Lorsqu'elle dure depuis longtemps, et qu'elle a résisté aux traitements les plus variés, elle est souvent incurable, et l'on peut craindre qu'elle ne soit le symptôme d'une lésion cérébrale ou d'une affection grave des organes vocaux. Celle qu'on observe chez quelques mélancoliques peut être simulée.

Le traitement à opposer à l'aphonie est nécessairement très varié, puisqu'il n'est que celui des nombreuses affections qui la produisent. On la guérit quelquefois assez promptement quand elle est récente, et lorsqu'elle est l'effet d'un refroidissement subit, à l'aide de quelques boissons chaudes et diaphorétiques, telles que l'infusion de thé, de bourrache, de sureau, etc. ; c'est alors aussi qu'on l'a vue céder rapidement à l'usage du punch pris chaud, et en se mettant au lit. L'aphonie, qui n'est que le résultat de cris violents ou prolongés, celle qui accompagne l'angine laryngée, le faux croup, ou même un simple rhume, disparaît ordinairement avec la maladie principale. Elle se dissipe quelquefois d'elle-même, quand elle succède à la frayeur ou à la colère, quoique souvent alors, on l'ait vue aussi se montrer rebelle à toutes les ressources de l'art. Le docteur Lilienhayn, de Glogan (*Journal d'Hufeland*), dit avoir rendu la parole, dans cinq cas d'aphonie occasionnée par la frayeur chez des jeunes filles très irritables, à l'aide d'un émétique administré presque sur-le-champ. Medicus (*Maladies périodiques*) parle d'une aphonie épidémique observée en 1693, dans laquelle les vomitifs se montrèrent aussi également très efficaces. Lorsqu'elle peut être attribuée à la suppression d'une hémorragie habituelle, d'un exutoire, ou à la disparition d'une dartre, on parvient assez souvent à la guérir en rétablissant l'écoulement supprimé, ou en rappelant l'affection cutanée à son ancien siège. Mais, dans ces cas encore, bien que ces résultats aient été obtenus, on n'est pas toujours assez heureux pour la voir disparaître. En général, toutes les fois que l'aphonie résiste aux moyens rationnels qu'on lui oppose, et surtout lorsqu'elle persiste après la cessation de la cause qui paraît lui avoir donné lieu, il faut avoir recours à une médication révulsive plus énergique et en quelque sorte spéciale. M. Andral et quelques autres médecins paraissent avoir obtenu, dans ce cas, de très bons effets de l'huile de croton-tiglium, employée en frictions sur les parties antérieures et latérales du cou : il en résulte, comme on sait, une éruption abondante de pustules moins douloureuses que celles produites par le tartre stibié, et plus faciles à guérir. L'application d'un sinapisme au-devant du cou, et, en cas d'insuccès, plusieurs vésicatoires promenés sur toute cette région, ont été parfois heureusement employés. Chez un chanteur distingué, qui avait perdu la voix depuis longtemps, M. le docteur Lambert m'a dit avoir vu réussir complètement un séton établi à la partie antérieure du cou, d'après l'avis d'un médecin de Marseille. L'acupuncture et l'électro-puncture comptent aussi quelques succès inespérés dans des circonstances analogues. Récemment M. le docteur Bennati a rendu la voix à plusieurs personnes qui l'avaient perdue depuis un temps plus ou moins long, et sur lesquelles on avait expérimenté, dit-il, tous les moyens connus, à l'aide d'insufflations d'alun au fond de la gorge et de gargarismes aluminés. (M. Bennati attribue l'aphonie alors à une atonie de la membrane muqueuse pharyngo-laryngienne.) M. Guersant m'a rapporté le cas d'une jeune fille devenue aphone dans la convalescence d'une fièvre grave, et chez laquelle la crainte d'un large vésicatoire qu'on lui proposait d'appliquer sur le cou fit cesser rapidement ce phénomène morbide. Le docteur Webster (*Gazette médicale*) rapporte quatre observations d'aphonie bien évidemment étrangère à toute lésion des organes vocaux, et probablement sous la dépendance d'une altération cérébrale, puisqu'il existait en même temps de la céphalalgie, de l'assoupissement, des tintements d'oreilles, et une dilatation anormale des pupilles : dans deux cas, un purgatif et deux vésicatoires aux tempes amenèrent une guérison solide ; dans les deux autres, on se borna à quelques sangsues et à des pilules aloétiques, et le succès fut aussi décisif et plus prompt. Un fait analogue s'est présenté à l'hôpital de la Charité (service de M. Rayer), vers la fin de l'année dernière ; l'aphonie était complète et coexistait avec un léger affaiblissement des muscles de la joue droite : un séton à la nuque et quelques dérivatifs dirigés sur le conduit intestinal rendirent la santé et la voix à cette malade en trois semaines environ. M. Ollivier, d'Angers, a donné, dans les *Archives générales de méd.*, t. xx, l'histoire d'une aphonie intermittente existant depuis plus de trente ans, et qu'on dissipait constamment et exclusivement par la saignée locale ou générale. Ce qui rend ce fait particulièrement curieux, c'est qu'il suffisait de l'écoulement d'une ou deux cuillerées de sang pour qu'on vît l'aphonie se dissiper tout à coup, en même temps qu'une pesanteur douloureuse qui existait vers la région du cœur. M. le docteur Thibert m'a communiqué le fait suivant, qui se rapproche du précédent : c'est celui d'une jeune femme qui était prise d'aphonie complète quelques jours avant l'apparition des règles, et voyait sa voix revenir trois ou quatre heures après l'écoulement du sang menstruel. Deux saignées faites au moment où l'aphonie survenait, et pendant deux mois de suite, la firent cesser chaque fois immédiatement, et prévinrent même son retour ultérieur. Dans un cas à peu près semblable, également observé par M. Thibert, l'aphonie était incomplète et accompagnée, tous les mois, de dyspnée, de toux sèche et de douleur pongitive au-dessus du sein droit : trois saignées mensuelles suffirent pour faire disparaître toute trace de périodicité.

Morgagni parle d'une jeune fille qui fut guérie d'une aphonie à la suite d'une quinte de toux survenue au moment où, mangeant du raisin, *quelque chose lui sembla tomber dans le larynx.* Ce fait, dit l'illustre auteur, ne doit pas être ignoré des médecins, afin qu'ils puissent expérimenter plus tard si les efforts de toux ne pourraient point guérir certaines aphonies, en excitant les muscles du larynx devenus inertes.

C'est au calomel que les Anglais ont recours quand l'aphonie succède aux phlegmasies des voies aérifères, et qu'elle constitue presque à elle seule toute la maladie : des succès ont été dus à ce médicament, qu'ils recommandent d'administrer jusqu'à ce que la salivation survienne. Le docteur Graves (*Reports of Med. cas.*) cite un cas de ce genre qui paraissait des plus graves, et qui céda promptement à l'emploi de ce moyen. « L'amélioration ne fut sensible, dit ce médecin, que lorsque la bouche eut commencé à s'affecter. » Dans une aphonie produite par une suppression de règles, et existant depuis trois mois, malgré le rétablissement de la menstruation et l'usage des médications les mieux indiquées, M. le docteur Trousseau conçut l'idée de pratiquer la cautérisation de la membrane muqueuse du larynx. Le caustique dont il se servit fut une solution concentrée de nitrate d'argent, portée, à l'aide d'une éponge convenablement fixée sur une tige en baleine, jusqu'à l'entrée du larynx. L'opération, faite avec une grande prestesse, ne dura pas un quart de minute ; l'éponge une fois retirée, il survint des haut-le-corps, de la toux et des crachats : ces phénomènes ne tardèrent pas à se dissiper, et la malade, dit M. Trousseau, se plaignait seulement d'un goût insupportable. Le cinquième jour, la voix était revenue assez nette et éclatante ; mais la douleur causée par la cautérisation se faisait encore sentir au niveau du larynx. Plus tard, la guérison ne s'est point démentie. Depuis dix-huit mois environ que cette observation a été publiée (*Bulletin génér. de thérap.*), M. Trousseau m'a dit avoir traité et guéri deux autres femmes aphones, de la même manière et avec la même facilité. Espérons qu'un plus grand nombre de faits viendront enhardir les praticiens à répéter cette tentative, qui sans doute a pu paraître téméraire, mais que le succès justifie, en la réservant toutefois, comme le propose notre collègue, pour les cas où l'aphonie ne dépendrait point d'une lésion organique importante, et où elle aurait résisté aux moyens thérapeutiques généralement conseillés.

LARYNGITES

(*Angina interna, cynanche laryngea,* angine laryngée, angine trachéale, etc.). — On donne le nom de laryngite à l'inflammation du larynx.
Cette maladie se présente sous des formes variées, dont les principales sont
relatives au siège spécial qu'affecte l'inflammation, à ses divers modes de
terminaison, et aux altérations pathologiques qui la constituent. Sous la
dénomination de laryngite proprement dite, nous traiterons ici de l'inflammation bornée à la membrane muqueuse du larynx, et sous le titre de
laryngite sous-muqueuse, nous décrirons celle qui occupe le tissu cellulaire
sous-muqueux de cet organe.

LARYNGITE PROPREMENT DITE.

La laryngite proprement dite est tantôt aiguë, et tantôt chronique.

Laryngite aiguë (catarrhe laryngien, laryngite catarrhale, laryngite muqueuse). Cette inflammation a son siège dans la membrane muqueuse qui
revêt le larynx. Les mêmes causes qui donnent lieu à l'angine gutturale et
à l'amygdalite produisent quelquefois celle du tube aérien ; cependant il est
des causes qui agissent d'une manière plus directe sur le larynx. Ces causes
sont : l'inspiration de vapeurs irritantes, d'un air très chaud ou très froid,
la marche ou la course à pied, à cheval, en voiture découverte, dans une
direction opposée à celle du vent, l'exposition du cou, privé des vêtements
qui le couvrent, à une température froide, l'exercice de la parole et surtout
une déclamation animée, qui entraîne toujours une forte congestion sanguine vers les parties supérieures, et qui les rend plus sensibles à l'action
du froid. Cette affection est plus fréquente, en effet, chez les acteurs, chez
les chanteurs, et généralement dans toutes les professions où l'organe de
la voix est soumis à un exercice forcé.

La laryngite survient assez souvent pendant la maladie d'autres organes,
et par simple continuité de tissu, comme on le voit dans l'inflammation des
bronches, de la trachée-artère ou du pharynx. Elle n'est point produite
par la contagion, à moins qu'elle n'accompagne une maladie contagieuse,
telle que la rougeole, la scarlatine ou la variole. Elle règne quelquefois épidémiquement ; mais presque toujours alors elle coexiste avec l'angine gutturale et pharyngée, comme on l'observa pendant l'automne de 1818, dans
quelques communes du département du Lot (*voyez* AMYGDALITE) ; ou bien
encore on l'observe en même temps que les fièvres exanthématiques dont

nous venons de parler. Dans l'hiver de 1807, et plus particulièrement au printemps de 1808, lors de l'épidémie de rougeole qui sévit à Édimbourg et dans ses environs, on observa un grand nombre de laryngites, non seulement avant et pendant l'éruption rubéolique, mais encore après, et quand déjà la toux avait complètement cessé (Cheyne, *The cyclopœdia of pract. med.*, t. III, p. 14). Une autre cause de laryngite fort grave, dont parle aussi Cheyne (*loc. cit.*, p. 15), et qui, suivant lui, ne serait pas rare en Angleterre chez les enfants des pauvres, provient de la mauvaise habitude où sont les mères de faire boire leurs enfants à même le bec ou goulot d'une théière. Si, par malheur, ce vase contient de l'eau bouillante, la brûlure qui en résulte ne se borne pas aux voies supérieures du conduit digestif, elle pénètre jusqu'au larynx, qu'elle ne dépasse pas cependant, ainsi que l'a prouvé le docteur Marshall, dans un article publié sur cette variété de laryngite, et inséré dans le douzième volume de *Transactions médico-chirurgicales*. N'oublions pas de faire remarquer, d'ailleurs, que la laryngite, comme la plupart des autres phlegmasies, se manifeste quelquefois aussi sous l'influence de causes inconnues, et l'on est réduit à supposer alors, dans celui qui en est atteint, une prédisposition particulière tout à fait inexplicable.

Les symptômes, la marche et la durée de la laryngite aiguë varient surtout en raison de son intensité. Dans les cas les plus légers, elle ne donne lieu à aucuns symptômes généraux ; la voix devient grave, rauque, un peu voilée ; c'est un simple enrouement sans douleur, qui fixe à peine l'attention du malade, et se dissipe ordinairement de lui-même, ou à l'aide des moyens les plus simples, au bout de quelques jours. D'autres fois, au contraire, la maladie débute par un malaise général, un frisson passager suivi d'un mouvement fébrile plus ou moins marqué ; bientôt il survient un changement sensible dans le timbre de la voix, et une douleur, tantôt médiocre, tantôt vive, se fait sentir au larynx. Cette douleur, qui parfois est le premier symptôme, augmente quand le malade tousse ou parle, et quand on exerce une pression sur le cartilage thyroïde. La voix, d'abord rauque, devient aiguë, et se supprime même complètement : toux sèche et sourde, incommode, douloureuse, quelquefois même convulsive, dans laquelle le malade fait des efforts pour rejeter quelques matières qu'il croit être arrêtées dans le larynx. L'entrée de l'air, lors de l'inspiration, est souvent difficile et sifflante ; respiration gênée et fréquente, déglutition douloureuse, expuition d'un liquide muqueux, blanchâtre, tenace, et souvent écumeux. L'inspection du fond de la gorge, lorsqu'on peut abaisser fortement la base de la langue, permet de constater, dans quelques cas, une rougeur vive de la membrane muqueuse qui revêt l'épiglotte. Quand l'inflammation est très intense, il se manifeste parfois de véritables accès de suffocation pendant lesquels la voix est tout à fait éteinte, et la dyspnée excessive. L'angine laryngée est presque toujours alors accompagnée d'accélération du pouls, d'élévation de la chaleur, de rougeur de la face, d'anxiété et d'inquiétudes produites par la crainte qu'ont les malades de suffoquer.

La marche de cette affection est ordinairement rapide ; sa durée moyenne est de quatre à cinq jours ; elle peut se prolonger beaucoup plus, et même passer à l'état chronique. Sa terminaison est assez généralement heureuse : elle a lieu par résolution, et est marquée par la diminution graduée des symptômes, et quelquefois par l'expectoration d'une grande quantité de mucosités. Il n'est pas rare de la voir remplacée par une bronchite. Dans certains cas, elle se transforme en laryngite sous-muqueuse, et se juge alors en vingt-quatre ou trente-six heures, soit par le retour à la santé, soit, et plus souvent encore, par la mort. Presque toujours, en effet, chez le petit nombre d'individus adultes qu'on a eu occasion de voir succomber à la laryngite proprement dite, il existait, indépendamment d'une rougeur et d'une tuméfaction plus ou moins considérables de l'épiglotte et du larynx, une infiltration séreuse, ou séro-purulente, des replis aryténo-épiglottiques. Dans un cas cité par M. Cruveilhier (*Dict. de méd. et de chir. prat.*, t. XI, p. 24), tous les follicules du larynx étaient enflammés de telle sorte, que la surface intérieure de cet organe présentait, dit-il, une multitude de petites ulcérations superficielles. Chez les enfants, au contraire, on ne trouve généralement alors qu'une rougeur vive et un épaississement notable de la membrane muqueuse laryngienne, qui est recouverte en même temps de mucosités puriformes plus ou moins abondantes.

La laryngite aiguë est quelquefois compliquée d'angine tonsillaire ou pharyngée, de bronchite ou de pneumonie. Beaucoup plus fréquemment elle coïncide avec une trachéite.

Le diagnostic de l'angine laryngée est, en général, facile à établir. On ne saurait la confondre avec les accidents dus à la présence d'un corps étranger dans le larynx, tant à cause des circonstances antécédentes, qu'en raison du mode d'invasion de la dyspnée, si différent dans ces deux cas. Quant à l'angine diphthéritique, l'absence de fausses membranes à la gorge, et de gonflement douloureux des ganglions situés aux angles de la mâchoire inférieure et aux parties latérales du cou, la toux d'ailleurs, moins courte et moins brusquement arrêtée, sont des caractères distinctifs qui, joints à ceux indiqués précédemment à l'article CROUP, ne permettront sûrement pas la méprise.

Le pronostic est grave lorsque l'inflammation est à la fois très intense et très étendue, ou qu'elle survient chez de très jeunes enfants. Disons toutefois, à cet égard, que l'une des variétés de cette affection, décrite dans cet ouvrage sous le nom de *faux-croup* ou *laryngite striduleuse*, bien que particulière à l'enfance, et fort effrayante par la violence et la rapidité de son début, est généralement des plus bénignes.

Le traitement de la laryngite aiguë varie à raison de son intensité, et rentre en partie dans celui de l'angine. Seulement ici, lorsque l'affection est assez grave pour exiger un traitement actif, la méthode antiphlogistique doit être employée avec plus d'énergie, à cause du danger plus grand qui l'accompagne. La saignée du bras nous a paru généralement produire un soulagement plus sensible et plus prompt que les sangsues et les ventouses scarifiées : aussi conseillons-nous d'y avoir recours de prime abord, même chez les enfants, toutes les fois qu'il sera possible de la pratiquer. Il peut être utile, au reste, dans quelques cas très graves, d'employer simultanément les émissions sanguines locales et générales, et même d'y revenir à plusieurs reprises si les accidents l'exigent. Le silence absolu est une nécessité rigoureuse ; il importe beaucoup aussi que le malade résiste le plus possible au besoin de tousser. Les boissons adoucissantes dont il fait usage doivent être prises tièdes, et à très petits coups ; les gargarismes mucilagineux, la respiration d'un air rendu humide et chaud par la vapeur d'eau, et maintenu à une température douce et uniforme, les fumigations émollientes, les cataplasmes de même nature, les pédiluves ou les sinapismes plus ou moins actifs, les lavements laxatifs et même purgatifs, tels sont les moyens auxiliaires qu'il est presque toujours nécessaire de joindre aux saignées locales et générales dans le traitement de la laryngite aiguë intense. Quant aux vomitifs, leur emploi est assez fréquemment suivi d'une amélioration notable chez les enfants, et lorsque la gêne de la respiration paraît surtout produite par l'accumulation de mucosités dans les voies aériennes. Les purgatifs, conseillés comme dérivatifs, sont quelquefois aussi utilement administrés dans cette maladie. Les vésicatoires appliqués au-devant du cou, ou plutôt à la nuque, ont été vantés par quelques médecins, chez les sujets faibles, ou lorsque l'angine est à son déclin. Nous préférons alors l'huile de croton-tiglium employée en frictions sur le larynx, ou même autour du cou. Enfin, dans les cas où l'inflammation est assez violente pour menacer les malades d'asphyxie, la bronchotomie semble présenter une ressource précieuse, en ouvrant une voie nouvelle à l'air qui ne peut plus parvenir aux poumons en quantité suffisante pour entretenir la vie.

Laryngite chronique (phthisie laryngée). — Par *phthisie laryngée*, les anciens, comme on sait, entendaient toute altération du larynx, quelle que fût sa nature, qui donnait lieu à des symptômes de consomption. Dans l'absence de notions précises fournies par l'anatomie pathologique, ils étaient obligés de formuler leur généralisation d'après l'étude des symptômes. Aujourd'hui nous savons que la manifestation des nombreux phénomènes qu'ils résumaient ainsi par une seule dénomination, est la traduction constante d'une lésion identique. Cette lésion est l'ulcération de la membrane muqueuse, qui est regardée, par les pathologistes les plus modernes, comme une seconde période de la laryngite chronique simple.

Si, en effet, nous étudions les altérations rencontrées après la mort chez les sujets qui ont succombé à la phthisie laryngée, nous trouvons dans un premier degré, de la rougeur, de l'épaississement, de l'induration ou du ramollissement de la membrane muqueuse du larynx ; un liquide épais, fourni quelquefois par les follicules, dont le volume est augmenté ; dans des cas rares, du pus à la surface de la membrane, ou des végétations, de volume, de forme et de nature diverses. A un second degré, la membrane muqueuse présente en différents points des ulcérations. Dans un travail inédit, qu'il a bien voulu nous communiquer, M. Barth, chef de clinique

de M. Chomel, a conclu, de l'observation exacte des faits particuliers, que
le plus ordinairement ces ulcères sont liés ou associés à la phthisie pulmonaire ; que dans des cas peu fréquents, ils existent, indépendamment de
toute lésion du poumon, de manière à constituer un affection idiopathique, et alors même ils sont dus le plus souvent à la syphilis constitutionnelle. On ignore le mode de formation de celles qui sont **essentielles** :
celles dont la nature est vénérienne commencent le plus ordinairement
par une escarre, comme le fait présumer l'examen des ulcérations qui, par
l'action d'une même cause, se développent dans la gorge, sur les parties
accessibles à la vue. Quant à l'ulcération tuberculeuse, M. Andral (*Clin.
méd.*, t. II, p. 148) pense que, dans un grand nombre de cas, elle commence
par les cryptes muqueux de voies aériennes, qui se remplissent d'une
matière blanchâtre, de manière à former de petits tubercules. Cette opinion,
en faveur de laquelle on peut faire valoir la présence d'ulcérations avec
dépôt de matière tuberculeuse dans l'intestin grêle des phthisiques, est contestée par M. Louis qui affirme n'avoir jamais rencontré dans le larynx
ni granulations, ni dépôts tuberculeux. Il n'est aucun point du larynx
sur lequel on n'ait rencontré les ulcérations, mais elles sont plus communes à la réunion des cordes vocales, et beaucoup plus rares dans les
ventricules : tantôt elles sont profondes, tantôt superficielles, et n'intéressant que le chorion muqueux, elles constituent de simples érosions.
M. Louis a indiqué le meilleur moyen de les reconnaître : c'est de plonger
le larynx dans l'eau. On voit alors, sur toutes les surfaces érodées, nager
des espèces de petites villosités qui n'existent jamais quand la membrane
muqueuse est à l'état normal. M. Louis pense que ces érosions peuvent être
attribuées au passage continuel des matières puriformes qui traversent le
larynx, et il base son opinion sur cette considération que leur siège le
plus fréquent est la partie postérieure du tube aérien. Mais cette induction ne nous semble pas tout à fait juste, puisque, comme le fait d'ailleurs
remarquer lui-même cet excellent observateur, les ulcérations, très communes dans le larynx, sont très rares dans les bronches, qui, à la période
de ramollissement des tubercules, sont perpétuellement en contact avec les
matières purulentes. Les ulcérations proprement dites reposent sur le tissu
cellulaire sous-muqueux, qui est rongé dans une profondeur variable, parfois jusqu'aux cartilages, qu'elles détruisent, dans certain cas, de manière
à déterminer même des fistules. Les altérations qui portent sur les cartilages sont nombreuses : tantôt c'est seulement une ossification prématurée,
résultat évident d'un afflux inflammatoire (Trousseau, etc., *Phthisie laryngée*, p. 25 et suiv.) ; le cartilage cricoïde s'ossifie le plus souvent et le
plus vite, l'arythénoïde le plus rarement ; le périchondre lui-même peut
s'ossifier. Tantôt on rencontre la nécrose des cartilages, lésion fréquente,
puisque M. Trousseau. dont nous mettons à profit l'excellent travail, l'a
trouvée sur plus de la moitié des sujets : elle est commune à toutes les espèces de laryngites chroniques syphilitiques ou tuberculeuses, tandis que
la carie semblerait appartenir, sinon exclusivement, du moins de préfé-

rence, à la laryngite tuberculeuse (*loc cit.*, p. 36). Indépendamment de leur dénudation, les cartilages sont souvent perforés, déplacés, détruits. L'épiglotte participe fréquemment aux mêmes désordres : ulcérée surtout à sa face inférieure, dépouillée de sa membrane muqueuse, érodée, déchiquetée irrégulièrement, détruite en partie, ou même en totalité, elle ne peut plus recouvrir l'orifice supérieur des voies aériennes.

Entre la membrane muqueuse et les cartilages, se trouve le tissu cellulaire, épaissi, infiltré de sérosité (œdème de la glotte) de matière purulente, dégénéré en tissu squirrheux, lardacé ; les muscles sont indurés, ramollis, amincis ou hypertrophiés ; les cordes vocales sont déformées ou n'existent plus ; les ventricules sont ulcérés, creusés profondément, ou, au contraire, leur cavité est effacée, remplie par des tissus de nouvelle formation. Avec ces lésions coïncident, dans des cas plus rares, diverses dégénérescences, soit primitives, et entraînant après elles les désordres que nous venons de décrire, soit consécutives, et probablement amenées par le travail successif d'une inflammation chronique. Ainsi la phthisie laryngée est quelquefois déterminée par la présence et le séjour prolongé de corps étrangers venus du dehors. Les recueils de chirurgie en renferment des exemples assez nombreux. Plus souvent les altérations organiques se sont formées dans le larynx même : elles ont, dans quelques cas, reconnu pour cause première des polypes qui obstruaient le tube aérien : six observations de ce genre sont rapportées dans le traité de la phthisie laryngée (*loc. cit.*, p. 39). D'autres fois les désordres sont consécutifs à des *tumeurs cancéreuses* (Morgagni, epist. xxviii, § 9 et 10), à des *hydatides* (Pravaz, *Thèse sur la phthisie laryngée*), à des *calculs* (*ibid.*, Lieutaud, etc.). Enfin, d'après J. Frank et M. Andral (*Clinique méd.*, t. ii, p. 195), des productions pseudo-membraneuses chroniques se rencontreraient dans la phthisie laryngée, moins rarement qu'on ne le pense généralement.

Nous rangerons sous quatre chefs distincts les causes sous l'influence desquelles se développe la laryngite chronique. 1° *Phthisie pulmonaire*. L'influence de cette affection est, sans contredit, la plus puissante. Les résumés de M. Louis en donnent une idée : il a observé les ulcérations des voies aériennes quarante-quatre fois sur cent deux phthisiques, dont le conduit aérifère a été examiné, c'est-à-dire, sur les quatre dixièmes des cas. 2° *Syphilis constitutionnelle*. Cette affection vient en seconde ligne. Suivant quelques auteurs, l'abus du mercure concourrait aussi pour sa part à la production de la phthisie laryngée. Quant à la syphilis, c'est plutôt, d'après une induction tirée, soit des commémoratifs, soit du traitement employé, qu'on jugera de la réalité de son action ; les occasions d'une preuve directe sont heureusement fort rares. 3° *Laryngite aiguë*. Assez souvent une laryngite aiguë négligée passe à l'état chronique ; la membrane muqueuse reste probablement rouge, épaissie, indurée ; mais elle ne s'ulcère presque jamais. La laryngite ulcéreuse n'appartient, sauf exception, qu'aux tubercules pulmonaires et à la syphilis. Les causes qui donnent lieu à l'angine laryngée aiguë, et en particulier, l'impression du froid humide, le refroidissement habituel des pieds, les violences extérieures portées sur le larynx, une trop forte distension du conduit aérifère dans un renversement forcé de la tête en arrière (Maygrier, art. *Phthisie trachéale*, du *Dictionnaire des sciences méd.*, t. LII, p. 172), l'introduction de poussières irritantes, un cri prolongé (Trousseau, *loc. cit.*, obs. 46), la disparition d'un exanthème cutané, d'un érysipèle de la face, les catarrhes pulmonaires fréquemment renouvelés, pourront amener occasionnellement la forme chronique de cette maladie. 4° Quelquefois la laryngite chronique ne passe point par la période aiguë : elle débute d'emblée, et la cause en est presque toujours dans une action irritante prolongée, telle, par exemple, que les accès de voix ; l'irritation par les poussières ou les molécules très divisées qui voltigent dans l'air, chez les carriers, les matelassiers, les caillouteurs des pierres à fusils, etc. ; les corps étrangers qui séjournent dans les voies aériennes ; certaines tumeurs, polypes, cancers, calculs, développés dans leur intérieur. La masturbation (Trousseau, *loc. cit.*, obs. XIII) ; l'abus du coït, l'usage immodéré des liqueurs alcooliques, ont, dans certains cas, amené la laryngite chronique. Quelques professions y prédisposent plus que d'autres. Parent-Duchâtelet l'a noté dans son ouvrage curieux sur la prostitution, et on le savait déjà, les filles publiques ont presque toutes la voix cassée, enrouée, et chez elles cette espèce de laryngite chronique, si commune, est produite et entretenue par des causes complexes, exposition à toutes les vicissitudes atmosphériques, abus des plaisirs vénériens, abus de l'alcool et des liqueurs fermentées, abus de l'organe de la voix, et surtout syphilis invétérée.

C'est entre trente et quarante ans que se trouve l'époque de la plus grande fréquence de la laryngite chronique. Cette remarque avait frappé tous les auteurs qui ont traité de cette maladie. J. Frank s'exprime en ces termes. « Si infantes phthisi laryngea venerea affectos excipiam, fateri debeo, omnes » ægrotos pubertatis epocham superasse. Plurimi inter triginta et quatuor » decim ætatis annum versabantur » (*Praxeos med.*, pars secund., vol. II, sect. 1, pag. 206, not. 68). La phthisie laryngée est peu commune dans la vieillesse, et extrêmement rare dans l'enfance. M. Trousseau ne cite que quatre exemples d'enfants atteints de cette affection (obs. 11, 13 et 39). Chez deux d'entre eux, elle avait paru consécutive à l'opération de la trachéotomie. Il est assez difficile d'expliquer pourquoi elle se montre plus souvent chez l'homme que chez la femme ; et cependant les calculs de J. Frank (*loc. cit.*) s'accordent sur ce point avec ceux de M. Louis. Le premier dit n'avoir trouvé que neuf femmes (sur lesquelles cinq avaient la syphilis pour cause), sur plus de soixante cas de phthisie laryngée et trachéale qu'il a observés. Le second, après avoir prouvé par des chiffres que la femme est, plus que l'homme, sujette aux tubercules pulmonaires, a constaté, pour les ulcérations laryngées, un résultat inverse. Il a vu, chez les malades du sexe féminin, les ulcères de l'épiglotte six fois seulement sur dix-huit cas, ceux du larynx, sept fois sur vingt-trois, et ceux de la trachée, neuf fois sur trente-un, c'est-à-dire que la proportion chez ces malades est à peine le tiers du nombre total.

De l'énoncé des causes résulte la division de la laryngite chronique en deux grandes classes. La première, dite *ulcéreuse*, est symptomatique, et dérive de trois sources principales : les tubercules, la syphilis, les maladies organiques des voies respiratoires. La seconde est *idiopathique*, essentielle : c'est la laryngite chronique *simple*, qui est fort rarement ulcéreuse. Malgré l'opinion contraire de MM. Double, Cayol et Trousseau, nous persistons à croire que la *phthisie laryngée*, en dehors des *cachexies, tuberculeuse, syphilitique, cancéreuse, etc.*, est pour ainsi dire exceptionnelle. A mesure que l'on note avec plus de soin et d'exactitude les résultats nécroscopiques, le nombre des faits qui la démontrent devient plus restreint. M. Trousseau cite sept observations seulement de laryngite chronique avec ulcération *essentielle*, reconnue à l'autopsie, mais dans ces sept observations, on n'a pas constaté si les causes ou les symptômes de l'infection syphilitique avaient existé : elles manquent donc, pour les esprits sévères et difficiles, de toute la rigueur désirable.

Presque toujours, dans la première période, les symptômes sont seulement locaux et sans accompagnement de trouble général de l'économie. Leur début est ordinairement lent et graduel. Le malade éprouve, à la partie antérieure du cou, de la douleur dont les caractères sont variables : simple gêne, picotement, prurit, sentiment de sécheresse, de chaleur, de cuisson, telles sont les modifications diverses de la souffrance locale. Du reste, dans plus de la moitié des cas (Trousseau, *loc. cit.*, p. 175), la douleur est nulle depuis le commencement jusqu'à la fin de la maladie, et même elle peut exister au début, alors que les lésions sont peu profondes et peu considérables, et disparaître quand il y a des désordres beaucoup plus graves. Elle est exagérée par la respiration forcée, par l'exercice de la voix, et surtout par la déglutition (Trousseau) ; elle l'est à peine par le toucher du larynx à la partie antérieure du cou. Elle varie d'ailleurs d'après la susceptibilité du sujet et d'après le siège des ulcérations, parce que les différents points de la membrane muqueuse aérienne, et entre autres la portion supérieure, sont douées d'une plus vive sensibilité. Constamment la voix est altérée ; elle est le plus souvent enrouée, rauque, quelquefois seulement affaiblie. Cet enrouement, dont le timbre présente différentes nuances, est continuel, ou il reparaît plus fort après un long exercice, ou sous l'influence d'un changement de température, et surtout, chose singulière, de la transition du froid au chaud (Trousseau, p. 168). Il l'est moins au réveil qu'à la fin du jour, où l'organe est nécessairement plus fatigué. Il diminue également d'une manière notable après les repas : du reste, il en est de même, comme tout le monde l'a remarqué, pour la toux et l'enrouement de la bronchite compliquée d'angine laryngée, sans qu'on puisse toujours donner une raison de cet étrange amendement. L'aphonie n'est guère un symptôme de la première période ; parfois, cependant, elle alterne avec la raucité de la voix, dont le timbre est souvent inégal. La toux n'a point de caractères bien spéciaux : elle est rare ou presque incessante, et souvent avec des lésions identiques. Elle est pénible ou facile, sèche ou suivie d'expectoration de matières muqueuses pour l'ordinaire ; presque jamais elle n'est profonde. La déglutition est peu gênée dans le début de la maladie, c'est plus tard qu'elle devient douloureuse, difficile, impossible même, et que les liquides, au lieu d'être avalés, remontent quelquefois par les fosses nasales. La respiration n'offre également que des troubles légers, à moins que la laryngite ne coïncide avec le développement de tubercules dans les poumons.

Pour confirmer la valeur diagnostique de ces symptômes, et pour voir à quelle lésion ils correspondent, on peut, dans certains cas, se servir avec avantage de l'inspection directe de l'arrière-gorge. Dans la laryngite syphilitique, par exemple, les altérations visibles du pharynx, des amygdales et de la luette, fournissent des données sur la nature du mal et l'état probable du larynx. Dans d'autres cas, en déprimant fortement la langue, il sera possible d'apercevoir l'épiglotte, comme nous l'avons dit ailleurs. Le speculum proposé par M. Selligue, pour faciliter cette inspection, paraît à M. Trousseau inutile et presque toujours inapplicable. Quant à l'aspect extérieur de la région antérieure du cou, il est rarement changé, et c'est une exception quand il présente un gonflement sensible. Le toucher sera utile, quelquefois pratiqué, soit à l'extérieur, pour constater la crépitation fournie par le frottement des cartilages malades (Laignelet, *Rech. sur la phthisie laryngée ;* Thèses de Paris, 1806), soit à l'intérieur, pour l'exploration de l'épiglotte et des replis aryténo-épiglottiques ainsi que pour celle du pharynx. Le docteur Hutchinson dit avoir *constamment* observé dans la laryngite chronique que la pression exercée sur le cartilage *thyroïde* détermine un bruit sensible de crépitation, lorsqu'on le pousse en arrière ou qu'on le porte d'un côté ou de l'autre (*Gaz. méd.*, 1833, t. I, p. 462). L'introduction du doigt dans le fond de la gorge a permis également plus d'une fois de constater la présence de végétations syphilitiques dans le pharynx et sur l'ouverture supérieure du larynx lui-même (Trousseau, *loc. cit.*, p. 223).

Les symptômes dont nous venons de donner la description se caractérisent davantage dans la seconde période, à mesure que les ulcérations deviennent plus nombreuses et gagnent en étendue ou en profondeur. La voix est plus altérée, plus rauque, tantôt sifflante, tantôt étouffée, comme caverneuse ; souvent elle se perd tout à fait, et le malade ne se fait presque plus comprendre que par gestes, ou par le mouvement des lèvres. Même exagération dans la douleur et la difficulté de la déglutition : le pharynx se contracte convulsivement, et rejette au dehors, ou par les fosses nasales, le bol alimentaire ou les boissons ingérées. En général, quand l'épiglotte est détruite ou altérée profondément, la déglutition ne peut avoir lieu sans déterminer des accès de suffocation. Toutefois, ainsi que M. Magendie l'avait constaté, cette destruction n'empêche pas certains malades d'avaler parfaitement, tandis que d'autres, chez lesquels ce cartilage est intact, ne peuvent exécuter aucun mouvement de déglutition sans laisser pénétrer des aliments dans le larynx (Trousseau, *loc. cit.*, obs. 24 et 25).

La respiration est embarrassée ; il y a de la dyspnée, de l'anhélation ; l'inspiration est bruyante, avec sifflement, plus difficile que l'expiration ; il se manifeste parfois des symptômes de suffocation? et si les accès se multiplient, la mort par asphyxie peut survenir tout à coup (*voyez* plus bas *Laryngite sous-muqueuse*) ; la toux est rauque, déchirée, éteinte, quelquefois croupale ; des crachats spumeux et blanchâtres, ou épais, jaunes-verdâtres, purulents, striés de sang, des grumeaux opaques qui plongent au fond du vase, des fausses membranes (Andral, *Cours de pathol. int.*, t. I, p. 282) sont rendus par l'expectoration. Au milieu de ces mucosités purulentes ou sanguinolentes, on a vu des débris de cartilages cariés. Hunter montrait une partie du cricoïde qui avait été expectorée par un homme soupçonné de phthisie, et qui guérit parfaitement après cette expuition (Cruveilhier, *loc. cit.*, p. 29).

Outre l'inspection directe des parties et le toucher, soit au-devant du cou, soit au fond de la gorge, qui, dans cette période avancée plus encore qu'au début, fourniront des données utiles au diagnostic, l'auscultation du larynx ne sera pas sans avantage. M. Barth (travail inédit) a constaté que, chez les individus atteints d'enrouement et d'aphonie le murmure respiratoire caverneux, qu'on entend d'ordinaire en auscultant sur le larynx, n'est pas aussi net que dans l'état naturel. Si, dans les différentes nuances que ce bruit peut affecter, il n'a point trouvé de caractère précis pour les ulcérations simples, il n'en est pas de même de celles qui existent avec boursouflement, végétations ou tumeurs, dont l'effet est de rétrécir le diamètre intérieur du larynx. Plusieurs fois il assure avoir posé, pendant la vie, le diagnostic vérifié par l'autopsie de semblables lésions, et il avait reconnu leur existence à une espèce de murmure beaucoup plus bruyant dans le larynx, à un cri particulier entendu en ce point dans l'inspiration, et à la faiblesse ou à l'absence du murmure respiratoire dans la poitrine.

Avec l'aggravation des symptômes locaux coïncide le développement plus ou moins rapide des symptômes généraux de dépérissement qui caractérisent la période ultime des maladies chroniques et surtout des affections tuberculeuses. L'amaigrissement augmente ; les traits s'altèrent, les téguments pâlissent, le tissu cellulaire des extrémités s'œdématie, le sommeil se perd, les forces diminuent, les fonctions digestives se dérangent, une diarrhée opiniâtre s'établit, des sueurs nocturnes et la fièvre hectique finissent par exténuer le malade, qui meurt de consomption, s'il n'est rapidement enlevé par un accès de suffocation au milieu des accidents d'asphyxie que détermine l'œdème de la glotte.

La différence de nature dans les espèces de laryngite chronique amène une grande diversité dans la marche et la terminaison de la maladie. La laryngite simple non ulcéreuse a une durée de plusieurs mois ; mais elle tend vers la guérison, qui en est la fin la plus ordinaire. La syphilitique dure davantage, avec des exaspérations, des amendements, des recrudescences : le retour à la santé est possible, si surtout on attaque le mal à son début, ou du moins avant que des désordres considérables aient profondément altéré les tissus qui entrent dans la composition du larynx et de la trachée. La tuberculeuse, la cancéreuse, celle qui est consécutive à des maladies organiques des voies aérifères, marchent irrévocablement vers la mort, avec une rapidité plus ou moins grande. Indépendamment du siège des ulcérations, de leur nombre, de leur étendue, de leurs complications, qui feront nécessairement varier l'intensité et la succession prompte ou lente des accidents, il y a dans l'économie une condition qui nous échappe, et dont l'influence sur les progrès de la phthisie laryngée est incontestable. De même que dans le poumon, les tubercules restent parfois stationnaires, soit spontanément, soit consécutivement à un traitement convenable, tandis que d'autres fois, au contraire, ils traversent toutes leurs périodes, de l'état granuleux à l'état de ramollissement et de fonte complète, avec une promptitude effrayante, et malgré l'emploi le plus sage et le plus opportun de toutes les ressources de la thérapeutique : de même la phthisie laryngée tuberculeuse peut faire quelques haltes avant d'arriver au but fatal ; bien entendu aussi que la quantité, la disposition, le progrès des tubercules, qui, dans ces cas, se rencontrent simultanément dans le poumon, donnent à sa marche une fâcheuse impulsion. Dans cette espèce de laryngite chronique, la mort est successivement amenée par le marasme, ou subitement déterminée, comme on l'a déjà dit, par une attaque de laryngite sus-glottique.

La phthisie laryngée peut-elle produire la phthisie pulmonaire ? M. Trousseau répond à cette question par l'affirmative (*loc. cit.*, p. 242), et il cite quatre observations à l'appui de son opinion. Il insiste principalement sur ce que les désordres étaient plus avancés dans le larynx que dans le poumon, ou bien sur ce que la phthisie pulmonaire, non reconnue à l'auscultation, ne s'était montrée que postérieurement à l'opération de la trachéotomie. Mais ces conclusions ne nous paraissent pas très rigoureuses. De ce que les altérations sont plus prononcées dans les voies aérifères que dans le tissu pulmonaire, qui peut présenter seulement des granulations, on n'est pas en droit de conclure que les lésions du poumon sont consécutives à celles du larynx, et déterminées par elles. Il est certaines phthisies (les phthisies granuleuses surtout) dont le diagnostic échappe à l'oreille la plus exercée ; et il devient alors impossible de préciser l'âge des productions tuberculeuses qui, bien que contemporaines, peuvent avoir marché vite dans le larynx, et lentement dans le poumon. N'est-il pas aussi plus raisonnable d'admettre que l'affection tuberculeuse, dont le germe était dans l'économie tout entière, a commencé par naître dans le larynx, et qu'ensuite un second développement, que rien n'autorise à croire sous la dépendance immédiate du premier, s'est fait dans le poumon. Sans doute, chez les enfants, comme chez les adultes, le tissu pulmonaire est le siège de prédilection des tubercules, et c'est là, en général, qu'ils se développent primitivement : mais il y a de nombreux exemples d'infractions à cette loi et d'irrégularités dans la marche de ces produits accidentels. Ne leur arrive-t-il pas souvent de remplir un organe, de le détruire complètement, alors qu'on pourrait à peine en compter quelques-uns dans le poumon ? Nous nous rappelons, entre autres faits curieux, avoir observé le rein gauche entièrement détruit par la dégénérescence tuberculeuse, alors que le poumon lui-même ne contenait certainement pas plus de huit ou dix tubercules disséminés dans le lobe supérieur ; dans le rein, ils étaient à la période de suppuration, de ramollissement complet, et dans le poumon, à la période de crudité.

Le diagnostic différentiel de la laryngite chronique embrasse la solution de trois problèmes : 1° déterminer si le larynx est affecté ; 2° déterminer la nature de l'affection, l'espèce de laryngite ; 3° déterminer quelles parties du larynx sont affectées. La première question est facile à résoudre. Les phénomènes purement locaux qui existent à la gorge, l'altération de la voix, la douleur, etc., sont tout à fait caractéristiques, et il faut, selon nous, une préoccupation singulière pour rapporter à une maladie de poitrine, à l'asthme, par exemple (M. Barth a vu deux fois commettre cette erreur !), des symptômes si bien bornés, si bien circonscrits à l'organe de la phonation. L'anévrisme de l'aorte ne sera pas non plus confondu avec la laryngite chronique (*voyez* LARYNGITE SOUS-MUQUEUSE). A part ces cas si extraordinaires et si rares où l'on a rencontré des tumeurs, des dégénérescences variées, des concrétions du corps thyroïde, ou bien encore des cancers, des polypes, etc., du pharynx ou de l'œsophage, qui pressent sur le larynx, le perforent, et pénètrent dans son intérieur, nous ne voyons aucune maladie dont les symptômes puissent simuler ceux d'une affection propre du larynx. Ce premier point éclairci, une fois qu'on est sûr que le mal siège dans les voies aériennes, il faut en déterminer la nature. On doit se demander d'abord, dans les cas où l'aphonie existe, si elle est liée à une altération du larynx, ou si elle est nerveuse, alcoolique, etc. ; si, enfin, elle est sous l'influence d'une de ces causes nombreuses que nous avons énumérées à l'article APHONIE. Deux remarques suffiront pour éviter toute méprise. Dans la laryngite chronique, la voix est presque toujours rauque, beaucoup plus rarement tout à fait éteinte ; dans les aphonies nerveuses, ou autres, la voix est presque toujours éteinte ; elle est rauque beaucoup plus rarement. Quand, dans une laryngite chronique, il y a aphonie, c'est que l'altération organique est avancée, c'est que son début remonte déjà à une époque assez ancienne, et alors il existe du côté du larynx un ensemble remarquable de phénomènes locaux (douleur, gêne de déglutition, toux, etc.), et cette lésion avancée de l'organe de la phonation a généralement suscité des réactions dans l'économie entière (fièvre, amaigrissement, etc.). Rien de semblable dans les autres aphonies : elles sont passagères ; l'extinction de la voix est le seul phénomène morbide, et la santé générale est parfaite, si elle dure depuis plusieurs mois, aussi bien que si elle date d'une semaine ou d'un jour. Mais cette laryngite, dont on vient de constater la réalité, quelle est sa nature ? S'agit-il d'une simple phlegmasie chronique avec tuméfaction de la membrane muqueuse, ou la laryngite est-elle ulcéreuse ? Il est plus difficile de le savoir ; car, dans les deux cas, on rencontre égale-

ment la douleur de gorge, la raucité, et même l'extinction de la voix, la
gêne de la déglutition, la toux, l'expectoration muqueuse et la dyspnée. La
durée de la maladie, sa marche et ses phénomènes concomitants, tranche-
ront la difficulté. La persistance des phénomènes morbides, leur progression lente et graduée, leur intensité de plus en plus grande, et surtout
l'apparition des symptômes de consomption, indiqueront manifestement
l'ulcération de la membrane muqueuse. Après la connaissance de la nature
de la laryngite vient celle de la cause, et cette question est d'une haute
importance. La laryngite est-elle tuberculeuse ? est-elle syphilitique ? Dans
le premier cas, l'examen du médecin portera principalement sur la constitution du malade, sur la conformation de son thorax, l'influence de l'hérédité, la fréquence des hémoptysies, sur les phénomènes du début (toux
sèche, sueurs nocturnes, dyspnée, fièvre le soir, etc.), et enfin sur les
renseignements si précieux fournis par la percussion (matité au sommet
du poumon), et l'auscultation (respiration faible, rude, bronchique, expiration prolongée, bronchophonie ; plus tard, gargouillement sous-clavicu-
laire, respiration et toux caverneuses, pectoriloquie, etc.). En revenant à
plusieurs reprises à l'examen attentif du poumon, et en s'aidant en même
temps de la comparaison des symptômes généraux de la phthisie devenus
plus graves, presque toujours on arrivera à la détermination précise du
mal ; heureux si le diagnostic n'a pas été si tardif, et si, dès la période de
crudité des tubercules, il a été possible de constater leur existence.

L'attention du médecin se dirigera vers d'autres points, s'il soupçonne
une influence syphilitique sur la production de la laryngite. La fréquence
des maladies vénériennes antécédentes, les diverses formes de ces maladies,
l'existence de phénomènes actuels de syphilis constitutionnelle (exostoses,
périostoses, douleurs, ostéocopes, exanthèmes, etc.), devront le guider. Il
se rappellera aussi que l'inspection du fond de la gorge, en révélant la
coïncidence d'ulcérations, de destructions des amygdales, de la luette, des
piliers du voile du palais, établira le diagnostic d'une manière certaine.
Les ulcérations syphilitiques procèdent de haut en bas, et, du pharynx,
descendent vers les voies aérifères. Si donc, avec une altération profonde
de la voix, on note des désordres plus ou moins graves, et de nature spécifique, dans l'arrière-gorge, on en conclut avec certitude qu'on a affaire
à une laryngite chronique syphilitique. Enfin est-il possible, certains
phénomènes morbides étant donnés, de reconnaître que les ulcérations de
la membrane muqueuse du larynx affectent un point plutôt qu'un autre ?
M. Barth (*Mém. inéd.*, déjà cité) a fort bien traité cette question, qui
emporte avec elle le diagnostic différentiel de la phthisie laryngée d'avec la
phthisie trachéale, admise autrefois comme maladie indépendante (Cayol,.
Dissert. inaug., 1810). Il s'exprime ainsi, relativement à la détermination
du point précis qu'occupent les solutions de continuité de la membrane
muqueuse : « Le siège de la douleur au-dessus du larynx, la difficulté de
la déglutition, le retour des boissons par le nez, joints aux signes de l'ulcération des voies aériennes, indiqueront qu'elles occupent l'épiglotte,

avec érosion plus ou moins profonde des bords de cette éminence,
ou bien le pourtour de l'orifice supérieur du larynx, de manière que
celui-ci ne puisse plus être bouché complètement par l'épiglotte, ou enfin
qu'elles ont profondément altéré les cartilages arythénoïdes ou les muscles
du larynx. Le siège de la douleur derrière le cartilage thyroïde, l'altération progressive de la voix, annonceront qu'elles occupent le larynx ;
la raucité prononcée fera penser qu'elles siègent sur les cordes vocales ou
les ventricules, et qu'elles ont une certaine étendue ; l'extinction complète
de la voix dénotera, en général, que les cordes vocales sont toutes deux
profondément ulcérées, les ligaments thyro-arythénoïdiens, ou les muscles
de même nom, altérés, ou les cartilages arythénoïdiens détruits ; une
dyspnée très grande, avec bruit de sifflement prononcé de la respiration
joint aux symptômes précédents, permettra de diagnostiquer l'existence
simultanée d'un gonflement des tissus avec rétrécissement du larynx. Le
siège de la douleur à la partie inférieure du cou, ou derrière la partie supérieure du sternum, la raucité peu marquée de la voix avec les autres
symptômes des ulcérations des voies aériennes, indiquent qu'elles occupent
la trachée-artère. Enfin la réunion des signes précités, une douleur dans
toute la hauteur du tube aérien, parfois l'augmentation de cette douleur
dans tout ce trajet au moment du passage du bol alimentaire ; une altération
profonde ou l'extinction de la voix et de la dysphagie annonceront qu'elles
occupent à la fois les différents points indiqués. Ajoutons toutefois que des
ulcérations superficielles pouvant exister sans symptômes locaux prononcés,
l'absence de quelques-uns de ces signes ne serait pas suffisante pour décider que telle ou telle portion du tube aérien est exempte de l'ulcération, si
l'on a d'ailleurs les autres signes d'une lésion de ce conduit avec les symptômes généraux de consomption propres à l'ulcération de ces parties. »

Traitement. — Toute laryngite chronique succédant à une laryngite
aiguë, ou conservant encore quelques caractères d'acuité, on fera bien
d'employer au début le traitement ordinaire de l'angine laryngée récente.
Les émollients appliqués à l'intérieur en vapeur, plutôt qu'à l'extérieur en
cataplasmes, les émissions sanguines dans une mesure proportionnée à
l'âge, aux forces du sujet, à la forme plus ou moins aiguë, à l'intensité, à
la recrudescence des accidents, pourront avoir quelque utilité. On aura
recours à la saignée générale, à l'application de sangsues à la gorge, ou de
ventouses scarifiées, soit à la nuque, soit sur les parties latérales du cou.
Les boissons adoucissantes, la diète lactée, ou un choix d'aliments doux
et de facile digestion, ainsi que les pédiluves rendus plus actifs par l'addition de sel, de farine de moutarde ou d'acide nitro-muriatique, convien-
dront encore dans cette première période.

En cas d'insuccès, on emploiera les révulsifs cutanés, leur action doit
être prolongée et non pas intermittente. On proscrira donc les vésicatoires
volants, posés, soit sur le point malade, soit au voisinage ; ils sont très peu
utiles, et occasionnent beaucoup de douleur. On retire plus d'avantage
d'un vésicatoire à demeure, et surtout d'un séton à la nuque. On pourrait

également passer un petit séton en avant, au niveau de l'espace crico-thyroïdien, ou, mieux encore, promener des cautères superficiels, de petite dimension (à l'aide du caustique de Vienne), et dont on n'entretiendrait pas la suppuration à la partie antérieure du cou. Un moyen moins actif et assez avantageux toutefois, pour lequel les malades ont peu de répugnance, c'est l'huile de croton-tiglium, dont nous avons déjà parlé, et avec laquelle on fait des frictions sur la même région, pendant plusieurs mois, s'il est nécessaire. Nous lui accordons la préférence sur la pommade émétisée, qui parfois produit des ulcérations du plus fâcheux caractère. Le repos de l'organe affecté est une condition indispensable du succès. On conseille ordinairement au malade de garder un silence absolu, et d'écrire sur une ardoise ce qu'il désire, plutôt que de parler même à voix basse. Cependant, il a semblé à M. Trousseau que la parole à voix très basse avait peu d'inconvénients ; et cette remarque est fort importante, car le silence complet est pour les malades un supplice insupportable. C'est dans le même but du repos du larynx qu'il faut combattre la toux qui accompagne la laryngite chronique. On a proposé, pour remplir cette intention, d'administrer à l'intérieur ou à l'extérieur les stupéfiants. Non seulement ils diminuent la toux, dont les secousses sont si fâcheuses alors, mais ils ont de plus l'avantage de modérer les douleurs locales. Bennati (*Études physiol. et pathol. sur les organes de la voix*, 1833) a surtout insisté pour leur emploi : il conseillait de faire plusieurs fois par jour, sur le larynx, des frictions avec l'extrait de belladone, que J. Frank dit, au contraire, avoir vu constamment échouer (*loc. cit.*, p. 219), et auquel il préfère l'huile de jusquiame. M. Cruveilhier propose de faire fumer au malade des feuilles de stramonium ou de belladone, bouillies dans une solution d'opium, séchées convenablement et disposées en cigares. C'est aussi afin d'arriver directement au siège du mal, qu'on a préconisé l'usage des fumigations ; et, en effet, l'inspiration des vapeurs de succin, de goudron, d'éther simple ou cicuté, les fumigations de tabac, de jusquiame, de pavot, de chlore, d'iode, de créosote, ont apporté quelque amendement dans certains cas et à certaines périodes de la laryngite chronique. Nous en dirons autant des douches sulfureuses, émollientes, ou aromatiques, dirigées sur le devant du cou. L'opium à l'intérieur, et les sels de morphine, introduits dans l'économie par la méthode endermique, n'ont pas été sans avantages dans quelques circonstances, quoique l'on puisse, en général, avec Frank, reprocher aux opiacés de supprimer l'expectoration. M. Cruveilhier a proposé l'usage d'un masque analogue à celui dont on se sert pour faire des armes. Ce masque, qui est recouvert d'une toile écrue, est percé d'une ouverture au niveau de la bouche, et à cette ouverture s'adapte un tube destiné à conduire des vapeurs appropriées à l'état du malade. Dans l'intérieur, est une petite case où l'on peut placer diverses substances, du baume de Pérou liquide, du coton imbibé de différentes essences, des solutions de sulfure de soude, etc. (*loc. cit.*, pag. 31). Ce masque a sans doute été construit pour remplir des indications évidentes ; mais nous ne pensons pas que son application soit toujours possible en pratique. Les malades auxquels le médecin a déjà imposé le sacrifice de la parole seraient certainement fort peu disposés à se soumettre à un pareil emprisonnement : ils ne sont pas tous doués du courage de cette femme que M. Andral cite dans ses cours, et qui eut la constance de rester plus d'une année entière dans une chambre où arrivaient constamment des vapeurs émollientes : il est vrai qu'elle fut récompensée de sa patience, puisqu'elle fut guérie d'une laryngite chronique. Enfin on a essayé, dans ces derniers temps, d'attaquer les maladies du larynx par des médicaments topiques appliqués directement sur la membrane muqueuse. Les avantages qu'on retire tous les jours de la médication topique dans les ulcères les plus rebelles de la gorge, de la bouche, du nez, de la peau, de l'utérus, etc., dans les inflammations même, et surtout dans les ophthalmies, devaient engager à appliquer à la laryngite chronique ce qui réussit souvent dans d'autres phlegmasies. C'est M. Trousseau qui a employé avec le plus de hardiesse et le plus de fréquence cette méthode directe et irritante. Comme ses préceptes sont utiles pour la pratique, nous lui empruntons les pages où il décrit ses procédés. « Sous forme liquide, il est beaucoup plus facile de porter un médicament sur la membrane muqueuse du larynx, sans risquer d'irriter la trachée et les bronches. Les liquides dont nous nous servons sont de diverse nature, ou irritants ou simplement astringents. Les liquides irritants sont les solutions de nitrate d'argent, de sublimé, de nitrate acide de mercure, de sulfate de cuivre ; mais le nitrate d'argent est celui que nous préférons, à cause de la rapidité de son action, de son innocuité constante et de son efficacité éprouvée dans le traitement de presque toutes les maladies externes. La solution dont nous faisons usage est plus ou moins concentrée : tantôt nous mettons un gros de ce sel pour deux gros d'eau distillée, tantôt une proportion moitié moindre. Pour porter le caustique dans le larynx, nous employons divers moyens : quand il s'agit de cautériser seulement la partie supérieure du larynx et de l'épiglotte, nous nous servons, comme porte-caustique, d'une flèche de papier roulé assez ferme, que nous recourbons à son extrémité. Cette extrémité est trempée dans la solution caustique, de manière à en retenir au moins une goutte ; on fait ouvrir largement la bouche du malade ; avec une cuillère fortement recourbée, on déprime la langue, que l'on attire en même temps un peu en avant : on introduit alors la petite flèche, et lorsque son extrémité a dépassé l'épiglotte, on fait exécuter à l'instrument un mouvement de bascule qui l'enfonce dans la partie supérieure du larynx. Une baleine recourbée et armée d'un petit morceau d'éponge remplirait, comme on le pense bien, le même but, et serait plus commode, parce qu'elle serait moins flexible que la flèche de papier. Quand nous voulons cautériser fortement en même temps le pharynx, la base de la langue et l'entrée du larynx, nous prenons une baleine d'une ligne et demie de diamètre, et nous la choisissons de ce diamètre, pour qu'elle ne se ploie pas trop facilement. Nous la faisons chauffer à la flamme d'une bougie, à un pouce à peu près de son extrémité, et quand elle est suffisamment ramollie, nous la recourbons de manière à former un angle de 80 degrés. Alors, à l'extrémité de la tige de la baleine, nous pratiquons une coche circulaire et profonde, et nous y attachons fermement une petite éponge de forme sphérique, et de six lignes de diamètre ; nous imbibons complètement notre éponge d'une solution de nitrate d'argent : cela fait, nous introduisons, comme il a été dit plus haut, le porte-caustique. Dès qu'on a dépassé l'isthme du gosier, il s'opère un mouvement de déglutition qui porte le larynx en haut. Nous saisissons ce moment pour ramener en avant l'éponge, qui, dans le premier temps de l'opération, avait été enfoncée jusqu'à l'entrée de l'œsophage. Par cette manœuvre, on revient sur l'entrée du larynx, en retenant l'épiglotte, et il est facile alors, en appuyant, d'exprimer la solution caustique dans le larynx. Les convulsions de toux, qui d'ailleurs s'emparent du malade en ce moment, favorisent l'introduction du nitrate d'argent. Outre la toux, qui est assez vive, cette opération provoque souvent aussi des vomissements. Ce procédé, sans être douloureux, est fort incommode, et beaucoup de malades refusent de s'y soumettre une seconde fois. Nous employons alors le suivant, qui est tout aussi efficace, et qui est beaucoup moins désagréable. L'appareil consiste en une petite seringue d'argent, semblable à celle d'Anel, dont le syphon a cinq pouces de longueur, et se recourbe fortement à son extrémité. Il est nécessaire que l'ouverture du syphon ait au moins un quart de ligne de diamètre. On met dans la seringue un quart et demi de sa capacité de solution caustique, et on laisse le piston soulevé comme si la seringue était pleine. De cette manière, il y a dans la seringue un quart seulement de solution de nitrate d'argent, et trois quarts d'air. Ce mélange est indispensable pour qu'on puisse, en poussant rapidement le piston, produire une pluie fine et non un jet plein. Le malade est disposé comme dans les opérations précédentes, et quand l'extrémité du syphon a dépassé l'épiglotte, on pousse le liquide, qui s'introduit en même temps dans le larynx et dans la partie supérieure de l'œsophage. A l'instant même le malade éprouve une toux convulsive et des régurgitations à l'aide desquelles il se débarrasse de toute la solution qui ne s'est pas combinée avec les tissus. On lui fait boire alors quelques gorgées d'une limonade hydrochlorique, ou d'eau simplement salée, afin de décomposer le peu de solution qui, restée dans l'œsophage, pourrait être avalée. Les mêmes procédés devront être employés lorsqu'on remplacera le nitrate d'argent par une autre substance » (*loc. cit.*, pag. 316). Dans des cas où l'introduction des caustiques liquides rencontrait quelques difficultés, M. Trousseau l'a remplacée par l'insufflation de poudres diverses en proportions variées. Le sucre, le sous-nitrate de bismuth, sont insufflés à l'état pur, le calomel, mêlé avec douze fois son poids de sucre, le précipité rouge, le sulfate de zinc et le sulfate de cuivre, avec trente-six fois leur poids de sucre, l'alun, avec deux fois son poids de sucre, l'acétate de plomb, avec sept fois, le nitrate d'argent, avec soixante-douze fois, trente-six fois, vingt-quatre fois son poids de sucre. Ces proportions seront, du reste, surbordonnées à l'état du larynx et à la susceptibilité des malades. A la suite de l'exposé qui précède, **M.** Trousseau rapporte plusieurs observations de guérison. Un autre moyen, que nous mentionnons seulement pour mémoire, a été indiqué pour porter les substances médicamenteuses sur les points malades, et cautériser les cartilages cariés : il consiste à diviser préliminairement le **larynx** en avant, sur la ligne médiane.

La guérison sera beaucoup plus facile dans les laryngites syphilitiques que dans toute autre espèce de laryngite. Toutes les fois qu'une **angine** laryngée chronique résiste au traitement rationnel employé dans le commencement, si l'on ne trouve pas dans l'état de la poitrine de quoi justifier l'existence des phénomènes morbides du côté des voies aériennes, il sera sage au moins d'essayer les mercuriaux. Si la nature du mal était évidemment syphilitique, ce traitement mercuriel serait de rigueur. Il y a nombre d'affections graves du larynx dont la cause était inconnue, et qui auraient fini par amener la mort, si on ne s'était décidé à employer ce puissant moyen thérapeutique. — Lorsque la laryngite chronique est liée à la tuberculisation pulmonaire, et quand déjà elle est à une période avancée, il reste bien peu de ressources. Un traitement palliatif, des adoucissants, le régime lacté, les médicaments calmants pour modérer les douleurs, seront employés plutôt dans l'espoir de tempérer le mal que de le guérir. C'est dans cette période ultime, alors que la déglutition est impossible, qu'on a été forcé d'ingérer des aliments avec la sonde œsophagienne. Si, à cette époque, ou plus tôt, il survenait des accès de suffocation, si la vie était menacée immédiatement, la trachéotomie serait la dernière ressource, et prolongerait de quelques mois, peut-être, une pénible et douloureuse existence.

2° LARYNGITE SOUS-MUQUEUSE (œ lème de la glotte, angine laryngée œdémateuse ou séreuse, etc.). — Qu'un érysipèle de la face se montre à ses diverses périodes, qu'il donne lieu à une simple rougeur de la peau, ou à une infiltration œdémateuse du tissu cellulaire, ou bien encore à la formation de foyers purulents, il n'en gardera pas moins son nom d'*érysipèle*, et cette uniformité de dénomination paraît tout à fait naturelle, parce que la variété de ces produits de l'inflammation pourra ne modifier que fort légèrement les symptômes, le pronostic et le traitement. Il doit en être de même pour la laryngite : bien que les lésions anatomiques, par la diversité de leur siège, apportent des différences profondes dans le développement des symptômes, bien qu'il y ait entre le simple érythème de la membrane muqueuse du larynx et le dépôt de matière purulente sous cette membrane, toute la distance qui sépare une simple indisposition d'une maladie mortelle, une désignation commune devra embrasser ces manifestations si dissemblables, parce que le fond de la maladie reste le même, en définitive, et que la nature essentielle est identique.

Il faut rejeter le nom d'œdème de la glotte, imposé par Bayle à la laryngite sous-muqueuse, quoique son excellente description doive être conservée : il y a dans sa dénomination plus d'une erreur, erreur de siège d'abord, puis erreur sur la nature même du mal. On sait qu'en anatomie on entend par glotte l'ouverture circonscrite entre les deux cordes vocales de

chaque côté, et non pas l'orifice supérieur du tuyau aérifère. Ensuite, par
le mot d'œdème, on préjuge à faux l'essence de la maladie, puisque, ainsi
que nous allons le voir, son caractère anatomique n'est pas un œdème
proprement dit, mais un gonflement œdémateux de nature phlegmasique.
A la dénomination que Bayle avait fait passer dans la science, il est plus
philosophique de substituer celle de *laryngite sous-muqueuse*. Du reste,
nous adopterons la division proposée par M. Cruveilhier, en *laryngite sus-
glottique et sous-glottique*. Par la première, il désigne l'infiltration séreuse ou
purulente des replis muqueux qui vont de l'épiglotte aux cartilages aryté-
noïdes, et par la seconde, des altérations pareilles situées au-dessous des
ventricules, et derrière le cartilage cricoïde.

Le rejet du nom que Bayle avait donné à la laryngite sous-muqueuse nous
amène à discuter la question de l'existence de l'œdème de la glotte comme
phénomène purement hydropique. Cette existence, dans certaines hydropisies générales, a été regardée comme possible. Si l'on consulte les faits, si
l'on fait attention aux altérations pathologiques que l'on rencontre chez
l'adulte, on acquiert bientôt la certitude qu'à l'infiltration séreuse se joignent toujours alors des traces d'inflammation : parfois il y a des vestiges
de phlegmasie chronique, et il peut se faire, vers des parties antérieurement et depuis longtemps affectées, un afflux de liquide presque passif ;
mais cet engorgement, déterminé par une épine inflammatoire, si je puis
ainsi parler, doit être jugé de nature phlegmasique, tout comme l'engorgement qui entoure les ulcères anciens ou récents. Les auteurs qui ont écrit
depuis Bayle n'ont pas trouvé un seul cas d'œdème essentiel du tissu cellulaire sous-muqueux du larynx. M. Trousseau, qui a agité la question qui
nous occupe, dans son *Traité de la phthisie laryngée* et dans l'*Exposé des
rapports de cette maladie avec l'angine laryngée œdémateuse* (p. 232 et suiv.),
affirme n'avoir découvert dans les annales de la science aucun exemple
d'œdème de la glotte non inflammatoire. Chez les enfants, qui sont assez
souvent atteints d'anasarque aiguë, en est-il de même ? Nous lisons, dans
le *Traité de la phthisie laryngée*, un fait, un seul qui semble devoir être
incontestablement regardé comme un véritable œdème de la glotte : c'est
celui d'une petite fille de huit ans qui fut prise d'anasarque huit jours
après la scarlatine ; la face, les lèvres, la bouche s'infiltrèrent, et bientôt
se montrèrent tous les symptômes reconnus pour pathognomoniques. Quelques jours après, l'anasarque disparut à la suite d'un traitement énergique,
et avec elle tous les phénomènes de suffocation (p. 232). A l'hôpital des
Enfants malades, nous avons vu, M. Guersant et moi, quelques sujets
offrir à l'autopsie cadavérique une infiltration générale des tissus à laquelle
participait également le tissu cellulaire sous-muqueux du larynx ; mais
cette hydropisie avait paru comme un phénomène ultime, phénomène
étendu, pour ainsi dire, à l'économie entière, et qui n'avait rien de spécial.
La même observation a été faite par Billard, sur les enfants nouveau-nés
et à la mamelle. Assez souvent, dit-il (p. 510), en faisant l'autopsie d'enfants morts après avoir présenté des symptômes d'angine, au lieu d'inflam-

mation bien caractérisée, nous avons rencontré une tuméfaction œdémateuse plus ou moins considérable des parois du larynx ; cet œdème survient, en général, dans la dernière période du marasme, et presque à l'agonie, et il occupe en même temps le tissu cellulaire des autres parties du corps. Il résulte des considérations précédentes que l'œdème proprement dit est exceptionnel ; il est aussi rare que l'est, dans un autre organe, le cerveau, l'hydropisie essentielle, et, par conséquent, une exception dont l'espèce ne saurait servir à caractériser le genre.

Cependant rendons justice à Bayle, malgré sa méprise sur la nature de la laryngite sous-muqueuse ; le premier, il en a tracé nettement les altérations anatomiques, le premier, il a noté le symptôme pathognomonique, et décrit avec beaucoup de soin les phénomènes. Les notions que l'antiquité nous avait laissées à ce sujet étaient à peu près nulles, ou du moins fort équivoques. Ainsi qu'on l'a remarqué avec justesse, le passage du livre des *Pronostics* de la collection hippocratique s'applique au croup comme à l'angine laryngée œdémateuse. Probablement sans doute, la plupart des angines laryngées ont été connues des auteurs hippocratiques ; mais sans doute aussi elles ont été ou toutes confondues ou décrites par eux avec trop peu de détails pour qu'aujourd'hui nous puissions porter sur leurs descriptions un diagnostic rétrospectif. L'aphorisme 802 de Boerhaave est assez remarquable : « Si larynx imprimis acute inflammatur, et » sedem habuerit malum in musculo albo glottidis, et simul in carnosis ei » claudendæ inservientibus, oriturdirissima, subito strangulans, angina... » dolor in elevatione laryngis addeglutitionem ingens, auctus inter loquen- » dum et vociferandum : vox acutissima, stridula, citissima, cum summis » angustiis, mors....... » Mais il faut arriver jusqu'à Morgagni pour trouver des détails exacts sur l'engorgement séreux de la membrane muqueuse qui revêt les cartilages du larynx, et sur la gravité de cette lésion : ses *Lettres*, la 4ᵉ, la 22ᵉ et la 44ᵉ, renferment des observations curieuses de morts subites dues à des altérations phlegmasiques du larynx. Chez un individu qui mourut soudainement comme suffoqué, le troisième jour d'une angine laryngée, on observa un gonflement et un épaississement de la membrane muqueuse qui recouvre les cartilages du larynx avec deux excroissances attachées à la base du cricoïde. Chez un autre, le tissu cellulaire était distendu par une sérosité tremblottante (*gelatina cellulas complente*) ; les bords de la glotte étaient épaissis, blancs et plus rapprochés que d'ordinaire (*magis quam soleant connivebant*). Bichat produisit une angine séreuse chez un chien auquel il avait lié l'épiglotte, et il a indiqué, dans son *Anatomie descriptive* (t. ii, p. 399), que la portion de la muqueuse qui tapisse la partie supérieure du larynx est sujette à une espèce particulière d'engorgement séreux qui ne se manifeste nulle autre part, et qui, en épaississant beaucoup ses parois, suffoque souvent le malade en très peu de temps. C'est en 1808 que Bayle lut à la Société de l'École de médecine de Paris son mémoire, qui ne fut publié que plus tard. Mettant à profit les travaux de ceux qui l'avaient précédé, il fit une monographie excellente, à laquelle les auteurs qui sont venus après lui ont largement emprunté. En 1815, et sous le titre d'*Essai sur l'angine laryngée œdémateuse*, M. Tuilier soutint à la Faculté de médecine une thèse fort intéressante, dans laquelle se trouve indiqué un signe pathognomonique et palpable de cette maladie, dont nous discuterons plus loin la valeur. En 1823, M. Bouillaud, tout en reconnaissant le mérite de la description donnée par Bayle, fit voir que ce praticien avait été trop exclusif, et réhabilita l'opinion généralement adoptée aujourd'hui de la nature inflammatoire de l'œdème laryngé (*Archiv. gén. de méd.*, t. VII, p. 174, 1823).

Dans l'histoire des causes de la laryngite sous-muqueuse, se trouve comprise l'étude de ses variétés et de ses modes divers de formation. Tantôt elle est primitive, tantôt elle est consécutive, c'est-à-dire, qu'elle constitue parfois une maladie, tandis qu'ailleurs elle n'est qu'un accident d'une lésion organique du larynx ou de ses annexes. Dans le premier cas, où elle est le résultat d'une fluxion inflammatoire, où elle est, en un mot, franchement phlegmasique, elle se développe sous l'influence des causes qui provoquent toute autre espèce d'inflammation, ainsi qu'on peut le constater par l'analyse d'un grand nombre d'observations particulières. Un refroidissement la fait naître dans certaines circonstances, comme il donne lieu, dans d'autres cas, à une simple angine laryngée, sans qu'il soit possible de décider pourquoi cette différence de résultat, quand la cause déterminante est identique. On remarquera également (et les faits cités par Bayle sont presque tous dans cette catégorie), que la laryngite sous-muqueuse attaque plus volontiers les individus affaiblis par des maladies antérieures, et, par exemple, on l'a quelquefois observée dans la convalescence des fièvres graves. Plus fréquemment elle est consécutive à une affection antécédente (*amygdalite, pharyngite*), qui, par voie de contiguïté, a gagné les points dangereux du larynx, où, de peu grave qu'elle était, elle devient promptement mortelle. Mais elle succède surtout à la laryngite chronique et à la phthisie laryngée. La moitié au moins des cas de laryngite sus ou sous-glottiques arrivent chez des individus qui souffrent depuis longtemps de la portion supérieure des voies aérifères, dont les cartilages du larynx sont cariés, dont la membrane muqueuse est comme criblée d'ulcérations de nature syphilitique ou tuberculeuse, ou autre. L'œdème actif ou passif, qu'appellent ces altérations, n'est pour ainsi dire qu'un épiphénomène, mais souvent plus redoutable que la maladie elle-même. Jamais M. Guersant ni moi n'avons eu occasion d'observer la laryngite sous-muqueuse chez les enfants. Nous avons dit ailleurs que nous avions rencontré quelquefois l'œdème du larynx comme accident ultime de l'anasarque.

Nous ne croyons pas devoir décrire ici les lésions anciennes dont la présence amène l'infiltration des cordes vocales ou le rétrécissement de l'ouverture supérieure du larynx, telles que carie, nécrose, destruction des cartilages de ligaments, indurations, ramollissement, ulcérations, etc. Toutes ces altérations sont celles de la phthisie laryngée ; ajoutez-y l'incident de l'œdème, qui, gonflant la membrane muqueuse, fait obstacle au

passage de l'air, et la description sera complète. Mais les caractères phlegmasiques sont, dans d'autres circonstances, à l'état d'acuité, et alors leur
manifestation évidente n'est plus sujette à contestation : la forme générale
du larynx est changée, les replis muqueux qui bornent en haut le tube
aérifère sont épaissis, rapprochés l'un de l'autre, en sorte que l'orifice est
plus ou moins rétréci, et parfois si petit, que si l'on regarde à travers, on
aperçoit à peine la lumière. Le gonflement porte non seulement sur ces
replis muqueux, et tantôt sur un seul, tantôt sur les deux, mais encore sur
l'épiglotte elle-même, qui est raide, volumineuse, à bords mousses et
arrondis. La coloration à l'intérieur comme à l'extérieur est tantôt parfaitement blanche, le plus souvent d'un blanc jaunâtre, ou d'un rouge
rarement vif, presque toujours foncé, livide. Si l'on agite ces bourrelets qui
ferment le larynx, ils sont mobiles, tremblotants ; ils s'ouvrent et se ferment
tour à tour, si l'on vient à pousser de l'air par la trachée. Pressez-les entre
les doigts, ils résistent, bien qu'ils semblent distendus d'une manière lâche
par le liquide qui les remplit ; ou bien, s'ils ont cédé un instant sous le
doigt, ils reviennent presque aussitôt à leur premier état. Si on les incise,
il n'en sort pas de liquide ; au commencement de la maladie, c'est de la
sérosité pure, sorte de gelée qui semble emprisonnée dans les mailles du
tissu cellulaire ; plus tard, c'est de la lymphe plastique, du pus concret :
plus tard encore, du pus rassemblé en foyer, décollant la membrane muqueuse, la soulevant de manière à faire saillie dans le larynx ; enfin, dans
les cas rares où le malade atteint cette dernière période, des escarres sont
parsemées çà et là (*Bibl. méd.*, t. IV, p. 63, année 1828) : sérosité, fausses
membranes, matière purulente, lambeaux gangrénés, ces désordres divers
marquent en quelque sorte l'âge de la maladie. Mêmes altérations aux
cordes vocales. Pourvues d'un tissu cellulaire moins lâche que les replis
aryténo-épiglottiques, elles forment des bourrelets moins volumineux ;
mais leur épaississement obstrue encore le passage de l'air, et comme ils
sont plus durs et moins mobiles, l'obstacle est permanent. La membrane
muqueuse qui tapisse les ventricules peut également être soulevée, et l'intervalle qui sépare la corde vocale supérieure de l'inférieure paraîtra alors
comme comblé. Dans les autres points du larynx, la membrane interne, qui
adhère davantage à un tissu cellulaire moins abondant et plus serré, n'offre
pas d'autre lésion que des changements de couleur : le plus souvent elle
est presque intacte, et les traces de l'inflammation sont bornées aux
parties que nous avons énoncées. D'autres fois, au contraire, malgré la
différence de vitalité, qui est d'ordinaire une barrière aux envahissements
du processus inflammatoire, le voile du palais et ses piliers, la luette, la
base de la langue et le pharynx participent à la rougeur ou à la pâleur
morbides. Souvent aussi le tissu cellulaire du larynx est altéré dans sa
totalité ; la sérosité, le pus, ont pénétré dans les muscles intrinsèques du
larynx, les ont détruits, ont dénudé les cartilages, et ont, par suite, déterminé leur nécrose ou même leur luxation. Enfin, M. Cruveilhier dit que
les ganglions situés au niveau du larynx sont souvent volumineux, infil-

trés de sérosité, de sang, de pus lie de vin, et que parfois il en est de même des divers plans de tissu cellulaire de la région cervicale antérieure.

Au début, il y a généralement un peu de douleur au larynx, pendant deux ou trois jours. Cette douleur est un peu vive ; c'est plutôt une gêne, une sensation incommode des voix aérifères. Même gêne légère dans la déglutition, et par intervalles, efforts de toux pour débarrasser le larynx. Du reste, état général parfait, apyrexie. Bientôt la douleur à la gorge augmente, la voix devient rauque ou s'affaiblit, la respiration sonore, sifflante, présente dejà son caractère spécial de facilité dans l'expiration, et de difficulté dans l'inspiration : la fièvre se montre alors, on attend quelques jours encore. Les efforts de déglutition et d'expulsion du corps étranger se répètent, et deviennent plus douloureux ; soudain arrive un accès de suffocation, le malade se dresse sur son séant : effrayé, il rejette la tête en arrière, il s'agite, cherchant la position la plus favorable pour respirer, ou bien il se tient complètement immobile ; il demande l'air qu'il sent lui manquer. L'asphyxie est imminente : la voix est aiguë et sifflante, ou rauque et croupale, ou basse et éteinte ; même raucité dans la toux, qui se montre, par quintes, pénible et convulsive. La figure pâle exprime l'anxiété. Le pouls est fréquent, petit, filiforme, la peau froide, couverte d'une sueur visqueuse. Indépendamment de ces phénomènes d'asphyxie, plus ou moins marqués, et qui sont communs à tout accès de suffocation, le caractère pathognomonique de la laryngite sus-glottique se dessine : c'est un contraste remarquable entre l'inspiration, qui est difficile, et l'expiration, qui s'exécute, au contraire, facilement. Ce désaccord entre les deux mouvements dont se compose la respiration est d'ailleurs parfaitement expliqué par les lésions anatomiques, par le gonflement des bourrelets aryténo-épiglottiques renversés en dedans vers l'orifice qu'ils obstruent, opposant une barrière à l'air qui veut pénétrer, et s'ouvrant aussitôt pour le laisser sortir de la poitrine. Tels sont les symptômes de la laryngite sous-muqueuse dans sa manifestation la plus ordinaire. Dès que le premier accès a eu lieu avec la circonstance particulière qui le distingue de toutes les autres lésions où se montrent des phénomènes asphyxiques, la maladie est déclarée, et il n'y a point de doutes à avoir sur le diagnostic ; d'ordinaire, aussi, les accès se répètent plusieurs fois par jour, et les symptômes qui l'accompagnent deviennent de plus en plus graves. La voix désormais éteinte, le malade refuse de parler, ou bien, portant la main à la gorge, il demande qu'on le débarrasse du corps étranger qui l'empêche de respirer. La déglutition est impossible, les liquides ingérés par la bouche reviennent par les fosses nasales. La face porte l'empreinte d'une altération de l'hématose ; elle est livide, les lèvres sont bleuâtres ; les yeux, cernés en bas par un cercle également bleuâtre, sont, ou profondément enfoncés, ou saillants et injectés ; la température du corps est abaissée, la fièvre est devenue continue, le pouls est précipité, petit, misérable. Au début, dans l'intervalle des attaques, l'amendement était notable ; la respiration, bien que gênée, la voix, bien que changée, ne s'éloignaient pas notablement de leur type normal. Plus tard, un assoupissement de fâcheuse nature a fait place à ce calme des premiers jours. Enfin, si des secours prompts et efficaces ne sont apportés, la mort survient généralement au bout de trois, quatre ou cinq jours Billard a observé que chez les enfants nouveau-nés l'œdème de la glotte se manifestait par un cri particulier. « Leur cri, fort irrégulier, dit-il, presque toujours voilé et incomplet, est saccadé comme le bêlement d'une chèvre. » C'est à cette modification qu'il a donné le nom de *cri chevrotant*. Il prétend avoir noté trois fois ce phénomène (2ᵉ édit., p. 311).

Après avoir décrit l'ensemble général de la marche ordinaire de la maladie, il nous reste à en montrer les nombreuses variétés. Les différences peuvent porter sur le mode d'invasion. Tantôt le début est, pour ainsi dire, instantané, les accès de suffocation surviennent d'emblée ; tantôt, et il en est ainsi dans la laryngite sous-muqueuse qui se manifeste accidentellement dans le cours d'une phthisie laryngée, il y avait depuis longtemps des douleurs au larynx, et une altération plus ou moins profonde de la voix. Des modifications également variables dans les symptômes imprimeront au mal une physionomie particulière. Dans certains cas, la forme est très aiguë, et franchement inflammatoire ; dans d'autres, elle est sub-aiguë, la maladie est insidieuse, elle paraît s'amender pour éclater ensuite plus redoutable ; dans d'autres, enfin, la forme est tout à fait chronique, tantôt complète remittence, santé parfaite dans l'intervalle des accès ; tantôt diminution, mais persistance du mal jusqu'au retour d'une nouvelle attaque. C'est surtout dans la durée qu'existent les plus notables différences. Quelquefois la mort survient dans une période de seize à trente-six heures. Washington (qui paraît avoir succombé plutôt à cette affection qu'à un croup proprement dit) mourut en vingt-quatre heures (*voyez* l'observation détaillée dans *Thecyclopœdia of pract. med.*, t. III, art. *Laryngitis*). Il est des malades qui sont morts au premier accès, et comme étranglés. « Au mois de mars 1835, un infirmier de l'Hôtel-Dieu souffrait depuis deux jours d'un mal de gorge ; cette indisposition était si légère, qu'il ne crut pas devoir interrompre son service. Vers les quatre heures du soir, il est pris de suffocation ; on appelle aussitôt l'élève interne de garde, qui se trouvait dans une salle voisine : Il accourt, le malade était mort. A l'autopsie cadavérique, on rencontra un gonflement notable de l'épiglotte, et une infiltration séreuse des replis aryténo-épiglottiques. » Ce fait curieux m'a été communiqué par M. H. Roger, interne à l'Hôtel-Dieu, qui, appelé pour porter secours à ce malheureux, arriva pour constater sa mort subite. C'est peut-être à propos d'un fait de ce genre, que Tulpius (cité par M. le docteur Cruveilhier, *loc. cit.*, p. 34) dit : « Nihil non molitum, sed urgentior fuit necessitas, et vehementior ab » incluso spiritu strangulatio, quam ut juverint illum vel sanguis mature ex » utroque brachio detractus, vel incisa ranula, vel cucurbitulæ aliquæ satis » celeriter adhibitæ. » Boerhaave parle aussi d'un homme qui à table sentit sa voix changer, devenir aiguë et sifflante : il mourut sans secours, au milieu de ses amis étonnés et qui prenaient pour un jeu ce phénomène inattendu.

Pour compléter le diagnostic, il sera bon de ne pas négliger l'inspection directe. Il est vrai que le voile du palais, le pharynx et la base de la langue ne participent pas toujours à l'inflammation, et n'offrent point de coloration morbide. Cependant, en déprimant la langue autant qu'il sera possible, en laissant pénétrer une vive lumière au fond de l'arrière-gorge, on parviendra quelquefois à apercevoir l'épiglotte, qui presque constamment est affectée, et dont la raideur, le volume ou la pâleur, pourront faire supposer avec beaucoup de fondement une lésion semblable des replis aryténo-épiglottiques. M. Tuilier, dans sa thèse que nous avons déjà citée, a donné l'exploration avec le doigt comme le meilleur moyen de reconnaître la laryngite œdémateuse. En effet, la méthode serait excellente, si elle était applicable dans toutes les circonstances. Toucher le mal du doigt est, sans contredit, ce qu'il y a de mieux pour s'assurer de son existence. Mais croit-on qu'il soit toujours facile d'obtenir quelque certitude à l'aide d'une exploration qui doit être nécessairement très rapide? Les malades, d'ailleurs, supportent en général avec impatience ces tentatives, dont l'inconvénient est de les faire souffrir, et de renouveler les accès de suffocation. Dans deux cas, j'ai essayé vainement d'y avoir recours, et M. Chomel, qui vit l'un des deux malades, ne fut pas plus heureux que moi. C'est donc seulement dans certaines circonstances, et chez les individus fort dociles, que ce procédé sera possible, et qu'il rendra quelque service.

Si la mort, dans la laryngite sous-muqueuse, survenait toujours aussi rapidement, l'explication en serait extrêmement facile : ce serait une véritable strangulation. Mais comme, dans certaines circonstances où la trachéotomie avait ouvert à l'air une large voie, cette opération, quoique pratiquée de fort bonne heure, n'avait pas empêché une terminaison funeste, on a dû rechercher quel était le mécanisme de la mort; et, en effet, le gonflement des replis aryténo-épiglottiques serait rarement assez considérable pour opérer par lui-même l'entière occlusion de l'ouverture supérieure du larynx, si une autre cause mécanique ne concourait à compléter cette occlusion. Au moment de l'aspiration, il se fait un vide dans le thorax; et alors les deux voiles membraneux se rapprochent davantage, s'accolent, et s'opposent à l'arrivée de l'air : aussi doit-on mesurer la promptitude, et, pour ainsi dire, la quantité de l'asphyxie, moins par le nombre et la durée des accès, que d'après la considération d'un obstacle permanent au passage du fluide réparateur qui va oxygéner le sang. Bayle, en étudiant les caractères anatomiques de cette laryngite, avait observé « que la plupart des individus qui succombent n'ont pas tellement la glotte rétrécie, que l'air ne puisse plus y pénétrer ». Il avait aussi remarqué que plusieurs meurent dans l'intervalle des accès, c'est-à-dire lorsque la respiration, quoique gênée, n'est pas cependant interceptée. Pour expliquer la mort, il supposait donc « une cessation des fonctions du poumon, dont l'état spasmodique répété avait tellement lésé l'exercice, que lors même que l'air y entrait avec facilité, il ne pouvait plus y subir les changements que lui fait éprouver cet organe dans la respiration, qui est une fonction vitale, et non un simple mouve-

ment de dilatation et de contraction». Bien que le poumon, organe doué
de vie, ne puisse être entièrement assimilé à un soufflet qui, tour à tour
s'enfle et se désenfle mécaniquement, ce spasme prétendu, et ses fâcheuses
conséquences, ne sauraient être admis. Les remarques de Bayle, relatives
au mode irrégulier de l'asphyxie, subsistent, mais sont susceptibles d'une
autre interprétation. C'est dans un trouble de l'hématose qu'il faut chercher la cause du désaccord qui se montre parfois entre la durée du temps
où agit la gêne asphyxique et ses résultats mortels. Cette lésion dans l'hématose est d'ailleurs démontrée par la coloration de la face des malades,
par l'espèce de calme qui marque les intervalles des accès, par l'état même
du sang, que Bayle a trouvé foncé en couleur, difficilement coagulable,
sans caillots polypiformes, ou avec des caillots peu consistants, altérations
qui dénotent la privation de l'oxygène et la surabondance de l'acide carbonique. Le docteur J. Cheyne (*loc. cit.*) attribue la mort, qui survient alors
même que par la trachéotomie on a levé l'obstacle au passage de l'air, à
l'influence stupéfiante du sang noir sur le cerveau, cet organe ne se relevant
plus du coup qu'il a reçu, « même quand le modificateur du sang est rendu
aux poumons ; de même, ajoute-t-il, dans l'asphyxie par submersion, la
mort arrive parfois, quand la circulation et la respiration semblaient être
revenues à leur état naturel ». L'opinion du docteur anglais a, comme on
le voit, pour base la théorie de Bichat sur l'action délétère du sang veineux, théorie qui jusqu'à présent a résisté assez victorieusement aux objections de ses contradicteurs.

La laryngite sus-glottique touche par un point à plusieurs maladies fort
différentes : ce point commun, c'est l'accès de suffocation. Des angines, des
maladies du cœur ou du poumon, peuvent être accidentellement accompagnées de dyspnées intermittentes ; mais la rareté même de cette complication, ainsi que l'examen tant soit peu attentif des signes physiques fournis
par l'inspection directe, la percussion et l'auscultation préserveront aisément de toute erreur. L'asthme, avec ses accès convulsifs, aurait peut-être
plus de ressemblance avec l'angine œdémateuse du larynx. Mais, pour ne
mentionner que les différences les plus saillantes, d'une part, la chronicité
de l'affection, l'habitude des récidives, et de l'autre, la marche rapide du
mal, son apparition soudaine, constituent des oppositions très tranchées ;
puis, dans l'asthme, ainsi que dans l'angine de poitrine, les accidents
spasmodiques sont au thorax, et non pas à la gorge, comme dans la maladie
qui nous occupe, où l'obstacle est supérieur. On peut aussi omettre la comparaison de la laryngite sous-muqueuse avec l'asthme aigu de Millar, affection en quelque sorte problématique, dont l'existence est fort douteuse, si ce
n'est pas une simple laryngite striduleuse, et avec une *angine sèche*, assez
vaguement décrite (au dire de Bayle), dont il est parlé dans Arétée (liv. I,
chap. VII) Celse (liv. IV, chap. IV), Cœlius Aurelianus (liv. III, chap. VII), Sydenham (sect. I, chap. V), Boerhaave (§ 785). Cette angine, qui, d'après Van
Swieten, ne laisse aucune trace après la mort, semble, à Bayle, se rapporter à une affection purement nerveuse (*loc. cit.*, pag. 7). Lorsqu'un ané-

vrysme de l'aorte, par la compression de la trachée-artère, donne lieu à une respiration sifflante et à des accès de suffocation, le diagnostic devient plus embarrassant. S'il n'y a pas de tumeur anévrysmale saillante au-devant du cou, si l'opposition entre les troubles de la circulation pour l'anévrysme, et les altérations de la voix pour l'angine, n'est point assez nette, un interrogatoire scrupuleux sur la marche de la maladie garantira seul d'une méprise. L'erreur a été commise plus d'une fois ; les observations particulières le prouvent. M. Cruveilhier avoue qu'il fut lui-même sur le point de s'y tromper. Il arriva au chirurgien anglais Lawrence de pratiquer l'opération de la trachéotomie pour un anévrysme de l'artère innominée, tandis qu'il croyait opérer pour une laryngite. Un autre chirurgien fit aussi la trachéotomie dans un cas d'anévrysme de l'aorte qui s'ouvrit dans la trachée (J. Cheyne, *loc. cit.*).

Un corps étranger qui a pénétré dans les voies aérifères pourrait simuler un instant la laryngite sous-muqueuse, si la certitude qui existe presque toujours de l'ingestion de ce corps ne suffisait pas pour écarter toute espèce de doute. Quant au diagnostic différentiel entre l'angine œdémateuse et le croup, nous renvoyons à l'article CROUP de cet ouvrage (t. IX, p. 352), où M. Guersant en a tracé les différences avec sagacité ; ajoutons toutefois ici que fort heureusement un traitement identique conviendrait à ces deux maladies, s'il était impossible de les distinguer l'une de l'autre. Enfin des erreurs ont été commises, et elles le seraient probablement encore dans des cas extraordinaires qui ne sauraient, à cause de leur rareté, se présenter à l'idée du médecin au moment même où il doit poser son jugement. Plusieurs observations particulières nous montrent quelques-uns de ces rares exemples : tantôt c'est un rétrécissement cancéreux de l'œsophage, avec complication d'une tumeur située à la bifurcation des bronches, et qui se traduit par des symptômes fort analogues à ceux de la laryngite sus-glottique (*Journal* de Boyer, Corvisart et Leroux, t. II, p. 507, an IX) ; tantôt c'est une véritable névrose du larynx, comme nous le verrons plus loin.

Le diagnostic établi une fois avec rigueur et justesse, reste une dernière difficulté : la laryngite sus-glottique existe-t-elle comme maladie essentielle primitive, ou n'est-elle qu'une conséquence de la phthisie laryngée ? La réunion des symptômes qui, dans ce cas, annoncent une maladie antérieure du larynx, la marche chronique des accidents, les résultats fournis par la percussion et l'auscultation de la poitrine, faciliteront beaucoup la solution du problème.

Le tableau que nous avons tracé de la laryngite sous-muqueuse donne une idée de toute la gravité de cette phlegmasie. Bien que la terminaison par le retour à la santé soit possible, si surtout les premiers symptômes du côté du larynx ont donné l'éveil assez tôt, la mort arrive presque constamment. Bayle a observé dix-sept fois l'œdème de la glotte, et une seule fois il l'a vu se terminer par la guérison. Il ne faudrait cependant pas accorder à ses calculs plus de valeur qu'ils n'en ont réellement. Bayle raisonnait d'après ce point de vue erroné, que la maladie était une hydropisie essen-

tielle : il n'admettait donc l'œdème de la glotte que lorsque cette affection
était confirmée par le signe pathognomonique qu'il lui a attribué. Mais
aujourd'hui que la nature inflammatoire du mal paraît démontrée, comme
il n'y a plus pour nous en quelque sorte qu'une différence de siège entre
la laryngite simple et la laryngite sous-muqueuse, la face des choses devient
tout autre ; et n'est-il pas permis au médecin de croire, dans certains cas
au moins, qu'il a sauvé son malade d'une angine laryngée œdémateuse,
quand, par un traitement énergique, il a fait disparaître des symptômes
qui s'annonçaient d'une manière alarmante, et quand il a empêché une
laryngite voisine des cordes vocales ou des replis aryténo-épiglottiques de
gagner de proche en proche, de passer à la période de sécrétion séreuse ou
purulente, et de se changer alors en maladie presque toujours mortelle?

Toutefois, la gravité de la laryngite sous-muqueuse est incontestable :
elle avait été pressentie par les anciens auteurs, qui, sans trop se rendre
compte des lésions anatomiques, reconnaissaient la possibilité d'une mort
subite par altération du larynx. Bayle cite la lettre xxii° (§§ 24 et 25) de
Morgagni, où il est question d'un médecin dont la voix était devenue rauque
et qui succomba d'une manière soudaine. Valsalva attribua la mort à un
vice grave du larynx, parce que, dans l'hospice des Incurables, il avait vu
mourir subitement, et au moment où il s'y attendait le moins, deux individus, dont l'un avait un ulcère, et l'autre, un cancer du larynx (Bayle,
loc. cit., p. 16).

La cause du gonflement œdémateux de la glotte établira, du reste, une
différence dans le pronostic. S'il dépend d'une phlegmasie, s'il marque seulement une période de la laryngite, ou s'il se surajoute à une altération
profonde du larynx et de ses cartilages, le danger ne sera pas le même ;
c'est une crise à passer, crise un moment semblable dans les deux cas, mais
bientôt suivie de résultats fort différents. Dans la laryngite œdémateuse
franchement inflammatoire, si le malade résiste aux accidents immédiats
de la suffocation, il a des chances pour guérir ; au contraire, dans la phthisie
laryngée, il n'aura échappé à un péril imminent, que pour y être soumis
de nouveau plus tard, ou pour succomber d'une autre manière : la cause
survit à la disparition de ses effets, et elle amènera presque infailliblement
une terminaison fatale.

Celui qui chercherait à démontrer l'heureuse influence de l'anatomie pathologique sur le traitement des maladies puiserait des preuves convaincantes dans l'étude de la laryngite sous-muqueuse. Ici, en effet, les caractères anatomiques de l'affection en commandent la thérapeutique : l'œdème
de la glotte est une phlegmasie rapidement mortelle ; le traitement antiphlogistique devrait être employé avec une vigueur proportionnée à la
gravité du pronostic ; si les produits de l'inflammation viennent à bou-
cher le passage de l'air, il faudra le rétablir artificiellement. Le traitement
de la laryngite sus-glottique se résumera donc en deux indications : 1° *Ju-
guler* l'inflammation, si c'est possible ; 2° écarter mécaniquement les effets
mécaniques de ses produits. Au moyen des saignées générales abondantes,

répétées plusieurs fois, à moins que l'excès de faiblesse du malade ne s'y
oppose formellement, des applications de sangsues en grand nombre, ou
des ventouses scarifiées, au-devant du cou et sur les parties latérales du
larynx, des révulsifs énergiques portés sur le tube digestif, des purgatifs
et surtout des vomitifs, on essaiera de combattre les phénomènes inflammatoires. Malheureusement, si le caractère pathognomonique de cette
laryngite s'est une fois montré, la thérapeutique la plus rationnelle et la
plus énergique sera couronnée rarement de succès, et, pour ne citer qu'un
échec illustre de la méthode antiphlogistique employée à haute dose, nous
rappellerons que Washington perdit en vingt-quatre heures (durée moyenne
de sa maladie, que nous persistons à regarder comme une laryngite sous-
muqueuse plutôt que comme un croup), quatre-vingts à quatre-vingt-dix
onces de sang (onces anglaises) ! Mais ces revers trop fréquents, au lieu
de décourager les efforts du médecin, doivent, au contraire, l'exciter davantage à prévenir, s'il le peut, ou du moins à combattre de toutes les puissances de la thérapeutique, et de bonne heure, un mal qui marche si
vite.

Cette méthode énergique ne trouvera plus son application dans la laryn_
gite sus-glottique, qui n'est qu'un épiphénomène de la phthisie laryngée.
Ce n'est plus la maladie qu'il faut combattre alors : ou elle est au-dessus
des ressources de l'art ou elle réclamerait un tout autre traitement ; c'est
à l'accident qu'il faut s'adresser, et des moyens mécaniques peuvent seuls
l'atteindre. Quel que soit donc le mécanisme de l'obstruction des voies
aérifères, il faudra, pour lever l'obstacle, réclamer les secours de la chirurgie. M. Lisfranc a proposé, pour diminuer le gonflement œdémateux,
de faire des mouchetures sur les parties malades : ce procédé, qui serait
utile peut-être dans certains œdèmes passifs, en donnant un libre écoulement à la sérosité, ne saurait l'être pour l'infiltration de nature inflammatoire de la laryngite sous-muqueuse. Le liquide épais, comme gélatineux,
qui est emprisonné dans les mailles du tissu cellulaire, ne sortirait pas,
d'ailleurs, par les ouvertures artificielles. Les mêmes raisons anatomiques
s'opposeront à ce qu'on retire de l'avantage de l'introduction de la sonde
dans le larynx, conseillée en 1813, par M. L. B. Finaz, de Seizel (*Thèses de
Paris*, nᵒ 78), ou de la compression au moyen du doigt sur les bourrelets
aryténo-épiglottiques, proposée par M. Tuilier (*loc. cit.*, p. 25). Ces procédés ont été inventés tous deux en vue de la passivité de l'engorgement
œdémateux ; mais il suffit de se rappeler les lésions anatomiques de la
maladie, pour reconnaître l'inopportunité de leur application.

La laryngotomie, en créant une voie nouvelle à l'air, est à l'abri des
reproches qui doivent faire rejeter la méthode de compression avec le doigt
ou avec une canule. Ce qui est dit à l'article CROUP, sur la nécessité de ne
point attendre trop longtemps pour pratiquer la trachéotomie, si l'on veut
qu'elle réussisse, doit être répété ici pour la laryngotomie. Toutes les fois
qu'il est survenu un ou plusieurs violents accès d'orthopnée chez un sujet
dont la voix est éteinte, l'inspiration difficile, l'expiration facile, avec gêne

continuelle et notable de la respiration pendant le sommeil et pendant la veille, il sera indispensable d'opérer au plus vite. L'urgence sera d'autant plus grande, que la respiration est plus gênée après les accès, et les retours d'orthopnée plus rapprochés. L'expérience a prononcé sur l'inocuité de cette opération en elle-même, et sur son utilité évidente dans certains cas désespérés.

3° LARYNGITE SOUS-GLOTTIQUE.— Cette variété de laryngite a paru à M. Cruveilhier mériter une place dans les cadres nosologiques : le premier, il en a groupé plusieurs exemples, et il a fait suivre l'énoncé de quatre observations particulières, de propositions qui les résument, et qui peuvent fort bien tenir lieu de description. Comme nous n'avons pas nous-même rencontré de cas semblables, nous ne croyons pouvoir mieux faire que de transcrire ici ce qu'il en a dit (*loc. cit.*, pag. 44). 1° Le tissu cellulaire sous-muqueux de la région sous-glottique du larynx peut être le siège d'une inflammation aiguë. 2° Cette inflammation a pour résultat la nécrose du cartilage cricoïde, nécrose qui est généralement regardée, de même que celle des autres cartilages du larynx, comme l'effet d'une inflammation chronique, et plus particulièrement de la phthisie laryngée. Le pus, accumulé autour du cartilage, soulève la muqueuse du larynx, laquelle forme un bourrelet circulaire qui, en rétrécissant la cavité du larynx, entraîne tous les accidents occasionnés par les maladies qui s'opposent au passage libre de l'air. 3° Le pus peut se faire jour dans l'œsophage, de même que la portion du cartilage nécrosée. On conçoit qu'alors le pus et le cartilage puissent être rendus par le vomissement. 4° Le pus et le cartilage peuvent se faire jour dans le larynx : il arriverait alors ce qu'on a observé dans certains cas de maladie chronique du larynx. N'est-ce pas à des exemples de ce genre qu'appartiennent les faits d'expulsion de cerceaux de la trachée, de cartilages ossifiés, que Valsalva (*de Sed. et causis, etc.*, epist. xv, § 13) soupçonne venir du larynx, faits observés chez certains individus présumés phthisiques, qui ont parfaitement guéri après cette expulsion ? L'observation de Hunter, rapportée par Cruishank, est bien évidemment du même genre (*Anat. des vaisseaux absorb.*, pag. 277). Un individu qui avait expectoré du pus et du sang pendant plusieurs mois, et qu'on regardait comme phthisique, fut guéri après avoir rendu un corps solide qu'on reconnut pour être la base du cartilage cricoïde ossifié. 5° Les symptômes de la laryngite sous-glottique sont, d'ailleurs, tous ceux de la suffocation par rétrécissement du larynx ; les seules différences résultent du siège, le tissu sous-muqueux de la région sous-glottique étant moins lâche, et, par conséquent, moins susceptible d'infiltration que celui de la région sous-glottique. La marche de la maladie est donc moins rapidement mortelle ; elle peut même se présenter sous le mode chronique, tandis que la laryngite sus-glottique est toujours entièrement aiguë. Le siège de la maladie explique, et le siège de la douleur qui occupe la partie inférieure du larynx, et la gêne dans la déglutition, moindre que dans la laryngite sus-épiglottique. D'ailleurs, une gêne constante dans la respiration, des accès de suffocation dont la cause réside évidemment dans le larynx, des quintes de toux sifflante, avec décomposition des traits, suffocation imminente, la mort pendant un accès, voilà le tableau de la laryngite sous-glottique aiguë. Le traitement est le même que celui de la laryngite sus-glottique : comme pour cette dernière, dans le cas d'insuccès des premiers moyens, il importe d'avoir recours à la laryngotomie, ou plutôt à la laryngo-trachéotomie, qui consiste dans l'incision du cartilage cricoïde et des premiers anneaux de la trachée.

Laryngite sous-glottique chronique. — On conçoit la possibilité de l'existence de cette maladie ; mais elle est extrêmement rare. M. Cruveilhier n'en cite qu'un seul exemple (*loc. cit.*, pag. 45), dans lequel la voix et la toux ressemblaient, dit-il, à celles du croup porté au plus haut degré. On trouva, après la mort, la cavité du cartilage cricoïde presque entièrement remplie par du tissu induré, tout à fait analogue au tissu des callosités : d'une part, ce tissu induré faisait corps avec la muqueuse ulcérée dans un point, et, d'autre part, il adhérait au cartilage. L'induration, qui avait envahi également les cordes vocales inférieures et les ventricules du larynx, avait respecté les cordes vocales supérieures ; au centre des callosités, existait un pertuis peu considérable pour le passage de l'air.

4° Névrose du larynx (spasme de la glotte, angine thymique, asthme de Kopp). — La question que les pathologistes se sont faite à propos de l'asthme : Existe-t-il un asthme essentiel ? peut être répétée pour le spasme de la glotte : ce symptôme est-il toujours lié à une affection organique, ou bien doit-il être regardé comme constituant à lui seul une maladie ? En d'autres termes : Existe-t-il une névrose du larynx, un spasme de la glotte essentiel ? Comme pour l'asthme, nous répondrons par l'affirmative. Il existe des cas, rares à la vérité, mais incontestables, où des accès spasmodiques du larynx s'étant montrés pendant la vie, l'autopsie n'a révélé aucune lésion qui pût l'expliquer. Le docteur Constant a publié l'observation suivante dans le *Bulletin de thérapeutique* (février 1835) : « Un enfant de vingt-un mois est apporté à l'hôpital des Enfants malades ; la figure est calme, le teint vermeil, la peau fraîche, le pouls normal. Mais au moment où nous essayons de le mettre sur le séant, il est pris tout à coup d'un accès caractérisé par un sifflement laryngo-trachéal tout à fait analogue à l'inspiration sifflante qui se manifeste pendant le cours d'une coqueluche ; la face rougit et se tuméfie ; l'enfant jette ses bras à droite et à gauche; le sifflement se renouvelle cinq à six fois dans l'espace d'une minute ; il devient de plus en plus fort à mesure que l'accès approche de sa terminaison. Du reste, pas de toux avant, pendant et après l'accès. Tout rentre brusquement dans l'ordre. L'auscultation, pratiquée une seule fois pendant l'attaque, nous permet de constater que l'air ne pénètre pas dans les dernières ramifications des bronches, ni dans les vésicules pulmonaires à l'instant même du sifflement. Mais dans l'intervalle des accès, l'appareil respiratoire ne donne aucun signe de souffrance ; l'ausculation et la percussion du thorax ne fournissent que des renseignements négatifs. L'examen de l'arrière-bouche ne fait connaître aucune lésion de la gorge. Le doigt introduit autour de la glotte ne distingue aucune tumeur ; la pression du larynx ne fait connaître aucune douleur. Le pouls donne cent pulsations. La respiration se répète trente-six fois par minute. La déglutition n'offre aucune gêne dans l'intervalle des accès, mais quelquefois elle les provoque, et alors on est obligé de renoncer à l'ingestion des aliments. Pendant les deux premiers jours, il se manifesta neuf à dix accès, dans les vingt-quatre heures. M. Baudelocque prescrivit l'extrait hydro-alcoolique de belladone à la dose d'un demi-grain d'abord, et ensuite à la dose d'un grain. On administra en même temps des bains tièdes. Après quatre jours de cette médication, les accès s'éloignent et diminuent sous le rapport de leur durée et de leur intensité. On suspend alors les préparations de belladone, mais les accès reparaissent le lendemain ; on reprend l'emploi du même moyen, nouvelle diminution des accidents ; peu de jours après, la malade fut atteinte de la variole : elle mourut dans les convulsions le premier jour de l'éruption. A l'ouverture du cadavre, le larynx et l'encéphale ont été trouvés exempts d'altération. »

Des observations analogues existent dans la science, et ce spasme du larynx n'est point exclusivement une altération particulière aux enfants puisqu'on l'a vu chez l'adulte. Un fait d'angine laryngée spasmodique s'est passé au mois de novembre 1837, dans le service de M. Louis, à l'Hôtel-Dieu. Une femme fut prise d'accès répétés de suffocation qui menaçaient de l'enlever. M. Louis jugea convenable de faire pratiquer la trachéotomie. Cette opération ne sauva point la malade, qui mourut peu de temps après. On ne put constater dans le larynx d'autre lésion qu'une légère rougeur de la membrane muqueuse des voies aériennes, altération qui était évidemment l'effet et non la cause de la suffocation.

Il est donc bien établi pour nous, qu'indépendamment des maladies de nature inflammatoire ou organique du larynx, qui sont accompagnées du spasme de la glotte, telles que le croup, la laryngite sous-muqueuse, la laryngite striduleuse, etc., on doit admettre un spasme purement nerveux. De même qu'il y a des aphonies tout à fait nerveuses et dépendantes de paralysies des muscles du larynx, de même aussi la névrose peut se manifester par une irrégularité, un trouble, une exagération d'action de ces muscles intrinsèques. Le spasme de la glotte sera tantôt symptomatique et tantôt idiopathique. Dans le premier cas, il reconnaîtra pour cause plusieurs maladies fort différentes. Nous classerons ainsi ces influences variées : 1° *Maladies du larynx; 2° affections de l'axe cérébro-spinal :* le spasme de la glotte n'est alors qu'une fraction de la maladie, une convulsion locale liée à l'état convulsif général ; 3° *hystérie.* Non seulement au milieu d'une attaque hystérique les malades peuvent présenter un spasme du larynx, mais encore il se rencontre des cas où ce spasme du conduit aérifère, quoique se montrant seul, doit être regardé comme une forme particulière de l'hystérie. Nous nous rappelons, entre autres observations, celle d'une jeune fille qui, en 1835 et en 1837, passa près de quinze mois à l'Hôtel-Dieu, dans les

services de MM. Récamier et Magendie, et dont le larynx est presque continuellement affecté d'une contraction spasmodique involontaire, d'une véritable chorée : pendant les vingt-quatre heures de la journée, elle ne cesse de
prononcer les mots de *maman, maman, non non, non non,* ou autres monosyllabes, et si vous lui adressez la parole, elle vous répond une demi-phrase,
une phrase, interrompue par ses monosyllabes ordinaires, dont elle reprend
le cours immédiatement après. Frédéric Ryland (*Ad treatise on the diseases
and injuries of the larynx and trachea*, in-8°, London, 1837) a vu plusieurs
fois le spasme du larynx se terminer par une attaque d'hystérie ; il men-
tionne un fait semblable cité par Ch. Bell dans ses *Observations chirurgicales*
(Ryland, *loc. cit.*, p. 213).

Le spasme de la glotte idiopathique, celui que jusqu'à présent on ne
saurait rattacher à aucune lésion constante appréciable à nos sens, est
extrêmement rare chez l'adulte ; on l'observe presque uniquement dans
l'enfance. En raison de cette fréquence plus grande chez l'enfant, et de la
gravité de l'affection par suite de la facilité et de la rapidité de l'asphyxie
à cet âge, le spasme essentiel de la glotte mérite une description particulière, et doit être signalé comme une maladie à part, qui se montre dans
la première période de la vie. Il n'existe point en France de monographie
sur cette affection, mais de nombreux écrits ont été publiés en Angleterre,
et surtout en Allemagne : l'analyse de ces ouvrages comblera cette lacune.
On sait que Kopp, le premier, a attribué au spasme de la glotte pour caractère pathologique une lésion spéciale, l'hypertrophie du thymus, et qu'il
en a tracé le tableau sous le nom d'*asthme thymique :* son mémoire, lu à
la réunion des savants naturalistes allemands à Heidelberg, en 1829, a été
inséré en tête d'un ouvrage publié en 1830 sous le titre de *Dentwurdigkei-
ten in der artslichen Praxis* (Francfort-sur-le-Mein, 1830). La dénomination qu'il a adoptée dans son travail nous parait mauvaise, en ce qu'elle
préjuge une question contestable, celle de la constance de l'altération du
thymus, et nous préférons celle de spasme de la glotte, qui, comme le mot
ictère, désigne un symptôme unique, résultat de plusieurs maladies différentes. Mieux vaut, selon nous, s'arrêter aux limites de la science, que de
s'avancer au delà pour faire fausse route.

Le spasme de la glotte se montre surtout chez l'enfant aux premiers
temps de la vie, du quatrième au douzième mois. Presque toujours la
maladie débute pendant la nuit, instantanément, et sans prodromes. L'enfant se réveille en sursaut, comme dans la laryngite striduleuse ; il est pris
par un accès de suffocation, il se dresse effrayé sur son séant, rejette sa
tête en arrière ; on dirait que l'air va lui manquer ; l'inspiration est courte,
incomplète, ou, au contraire, cinq ou six inspirations profondes se succèdent
sans aucune expiration intermédiaire. Soit au premier moment de la suffocation, soit lorsque l'état normal de la respiration se rétablit, le malade
pousse un cri aigu, perçant, qui offre une sorte de ressemblance avec celui
du croup ou de la coqueluche, et qui est tellement reconnaissable, quand
on l'a entendu une fois, que Kopp l'a regardé comme le signe pathognomo-

nique de la maladie. Pendant que l'enfant est sous la menace de l'asphyxie,
le pouls est petit, dur et fréquent ; quelquefois il survient des convulsions générales violentes, et des évacuations involontaires ont lieu. L'accès
a une durée moyenne d'une à deux minutes : s'il dure plus longtemps, la
mort immédiate paraît inévitable, et elle a lieu par asphyxie, par apoplexie,
ou par cessation de l'influx nerveux. Quand il est moins long, la respiration se rétablit peu à peu, les convulsions persistent encore, ou tous les
phénomènes morbides tombent immédiatement, et l'enfant reprend paisi-
blement son sommeil. La maladie semble dès lors terminée. Kopp prétend
que, dans les intermissions, les battements du cœur ne sont pas distinctement perçus, et que la langue reste toujours, comme pendant l'accès,
poussée entre les dents ; mais cette dernière circonstance manque dans
beaucoup de cas, et les battements du cœur s'entendent souvent avec difficulté chez les enfants sains. Au bout de quelque jours, nouvelles attaques
plus rapprochées, qui surviennent, non plus spontanément et pendant la
nuit, mais aussi pendant le jour, provoquées par les cris, la colère, le rire,
la déglutition, etc. ; elles peuvent se montrer quinze à vingt fois en vingt-
quatre heures, jusqu'à ce qu'elles se terminent par la mort. La guérison arrive, dans d'autres cas, par une diminution progressive des accidents, mais
elle n'est guère complète qu'après plusieurs mois, et même plusieurs années. D'après Kyll (*Arch. gén. de méd.*, 2ᵉ série, t. xiv, p. 91) on ne connaît
pas d'exemple d'un accès qui soit resté unique. A cette description, le docteur
Kyll (*loc. cit.*) ajoute les considérations suivantes, destinées à faciliter le
diagnostic : « Est-il possible de reconnaître l'hypertrophie du thymus ?
Fingerhuth assure y être parvenu à l'aide de l'auscultation : « Le murmure
respiratoire ne se fait pas entendre, dit-il, au niveau de la glande, lorsqu'elle dépasse son volume normal ; mais j'ai constaté ce signe négatif
chez un grand nombre d'enfants qui se portaient parfaitement bien. Je
n'accorde pas une plus grande valeur à celui qui se fonde sur la possibilité d'entendre distinctement les battements du cœur du côté droit de la poitrine. Enfin, la tumeur apparente à l'extérieur, qu'Allan Burns prétend
avoir toujours rencontrée au point où le thymus est recouvert par le fascia
cervicalis et les muscles sterno-hyoïdiens et sterno-thyroïdiens, n'a encore
pu être constatée par aucun observateur. Les signes suivants me paraissent
mieux établis : Les enfants éprouvent une dyspnée habituelle ; les attaques
surviennent principalement lorsqu'ils sont couchés sur le dos ; en percutant
la région thymique, on obtient un son complètemen mat ; la langue est
souvent pendante hors de la bouche, même dans le sommeil ; et si ce dernier symptôme n'est pas constant, ainsi que l'ont assuré Kopp et Graf, il a
du moins une assez grande valeur, puisqu'il n'a jamais été observé que dans
les cas où le spasme de la glotte était déterminé par l'hypertrophie du
thymus. »

Après ce tableau de la maladie qui nous occupe, le docteur Kopp (*loc.
cit.*), et le docteur Hirsch, de Kœnigsberg (*Journal de Hufeland et Osann,*
juillet 1835), ont donné la description des caractères anatomiques qu'ils

avaient rencontrés à l'autopsie. Indépendamment de l'engorgement général de tout le système veineux, effet de l'asphyxie, ils assurent avoir constamment trouvé le thymus hypertrophié : le développement excessif de cette glande aurait lieu, suivant ces médecins, en longueur, en largeur, et le plus souvent en épaisseur. Quand le thymus est très épaissi, les poumons sont comprimés et refoulés ; son tissu est tout à fait normal, ou, ce qui arrive plus souvent, un peu plus dense, plus rouge, plus charnu, mais sans trace d'inflammation, ni de dégénérescence tuberculeuse ou autre. Dans la plupart des cas, il s'en écoule une humeur laiteuse quand on l'incise. Quant au poids, il varie de six gros à une once, et plus.

Nous ne prétendons point contester absolument la valeur des travaux de Kopp, de Hirsch, de Kyll, de Montgomery, cité par le Ryland (*loc. cit.*, pag. 186), et des autres médecins allemands et anglais ; nous ne ferons pas remarquer combien il est difficile de concevoir des phénomènes spasmodiques intermittents avec une cause de compression constante, l'hypertrophie du thymus ; nous n'insisterons pas sur les objections assez nombreuses par lesquelles on pourrait combattre l'opinion de ces auteurs : les faits qu'ils rapportent, quoique inaperçus des observateurs français dans les écrits desquels l'état du thymus est passé sous silence, sont assez importants, et en assez grand nombre pour fixer désormais l'attention. Nous les mentionnons comme historiens, sauf à appeler sur ces points de controverse les recherches des praticiens de notre pays. Nous enregistrons pour le moment les résultats découverts à l'étranger : l'observation contemporaine ou à venir se chargera d'en vérifier la justesse.

Il n'est guère possible d'assigner les véritables causes prédisposantes ou déterminantes du spasme de la glotte. Les auteurs allemands ont admis l'influence d'une constitution faible, de la phthisie, d'une maladie de l'utérus chez la mère, des engorgements tuberculeux des ganglions bronchiques, du carreau, du travail de la dentition, etc. Quelques médecins ont insisté principalement sur l'action des scrofules, dans l'idée où ils étaient que la compression des ganglions du cou ou du thorax sur les nerfs pouvait donner lieu aux phénomènes du spasme de la glotte. Ainsi Hufeland (Kyll, *loc. cit.*) aurait signalé la fréquence de cette affection chez les enfants strumeux, et lui aurait donné le nom de *catalepsie pulmonaire*. Toutes ces causes sont fortement contestables, et reposent beaucoup plus sur des théories que sur l'observation exacte. On remarquera seulement, dans les faits particuliers publiés par Kopp et Hirsch, que plus d'une fois la maladie a affecté plusieurs membres d'une même famille, et, qu'à deux ou trois exceptions près, tous les enfants atteints étaient du sexe masculin.

Le traitement employé dans le spasme de la glotte a été très rarement suivi de succès. Kopp recommande, pour faciliter la respiration pendant l'accès, de mettre aussitôt l'enfant debout, ou de le pencher un peu en avant en le frappant légèrement dans le dos. Il pourra également être utile de l'exposer à un air frais, de lui jeter à la figure un peu d'eau froide. Des saignées locales, dans le but de diminuer les congestions thoraciques, des exutoires au-devant de la poitrine, des révulsifs portés sur le tube digestif, des antispasmodiques, tels que l'eau de laurier-cerise à doses petites et graduées, le musc, l'assa-fœtida, le zinc, ont, dans certains cas, apporté de l'amendement à l'intensité des symptômes. Chez un enfant affecté de spasme de la glotte, avec sortie de la langue au dehors de la bouche, j'ai associé avec succès les antispasmodiques à des vomitifs administrés sur-le-champ. Enfin on a essayé d'arrêter directement le développement présumé du thymus par des applications de sangsues, et par l'emploi des mercuriaux, des antimo-niaux, de la ciguë, de la digitale, du charbon et de l'iode. La trachéotomie a été aussi proposée comme dernière ressource, mais n'a jamais été pratiquée.

BRONCHITE

La bronchite est l'inflammation de la membrane muqueuse qui tapisse les bronches. Cette affection est assez communément décrite sous le nom de *catarrhe bronchique* ou *pulmonaire* ; toutefois, comme le mot *bronchite* est plus spécialement usité dans le langage actuelle de la science, nous croyons devoir employer de préférence cette dénomination. Quant à celles de *fausse péripneumonie, pneumonie catarrhale, pleurésie humide*, elles sont, à juste raison et depuis longtemps, rejetées.

La bronchite, comme toutes les autres phlegmasies, est tantôt aiguë et tantôt chronique : sous l'une et l'autre forme, l'inflammation peut occuper une portion ou la totalité des bronches.

§ I. Bronchite aiguë. — C'est, sans contredit, une des maladies les plus fréquentes ; la plupart des hommes en sont atteints un grand nombre de fois dans le cours de leur vie, à un degré quelconque.

L'inflammation des bronches ne se montre pas également dans tous les temps de l'année ; elle règne plus particulièrement pendant l'hiver, en automne et au printemps, époques où la température est remarquable par ses brusques variations. Sur cinquante-six épidémies principales de catarrhe pulmonaire, qui ont régné en Europe depuis le XIVᵉ siècle jusqu'à cette époque, dit M. Andral (*Dict. de méd. et de chir. prat.*), vingt-deux ont eu lieu en hiver, douze au printemps, onze en automne et cinq en été ; parmi les quatre autres, deux ont sévi pendant toute une année, une pendant l'hiver et le printemps, et une enfin pendant l'automne, l'hiver et le printemps. La bronchite paraît plus commune dans les climats tempérés, dans les lieux exposés au sud et à l'ouest, et dans les endroits bas et humides.

Parmi les conditions individuelles qui paraissent favoriser les développements de la bronchite, la plupart des auteurs ont indiqué la vieillesse et *l'enfance, particulièrement pendant le travail de la dendition*, une constitution faible, une vie molle et sédentaire, d'où résulte une susceptibilité plus vive aux impressions du chaud et du froid. Les personnes qui ont de l'embonpoint, et qui ont conséquemment des sueurs faciles, sont, dit-on, plus exposées à contracter cette phlegmasie. Les femmes y sont moins sujettes que les hommes. Sur cent quarante-neuf cas de cette affection,

recueillis par M. Louis (*Recherches sur la phthisie pulmonaire*, p. 526),
cinquante-deux seulement, ou le tiers environ, appartenaient aux femmes.
Sur soixante et une bronchites, observées à la clinique de M. Rullier
par M. Rufz (*Compte rendu de la clinique de M. Rullier*, 1832, p. 76),
quarante et une existaient chez des hommes, et vingt sur des femmes.
Certaines professions ont été considérées comme prédisposant à la bronchite, celles de boulanger et de plâtrier surtout ; mais ces assertions ne
reposent sur aucune donnée positive. Enfin on a admis une sorte de prédisposition particulière, soit innée, soit acquise, en vertu de laquelle des
individus sont atteints de cette affection, plusieurs fois chaque année et
sans aucune cause appréciable. Riedin (*Lineœ medicin.*, ann. 1669), cité
par J. Frank, parle d'une femme qui s'enrhumait habituellement pendant
les chaleurs de l'été et ne voyait sa toux cesser que quand l'hiver arrivait.

L'impression subite ou prolongée du froid, et principalement du froid
humide, lorsque le corps est échauffé, est la cause occasionnelle la plus
ordinaire de la bronchite. Elle peut être aussi produite, dans quelques cas,
par l'action de causes directes, comme l'inspiration d'un air très froid ou
brûlant, de substances irritantes gazeuses, liquides ou solides. M. Broussais
(*Hist. des phlegm. chron.*) dit qu'il suffit quelquefois d'un frisson fébrile
pour faire naître le catarrhe pulmonaire : il ajoute qu'il a connu des personnes qui se sont enrhumées pour avoir eu peur. Mais il faut reconnaître
que de pareilles causes ne sont rien moins que fréquentes, et que leur
action n'est pas démontrée.

Au début ou dans le cours des fièvres exanthématiques, et plus particulièrement de la rougeole, la bronchite se montre si souvent, qu'on doit la
regarder comme une dépendance essentielle de ces affections, et non
comme une simple complication. La bronchite se montre alors avec des
caractères qui lui sont propres, dans sa marche, dans ses symptômes, et
qui ne permettent pas de la confondre avec la bronchite ordinaire : c'est
la rougeole de la membrane muqueuse des bronches, si l'on peut ainsi
dire, et elle diffère autant du catarrhe pulmonaire, que l'affection morbilleuse de la peau diffère elle-même de l'érysipèle (*voyez* ROUGEOLE). Les
fièvres graves ou typhoïdes sont aussi presque toujours accompagnées d'un
catarrhe pulmonaire, qui a également ses caractères particuliers, comme
un râle sibilant très fin, des crachats rares, transparents, étoilés, expec-
orés laborieusement, et peut-être un état de sécheresse des bronches,
analogue à celui de la bouche et du pharynx.

La bronchite est le plus ordinairement sporadique ; elle règne quelquefois d'une manière épidémique. Salius Diversus, Mercatus, Willis, Sydenham, Ettmuller, Camerarius, Stork, Huxham, Monro, Macbride, Heberden, Ant. et Joan. Fothergill, Stoll, Burserius, Raonë, Strack, Warren,
Saillant, Currie, Lepecq de la Clôture, et une foule d'autres médecins,
nous ont transmis des descriptions de ces épidémies, qui diffèrent assez de
la bronchite ordinaire, par leurs symptômes généraux et par leur marche,
pour que nous n'en traitions pas ici.

A l'Hôpital des Enfants, dans les salles consacrées aux enfants encore au berceau, l'inflammation des bronches et même celle du tissu pulmonaire sont si communes qu'on pourrait presque les y regarder comme *endémiques*. Elles sont en effet le résultat de causes toutes locales, dont il est possible d'apprécier l'influence et qu'on pourrait détruire au moins en partie. Des salles plus vastes, plus d'espace entre chaque lit, un air plus pur, des précautions mieux entendues pour en opérer le renouvellement et pour changer les petits malades, tels seraient les meilleurs moyens d'arriver à ce but.

Les symptômes, la marche et la durée de la bronchite aiguë, varient surtout à raison de son intensité. La bronchite aiguë la plus légère, celle qu'on désigne vulgairement par le nom de *rhume*, est une simple indisposition qui mérite à peine d'être appelée une maladie. Un peu d'enrouement, une toux médiocre à peine douloureuse, et l'expectoration de quelques crachats grisâtres ou spumeux, sont les seuls symptômes de cette affection qui n'apporte ordinairement aucun trouble dans la digestion et dans la circulation, et qui n'empêche pas l'individu qui en est atteint de vaquer à ses occupations habituelles. L'exposition au froid, ou même au chaud, en est la cause occasionnelle la plus fréquente. Les symptômes se développent peu d'heures après l'action de cette cause : ils diminuent peu à peu et cessent souvent au bout de quelques jours ; ailleurs ils persistent pendant un temps plus long.

La *bronchite intense* a été décrite aussi sous les noms de *fausse fluxion de poitrine*, de *fièvre catarrhale :* elle se développe souvent sans qu'on puisse l'attribuer à aucune cause externe, et presque toujours elle est précédée d'un dérangement notable dans la santé. Ses phénomènes précurseurs sont, du reste, à peu près les mêmes que ceux des autres maladies aiguës : lassitudes spontanées, faiblesse générale, pesanteur de tête, alternatives de chaud et de froid, etc., douleur à la gorge et coryza. La bronchite une fois développée, présente pour principaux symptômes une toux fréquente, une douleur diffuse et de la chaleur dans le thorax, une oppression médiocre, l'expectoration de crachats muqueux et un mouvement fébrile plus ou moins intense. L'auscultation de la poitrine fournit aussi des phénomènes importants.

De tous ces symptômes, la toux est le plus remarquable et le plus incommode. Elle se reproduit communément sous la forme de quintes, qui sont accompagnées et suivies de phénomènes particuliers. Pendant les quintes, le malade éprouve dans toute la poitrine, mais plus fortement derrière le sternum, dans la direction de la trachée-artère, des douleurs très vives, une sorte de déchirement et un sentiment de chaleur brûlante. En même temps la face devient rouge et gonflée, les larmes s'écoulent ; la tête est tellement douloureuse qu'il semble au malade que les os du crâne vont se disjoindre. L'épigastre violemment secoué est aussi le siège de douleurs souvent plus vives que celles de la poitrine, et qui s'étendent quelquefois dans les hypochondres et jusqu'à l'hypogastre : des nausées, des vomituritions, des vomissements ont souvent lieu, surtout chez les enfants. Ces quintes se terminent par l'expectoration d'un mucus clair et écumeux, quelquefois légèrement strié de sang. Elles se reproduisent à des intervalles inégaux, quelquefois avec une sorte de régularité, tantôt sans cause apparente et tantôt par l'impression du froid, par l'action de parler ou de boire, par le changement de position, par l'accumulation du mucus dans les bronches : toutefois cette dernière cause n'est pas la principale, comme elle pourrait le paraître, car c'est particulièrement dans le temps où la matière expectorée est moins abondante, que les quintes sont plus rapprochées et plus fortes, dans la première période de la maladie et dans tous son cours au moment des paroxysmes nocturnes. A la suite de ces quintes, le malade ressent encore pendant quelque temps des douleurs dans la poitrine, à la tête, et vers les attaches du diaphragme ; il a de l'oppression, sa respiration et son pouls sont accélérés ; il éprouve de la sueur et une fatigue générale qui cessent peu à peu. Les symptômes redeviennent par degrés ce qu'ils étaient avant la quinte de toux.

L'oppression est généralement peu considérable dans la bronchite, si ce n'est pendant et après les quintes. Dans les cas ordinaires, le malade éprouve seulement la sensation d'un poids derrière le sternum, et il lui semble que l'air entre difficilement dans sa poitrine. Lorsque l'inflammation est très intense et très étendue, la fréquence et la gêne de la respiration sont très marquées, surtout dans le redoublement du soir : quelques malades se plaignent alors d'étouffer. Dans les cas les plus graves, la dyspnée est extrême, l'entrée et la sortie de l'air sont accompagnées d'un bruissement appréciable à une certaine distance.

La toux, qui est communément sèche dans le début, devient bientôt humide. Elle donne lieu, dès le second ou le troisième jour, à l'expectoration souvent laborieuse, et quelquefois presque convulsive, d'une matière ténue, plutôt séreuse que muqueuse, parfois âcre ou salée, et mêlée à une espèce d'écume blanchâtre. Chaque jour cette matière devient plus abondante et plus épaisse, elle est filante et acquiert un certain degré de viscosité, d'autant plus remarquable que l'inflammation est plus forte. A une époque plus avancée, sa quantité diminue, mais sa consistance continue à augmenter. De jour en jour les crachats offrent des parties plus opaques, qui, rares d'abord, et peu volumineuses, se multiplient et s'agrandissent de plus en plus et forment enfin la presque totalité de la matière expectorée. Dans la dernière période, les crachats sont blancs, jaunes ou verdâtres, assez cohérents pour rester distincts dans le vase où ils sont rejetés ; tantôt ils adhèrent au fond du vase, tantôt ils nagent sur une mucosité transparente ou trouble, ou bien ils sont suspendus au milieu d'elle. Le plus ordinairement à cette époque ils sont inodores et paraissent insipides au malade ; la toux est grasse et l'expectoration facile.

A ces symptômes, il convient de joindre ceux qui sont fournis par l'auscultation de la poitrine. Le son clair rendu par le thorax percuté est un phénomène négatif à la vérité, mais qui devient un signe important dans une affection accompagnée d'oppression et de toux. Les résultats obtenus à l'aide de l'auscultation présentent beaucoup plus d'intérêt. L'oreille appliquée sur la poitrine avec ou sans le stéthoscope, apprécie des changements particuliers dans le bruit que détermine l'air en pénétrant dans les conduits destinés à le recevoir. Au début de la maladie, on entend quelquefois déjà un râle sonore, grave, plus rarement un râle sibilant. Lorsque l'exhalation pulmonaire, d'abord supprimée, se rétablit et augmente, le râle prend peu à peu le caractère que Laënnec a décrit sous le nom de râle muqueux, et qui paraît dû au déplacement du liquide par la colonne d'air qui pénètre dans les bronches et en sort dans les mouvements alternatifs d'inspiration et d'expiration ; il est souvent accompagné de râle sibilant, et quelquefois de *ronchus* grave. Du reste le bruit naturel de la respiration s'entend encore ; mais il est quelquefois diminué d'intensité, ou même suspendu dans divers points, à raison de l'occlusion passagère des conduits bronchiques par la matière des crachats, comme le prouve son rétablissement subit après quelques efforts de toux ou l'expectoration de quelques crachats. L'étendue de la poitrine, dans laquelle ces différents râles se font entendre, peut donner la mesure de l'étendue qu'occupe l'inflammation elle-même : le râle muqueux disparaît souvent chaque matin après l'expectoration, quand la bronchite est légère.

A ces phénomènes locaux se joignent des symptômes généraux plus ou moins intenses, suivant la gravité de la maladie. La céphalalgie et la douleur épigastrique, qui semblent être produites presque mécaniquement par la toux, et qui, dans le principe, ne se font sentir que pendant et après les quintes, deviennent ordinairement continues. La face est rouge, quelquefois même un peu gonflée ; l'appétit est nul, la langue blanche, la bouche pâteuse, la soif en général peu vive, quelques malades même répugnent aux boissons ; le pouls est fréquent, la peau chaude et souvent moite, l'urine rare et de couleur foncée. La plupart de ces symptômes s'exaspèrent momentanément pendant les quintes de toux. Ils offrent ordinairement aussi chaque soir, pendant plusieurs heures, une augmentation d'intensité qui constitue le paroxysme. Dans ces paroxysmes, la toux est plus fréquente, plus douloureuse, plus sèche, et la matière expectorée acquiert une viscosité plus grande. Le matin, après une quinte plus ou moins longue et pénible, l'expectoration se rétablit, les crachats sont plus épais, et ils ont perdu leur viscosité. Chez quelques individus, chaque exacerbation est précédée de frissons légers ; chez d'autres, il y a de deux en deux jours un redoublement plus fort : une sueur plus ou moins abondante marque ordinairement le déclin de ces espèces d'accès.

En général la bronchite, quand elle est intense, offre dans son cours trois périodes distinctes : dans la première, la chaleur de poitrine est vive, la toux fréquente et sèche, la matière expectorée claire, transparente, sans viscosités, l'oppression marquée, la peau sèche, le pouls souvent plein et dur ; dans la seconde, la toux devient plus humide, les crachats plus consistants ; dans la troisième, la chaleur de poitrine et la dyspnée cessent, la toux est plus rare, les crachats sont opaques, quelquefois même puriformes ; la toux s'humecte, l'urine est plus abondante ou sédimenteuse, parfois une légère diarrhée survient, le sommeil se rétablit, le mouvement fébrile cesse, et l'appétit revient. Telle est la marche ordinaire de cette affection, dont l'issue est communément heureuse, et dont la durée moyenne est de deux à six semaines.

Chez un certain nombre de sujets, la terminaison de la bronchite est incomplète : tantôt elle passe à l'état chronique, et tantôt il reste seulement une petite toux sèche qui persiste pendant fort longtemps, et laisse au malade une disposition très grande à contracter de nouveau la même inflammation. Enfin la mort peut en être aussi le terme : c'est surtout aux deux extrêmes de la vie que cette terminaison s'observe. La suppression des crachats et une dyspnée croissante avec un râle plus ou moins fort la précèdent et l'annoncent. Remarquons par avance que chez les personnes qui succombent avec les symptômes d'une bronchite aiguë intense, fréquemment on trouve outre les lésions qui se rattachent à cette maladie, soit une inflammation du tissu pulmonaire, des plèvres ou du péricarde, soit une altération organique des poumons ou du cœur.

La bronchite aiguë se présente sous des formes variées, à raison des phénomènes généraux qui l'accompagnent, de quelques phénomènes locaux qui en modifient la forme, et du siège qu'affecte l'inflammation. Relativement aux symptômes généraux, les variétés qu'elle offre dépendent de la disposition particulière du sujet : chez les individus pléthoriques le pouls est large et résistant, les téguments sont injectés, les chairs fermes, la chaleur est halitueuse, des hémorrhagies ont lieu par diverses voies, et particulièrement par les narines : c'est le *catarrhe inflammatoire* de quelques auteurs. D'autres fois la réaction est faible, le visage pâle, les chairs sont molles, le pouls est sans résistance : c'est communément chez les individus affaiblis par l'âge ou par d'autres causes manifestes, que la bronchite revêt cette forme. Il est rare que l'intensité seule de cette phlegmasie produise une prostration considérable de forces chez une personne d'ailleurs saine et robuste. Dans un petit nombre de cas, l'amertume de la bouche, la soif, l'enduit jaunâtre de la langue, la couleur jaune de l'urine, la teinte analogue et la chaleur âcre et sèche de la peau, et quelquefois l'évacuation de matières bilieuses par la bouche ou par l'anus, caractérisent une des variétés de la bronchite, anciennement désignée sous le nom de *fausse péripneumonie bilieuse* ou *fièvre catarrhale bilieuse*.

Relativement aux phénomènes locaux, on a admis deux variétés principales : la *bronchite avec quintes*, dans laquelle la toux a lieu par quintes très répétées et très pénibles, sans offrir toutefois les caractères tout spéciaux de la coqueluche, et la *bronchite suffocante*, dans laquelle la dyspnée est portée au point d'entraîner la mort en peu de jours. Cette affection se présente avec des symptômes si tranchés, qu'il nous a paru préférable d'en faire un article à part, sous le nom de *catarrhe suffocant*, dénomination qui lui est donnée le plus ordinairement.

La bronchite offre, relativement à son siège, deux principales variétés : tantôt elle est bornée aux bronches elle-mêmes et à leurs premières divisions ; tantôt elle s'étend à leurs dernières ramifications : cette seconde forme a reçu les dénominations de *catarrhe pulmonaire profond, bronchite capillaire* ou *ramusculaire*. On l'observe plus fréquemment chez les enfants qu'à tout autre âge. Au début, la toux est ordinairement sèche, profonde, quelquefois elle a lieu par quintes, comme convulsives, à la suite desquelles l'oppression est extrême ; on entend, au moyen de l'auscultation, un râle sibilant très prononcé, simulant dans quelques cas, suivant l'expression métaphorique de M. Récamier, un bruit de tempête. Un peu plus tard, le râle devient muqueux et sous-crépitant, le bruit respiratoire est un peu moins intense que de coutume, la sonoréité du thorax restant normale. La marche de cette affection est généralement rapide : quelquefois en trois ou quatre jours elle atteint son maximum d'intensité, et souvent alors elle se termine d'une manière funeste, quoique exempte de toute complication ; d'autres fois aussi l'inflammation gagne progressivement le tissu pulmonaire, et la maladie peut devenir promptement mortelle.

La bronchite aiguë est quelquefois compliquée d'angine, de pneumonie, de pleurésie, ou d'emphysème pulmonaire. Elle coïncide assez fréquemment, surtout chez les enfants, avec une irritation gastro-intestinale.

Relativement à sa complication avec la pneumonie, tantôt cette dernière affection survient quelques jours après l'invasion de la bronchite, qui peut en être alors considérée en quelque sorte comme le premier degré, et tantôt ces deux maladies se développent simultanément et marchent de concert. Dans le premier cas, les symptômes de la bronchite se fondent, pour ainsi dire, dans ceux de la pneumonie, le râle crépitant succède au râle muqueux, la gêne de la respiration augmente, les crachats deviennent sanguinolents et visqueux, etc. ; presque tous les phénomènes qui appartenaient à l'inflammation des bronches ont disparu. Dans le second cas, au contraire, les symptômes de la phlegmasie parenchymateuse sont quelquefois obscurs et faciles à méconnaître. Au milieu de crachats muqueux abondants, on en aperçoit çà et là quelques-uns dont la viscosité est plus grande, dont la couleur offre une teinte légèrement jaune, verte ou rouge, et l'auscultation a besoin d'être pratiquée avec une grande attention et en divers endroits du thorax, pour discerner le râle crépitant de la pneumonie, masqué comme il l'est par un râle muqueux plus ou moins fort.

Le diagnostic de la bronchite aiguë est généralement facile à établir d'après les caractères que nous avons indiqués plus haut. La pleurodynie, qui l'accompagne quelquefois, pourrait faire croire à l'existence d'une pleurésie ou d'une pleuropneumonie ; mais ces erreurs, le plus souvent sans conséquence sous le rapport du traitement, peuvent presque toujours être évitées par l'examen scrupuleux des crachats, de la respiration, et par la réunion des signes que fournissent la percussion et l'auscultation.

Le pronostic est presque toujours favorable : il n'est grave qu'autant que l'inflammation est à la fois très intense et très étendue, ou survient chez

des sujets très faibles, comme de très jeunes enfants, des vieillards et des
ndividus atteints d'une maladie organique des poumons et du cœur, ou
même des viscères abdominaux.

A l'ouverture du corps des personnes qui succombent à cette affection,
on trouve la membrane muqueuse des bronches d'un rouge plus ou moins prononcé, dans une partie ou dans la totalité de son étendue. Quelquefois la
rougeur ne dépasse pas les bronches principales ; d'autres fois elle existe
sur les ramuscules seulement. Ordinairement la rougeur, au lieu d'être
uniformément répandue, est disposée par plaques, par points, par zones,
ou par arborisations. L'épaisseur de la membrane muqueuse est souvent
augmentée ; c'est particulièrement dans les petites bronches que cet épaississement est notable : comme la rougeur, il peut être borné à un point
circonscrit. Dans quelques cas rares, la membrane muqueuse est ramollie
ou du moins sa consistance est un peu moindre. Plus rarement encore cette
membrane offre une véritable gangrène. Quelquefois le mucus bronchique,
plus abondant que de coutume, est rougeâtre et visqueux ; d'autres fois il
s'est transformé en matière puriforme. Quant aux fausses membranes
qu'on a vu revêtir quelques points de cette membrane muqueuse, elles
sont le résultat d'une affection spéciale dont il est parlé ailleurs (*Voy.*
Croup). Les ganglions bronchiques, chez les jeunes sujets particulièrement,
sont assez souvent gonflés et rouges.

Le traitement de la bronchite aiguë varie à raison de son intensité et de
la forme particulière qu'elle revêt. La bronchite légère, qui cesse souvent
en peu de jours, et presque sans le secours d'aucun médicament, ne doit
pas être traitée comme la bronchite intense. On se borne, dans le premier
cas, à recommander aux malades d'éviter les conversations prolongées et à
haute voix, l'exposition au froid et à l'humidité, de se vêtir plus chaudement,
et on leur prescrit une de ces boissons adoucissantes, auxquelles on donne
généralement le nom de *pectorales*, telles que l'infusion de fleurs de violettes, de mauve ou de bouillon blanc, les décoctions de gruau, de jujubes,
de dattes, la solution de gomme arabique, etc., édulcorées avec le sucre,
le miel ou le sirop de guimauve, de capillaire, etc. Ces tisanes doivent être
prises tièdes, en petite quantité à la fois, et à des intervalles plus ou moins
rapprochés. Quelquefois on les coupe avec du lait. Les pâtes et les tablettes
de jujubes, de guimauve, sont aussi d'un assez fréquent usage. Si la maladie résiste à ces remèdes, on parvient, dans quelques cas, à la dissiper en
provoquant une sueur copieuse par l'exercice ou par des boissons diaphorétiques. Un purgatif doux, tel que la manne ou l'huile de ricin, a plusieurs
fois eu le même résultat. Les hommes habitués aux liqueurs spiritueuses
parviennent souvent à dissiper une bronchite commençante en avalant du
vin chaud sucré, de l'eau-de-vie brûlée ou du rhum. Cette pratique, assez
répandue aux armées, et dans les contrées froides et humides, M. Laënnec
la regardait comme tout à fait héroïque, et l'employait toutes les fois qu'il
n'existait pas de contre-indication évidente, c'est-à-dire une inflammation
de l'estomac ou des intestins, une constitution éminemment sanguine ou

trop irritable, ou une affection catarrhale assez violente pour faire craindre une péripneumonie.

Dans la bronchite intense, un traitement plus énergique est indiqué. Le malade doit garder la chambre et même le lit, respirer un air d'une température douce et égale, observer un silence complet, et être soumis à la diète des maladies aiguës. La saignée générale est souvent nécessaire et presque toujours utile : les principaux signes qui l'indiquent sont la chaleur de poitrine, l'oppression, la céphalalgie et la violence du mouvement fébrile. Il faut la répéter une ou plusieurs fois, si la persistance des symptômes l'exige. Lorsque l'état du pouls, l'âge des malades, ou quelque autre ciconstance particulière, ne permettent pas d'employer la saignée générale, on la remplace par des sangsues appliquées dans les points où le râle est le plus abondant. Les ventouses scarifiées, regardées par Laënnec comme bien préférables aux sangsues, nous ont paru quelquefois aussi efficaces ; mais la douleur qu'elles occasionnent les rend difficiles à conseiller chez les personnes d'une vive sensibilité, et chez les enfants surtout. Les sangsues sont particulièrement indiquées dans les cas où il faut suppléer à une hémorrhagie habituelle. Du reste on a recours aux mêmes boissons que dans la bronchite légère ; on y joint les potions gommeuses, huileuses, les looks, les juleps, plutôt peut-être pour diminuer l'irritation du pharynx et la toux, dont elle est une des causes, que dans le but d'agir contre le catarrhe pulmonaire lui-même. C'est de la même manière qu'agit sans doute un moyen populaire, recommandé par le célèbre Baglivi : « *Boli ex butyro recenti cum saccharo mixti et vespere sumpti, vehementissimas tusses catarrhales demulcent.* » (Prax med.) L'inspiration de vapeurs émollientes agréablement chaudes convient pour diminuer la sécheresse de la toux, la viscosité de quelques crachats et la difficulté de les expectorer. Les cataplasmes émollients appliqués sur la poitrine, et souvent renouvelés ou maintenus chauds, à l'aide de flanelle et de taffetas gommé dont on les recouvre, sont, particulièrement chez les enfants, d'une certaine utilité. Les pédiluves simples, ou rendus irritants au moyen du sel commun, de la potasse ou du savon, préférablement à la farine de moutarde qui excite à tousser, doivent être employés concurremment avec les autres moyens et répétés plusieurs fois dans le jour. Quand l'inflammation paraît pénétrer jusqu'aux radiculés bronchiques, un traitement très énergique devient indispensable : c'est celui des *pneumonies* les plus graves.

Lorsque la bronchite aiguë se prolonge au delà de la seconde et de la troisième semaine, sans que des causes extérieures l'aient en quelque sorte renouvelée, lorsque la chaleur de poitrine, la dypsnée, la résistance du pouls, ont disparu, on prescrit quelquefois avec avantage des boissons diaphorétiques, telles que l'infusion de feuilles de bourrache, de fleurs de sureau, d'œillet, et plus généralement des tisanes aromatiques, telles que l'infusion de lierre terrestre, de serpolet, de sauge, la décoction d'aunée, de polygala ou de lichen. C'est vers la même époque que l'on conseille l'usage des purgatifs doux, et des topiques rubéfiants ou vésicants appli-

qués sur le thorax, sinapismes, vésication par les cantharides, l'ammoniaque, l'émétique, l'huile de croton-tiglium ; mais en général il faut
attendre, pour avoir recours à ces derniers moyens, que le mouvement
fébrile ait cessé, ou qu'il soit considérablement diminué, sans quoi les
vésicatoires pourraient augmenter l'appareil fébrile et l'inflammation
catarrhale elle-même. Si la maladie n'a plus qu'une intensité médiocre, on
peut se borner à couvrir le thorax, dans les points les plus affectés, d'un
large emplâtre de poix de Bourgogne ou de sparadrap de diachylon gommé,
qui ne produit qu'une rubéfaction modérée, avec ou sans démangeaison,
et protège les parties qu'il recouvre contre les variations de la température.

Les vomitifs et les narcotiques sont encore des moyens qu'on a très
fréquemment employés dans le traitement de la maladie qui nous occupe :
mais les uns et les autres exigent du discernement dans l'usage qu'on en
fait. Les vomitifs, préconisés par quelques médecins, comme des spécifiques,
ne méritent nullement ce nom. On peut les donner avec avantage, lorsque
la chaleur est peu élevée, la circulation médiocrement accélérée, la soif
peu intense et la langue enduite d'un mucus jaunâtre, accompagné d'une
saveur pâteuse et amère. Ils sont aussi quelquefois utiles comme révulsifs lorsque le mouvement fébrile commence à diminuer ; mais, administrés sans indication spéciale, ils produiraient le plus ordinairement de mauvais effets. Chez les très jeunes enfants, les vomitifs ont le double avantage
de débarrasser l'estomac des crachats que la digestion y a portés, et les
bronches de ceux qui y sont encore contenus. Les enfants, comme on l'a
dit, *crachent dans leur estomac*, et le vomissement est leur seul mode d'expectorer : toutefois on ne doit chez eux user des vomitifs qu'avec une
grande circonspection, choisir les plus doux, comme le sirop ou la poudre
d'ipécacuanha, et ne pas oublier qu'ils provoquent et augmentent souvent
le dévoiement, et inspirent quelquefois aux enfants une sorte d'horreur
pour toute espèce de boisson.

Quant aux narcotiques, ils sont particulièrement usités pour calmer les
quintes de toux et l'insomnie ; mais ils ne produisent ce double effet que
dans le cas où il n'existe ni embarras des premières voies, ni appareil
fébrile bien intense. Ces deux conditions doivent généralement en faire
retarder l'usage jusqu'à ce qu'elles aient été éloignées par un vomitif ou
par la saignée. Parmi les narcotiques qu'on emploie de préférence, le sirop
de pavots blancs, l'extrait aqueux d'opium, et les sels de morphine, occupent le premier rang. Des essais assez nombreux recommandent aussi
l'usage de la belladone, qui paraît avoir une action particulière sur les
organes de la respiration ; mais jusqu'à présent aucune expérience positive
ne justifie la préférence que quelques praticiens ont cru pouvoir lui attribuer sur les opiacés. A défaut de narcotiques, le bain tiède nous a souvent
paru le moyen le plus efficace de faire cesser la toux, principalement chez
les enfants, lorsqu'elle se présente sous forme de quintes et qu'elle n'est
point accompagnée d'expectoration. Lorsque la bronchite aiguë est accom-

pagnée de très peu de réaction et qu'elle paraît liée à une faiblesse réelle, il est indispensable de remplacer la méthode antiphlogistique, dès le début même, par les révulsifs cutanés et les toniques.

Enfin si, à l'aide des moyens que nous venons d'indiquer, la maladie passe à l'état chronique, on lui oppose le traitement usité contre cette variété de la bronchite.

§ II. Bronchite chronique. — Elle se montre particulièrement chez les vieillards, chez les enfants, et en général chez les personnes d'une constitution faible. Elle est quelquefois primitive ; mais le plus souvent elle survient à la suite de plusieurs bronchites aiguës, dont elle n'est que la prolongation. Dans quelques cas, elle est liée à une autre affection, et en particulier à une maladie organique du cœur ou aux tubercules pulmonaires.

Ses principaux symptômes sont l'expectoration facile ou laborieuse de crachats ordinairement blancs, jaunâtres ou verdâtres, opaques, tenaces, plus ou moins abondants, rejetés surtout le matin, une toux légère ou fatigante, plutôt humide que sèche, revenant quelquefois par quintes ; des douleurs vagues dans la poitrine et un peu de dyspnée, surtout après l'exercice, et un râle muqueux plus ou moins abondant. Chez beaucoup de sujets, la bronchite chronique est une maladie toute locale, si légère quelquefois, qu'elle semble être un vice de sécrétion plutôt qu'une phlegmasie de la membrane muqueuse des bronches. Ailleurs elle est accompagnée d'un mouvement fébrile obscur ou manifeste, avec redoublements, de la diminution de l'appétit, de l'embonpoint et des forces.

La marche de cette maladie est généralement influencée par les saisons : ainsi, débutant assez souvent en automne ou en hiver, on la voit ordinairement s'adoucir au commencement des grandes chaleurs, et s'exaspérer au retour des premiers froids. Sa durée n'a rien de fixe : quelquefois, après plusieurs mois ou même un an ou deux, la bronchite chronique disparaît peu à peu et sans qu'il en reste aucune trace ; chez certains individus, elle peut durer pendant de longues années sans menacer leur existence et sans qu'ils se regardent comme malades. Mais chez d'autres, les crachats, de plus en plus abondants, prennent un aspect puriforme ; le dépérissement augmente de jour en jour ; la fièvre, qui n'était guère sensible que vers le soir, devient continue, avec des redoublements nocturnes et des sueurs matinales ; et la mort termine quelquefois cette succession de phénomènes, qui ressemblent beaucoup à ceux de la phthisie pulmonaire tuberculeuse. D'autres fois la bronchite chronique passe à l'état aigu, l'inflammation envahit la plèvre ou le tissu pulmonaire, et cette transformation est tantôt funeste, tantôt favorable au malade. On a vu, dans quelques cas, l'apparition d'une fièvre intermittente ou d'un exanthème chronique amener aussi cet heureux résultat.

On a admis plusieurs variétés de bronchite chronique : ainsi Laënnec a nommé *catarrhe sec* celle qui est caractérisée par une toux très fatigante, une oppression sensible et un râle sibilant, sans expectoration ou avec une expectoration très peu abondante de crachats globuleux très petits, jamais mêlés d'air, demi transparents, d'un gris de perle et de consistance d'empois. Suivant le même observateur, cette variété du catarrhe chronique est commune chez les goutteux, les hypochondriaques, les dartreux surtout et les sujets dont la constitution a été détériorée par des excès quelconques. Elle existe souvent à un léger degré chez des sujets d'ailleurs sains et même robustes ; presque tous les habitants des côtes maritimes en sont, au rapport de ce médecin, attaqués à un degré quelconque. Sous le nom de *catarrhe pituiteux*, Laënnec a décrit cette forme de la bronchite chronique qui est caractérisée par une toux suivie d'expectoration abondante de crachats tranparents, incolores, filants, spumeux à la surface, et semblables à du blanc d'œuf délayé dans l'eau. La quantité du liquide expectoré est quelquefois en vingt-quatre heures de quatre ou six livres.

Le diagnostic de la bronchite chronique est facile dans le plus grand nombre des cas ; néanmoins la phthisie pulmonaire offre quelquefois assez de ressemblance avec elle pour qu'on puisse alors les confondre ; c'est dans ces circonstances douteuses qu'on la désigne sous le nom de *bronchite suspecte*.

Le pronostic de la bronchite chronique n'est grave, à proprement parler, que lorsqu'elle est accompagnée de dépérissement.

A l'ouverture des cadavres, on trouve la membrane muqueuse des bronches le plus souvent violacée, brune ou grisâtre, quelquefois blanche ou à peine rosée, ordinairement tapissée par un mucus puriforme, plus ou moins adhérent, ou par du pus bien lié, analogue à celui du phlegmon. Elle est quelquefois manifestement épaissie, assez rarement ramollie ou ulcérée. Les dilatations des extrémités bronchiques sont ici plus communes que dans la bronchite aiguë. Les ganglions bronchiques sont développés, quelquefois rouges ou brunâtres, mollasses, faciles à réduire par la pression en une espèce de putrilage. Suivant Laënnec, dans le catarrhe sec, le gonflement de la membrane muqueuse bronchique, qui offre une couleur rouge, est surtout remarquable dans les petits rameaux qui en sont quelquefois entièrement obstrués. Lorsqu'ils ne le sont pas complètement, dit-il, ils sont souvent bouchés par une matière très visqueuse, de consistance d'empois, ou un peu plus forte, disposée en globules de la grosseur d'un grain de chènevis ou de millet. Quant aux tubercules, qu'on trouve quelquefois alors, soit dans les ganglions bronchiques, soit dans le parenchyme pulmonaire, ils nous paraissent constituer une complication accidentelle.

Le traitement de la bronchite chronique n'est pas toujours couronné de succès : la moins intense résiste souvent avec opiniâtreté à tous les moyens qu'on lui oppose, et celle qui est grave peut, malgré toutes les ressources de l'art, se terminer par la mort. La plupart des médecins recommandent dans cette maladie l'emploi des substances amères et aromatiques, telles que le lichen d'Islande, qu'on fait prendre en décoction, en gelée, en pâte et en tablettes ;

les infusions de lierre terrestre, de sauge, de polygala ; les décoctions de quinquina , les eaux minérales sulfureuses d'Enghien, de Bones, de Cauterets, de Barèges ; les eaux du Mont-d'Or ; l'inspiration de vapeurs résineuses et aromatiques, comme celles de benjoin, de succin, de baies de genièvre, de goudron, celles d'iode ou des chlorures alcalins. Mais ces divers moyens, assez efficaces dans quelques circonstances, ont paru impuissants chez un grand nombre de malades, et dans quelques cas, assez rares à la vérité, des moyens opposés ont parfaitement réussi. Dans les cas, par exemple, où la bronchite a été entretenue et renouvelée par des causes extérieures, dans ceux où elle est liée à un état pléthorique ; dans ceux encore où elle reconnaît pour cause occasionnelle la suppression d'une hémorrhagie, elle conserve encore, après plusieurs mois, et même après quelques années, un caractère d'acuité qui indique le traitement des bronchites récentes. Les boissons adoucissantes, la diète lactée, ou un choix d'aliments doux, et quelquefois une ou plusieurs évacuations sanguines ont été suivies d'une guérison complète. Comme auxiliaires, on recommande en même temps l'usage de vêtements de flanelle portés immédiatement sur la peau, les frictions faites matin et soir avec la laine ou avec une brosse douce, l'habitation dans une chambre exposée au midi, soit à la campagne, soit, et mieux encore s'il est possible, dans un climat plus chaud. Les révulsifs à la peau sont généralement usités dans la bronchite chronique, comme dans la période de déclin de la bronchite aiguë. On les emploie communément sous les mêmes formes ; mais quelquefois on préfère la révulsion produite par les cautères, quand surtout le mal est opiniâtre, et par le séton dans les cas où la vie est en péril. On applique ce dernier moyen sur les parois de la poitrine. Quant aux vésicatoires et aux cautères, on les établit, soit sur le thorax lui-même, soit aux membres supérieurs ou inférieurs. Les purgatifs doux et même les drastiques, les vomitifs répétés, ont été employés par quelques médecins dans le même but que les exutoires cutanés, c'est-à-dire à titre de révulsif, mais on ne saurait être trop circonspect dans l'emploi d'un pareil traitement.

Les bons effets obtenus de certaines substances dans d'autres affections catarrhales, et en particulier l'action presque spécifique du copahu, du poivre cubèbe, de la térébenthine dans la blennorrhée, ont conduit quelques auteurs à proposer les mêmes remèdes contre le catarrhe chronique des bronches ; mais jusqu'ici l'expérience n'a pas confirmé l'espoir qu'ils avaient conçu.

Guidé par des idées théoriques, le docteur Drake de New-York (*The Americ. journal of the med. sciences*, may 1828) a conseillé et mis en usage l'inspiration de l'air froid dans les phlegmasies aiguës ou chroniques des bronches. Pour exciter en même temps une action révulsive à la surface du corps, il fait envelopper la poitrine dans un vêtement ouaté avec de la laine et doublé de fourrure. Il fait ensuite placer le malade dans un lit bien chaud, ou bien il le met dans un bain à la température de 98° F. (29 R.). Dans cette situation, il lui fait respirer, au moyen d'un tube, l'air atmosphérique lorsque sa température est assez basse ; dans le cas contraire, il fait passer l'air dans un réservoir où il le refroidit jusqu'à 40° F. (3° R.) au moyen de la glace. Il fait ainsi continuer l'inspiration de l'air froid, ordinairement pendant une heure, et il y revient jusqu'à trois fois par jour. C'est surtout pendant la saison chaude, selon lui, que cette médication est plus avantageuse. Lorsque la température de l'air inspiré n'est pas supérieure à 50° F. (8° R.), il en résulte constamment une sensation agréable de fraîcheur dans la poitrine, accompagnée parfois d'élancements douloureux dans les épaules, que les malades rapportent aux parties extérieures et aux muscles. Le pouls, s'il est fréquent, diminue de vitesse au point d'être quelquefois réduit à dix ou douze pulsations par minute. Ce moyen calme généralement la toux, et au bout de deux ou trois jours il diminue sa fréquence de moitié, en rendant l'expectoration plus libre et plus facile : la chaleur devient plus supportable, et la peau elle-même devient plus souple et plus douce au toucher. Nous ne dirons rien ici d'une telle médication, dont on ne pourrait apprécier justement la valeur qu'à l'aide de nouvelles et nombreuses expérimentations.

Il est à peine nécessaire de rappeler que si la cause connue ou présumée de la maladie fournit quelque indication spéciale, on ne doit pas négliger de la remplir. Nous avons vu des enfants chez lesquels une bronchite existait depuis plusieurs années, obtenir une prompte guérison, en rappelant au cuir chevelu ou derrière les oreilles un eczéma dont la disparition avait précédé le développement du catarrhe.

Dans le cas où la toux est assez fréquente pour troubler le sommeil, les narcotiques peuvent être employés comme dans la bronchite aiguë : Laënnec conseillait spécialement la poudre récemment préparée de belladone ou de stramonium, à la dose d'un demi-grain à un grain : il lui attribuait la propriété de diminuer le besoin de respirer, et par conséquent l'oppression. Ces substances narcotiques produisent sans doute quelquefois cet effet; mais le plus souvent elles déterminent la sécheresse de la gorge, augmentent la soif, diminuent l'expectoration, et sont alors manifestement nuisibles.

Un des accidents les plus fâcheux de la bronchite chronique, c'est la diminution rapide ou la suppression complète de l'expectoration. Quelquefois on en trouve la cause dans une recrudescence de l'inflammation, et c'est alors aux antiphlogistiques qu'il faut recourir. Ailleurs, c'est au développement d'une autre maladie que cet effet doit être attribué : et c'est en combattant la maladie qui survient qu'on peut rétablir l'expectoration. Dans les cas où rien n'expliquait la suppression des crachats, on a retiré quelquefois de bons effets de l'oxymel scillitique, du soufre doré d'antimoine ou du sirop d'ipécacuanha.

Quant au traitement particulier du catarrhe pituiteux et de la bronchite sèche, quoique les purgatifs dans le premier cas, et les narcotiques, dans le second, puissent paraître théoriquement indiqués, toutefois ici, comme dans les autres formes de la maladie, le traitement doit varier à raison des conditions individuelles.

CATARRHE SUFFOCANT

« On trouve peu de vraies observations sur cette maladie, mais beaucoup
d'opinions, dit Lieutaud ; de sorte qu'il serait difficile de ne pas s'égarer en
prenant les écrivains pour guides. » En effet, les uns, avec Schneider, l'ont
regardé comme un rhumatisme du poumon ; d'autres, avec Schœffer
(*Sammlung für praktische abhandlungen*, t. xvi, p. 121), comme une paralysie du même organe. Suivant M. Mauclerc, c'est une apoplexie pulmonaire (*Sur le cat. suffoc.*, Montpellier, 1803). Presque toutes les affections
morbides d'où peut résulter la gêne de la respiration, comme l'asthme, la
pneumonie, la pleurésie, la pleurodynie, l'angine laryngée, le croup, l'apoplexie, etc., ont été tour à tour décrites sous cette dénomination.

Dans l'état actuel de la science, on donne généralement le nom de *Catarrhe suffocant* à toute bronchite dans laquelle une dyspnée considérable,
survenue tout à coup, peut amener la mort dans un temps très court.

Envisagé sous ce point de vue, le catarrhe suffocant ne constitue point
une maladie particulière, mais seulement un accident qui peut arriver
dans plusieurs cas très différents.

Chez les vieillards atteints de catarrhe pulmonaire chronique, le développement dans une bronchite aiguë donne lieu quelquefois à tous les
phénomènes du catarrhe suffocant. C'est particulièrement en hiver que
survient cet accident, et, comme le remarque M. Laënnec, il est alors très
souvent mortel.

La suffocation, dans certains cas, peut être la suite de la suppression de
l'expectoration; mais, le plus souvent, elle est le résultat d'une sécrétion
muqueuse, tellement abondante que le malade, ne pouvant s'en débarrasser,
succombe pour ainsi dire comme asphyxié. Dans quelques circonstances
plus rares, elle est due à l'obstruction subite d'une partie plus ou moins
considérable des bronches, produite par un amas de mucus demi solide, ou
par une concrétion muqueuse polypiforme, faisant, en quelque sorte,
l'office de bouchon. M. Andral a cité deux faits de ce genre (*Clin. méd.*,
2ᵉ éd., t. ɪ, p. 213 et 216).

L'œdème pulmonaire, dit M. Laënnec, est presque toujours accompagné
d'une bronchite pituiteuse, qui peut facilement devenir suffocante, à raison

du flux séreux qui se fait alors dans les bronches, et de l'abattement des forces du malade, surtout s'il est avancé en âge.

Sous le nom de *catarrhe suffocant aigu*, le même observateur décrit cette variété de la bronchite aiguë qui attaque la totalité ou une très grande partie de la membrane muqueuse pulmonaire. « Très rare chez l'adulte, dit-il, elle est plus commune *chez les enfants en bas âge*, et souvent elle a été confondue avec le croup. On la reconnaît au râle trachéal que l'on entend à l'oreille nue, et à une suffocation imminente, et telle que la face devient souvent livide. Le stéthoscope fait reconnaître, dans toute l'étendue de la poitrine, un râle muqueux, bruyant et dont la matière est très liquide, et un mouvement du cœur très fréquent et ordinairement irrégulier. Sa durée est de vingt-quatre à quarante-huit heures, ou, au plus, de quelques jours. Au bout de ce temps le malade succombe, ou l'expectoration commence et fait cesser la suffocation : la maladie prend alors la marche d'un catarrhe ordinaire. Tant que la suffocation dure, il y a peu de toux, et l'expectoration, presque nulle, est entièrement pituiteuse. » C'est particulièrement chez les enfants rachitiques dont le thorax est mal conformé, et quelquefois dans le cours de bronchites même peu étendues, que nous avons eu occasion d'observer ces accidents de suffocation, presque toujours accompagnés d'un grand danger.

Chez quelques sujets affectés de maladies du cœur ou des gros vaisseaux, il survient parfois tout à coup une très grande gêne dans la respiration, qui peut faire supposer un catarrhe suffocant, mais qu'un examen plus attentif fait aisément rapporter à sa véritable cause.

Traitement. — D'après tout ce qui précède, il est évident que le traitement ne saurait être le même dans tous les cas. Lorsque la suffocation semble reconnaître pour cause une recrudescence de l'inflammation bronchique, ou qu'elle paraît dépendre de la grande étendue de cette phlegmasie, la saignée générale, et, à son défaut, les sangsues et les ventouses scarifiées se présentent comme les premiers moyens à mettre en usage, avec l'attention toutefois de ne point affaiblir par trop les forces du malade. Les révulsifs sur les extrémités inférieures ne doivent point être non plus négligés alors. Dans un cas de ce genre, M. Laënnec dit avoir employé, avec avantage, pour seul remède le tartre stibié à haute dose. C'était chez une femme de vingt-quatre ans, d'une constitution robuste, malade depuis trois jours, et qui paraissait prête à expirer lorsqu'elle entra à l'hôpital. Au bout de douze heures elle était hors de danger (*Traité de l'Auscult. med.*, 2ᵉ éd., t. i, p. 206). La même médication, suivie d'une saignée, triompha également dans un cas analogue rapporté par le docteur Tonnelé dans le *Journ. des progrès*, etc., (1829, t. xiv, p. 269.) M. Trousseau vante surtout alors les avantages de l'oxyde blanc d'antimoine.

Si l'on était porté à soupçonner qu'une concrétion muqueuse formée dans un point quelconque des bronches fût la cause de la suffocation, il faudrait se hâter d'administrer un vomitif, les secousses du vomissement pouvant être de quelque utilité pour favoriser son expulsion. On pourrait aussi, dans ce cas, comme le recommande M. Andral, faire inspirer de la vapeur d'eau simple ou diversement aromatisée. Les médicaments tels que le kermès, l'oximel scillitique, etc., auxquels on accorde la vertu de rendre le mucus bronchique plus liquide, en augmentant l'exhalation pulmonaire, ne devraient pas non plus être alors négligés.

Le catarrhe suffocant, produit par une excessive sécrétion des bronches, nécessiterait l'emploi des substances dites balsamiques, soit données intérieurement, soit administrées en vapeur. L'application de sinapismes, de ventouses sèches ou de vésicatoires, soit sur le thorax, soit, et mieux peut-être, sur les membres abdominaux, pourrait produire aussi, dans ce cas, une dérivation salutaire : il en serait de même des lavements purgatifs. Le malade devrait d'ailleurs être placé dans une attitude assise, et la tête penchée en avant, afin de rendre plus facile le passage des mucosités.

Chez un malade dont le catarrhe suffocant était compliqué d'œdème pulmonaire, l'émétique à haute dose, administré par Laënnec, suffit à lui seul pour amener la guérison.

ASTHME AIGU

ASTHME SPASMODIQUE, CATARRHE NERVEUX SUFFOCANT DES ENFANTS.

Millar a décrit le premier, en 1769, sous le nom d'asthme aigu, une espèce de dyspnée rémittente ou intermittente, qu'il dit être assez commune et particulière aux jeunes enfants jusqu'à l'époque de la puberté. Cette maladie débute plus ou moins brusquement, souvent au milieu de la nuit, comme le croup, et se distingue surtout par des accès de suffocation, accompagnés d'une espèce de croassement analogue à celui qu'on remarque dans quelques attaques d'hystérie. Ces caractères, que Millar regarde comme essentiels, paraissent néanmoins convenir, soit au croup, soit à quelques phlegmasies du larynx ou de la trachée. La description de Millar est accompagnée de trois observations particulières : l'une d'elles est absolument insignifiante. Il arrive au moment de l'agonie d'un enfant de quatre ans qui meurt dans les convulsions après avoir éprouvé deux accès de dyspnée, pour lesquels on lui avait tiré quatorze onces de sang : l'ouverture du cadavre n'est point faite. Dans les deux autres histoires, tout aussi incomplètes, les malades guérissent après plusieurs accès de toux et de suffocation. Millar rend compte seulement de deux ouvertures de cadavres. Dans la première, les poumons étaient parfaitement sains, mais il ne dit rien de l'état du larynx, de la trachée-artère et des bronches. Dans la seconde, dont il ne parle que sur le rapport des autres, car il n'avait pas assisté à l'ouverture, la plèvre, les poumons étaient malades, et les bronches remplies d'une matière blanche et gélatineuse. Enfin, dans un autre chapitre, l'auteur prétend que les poumons sont toujours gangrenés chez ceux qui meurent au second degré de l'asthme aigu, et que tout ce que Home dit dans son ouvrage sur les altérations qu'on trouve à la suite du croup, convient également à la dernière période de l'asthme aigu ; de sorte qu'après avoir regardé ces deux affections comme très distinctes dans leur origine, il semble les confondre dans leur dernière période. Il est évidemment impossible de tirer quelques lumières d'indications aussi vagues, et d'autopsies cadavériques qui sont contradictoires, parce qu'elles appartiennent à des maladies différentes. Néanmoins il paraît que Millar avait en vue, dans sa description, une maladie particulière, différente, en effet, du croup, avec lequel on la confond souvent et que nous faisons connaître à l'article FAUX CROUP ou LARYNGITE STRIDULEUSE ; mais il ne l'avait pas suffisamment caractérisée et distinguée de plusieurs autres maladies voisines. Le peu de précision qui règne, en général, dans l'ouvrage de Millar a jeté ceux qui lui ont succédé dans une grande incertitude, et a été cause de beaucoup de discussions sur la nature de la maladie dont il avait voulu parler. Comme il avait réuni sous le nom impropre d'*asthme aigu* plusieurs maladies différentes, chacun a pu trouver dans son ouvrage quelque chose de ce qu'il voulait y voir.

Underwood et Cullen ont considéré cette maladie comme étant la même que le croup. Albers, l'oncle et le neveu, ont adopté dans ces derniers temps cette même opinion. Rush, qui d'abord avait été de cet avis, s'est ensuite rétracté, et a établi, dans une dissertation particulière, la distinction entre l'asthme aigu et le croup, mais sans appuyer son opinion sur des faits positifs. Wichmann et Dreysig, dans leurs ouvrages sur le diagnostic, Michaelis, Royer-Collard, et plusieurs autres, se sont également attachés à bien distinguer l'asthme aigu du croup, d'après la description qu'en avait donnée Millar, ou d'après ce qu'ils avaient cru observer d'analogue à ce qu'avait écrit cet auteur : mais ils n'ont pas fondé leur distinction sur des observations particulières. Wichmann dit seulement qu'il a eu occasion de voir un exemple d'asthme aigu qui s'est terminé par la mort, et qu'il n'a remarqué à l'ouverture du cadavre aucune altération ni dans la trachée-artère, ni dans les poumons. On trouve dans l'ouvrage sur le croup, du docteur Double, deux observations qu'il rapporte à l'asthme aigu de Millar : dans l'une, la toux et la suffocation intermittente ont cédé dans l'espace de très peu de jours ; dans l'autre, l'enfant a succombé après plusieurs accès de dyspnée accompagnée d'une toux peu fréquente ; l'examen du cadavre n'a malheureusement été fait que d'une manière incomplète et superficielle. M. Double a pu reconnaître seulement que les poumons étaient sains, mais affaissés sur eux-mêmes, et que la membrane muqueuse de la trachée-artère était sèche et sans aucune trace d'inflammation. Jurine a donné dans son Mémoire sur le croup une observation très détaillée d'une affection catarrhale avec accès de suffocation, qui s'est terminée par des vomissements abondants d'une matière d'apparence albumineuse, provoqués par l'émétique. Il paraît penser que cette matière provient des bronches, et regarde la maladie comme appartenant à l'asthme aigu, qu'il désigne sous le nom de *catarrhe nerveux suffocant*, dénomination déjà employée par Lieutaud, et adoptée par M. Gardien et plusieurs autres écrivains. Enfin, dans ces derniers temps, l'auteur de l'article *asthme* d'un dictionnaire de médecine a cru trouver de l'analogie entre la maladie aiguë dont Millar a voulu parler et un accès d'asthme nerveux, ce qui ajoute à la confusion et augmente le chaos.

Il résulte de tout ce que nous venons de rapporter, que trois ou quatre maladies différentes ont été comprises sous le nom d'*asthme aigu des enfants*,

d'abord par Millar lui-même, et ensuite par ses successeurs. En laissant de
côté la description de Millar, et ne s'attachant qu'aux faits qu'il cite, on
voit qu'il a appliqué la dénomination d'asthme aigu à plusieurs dyspnées
symptomatiques de différentes phlegmasies du larynx, de la trachée-artère,
et probablement même des poumons. Underwood, Cullen et les docteurs
Albers, ont regardé l'asthme aigu comme n'étant pas différent du croup.
Jurine en a fait un catarrhe suffocant. Wichmann et le docteur Double ont
désigné sous ce nom une maladie aiguë des organes de la respiration sans
lésion organique appréciable aux sens, et qu'il faudra nécessairement rapprocher de certaines histoires de prétendus croups dans lesquels l'autopsie
cadavérique n'a fait voir aucune espèce de fausse membrane.

Un grand nombre d'observations prouve que des dyspnées rémittentes ou
intermittentes, accompagnées d'accès de suffocation imminente, ne sont, le
plus souvent chez les enfants, comme dans les autres âges, qu'un des effets
symptomatiques de différentes phlegmasies des organes de la respiration,
de l'œdème ou de l'emphysème des poumons, ou des effets symptomatiques
de quelque lésion des organes de la digestion. Celles qui dépendent des
maladies du cœur ou des gros vaisseaux sont aussi rares chez eux qu'elles
sont communes chez les vieillards ; mais les plus légères phlegmasies du
larynx ou des poumons déterminent beaucoup plus souvent dans l'enfance
des dyspnées symptomatiques que chez les adultes. Il est difficile d'assigner
la véritable cause de cette différence. Peut-être dépend-elle de la fréquence
plus grande des contractions du cœur chez les enfants, et de l'accélération
qu'elle imprime à leur circulation, ou de ce que les puissances motrices
dans lesquelles résident essentiellement les mouvements d'inspiration et
d'expiration sont plus susceptibles d'être excitées à cet âge. Quoi qu'il en
soit, la dyspnée rémittente aiguë s'observe très fréquemment, surtout chez
les enfants rachitiques dont le thorax est mal conformé ; ils succombent
même quelquefois rapidement dans un accès de suffocation, sans qu'on
puisse, à l'ouverture du cadavre, reconnaître aucune cause apparente de
mort. Indépendamment de cette dyspnée aiguë propre aux enfants rachitiques, ceux même qui sont bien conformés sont souvent, dès le premier
âge, atteints de dyspnée, et le catarrhe suffocant en particulier se rencontre
plus fréquemment dans l'enfance et la vieillesse que chez les adultes.

A l'époque de la première édition du Dictionnaire je n'avais pas encore
eu occasion d'observer le véritable asthme nerveux chez les enfants, et,
dans le doute, je n'avais osé inscrire cette maladie au nombre de toutes celles
qui les affligent. Mais, dans ces dernières années, j'en ai vu plusieurs
exemples sur des enfants de cinq à douze ans, et j'ai maintenant la conviction que cette maladie se rencontre chez eux avec les mêmes caractères
que chez les adultes et les vieillards ; toutefois, tandis que la laryngite
striduleuse ou faux croup, qui n'a aucun rapport avec l'asthme, comme
nous l'avons fait voir à l'article CROUP, est commune dans le premier âge de
la vie, l'asthme nerveux, au contraire, ne s'y présente pas, ou au moins ne
s'y présente que très rarement, puisque je ne l'ai jamais observé. L'asthme

nerveux, chez les enfants comme chez les adultes, survient quelquefois sans lésion organique : je l'ai observé chez des enfants affectés d'eczéma chronique, lorsque l'éruption avait complètement disparu. Les révulsifs cutanés et les saignées m'ont paru les moyens les plus utiles pendant l'accès ; le sous-carbonate de fer à haute dose m'a réussi chez les enfants comme chez les adultes pour prévenir le retour de la maladie.

CHLOROSE

De χλωρός, mot grec dont la signification n'est pas bien précise, et exprime, tantôt la pâleur, tantôt la couleur verte ou jaune. — La chlorose est une maladie caractérisée par la décoloration, la pâleur de la peau, et surtout de la peau de la face, jointe à un état de faiblesse habituelle, à la dépravation des fonctions digestives et à la gêne de la respiration, et, le plus souvent, liée à l'aménorrhée ou à la dysménorrhée. La pâleur, qui en forme le principal caractère, étant un symptôme commun à beaucoup de maladies, quelques nosologistes et particulièrement l'illustre et vénérable auteur de la *Nosographie philosophique*, ont cru devoir la considérer, non comme une maladie distincte, mais seulement comme un symptôme de l'aménorrhée. J'ai exposé, en parlant de cette dernière affection, les motifs qui m'ont déterminé à ne la regarder que comme une cause de maladies, et il me semble qu'on doit étudier la chlorose à part et indépendamment de l'aménorrhée qui est sa cause la plus ordinaire, il est vrai, mais qui n'est pas l'unique cause qui la produise, car elle existe chez les femmes, sans qu'il y ait aménorrhée ou dysménorrhée ; souvent l'aménorrhée ne survient qu'après le développement de la chlorose, et ces deux affections sont les effets de la même cause ; enfin, on a observé la chlorose chez de jeunes garçons. Si l'on m'objecte que cet ensemble de symptômes qui caractérisent la chlorose doit reconnaître pour cause immédiate quelque altération organique ou le dérangement de quelque fonction importante, qu'il serait plus rationnel d'étudier en eux-mêmes, j'en conviendrai ; et je souhaite qu'un jour on puisse ainsi ramener cette affection à ses véritables éléments. Jusqu'à présent la chose me paraît impossible, la chlorose étant évidemment produite par des causes éloignées différentes, et qui doivent porter leur action sur des organes différents, et l'anatomie pathologique ne nous montrant que des altérations qui paraissent être plutôt des effets des causes de la maladie elle-même, que la véritable cause immédiate des symptômes caractéristiques. Ce serait laisser un vide dans le cadre nosologique que de ne pas tracer l'histoire de cette maladie. Sydenham considère la chlorose comme une *espèce d'hystérie*, qu'il attribue également à l'*ataxie des esprits* et à la *cacochymie qui en dépend*. En effet, la chlorose est souvent compliquée avec l'hystérie ; mais ces deux maladies n'en sont pas moins distinctes, et se voient souvent absolument isolées. Van-Swieten ne la distingue pas de la *cachexie*. Mais ce mot, dont le sens est vague, ne peut s'appliquer à aucune maladie distincte, et nous venons de voir que la chlorose doit être étudiée à part. Je ne m'occupe pas de la place que les autres pathologistes lui ont donnée dans leurs classifications : ces détails me semblent fort inutiles. La synonymie, au contraire, présente quelques avantages, en ce qu'elle fournit les moyens de se reconnaître dans les auteurs, et que les noms qu'ils ont donnés, représentant le symptôme qui les a le plus frappés, ou l'idée qu'ils se sont faite de sa nature, elle est à elle seule une histoire abrégée de la maladie. Ainsi on la trouve désignée sous les noms de *pallidus morbus, fœdus virginum color, fœdi colores, icteritia alba, icterus albus, morbus virgineus, cachexia virginum ; mulierum febris amatoria, febris alba, non,* dit Sennert, *quod febris semper conjuncta sit, sed quia sic affectæ speciem febricitantium præ se ferunt.* On la nomme vulgairement *pâles couleurs.*

Assez généralement on a attribué *la cause prochaine* de la chlorose à l'aménorrhée. Quelques pathologistes, remarquant que les dérangements de la menstruation ne surviennent quelquefois que pendant le cours de la maladie, ont accusé les lésions de la digestion. Cabanis, avec plus de vraisemblance, indique pour cause prochaine la langueur, l'inertie des organes génitaux, et le défaut d'action, ou l'action irrégulière de ces organes sur ceux de la nutrition et de la sanguification. La nature des causes éloignées, leur mode d'action, la succession des symptômes, la nature des moyens curatifs dont l'expérience a constaté l'efficacité, sont assez d'accord avec cette hypothèse. Cependant il est des cas où on est porté à admettre que l'altération de la santé a commencé par des lésions de la digestion, et à regarder ces lésions comme la cause prochaine de la chlorose : tel est, en particulier, le cas des enfants qui deviennent chlorotiques par défaut d'alimentation convenable et suffisante, soit pendant l'allaitement, soit après le sevrage. D'autres fois l'altération du sang paraît constituer la chlorose, qu'on a attribuée aussi à un état d'asthénie du système sanguin, consistant principalement dans l'affaiblissement des qualités stimulantes du sang.

Causes prédisposantes. — C'est surtout chez les jeunes filles, à l'époque de la puberté, lorsque la menstruation ne s'établit pas, ou a lieu avec difficulté et irrégulièrement, que l'on observe la chlorose. On a vu aussi de jeunes garçons en être attaqués à la même époque, et probablement par une cause analogue, l'inertie des organes génitaux. Les femmes mariées, et surtout les veuves, n'en sont pas exemptes. Slevogt (*Diss. exhib. fæm. chlorosi labor.*, Jenæ, 1704) rapporte l'observation d'une femme de trente-quatre ans, mère de trois enfants, et d'une forte constitution, qui devint chlorotique à la suite d'étranges abus de régime. Sur vingt-six observations de chlorose rapportées par M. le docteur Blaud, de Beaucaire (*Revue méd.*, 1832, t. i, p. 387), vingt-quatre avaient été recueillies chez des filles de 11 à 32 ans, et, sur ce nombre, huit étaient âgées de dix-sept ans ; quinze d'entre elles continuaient d'avoir leurs règles avec plus ou moins d'abondance et de régularité ; mais le sang était séreux et presque décoloré ; sept de ces jeunes filles, de l'âge de onze à dix-sept ans, n'étaient point encore menstruées. Une des malades, âgée de trente-huit ans, était abondamment et régulièrement réglée ; chez l'autre (vingt-trois ans) la chlorose débuta le jour qui suivit la première nuit de ses noces, persista pendant la grossesse et ne céda que plusieurs mois après l'accouchement. Les autres causes prédisposantes sont le tempérament lymphatique, une constitution faible, l'influence du froid et de l'humidité, soit de l'air, soit de l'habitation, des aliments peu nourrissants ou indigestes. C'est à l'action de ces causes réunies que M. Vallée attribue la chlorose qui, suivant lui, règne d'une manière presque endémique à la Ferté et à Jouarre (*Thèse sur la chlorose*, 1811, n° 43). L'abus des boissons aqueuses, froides ou chaudes, des bains chauds, l'usage de vins de mauvaise qualité, ou, au contraire, l'excès dans l'usage des liqueurs alcooliques, le sommeil et la veille trop prolongés, une vie trop sédentaire, toutes causes qui sont directement ou indirectement débilitantes, ont paru également prédisposer à la chlorose.

Les *causes occasionnelles* les plus fréquentes sont les affections morales tristes, l'ennui, la captivité, et surtout l'amour, contrarié ou malheureux ; la privation des jouissances physiques de l'amour, chez une jeune fille très ardente ou chez une femme qui les a déjà goûtées : la suppression accidentelle des règles, lorsqu'elle se prolonge, et, dans quelques cas, leur excrétion trop abondante ; des maladies qui ont produit un état de faiblesse profond et prolongé. M. Fouquier a l'habitude de rappeler, dans ses leçons, l'exemple d'un général qui, après avoir éprouvé des chagrins et des tracasseries sans nombre, présenta tous les caractères de la chlorose, dont il fut guéri en peu de temps sous l'influence des ferrugineux administrés à haute dose.

On lit le fait suivant dans la Thèse de M. Ballard, attribuée généralement à M. Chaussier : « Je connais une dame d'un tempérament très irritable, à laquelle il survient une chlorose aiguë, parfaitement caractérisée, commençant par la douleur à l'estomac et successivement des irradiations nerveuses, toutes les fois qu'elle a fait le moindre excès. » Il est à regretter que ce fait intéressant ne soit pas accompagné de plus longs détails.

Symptômes. — Ils offrent le tableau suivant : pâleur excessive, jaunâtre, quelquefois verdâtre, et bouffissure de la face, blancheur des lèvres, lividité des paupières, qui sont tuméfiées après le sommeil ; expression triste des yeux, blancheur extrême de la conjonctive ; sécheresse, teinte terne, plombée, terreuse de la peau ; flaccidité des chairs ; œdématie des pieds ; diminution de l'appétit, puis anorexie complète, dyspepsie, pica ou désir d'aliments très sapides, malacia ou désir de substances impropres à l'alimentation, telles que la craie, le charbon, etc. ; constipation, nausées, vomissements ; pouls petit, fréquent ; palpitations continues ou intermittentes qui simulent une maladie du cœur ; battements plus violents dans les artères du cou, qui font entendre tantôt un bruit de soufflet très fort, diffus, tantôt, ainsi que M. Bouillaud l'a remarqué, une sorte de roucoulement ou de vibration musicale ; tantôt, enfin, un bruit particulier qui ressemble assez exactement au bruit que produit l'agitation de ce jouet d'enfants connu vulgairement sous le nom de *diable*. Ce ronflement a son siège dans les artères carotides et sous-clavières mais surtout dans les premières. En appliquant le stéthoscope au-dessus de la partie interne de la clavicule, dans le point correspondant aux artères indiquées, on l'entend dans toute sa force. Il est continu et non intermittent. Chez quelques malades il a lieu dans les deux carotides, mais il est plus prononcé dans l'une que dans l'autre. Si on appuie le stéthoscope sur le trajet de l'artère (sans toutefois que la compression soit portée au point d'intercepter le passage du sang), on entend quelquefois une sorte de *grondement* qui fait mal à l'oreille, tandis que d'autres fois le bruit s'affaiblit d'une manière très sensible. Si l'on saisit le larynx et qu'on l'éloigne de l'artère ronflante, le bruit diminue ou disparaît complètement. Si, comme M. Donné en a fait le premier l'expérience, on ausculte pendant que le sujet fait un effort, le *bruit de diable* disparaît tout à coup : il en est de même si on comprime avec le doigt l'artère au-dessus du point où l'on pratique l'auscultation, de telle sorte que le cours du sang soit intercepté. Les battements du cœur sont ordinairement alors assez étendus, et rendent un son plus clair que dans l'état normal ; mais jamais, dit M. Bouillaud, nous n'avons entendu dans la région précordiale un bruit exactement semblable à celui dont les carotides étaient le siège (*Recherches sur les divers bruits du cœur et des artères, etc.*, Journal hebdomadaire, 1834, t. XI, p. 560 et suivantes). Gêne de la respiration, qui est surtout difficile quand la malade monte un escalier ou suit une pente un peu rapide ; lassitudes spontanées ; tout exercice est pénible, fatigant ; aussi les malades en évitent les occasions, et cherchent le repos. Elles aiment la solitude, sont habituellement tristes, laissent échapper des soupirs, des larmes involontaires. Si la menstruation continue d'avoir lieu, ses périodes s'éloignent, deviennent plus courtes, irrégulières, la quantité de sang excrété diminue, ce fluide devient plus pâle et plus séreux. Au retour des périodes menstruelles, les symptômes s'exaspèrent ; il s'y joint de la cardialgie, des syncopes ; les malades sont tourmentés d'idées sinistres : la chlorose continuant son cours, il survient de la céphalalgie, dont le siège est surtout à l'occiput ; l'abdomen devient tendu, douloureux ; il se développe des affections organiques, et la fièvre hectique vient terminer la scène.

L'ordre dans lequel ces symptômes se développent n'est pas constant : le plus ordinairement la maladie s'annonce par un état de tristesse, d'inertie habituelle, auquel succèdent plus ou moins promptement le dérangement des fonctions digestives, une véritable gastralgie, et un peu plus tard la décoloration de la peau, et les autres symptômes. Quelquefois aussi elle reçoit l'influence de la constitution épidémique régnante : ainsi, dans quelques cas, on observe, à son début, des symptômes d'embarras gastrique ; dans d'autres, ceux d'une inflammation de la membrane muqueuse de l'estomac et des intestins.

La *durée* de la chlorose est indéterminée : sur vingt-huit malades atteintes de cette affection et traitées par M. Blaud, un tiers environ a guéri en moins de vingt jours, et un seul cas s'est prolongé jusqu'au trente-deuxième (*loc. cit.*, p. 366).

La chlorose peut se terminer par retour à la santé, soit lorsque le progrès de l'âge amène un changement favorable dans la constitution, soit lorsque les causes cessent d'agir, soit lorsqu'on lui oppose un traitement convenable ; ou par la mort, quand on ne peut soustraire les malades à l'influence des causes qui l'ont produite, quand on les soumet à un traitement mal entendu, ou qu'elle est trop avancée, que la constitution est trop affaiblie, et qu'il s'est déjà développé quelque affection organique incurable.

Les ouvertures de cadavres ont montré les lésions qui sont propres à ces affections organiques, et aucune qu'on puisse regarder comme appartenant essentiellement à la chlorose, excepté peut-être la décoloration du sang. Quelquefois on a trouvé les cadavres presque *exsangues*, au rapport de Lieutaud. Ainsi les épanchements de sérosité dans la cavité des plèvres du péricarde ou du péritoine, la purulence, les tubercules du poumon, l'ossification des valvules du cœur, la contraction excessive de l'estomac, les concrétions biliaires, les dégénérescences du foie, de la rate, les tumeurs des ovaires, ont rapport à des maladies simplement coïncidentes avec la chlorose, ou développées pendant son cours, soit par l'effet des causes qui l'ont produite, soit par suite du désordre qu'elle-même a introduit dans les fonctions, ou sont l'effet du traitement employé. Si cependant on persistait à regarder cet ensemble de symptômes, qu'on désigne sous le nom de chlorose, comme produit par la lésion organique que l'ouverture du cadavre a mise au jour, je répondrais que chacune de ces lésions a des sympômes propres, différents de ceux de la chlorose, et qu'on ne voit le plus souvent se développer chez les chlorotiques qu'après que la maladie a déjà duré un certain temps ; que d'ailleurs on ne peut attribuer à des lésions aussi variables et aussi graves un ensemble de symptômes aussi constant, qui se développe et disparaît souvent avec facilité et promptitude.

Le *diagnostic* se tire de la préexistence des causes qui ont été indiquées, et de la présence des symptômes groupés en plus ou moins grand nombre, et surtout de ceux qu'on peut regarder comme caractéristiques. S'il est facile de reconnaître la chlorose à ces traits, il ne l'est pas toujours autant de la distinguer de maladies analogues, et de la pâleur qui accompagne la plupart des maladies chroniques. L'affection dont elle se rapproche le plus est l'*anémie ;* mais la nature des causes qui produisent les deux maladies et les différences que présentent les symptômes, les distinguent suffisamment : La comparaison des causes, de la marche et de la nature des symptômes servira également à établir les différences qui séparent la chlorose de l'ictère, de l'anasarque et de la leucophlegmatie. Les inflammations chroniques, les affections tuberculeuses, cancéreuses, etc., ont constamment, à une certaine époque, la pâleur pour symptôme ; mais cette pâleur n'est pas aussi profonde que dans la chlorose : les pommettes, les lèvres sont ordinairement colorées, au moins dans certains instants ; d'ailleurs ces affections sont accompagnées, le plus souvent, d'un état fébrile qui n'existe pas dans la chlorose, et elles ont en outre leurs signes spéciaux. La pâleur qui accompagne les maladies organiques de l'estomac est celle qui a le plus de ressemblance avec celle qui caractérise la chlorose, et les vices des digestions dans cette dernière maladie rendent la distinction souvent difficile. Cependant l'appréciation exacte des circonstances antécédentes, des symptômes existants, l'absence ou la présence d'une tumeur à l'épigastre, la nature des matières vomies, les notions même tirées de l'effet d'un traitement explorateur, finiront par dissiper tous les doutes. On pourra de la même manière distinguer la chlorose produite par la menstruation trop abondante, de la pâleur qui est la suite inévitable des grandes hémorragies.

Le *pronostic* de la chlorose varie selon qu'elle est récente et simple, ancienne et compliquée. Dans le premier cas, elle est sans danger, et sa guérison s'obtient, le plus ordinairement, sans de grandes difficultés, surtout si la constitution de la malade est forte, et que les règles n'aient point encore paru. Dans le second, elle est toujours très grave, souvent incurable, et le danger est relatif à la nature des affections organiques dont elle se complique. Le pronostic est aussi relatif à la nature des causes qui ont donné lieu à la maladie. On assure que les femmes chlorotiques sont stériles, ou ne donnent le jour qu'à des enfants faibles et maladifs ; mais cette assertion nous semble un peu hasardée.

Traitement. — L'idée que l'on se forme de la cause prochaine de la chlorose doit être la base des indications à remplir. Ainsi le but qu'on doit se proposer est d'imprimer plus d'énergie à la nutrition et à la sanguification, et, dans la plupart des cas, de stimuler et fortifier les organes génitaux : en effet, les moyens les plus propres à produire ces effets immédiats sont ceux dont on obtient le plus de succès dans la pratique. Mais une première indication se présente ici, comme dans toutes les maladies, et plus impérieusement que dans bien d'autres : c'est de soustraire les malades à l'empire des causes prédisposantes et occasionnelles. Souvent il suffit de remplir cette seule indication pour amener la guérison, et il est presque impossible de l'obtenir tant que les causes continuent d'exercer leur influence. Il est aisé de voir, d'après ces généralités, qu'on doit compter principalement sur l'emploi bien entendu des moyens hygiéniques ; mais on rencontre souvent de grands obstacles dans la disposition physique et morale des malades. Des aliments d'une facile digestion, contenant beaucoup de matière nutritive, et légèrement excitants, sont certainement ceux qui conviennent le plus ; mais l'anorexie et la perversion des appétences s'opposent fréquemment à leur emploi. Il faut cependant que les malades soient alimentées, et il vaut mieux peut-être qu'elles mangent des choses qui, jugées d'après les règles générales, sont peu salubres, que de rester sans nourriture. D'ailleurs ces goûts, quelque bizarres qu'ils paraissent, doivent souvent, lorsqu'ils persévèrent pendant un certain temps, être regardés comme des indications de la nature, et il faut y obtempérer, lorsqu'ils ne portent pas sur des objets évidemment nuisibles. Les recueils d'observations sont remplis de faits qui prouvent cette vérité. La même remarque s'applique exactement aux boissons, mais il n'en est pas de même de l'exercice. Quelle que soit l'aversion qu'il inspire aux malades, quelques raisonnements qu'elles mettent en usage pour prouver qu'il leur est nuisible, il faut insister sur son emploi, car c'est un des meilleurs moyens pour combattre la maladie. Il faut, il est vrai, qu'il soit proportionné à l'état des forces. La promenade à pied, mieux encore à cheval, dans des lieux ouverts, et accompagnée d'une douce distraction, provenant, soit de la diversité des sites, soit des agréments de la conversation, est l'exercice qui convient spécialement. On peut lui substituer, selon l'état des forces, celui que l'on prend en voiture ou sur un âne. Il est facile de juger, d'après cela, de l'utilité des voyages, et, sous ce rapport, l'usage des eaux minérales, prises sur les lieux, est déjà avantageux ; mais ces eaux peuvent être utiles à raison des substances qu'elles tiennent en dissolution. Les malades se plaignent d'abord de la fatigue que l'exercice leur cause, mais peu à peu cet inconvénient diminue, et finit par disparaître. La danse réunit à tous ces avantages de l'exercice en général, celui de plaire le plus ordinairement aux malades ; elle en présente aussi quelquefois qui sont particuliers au genre de société qu'elle rassemble. Une habitation sèche, bien aérée, bien éclairée, dans un air vif et sec, est une condition qu'il faut tâcher d'obtenir : mais il en est de la nature de l'air comme des autres excitants, il faut qu'elle soit en rapport avec la susceptibilité des malades et l'état des organes. Il est à remarquer aussi que l'habitude finit par émousser les effets que l'air produit sur l'économie, et qu'il faut, pour obtenir la continuation de ces effets, changer de lieu de temps en temps : c'est encore ici une nouvelle utilité des voyages. Quelques médecins ont préconisé le mariage comme le meilleur remède de la chlorose. Il n'y a pas de doute, quand cette maladie tient à un amour contrarié, et que le mariage met fin à ces contrariétés, quand cette maladie est la suite du veuvage, ou de la privation des plaisirs de l'amour ; mais ceci rentre dans la soustraction des causes. Il est également clair que le coït, comme moyen d'excitation des organes génitaux, peut être utile dans bien des cas ; mais, lorsque la maladie est fort ancienne, que les malades sont très affaiblies, il peut, par lui-même, augmenter la faiblesse. Les grossesses et les accouchements ou avortements qui en sont la suite produiront le même effet, outre l'inconvénient de donner naissance à des enfants faibles et malades. Les médicaments qui réussissent le mieux, et qui en même temps sont spécialement indiqués par la nature même de la maladie, sont les toniques, tels que les amers, et surtout le fer et ses diverses préparations. Ce métal a été regardé par beaucoup de praticiens comme un véritable spécifique de la chlorose. Sans admettre cette opinion trop absolue, on ne peut se refuser à reconnaître qu'il agit, le plus souvent, d'une manière vraiment surprenante dans cette maladie.

De toutes les préparations ferrugineuses, celles qui sont employées le plus fréquemment, et avec le plus de succès, ce sont l'oxyde noir (éthiops martial) et le sous-carbonate de fer (safran de mars apéritif), administrés depuis la dose de huit à dix grains jusqu'à un demi-gros ou un gros, deux ou trois fois le jour, soit en poudre, soit en pilules, seuls ou associés au quinquina, au safran, à la cannelle, etc. M. le docteur Blaud a proposé, dans le mémoire que nous avons déjà cité, la formule suivante, comme remplissant mieux qu'aucune autre le but qu'on se propose, en donnant le fer dans cette maladie : sulfate de fer et sous-carbonate de potasse, de chaque une demi-once ; réduisez séparément ces deux substances en poudre très fine, puis mêlez-les peu à peu très exactement ; ajoutez mucilage de gomme adragant, quantité suffisante ; pilez fortement, et faites une masse, que vous divisez en 48 bols. Voici la manière dont il conseille de les faire prendre : les premier, deuxième, troisième jours, une pilule le matin à jeun et une le soir ; les quatrième, cinquième, sixième jours, une de plus l'après-midi ; les septième, huitième, neuvième jours, deux pilules le matin et deux le soir ; les dixième, onzième, douzième jours, deux de plus dans l'après-midi ; les treizième, quatorzième, quinzième jours, trois pilules le matin, trois le soir ; le seizième jour et les suivants, quatre le matin et autant l'après-midi et le soir.

» A peine le médicament est-il introduit dans l'économie, ajoute M. Blaud, quelles que soient la durée et l'intensité de la maladie, un mieux sensible se manifeste ; il apparaît quelquefois le deuxième jour, le premier jour même du traitement, après des années de souffrances, et, chose remarquable, sans le secours d'aucun auxiliaire. On n'a plus à noter qu'une amélioration progressive, ordinairement rapide, dont rien ne suspend le cours, même chez les individus atteints de cardialgie, de diarrhée, etc., symptômes qui sembleraient contre-indiquer tout médicament tonique. D'abord une légère teinte rosée se répand sur le système cutané, principalement à la face, et les yeux reprennent l'éclat qu'ils avaient perdu. En même temps, ou peu après, les symptômes de réaction nerveuse, cette gastralgie que rien ne peut calmer, cette insomnie, ces bourdonnements, cette céphalalgie, qui se montrent rebelles à tous les moyens, diminuent d'une manière sensible et ne tardent pas à se dissiper. La respiration devient aussi plus libre, le pouls moins fréquent, les palpitations moins intenses et plus rares, l'infiltration des membres se dissipe, les forces musculaires se rétablissent, l'appétit revient, la morosité s'évanouit, un sentiment de bien-être général succède à ce malaise rongeant qui rendait si déplorable l'existence des malades, et bientôt toutes les fonctions organiques rentrent, comme par miracle, dans leur état normal. »

Ces résultats si avantageux, annoncés par M. Blaud et justifiés par un grand nombre de faits qui se trouvent dans son Mémoire, ont été obtenus aussi par M. Delens *(Dict. de mat. méd. et de thérap.,* t. III, p. 231), qui a quelquefois substitué au sous-carbonate de potasse le bicarbonate de soude ou de potasse, sans que cette modification ait en aucune manière affaibli l'efficacité du remède. Nous avons nous-même plusieurs fois employé la formule de M. Blaud avec un succès qui, dans un cas fort grave, en particulier, a dépassé nos espérances. Il est important de ne point abandonner tout à coup le traitement au moment où une amélioration très grande vient annoncer le retour à la santé. Nous sommes dans l'usage, ainsi que le recommande d'ailleurs le médecin de Beaucaire, de prolonger l'emploi du remède autant de temps qu'il en a fallu pour dissiper les symptômes de la maladie, et de revenir ensuite par gradation aux doses primitives.

Quand la chlorose est la suite de l'aménorrhée, les emménagogues peuvent être utiles ; ils sont, au contraire, évidemment nuisibles quand elle reconnaît pour cause la ménorrhagie ou toute autre cause débilitante. La saignée, recommandée par quelques auteurs, est contre-indiquée par la nature de la maladie. Sydenham, Hoffmann, Van Swieten, la regardent comme nuisible et en proscrivent l'usage. Van Helmont a vu son emploi promptement suivi de mort. Cependant un état inflammatoire des membranes muqueuses, ou une inflammation locale peuvent rendre nécessaire soit une saignée générale, soit plutôt une saignée locale ; mais il faut y apporter une réserve extrême. On a aussi conseillé l'emploi des vomitifs, qu'on a regardés comme pouvant être utiles, soit en imprimant une secousse à toute l'économie, soit en évacuant les mucosités contenues dans l'estomac, soit pour combattre un embarras gastrique qui compliquerait la maladie. Baillou a vu le vomissement occasionné par les secousses d'une voiture rude, former une crise. Mais si l'emploi, bien entendu salutaire, de ces médicaments, répond quelquefois aux espérances qu'on en conçoit, principalement dans les premiers temps de la maladie et sous l'influence d'une constitution bilieuse, souvent aussi ils augmentent la faiblesse et pervertissent davantage les fonctions de l'estomac. Lorsqu'on le juge utile, l'ipécacuanha nous paraît devoir être préféré à cause de son action tonique, et parce qu'il produit le vomissement avec plus de facilité et de moindres secousses. La constipation, qui est un *symptôme* assez ordinaire de la chlorose, exige l'emploi des lavements et même quelquefois des laxatifs. Suivant le docteur Hamilton, c'est à ce symptôme qu'on doit attribuer la maladie, et c'est à l'usage des purgatifs qu'il faut recourir pour la combattre avec succès. Ceux qu'il recommande particulièrement sont les pilules d'aloès et de gomme-gutte, la poudre et la teinture de jalap. Quand le canal intestinal a été suffisamment évacué, dit-il, les toniques peuvent hâter le rétablissement ; mais s'ils diminuent l'appétit, ou qu'ils causent du malaise, leur efficacité sera douteuse. Le malade doit alors user seulement d'une nourriture facile à digérer, et de promenades fréquentes.

TABLE DES MATIÈRES

FIN DE LA TABLE DES MATIÈRES.

Châteauroux. — Typ. et Stéréotyp. A. MAJESTÉ.

A LA MÊME LIBRAIRIE

Châteauroux. — Typ. et Stéréotyp. A. MAJESTÉ